Enfermedades de la piel

Diagnóstico y Tratamiento

Segunda Edición

Enfermedades de la piel
Diagnóstico y Tratamiento

Segunda Edición

Thomas P Habif MD
Adjunct Professor of Medicine (Dermatology)
Dartmouth Medical School
Hanover, HN
EE.UU.

James L Campbell Jr MD MS
Adjunct Assistant Professor of Medicine (Dermatology)
Dartmouth Medical School
Hanover, HN
EE.UU.

James GH Dinulos MD
Assistant Professor of Medicine and Pediatrics (Dermatology)
Dartmouth Medical School
Hanover, NH
EE.UU.

M Shane Chapman MD
Assistant Professor of Medicine (Dermatology)
Dartmouth Medical School
Hanover, NH
EE.UU.

Kathryn A Zug MD
Associate Professor of Medicine (Dermatology)
Dartmouth Medical School
Hanover, NH
EE.UU.

ELSEVIER

Madrid - Barcelona - Amsterdam - Boston - Filadelfia
Londres - Orlando - París - Roma - Sídney - Tokio - Toronto

Es una publicación

ELSEVIER

Versión en español de la 2.ª edición de la obra original en inglés
Skin Disease: Diagnosis and Treatment

Revisión
Antonio Guilabert
Especialista en Dermatología.
Hospital Clínic. Barcelona.

Elsevier España, S.A.
Génova, 17, 3.º
28004 Madrid. España

An Elsevier Imprint

Coordinación y producción editorial: EdiDe, S.L.
ISBN edición original: 0 3230 2753 9
ISBN edición española: 84-8174-889-7
Depósito legal: M-52.383-2005
Impreso en España por Gráficas Muriel, S.A.

ADVERTENCIA

La medicina es un área en constante evolución. Aunque deben seguirse unas precauciones de seguridad estándar, a medida que aumenten nuestros conocimientos gracias a la investigación básica y clínica habrá que introducir cambios en los tratamientos y en los fármacos. En consecuencia, se recomienda a los lectores que analicen los últimos datos aportados por los fabricantes sobre cada fármaco para comprobar la dosis recomendada, la vía y duración de la administración y las contraindicaciones. Es responsabilidad ineludible del médico determinar las dosis y el tratamiento más indicado para cada paciente, en función de su experiencia y del conocimiento de cada caso concreto. Ni los editores ni los directores asumen responsabilidad alguna por los daños que pudieran generarse a personas o propiedades como consecuencia del contenido de esta obra.

El editor

Índice

Prólogo

Los cambios en la asistencia sanitaria requieren un nivel cada vez mayor de sofisticación entre los profesionales de asistencia primaria de todas las disciplinas médicas. La dermatología no es una excepción, ya que el 10% de todas las consultas a los médicos de asistencia primaria son por problemas dermatológicos.

Este libro se diseñó como una guía para el diagnóstico y el tratamiento de patologías dermatológicas frecuentes. Se pretende que, más que incluirlo todo, el contenido sea actual, conciso y coherente. Las fotografías se han escogido para ilustrar las principales características diagnósticas de trastornos específicos. Las figuras humanas son mapas estadísticos que muestran la probable distribución de las lesiones cutáneas.

Con esta segunda edición, pulimos nuestro objetivo de una guía de campo para identificar y tratar patologías dermatológicas frecuentes. Nos gustaría dar las gracias a aquellas personas cuyo valioso *feedback* nos permitió mejorar y evolucionar en nuestro intento.

El contenido sigue siendo conciso, sin incluirlo todo, y se ha actualizado para ponerse al día. Los diagnósticos se presentan con imágenes clínicas y mapas de las lesiones cutáneas distribuidos por colores. El formulario incluye los fármacos de venta libre y con receta más nuevos.

Confiamos en que esta edición encuentre su lugar en un área de fácil acceso de su biblioteca médica.

Thomas P. Habif
James L. Campbell Jr.
M. Shane Chapman
James G.H. Dinulos
Kathryn A. Zug

1 Tratamiento tópico

Principios básicos del tratamiento

Conservación de la barrera cutánea

- La piel contribuye a la homeostasis de los líquidos y protege contra las infecciones, las toxinas y los efectos perjudiciales de la radiación ultravioleta.
- La capa más externa de la epidermis, el estrato córneo, proporciona protección mediante una barrera impermeable constituida por ácidos grasos, colesterol y ceramidas, cementadas entre células cornificadas ricas en proteínas y dispuestas muy juntas.
- Un objetivo del tratamiento dermatológico tópico o sistémico consiste en restaurar y conservar las funciones esenciales de la barrera cutánea.

Limpieza de la piel

- En la mayoría de los individuos, el baño diario del cuerpo completo no es necesario para conservar una piel sana.
- Los pacientes deben usar jabones y limpiadores suaves, y evitar el uso excesivo de exfoliantes, manoplas y cepillos.
- Los jabones perfumados y antibacterianos pueden ser irritantes.
- Se deben evitar los lavados con agua muy caliente.

Hidratación de la piel

- Inmediatamente después de lavarla, la piel debe secarse por compresión e hidratarse con un emoliente.
- La principal diferencia entre los emolientes es la proporción de aceite y agua. En la mayoría de los emolientes, la vaselina es la base «de aceite» a la que se añade agua para obtener cremas y lociones. Algunas soluciones y lociones tienen bases de alcohol.
- La vaselina pura conserva con efectividad la humedad de la piel, actúa como una barrera contra los irritantes y es el emoliente que causa menos irritación.
- Los emolientes espesos, como la vaselina, tienen un tacto «graso» y pueden bloquear los orificios foliculares y ecrinos, con lo que en casos raros producen acné y miliaria.
- Las lociones se aplican con facilidad sobre la piel, aunque no hidratan ni protegen tan bien como las cremas espesas y la vaselina.
- En algunos pacientes los conservantes de las cremas y lociones causan irritación y dermatitis alérgica de contacto.
- Los pacientes con piel sensible deben usar lociones no perfumadas.
- Muchas cremas y lociones tienen aditivos «contra el envejecimiento», como las vitaminas A, C y E, pero su eficacia no está demostrada.
- A muchas cremas y lociones se les añade un factor de protección solar, lo que proporciona un método eficaz para frenar el envejecimiento cutáneo.
- Los emolientes queratolíticos que contienen ácidos glicólicos (láctico, salicílico) y urea son útiles para inducir una exfoliación suave de la piel.
- Los pacientes deben solicitar a sus médicos recomendaciones específicas para el cuidado de la piel.

Fórmulas tópicas

- La efectividad de un medicamento tópico depende de dos factores principales: el fármaco y el vehículo.
- Para que un determinado fármaco tópico sea efectivo debe suministrarse a una concentración adecuada y aplicarse sobre la piel con una fórmula apropiada.
- Los vehículos no sólo ayudan a la penetración del fármaco sino que también tienen propiedades terapéuticas.
- Los polvos tienen un efecto secante y son efectivos en áreas intertriginosas húmedas. Se usan como vehículos para muchos fármacos antimicóticos.
- Como el polvo, el agua puede secar exantemas exudativos y puede ser eficaz para eliminar escamas y tratar enfermedades cutáneas generalizadas (baño con harina de avena, baño con brea).

- Las pomadas o ungüentos son emulsiones de agua en aceite útiles para aplicar medicamentos sobre la piel seca. Aumentan la potencia del medicamento en comparación con las cremas.
- Las cremas son emulsiones de aceite en agua. Tienen un efecto refrescante y no causan tanta oclusión como las pomadas.
- Las pastas son pomadas con un 20-50% de polvo (óxido de cinc, almidón). Son más secantes que las pomadas y menos grasas.
- Las soluciones y lociones son líquidos claros o lechosos que se evaporan sobre la piel y, por tanto, pueden ser secantes. Se muestran efectivas para la aplicación de fármacos en áreas pilosas, como el cuero cabelludo, los brazos y las piernas. Pueden causar una sensación punzante cuando se usan sobre áreas húmedas desnudas o en las mucosas.
- Los geles son limpios y no grasos. Se secan en contacto con la piel, dejando una película fina. Se muestran efectivos contra el acné y la enfermedad cutánea en áreas pilosas. Las espumas también son no grasas.

Aplicación y dosificación tópicas

- La medicación se debe aplicar en la piel mediante un masaje suave en una capa fina. La aplicación de una capa más gruesa no aumenta la penetración cutánea.
- Un gramo de crema cubre un área de 10 × 10 cm, y las pomadas se extienden ligeramente más.
- La unidad «punta de dedo» (UPD) proporciona otro método para expresar la cantidad de crema que se dispensa y aplica. Corresponde a la cantidad de pomada exprimida desde un tubo con una boquilla de 5 mm de diámetro y aplicada desde el pliegue cutáneo distal hasta la punta del dedo índice. En el adulto, 1 unidad de punta de dedo pesa aproximadamente 0,5 g. El número de unidades de punta de dedo necesarias para cubrir áreas corporales específicas se ilustra en el Apéndice C.
- La frecuencia de aplicación varía con el fármaco, pero la mayoría de los medicamentos dermatológicos se aplican una o dos veces al día.
- La capacidad de un medicamento para penetrar en la piel varía de acuerdo con la zona anatómica (mucosas > escroto > párpados > cara > torso > extremidades > palmas de las manos y plantas de los pies).
- Los procesos que rompen la barrera cutánea aumentan la penetración del fármaco. Al mejorar la función de la barrera epidérmica, disminuye la absorción percutánea.
- Los medicamentos colocados bajo apósitos oclusivos o prendas internas son absorbidos con más facilidad por la piel.

Vendajes húmedos

- Los vendajes húmedos o compresas proporcionan una ayuda valiosa en el tratamiento de las enfermedades cutáneas exudativas (húmedas).

1. Utilice un paño suave y limpio, como una sábana o tela de camisa. No es necesario que el paño sea nuevo ni que esté esterilizado.
2. Pliegue la tela y córtela para ajustarla a un área ligeramente mayor que la zona a tratar.
3. Humedezca el vendaje plegado mediante inmersión en la solución hasta que esté empapado (no demasiado ni sólo humedecido).
4. Coloque el vendaje húmedo sobre el área afecta. No vierta solución sobre un apósito húmedo para mantenerlo mojado, puesto que ese método aumenta la concentración de la solución y puede causar irritación. Quite el vendaje y sustitúyalo por otro nuevo.
5. Deje colocado el vendaje durante 30 minutos. Los apósitos se pueden usar dos a cuatro veces al día, o continuamente. Deje de usar los vendajes húmedos cuando la piel aparezca seca. El secado excesivo causa grietas y fisuras.

- La temperatura de la solución debe ser fría cuando se desea un efecto antiinflamatorio, y templada cuando se pretende desbridar una lesión costrosa infectada.
- Un apósito húmedo no se debe cubrir con una toalla ni con plástico. Esos materiales impiden la evaporación, favorecen la maceración y aumentan la temperatura cutánea, lo que facilita el crecimiento bacteriano.

Beneficios de los vendajes húmedos

- Supresión de la inflamación: el enfriamiento por evaporación causa constricción de los vasos superficiales, con lo que disminuyen el eritema y la producción de suero. Los apósitos húmedos alivian los procesos inflamatorios agudos, como el eritema por hiedra venenosa.
- Desbridamiento de heridas: el vendaje húmedo macera las vesículas y las costras, con lo que contribuye a eliminar esos materiales cuando se quita el apósito.
- Secado: los ciclos repetidos de humedad y sequedad favorecen la desecación de lesiones húmedas exudativas.

Consideraciones pediátricas

- Los lactantes tienen una superficie corporal relativamente grande en comparación con la masa corporal, lo que aumenta el riesgo de efectos secundarios y toxicidad de los medicamentos tópicos.
- En los lactantes prematuros está comprometida la barrera de permeabilidad epidérmica, lo que permite la absorción percutánea y la toxicidad sistémica de los medicamentos, e incluso de sustancias benignas como jabones y soluciones limpiadoras.
- Los lactantes atendidos bajo luces calefactoras y los posmaduros presentan frecuentemente una piel seca, escamosa y con fisuras, y se benefician de la aplicación de pomadas y cremas suavizantes.

Corticosteroides tópicos

Descripción

- La hidrocortisona fue introducida en 1952, y los corticosteroides tópicos han sido desde entonces los principales fármacos para tratar las dermatosis inflamatorias. Con el paso del tiempo se han mostrado seguros y efectivos cuando se usan de forma correcta. En dermatología, los corticosteroides tópicos se emplean por sus propiedades antiinflamatorias.

Productos genéricos y marcas registradas

- Se dispone de muchos corticosteroides tópicos genéricos, sustancialmente más baratos que los de marca registrada.
- A pesar de ese ahorro, las fórmulas genéricas pueden diferir de forma significativa de sus equivalentes con marca registrada en lo que respecta a potencia antiinflamatoria y contenido de conservantes.

Potencia de los corticosteroides: grupos I-VII

- Los corticosteroides tópicos se han organizado en siete grupos en función de su actividad antiinflamatoria (los del grupo I son los más potentes; los del grupo VII, los más débiles; véase Apéndice F: Formulario dermatológico).
- A lo largo del libro nos referimos a los corticosteroides tópicos por el número de grupo.

Elección de la potencia apropiada

- El éxito del tratamiento depende en buena parte de la selección de un corticosteroide tópico con la potencia correcta.
- Entre los factores a considerar se incluyen diagnóstico, localización, edad y recursos económicos del paciente.
- Ciertos exantemas, como el eccema numular y el lupus eritematoso discoide, requieren corticosteroides de los grupos I o II para un control adecuado. La dermatitis seborreica responde muy bien a los corticosteroides de los grupos V-VII.
- La dermatitis de los párpados se debe tratar con corticosteroides de los grupos V-VII. Las palmas de las manos y las plantas de los pies requieren corticosteroides de los grupos I-III debido a que la piel gruesa disminuye la eficacia.
- Si el paciente no muestra una respuesta adecuada al cabo de 2 semanas con tratamiento, debe revaluarse.
- Por convención, los corticosteroides tópicos se aplican mediante un masaje ligero en la piel dos veces al día.
- Las concentraciones reflejan la potencia relativa de un corticosteroide particular (triamcinolona 0,025%, 0,05% y 0,1%), y no se pueden usar para comparar las potencias entre corticosteroides. Por ejemplo, el propionato de clobetasol al 0,05% es mucho más potente que la hidrocortisona al 1%.
- Algunos corticosteroides son designados como «fluorados» debido a que se les ha añadido un átomo de flúor para aumentar la potencia.
- Los corticosteroides tópicos fluorados causan atrofia, telangiectasia y estrías con más facilidad que los no fluorados.

Prescripción de los corticosteroides tópicos

Pauta de dosificación

- Aquí se ofrecen guías generales; se deben establecer limitaciones e instrucciones específicas para cada paciente.

Corticoides tópicos superpotentes (grupo I)

- Los pacientes no deben aplicarse más de 45-60 g de crema o pomada por semana.
- La aplicación cíclica, por ejemplo aplicación durante 2 semanas seguidas por 1 semana de reposo, puede limitar los efectos secundarios de los corticosteroides.
- Los pacientes deben recibir cantidades limitadas de estos corticosteroides superpotentes, y el tratamiento se debe administrar bajo estrecha vigilancia.
- Las enfermedades inflamatorias «difíciles de tratar», como la psoriasis en placas y el eccema de las manos, responden mejor cuando se aplica un corticosteroide tópico del grupo I dos veces al día durante 2 semanas, seguidas por 1 semana de reposo. El ciclo se repite hasta obtener un buen control del proceso.

Corticosteroides tópicos grupos II-VII

- Los corticosteroides tópicos de los grupos II-VI se deben aplicar dos veces al día.
- Se debe observar una respuesta adecuada al cabo de 2-6 semanas.

- La prescripción de un corticosteroide tópico débil del grupo VII (hidrocortisona) para un proceso causante de inflamación intensa representa un error común y debe evitarse.

Métodos de aplicación (simple y oclusiva)

Simple

- «Aplicación simple» se refiere a la aplicación mediante masaje de una capa fina del corticosteroide tópico sobre la piel sin la ayuda de un vendaje oclusivo.
- No es necesario el lavado antes de cada aplicación.
- Las distintas superficies cutáneas varían en su capacidad para absorber los corticosteroides tópicos.
- La dermatitis de los párpados responde con rapidez a los esteroides de los grupos VI o VII. En esa zona se deben evitar los corticosteroides con mayor potencia.
- La piel de las palmas de las manos y las plantas de los pies es gruesa y requiere corticosteroides de los grupos I-III.
- Las áreas intertriginosas (p. ej., axilas, ingles, periné y región inframamaria) responden con rapidez a los corticosteroides de los grupos V-VII, puesto que la humedad y la oclusión aumentan la absorción percutánea.
- Los corticosteroides tópicos son absorbidos con rapidez por la piel inflamada, lo que conduce a una respuesta inicial rápida.

Con oclusión

- Los apósitos oclusivos hidratan el estrato córneo y favorecen la absorción de los corticosteroides, lo que permite usar fármacos de menor potencia.
- La aplicación prolongada de un vendaje oclusivo puede producir una infección cutánea superficial (usualmente por *Staphylococcus aureus*) y/o inflamación de los folículos pilosos. Si se forman pústulas, se deben administrar antibióticos antiestafilocócicos tópicos (mupirocina) o sistémicos (cefalexina, 500 mg dos o tres veces durante 7-10 días).
- Los vendajes oclusivos se pueden mantener aplicados hasta 2 horas durante el día y hasta 8 horas mientras se duerme. Las aplicaciones simples se pueden alternar con otras oclusivas.

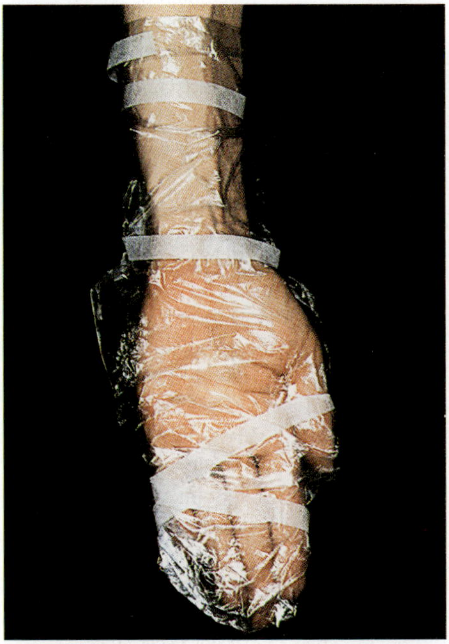

Oclusión de la mano. Se coloca una bolsa de plástico, que se presiona contra la piel para expulsar el aire. Se aprieta la cinta alrededor de la bolsa.

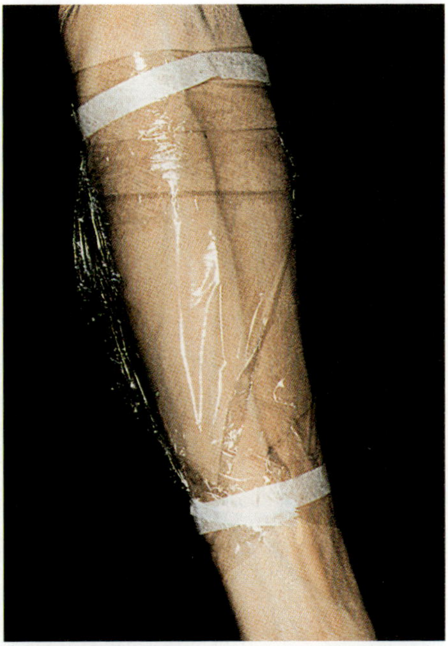

Oclusión del brazo. Se envuelve una lámina de plástico alrededor de la extremidad, y se asegura en ambos extremos con cinta adhesiva. Como manga puede utilizarse una bolsa de plástico abierta por los dos extremos, fijada con esparadrapo o con un vendaje tipo Ace.

Método de oclusión

- El área se debe limpiar con jabón suave y agua. Los jabones antibacterianos son innecesarios.
- El corticosteroide tópico se frota con suavidad en las lesiones, y la zona completa se cubre con plástico.
- El apósito se asegura con cinta adhesiva de forma que quede próximo a la piel, y se sellan los extremos. No es necesario un vendaje hermético. El plástico se puede mantener colocado con un calcetín.
- Los mejores resultados se obtienen si el vendaje permanece colocado durante por lo menos 2 horas. A muchos pacientes la hora de acostarse les resulta el momento más conveniente para aplicar un vendaje oclusivo.
- Los medicamentos adicionales se aplican poco después de quitar el vendaje, mientras la piel todavía está húmeda.
- Las prendas para ejercicio de vinilo (prendas sauna) son efectivas para ocluir superficies corporales grandes.

Absorción sistémica

- Si los corticosteroides se utilizan de forma correcta los efectos sistémicos resultan raros.
- El uso de corticosteroides tópicos, persistente y no supervisado, sobre áreas amplias puede inducir una absorción sistémica significativa.

Mezclas de esteroides y antibióticos

- Algunos productos contienen una combinación de antibióticos y corticosteroides.
- La mayoría de las enfermedades cutáneas que responden a los corticosteroides se pueden tratar sin antibióticos tópicos, por lo que las combinaciones son innecesarias.
- La neomicina es una causa común de dermatitis alérgica de contacto, y se debe evitar su empleo.
- Las combinaciones de antimicóticos y corticosteroides (nistatina + triamcinolona, clotrimazol + betametasona) son caras y tienen usos limitados. El corticosteroide tópico dipropionato de betametasona, presente en algunas de esas combinaciones, es demasiado potente para las áreas intertriginosas y puede causar estrías permanentes.

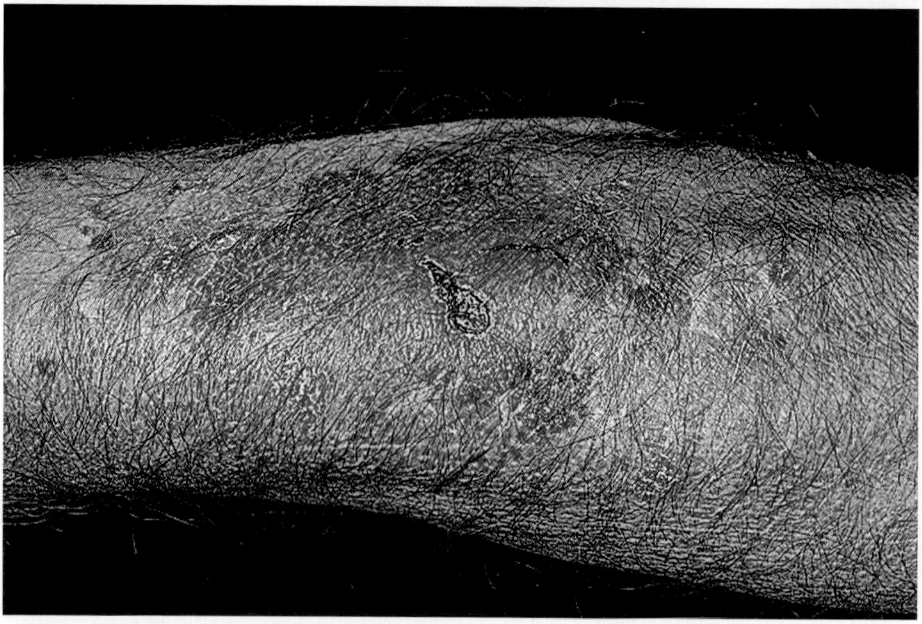

Atrofia por corticoides. La aplicación a largo plazo del clobetasol, un corticoide tópico del grupo I, ha producido atrofia dérmica y fragilidad cutánea. Se formaban hemorragias y erosiones de la piel con ligero traumatismo.

Reacciones adversas

- Los corticoides tienen los siguientes efectos secundarios potenciales:
  - Dermatitis alérgica de contacto.
  - Ardor, prurito, irritación, sequedad (debido en gran parte al vehículo).
  - Hipertricosis.
  - Hipopigmentación.
  - Miliaria y foliculitis.
  - Erosiones.
  - Glaucoma, cataratas.
  - Fenómeno de rebote (p. ej., la psoriasis empeora después de suspender el tratamiento).
  - Rosácea, dermatitis perioral, acné.
  - Atrofia cutánea con telangiectasia, seudocicatrices estrelladas (brazos), púrpura, estrías.
  - Blanqueamiento cutáneo por vasoconstricción aguda.
  - Absorción sistémica.
  - Tiña incógnito, impétigo incógnito, sarna incógnita.

Consideraciones pediátricas

- Los corticoides tópicos se han usado en los niños durante más de 40 años, y tienen un historial de seguridad demostrada si se utilizan correctamente.
- Muchos padres sienten temor a los corticoides tópicos. Los padres deben ser instruidos sobre los efectos secundarios potenciales, y sobre el modo de aplicar correctamente los esteroides tópicos.
- Los lactantes son más susceptibles a los efectos secundarios sistémicos debido a la relación más alta entre superficie y peso del cuerpo. Pueden ocurrir efectos secundarios sistémicos, como supresión del eje hipotálamo-hipófisis, con el empleo a largo plazo o cuando está comprometida la barrera cutánea (dermatitis aguda, lactantes prematuros).

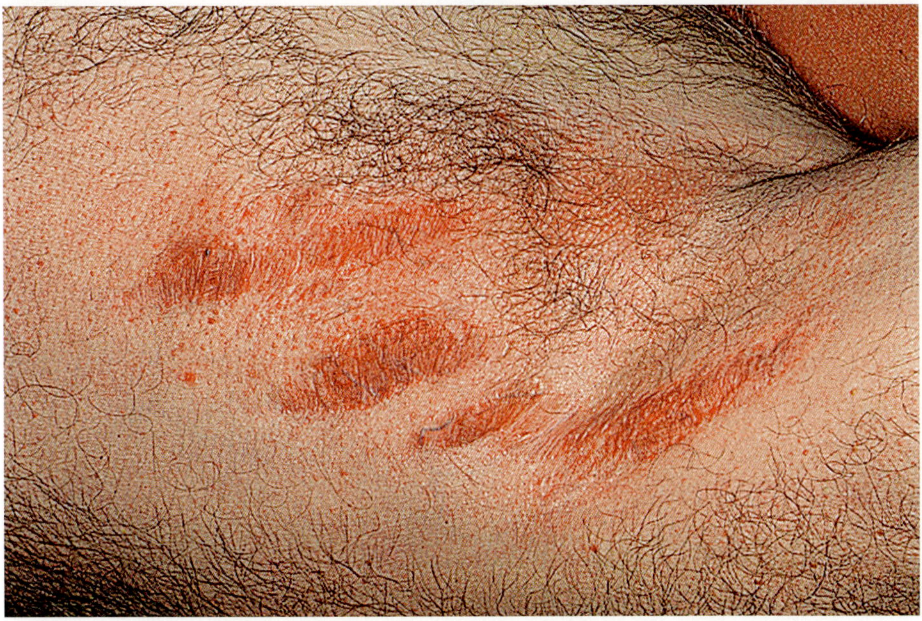

Estrías. La aplicación prolongada de un corticoide tópico del grupo V en las axilas produjo estrías. Este efecto secundario es irreversible.

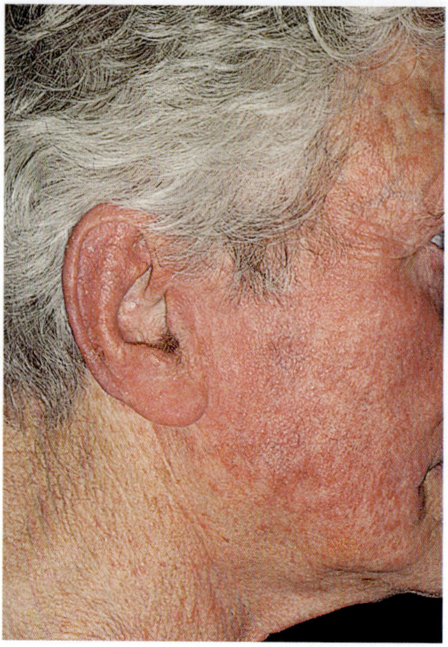

Rosácea por corticoides. Después de suspender la aplicación de un corticoide tópico del grupo II, aparecieron en la cara numerosas pápulas y pústulas. Se han aplicado corticoesteroides tópicos diariamente durante 12 semanas.

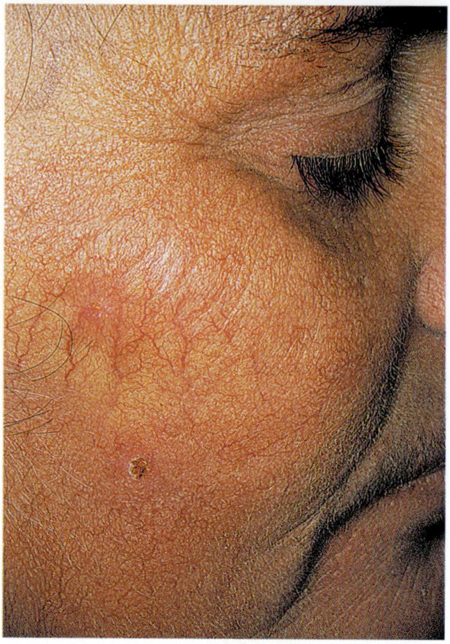

Atrofia y telangiectasia después de la aplicación continua de un corticoide tópico del grupo II durante 6 meses. La atrofia puede mejorar después de suspender el esteroide tópico, pero la telangiectasia persiste.

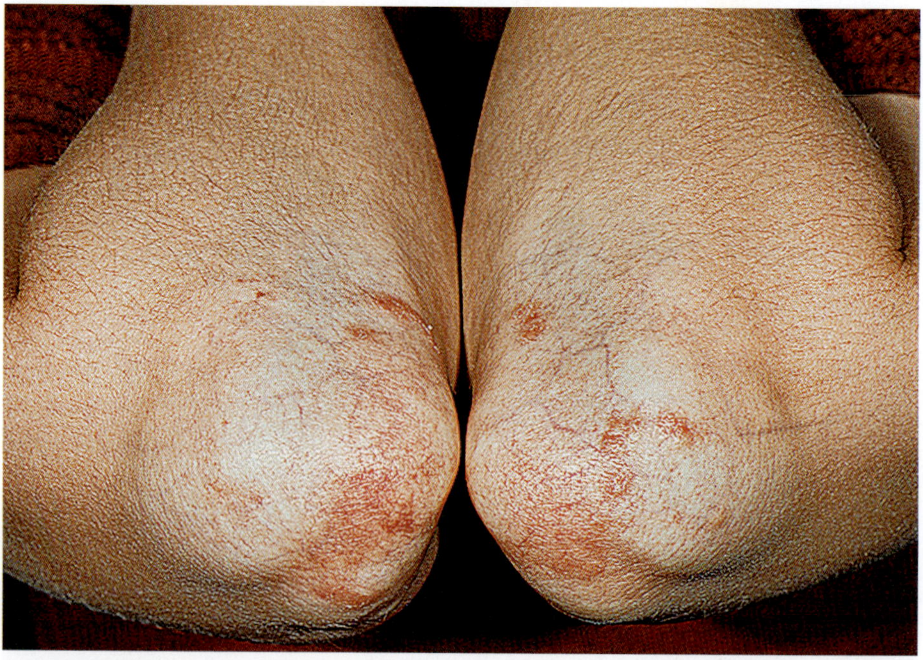

Atrofia por corticoides. Atrofia con prominencia de las venas subyacentes e hipopigmentación después de usar un corticoide superpotente aplicado cada día durante 3 meses para tratar la psoriasis. Nótese la persistencia de placas pequeñas de psoriasis. La atrofia mejora después de suspender los corticoides tópicos, pero puede persistir alguna hipopigmentación.

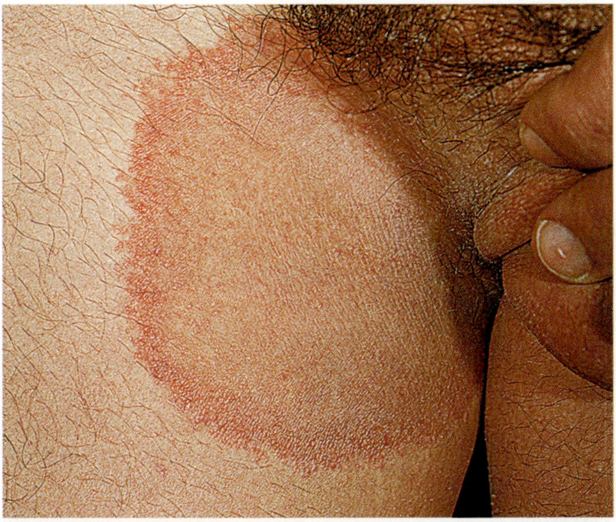

Presentación típica de la tiña inguinal antes del tratamiento. Este tipo de infección micótica se presenta de forma característica con un borde nítido escamoso, y muestra poca tendencia a la extensión.

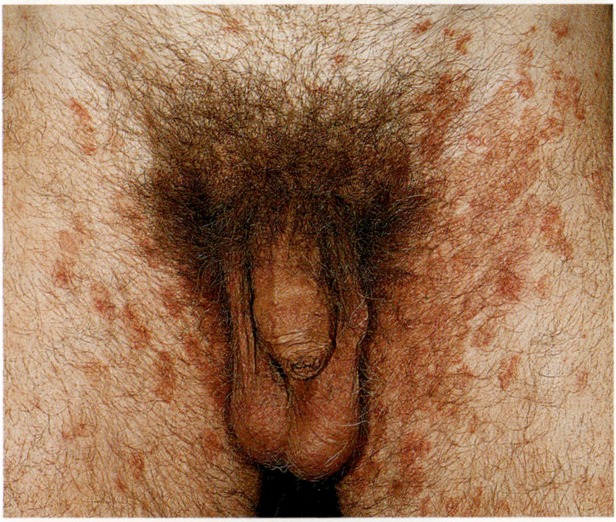

Tiña incógnito. Patrón abigarrado de inflamación extensa creado por la aplicación de un esteroide tópico del grupo II, dos veces al día durante 3 semanas, para una erupción similar a la mostrada en la fotografía superior. La preparación con hidróxido de potasio demostró numerosos hongos.

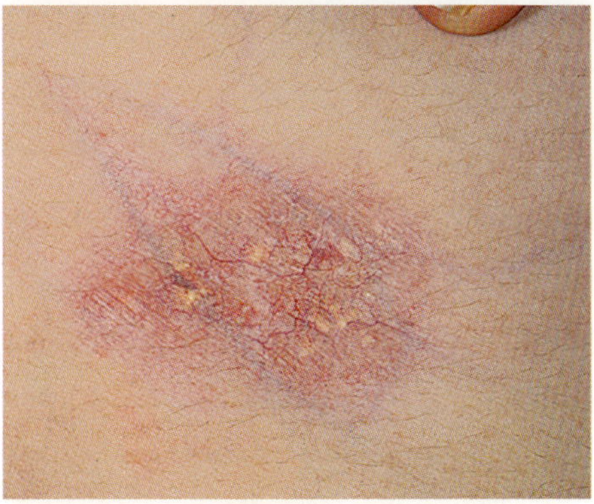

Atrofia por esteroides. La aplicación diaria a largo plazo de clobetasol, un corticoide tópico del grupo I, causó atrofia epidérmica y dérmica con telangiectasias. Se pueden ver las venas a través de la piel delgada.

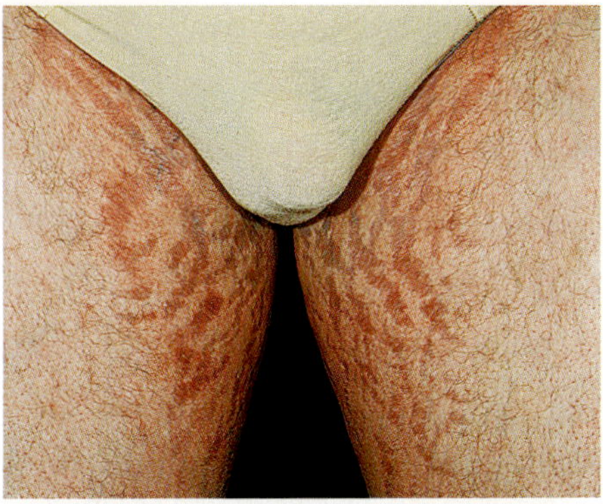

Estrías inguinales después del uso a largo plazo de corticoide tópico del grupo V por prurito. Estas lesiones son irreversibles.

2 Eccema

Inflamación eccematosa aguda

Descripción

- La inflamación eccematosa aguda se caracteriza desde el punto de vista clínico por eritema, edema y vesiculación. Es típica la exudación de las lesiones agudas. Suele existir un prurito intenso.

Historia clínica

- Existen múltiples causas de eccema agudo, entre ellas hipersensibilidad alérgica por contacto con alérgenos vegetales específicos, como los de hiedra, roble, zumaque y otras plantas venenosas.
- El níquel, ciertos medicamentos tópicos como la bacitracina, neomicina y benzocaína, los perfumes, los conservantes de los cosméticos y los aditivos de la goma también son causas comunes de inflamación eccematosa aguda. La dermatitis irritativa es común después de la exposición repetida al agua, los solventes o los detergentes.
- En una «reacción ide» se produce eccema agudo con vesículas, localizado a distancia (p. ej., en las manos) de una infección micótica activa (p. ej., en los pies).
- La dermatitis de estasis, la sarna, las reacciones irritativas y el eccema dishidrótico y el atópico se pueden presentar como una inflamación eccematosa aguda.

Hallazgos cutáneos

- Los signos incluyen eritema, edema, vesiculación y exudación. La inflamación puede ser desde moderada hasta intensa. Se ven vesículas diminutas, llenas de líquido claro, en la superficie cutánea. Se pueden formar ampollas.

Pruebas de laboratorio

- Se deben considerar las pruebas epicutáneas para evaluar la hipersensibilidad retardada si la distribución sugiere una exposición por contacto, si el problema es recurrente o se muestra resistente a la terapia, o si existe exposición conocida, laboral, relacionada con aficiones o de otro tipo a alérgenos cutáneos.
- La preparación con aceite mineral permite detectar la sarna, y puede estar indicada sobre todo en casos de eccema nuevo o de comienzo reciente. Considere el raspado de escamas para examen con hidróxido potásico en busca de infección por dermatófitos. Los análisis de sangre casi nunca tienen utilidad para la evaluación del eccema agudo.

Evolución y pronóstico

- Si se pueden evitar los factores desencadenantes, la erupción mejora a lo largo de 7-10 días, y suele ceder antes de 3 semanas.
- La excoriación predispone a la infección y causa acumulación de suero, costra y material purulento. También puede conducir a infección estafilocócica secundaria, con agravación y prolongación de la dermatitis.

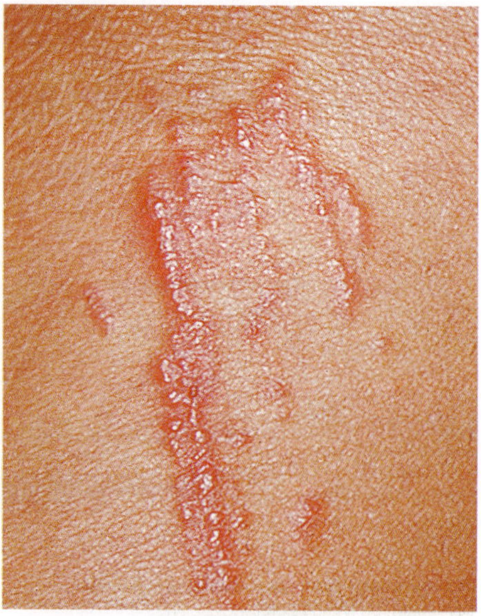

Eccema agudo. Las vesículas tienen una distribución lineal, sugestiva de dermatitis de contacto.

Tratamiento

- Los apósitos húmedos fríos y las cremas de esteroides tópicos favorecen la vasoconstricción y suprimen la inflamación y el prurito. Se empapa un paño limpio en agua fría o solución de Burrow, y se mantiene colocado sobre las áreas afectas durante 30 minutos. A continuación se aplica y frota una crema con un esteroide tópico apropiado (grupos II o III).
- Los corticosteroides orales se reservan para el eccema agudo intenso o generalizado. La dosis inicial es de aproximadamente 1 mg/kg/día, y se disminuye a lo largo de 3 semanas. Un ciclo demasiado breve puede conducir a recidiva y rebote de la dermatitis.
- Los antihistamínicos orales, como la difenhidramina y la hidroxizina, pueden aliviar el prurito, y sus efectos sedantes pueden favorecer el sueño.
- Si se sospecha infección secundaria, se administra un antibiótico contra *Staphylococcus aureus* (p. ej., cefalexina, dicloxacilina) durante 10-14 días.

Claves clínicas

- El eccema agudo se puede confundir con infecciones agudas como la celulitis; el prurito del eccema agudo, muchas veces intenso, ayuda a diferenciar entre ambos procesos.
- Los episodios repetidos de eccema agudo en la cara, en las manos o en las superficies descubiertas de los brazos sugieren un problema alérgico de contacto, que debe evaluarse mediante pruebas epicutáneas.
- Suprima todos los productos tópicos usados por el paciente (lociones, medicamentos tópicos de venta sin receta, preparados contra el prurito), y trate sólo con esteroides tópicos, o con emolientes suaves —mantenga el cuidado cutáneo con exposiciones mínimas y simples—.
- La elevación de las piernas, si están afectadas, es útil para disminuir el edema y la dermatitis de estasis.

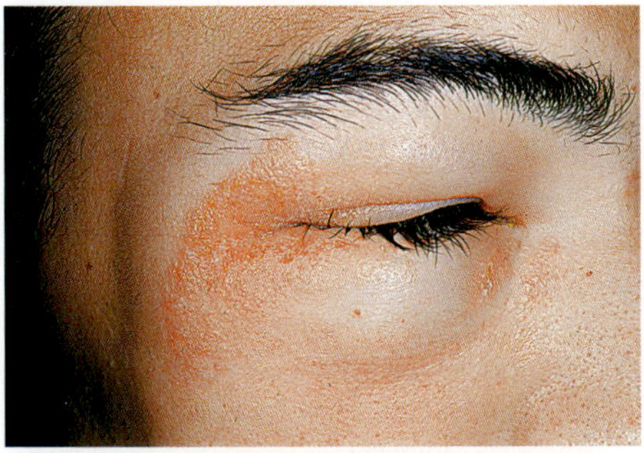

La inflamación aguda causa tumefacción, exudación y formación de costras.

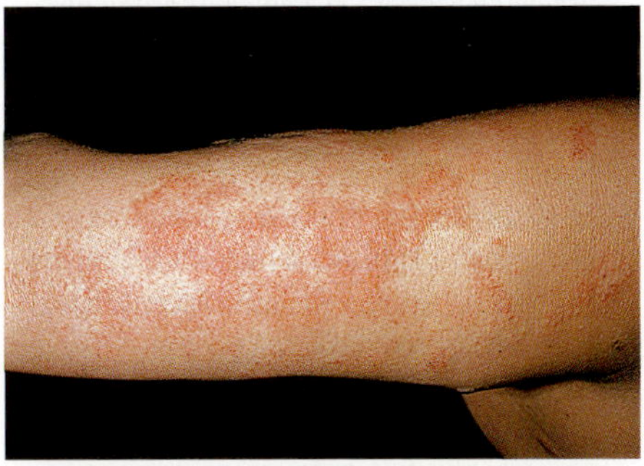

Las vesículas son características de la fase aguda de la inflamación eccematosa. El prurito suele ser intenso.

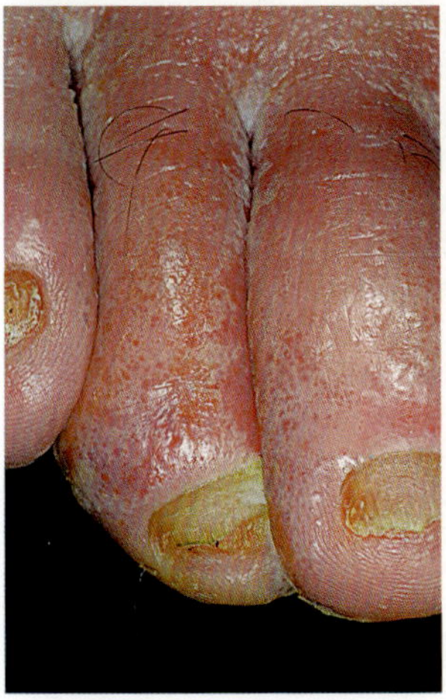

Inflamación eccematosa aguda. Las vesículas y el prurito intenso constituyen el dato distintivo del eccema agudo. El paciente era alérgico a sustancias químicas presentes en el calzado.

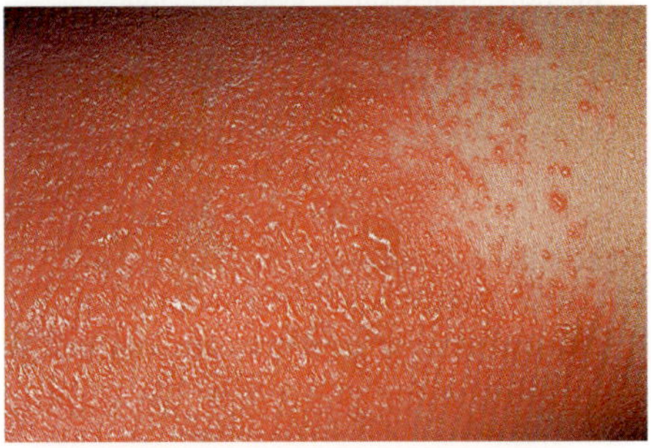

Eccema agudo. La hiedra venenosa puede causar inflamación eccematosa aguda intensa. Las vesículas y ampollas se forman sobre una base rojiza. Las ampollas pueden confluir y convertirse en muy grandes. El prurito resulta insoportable y se controla mejor con apósitos húmedos fríos.

Dermatitis por plantas del género *Rhus* (hiedra venenosa, roble venenoso, zumaque venenoso)

Descripción

- La hiedra, el roble y el zumaque venenosos (plantas de la familia *Anacardiacea*) y el género *Toxicodendron*, son las causas más comunes de dermatitis alérgica de contacto en Estados Unidos; este tipo problemático de dermatitis de contacto se describe rara vez en Europa, mientras que plantas similares crecen en el sudeste de Asia, América Central y Sudamérica.
- La oleorresina (porción liposoluble) contiene una mezcla de catecoles muy alergénicos, conocidos como «urusioles». El término urusiol procede de la palabra japonesa *urushi*, jabón.

Historia clínica

- El contacto con las hojas, los tallos o las raíces del vegetal, incluso en otoño e invierno, origina una erupción ampollosa pruriginosa al cabo de 8-72 horas de la exposición en el individuo previamente sensibilizado, y de 12-21 días en la persona no sensibilizada (sensibilización primaria).
- La sensibilización primaria se puede deber a contacto con la planta alergénica. El proceso requiere un sistema inmune intacto. Cuando un individuo se convierte en alérgico (sensibilizado), la exposición repetida hará que la erupción ocurra con más rapidez (un proceso conocido como provocación).
- Alrededor de la mitad de los norteamericanos adultos desarrollan la erupción en caso de exposición; el 30-40% de los individuos requieren una exposición prolongada para desarrollar dermatitis.
- Entre el 10 y el 15% de los norteamericanos no se sensibilizan a estos alérgenos.

Hallazgos cutáneos

- Las manifestaciones clínicas varían con la cantidad de oleorresina que entre en contacto con la piel, el patrón de contacto, la susceptibilidad individual, y las variaciones regionales de la reactividad cutánea.
- Los signos incluyen placas eritematosas lineales, pruriginosas y edematosas, de modo habitual con vesículas y ampollas grandes en la piel expuesta.
- Las partículas transportadas por el aire procedentes de plantas incendiadas pueden conducir a eritema facial, intenso y pruriginoso, y edema marcado; los párpados pueden presentar una tumefacción espectacular.
- El traumatismo de la piel con la planta puede dejar una marca negra temporal en la piel —un indicio de la exposición y un resultado del alérgeno urusiol seco y oxidado—.

Evolución y pronóstico

- La erupción pruriginosa dura desde 10 días hasta 3 semanas.
- Los ciclos breves de corticosteroides orales (como los envases con pocas dosis) son inadecuados, y pueden conducir a un fenómeno de rebote con rápida formación de vesículas al suspender la terapia.
- La erupción se resuelve por completo sin formación de cicatrices.
- El impétigo o la celulitis se pueden deber al rascado y la infección bacteriana secundaria (usualmente por *S. aureus*).
- La incapacidad a corto plazo y el tiempo de trabajo perdido son problemas laborales significativos relacionados con la dermatitis de contacto, sobre todo en bomberos, guardabosques, jardineros y leñadores.

Discusión

- La hiedra venenosa no se extiende por el líquido vesicular ni por contacto entre personas.
- La oleorresina alergénica se puede extender por prendas contaminadas, instrumentos de labranza o animales.
- Entre los alérgenos de otras plantas de la familia *Anacardiacea* que pueden producir reacciones cruzadas se incluyen los de la cáscara de mango, el aceite de anacardo crudo, la laca japonesa y la pulpa del fruto de ginkgo. Los individuos sensibilizados a la hiedra venenosa pueden reaccionar también después de la exposición a esas plantas relacionadas.
- La hiedra venenosa crece como un arbusto o una parra trepadora. Dentro de Estados Unidos el roble venenoso oriental se encuentra típicamente en el sudeste, mientras que el roble venenoso occidental crece en la costa oeste, en forma de arbustos o árboles pequeños. El zumaque venenoso prefiere los lugares húmedos, y es común en las turberas y los pantanos del este de Estados Unidos y el sudeste de Canadá.

Tratamiento

- La piel debe lavarse con jabón para inactivar y eliminar la oleorresina alergénica, y evitar así que continúen la penetración y la contaminación. El lavado es más efectivo si se hace dentro de los 15 minutos siguientes a la exposición.
- Las prendas y los instrumentos expuestos se deben limpiar con agua jabonosa.
- Los baños cortos con agua fría, con o sin harina de avena coloidal, tienen un efecto calmante sobre el prurito y la inflamación.
- La loción de calamina controla el prurito, pero su uso prolongado puede conducir a una sequedad excesiva.
- Los antihistamínicos orales hidroxizina y difenhidramina pueden controlar el prurito. Son sedantes, y resulta preferible usarlos por la noche para reducir el prurito, favorecer el descanso y aliviar el estrés del picor intenso, que muchas veces interfiere con el sueño.
- Los apósitos húmedos fríos, preparados con agua del grifo o solución de Burrow, son muy efectivos durante la fase de vesiculación aguda. Se aplican durante 15-30 minutos varias veces al día durante 1-4 días, hasta controlar la formación de vesículas y el picor intenso. Los apósitos húmedos fríos con agua del grifo son muy útiles para el edema facial y palpebral intenso.
- Después del apósito húmedo se deben aplicar cantidades generosas de un esteroide tópico con potencia media (grupo II-V). Si está afecta la piel periorbitaria, se aconseja un esteroide tópico más débil (grupo VI-VII) durante un tiempo limitado (dos veces al día durante 7 días).
- Los fármacos tópicos inmunomoduladores más nuevos pimecrolimus y tacrolimus no se aconsejan para la dermatitis alérgica aguda de contacto con hiedra venenosa, debido al coste, la cantidad que suele ser necesaria y el retraso del efecto en comparación con los esteroides.
- Se inicia un ciclo de corticosteroides orales para la inflamación generalizada intensa con 0,75-1 mg/kg/día por la mañana, y se suspende gradualmente a lo largo de 3 semanas.

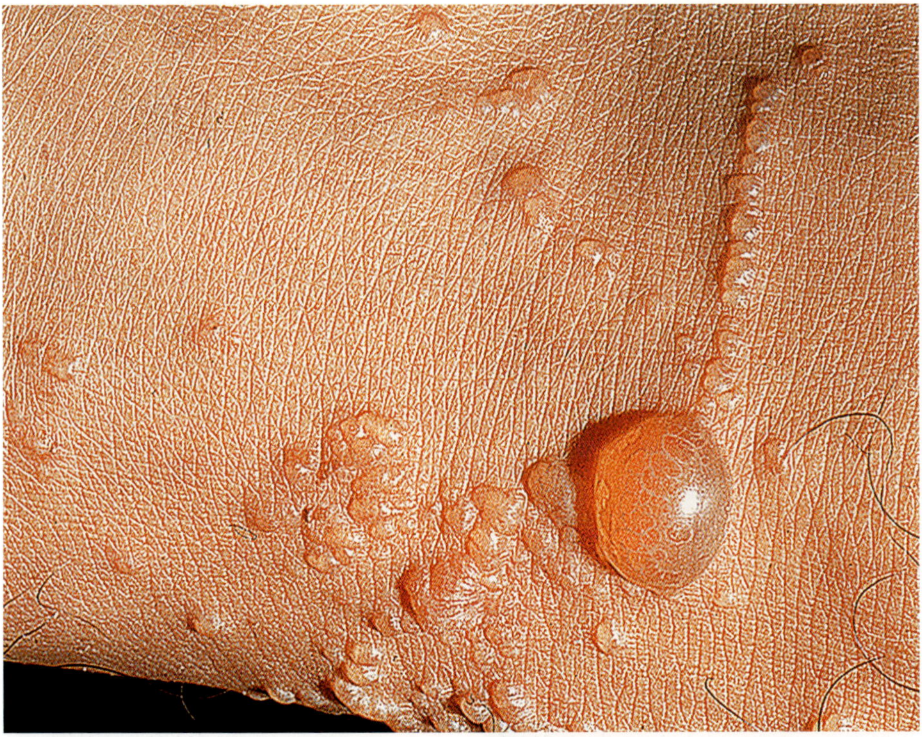

Presentación clásica de la dermatitis por hiedra venenosa. Las vesículas adoptan una distribución lineal y son de tamaño variable.

- Se dispone de una crema barrera que contiene bentonita cuaternaria, que puede evitar la dermatitis o reducir la intensidad de la reacción a la hiedra venenosa. Sin embargo, es indispensable aplicarla antes de la exposición anticipada.
- La oleorresina de hiedra venenosa en cápsulas y en forma inyectable para hiposensibilización se ha retirado del mercado debido a los efectos secundarios y la poca eficacia. En la actualidad no se dispone de ningún medio para inducir desensibilización frente a la hiedra venenosa.

Claves clínicas

- La presentación clásica de la dermatitis de contacto con plantas venenosas consiste en ampollas y vesículas de tamaños variables que adoptan una disposición lineal sobre la piel expuesta.
- La exposición repetida a lo largo de períodos de tiempo cortos (p. ej., en los meses de verano) origina episodios cada vez más graves de dermatitis.
- La ingestión de anacardos crudos o poco tostados puede causar una reacción «interna-externa» —una dermatitis pruriginosa eritematosa brusca con distribución característica en las nalgas, la región superointerna de los muslos y la piel periaxilar, en individuos sensibilizados al urusiol—.
- El veneno de hiedra, roble o zumaque puede afectar a zonas amplias. La decisión de usar esteroides orales o tópicos depende de la gravedad de los síntomas, la edad del paciente y las posibles reacciones adversas a corto plazo, anticipadas por la historia médica del sujeto.
- Los ciclos breves de corticosteroides sistémicos a dosis bajas son inadecuados para tratar los casos generalizados de dermatitis intensa por hiedra venenosa.

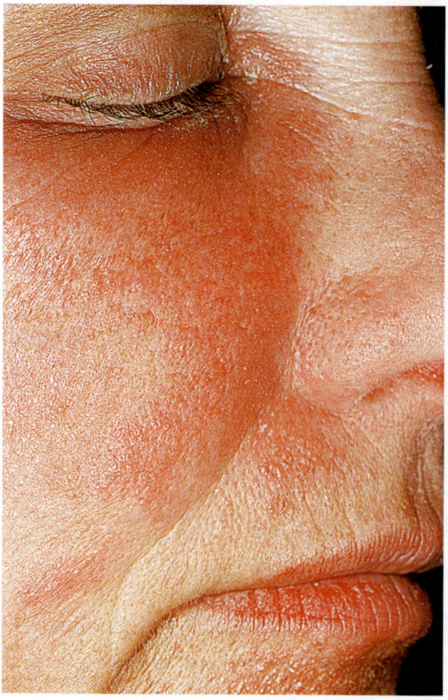

Al terminar la fase aguda desaparecen las vesículas, y aparecen eritema y descamación. El prurito es menos intenso.

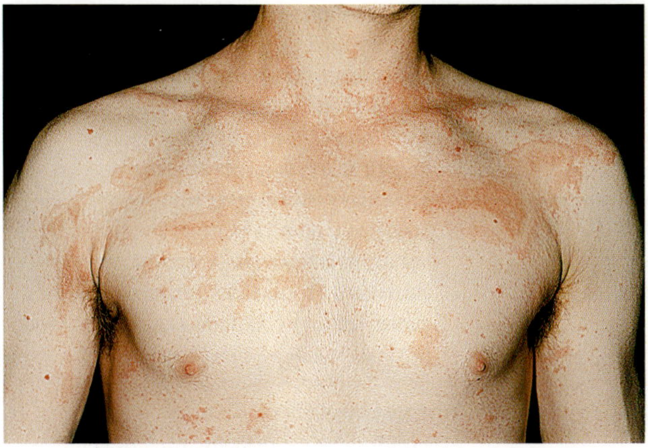

La dermatitis por hiedra venenosa puede afectar a zonas amplias. La decisión de usar esteroides orales o tópicos depende de la intensidad de los síntomas.

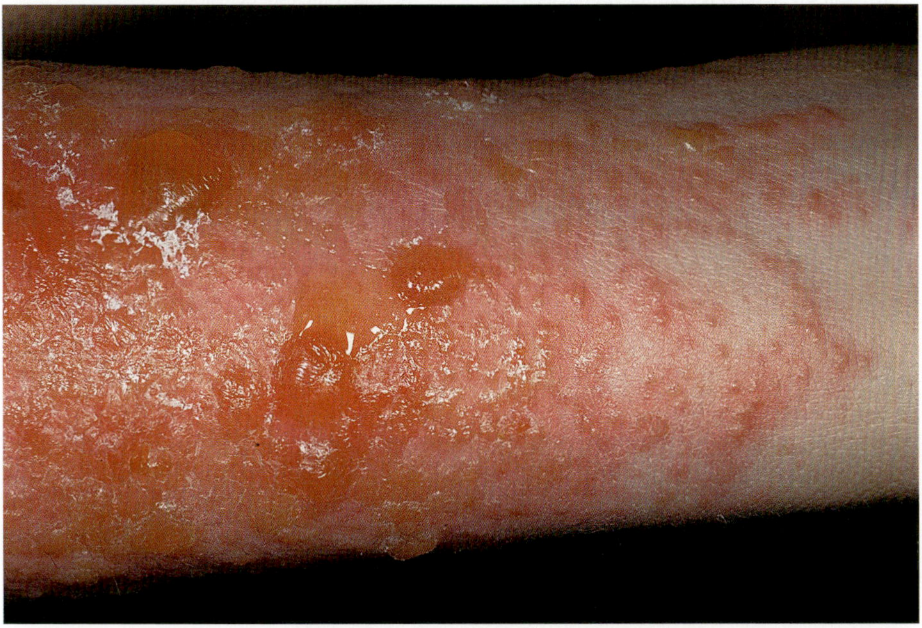

Dermatitis por hiedra venenosa. Inflamación eccematosa aguda intensa con grandes ampollas confluentes. Muchas ampollas se han roto. El suero que se fuga de las lesiones no extiende la erupción. La aplicación de compresas húmedas frías durante 30 minutos varias veces al día ayuda a controlar la inflamación.

Inflamación eccematosa subaguda (eccema subagudo)

Descripción

- Esta inflamación eccematosa consiste en manchas, pápulas y placas pruriginosas, rojizas y descamativas, con diversas configuraciones.

Historia clínica

- El proceso puede evolucionar a partir del eccema agudo (vesicular).
- Ésta es la manifestación clínica más común de la dermatitis atópica.
- Los pacientes se quejan de dermatitis desde más de 1 semana antes.
- El prurito es variable; puede ser ligero, moderado o intenso.
- La situación se resuelve sin formación de cicatrices cuando se eliminan los factores causales, contribuyentes o agravantes. Puede necesitar tratamiento para resolverse.
- La excoriación y la exposición repetida a los factores agravantes (agua, detergentes, u otros irritantes o alérgenos comunes), convierten el cuadro en un proceso crónico.

Hallazgos cutáneos

- El eritema y la descamación adoptan diversos patrones.
- Los bordes suelen ser poco definidos.
- El enrojecimiento puede ser débil o intenso.

Etiología y cuadro clínico

- La dermatitis alérgia de contacto, la irritación por contacto, la dermatitis atópica, la dermatitis de estasis, el eccema numular, la pulpitis eccematosa y las infecciones micóticas son dermatosis que se pueden presentar como eccema subagudo.
- Si no existe historia fuerte de atopia, está justificada la búsqueda de nuevos irritantes cutáneos o exposiciones a alérgenos. El estrés puede agravar y contribuir a las manifestaciones, pero no es una causa única común.

Tratamiento

Esteroides y tratamientos tópicos no esteroideos

- Se aplica dos veces al día una crema de esteroides de los grupos II-V, con o sin oclusión con un plástico. La oclusión acelera la resolución y aumenta la absorción del esteroide tópico. La duración de la oclusión se debe especificar, limitar y supervisar.
- Se puede aplicar dos veces al día una pomada de esteroides sin oclusión.
- Los inmunomoduladores tópicos no esteroideos tacrolimus (pomada al 0,1 o 0,03%) y pimecrolimus (crema al 1%) se pueden aplicar dos veces al día sobre la piel afecta, y son especialmente útiles en el eccema subagudo de la cara o la piel de los párpados y la zona periorbitaria. Inicialmente

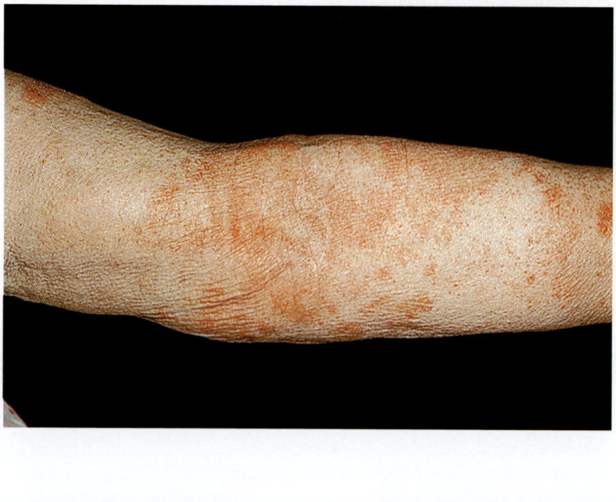

Son característicos el eritema y la descamación con bordes mal definidos. Es posible que nunca aparezcan vesículas. Ésta suele ser la presentación inicial en los pacientes atópicos durante el invierno.

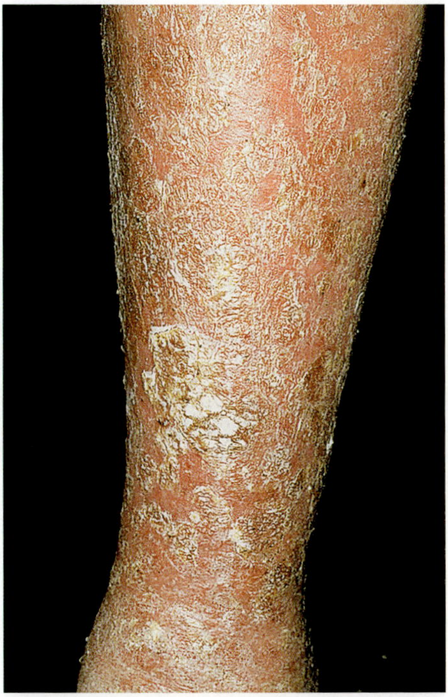

El eritema y la descamación pueden ser extensos y sugerir el diagnóstico de psoriasis. Las placas psoriásicas suelen tener bordes netos.

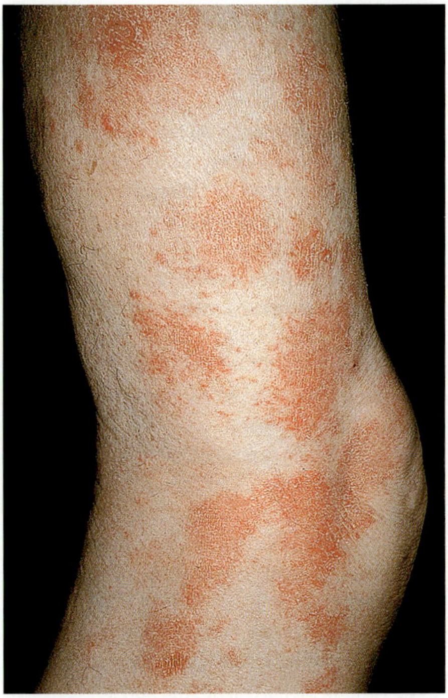

La configuración de la inflamación subaguda varía. Las placas pueden ser focales o confluentes, redondeadas o difusas.

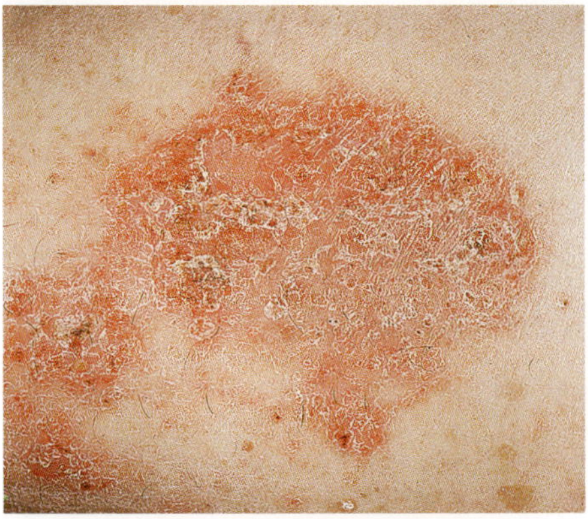

Placa densa cubierta de escamas. Los bordes son bastante netos. La diferenciación respecto a la psoriasis sería difícil en este caso. Se deben tener en cuenta la historia y los tipos de placas presentes en otras áreas para confirmar el diagnóstico.

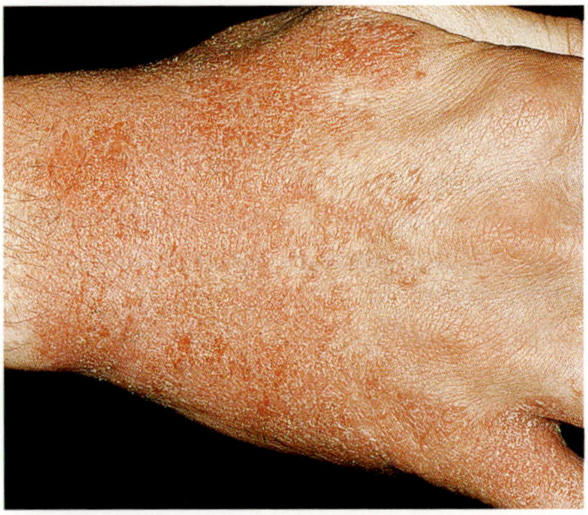

Dermatitis atópica. El dorso de las manos es una localización común de la dermatitis irritativa subaguda.

pueden causar sensación urente o ardor, que cede al cabo de pocos días. Estos fármacos son útiles para el tratamiento a largo plazo del eccema subagudo en los pacientes atópicos.

- Las pomadas y cremas de brea (muchos preparados de venta sin receta) proporcionan una alternativa para las lesiones resistentes a los esteroides, y son moderadamente efectivas en algunos pacientes.
- Se deben evitar los apósitos húmedos debido a que causan una sequedad excesiva.

Emolientes

- Los emolientes son un componente esencial del tratamiento diario.
- Los emolientes funcionan mejor cuando se aplican pocas horas después de los esteroides tópicos.
- La aplicación debe continuar durante días o semanas después de ceder la inflamación.
- Se aconseja la aplicación frecuente.
- Los emolientes son más efectivos cuando se frotan bien y se aplican directamente después de secar la piel mediante presión a continuación de la ducha.
- Las cremas con fórmulas simples sin ingredientes relacionados comúnmente con alergia son mejores que las lociones. La vaselina simple es un excelente emoliente y tiene la ventaja de una composición simple, sin aditivos alergénicos ni ingredientes irritantes. El tacto grasiento limita la aceptación por parte de los pacientes.
- También son útiles los lavados (no frecuentes) con jabón suave en pastilla.

Antibióticos

- Los antibióticos (p. ej., cefalexina, dicloxacilina) se usan para las infecciones bacterianas secundarias (usualmente *S. aureus*).

Claves clínicas

- El eccema subagudo es una manifestación clínica de inflamación continuada. La atención a las exposiciones cutáneas de irritantes y alérgenos, y al cuidado global de la piel del paciente, es vital para evitar los factores causales y agravantes.
- Considere el examen del material descamado con hidróxido potásico para descartar infección por dermatófitos.
- Interrogue sobre la ocupación, las tareas domésticas y las aficiones del paciente, que en muchos casos pueden contribuir a la irritación continuada o a la alergia de la piel. Los guantes proporcionan una barrera protectora útil en caso de exposición al agua, irritantes o alérgenos. Los guantes de vinilo representan una buena elección debido a que no contienen alérgenos comunes relacionados con el caucho.

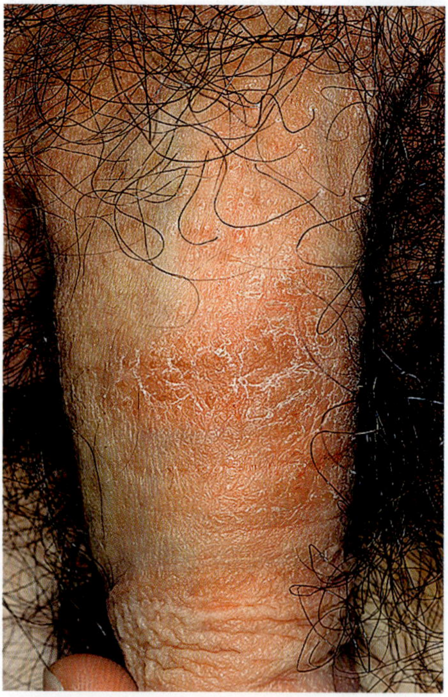

La inflamación eccematosa subaguda se caracteriza por eritema y descamación. No existen vesículas. Esta erupción se debía a reacción alérgica frente a la pomada de neomicina.

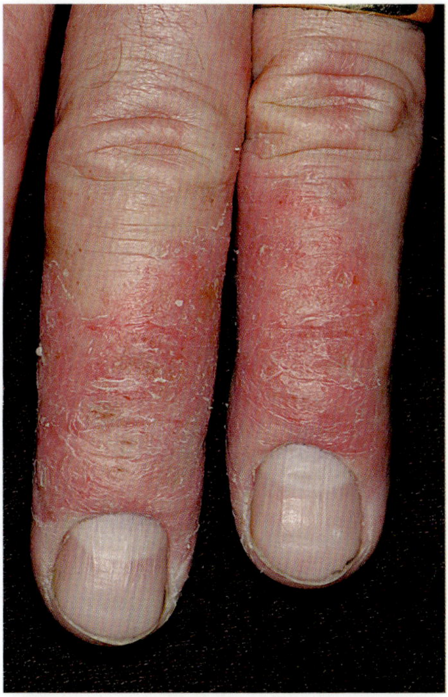

El eccema subagudo de los dedos de las manos es común en personas con exposición repetida a la humedad. Las nuevas madres que se pasan el día lavando y limpiando experimentan un alto riesgo de eccema irritativo.

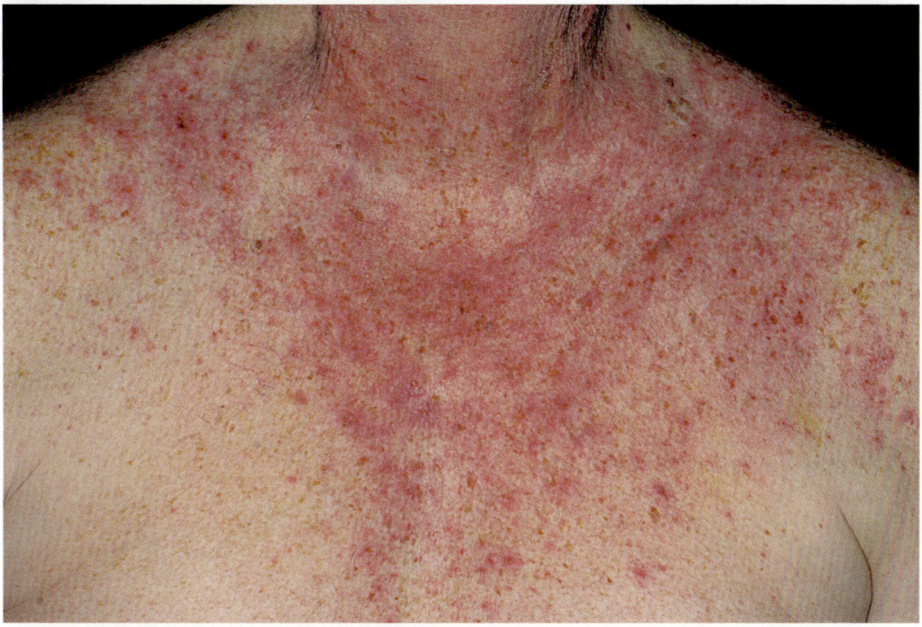

Este anciano con piel seca presentó eritema y descamación. El rascado empeoró la erupción. Este cuadro se ve con frecuencia durante el invierno.

Inflamación eccematosa crónica

Descripción

- La piel afecta muestra inflamación, enrojecimiento, descamación y aumento de grosor (liquenificada).

Historia clínica

- Existe prurito prolongado entre moderado e intenso.
- El rascado y el frotado se convierten en habituales, y el paciente los practica de forma inconsciente.
- La enfermedad se convierte en autoperpetuada.
- El rascado conduce a engrosamiento de la piel, con prurito aún más intenso.

Hallazgos cutáneos

- El prurito intenso puede conducir a excoriaciones.
- La piel inflamada y pruriginosa aumenta de grosor, y las líneas de la superficie cutánea se hacen más marcadas.
- Aparecen placas gruesas con marcas cutáneas paralelas profundas (liquenificación).
- Las zonas afectadas con más frecuencia son las fáciles de alcanzar y los pliegues.
- Son localizaciones comunes el dorso del cuello, las fosas poplíteas, los tobillos, los párpados y la piel anogenital.
- La piel afecta puede presentar hipo o hiperpigmentación.

Etiología y cuadro clínico

- Las etiologías posibles comprenden dermatitis atópica, dermatitis crónica de contacto, alérgica o irritativa, rascado habitual, liquen simple crónico, fisuras y maceración de los pies, eccema numular, eccema asteatósico, pulpitis eccematosa y eccema hiperqueratósico.
- La evolución de este proceso conduce a la cronicidad.

Tratamiento

- La inflamación eccematosa crónica se muestra con frecuencia resistente al tratamiento; la clave del éxito consiste en romper el ciclo de prurito-rascado a través del tratamiento y la eliminación de la causa o el motivo de agravamiento.
- El apósito húmedo frío sobre la piel afecta durante 20 minutos ayuda a calmar y aliviar el prurito; puede ser útil para mejorar el prurito nocturno.

Esteroides tópicos

- Las cremas o pomadas de los grupos I o II aplicadas dos veces al día pueden ser efectivas.
- Los esteroides de los grupos II-V se usan con oclusión de plástico durante 2-8 horas.
- Las inyecciones intralesionales son muy efectivas; las placas resistentes se reinyectan a intervalos de 3-4 semanas.
- Las vendas impregnadas en esteroides se deben dejar colocadas durante 12 horas.

Claves clínicas

- El roce y el rascado crónicos son por lo menos parte del problema (procure disminuirlos).
- Las pomadas penetran bien en la piel liquenificada, y en general son más efectivas que las cremas para ese tipo de piel.
- Evalúe la posibilidad de irritantes y alérgenos de contacto. Simplifique el cuidado de la piel empleando sólo jabones y emolientes suaves.
- La pomada de tacrolimus puede ser útil para el eccema crónico liquenificado de la cara.

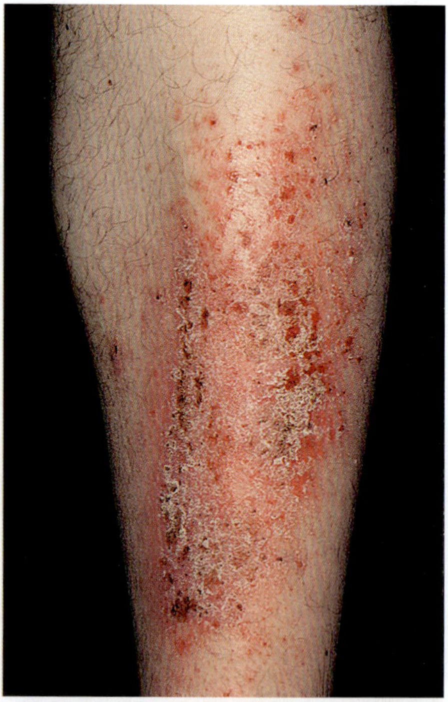

El rascado y el roce con el talón durante semanas han causado engrosamiento cutáneo. La piel con inflamación y excoriación crónicas ha desarrollado infección secundaria. Las costras y el material purulento desaparecieron después de un ciclo de cefadroxilo, 500 mg dos veces al día durante 5 días.

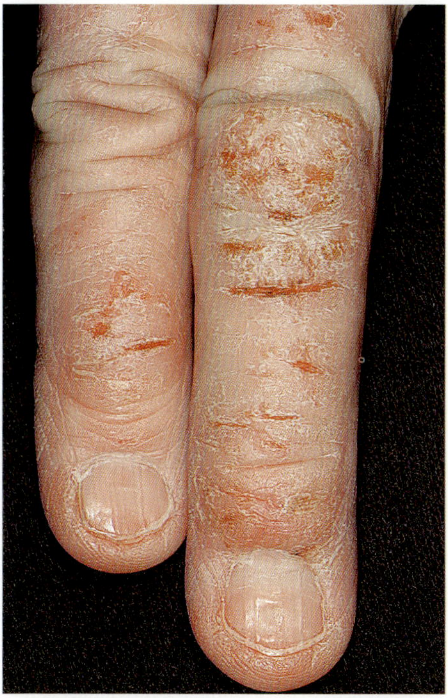

Inflamación eccematosa crónica. La piel aparece seca, agrietada y descamada. La excoriación ha causado engrosamiento cutáneo.

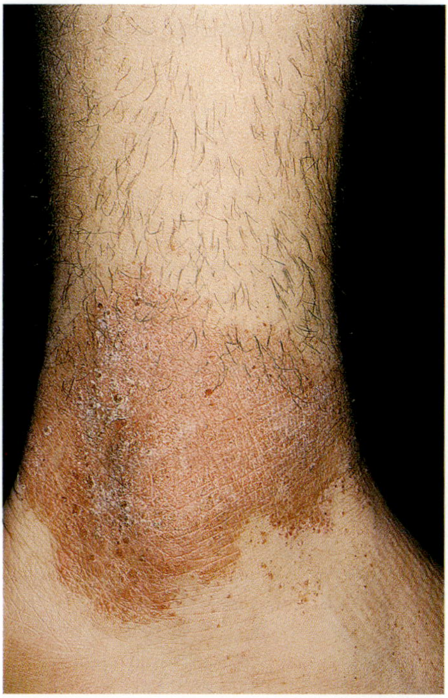

Esta placa aislada es gruesa, con acentuación de las líneas cutáneas. El rascado durante semanas ha producido este cuadro.

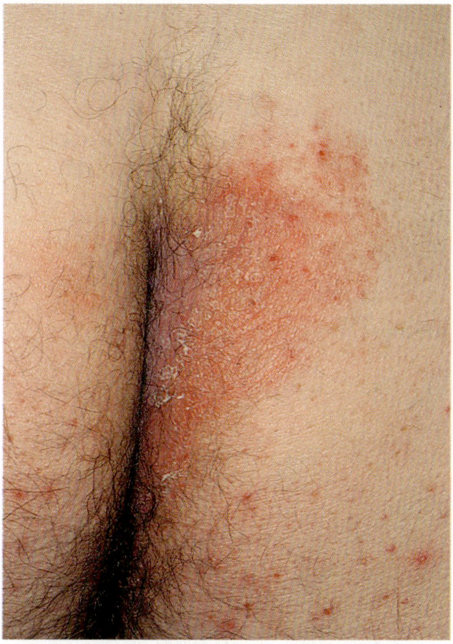

El prurito alrededor del área anal es común. El rascado a largo plazo causó engrosamiento de la piel y acentuación de las líneas cutáneas.

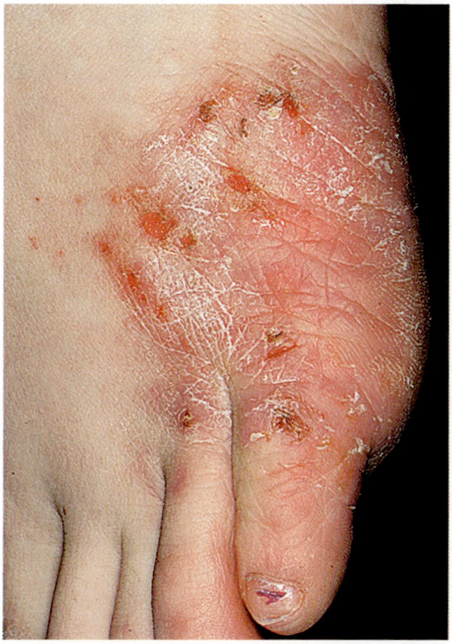

El roce y el rascado han engrosado la piel. Estas maniobras agravan y perpetúan la inflamación crónica.

Liquen simple crónico

Descripción

- El frote y el rascado habituales crean una placa localizada de inflamación eccematosa.
- La piel afecta se localiza con frecuencia en las muñecas, los tobillos, la piel anogenital y el dorso del cuello.

Historia clínica

- Este proceso es más común en los adultos, pero se puede ver en niños atópicos.

Hallazgos cutáneos

- Los signos incluyen una placa escamosa con límites netos, de color rojo o violáceo oscuro, con líneas cutáneas prominentes (liquenificación).
- Aunque es una enfermedad eccematosa crónica, la alergia súbita a los tratamientos tópicos puede originar alteraciones agudas con vesiculación y exudación.
- La descamación húmeda, el exudado seroso, las costras y las pústulas indican infección secundaria.
- Los nódulos, usualmente menores de 1 cm y diseminados al azar por el cuero cabelludo, se encuentran en individuos que se pellizcan con frecuencia la piel de la cabeza.
- Las áreas afectadas con mayor frecuencia son las más fáciles de alcanzar, como la región externa de las piernas, las muñecas y los tobillos, el dorso del cuello, el cuero cabelludo, los párpados inferiores, el pliegue retroauricular, el escroto, la vulva y la piel anal.

Pruebas de laboratorio

- La preparación con hidróxido potásico de muestras obtenidas por raspado permite descartar la presencia de tiña, que puede imitar al liquen simple crónico.
- La dermatitis alérgica de contacto puede causar, favorecer o complicar el liquen simple crónico. Las pruebas epicutáneas pueden ser útiles para identificar alérgenos.

Evolución y pronóstico

- La placa típica permanece localizada y muestra poca tendencia a crecer con el paso del tiempo. Una vez establecida, la placa no suele aumentar de tamaño.

Tratamiento

- El estrés puede jugar un papel en algunos individuos, lo que se debe tener en cuenta para el diagnóstico y el tratamiento.
- El paciente debe comprender que la lesión no se resolverá hasta que cesen el rascado y el roce, incluso de pequeña intensidad.
- El rascado ocurre muchas veces durante el sueño, y quizá sea necesario cubrir el área afecta.
- El tratamiento consiste en enjuagado con agua durante 5 minutos, seguido por la aplicación de un esteroide tópico con potencia media-alta en una base de pomada.
- El tratamiento del área anal, los genitales o el pliegue retroauricular no requiere la administración de esteroides tópicos potentes; por el contrario, esas zonas se deben tratar con esteroides tópicos de baja potencia en una base de pomada.
- Para las lesiones del cuero cabelludo se aplica dos veces al día un esteroide del grupo I o II, como la fluocinonida en forma de gel o el clobetasol en forma de solución.
- Las áreas húmedas con infección secundaria responden a los antibióticos orales y la loción de esteroides tópicos.
- La radioterapia superficial con rayos X puede ser útil, pero su disponibilidad es limitada.
- Los nódulos causados por pellizcado del cuero cabelludo se pueden mostrar muy resistentes al tratamiento, y requerir inyecciones intralesionales mensuales de acetónido de triamcinolona, 5-10 mg/ml.

Discusión

- Este proceso fue conocido durante un tiempo como «neurodermatitis localizada».
- El paciente obtiene gran placer al rascarse para aliviar el picor de la zona inflamada.

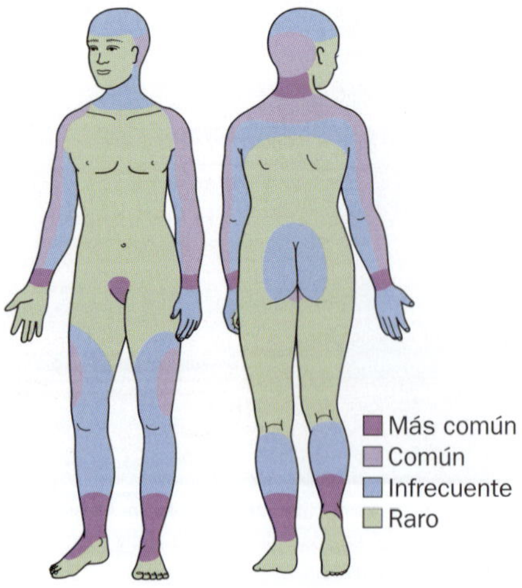

La pérdida de la sensación placentera o el rascado subconsciente continuado pueden explicar las recidivas frecuentes de esta erupción.

- La afectación de los genitales o el ano por el liquen simple crónico puede constituir un problema difícil, causante de un sufrimiento y frustración considerables.

Claves clínicas

- La región occipital del cuero cabelludo posiblemente sea la diana más común del rascado inducido por ansiedad. Se pueden formar placas muy gruesas y difíciles de tratar, que a veces se infectan.
- Aunque el estrés no causa esta dermatitis, está claro que la agrava y contribuye a su perpetuación. Interrogue sobre la presencia de estrés, aclare el papel que pueda jugar y busque medios para reducirlo.
- El prurito nocturno se puede mejorar con esta pauta: antihistamínicos orales, como difenhidramina o hidroxizina, y después aplicación de un apósito humedecido con agua de grifo durante 20 minutos, seguida por la aplicación de un esteroide tópico sobre la piel afecta.
- Considere las pruebas epicutáneas para el liquen simple crónico que afecta a la piel periorbitaria, el dorso de las manos o los pies, o la zona anogenital.
- El cumplimiento es importante para conseguir la resolución de la lesión. Dedique tiempo a la instrucción del paciente, y explíquele de modo específico los objetivos y los detalles del tratamiento.

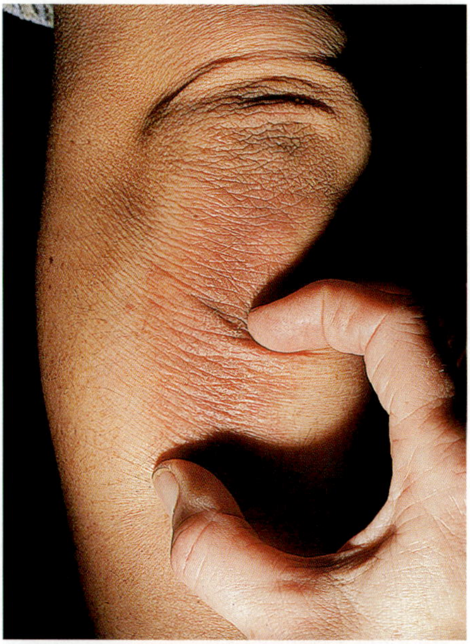

Presentación clásica. Las líneas cutáneas están muy acentuadas. El prurito se hace más intenso al aumentar el grosor de la placa y continuar el círculo vicioso.

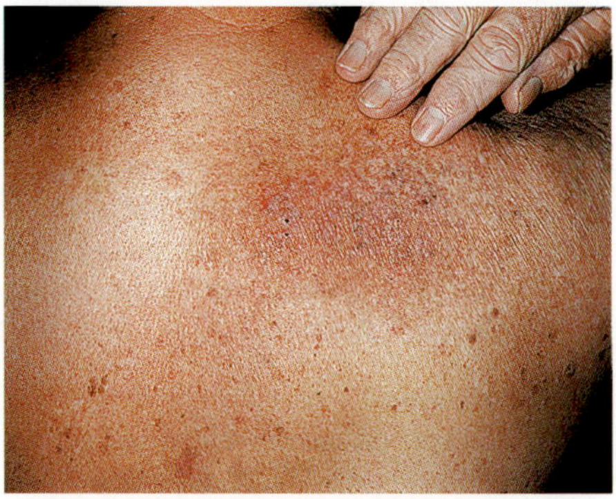

La parte superior de la espalda representa otra diana para el rascado repetido y la excoriación. Se deben buscar cicatrices lineales blancas indicadoras de un hábito que ha persistido durante meses o años.

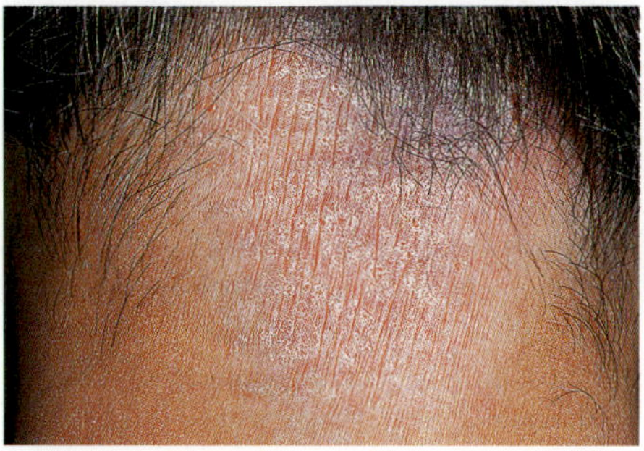

La porción occipital inferior del cuero cabelludo quizá represente la diana más común para el rascado inducido por ansiedad. Se forman placas muy gruesas, difíciles de tratar, que a veces se infectan. La psoriasis se puede presentar con un cuadro similar. Los ciclos breves de antibióticos orales representan a veces el tratamiento inicial apropiado antes de iniciar los corticoides tópicos potentes.

Eccema de las manos

Descripción

- El eccema de las manos es un trastorno común, con frecuencia crónico, que se puede deber a muchos factores causales y contribuyentes.
- El eccema de las manos se puede categorizar en los tipos siguientes: irritativo; queratólisis exfoliativa; atópico; pulpitis eccematosa; alérgico; hiperqueratósico; numular; pompholix (dishidrosis); liquen simple crónico, y «reacción ide». Todos estos tipos de eccema de las manos se describen por separado en otros lugares del libro.
- El eccema de las manos irritativo es el más común, seguido por el atópico.
- La dermatitis alérgica de contacto quizá sea responsable del 10 al 25% de los casos de eccema de las manos.

Historia clínica

- Las mujeres se afectan con más frecuencia que los hombres.
- Los riesgos laborales comprenden exposición a sustancias químicas irritantes, mojarse las manos con frecuencia, fricción crónica y manipulación de sustancias químicas sensibilizantes (alergénicas).

Factores exógenos

- Los irritantes pueden consistir en sustancias químicas (solventes, detergentes, álcalis y ácidos), fricción, aire frío y falta de humedad.
- El contacto con alérgenos puede tener causas laborales o no laborales. La alergia inmediata tipo I puede guardar relación con el látex y las proteínas de los alimentos, y la alergia tardía tipo IV puede estar causada por aditivos del caucho, níquel, medicamentos (bacitracina, neomicina e hidrocortisona) e ingredientes comunes de los productos para aseo personal (conservantes, perfumes y otros aditivos). Los alérgenos ingeridos (p. ej., níquel) pueden jugar un papel.
- La infección puede conllevar «reacciones ide», como el eccema de las manos relacionado con un foco distante de infección micótica («dermatofitide») o bacteriana («bactéride»).

Factores endógenos

- La diátesis atópica (fiebre del heno, asma, eccema atópico) es un factor predisponente común, y puede contribuir a la susceptibilidad y la cronicidad del problema, a pesar del tratamiento correcto y las medidas de cuidado apropiadas.

Hallazgos cutáneos

- Se debe inspeccionar toda la piel en busca de posibles factores contribuyentes y para excluir otras dermatosis (p. ej., psoriasis).
- El cuadro es variable, y se pueden ver lesiones eccematosas agudas, subagudas y crónicas. Aunque no existe una asociación fiable entre patrón clínico y etiología, los signos siguientes pueden ser útiles:
  - Xerosis, eritema y ardor, más que prurito, en las superficies dorsales o volares de las manos: se deben sospechar factores irritantes.
  - Eccema numular, dorso de manos y dedos: pueden interpretar un papel la alergia, la irritación o la atopia: en ocasiones, urticaria de contacto (alergia tipo I).
  - Tandas recurrentes de vesículas intensamente pruriginosas en las superficies laterales de los dedos y las palmas de las manos: sospeche pompholix, también llamado eccema dishidrótico.
  - Eccema de las puntas de los dedos o pulpitis eccematosa (sequedad, fisuras, hipersensibilidad al tacto, no prurito): sospeche irritación, factor endógeno (atopia durante el invierno) o eccema por fricción.
  - Eritema, descamación, prurito en la base de los dedos: sospeche atopia.

Hallazgos extracutáneos

- Los pacientes atópicos pueden tener una historia personal o familiar de atopia, incluyendo eccema durante la niñez, fiebre del heno o asma.

Evolución y pronóstico

- El pronóstico suele ser bueno con la recuperación completa si es posible identificar y evitar la exposición a los irritantes o alérgenos en fases tempranas.
- La exposición continuada o prolongada a los irritantes y alérgenos puede conducir a dermatitis crónica.
- La evitación y el cuidado correcto suelen mejorar el proceso, aunque a veces no se resuelve por completo.

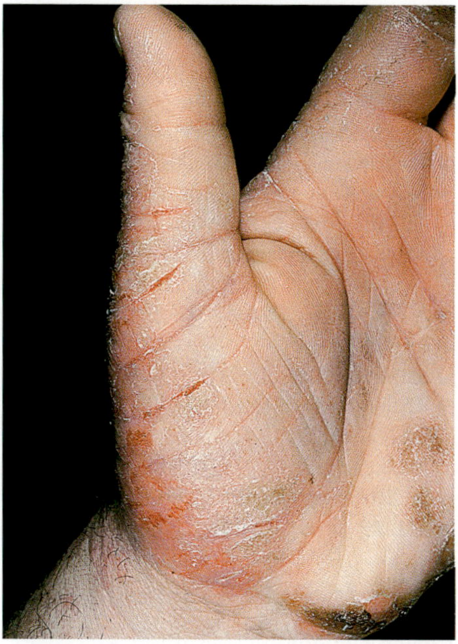

La piel es muy seca, agrietada y dolorosa. El eccema de las manos prolongado puede asociarse con un ciclo continuo de inflamación aguda (vesículas), subaguda (enrojecimiento y descamación) y crónica (sequedad marcada, grietas).

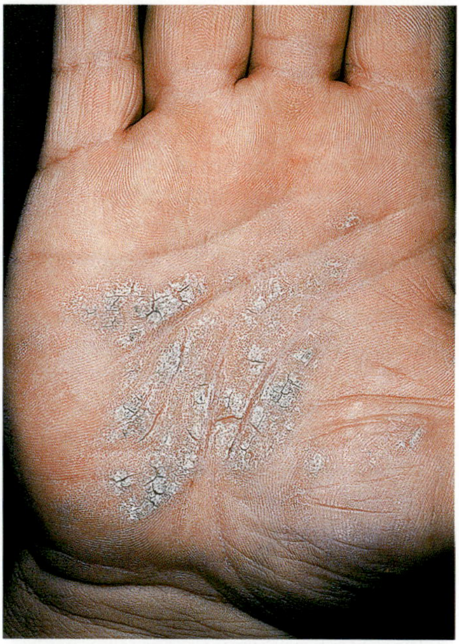

Las placas eccematosas hiperqueratósicas, fisuradas, gruesas y secas son difíciles de tratar. Persisten durante meses o años, y puede ser imposible distinguirlas de la psoriasis.

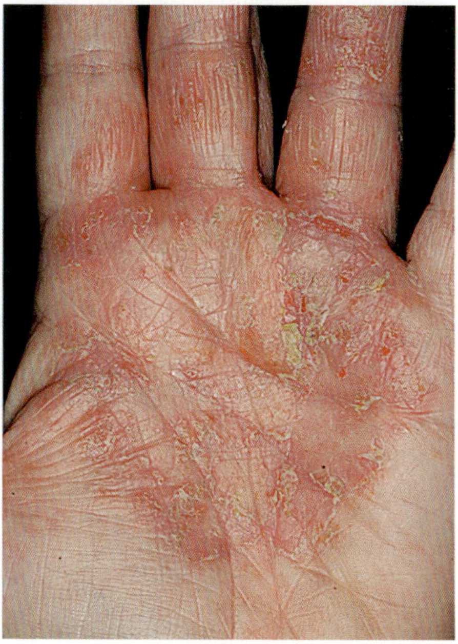

Esta mujer, que realizaba tareas de limpieza sin guantes protectores, desarrolló eccema irritativo de las manos. El rascado prolonga la enfermedad.

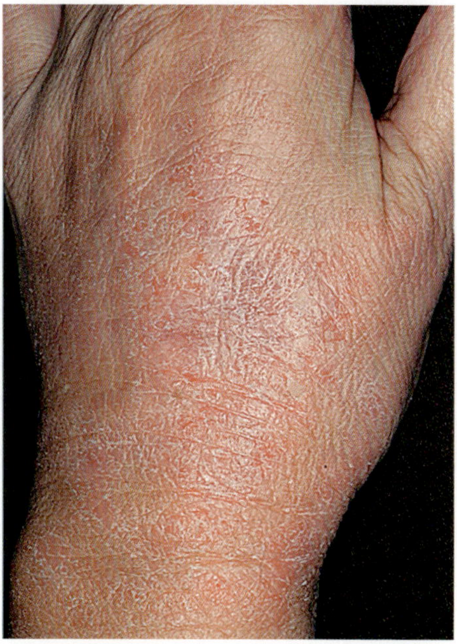

El lavado repetido de las manos ha perpetuado esta dermatitis eccematosa crónica del dorso de las manos. La erupción cedió con rapidez cuando se aplicó un esteroide tópico del grupo IV bajo oclusión con plástico a la hora de acostarse durante 7 días.

Tratamiento

- El tratamiento requiere identificación y evitación de irritantes como lavado de manos frecuente y exposición al agua, jabones, detergentes y solventes. El traumatismo por fricción crónica también es un irritante que puede conducir a dermatitis persistente.
- Se pueden adoptar medidas protectoras (p. ej., guantes de vinilo para manipulación del agua o las sustancias químicas).
- Los corticosteroides tópicos de potencia media-alta (grupos II-IV) se administran dos veces al día. Se prefieren las pomadas a las cremas. Se debe considerar la oclusión con plástico para aumentar la penetración. Es preferible prescindir de los esteroides más potentes (grupo I) a menos que la dermatitis sea intensa. Los esteroides tópicos son más efectivos para la dermatitis de las manos cuando se utilizan de forma intermitente en vez de continua.
- Para la dermatitis grave se aplica un corticosteroide tópico superpotente después de apósitos húmedos con solución de Burrow, dos veces al día durante los 3-5 primeros días, y después aplicación de un corticosteroide tópico de potencia media, dos veces al día durante varias semanas.
- Se deben considerar los puntos siguientes: baño de las manos con brea, dos o tres medidas diluidas en una batea de agua 15-30 minutos dos veces al día, seguido por la aplicación del corticosteroide tópico.
- Los esteroides sistémicos (prednisona, 0,75 a 1 mg/kg/día, con disminución gradual a lo largo de un ciclo de 3 semanas) pueden ser necesarios en ocasiones para controlar la inflamación aguda intensa.
- La mayoría de los pacientes mejoran con evitación de los irritantes, aplicación de corticosteroides tópicos y lubricación frecuente.
- Si se sospecha alergia (edema de las manos, vesiculación, prurito y sobre todo eccema del dorso de las manos o las yemas de los dedos), se deben hacer pruebas epicutáneas para evaluar posibles alérgenos como factores contribuyentes o causales. Se deben incluir alérgenos laborales relevantes entre las sustancias probadas.
- Los casos crónicos refractarios deben ser atendidos por el dermatólogo. Entre los demás tratamientos que pueden emplearse, se incluyen terapia con luz ultravioleta A y psoralenos, y aplicación de rayos Grenz. En los casos que cursan con incapacidad es razonable el tratamiento con dosis bajas de metotrexato (5-15 mg una vez por semana) o dosis bajas diarias de ciclosporina.

Discusión

- La dermatitis vesicular cíclica crónica de las manos (eccema dishidrótico) plantea el problema más difícil para el tratamiento.
- Se deben considerar las pruebas epicutáneas con alérgenos ocupacionales y medioambientales si el eccema de las manos no mejora o no se resuelve con medidas simples.

Claves clínicas

- Considere la derivación a un dermatólogo para evaluación y pruebas epicutáneas si el eccema de las manos no se resuelve después de un ensayo con cuidado cutáneo correcto, lo que incluye aplicación diaria de un emoliente, uso de guantes protectores para evitar el mojado frecuente o la manipulación de sustancias químicas, y un ciclo de pocas semanas con esteroides tópicos.
- La psoriasis de las palmas de las manos puede imitar el eccema. Si existe demarcación neta de las placas en las palmas de las manos, con escamas crónicas plateadas o amarillentas y afectación simétrica, se puede considerar el diagnóstico de psoriasis palmar.
- Los factores causales o contribuyentes al eccema de las manos no se identificarán a menos que el clínico procure aclarar cómo y a qué se exponen las manos: se deben investigar con detalle posibles exposiciones en el trabajo, las tareas domésticas, las aficiones y el cuidado personal. Aunque las nuevas actividades o exposiciones pueden conducir a nuevos casos de eccema de las manos, la alergia también se puede deber a exposiciones crónicas.

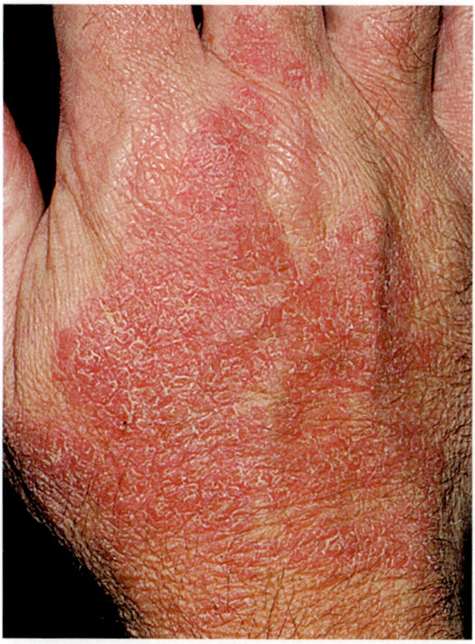

El rascado ha producido engrosamiento cutáneo. Las placas crónicas de eccema pueden simular la psoriasis. Las placas de psoriasis suelen tener bordes bien definidos. En este caso los bordes de la placa eccematosa son mal definidos y borrosos.

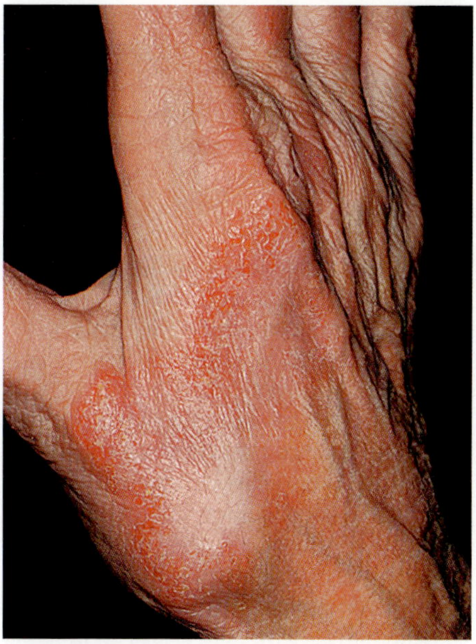

La dermatitis de contacto irritativa se debía al contacto con soluciones limpiadoras. El rascado perpetuó la erupción. La preparación con hidróxido de potasio fue negativa para hongos. La psoriasis puede tener un aspecto similar, y es posible que ni incluso la biopsia diferencie entre las dos enfermedades.

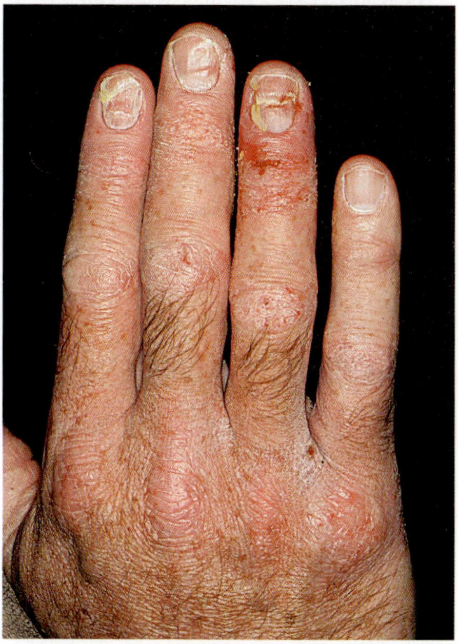

Los pacientes adultos atópicos pueden desarrollar eccema crónico de las manos, sobre todo en la superficie dorsal. La inflamación crónica ha causado distorsión de las uñas. Las lesiones de tiña del dorso de la mano tendrían unos bordes más netos.

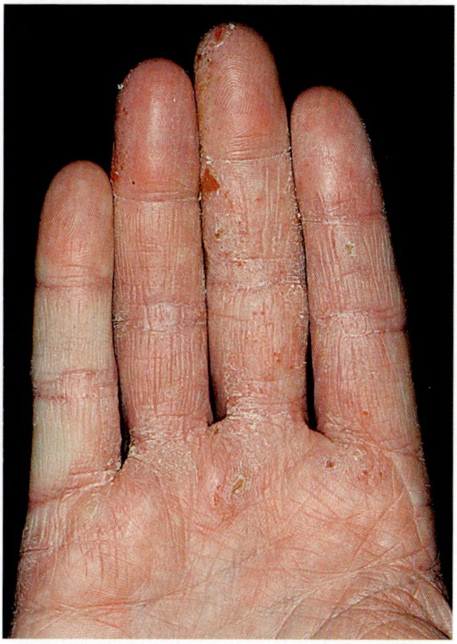

La dermatitis irritativa de la superficie palmar de los dedos es difícil de tratar, y tiende a la cronicidad. Los esteroides tópicos intermitentes, la hidratación constante y la protección con guantes son las claves del tratamiento.

Eccema asteatósico

Descripción

- Tipo clínico distintivo de dermatitis eccematosa causado por sequedad excesiva y agrietado de la piel. Se conoce también como eccema craquelé.

Historia clínica

- El eccema asteatósico es una forma de dermatitis eccematosa subaguda, en general crónica y poco intensa, con reagudizaciones estacionales durante el invierno debido a una humedad medioambiental baja.
- Los hombres y las mujeres se afectan por igual.
- Es más común en pacientes con diátesis atópica (véase sección dedicada a la dermatitis atópica), sobre todo en épocas avanzadas de la vida.
- La mayoría de los pacientes tienen una historia de agudizaciones similares previas.
- La prevalencia es máxima al final del invierno, y el cuadro mejora en verano, sobre todo en los climas más fríos y secos.
- Se puede afectar cualquier zona de la piel, aunque las lesiones son más frecuentes en las regiones inferiores de las piernas.
- Al principio de la evolución los individuos afectos se notan la piel fría y seca.
- Al progresar el cuadro, el prurito, con inflamación progresiva, se convierte en el síntoma más prominente.
- En los casos avanzados aparecen ardor y pinchazos, con fisuras y formación de costras.

Hallazgos cutáneos

- El cuadro clínico corresponde a dermatitis eccematosa subaguda.
- La xerosis, con acentuación de las líneas de la piel, es un dato constante desde el comienzo.
- La inflamación es al principio sutil, pero se hace más pronunciada con el paso del tiempo.
- El eritema ligero, poco definido, progresa hasta pápulas eccematosas agudas intensamente rojas, que confluyen para formar placas amplias.
- En los casos típicos no se ven vesículas, aunque las excoriaciones son casi universales.
- La descamación seca y fina progresa hacia un patrón conocido como eccema craquelé, con fisuras superficiales finas que recuerdan al acabado de la porcelana o al lecho de un río seco.
- La piel es muy seca, con grietas y fisuras. Puede resultar dolorosa al tacto.
- En caso de progresión, el eccema desarrolla características agudas, con exudación, costras y eritema agudo.

Hallazgos extracutáneos

- La fiebre es inusual y sugiere celulitis.

Pruebas de laboratorio

- El cuadro clínico es suficientemente distintivo, por lo que rara vez hay necesidad de biopsia cutánea para establecer el diagnóstico.
- La biopsia de la piel confirma la espongiosis epidérmica, con inflamación dérmica y muchas veces impetiginización secundaria.

Evolución y pronóstico

- Se pueden esperar recidivas estacionales durante el invierno.
- Las reagudizaciones estacionales leves, con prurito y xerosis, tienden a mejorar cuando el tiempo se hace más cálido y con la lubricación repetida de la piel.
- En general, la inflamación subaguda activa responde con pomadas de corticosteroides de potencia media, y también mejora con el cambio de estación.
- La agudización localizada intensa, con manifestaciones agudas como exudación y formación de costras, también responde a la terapia tópica individualizada, según se describe más adelante.
- Las agudizaciones intensas requieren tratamiento intensivo dado que se pueden convertir en generalizadas.

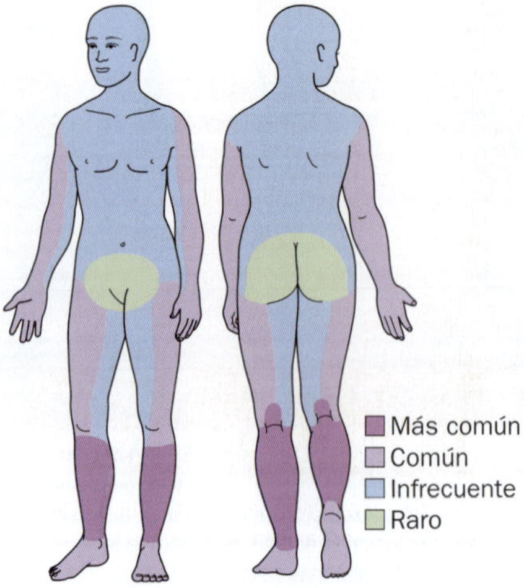

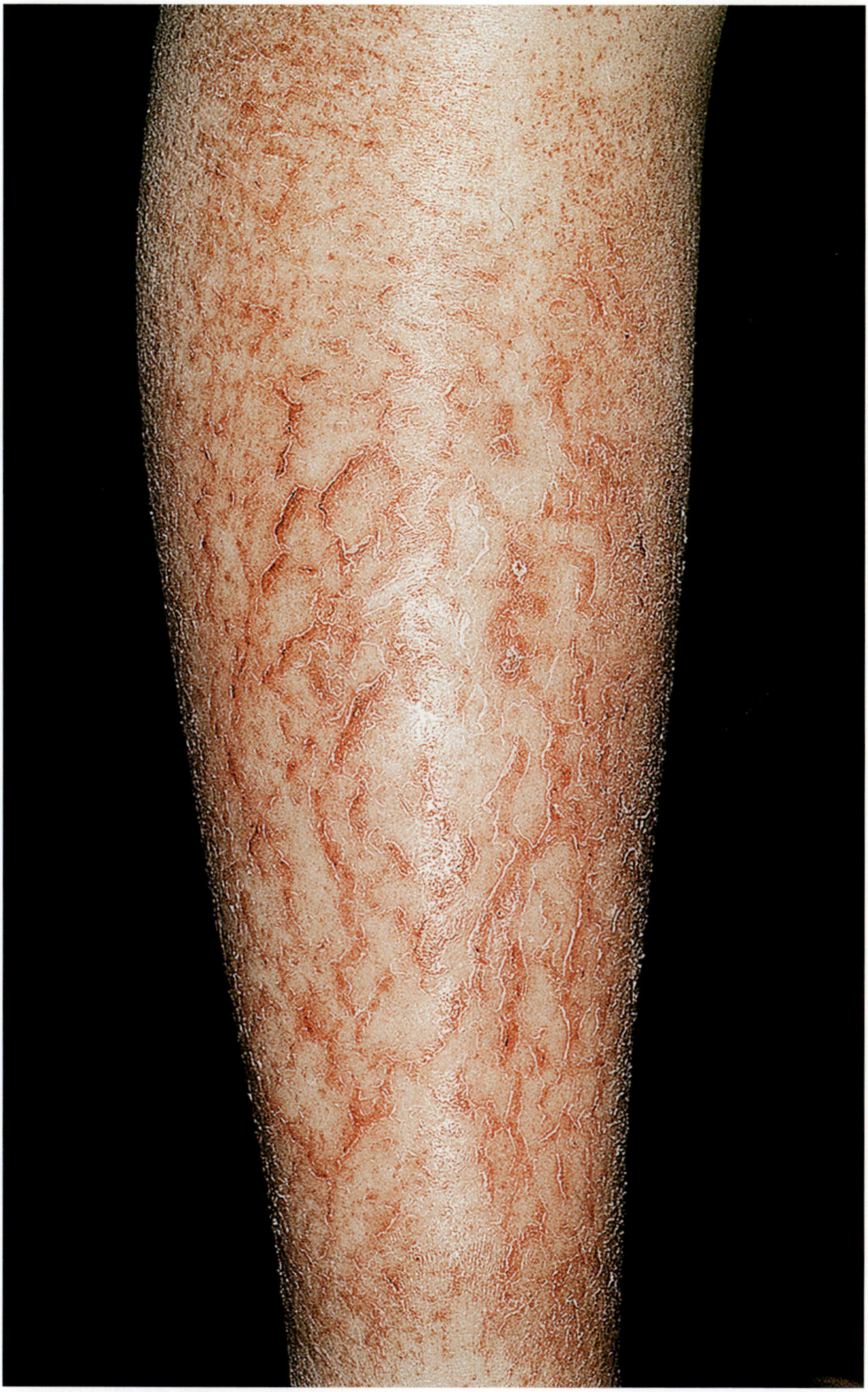

La piel es muy seca, agrietada y fisurada. Este cuadro apareció en un paciente atópico que continuó lavándose de forma excesiva la piel seca. La piel puede ser dolorosa.

Discusión

- El diagnóstico diferencial incluye otras dermatosis eccematosas subagudas, como dermatitis de estasis, dermatitis irritativa de contacto, dermatitis atópica, dermatitis alérgica de contacto y celulitis.
- Pueden existir más de una dermatosis. La segunda dermatosis puede enmascarar o agravar el proceso eccematoso primario.
- Las dermatitis irritativa y alérgica de contacto pueden constituir un resultado de los intentos de autotratamiento por parte del paciente.
- Se debe preguntar al paciente si se ha aplicado algún producto en las áreas afectas.
- La dermatitis de estasis es común en pacientes ancianos, de modo habitual en la porción inferior de las piernas. Habitualmente hay antecedentes de insuficiencia vascular y edema maleolar, y una coloración cutánea por hemosiderina.

Tratamiento

- El tratamiento se determina de acuerdo con la fase (aguda, subaguda o crónica) y el grado de inflamación del eccema asteatósico.
- Para la xerosis, la terapia consiste en un cuidado correcto de la piel sensible, con uso limitado de un jabón suave y aplicación a demanda de emolientes.
- La vaselina proporciona un lubricante sin conservantes, aunque puede ser difícil obtener el cumplimiento del paciente.
- También pueden resultar útiles los emolientes con ácido láctico, urea o ácido glicólico.
- La inflamación precoz se trata mejor por vía tópica, con un corticosteroide de potencia media, preferiblemente en forma de pomada.
- El tratamiento se debe mantener hasta que se resuelvan el eritema y la descamación.
- Después se continuará con uso a demanda de emolientes como profilaxis contra las recidivas. Son preferibles los emolientes suaves sin perfumes.
- Las agudizaciones localizadas con manifestaciones eccematosas agudas de exudación y formación de costras se deben tratar primero como un eccema agudo.
- Los pacientes requieren una vigilancia cuidadosa durante esta fase, puesto que las agudizaciones localizadas se pueden convertir en generalizadas.
- Se debe considerar la derivación a un dermatólogo para el control de las agudizaciones recurrentes y evaluación de la posibilidad de dermatitis alérgica de contacto.
- Los apósitos húmedos con solución de Burrow, junto con un corticosteroide tópico de potencia media en una base de crema, son útiles para el desbridamiento y para reducir la inflamación.
- Los antibióticos orales pueden estar indicados para la impetiginización secundaria, con costras adheridas de color miel.
- Una vez que mejoran la exudación, la induración y la formación de costras, se deben suspender los apósitos húmedos para evitar la sequedad excesiva de las áreas afectas.
- La pomada con un corticosteroide tópico de potencia media (grupos II o IV) se debe mantener hasta que se resuelvan el enrojecimiento y la descamación, alrededor de 2 o 3 semanas.
- Más adelante, el cuidado de la piel sensible, que incluye la aplicación de emolientes, es útil para limitar las recidivas.
- Los esteroides sistémicos rara vez están indicados para el eccema asteatósico.

Claves clínicas

- La piel afecta suele tener al principio un aspecto de porcelana fisurada. Esta fase responde en general muy bien y de forma rápida a la aplicación de emolientes y la eliminación de jabones fuertes u otros irritantes (p. ej., natación durante el invierno en piscinas tratadas con bromo o cloro).
- Se debe interrogar al paciente sobre posibles intentos de autotratamiento y el régimen de cuidado que utiliza.
- Los remedios domésticos pueden incluir lejía, astringentes, agua caliente, lociones y otros irritantes potenciales que pueden agravar el proceso.
- La neomicina, los corticosteroides y los conservantes usados en ciertos medicamentos son fuentes potenciales de alérgenos.
- Se debe considerar la derivación al dermatólogo en pacientes con dermatitis aparentemente refractaria.

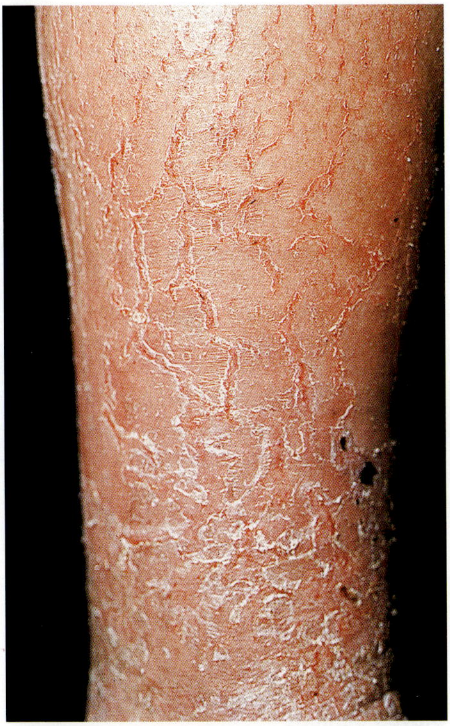

La piel ha adquirido un aspecto de porcelana agrietada, característico del eccema asteatósico.

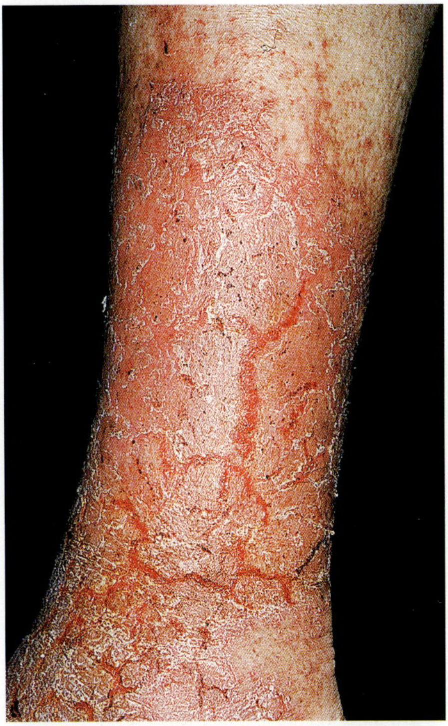

Eccema asteatósico. Inflamación intensa y prolongada. Existen fisuras grandes y profundas, con infección secundaria.

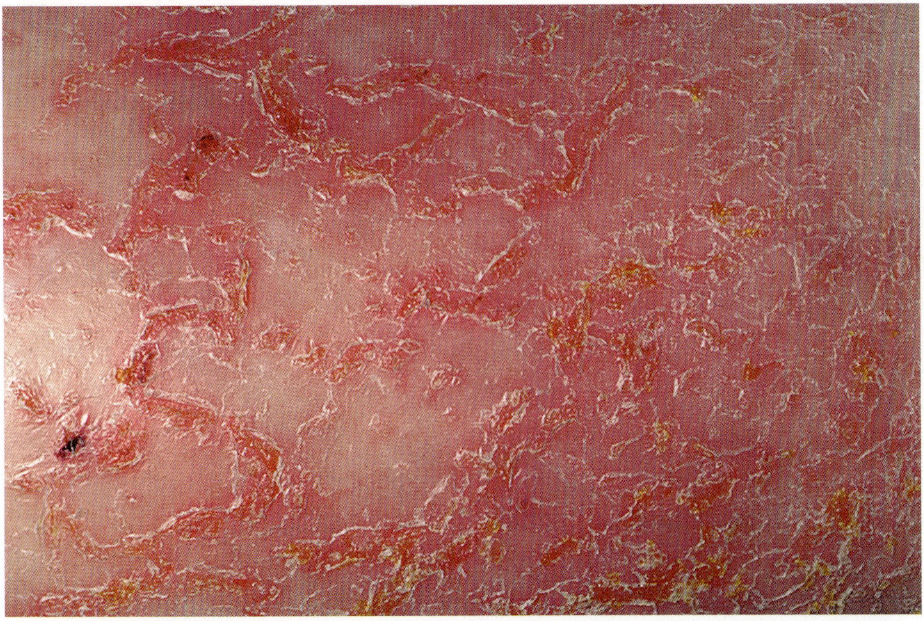

El suero rezuma desde las fisuras y se seca para formar costras lineales y anulares. Las fisuras están rodeadas por inflamación eccematosa subaguda.

Pies agrietados y fisurados

Descripción

- Los signos incluyen descamación, eritema y fisuras dolorosas en las plantas de los pies.
- La tendencia a la formación intensa de grietas guarda relación con la edad; es más común en los niños prepuberales, pero puede ocurrir en los adultos.

Historia clínica

- Los pies agrietados y fisurados son más comunes al comienzo del otoño, cuando el tiempo se vuelve frío y se utilizan calcetines gruesos y zapatos o botas impermeables.
- Los síntomas incluyen irritación y dolor.
- La edad media de comienzo es a los 7 años; la edad media de remisión es a los 14 años.

Hallazgos cutáneos

- La piel de las plantas de los pies —sobre todo en las zonas con soporte de peso de los dedos y las regiones metatarsianas— es seca, eritematosa, descamada y fisurada. Las fisuras pueden ser profundas y muy dolorosas.
- Las grietas se pueden extender a los lados de los dedos.
- En último término se puede afectar toda la planta.

Discusión

- En estos pacientes se sospecha la presencia de atopia, aunque la relación no es aceptada por todos los expertos.

Diagnóstico diferencial

- Tiña de los pies.
- Dermatitis alérgica de contacto.
- Psoriasis.

Tratamiento

- Los pies se deben mantener secos; se evitará el uso prolongado de zapatos oclusivos húmedos.
- Se debe aplicar varias veces al día una pomada emoliente espesa (vaselina).
- Si el proceso es pruriginoso, los esteroides tópicos proporcionan algún alivio. Las pomadas con esteroides de los grupos II o III se aplican dos veces al día, preferiblemente con oclusión bajo plástico a la hora de acostarse, durante 2-3 semanas.
- El enjuagado durante 15 minutos con aceite de brea, da paso a la aplicación de una pomada hidratante o un corticosteroide tópico.
- Las medidas preventivas comprenden el uso de calzado ligero de piel después de quitarse las botas húmedas, empleo de otro calzado que permita un secado completo, y cambio frecuente de los calcetines de algodón si están húmedos.

Claves clínicas

- Afectación simétrica de las plantas de los pies. La inflamación se puede limitar a sólo parte de las plantas de los pies.
- La dermatitis atópica de los niños afecta principalmente al dorso de los dedos de los pies. Los niños con pies agrietados y fisurados se quejan de irritación y dolor.
- Las grietas y fisuras aparecen en casos de larga duración. El dolor se convierte en más intenso que el prurito.
- La clave de la mejoría radica en la hidratación intensa y frecuente de la piel, y la eliminación precoz del calzado húmedo.

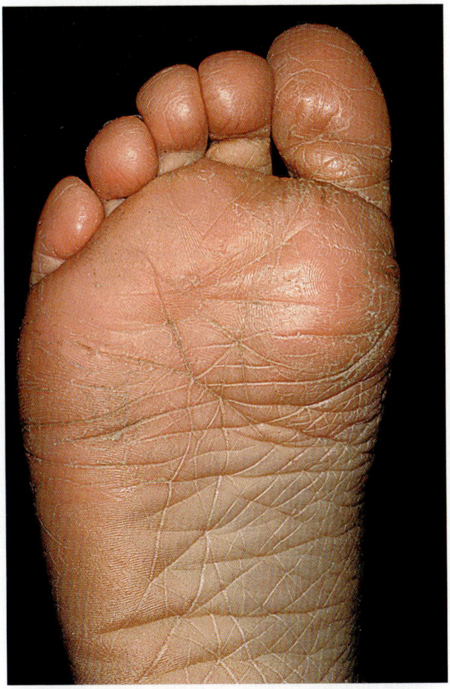

Fases tempranas de las fisuras y grietas de los pies. La piel de los pies aparece seca, lisa y roja.

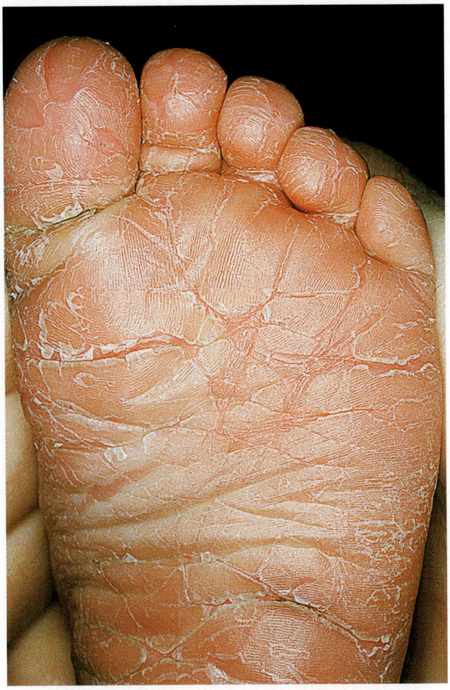

En los casos de larga evolución aparecen grietas y fisuras. El dolor se hace más intenso que el prurito.

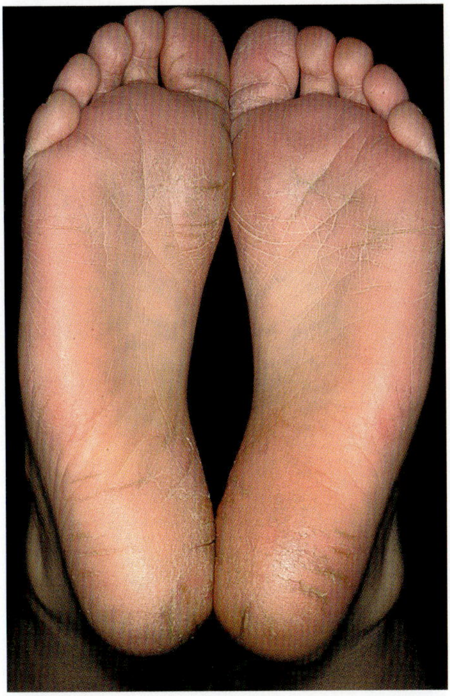

Las fisuras y grietas de los pies comienzan con eritema y descamación de los dedos y los talones. Más adelante toda la planta se convierte en seca y aparecen grietas en los talones y los dedos.

Dermatitis alérgica de contacto

Descripción

- La dermatitis alérgica de contacto es una reacción de hipersensibilidad retardada debida al contacto de la piel con un alérgeno. La dermatitis alérgica de contacto es una dermatitis eccematosa.
- La alergia requiere sensibilización y es específica para una sustancia química particular; los alérgenos típicos tienen un peso molecular bajo, son liposolubles y están constituidos por sustancias químicas reactivas.
- Las dermatitis por hiedra venenosa, roble venenoso y zumaque venenoso son prototipos de dermatitis alérgica de contacto.
- Las causas comunes de dermatitis alérgica de contacto comprenden metales, como níquel y cromo; aditivos del caucho presentes en los guantes y los zapatos (carbamatos, tiuranos, mercaptobenzatiazol); conservantes y otros aditivos en lociones cutáneas, filtros protectores y otros cosméticos y productos de aseo (cuaternio-15, imidazolidinil urea, diazolidinil urea, metilcloroisotiazolinona); perfumes y sus aditivos; tintes; formaldehído y sustancias químicas relacionadas; aditivos de los pulimentos de uñas, y medicamentos tópicos (p. ej., bacitracina, neomicina, hidrocortisona).

Historia clínica

- La exposición inicial y la sensibilización primaria originan inflamación clínica, en general 14-21 días después de la exposición. Se requiere contacto con una sustancia química para que se produzca alergia.
- El intervalo necesario para que un individuo previamente sensibilizado desarrolle inflamación clínicamente aparente es de 12-48 horas, pero puede oscilar entre 8 y 120 horas; la erupción tarda algún tiempo en aparecer después del contacto. La erupción puede durar hasta 3 semanas después de una exposición.
- La alergia a determinados productos (p. ej., cosméticos, medicamentos tópicos, alérgenos de origen laboral) u otras exposiciones puede ocurrir incluso en los casos con historia de uso prolongado previo. La erupción es recurrente si la exposición se repite; puesto que muchos productos tienen ingredientes iguales o similares, el cambio de un producto tópico por otro no suele proporcionar resolución de la clínica eccematosa.

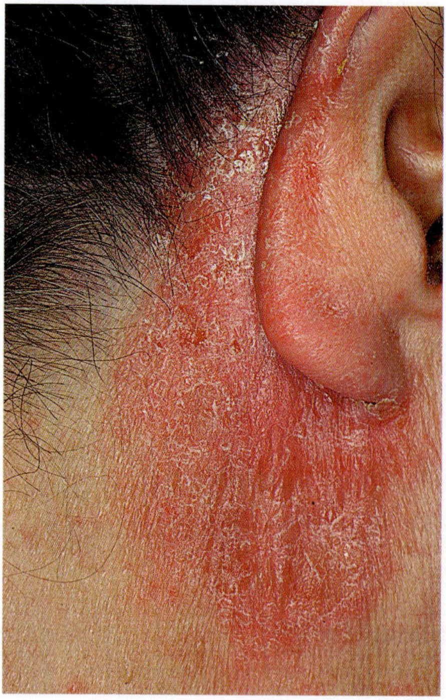

Se empleó neosporina para tratar la dermatitis seborreica en la parte posterior de la oreja. La alergia a la neomicina es común. Los pacientes piensan que la infección cutánea es frecuente, y usan antibióticos tópicos como tratamiento de primera línea para muchas enfermedades cutáneas inflamatorias.

- Algunos pacientes desarrollan múltiples alergias de contacto.
- La historia cuidadosa debe incluir la fecha de comienzo de la dermatitis, la posible relación con el trabajo (p. ej., si el proceso mejora durante los fines de semana o las vacaciones prolongadas), tipo y detalles específicos de la exposición laboral, exposición a sustancias en el hogar y durante las aficiones, y productos usados para el cuidado de la piel.
- Algunas sustancias causantes de alergia son fotoalérgenos; la luz solar y la sustancia química son necesarias para que se produzca la reacción alérgica.
- Los individuos sensibilizados a medicamentos tópicos u otros alérgenos pueden desarrollar inflamación eccematosa generalizada si ingieren esos medicamentos o sustancias químicas relacionadas (reacción interna-externa). Por ejemplo, un paciente puede ser sensibilizado a la difenhidramina tópica en una crema y desarrollar después un exantema generalizado con la difenhidramina oral.

Hallazgos cutáneos

- La intensidad del eccema depende del grado de sensibilidad del individuo, la concentración del alérgeno y la cantidad de exposición al antígeno.
- La dermatitis alérgica de contacto se caracteriza por vesículas, edema, eritema y, muchas veces, prurito intenso. Los alérgenos potentes, como la hiedra venenosa, dan lugar a la formación de ampollas.
- La dermatitis se suele limitar primero al área de contacto directo. Si la exposición es crónica, la dermatitis alérgica se puede extender fuera de las áreas de contacto directo.
- El prurito y la tumefacción son componentes clave de la historia, y pueden ser un indicador de alergia. El ardor es más frecuente en la dermatitis irritativa.
- La dermatitis por plantas se distribuye muchas veces en forma de bandas lineales.
- La alergia a un producto tópico usado en la cara se puede manifestar por un eritema focal pruriginoso, con distribución asimétrica. La afectación de la cara rara vez llega a producir vesículas.
- Los sensibilizadores potentes como la hiedra venenosa pueden producir una inflamación intensa, a pesar de la concentración o la exposición baja; los sensibilizadores débiles pueden causar sólo eritema pruriginoso.
- Las manos, los antebrazos y la cara son las localizaciones más comunes de la dermatitis alérgica de contacto. Este tipo de dermatitis puede afectar a zonas cutáneas muy limitadas, como párpados, dorsos de las manos, labios, superficie superior de los pies o genitales.
- Las partículas transportadas por el aire (p. ej., hiedra venenosa quemada) pueden causar dermatitis de la cara (incluyendo los párpados y la piel retroauricular), el cuello y otras superficies descubiertas.
- En los casos típicos, la dermatitis fotoalérgica de contacto afecta a la piel expuesta de cara, cuello, antebrazos y dorso de las manos; en general, están respetadas las áreas submentoniana, retroauricular y de los párpados superiores.

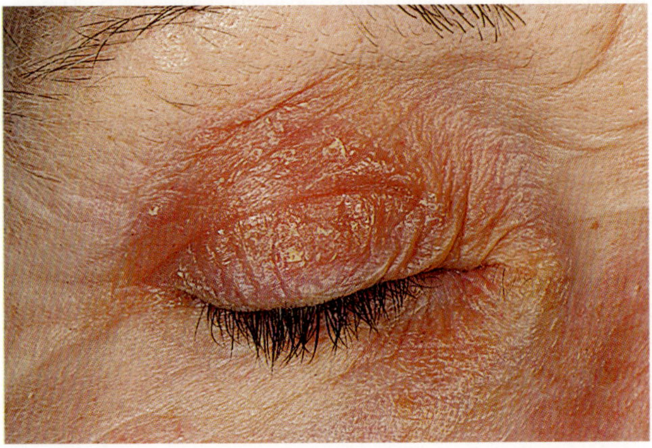

La inflamación subaguda del párpado superior se debía al maquillaje, y la perpetuó el frotado. La dermatitis atópica produce un cuadro similar.

- La mayoría de las dermatitis alérgicas laborales de contacto afectan a las manos; es posible la afectación de la cara y los párpados cuando participan alérgenos transportados por el aire, o si se produce transferencia del alérgeno por contacto manos-cara.

Pruebas de laboratorio

- Las pruebas epicutáneas son realizadas por médicos entrenados en la técnica, y están indicadas en casos de dermatitis persistente o recurrente a pesar del tratamiento tópico apropiado.
- Las pruebas epicutáneas se deben realizar con un panel amplio de alérgenos, sustancias con relevancia laboral o de otro tipo, y productos usados para el aseo personal. Se pueden pasar por alto alérgenos importantes si se utiliza un panel pequeño de alérgenos y no se prueban los alérgenos laborales relevantes.
- La disponibilidad de muchos alérgenos útiles y necesarios para las pruebas epicutáneas es limitada actualmente en Estados Unidos.
- La técnica correcta para las pruebas epicutáneas requiere tres visitas: una para aplicar los posibles alérgenos a la concentración apropiada; otra para eliminar las sustancias empleadas, leer los resultados y graduarlos, y la tercera para una última lectura tardía. La omisión de la lectura tardía hará que no se identifiquen posibles alérgenos significativos.
- La prueba del fotoparche se debe realizar también en pacientes con dermatitis cuya distribución sugiera la posible intervención de fotoalérgenos.

Diagnóstico diferencial

- Dermatitis irritativa de contacto (en este tipo de dermatitis no se utilizan las pruebas epicutáneas; los signos clínicos pueden ser clínicamente indistinguibles, sobre todo en las manos).
- Dermatitis atópica (la distribución puede ser útil; los pacientes atópicos pueden desarrollar alergias de contacto).
- Celulitis (la tumefacción y el eritema pueden ser similares, pero la celulitis suele cursar con dolor y sin prurito).
- Enfermedad del tejido conjuntivo (eritema palpebral persistente; son indicios la ausencia de prurito en la piel afecta y la posible hipertrofia de la cutícula en la dermatomiositis).
- Rosácea (son datos útiles la distribución del eritema, el enrojecimiento y el ardor).

Tratamiento

- La evitación de la sustancia alergénica es imprescindible para la recuperación.
- La identificación del alérgeno (o los alérgenos) es esencial. Si la causa no está clara —como suele suceder— se debe iniciar el tratamiento, y se planeará más evaluación con pruebas epicutáneas. Tanto los médicos como los pacientes son malos predictores de la alergia específica de cada paciente.
- El tratamiento tópico comienza con la eliminación de la mayor parte de los productos aplicados por el paciente y el uso de un corticosteroide tópico. Suspenda todos los emolientes, lociones y demás sustancias tópicas, excepto la vaselina simple si es necesaria para la sequedad. Para tratar la dermatitis aconseje una pomada de corticosteroide dos veces al día durante 2-3 semanas.
- La elección de la potencia de los corticosteroides se basa en la zona corporal afecta: potencia baja para la cara; media para los brazos, las piernas y el tronco, y alta para las manos y los pies.
- Si es posible, utilice pomada en lugar de crema, puesto que los aditivos de las cremas pueden ser alergénicos.
- Se debe simplificar el cuidado cutáneo del paciente para evitar la exposición a posibles alérgenos. Durante el tratamiento no se debe usar ningún otro producto tópico, aparte de la vaselina simple y el corticosteroide recetado. Es preferible evitar la hidrocortisona, dado que puede originar alergia, y se dispone de otras alternativas.
- En la dermatitis alérgica de contacto intensa o generalizada puede estar indicado un ciclo de 3 semanas con corticosteroides orales, suspendidos de forma gradual. Estos ciclos no se deben emplear repetidamente.
- Algunos alérgenos (como las colas y las sustancias químicas de los tintes capilares) pueden penetrar los guantes de goma, por lo que estos guantes pueden no proporcionar una protección suficiente.
- Algunos alérgenos, como el níquel y el cromato, se asocian con dermatitis crónica, a pesar de evitar nuevas exposiciones.
- Se debe dedicar tiempo a la instrucción del paciente para detallar las causas potenciales de exposición.
- Una vez identificado el alérgeno mediante las pruebas epicutáneas, la revisión de posibles

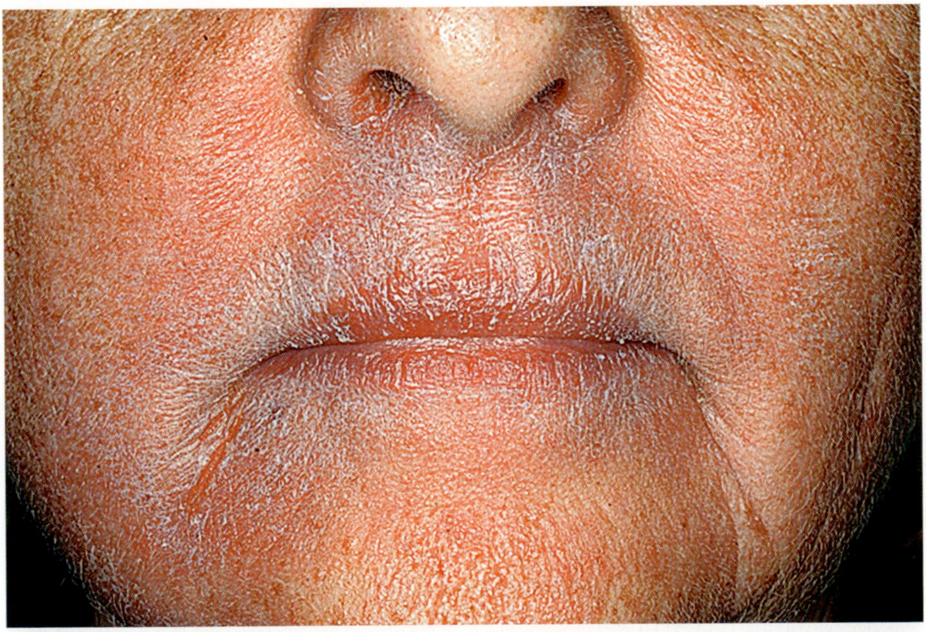

La dermatitis de contacto con conservantes en un bálsamo para los labios causó inflamación eccematosa subaguda. La inflamación aumentó al emplear el bálsamo dos veces al día en un intento de tratar la inflamación.

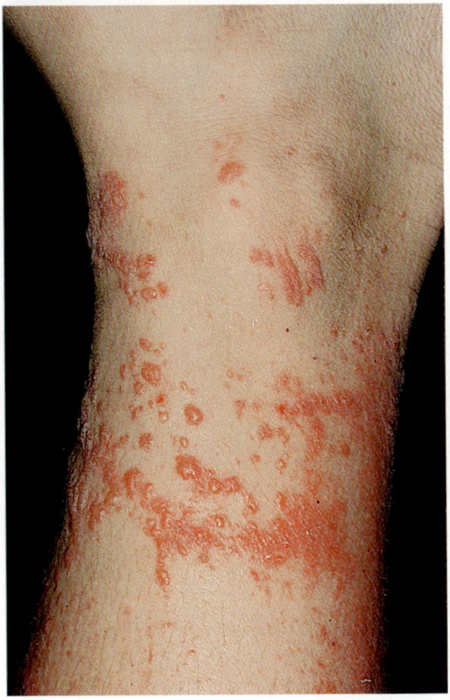

Presentación clásica de la dermatitis por hiedra venenosa con vesículas, ampollas y lesiones lineales.

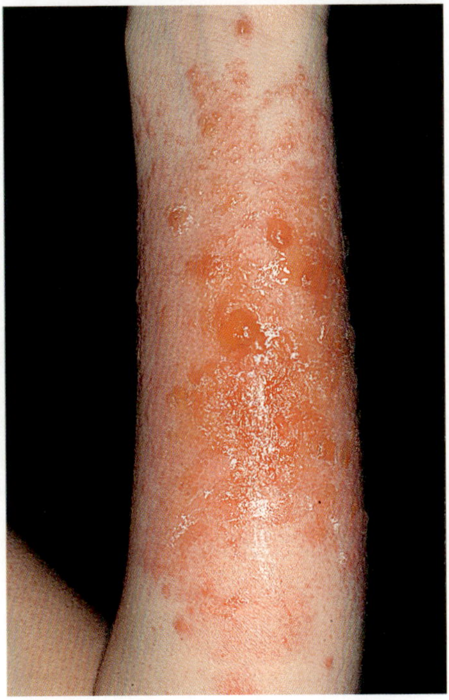

Las vesículas se convierten en confluentes y forman ampollas. Las ampollas se rompen y rezuman suero. Los pacientes deben comprender que el suero no contiene la sustancia química venenosa y no puede extender la enfermedad. Los apósitos fríos húmedos aplicados varias veces al día proporcionarán control y alivio rápidos.

causas de exposición, la instrucción del paciente para que pueda evitar el contacto con el alérgeno y con sustancias posiblemente relacionadas, y el suministro de alternativas adecuadas son vitales para obtener buenos resultados a largo plazo.

Claves clínicas

- Es posible el desarrollo de alergia a un determinado producto después de usarlo durante años; la exposición a sustancias nuevas también puede causar dermatitis alérgica de contacto.
- Considere las pruebas epicutáneas en el paciente con dermatitis recurrente de las manos y la cara.
- Interrogue siempre sobre la ocupación y las posibles exposiciones; pueden tener importancia los factores tanto alérgicos como irritantes. Entre las ocupaciones con un riesgo más alto de dermatitis alérgica de contacto se incluyen la peluquería y la odontología, además de los trabajadores sanitarios, los floristas y los manipuladores de máquinas.
- Otros factores pueden contribuir a las dermatitis eccematosas (dermatitis atópica, dermatitis de estasis), y la alergia de contacto puede agravar mucho esos procesos. Considere las pruebas epicutáneas en el paciente con historia de dermatitis que se ha agudizado o se controla mal.

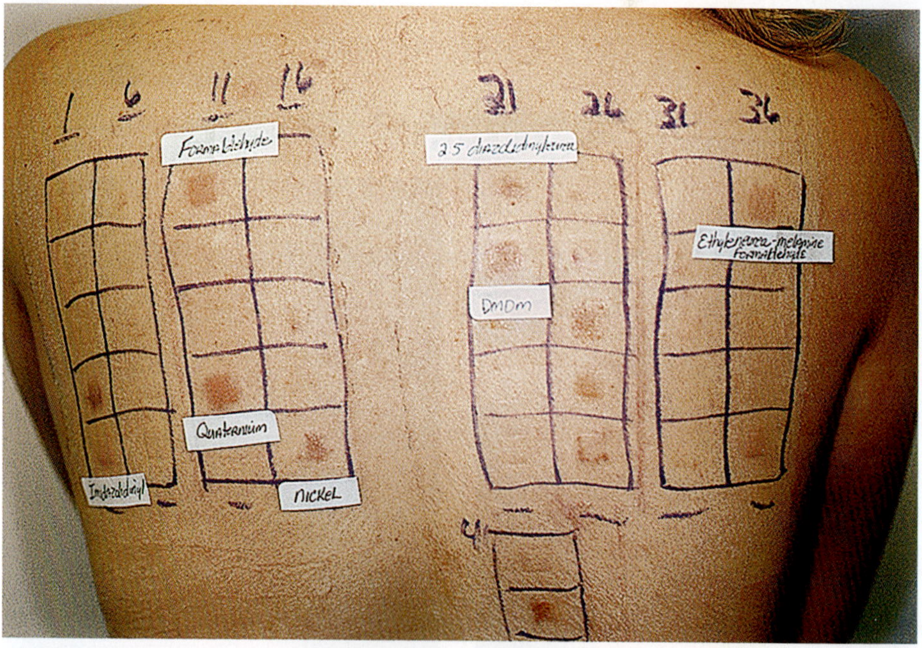

Los expertos en pruebas epicutáneas utilizan un gran número de antígenos diferentes para investigar la dermatitis alérgica de contacto.

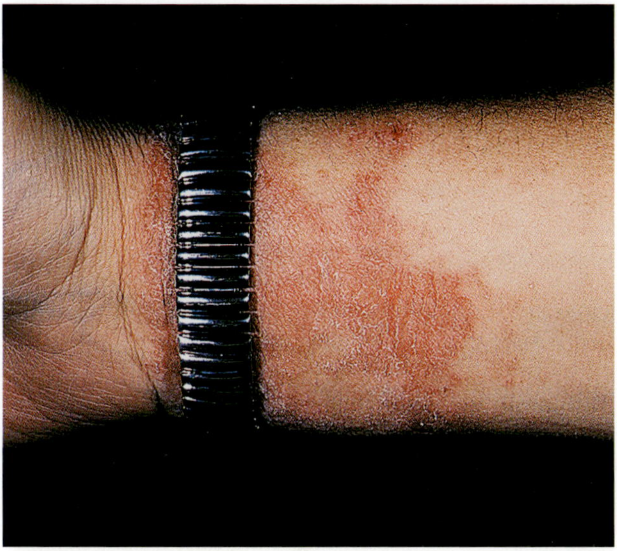

Dermatitis alérgica de contacto al níquel.

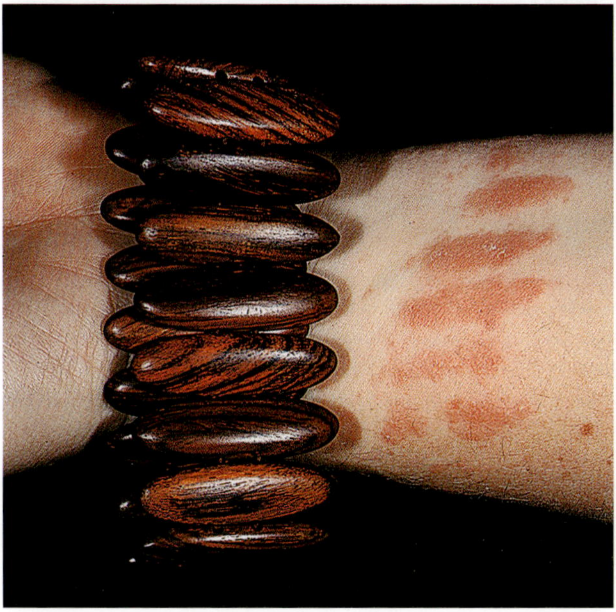

Dermatitis alérgica de contacto a la laca.

Dermatitis irritativa de contacto

Descripción

- La dermatitis irritativa de contacto es una erupción eccematosa causada muchas veces por exposición repetida a irritantes leves como agua, jabones, calor y fricción. Los irritantes fuertes comprenden ácidos, álcalis y cemento húmedo; estas sustancias pueden causar lesiones agudas por quemadura química. La exposición crónica a irritantes ligeros representa la causa más común de lesiones eccematosas.
- La intensidad de la inflamación suele guardar relación con la concentración del irritante y la duración de la exposición. Los irritantes suaves causan sequedad, fisuración y eritema; los irritantes fuertes pueden producir una reacción inmediata caracterizada por ardor, eritema, edema y posible ulceración de la piel.
- Alrededor del 80% de los casos de dermatitis de contacto son del tipo irritativo.
- En contraste con la dermatitis alérgica de contacto, la irritativa es inespecífica y no requiere sensibilización.

Historia clínica

- Un fondo de atopia (fiebre del heno, asma o eccema) predispone a la irritación cutánea. La susceptibilidad a un determinado irritante puede variar en los distintos individuos.
- La dermatitis irritativa de contacto es el tipo más común de enfermedad cutánea laboral, y representa el 80% de todos los casos.
- El trabajo y las tareas domésticas, entre ellas el cuidado de los niños y determinadas aficiones, son componentes críticos de la historia clínica. Las profesiones caracterizadas por mojadura repetida de las manos, como el servicio de alimentos, la atención sanitaria, el cuidado de los niños y la peluquería, predisponen a la dermatitis irritativa de contacto.
- Los irritantes comunes comprenden detergentes, ácidos, alcalinos, sustancias químicas, aceites, solventes orgánicos, oxidantes, productos reductores y agua.
- Las fibras bastas, como la fibra de vidrio con partículas, y el polvo de madera pueden causar dermatitis irritativa de contacto.
- La exposición puede adoptar la forma de contacto directo, o producirse a través de partículas transportadas por el aire.
- Los ejemplos de irritantes capaces de causar dermatitis irritativa de contacto a través del aire incluyen fibras de vidrio, formaldehído, resinas epoxi, solventes industriales, glutaraldehído y serrín.
- La fricción y la irritación mecánica repetidas pueden originar dermatitis irritativa crónica de contacto.
- La dermatitis irritativa eccematosa puede seguir al contacto continuo con irritantes suaves. Una vez alcanzado el umbral de irritación, las pequeñas exposiciones a irritantes ligeros pueden provocar una dermatitis prolongada.
- La humedad ambiental baja reduce el umbral para irritación.
- La exposición continua a la humedad y los ciclos de mojadura-secado en áreas como las manos, la zona del pañal o la piel alrededor de una colostomía, pueden acabar causando inflamación eccematosa.
- La dermatitis irritativa puede ser complicada por la alergia conforme aumenta el número de remedios tópicos aplicados y el daño de la piel favorece la penetración de los alérgenos.
- Los individuos atópicos están predispuestos a la dermatitis irritativa de contacto, y muchas veces presentan dermatitis prolongada, más difícil de tratar.

Hallazgos cutáneos

- Las manos son las zonas del cuerpo que se afectan con más frecuencia. Pueden participar las superficies tanto dorsales como palmares. Los párpados son otro lugar predispuesto a la irritación. Las personas con el hábito de lamerse los labios pueden desarrollar dermatitis irritativa a causa de los ciclos repetidos de mojado y secado.
- Son típicos el eritema, la sequedad, las grietas o fisuras dolorosas y la descamación. Pueden existir vesículas, pero no es un dato típico.
- Son frecuentes la hipersensibilidad al tacto y el ardor. El ardor suele predominar sobre el prurito.
- La dermatitis irritativa aguda puede cursar con pápulas y/o vesículas sobre un fondo eritematoso focal, con exudación y edema.
- La dermatitis irritativa persistente se caracteriza por liquenificación, manchas de eritema, fisuras, excoriaciones y descamación.
- El traumatismo mecánico repetido, como el causado por la manipulación de papel, puede originar una forma hiperqueratósica caracterizada por episodios repetidos de descamación, fisuración y eritema ligero.
- La piel abierta puede producir sensación urente con el contacto de productos tópicos, habitualmente bien tolerados.

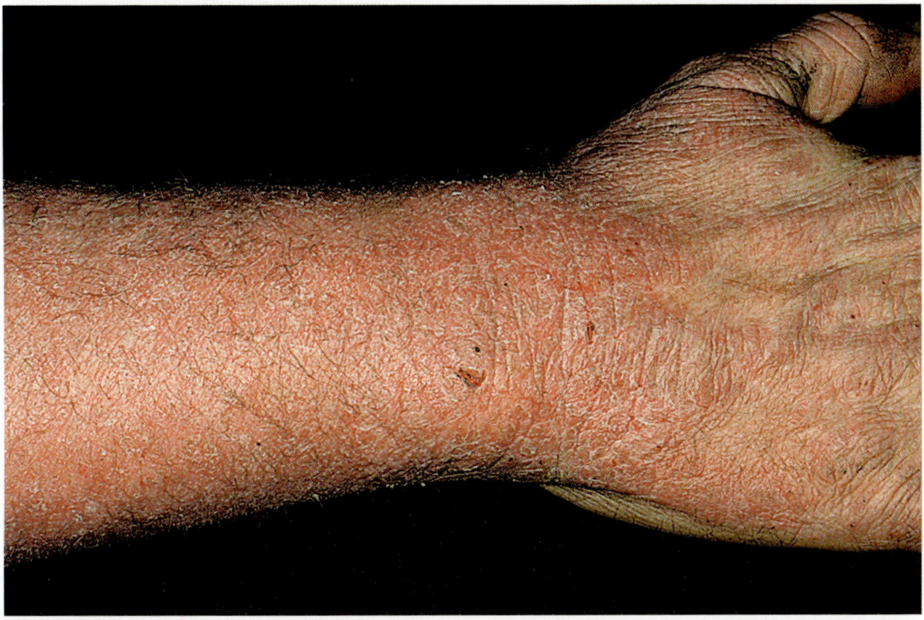

Dermatitis irritativa de contacto. Este mecánico de motores diésel desarrolló eccema irritativo. Mejoraba durante las vacaciones. Los esteroides tópicos proporcionaron alivio, pero la erupción reaparecía con la exposición al aceite. Las pruebas epicutáneas fueron negativas. La protección proporcionó poco alivio, y el paciente tuvo que buscar una profesión diferente.

Pruebas de laboratorio

- Se puede hacer un examen con hidróxido potásico para excluir micosis.
- Se deben realizar pruebas epicutáneas para evaluar el papel de la dermatitis alérgica de contacto si la historia la sugiere (exposición a alérgenos), si el proceso es persistente o si se muestra refractario al tratamiento y las medidas preventivas. Para las pruebas epicutáneas se suele emplear un equipo de cribado fácil de usar.
- La biopsia cutánea, que se emplea rara vez, muestra espongiosis, edema dérmico y un infiltrado inflamatorio con predominio de linfocitos.

Diagnóstico diferencial

- Dermatitis alérgica de contacto (las vesículas y el prurito suelen ser más comunes en la dermatitis alérgica de contacto que en la irritativa).
- Dermatitis atópica.
- Tiña.

Tratamiento

- El diagnóstico precoz, el tratamiento y las medidas preventivas pueden prevenir el desarrollo de una dermatitis irritativa crónica.
- El evitar o disminuir el contacto con irritantes cutáneos tiene una importancia crítica para recuperar una barrera cutánea efectiva.
- Se debe disminuir el número de ciclos de humedad-secado a causa de actividades como el lavado de manos repetido.
- El uso de guantes de algodón bajo guantes de vinilo puede disminuir la frecuencia del lavado cuando se trabaja con materiales húmedos.
- Se debe usar el jabón más suave posible, o prescindir de limpiador.
- Se utilizarán guantes protectores apropiados para la manipulación de solventes u otras sustancias químicas específicas.
- Cuando la ocupación del paciente se considera relevante, se consultan las «hojas de datos de seguridad del material» para información sobre exposición y protección.
- Es esencial la aplicación frecuente de un emoliente suave en la piel afecta.
- Para la dermatitis irritativa de las manos la aplicación de una pomada de esteroide de potencia media o alta dos veces al día durante varias semanas puede ser útil para reducir el eritema, el prurito, la tumefacción y la hipersensibilidad.

Claves clínicas

- Las vesículas no son un hallazgo típico en la dermatitis irritativa de contacto, a menos que existan antecedentes de exposición a irritantes fuertes. El eccema subagudo o crónico representa la manifestación clínica más característica de la dermatitis irritativa de contacto.
- La interrupción del ciclo de exposición repetida a irritantes de bajo nivel (agua, jabón y detergentes, fricción repetida) es esencial para la recuperación. La reparación de la barrera cutánea requiere tiempo y esfuerzo —es necesario evitar los irritantes y aplicar con frecuencia emolientes suaves—.
- Puede ser imposible distinguir por la clínica entre dermatitis irritativa y alérgica de contacto; si las lesiones persisten a pesar de la terapia y las medidas protectoras apropiadas, están indicadas las pruebas con parches para evaluar el papel contribuyente de la hipersensibilidad de tipo tardío (alergia tipo IV).

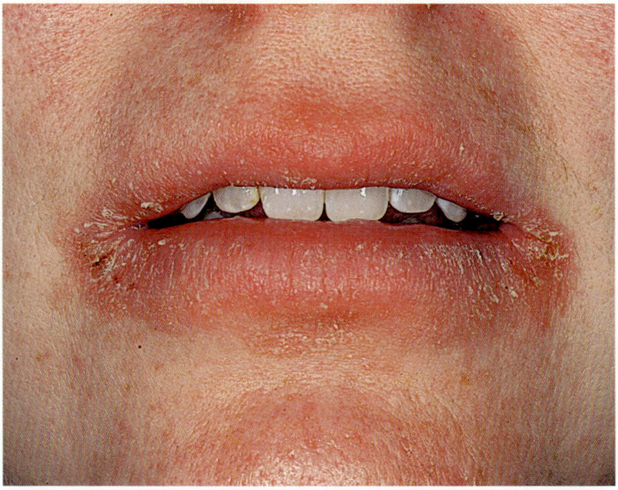

El lamerse los labios causa sequedad y grietas. Se producirá eccema si persiste el hábito.

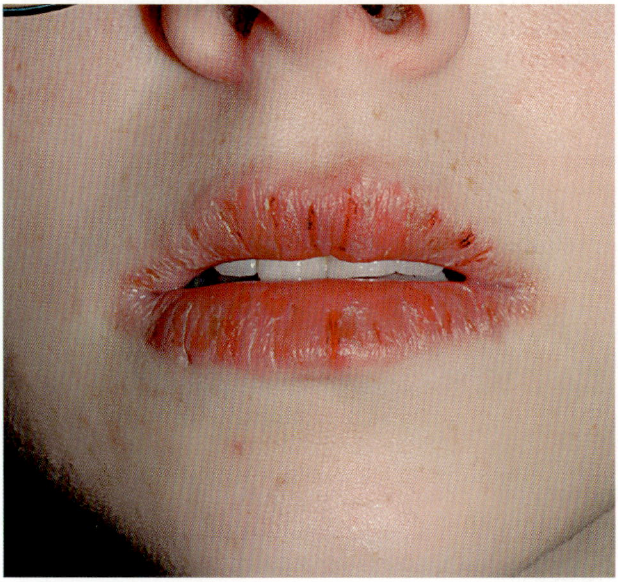

El hecho de lamerse los labios durante varias semanas produjo un agrietado intenso con fisuras dolorosas.

Eccema de las puntas de los dedos o pulpitis eccematosa

Descripción
- Esta forma común de eccema se limita a las puntas de los dedos de las manos.
- Se pueden afectar uno o varios dedos.
- El prurito suele ser ligero o faltar.
- Son comunes la hipersensibilidad y el ardor.

Historia clínica
- El eccema de las yemas de los dedos suele ser un proceso invernal recurrente, aunque puede ocurrir en cualquier época del año.
- Es infrecuente en los niños y más frecuente en los adultos.

Etiología
- La atopia puede constituir un factor predisponente.
- Pueden interpretar un papel las sustancias químicas irritantes y la fricción. La fricción repetida durante la manipulación del papel se ha implicado como un factor agravante.
- La dermatitis alérgica de contacto con plantas, resinas y colas constituye una etiología menos frecuente.
- Se deben tener en cuenta los alérgenos relacionados con el trabajo o las aficiones, el calor, la exposición repetida al agua, los ciclos repetidos de mojadura y secado, y la fricción.

Hallazgos cutáneos
- Este tipo de eccema se caracteriza por sequedad, descamación, color rosado y fisuración de las yemas de los dedos.
- La descamación revela una piel roja y dolorosa.
- Las puntas de los dedos aparecen muy secas, lisas, enrojecidas y frágiles. La inflamación tiende a ser crónica.
- No se suelen observar vesículas.
- El proceso se detiene antes de llegar a la articulación interfalángica distal.

Evolución y pronóstico
- El proceso puede durar meses o años y mostrarse muy resistente al tratamiento.
- Muchas veces no es fácil evitar los factores precipitantes de forma mantenida.
- La inflamación puede comenzar en las yemas, y extenderse con lentitud al resto de los dedos y las palmas de las manos.

Discusión y diagnóstico diferencial
- Se deben descartar alergia de contacto y psoriasis. Busque con cuidado otros signos y lugares de afectación por la psoriasis para excluir ese diagnóstico.
- Se debe considerar una presentación infrecuente de la alergia de contacto en manipuladores de bulbos de tulipanes, floristas, odontólogos y otros profesionales que trabajan con adhesivos a base de acrilato.
- También se debe considerar la alergia a las uñas artificiales.
- Si la uña está separada del lecho ungueal (onicólisis), se debe considerar la infección candidiásica.

Tratamiento
- El tratamiento conlleva evitación de los ciclos repetidos de mojadura-secado, los detergentes y solventes irritantes, el calor y la fricción.
- Se aplican las mismas medidas que para el eccema subagudo o crónico; se evitan los irritantes y se lubrican con frecuencia las áreas afectas.
- Se debe aplicar con frecuencia un emoliente suave, como la vaselina.
- Puede ser útil una crema de ácido láctico.
- Los esteroides tópicos de potencia media, con o sin oclusión, proporcionan un alivio temporal.
- Los guantes de algodón y la aplicación de una crema hidratante por la noche pueden contribuir a controlar esta forma de eccema, muy resistente.
- Se pueden ensayar las cremas de brea aplicadas dos veces al día si fracasan otras medidas.

Claves clínicas
- La cola de cianoacrilato se usa con frecuencia para ayudar a cicatrizar las grietas dolorosas de las yemas de los dedos; la alergia de contacto con esta sustancia química es infrecuente pero puede ocurrir.
- Puede resultar muy útil la protección de las manos y la piel afecta mediante aplicación repetida de vaselina y el uso de guantes de algodón.
- La disminución de la irritación por el lavado repetido de las manos, y de la exposición a otros irritantes, representa la clave del tratamiento. Se deben usar guantes para la manipulación de objetos húmedos y las tareas de limpieza.
- Haga pruebas epicutáneas si sospecha exposición laboral a colas, adhesivos, resinas o vegetales (floristas, higienistas dentales y odontólogos), aunque el paciente no recuerde «nuevas» exposiciones de contacto.

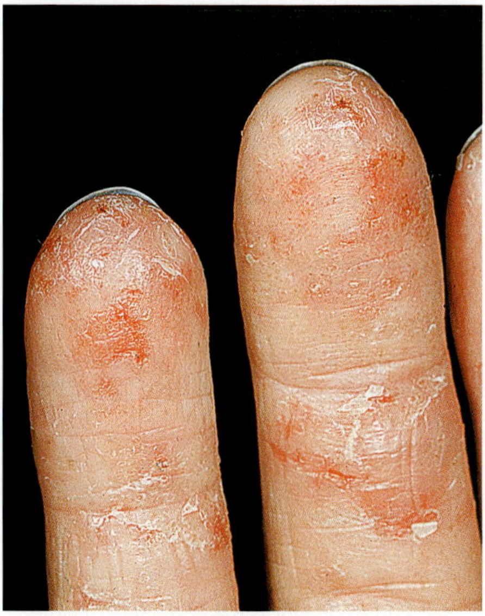

La inflamación puede comenzar en las puntas de los dedos, pero puede acabar extendiéndose con lentitud para afectar al resto de los dedos y las palmas de las manos.

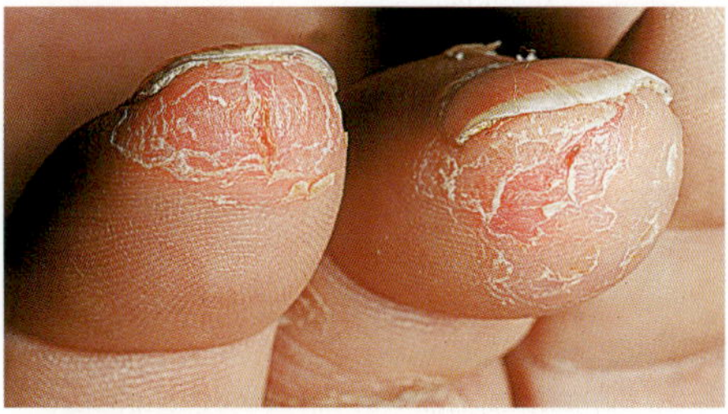

Los pacientes protegen esas grietas profundas y dolorosas con tiritas. Utilizan guantes de algodón e hidratantes fuertes en un intento de controlar esta forma de eccema altamente resistente.

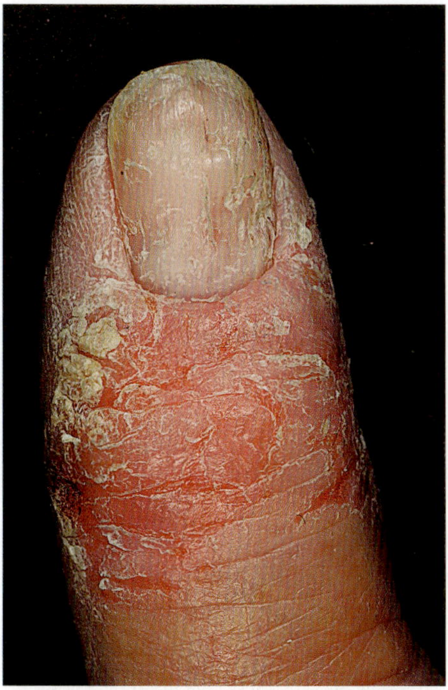

El eccema de las puntas de los dedos es una forma crónica de eccema irritativo.

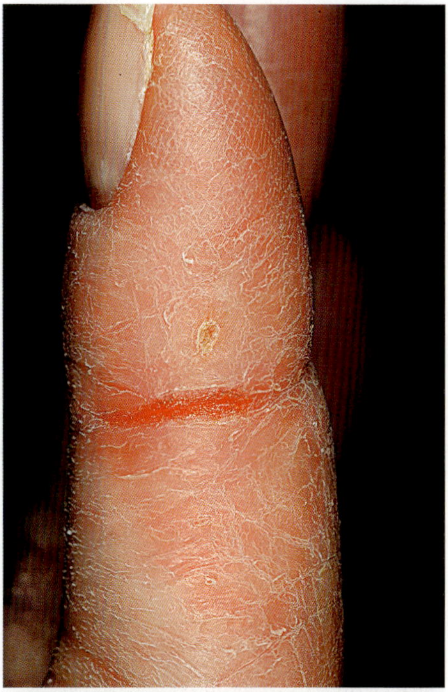

La sequedad cutánea es un dato constante en el eccema de las puntas de los dedos. Se ha producido una fisura profunda en un pliegue cutáneo.

Queratólisis exfoliativa

Descripción
- La queratólisis exfoliativa es una descamación común, crónica, asintomática, no inflamatoria y simétrica, de las palmas de las manos y las plantas de los pies. Se desconoce la causa.

Historia clínica
- La queratólisis exfoliativa es más común durante el verano.
- Muchas veces se asocia con sudoración de las palmas de las manos y las plantas de los pies.
- Algunas personas experimentan episodios repetidos, mientras que otros pacientes sólo presentan un episodio.

Hallazgos cutáneos
- La descamación comienza simultáneamente en varios puntos de las palmas de las manos o las plantas de los pies, con una escama redonda de 2-3 mm, aparentemente originada desde una vesícula rota; sin embargo, no se observan vesículas.
- La descamación continúa y se extiende en sentido periférico, para formar áreas más grandes, aproximadamente circulares, que recuerdan a la tiña, y la zona central se convierte en ligeramente rojiza y, en pocos casos, dolorosa.
- Los bordes de las zonas de descamación pueden confluir.

Evolución
- El proceso se resuelve en 1-3 semanas pero puede recidivar.

Tratamiento
- No es necesario ningún tratamiento aparte de la lubricación.

Claves clínicas
- El proceso mejora con la hidratación y en general se resuelve con la edad.
- Vale la pena hacer un examen con hidróxido potásico para excluir la infección por hongos.

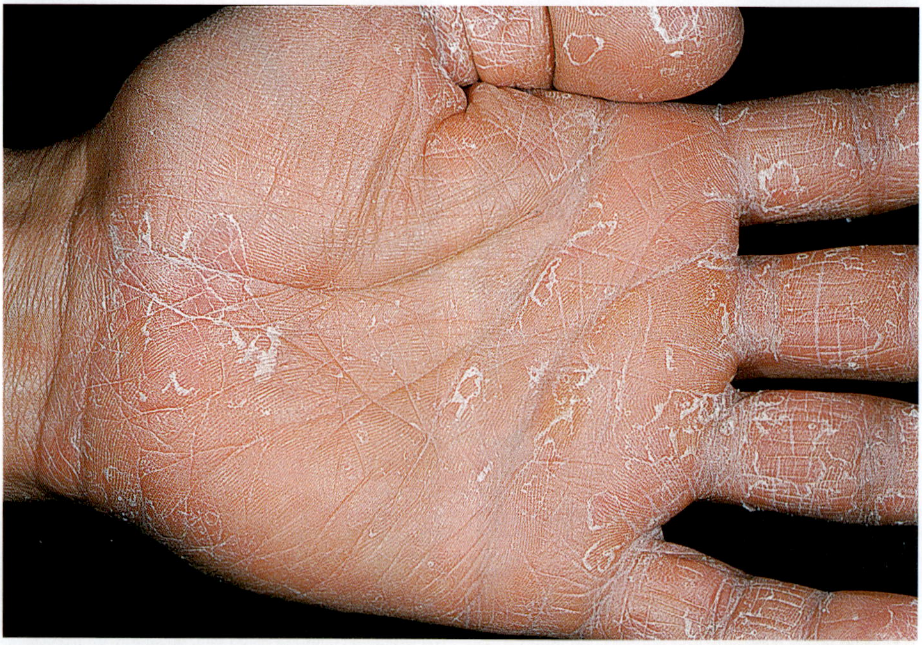

La descamación espontánea de las palmas de las manos es común e inexplicada. Puede tener carácter estacional y cursa sin síntomas. La hidratación suele ser suficiente, y el proceso se resuelve con la edad.

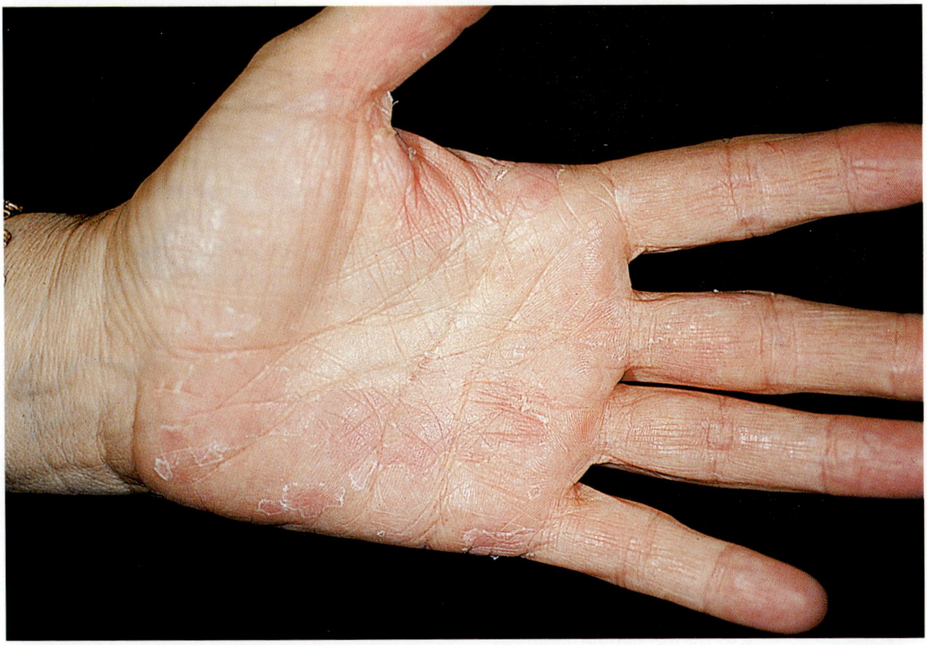

Algunos casos persisten y la piel se convierte en roja y frágil.

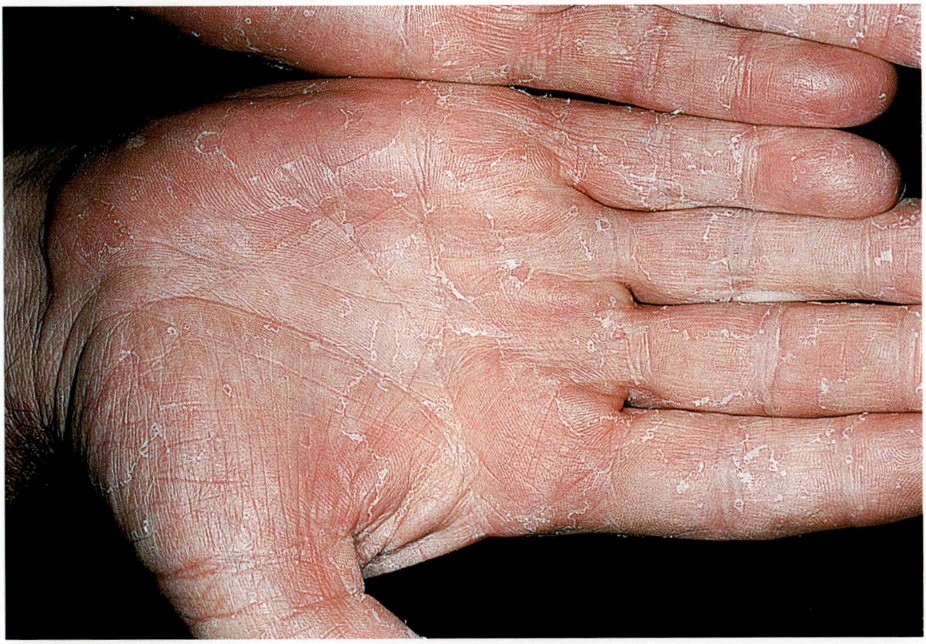

Los casos de larga evolución quizá no respondan al tratamiento, y pueden ser diagnosticados erróneamente de tiña.

Eccema numular

Descripción

- El eccema numular es una forma de eccema caracterizada por lesiones redondas (con forma de moneda), muy pruriginosas y con frecuencia generalizadas, de inflamación eccematosa.

Historia clínica

- Los adultos se afectan con más frecuencia que los niños, y los hombres más que las mujeres.
- El comienzo suele ser gradual, sin un precipitante claro, y no suelen existir antecedentes de eccema.
- El eccema numular comienza muchas veces con unas pocas lesiones aisladas en las piernas; con el paso del tiempo aparecen múltiples lesiones, sin ninguna distribución particular aparente.
- Las lesiones se suelen resolver o mejorar tras la administración de corticosteroides tópicos, pero recidivan en la misma zona al suspender el tratamiento.

Hallazgos cutáneos

- Aparecen placas eccematosas redondeadas, descamativas y perfectamente delimitadas en el tronco y las extremidades.
- Las agudizaciones se pueden caracterizar por exudación de las lesiones y vesiculación.
- La infección secundaria puede conducir a agudización de las lesiones.
- Una costra amarillenta, de color miel, indica impetiginización secundaria.

Pruebas de laboratorio

- Las pruebas epicutáneas proporcionan resultados positivos en la cuarta a tercera parte de los casos.
- El cultivo de una muestra de la lesión puede revelar *S. aureus*. El tratamiento antibacteriano suele ser útil, pero muchas veces no resuelve el problema.

Diagnóstico diferencial

- Psoriasis (suele ser más claramente simétrica y geográfica con escamas plateadas).
- Tiña (resolución central y descamación periférica; el examen con hidróxido de potasio es útil para la diferenciación).
- Linfoma cutáneo de células T de las extremidades inferiores (se puede confundir con eccema numular; la biopsia cutánea permite excluir el diagnóstico).

Evolución y pronóstico

- Ésta es una de las formas de eccema más resistente al tratamiento.
- El curso resulta variable e impredecible; el trastorno puede seguir un curso crónico recidivante durante años.
- Una vez establecidas las lesiones, tienden a permanecer con el mismo tamaño y a recidivar en la piel previamente afecta.

Tratamiento

- Véanse las secciones Inflamación eccematosa subaguda (eccema subagudo) e Inflamación eccematosa crónica.
- Las pruebas epicutáneas se deben considerar en los casos refractarios.
- Suspender los productos emolientes tópicos innecesarios, los medicamentos orales de venta sin receta, los suplementos dietéticos y los preparados de herbolario durante al menos 3-4 meses.

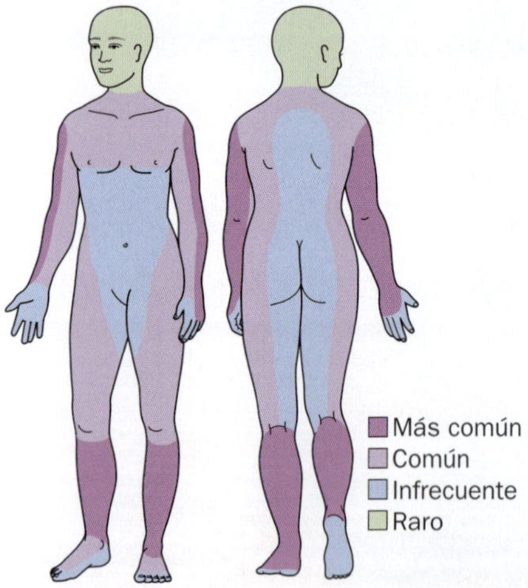

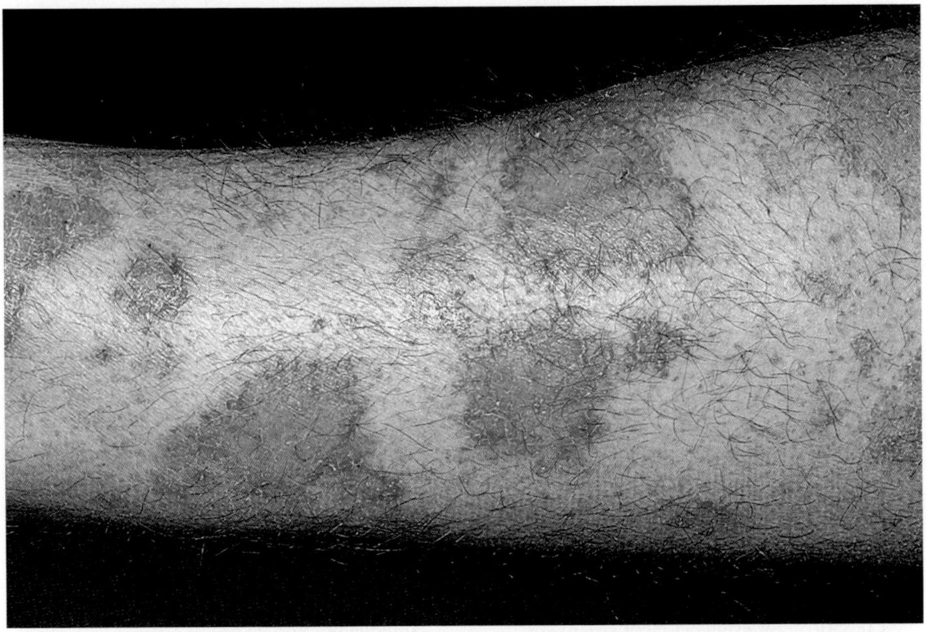

El eccema numular puede recordar a la tiña o la psoriasis. Los bordes de estas últimas lesiones suelen estar netamente definidos. Los bordes de las lesiones son borrosos —en este caso de eccema numular—.

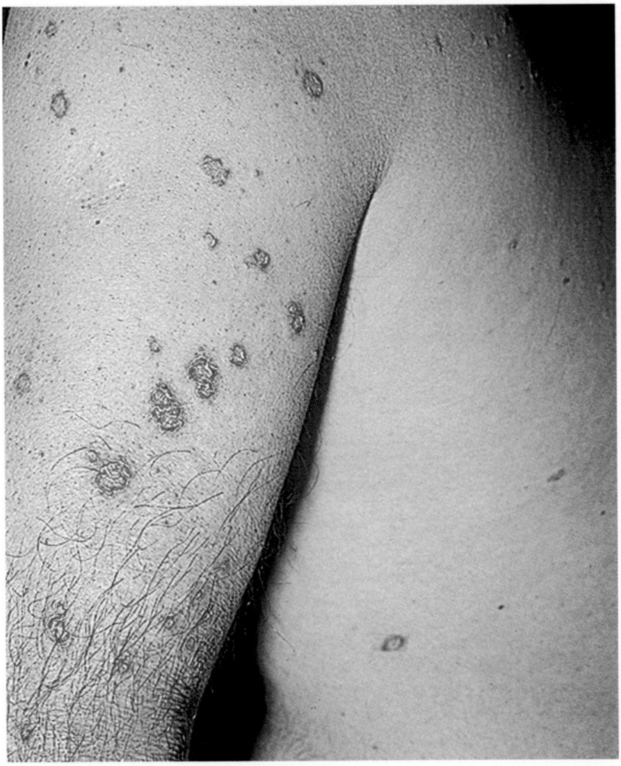

Las áreas más comunes son los dorsos de las manos, las porciones inferiores de las piernas, las extremidades superiores (mostradas aquí) y el tronco. Los hombres se afectan con más frecuencia.

- Se debe buscar tiña activa de los pies; si existe tiña, se tratará con fármacos antimicóticos, puesto que en algunas ocasiones el eccema numular generalizado puede ser una «reacción ide» frente a la infección micótica en un lugar distante.
- El uso de esteroides tópicos con potencia media-alta y emolientes suaves debe ser intensivo.
- Se aplica un esteroide tópico en la piel afecta dos veces al día durante 2-3 semanas. Es preferible mantener el tratamiento alrededor de 1 semana más de lo considerado necesario para la resolución de la lesión.
- La eficacia del esteroide tópico se aumenta mediante el uso de oclusión con envoltura de plástico o una «prenda sauna», la hidratación de la piel con un baño antes de aplicar la medicación, o la combinación de ambos métodos.
- La infección secundaria se trata con antibióticos antiestafilocócicos sistémicos (p. ej., dicloxacilina, 250 mg cuatro veces al día; cefalexina, 250 mg cuatro veces al día).
- Se pueden recetar antihistamínicos para el prurito.
- Conviene evitar los corticosteroides sistémicos para el tratamiento a largo plazo.
- Los casos refractarios deben derivarse al dermatólogo.
- La fototerapia puede ayudar a resolver las lesiones cuando han fracasado los tratamientos tópicos. La luz ultravioleta B de banda estrecha y la de banda ancha son las mejores elecciones para la fototerapia; se pueden emplear psoralenos más luz ultravioleta A si la terapia con luz ultravioleta B fracasa.

Discusión

- Se desconoce su causa. Los cambios de jabón o de detergente no suelen resultar útiles.
- Las lesiones duran meses o años y, a diferencia de otras formas de eccema, se muestran resistentes al tratamiento.

Claves clínicas

- Los alérgenos tópicos, como los perfumes y medicamentos (bacitracina, neomicina, hidrocortisona), pueden ser responsables de algunos casos de dermatitis numular. Se debe aconsejar a los pacientes afectos que no utilicen ese tipo de productos.
- Las lesiones pueden ser agudas, con exudados y costras, o crónicas, con eritema y descamación. El prurito es de intensidad variable, pero en los casos típicos resulta muy molesto.
- La luz solar o la luz ultravioleta B pueden ser muy útiles para este proceso, en general refractario al tratamiento.

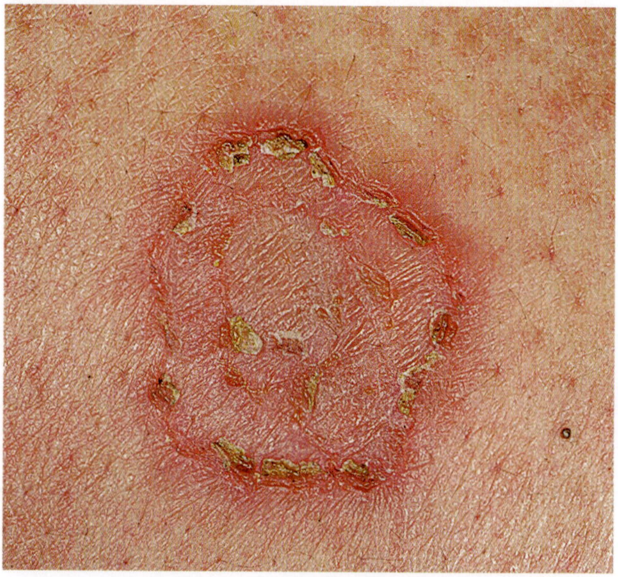

Eccema numular. Las lesiones pueden ser agudas, con exudación y costras, o crónicas, con eritema y escamas. El prurito es de intensidad variable.

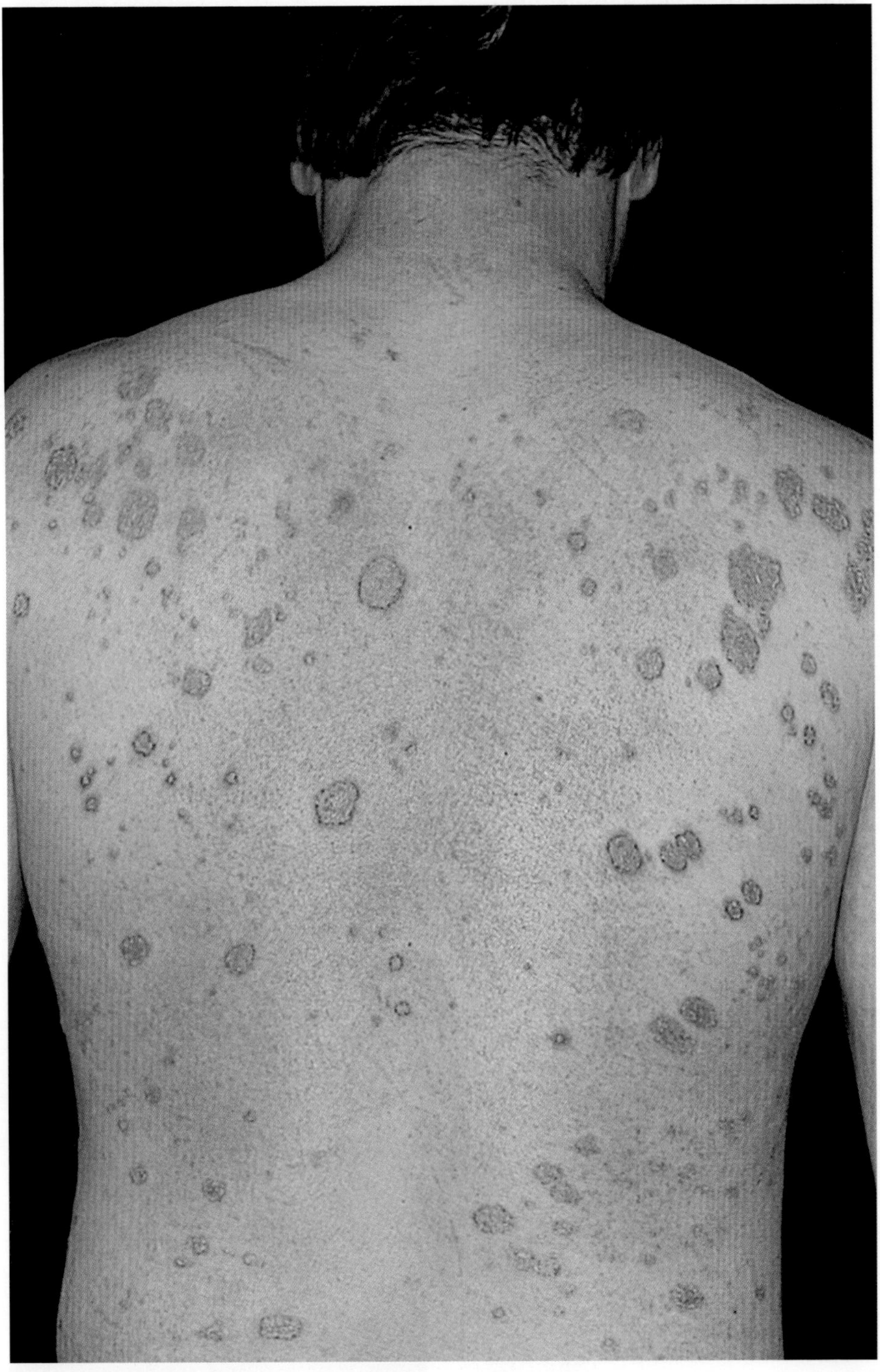

Eccema numular. Las lesiones con forma de moneda aparecen como vesículas y pápulas, que aumentan y se convierten en confluentes. Miden 1-5 cm de diámetro y muchas veces se confunden con infecciones micóticas.

Pompholix o eccema dishidrótico

Descripción

- El pompholix se conoce también como dishidrosis o eccema dishidrótico.
- Hasta el 20-25% de los casos de eccema de las manos pueden caracterizarse como pompholix.
- Se trata de una dermatitis eccematosa vesicular, recidivante, crónica y peculiar, de etiología desconocida.
- Se caracteriza por erupciones súbitas de vesículas simétricas, usualmente muy pruriginosas, en las palmas de las manos, las superficies laterales de los dedos de las manos y/o las plantas de los pies.

Historia clínica

- Los pacientes afectos tienen con frecuencia una base atópica (historia personal o familiar de asma, fiebre del heno o eccema atópico).
- En los casos típicos, el prurito moderado o intenso precede a la agudización o la erupción recurrente.
- Es frecuente que la hiperhidrosis (sudoración aumentada) agrave o acompañe al pompholix.
- La incidencia máxima corresponde a la primera parte de la tercera década de la vida en las mujeres, y a la parte media de la quinta década en los hombres.

Hallazgos cutáneos

- Las vesículas miden entre 1 y 5 mm de diámetro, son monomorfas, de asiento profundo, llenas de líquido claro y recuerdan a granos de tapioca. Aparecen de forma brusca y con distribución simétrica en las palmas de las manos, las superficies laterales de los dedos o las plantas de los pies.
- La erupción se sigue de anillos de descamación, y entonces disminuye el prurito.
- Dependiendo de la fase de la enfermedad, el clínico puede observar sólo puntos marrones. Cuando termina el proceso agudo, la piel se descama y revela una base agrietada rojiza, con puntos marrones. Estos puntos marrones corresponden a las zonas de vesiculación previa.

Evolución y pronóstico

- Las vesículas se resuelven lentamente a lo largo de 1-3 semanas.
- Pueden seguir lesiones eccematosas crónicas con eritema, descamación y liquenificación.
- Las ondas de vesiculación con distribución simétrica se pueden repetir por tiempo indefinido.
- Por razones desconocidas, la erupción recurrente crónica cesa a veces con el paso del tiempo.

Diagnóstico diferencial

- Psoriasis pustulosa palmoplantar (el dolor suele ser el principal síntoma en vez del prurito).
- Reacción «ide» (relacionada con un foco distante de tiña).
- Tiña inflamatoria (positividad del examen con hidróxido potásico).
- Dermatitis alérgica aguda de contacto.
- Penfigoide ampolloso (puede ser hemorrágico).
- Linfoma cutáneo de células T (raro).

Tratamiento

- El tratamiento inicial consiste en apósitos húmedos fríos dos veces al día, con agua del grifo o con solución de Burrow, seguidos por la aplicación de una crema de corticoide con potencia media o alta (grupos I-III).
- Prednisona oral, 0,5-1 mg/kg/día, suspendida gradualmente a lo largo de 1-2 semanas.
- La pomada de tacrolimus (al 0,1%), alternando con un corticosteroide tópico de potencia media (grupos II-III) dos veces al día en ciclos de 3-4 semanas, puede proporcionar algún alivio.
- No se debe recurrir a los corticosteroides para el tratamiento a largo plazo o repetido.
- Los antihistamínicos orales pueden aliviar el prurito.
- La combinación de psoraleno tópico en las manos más luz ultravioleta A es una opción terapéutica para las erupciones frecuentes y refractarias.

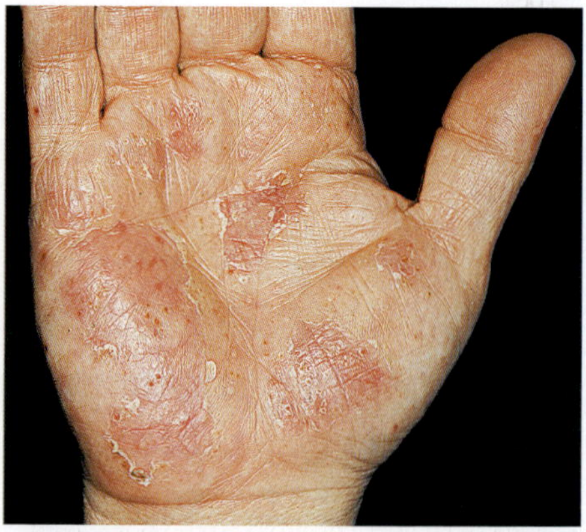

El proceso agudo termina cuando la piel se descama, para revelar una base agrietada roja con manchas pardas. Las manchas parduscas son zonas de vesiculación previa.

- En los individuos con alergia al níquel, los intentos de controlar el pompholix con dietas de eliminación (como la dieta con níquel reducido) han proporcionado beneficio en casos difíciles. La administración de disulfiram (200 mg/día durante 8 semanas) puede ser útil para los pacientes con sensibilidad al níquel y pompholix de las manos.
- Si se identifica un foco distante de tiña con positividad a la prueba de hidróxido potásico, el foco se debe tratar de forma intensiva con medicación antimicótica (econazol o terbinafina en crema cada día durante 3 semanas), o con un ciclo breve de antimicóticos orales (terbinafina o itraconazol), con duración y dosis apropiadas para la localización de la infección.
- La eliminación o disminución del estrés puede ser útil, y se ha descrito un efecto curativo en algunos casos anecdóticos.
- El eccema dishidrótico crónico o causante de incapacidad seria requiere consulta con el dermatólogo.
- Si la evitación de los alérgenos implicados por las pruebas epicutáneas no proporciona mejoría y el cuadro sigue causando incapacidad, entre las demás terapias posibles se incluyen iontoforesis con agua del grifo, toxina botulínica intradérmica (100-160 unidades internacionales), dosis bajas semanales de metotrexato, azatioprina (100-150 mg/día para conseguir el control; después mantenimiento con 50-100 mg/día), y radioterapia a dosis bajas con haz externo.

Discusión

- Las causas de esta dermatitis recurrente, en ocasiones incapacitante, se desconocen; los factores provocadores parecen ser heterogéneos. Puesto que estos factores son numerosos, esta dermatitis constituye un signo cutáneo inespecífico, y es necesario explorar en cada caso las posibles causas mencionadas anteriormente. Se deben considerar los posibles papeles de la atopia, las sustancias químicas profesionales o de otros tipos, y la tiña a distancia.
- Los alérgenos sistémicos pueden jugar un papel, puesto que algunos individuos con pruebas epicutáneas positivas muestran reacciones vesiculares en las manos cuando ingieren níquel, cobalto o cromo por vía oral.
- La alergia de contacto es tan común en el eccema dishidrótico como en otras formas de eccema de las manos. Los alérgenos positivos con más frecuencia en las pruebas epicutáneas comprenden níquel, cromato, colofonia, perfumes, bálsamo de Perú, mezcla de mercaptobenzatiazol y tiuram relacionada con el caucho, y parafenilenediamina.
- Se han postulado relaciones con el estrés y el tabaquismo, pero por ahora se han estudiado poco.

Claves clínicas

- El término «dishidrosis» es erróneo —las glándulas sudoríparas no se afectan y funcionan normalmente—. Sin embargo, la mayoría de los pacientes afectos presentan hiperhidrosis, que parece agravar el trastorno, y experimentan agravamiento con la oclusión de guantes protectores y con la sudoración.
- Entre las ocupaciones relacionadas con alergia de contacto como posible factor causal o agravador del eccema dishidrótico, se incluyen los trabajos de la construcción, hostelería (como los manipuladores de alimentos y de dinero, p. ej., los cajeros), las profesiones sanitarias, la peluquería y las industrias metalúrgica, química y textil.
- Busque focos distantes de tiña, sobre todo en los pies cuando están afectadas las manos. Trate la infección micótica, si existe, con un ciclo breve de antimicóticos orales o medicación tópica intensiva.
- El proceso puede causar gran frustración debido a su naturaleza recurrente crónica. El establecimiento de una buena relación terapéutica es vital, y tiene importancia la evaluación de los riesgos y beneficios de los tratamientos más agresivos.

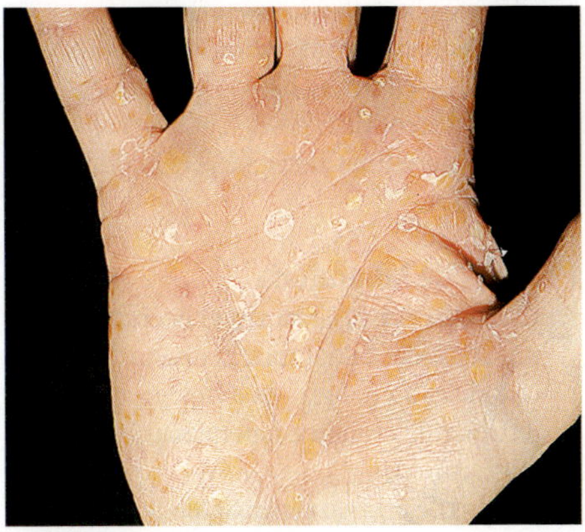

Psoriasis pustulosa. A veces es difícil establecer la diferencia con el eccema dishidrótico.

Prurigo nodular

Descripción

- El prurigo puede considerarse una forma idiopática, papular o nodular del liquen simple crónico.
- En el prurigo nodular aparecen pápulas y nódulos firmes muy pruriginosos en la piel accesible con facilidad. Las lesiones son secundarias al rascado y el pellizcado locales repetidos.

Historia clínica

- El comienzo suele ser gradual y se produce sobre un fondo de prurito.
- El prurigo nodular se encuentra sobre todo en los adultos.
- El estrés participa con frecuencia, pero su papel es anecdótico.
- Los individuos con atopia y diabetes pueden estar predispuestos.
- Los pacientes afectados pueden ser «hurgadores» compulsivos.

Hallazgos cutáneos

- Un número variable de nódulos de aspecto mate, eritematosos o hiperpigmentados, se distribuyen al azar. Es típica la afectación de las superficies de extensión de los brazos y las piernas; la zona lumbosacra, el dorso del cuello y el de las manos son áreas fáciles de alcanzar que se afectan en los casos típicos.
- Las lesiones se crean por frotado, pellizcado y rascado repetidos.
- Las pápulas pequeñas y los nódulos son rojizos o pardos, duros y muchas veces con forma de cúpula, con una superficie lisa, costrosa o verrugosa.
- Muchas veces existen indicios de un proceso crónico —cicatrices hipopigmentadas o hiperpigmentación postinflamatoria en zonas de piel accesibles al rascado y el pellizcado repetidos—.

Pruebas de laboratorio

- La biopsia cutánea rara vez es necesaria, pero puede ayudar a confirmar el diagnóstico cuando existen dudas. La histología muestra inflamación crónica e hiperplasia epidérmica marcada.
- En caso de prurigo generalizado de comienzo reciente (menos de 1 año), se deben evaluar y excluir posibles causas sistémicas de prurito.

Diagnóstico diferencial

- En los casos recientes y generalizados se deben excluir causas de prurito generalizado; entre ellas se incluyen nefropatía crónica, toxicodermia, hipotiroidismo, hepatopatía oculta (incluyendo hepatitis C), infección por el virus de la inmunodeficiencia humana y enfermedad maligna oculta (enfermedad metastásica de órganos sólidos, leucemia o linfoma).
- Se han descrito procesos que con poca frecuencia pueden imitar a las lesiones del prurigo, entre ellos dermatitis herpetiforme, sarna nodular, lesiones cancerosas metastásicas, histiocitosis de células de Langerhans y enfermedades linfoproliferativas atípicas.

Evolución y pronóstico

- El prurigo nodular se muestra resistente con frecuencia al tratamiento y persiste durante años.
- La interrupción del prurito, el hurgado y el rascado, tiene una importancia crítica para la resolución de las lesiones y el éxito del tratamiento.

Tratamiento

- Los corticosteroides tópicos de potencia media o alta (grupos II-IV) se pueden usar bajo oclusión con plástico para favorecer la penetración, y al mismo tiempo obtener una barrera contra el rascado.
- Se puede aplicar cinta impregnada en corticosteroide sobre las lesiones una vez al día. La cobertura y la oclusión de las lesiones proporcionan una barrera frente al

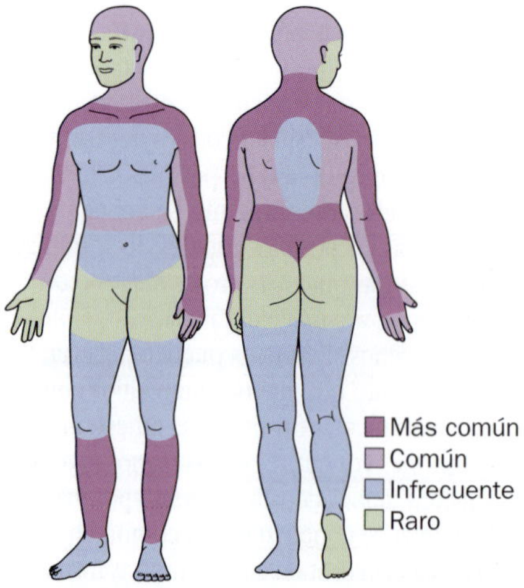

traumatismo por rascado repetido mientras se trata la piel subyacente.

- Los esteroides tópicos superpotentes se pueden aplicar dos veces al día en las lesiones individuales durante varias semanas.
- Las inyecciones intralesionales de esteroides (5-10 mg/ml) se pueden emplear y repetir cada 4-6 semanas si es necesario. Tal tratamiento puede conducir a hipopigmentación en la piel oscura.
- La pramoxina con hidrocortisona o una loción con mentol y alcanfor pueden aliviar el prurito intenso.
- En los casos intensos y generalizados se pueden considerar la fototerapia con luz ultravioleta B, la luz ultravioleta B de banda estrecha, o el psoraleno más luz ultravioleta A.
- A veces tiene éxito la crioterapia.
- La escisión de nódulos individuales se realiza rara vez, pero en ocasiones es necesaria.

Discusión

- La intensidad del prurito es variable, y en algunos casos no existe. La mayoría de los pacientes se quejan de prurito intenso y el rascado es habitual.
- El estrés interviene frecuentemente en la perpetuación del problema, y parece guardar relación clínica con las recidivas o las agudizaciones.

Claves clínicas

- No olvide interrogar al paciente sobre estrés y ansiedad. En algunos casos serán muy relevantes. La evaluación del impacto de estos factores contribuyentes importantes puede proporcionar alivio y soporte muy necesarios.
- También puede ser útil la distracción con una tarea alternativa —ensaye con un emoliente suave como el óxido de cinc en pomada o la vaselina—.
- Las inyecciones intralesionales de esteroides y la crioterapia son muy efectivas, y probablemente representen los métodos más rápidos para resolver las lesiones individuales.
- Pueden ser útiles los inhibidores selectivos de la recaptación de la serotonina.

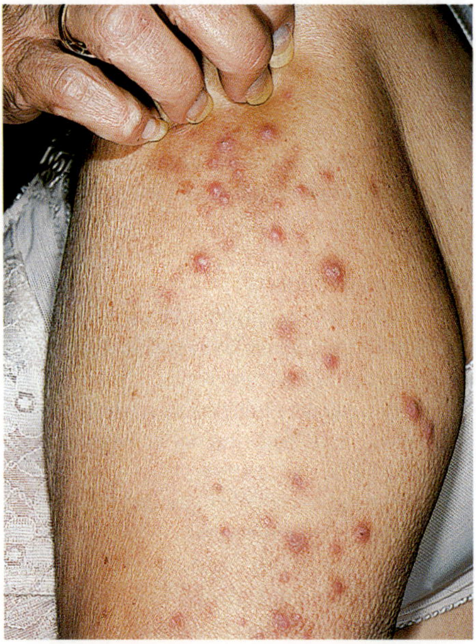

Típicamente se encuentran nódulos gruesos y duros en las superficies de extensión de los brazos y las piernas. Están causados por el rascado crónico.

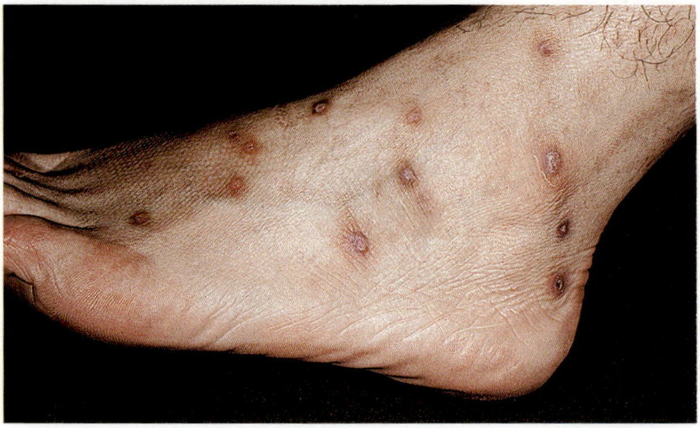

Las lesiones miden 0,5-1 cm y son de color entre rojo y pardo oscuro. Persisten, son difíciles de tratar, y recidivan si no se controla el hábito de pellizcarse.

Dermatitis de estasis

Descripción
- La dermatitis de estasis es un proceso eccematoso de las piernas, asociado con edema, venas varicosas dilatadas e hiperpigmentación.
- La dermatitis de estasis es un problema crónico y recidiva con frecuencia.

Historia clínica
- Son frecuentes los antecedentes de trombosis de venas profundas, cirugía, traumatismo o ulceración.
- Suelen existir antecedentes personales o familiares de varices venosas.
- El paciente se queja de sensación de peso o dolor en la pierna, que aumentan al permanecer mucho tiempo de pie o caminar.
- Las piernas aparecen hinchadas al final del día.
- La dermatitis y el prurito son comunes, y pueden tener un carácter crónico.

Hallazgos cutáneos
- Las venas de la pierna afecta suelen aparecer dilatadas y tortuosas. Este signo se debe buscar con el paciente de pie.
- Aparece una dermatitis eccematosa subaguda o crónica en la parte inferior de las piernas o alrededor de una úlcera venosa.
- La dermatitis es obvia y se asocia con piel seca, fisurada y eritematosa.
- La dermatitis se puede generalizar («reacción ide») si el proceso persiste.
- El edema, la coloración pardusca (hemosiderosis), la erosión y la ulceración son hallazgos comunes.
- El prurito resulta muy molesto; la excoriación puede potenciar la infección secundaria.
- Las cicatrices blanquecinas en la región interna de la pantorrilla indican una ulceración previa. Pueden tener un aspecto atrófico estrellado (atrofia blanca).
- La papilomatosis de estasis (elefantiasis nostra) y la hiperplasia verrugosa se encuentran en miembros con congestión crónica, y guardan relación con anomalías linfáticas localcs, como la insuficiencia venosa crónica, el linfedema primario (enfermedad de Milroy), el traumatismo y la erisipela recurrente.
- Es frecuente la infección secundaria por *S. aureus* (impetiginización), sobre todo en la piel excoriada.

Pruebas de laboratorio
- Si está indicada, la ecografía doppler con color permite evaluar las venas.
- Se determina el índice tobillo/brazo en busca de enfermedad arterial; las cifras inferiores a 0,8 indican una arteriopatía significativa.
- En pacientes con antecedentes intensos, familiares o personales, de trombosis de venas profundas, se debe evaluar la cascada de coagulación (proteína S, proteína C, resistencia a la proteína C activada, factor V Leiden, criofibrinógenos y homocisteína).

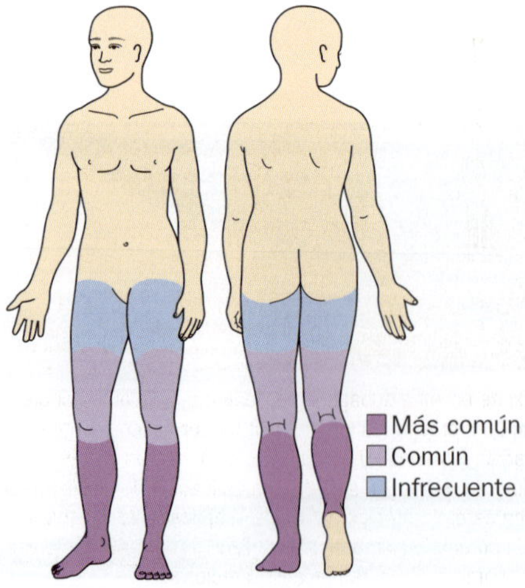

Tratamiento

- Se aplican apósitos con agua fría durante 10-20 minutos dos veces al día para la inflamación exudativa aguda.
- Se aplican corticoides tópicos de los grupos II-V dos veces al día (crema para las lesiones agudas, pomada para las crónicas) durante 2-3 semanas.
- Se aplican apósitos impregnados en solución acuosa de permanganato potásico, y se administra un ciclo de antibióticos orales (p. ej., dicloxacilina, cefalexina) si existen signos de infección.
- Para la dermatitis generalizada (reacción ide) se emplean esteroides orales, con progresiva disminución de la dosis a lo largo de 3 semanas.
- Los antihistamínicos orales (p. ej., hidroxizina, 10-25 mg cada 4-6 horas, según sea necesario) pueden ayudar a controlar el prurito.
- La lubricación con emolientes suaves puede aliviar la sequedad. Las bases similares a la vaselina suelen ser preferibles a las lociones. Los emolientes populares contienen perfumes y conservantes, que pueden contribuir al desarrollo de una alergia de contacto. Simplifique la terapia tópica.
- La compresión (20-30 mmHg) se obtiene con medias o vendas elásticas.
- Puede ser necesaria una compresión más intensa (30-40 mmHg en el tobillo).
- La insuficiencia venosa superficial puede mejorar con la escleroterapia o la flebectomía (*stripping*).

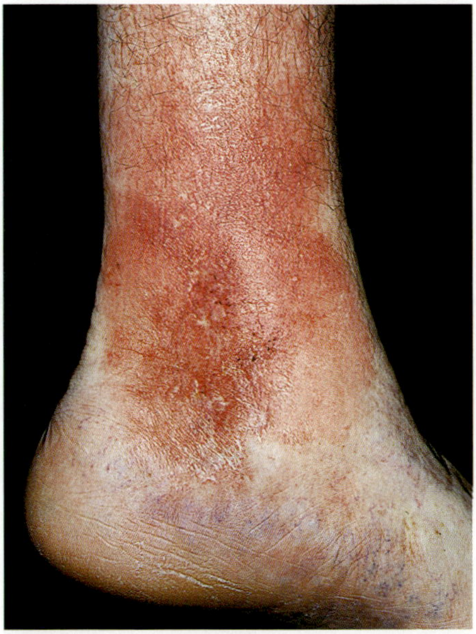

Existe eccema subagudo con eritema y escamas sobre un área amplia. La inflamación ha persistido durante varias semanas. El cefadroxilo, 500 mg dos veces al día durante 5 días, se siguió de la aplicación de una pomada con esteroide tópico del grupo V, aplicada dos veces al día durante 2 semanas. Se utilizan hidratantes y medias de compresión para prevenir la recidiva.

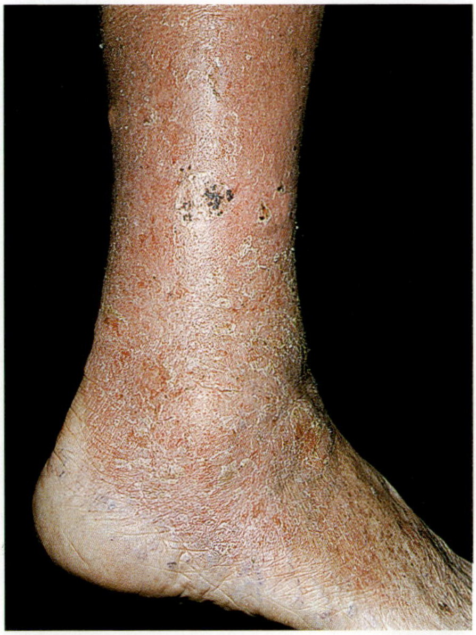

El eritema y las escamas se han extendido por el pie y afectan a la mayor parte de la porción inferior de la pierna. La aplicación durante 2 semanas de una pomada con corticoide tópico del grupo III resolvió esta erupción.

Diagnóstico diferencial

- Dermatitis de contacto (especialmente neomicina, bacitracina, perfumes, conservantes en productos de perfumería e hidrocortisona; la dermatitis alérgica de contacto se asocia con frecuencia a la dermatitis de estasis).
- Celulitis (dolor súbito y aumento de la hinchazón).
- Tiña del cuerpo (es útil el examen de la descamación con hidróxido potásico; sobre todo cuando el eritema y la descamación tienen una distribución «en mocasín» en las plantas de los pies, o en los casos con onicomicosis).

Claves clínicas

- La anamnesis cuidadosa descubre muchas veces la aplicación de irritantes o posibles alérgenos con la intención de tratar lesiones cutáneas.
- Simplifique el tratamiento tópico.
- La elevación y la compresión con medias graduadas son las claves del tratamiento.
- Los corticoides tópicos son muy útiles para controlar el componente inflamatorio o la dermatitis.
- Muchos pacientes temen usar esteroides tópicos; aconseje la aplicación correcta de estos fármacos, preferiblemente en forma de pomada. El paciente debe aplicar una cantidad suficiente, frotarla bien y mantener la terapia durante 2-3 semanas para la fase aguda de la dermatitis eccematosa de estasis.
- Si el paciente carece de la fuerza y la agilidad necesarias para colocarse las medias de compresión, puede utilizar una venda con el fin de reducir el edema. La venda se aplica poco después de levantarse cada mañana.

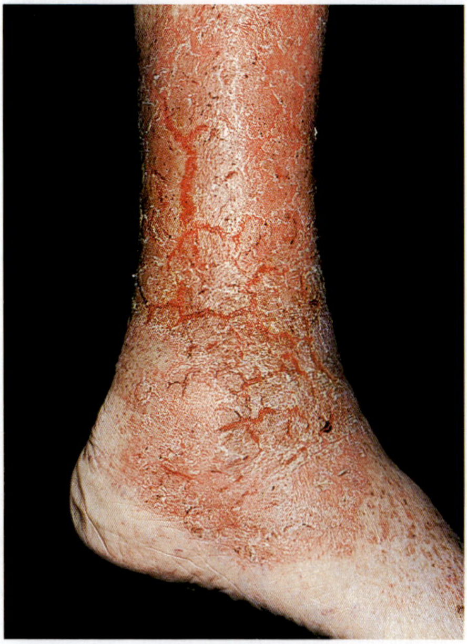

La infección o la irritación por lavado pueden precipitar exacerbaciones agudas intensas de la dermatitis de estasis. Las fisuras profundas están infectadas.

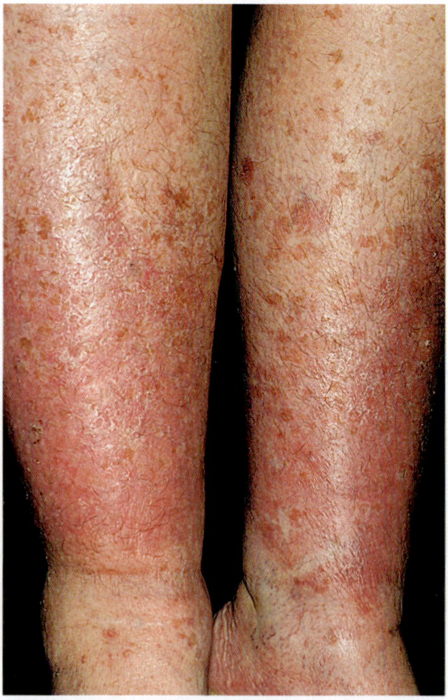

La inflamación ha persistido durante meses. La piel está engrosada por el prurito. Ambas piernas aparecen tumefactas.

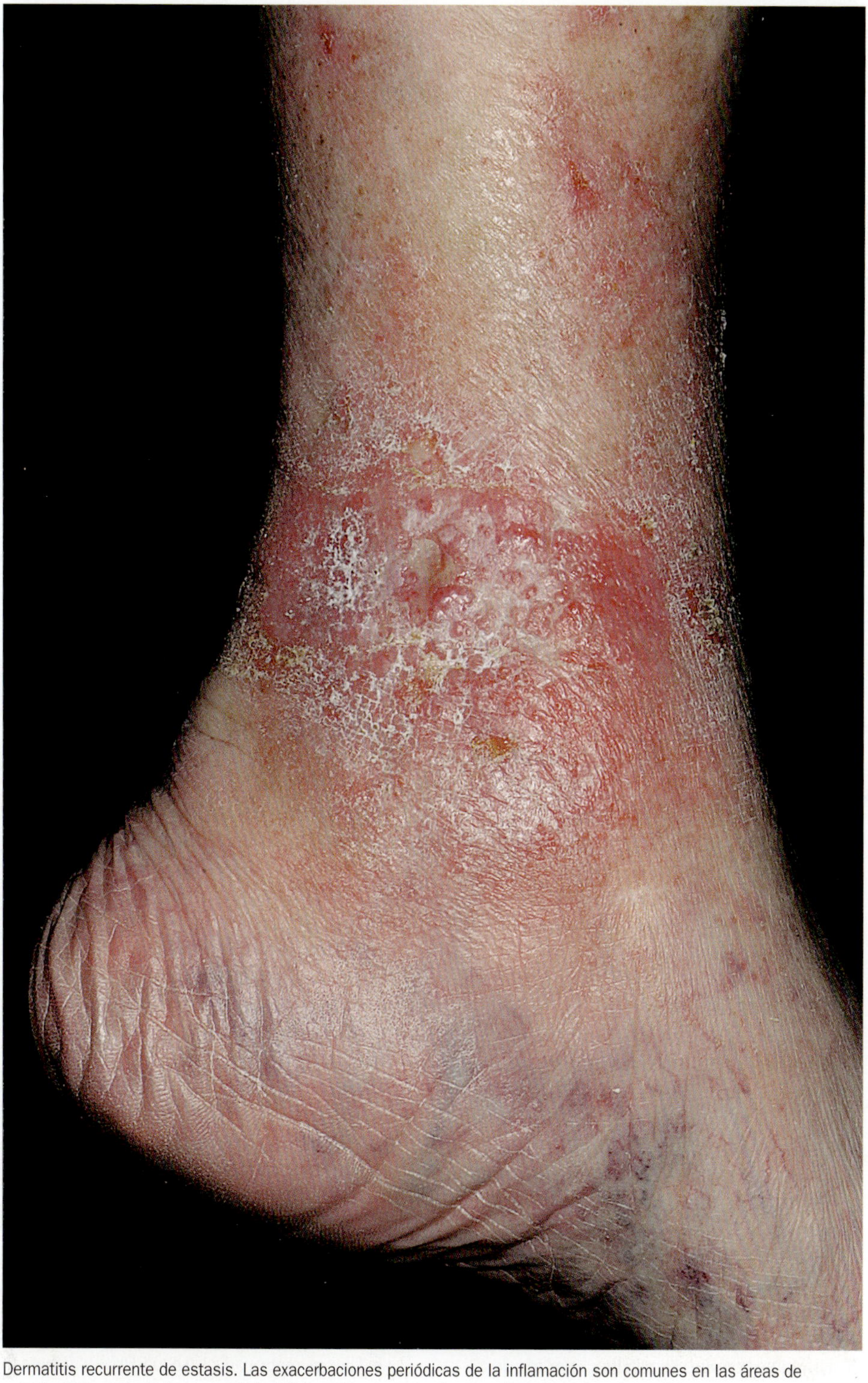

Dermatitis recurrente de estasis. Las exacerbaciones periódicas de la inflamación son comunes en las áreas de estasis. Este paciente ha presentado inflamación recurrente durante años. La piel esclerosa blanca sobre el tobillo constituye el residuo de úlceras de estasis cicatrizadas.

Úlceras venosas de las piernas

Descripción

- La úlcera venosa de la pierna es una lesión crónica sin tendencia a la curación, típicamente localizada en la cara interna de la porción inferior de la pierna, y relacionada con insuficiencia venosa crónica.

Historia clínica

- Las úlceras venosas de las piernas ocurren en personas de edad media y avanzada.
- Alrededor del 20% de los pacientes afectos comienzan a presentar úlceras hacia los 40 años de edad; el 13% lo hacen aproximadamente a los 30 años.
- Las úlceras venosas de las piernas son más comunes en las mujeres que en los hombres.
- La úlcera se suele formar con rapidez, muchas veces después de un traumatismo ligero.
- El traumatismo previo, la flebitis, la obesidad y la trombosis de venas profundas también son factores de riesgo importante.
- El dolor intenso puede indicar otros procesos patológicos (p. ej., infección o enfermedad arterial).
- La cicatrización es lenta y se prolonga durante semanas o meses, incluso con el cuidado correcto.
- Las úlceras venosas de las piernas pueden constituir un trastorno crónico, recurrente, que se prolonga durante toda la vida del paciente.
- Las úlceras pueden ser asintomáticas o levemente dolorosas; en los casos típicos no causan dolor intenso.

Hallazgos cutáneos

- Las úlceras se localizan típicamente en la zona del maléolo interno. Son planas, con bordes netos o algo pendientes, y en los casos típicos superficiales con una cobertura de tejido de granulación.
- El edema, usualmente con fóvea, es común; mejora por la noche con la elevación de las piernas.
- El edema crónico, el traumatismo, la infección y la inflamación conducen a fibrosis del tejido subcutáneo, y la piel adopta una calidad firme, no depresible, «leñosa».
- En último término se produce pérdida de tejido subcutáneo, con disminución de la circunferencia de la porción inferior de las piernas.
- Los pacientes se quejan de molestias dolorosas y tumefacción de las piernas; el dolor aumenta con la postura erecta y mejora por la mañana.
- Las úlceras pueden ser asintomáticas o levemente dolorosas; en los casos típicos no causan dolor intenso.
- La enfermedad avanzada se presenta con una «pierna en botella invertida», con la porción proximal del miembro hinchada y la distal retraída.
- Las varices venosas son con frecuencia prominentes.
- El paciente puede presentar dermatitis eccematosa secundaria (dermatitis de estasis).
- Muchas veces existen hiperpigmentación, por inflamación crónica o fuga capilar, y depósito de hemosiderina en la piel de la porción inferior de la pierna.
- La úlcera puede permanecer pequeña o crecer con rapidez, sin necesidad de más traumatismo.
- La eliminación de las costras y los detritos revela una base húmeda con tejido de granulación.
- Las úlceras son sustituidas por cicatrices escleróticas atróficas, de color blanco marfil (atrofia blanca).

Pruebas de laboratorio

- La ecografía doppler con color identifica la presencia y el origen del reflujo venoso significativo: el índice tobillo/brazo es útil para evaluar la arteriopatía periférica coexistente (la relación se describe en la sección Dermatitis de estasis).
- Las lesiones crónicas se biopsian para descartar neoplasia (carcinoma basocelular o espinocelular) y para hacer cultivos del tejido. Se debe realizar una biopsia si la úlcera persiste más de 3 meses.
- Los cultivos no suelen ser útiles; muchas veces las úlceras no están infectadas sino colonizadas.
- Si preocupa la infección, el tejido obtenido mediante biopsia se envía para identificación y cuantificación de las bacterias.

Diagnóstico diferencial

- La mayoría de las úlceras de las piernas están causadas por enfermedad venosa. Sin embargo, el diagnóstico diferencial incluye:
  - Úlceras arteriales.
  - Úlceras neuropáticas (secundarias a diabetes).
  - Úlceras infecciosas.
  - Úlceras neoplásicas.
  - Causas metabólicas.

- Pioderma gangrenoso.
- Síndrome antifosfolípido u otros trastornos de la coagulación.
- Otras anomalías de la coagulación.

Tratamiento

Control de la insuficiencia venosa crónica

- La compresión correcta de la pierna puede evitar la recidiva y el empeoramiento del problema.
- Elevación de las piernas por encima del nivel del corazón durante 30 minutos, tres o cuatro veces durante el día y por la noche.
- La compresión se consigue con vendas, medias de compresión graduada o dispositivos neumáticos de compresión externa.
- Las vendas de compresión con múltiples capas se asocian con curación más rápida en comparación con las vendas de una sola capa.
- Las botas Unna (vendas impregnadas con óxido de cinc) también son útiles; aplíquelas y sustitúyalas semanalmente hasta que la úlcera se resuelva.
- El uso habitual de antibióticos sistémicos no aumenta la rapidez de curación.
- Los corticoides de los grupos III-V se usan durante 7-14 días para la dermatitis de estasis.
- La hidratación potente protege la piel y ayuda a resolver la dermatitis.
- Se deben evitar los productos tópicos con neomicina, que pueden sensibilizar la piel. Entre los demás alérgenos de contacto comunes se incluyen conservantes de las lociones hidratantes, hidrocortisona y bacitracina, que se deben evitar si es posible.
- La pentoxifilina, 400 mg tres veces al día, aumenta la actividad fibrinolítica y puede reducir la lipodermatosclerosis.

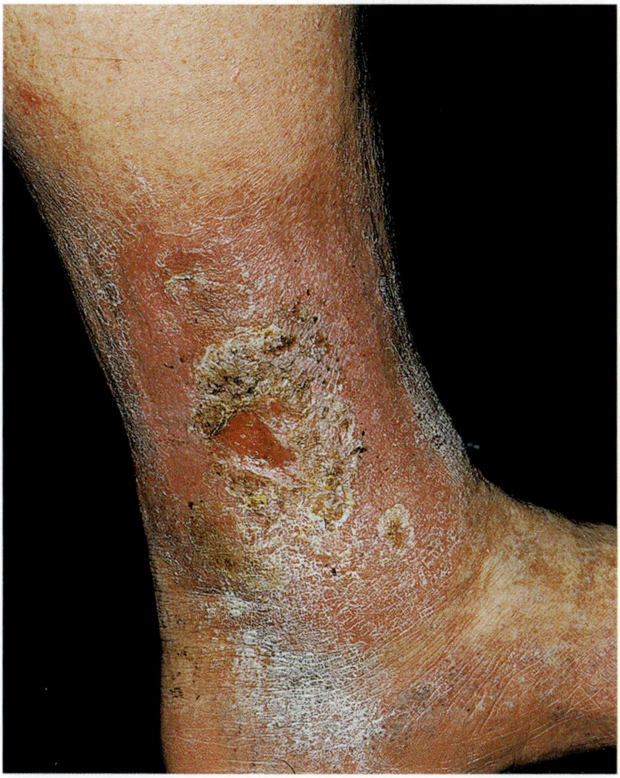

La piel muestra enrojecimiento difuso y engrosamiento, y está adherida por fibrosis. Se produce ulceración con el traumatismo más ligero.

Tratamiento de la úlcera

- La costra y el exudado se eliminan quirúrgica o mecánicamente.
- Las enzimas proteolíticas proporcionan poco beneficio para el desbridamiento.
- La aplicación de una película oclusiva favorece la curación rápida al suprimir la formación de costra y favorecer la migración epidérmica.
- La aplicación de gel de metronidazol antes del vendaje ayuda a disminuir el olor.
- En la actualidad se dispone de diversos apósitos sintéticos.
- Los apósitos de hidrocoloide son efectivos y fáciles de usar como tratamiento inicial.
- Si la curación es lenta se debe cambiar el tipo de apósito.
- Para las úlceras con exudación y drenaje se emplea un apósito absorbente del tipo con alginato cálcico.
- La aplicación continuada de apósitos humedecidos con solución salina puede desbridar las costras de las úlceras profundas y favorecer la formación del tejido de granulación.
- Se deben buscar y corregir posibles signos de desnutrición (p. ej., una cifra baja de albúmina sérica).
- La aspirina, 300 mg/día, puede mejorar la cicatrización.
- Se debe considerar el suplemento de vitaminas y minerales, como ácido ascórbico (1-2 g diarios), sulfato de cinc (220 mg tres veces al día) y vitamina E (200 mg dos veces al día).
- En los casos difíciles se debe considerar el injerto cutáneo; el injerto de piel tiene más éxito cuando se aplica sobre tejido de granulación sin exudados, y cuando previamente se ha controlado el edema.
- Los equivalentes artificiales del tejido cutáneo se deben considerar para las úlceras refractarias.
- El estanozolol tiene actividad fibrinolítica y puede ser efectivo para reducir el dolor y la induración en la lipodermatosclerosis, pero no modifica la rapidez de la curación.

Derivación al especialista

- La consulta especializada está indicada para el paciente con una úlcera de gran tamaño o muy persistente. El paciente debe derivarse al especialista si el tamaño de la úlcera no disminuye después de 1 a 3 meses de terapia.

Claves clínicas

- Haga todo lo posible para que su paciente comprenda la importancia de la compresión, por ejemplo mediante el uso diario de medias de compresión. Aunque esta forma de terapia puede resultar molesta al principio, el alivio obtenido con el uso repetido es tan grande que el paciente acaba por aceptar de buen grado las medias de compresión. Estas medias favorecen la cicatrización y reducen mucho las recidivas.
- La bota Unna proporciona una terapia relativamente simple, que puede aliviar el dolor y la tumefacción, y favorece la cicatrización de la úlcera.
- La elevación de la pierna afecta es una medida importante —si el paciente debe permanecer de pie muchas horas, es probable que la úlcera no cicatrice—. Puede ser necesaria la baja laboral para conseguir la curación.
- La ulceración venosa puede tener un impacto importante sobre la productividad laboral y la calidad de vida.

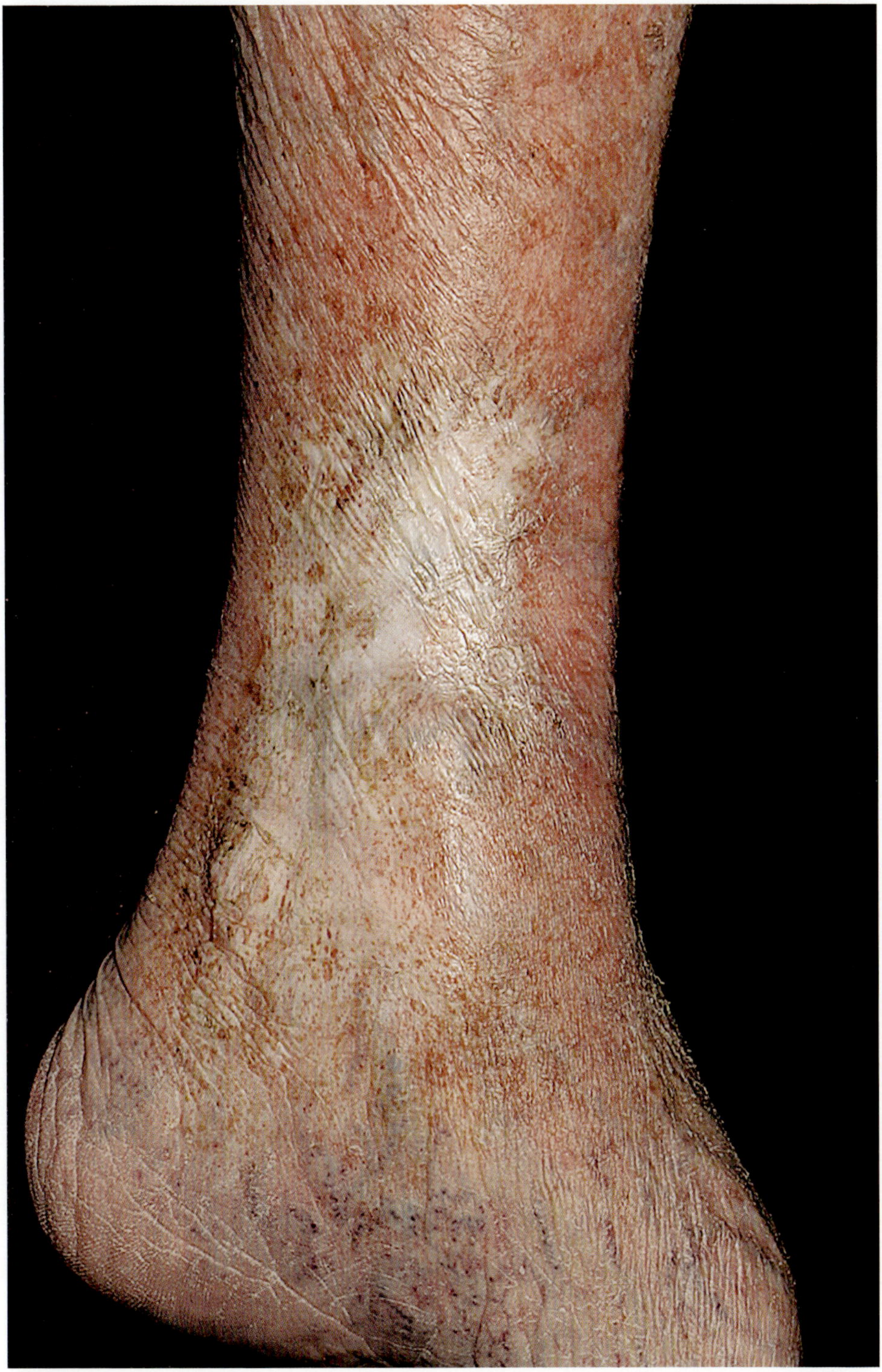

Úlceras de estasis. Las úlceras curan dejando una superficie lisa de color marfil. La piel adyacente experimenta tinción parda permanente por fuga desde los vasos sanguíneos (hemosiderosis) e hiperpigmentación postinflamatoria.

Dermatitis atópica

Descripción

- La dermatitis atópica es una erupción eccematosa, muy pruriginosa, recurrente, localizada con frecuencia en las flexuras y simétrica.
- La dermatitis atópica suele comenzar en épocas tempranas de la vida, y se caracteriza por períodos de remisión y exacerbación. La distribución de las lesiones varía con la edad.

Criterios mayores (se requieren cuatro para establecer el diagnóstico)

- Prurito.
- Edad de comienzo joven.
- Morfología y distribución típicas.
- Liquenificación y linealidad de las flexuras en los adultos; afectación de la cara y las superficies de extensión en los lactantes.
- Curso crónico, continuo o recidivante.
- Historia personal o familiar de atopia (asma, rinoconjuntivitis alérgica, dermatitis atópica).

Manifestaciones menores (o menos específicas)

- Xerosis.
- Ictiosis.
- Acentuación de los pliegues palmares.
- Queratosis pilar.
- Respuestas inmediatas tipo I en las pruebas cutáneas.
- Dermatitis de manos y pies.
- Queilitis.
- Eccema del pezón.
- Susceptibilidad aumentada a las infecciones cutáneas.
- Acentuación perifolicular.

Historia clínica

- La incidencia es de 7-24 por 1.000, y parece estar aumentando; es más común en los niños.
- Alrededor del 70% de los pacientes tienen historia familiar de uno o más de los procesos siguientes: asma, fiebre del heno o dermatitis eccematosa.
- Entre los factores agravantes se incluyen irritantes y alérgenos de contacto, transpiración, calor excesivo, fibras bastas (como lana), vestidos ajustados, aire seco y frío, y estrés emocional.
- Se discute el papel del ácaro del polvo y las alergias alimentarias en los casos de eccema atópico infantil grave.
- En la mayoría de los niños, la intensidad de la dermatitis atópica disminuye hacia la pubertad. La mayor parte de los niños superan la dermatitis atópica, pero algunos desarrollan enfermedad recidivante crónica, sobre todo de los párpados y las manos, y dermatitis retroauricular.
- La dermatitis atópica parece ser resultado de un círculo vicioso de dermatitis asociada con activación de las células T, hiperestimulación de las células de Langerhans, defecto de la inmunidad mediada por células, y producción excesiva de inmunoglobulinas por las células B.

Hallazgos cutáneos

- La inflamación atópica comienza con frecuencia de forma brusca, con eritema y prurito intenso.
- Las lesiones típicas son pápulas pruriginosas rojas, manchas de eritema y descamación.
- Las lesiones agudas pueden ser exudativas y vesiculares; las lesiones subagudas son escamosas y costrosas, y las lesiones crónicas son con frecuencia de color rojo mate, liquenificadas y muy pruriginosas.
- La distribución de la dermatitis varía con la edad.

Primera infancia (desde 2 meses hasta 2 años)

- La dermatitis atópica aparece en las mejillas, el área perioral y el cuero cabelludo.
- Se afectan con frecuencia las superficies de extensión de los pies y los codos.
- Las lesiones son muchas veces exudativas y húmedas.

Niñez (2-12 años)

- Es típica la afectación de las flexuras (fosas antecubitales y poplíteas, cuello, muñecas y tobillos).
- El rascado y la cronicidad conducen a liquenificación.

Fase adulta (más de 12 años)

- Es común la afectación de las flexuras.
- La dermatitis de las manos puede constituir la única manifestación.
- La dermatitis de los párpados superiores es otro signo frecuente.
- La dermatitis atópica puede ser difusa y focal, con distribución por todo el cuerpo.

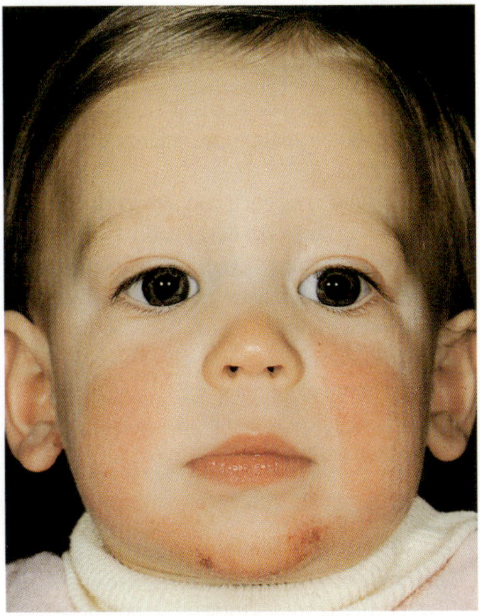

Aspecto común en los niños con eritema y descamación limitados a las mejillas, mientras que respetan el área perioral y paranasal.

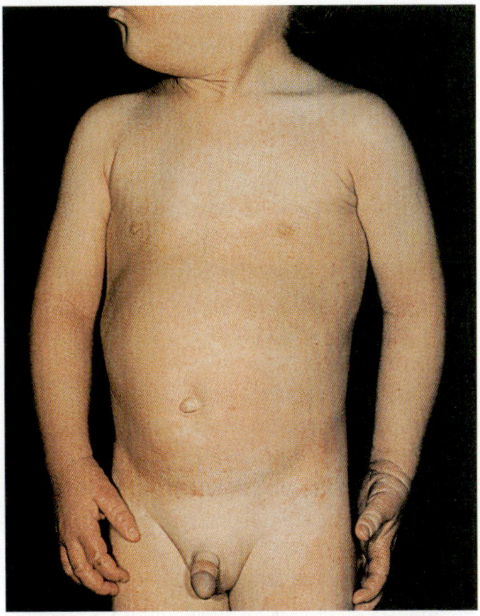

La dermatitis atópica infantil generalizada respeta el área del pañal, cuya piel permanece hidratada y protegida del rascado.

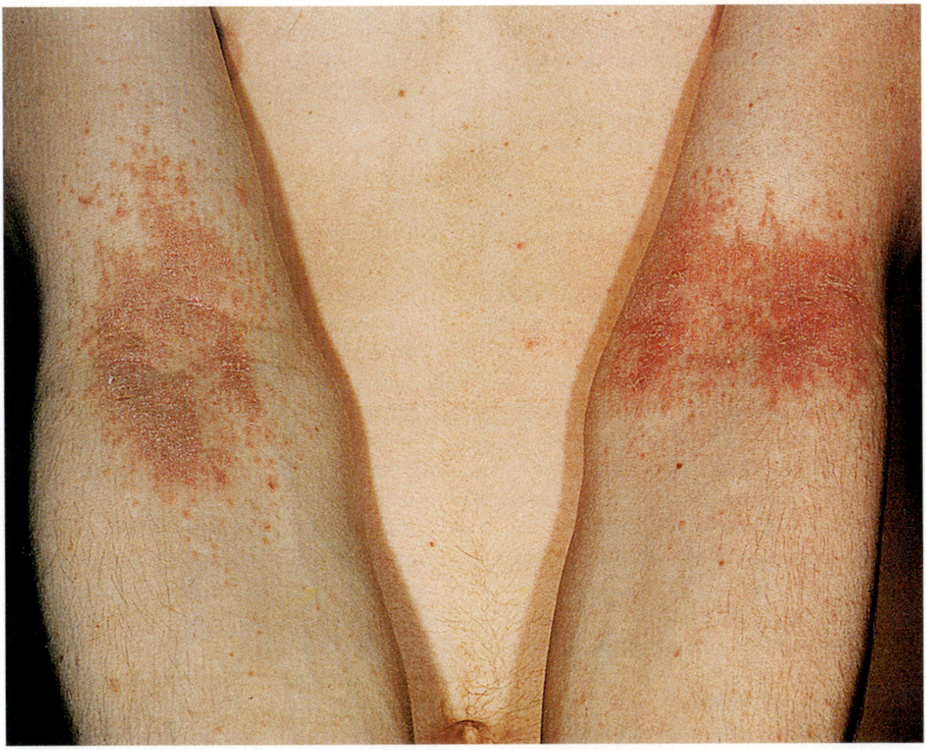

Aspecto clásico de pápulas confluentes que forman placas en la fosa antecubital.

- Los signos asociados pueden comprender piel seca, ictiosis vulgar y queratosis pilar.

Complicaciones

- Las lesiones son colonizadas con frecuencia por *Staphylococcus aureus*; es frecuente la infección secundaria, que origina otra agudización de la dermatitis o su persistencia.
- Es frecuente la susceptibilidad aumentada a las infecciones víricas (herpes simple, *Molluscum contagiosum* e infecciones micóticas de la piel).
- La inflamación previa puede seguirse de hipopigmentación o hiperpigmentación.
- Los problemas emocionales y conductuales parecen ser frecuentes en los niños con enfermedad entre moderada e intensa.

Hallazgos extracutáneos

- Muchas veces existen antecedentes personales o familiares de asma, fiebre del heno o rinitis estacional.

Pruebas de laboratorio

- En general no se realizan pruebas de laboratorio.
- Si se sospecha infección añadida, se pueden hacer cultivos y pruebas de sensibilidad con muestras tomadas de lesiones costrosas o exudativas.
- La inmunoglobulina E está aumentada (más de 200 UI/ml) en alrededor del 80-90% de los pacientes.
- La incidencia de eosinofilia guarda una relación aproximada con la actividad de la enfermedad.
- Las pruebas de alergia, las pruebas dietéticas y la manipulación del medio ambiente o la dieta suelen carecer de utilidad.
- Se debe considerar la conveniencia de pruebas epicutáneas si cambia el patrón de dermatitis, o si las lesiones se convierten en más resistentes al tratamiento.
- Los niños con dermatitis atópica intensa pueden sufrir alergias alimentarias. La evaluación y la eliminación de los alimentos sospechosos bajo supervisión médica pueden ser útiles en algunos casos. La alergia alimentaria es rara en los adultos con eccema atópico.

Diagnóstico diferencial

- Dermatitis de contacto (irritativa o alérgica).
- Eccema numular y dermatitis seborreica.
- Sarna (considere esta posibilidad en la enfermedad eccematosa de comienzo reciente).
- Linfoma cutáneo de células T (considérelo sobre todo en adultos con enfermedad refractaria).
- Tiña (es útil el examen con hidróxido potásico del material descamado).
- Procesos incomunes: anomalías congénitas, trastornos metabólicos (deficiencia de cinc), deficiencias inmunológicas (síndrome de Wiskott-Aldrich, síndrome de hiperinmunoglobulinemia E, inmunodeficiencia combinada grave, síndrome de Netherton).

Tratamiento

- La inflamación y la infección deben controlarse o eliminarse.
- Los corticosteroides tópicos de potencia apropiada para la edad del paciente y el área afecta se aplican dos veces al día en la piel inflamada durante 10-21 días.
- Moduladores inmunológicos tópicos: pomada de tacrolimus al 0,03% para los niños de 2-15 años, y al 0,03% o el 0,1% para los adultos, o crema de pimecrolimus al 1% dos veces al día, son efectivos para el tratamiento a corto plazo y para la terapia prolongada intermitente. Su empleo permite evitar los efectos adversos asociados con el uso prolongado de esteroides tópicos. Son especialmente útiles para la dermatitis atópica de la cara, los párpados o las zonas con afectación limitada.
- Los antibióticos orales, como la dicloxacilina y la cefalexina, se emplean contra la infección secundaria. La crema de mupirocina tópica dos veces al día durante 5 días puede ser útil en los casos con infección limitada.
- Para las lesiones agudas y las agudizaciones graves se aplican apósitos humedecidos en solución de Burrow durante 20 minutos dos o tres veces al día, seguidos de la aplicación de un esteroide tópico.
- Si las lesiones se convierten bruscamente en muy dolorosas y con ulceraciones pequeñas, considere la posibilidad de eccema atópico complicado con herpes simple (eccema herpético).
- La barrera cutánea debe restaurarse y conservarse.
- Se deben usar emolientes suaves como la vaselina. Un hidratante espeso y simple sin

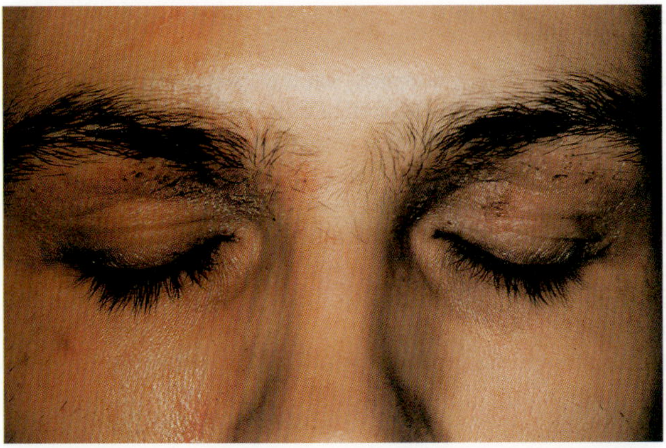

Dermatitis atópica de los párpados superiores, un área frotada frecuentemente con el dorso de la mano.

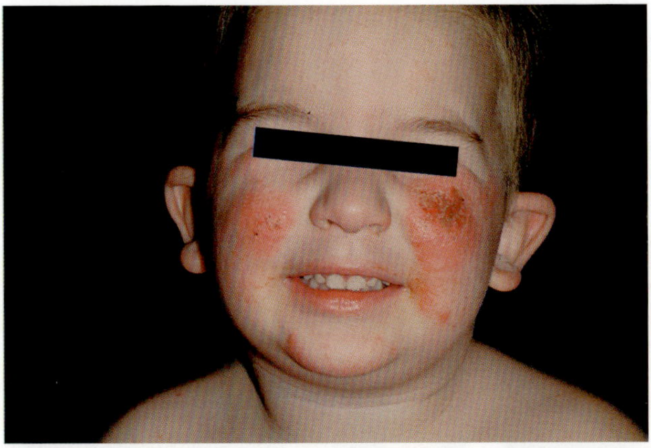

El eritema y descamación de las mejillas es una de las presentaciones más comunes de la dermatitis atópica de los lactantes. Las costras sugieren infección por estafilococos.

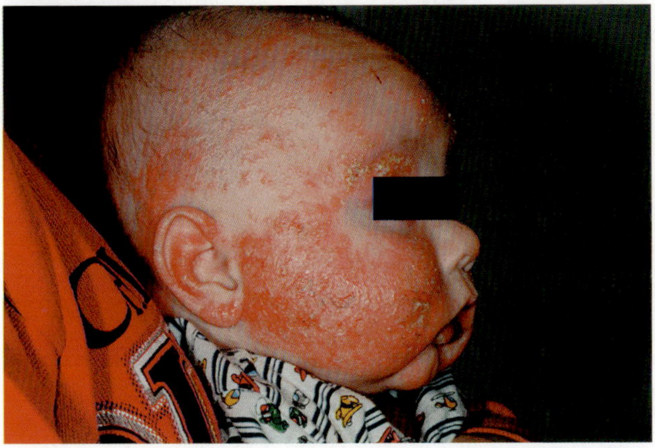

La madre temía usar esteroides tópicos. El lavado y el rascado hicieron que la inflamación se extendiese sobre un área amplia. Los antibióticos orales contra los estafilococos, seguidos de la aplicación de una pomada de esteroide del grupo VI, resolvieron el eccema. Se utiliza crema de pimecrolimus para prevenir la recidiva.

perfumes ni conservantes causantes de sensibilización es ideal, y se debe preferir a las lociones o cremas de uso común.
- Los factores agravantes deben eliminarse o controlarse.
- Se debe evitar la sudoración excesiva, que causa irritación cutánea.
- Son preferibles las prendas de vestir ligeras y suaves de algodón; se deben evitar la lana y otras fibras gruesas.
- El ambiente debe ser fresco y bien ventilado.
- Las técnicas para reducción del estrés pueden resultar útiles.
- Se debe controlar el prurito.
- Los antihistamínicos orales con efectos sedantes (difenhidramina, hidroxizina y doxepina) son útiles, sobre todo por la noche para permitir un sueño más reparador).
- La enfermedad refractaria e intensa requiere consulta con el dermatólogo.

Dermatitis atópica grave

- Un ciclo *breve* de corticosteroides orales puede interrumpir el círculo vicioso de la inflamación.
- La pomada de tacrolimus y la crema de pimecrolimus son efectivas cuando se aplican dos veces al día, pero su acción es menos rápida que la de los esteroides tópicos.

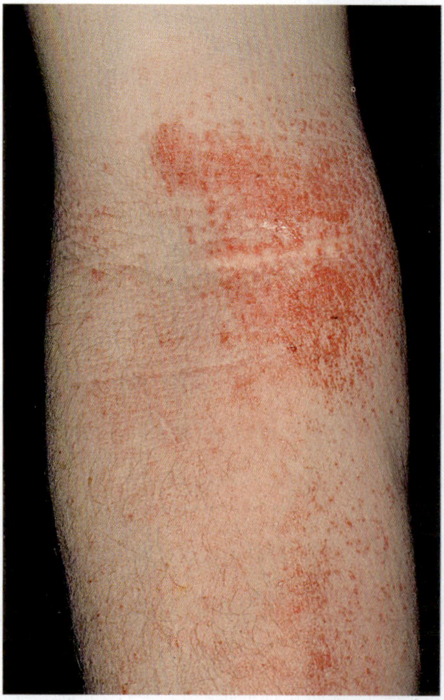

Las pápulas y la liquenificación son características de la dermatitis atópica. El rascado ha extendido la erupción más allá de la fosa antecubital.

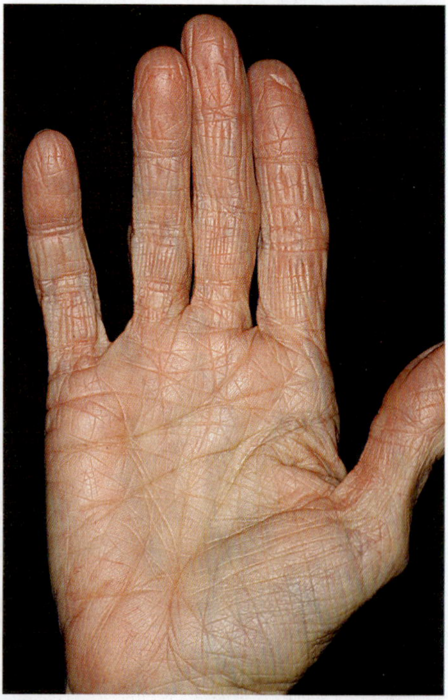

La acentuación de los pliegues cutáneos en las palmas de las manos (hiperpliegues lineales) es un signo distintivo de la diátesis atópica.

- Considere la hospitalización para reposo, control del medio ambiente y reducción del estrés, y la aplicación de apósitos húmedos dos veces al día, seguidos de un esteroide tópico de potencia media.
- Se puede aplicar un esteroide tópico de potencia media bajo oclusión con vinilo 2 horas dos veces al día durante 1-2 semanas.
- La fototerapia incluye luz ultravioleta B de banda ancha o de banda estrecha, y psoraleno más luz ultravioleta A.
- Otras opciones terapéuticas inmunomoduladoras para el eccema atópico refractario grave comprenden ciclosporina oral, azatioprina, dosis bajas de metotrexato e interferón gamma.

Claves clínicas

- Controle los factores medioambientales que agravan el proceso.
- Consiga el cumplimiento del paciente, a base de soporte, empatía y saber escuchar. Programe visitas de seguimiento —aunque sólo sea para proporcionar soporte—.
- Sea específico en sus recomendaciones de tratamiento.

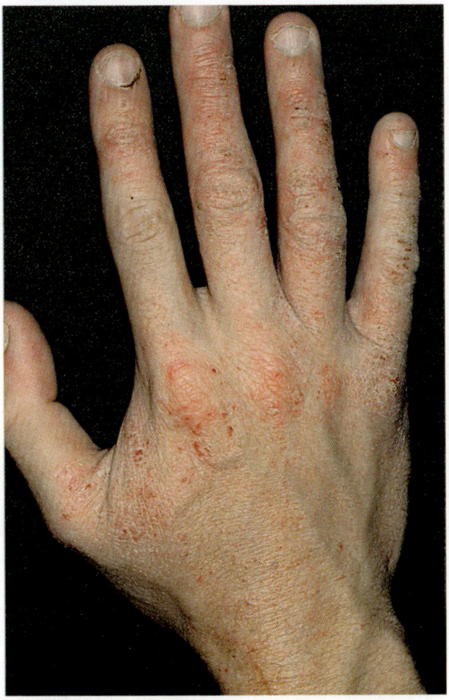

La inflamación eccematosa en el dorso de las manos representa una manifestación común de la dermatitis atópica en los adultos. Las personas atópicas muestran más tendencia al desarrollo de inflamación con la exposición a irritantes y ciclos repetidos de mojadura y secado.

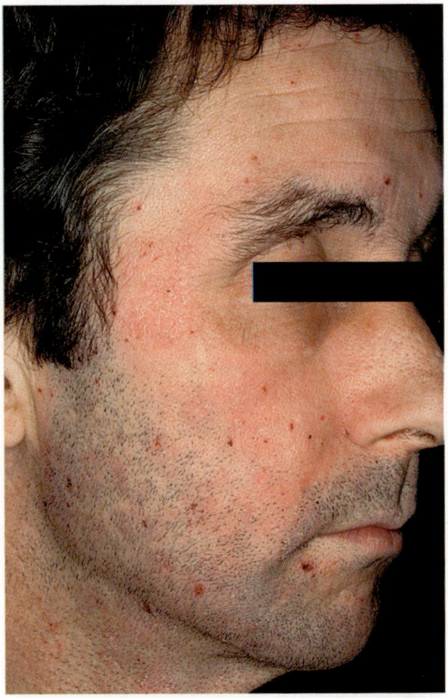

La dermatitis atópica puede ser crónica y debilitante. La inflamación ha persistido durante meses con frotado y rascado constantes. La infección de bajo grado interfiere con el tratamiento.

Ictiosis vulgar autosómica dominante

Descripción

- La ictiosis vulgar autosómica dominante es un trastorno de la queratinización caracterizado por escamas secas rectangulares, que recuerdan a un pavimento de losetas; las escamas son más prominentes en las superficies de extensión de las extremidades.
- Se asocia con diátesis atópica en el 50% de los casos.

Historia clínica

- Las manifestaciones comienzan en la niñez temprana o media.
- El trastorno puede mejorar con la edad o persistir durante toda la vida.
- Las escamas son más notables y con frecuencia pruriginosas en invierno, cuando la humedad ambiental es baja.
- La ictiosis vulgar se hereda con carácter autosómico dominante; afecta a 1 de cada 300 individuos.
- Desde el punto de vista clínico se puede confundir con la ictiosis ligada al cromosoma X.

Hallazgos cutáneos

- Las anomalías son con frecuencia leves.
- Aparecen escamas secas, pequeñas y rectangulares en las superficies de extensión de las extremidades.
- La afectación suele ser más notable en las extremidades inferiores, sobre todo en las regiones pretibiales.
- La piel afecta tiene el aspecto de un pavimento de losetas o de escamas de pescado.
- Es característica la falta de afectación de las superficies de flexión.
- La ictiosis suele ser asintomática, aunque puede cursar con prurito o formación de grietas en invierno.
- Los pliegues palmares pueden estar acentuados.
- También puede existir queratosis pilar.
- El proceso rara vez afecta a toda la superficie cutánea.
- La descamación de la piel se debe al desprendimiento de escamas retenidas, y no a proliferación aumentada.
- El trastorno se puede deber a un defecto en la síntesis de las proteínas epidérmicas profilagrina y filagrina.

Pruebas de laboratorio

- En general no son necesarias pruebas de laboratorio, a menos que se plantee la duda con la ictiosis ligada al cromosoma X.
- La biopsia cutánea se practica rara vez; cuando se realiza, muestra disminución o ausencia de la capa granulosa en un subconjunto de pacientes con ictiosis.

Diagnóstico diferencial

- Piel seca.
- Ictiosis adquirida (comienzo más súbito y tardío, con afectación generalizada como manifestación de alguna enfermedad sistémica: infección por el virus de la inmunodeficiencia humana, neoplasias malignas, efecto secundario de fármacos, enfermedad autoinmune, y enfermedad del injerto contra el huésped crónica en pacientes con trasplante de médula ósea).
- Ictiosis ligada al cromosoma X (los hombres afectos presentan deficiencia de la actividad esteroide sulfatasa; las escamas son grandes y de color pardo sucio; se pueden afectar las flexuras, aunque en general están respetadas; se realiza una prueba de hibridación in situ con fluorescencia en los fibroblastos, los queratinocitos y los linfocitos; la prueba tiene buena sensibilidad para identificar la ictiosis ligada al cromosoma X).

Tratamiento

- La ictiosis vulgar suele mejorar con la edad; es raro que se resuelva por completo.
- El aumento de la humedad y la temperatura ambientales suele conducir a resolución o mejoría de las lesiones.

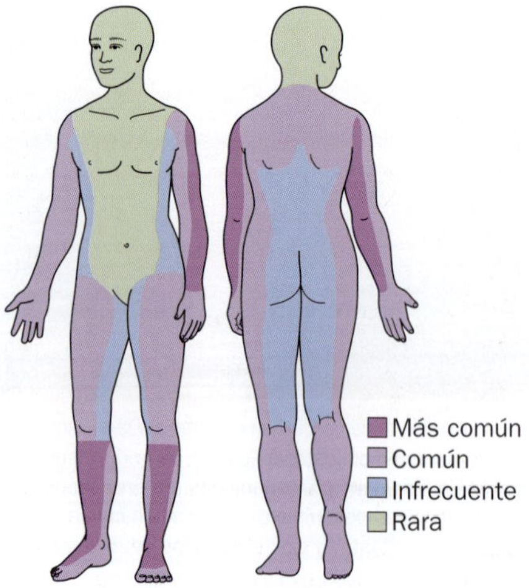

- La aplicación regular de crema o loción hidratante disminuye el prurito y mejora el aspecto de la piel.
- El momento óptimo para la aplicación del producto hidratante es inmediatamente después del baño, cuando la piel ha estado mojada.
- Los emolientes con ácido láctico, urea o hidroxiácidos alfa son útiles para combatir la sequedad y la descamación intensas.
- El lactato de amonio al 12% en forma de loción o crema es muy efectivo si se aplica diariamente.

Claves clínicas

- Los indicios para el diagnóstico diferencial de la ictiosis ligada al cromosoma X incluyen criptorquidia y una historia de retraso del parto. La mitad de los hombres afectos y de las mujeres portadoras presentan opacidades corneales en forma de coma.

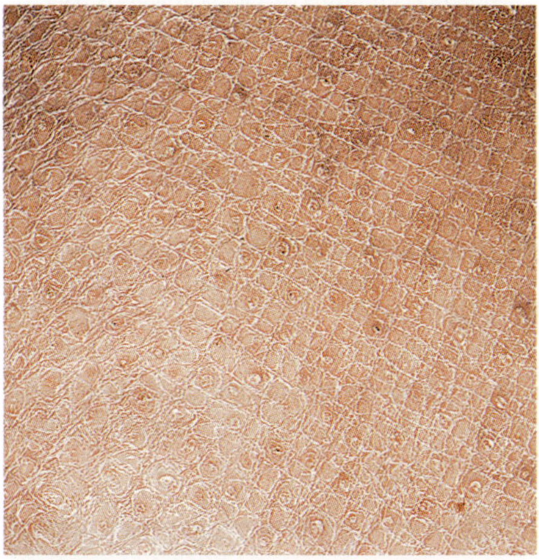

Ictiosis vulgar de herencia autosómica dominante. Cuadros blancos, translúcidos, en las superficies extensoras de los brazos y las piernas. Esta forma guarda una relación significativa con la atopia.

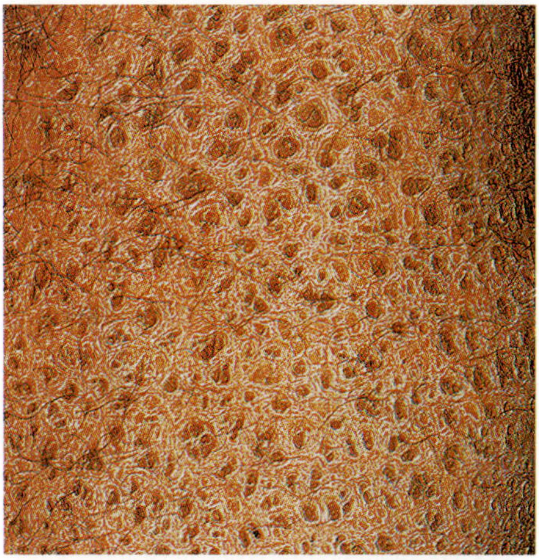

Ictiosis vulgar ligada al sexo. Sequedad de la piel durante los meses de verano, y formación de grandes escamas cuadrangulares pardas durante los meses secos del invierno.

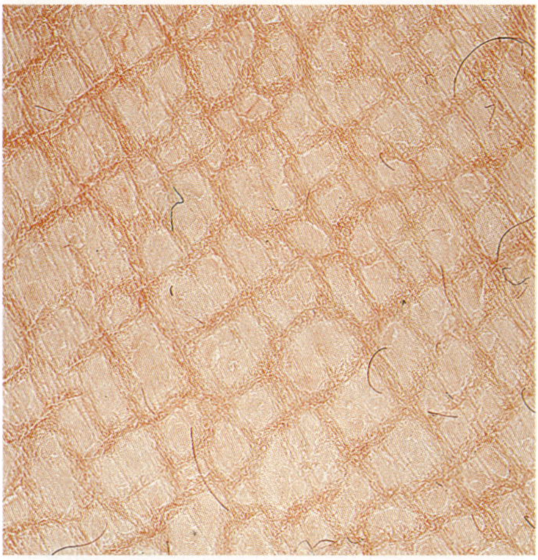

La ictiosis de herencia autosómica dominante es un trastorno de la queratinización, caracterizado por el desarrollo de escamas rectangulares secas. La piel de las porciones inferiores de las piernas de este paciente muestra signos de ictiosis y eccema asteatósico.

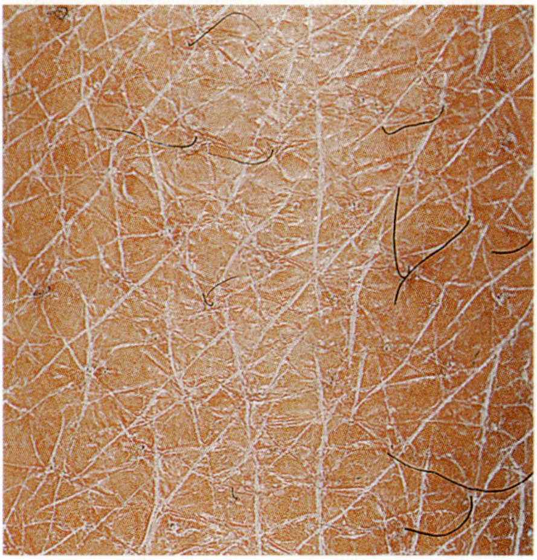

Este paciente muestra una sequedad intensa de la piel, que se ha agrietado y recuerda a la ictiosis.

Queratosis pilar

Descripción

- La queratosis pilar consiste en pápulas descamativas, con base en los folículos, diminutas, monomorfas y rugosas, más comunes en las superficies posterolaterales de los brazos, pero en ocasiones con distribución más amplia, que incluye las superficies anteriores y laterales de los muslos y las nalgas.
- Se debe a taponamiento folicular leve e inflamación perifolicular.

Historia clínica

- La queratosis pilar es común en los niños pequeños, y su incidencia alcanza un máximo en la adolescencia.
- Probablemente sea más frecuente en los individuos atópicos.
- Suele ser asintomática, pero se puede acompañar de algún prurito.
- El paciente suele solicitar tratamiento por razones cosméticas.
- El patrón difuso adulto inusual persiste por tiempo indefinido.

Hallazgos cutáneos

- Pápulas foliculares pequeñas puntiformes y en ocasiones pústulas que persisten en las mismas áreas durante años.
- Aparece un halo rojizo en la periferia de la pápula queratósica.
- La piel se nota rugosa, como papel de lija.
- Las lesiones son más comunes en las regiones posterolaterales de los brazos y las superficies anteriores y laterales de los muslos. En ocasiones el trastorno es generalizado, y aparecen lesiones en el tronco, las superficies de extensión de los brazos y las piernas.

Pruebas de laboratorio

- No son necesarias las pruebas de laboratorio.

Diagnóstico diferencial

- Acné (las lesiones faciales se pueden confundir con las de acné; el tamaño pequeño uniforme y la asociación con piel seca y agrietada permiten diferenciar la queratosis pilar del acné pustuloso).

Tratamiento

- Muchos pacientes solicitan tratamiento por razones cosméticas, puesto que las lesiones suelen ser asintomáticas.
- Es frecuente que la queratosis pilar mejore o se resuelva al llegar a la edad adulta.
- El rascado, el uso de prendas ajustadas o la aplicación de productos abrasivos pueden agravar el proceso.
- La tretinoína tópica puede inducir una mejoría temporal, pero muchas veces produce irritación inaceptable.
- La crema o la loción de lactato de amonio al 12% aplicadas dos veces al día pueden disminuir la rugosidad y mejorar el aspecto.
- Se pueden usar esteroides tópicos de baja potencia en forma de ciclos limitados para mejorar temporalmente el enrojecimiento, pero no se deben emplear a largo plazo.
- El diagnóstico correcto de la queratosis pilar permite evitar tratamientos inapropiados.

Claves clínicas

- La queratosis pilar es común en la cara de los niños y muchas veces se confunde con el acné.
- El tratamiento se suele solicitar a causa de la localización típicamente visible de las

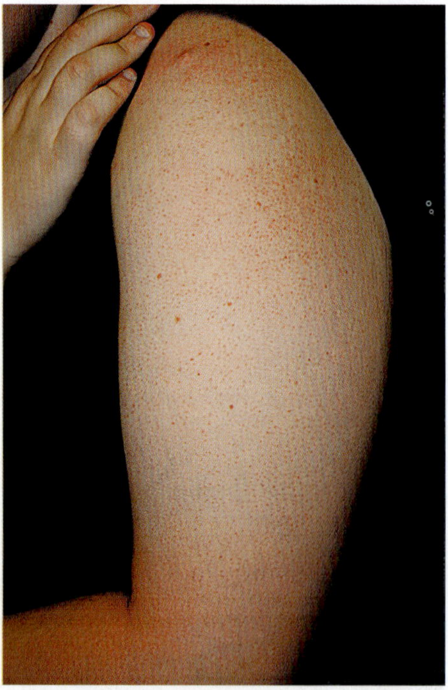

La porción superior del brazo es la localización más común para identificar la queratosis pilar. Esta erupción es inusualmente extensa.

lesiones en la superficie de extensión de la porción superior de los brazos y los muslos. Por lo demás el proceso es en general asintomático.

- La aplicación diaria de un emoliente puede mejorar el aspecto y la inflamación de la queratosis pilar, más notables en los meses de invierno.

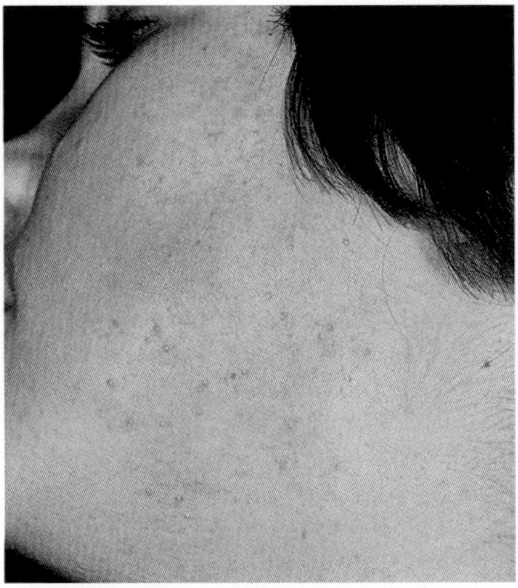

La queratosis pilar es común en la cara de los niños, y se confunde muchas veces con acné.

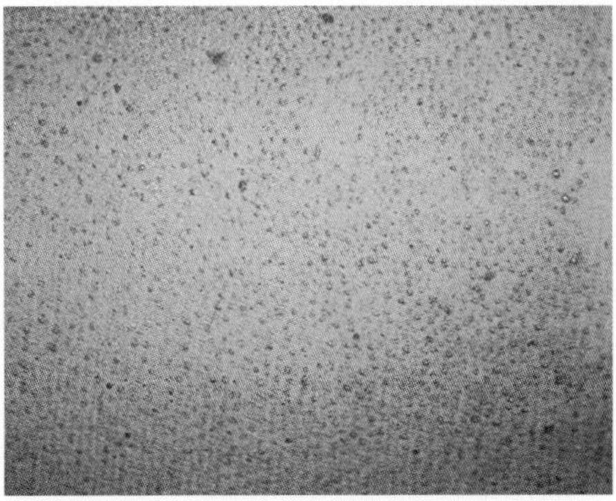

La queratosis pilar que se presenta con un halo rojo profundo tiende a ser generalizada y dura hasta la edad adulta.

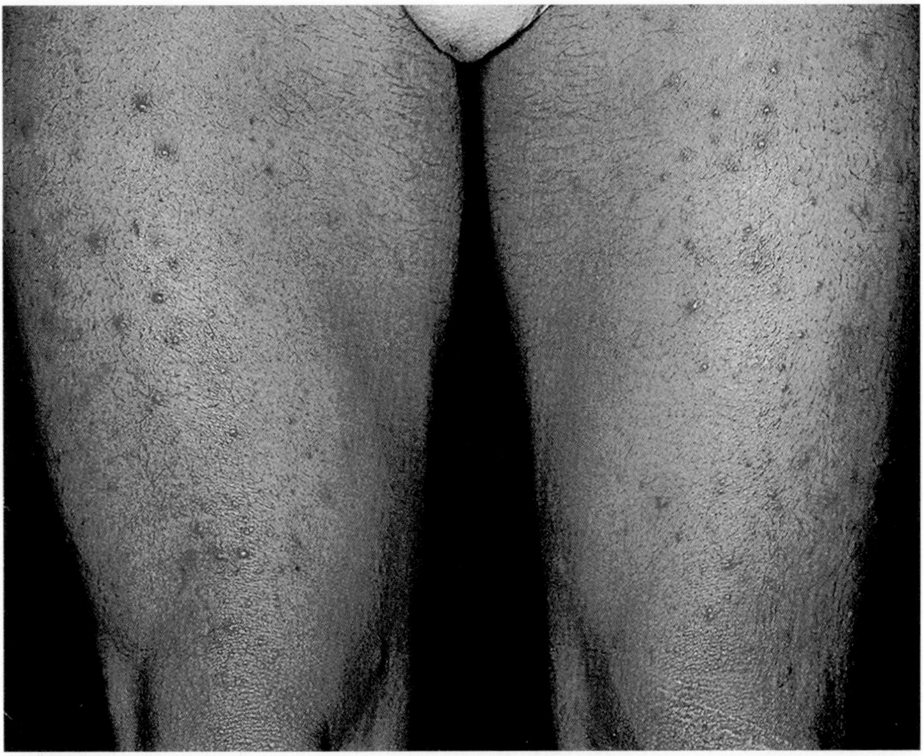

Lesiones infectadas con distribución uniforme. La foliculitis bacteriana típica tiene una distribución aleatoria.

Pitiriasis alba

Descripción

- Manchas con descamación fina, ligeramente elevadas, hipopigmentadas y asintomáticas, con bordes mal delimitados, localizadas típicamente en las mejillas.
- La pitiriasis alba puede afectar a las mejillas, la superficie lateral superior de los brazos y los muslos; es más frecuente en los niños pequeños, y se suele resolver al principio de la edad adulta.

Historia clínica

- La pitiriasis alba es asintomática.
- Se afectan los niños y los adultos jóvenes.
- No existen antecedentes de exantema, traumatismo o inflamación.
- Los individuos afectos son con frecuencia atópicos.
- La pérdida de pigmento suele ser más notable y antiestética en personas de piel oscura.

Hallazgos cutáneos

- Las máculas blanquecinas son redondas u ovales y de tamaño variable; en general miden 2-4 cm de diámetro.
- La inspección de cerca suele mostrar descamación superficial fina.
- Las lesiones son más comunes en las mejillas, las porciones superolaterales de los brazos y los muslos.
- La anomalía se hace más obvia en verano y en los individuos de piel más oscura, puesto que la piel afecta no se broncea.

Pruebas de laboratorio

- El examen con hidróxido de potasio de la descamación fina es negativo.

Diagnóstico diferencial

- Dermatitis eccematosa.
- Pitiriasis versicolor (rara en la cara).
- Vitíligo (demarcación más neta, frecuente sobre las articulaciones, simétrico y más generalizado).
- Leucodermia química.

Tratamiento

- En general no se recomienda ningún tratamiento, puesto que el proceso es benigno y se resuelve por sí solo. Puede ser útil la aplicación diaria de un emoliente.
- Se debe informar al paciente de que la pérdida de pigmento no será permanente.
- La hipopigmentación suele desaparecer con el paso del tiempo.
- La hidrocortisona al 1% en forma de crema o pomada aplicada durante tiempo limitado (pocas semanas) en la piel afecta, puede ayudar a los pacientes más preocupados por la irregularidad de la pigmentación.

Claves clínicas

- Las manchas redondas hipopigmentadas son un hallazgo común en la cara de los niños atópicos.
- Las placas hipopigmentadas superficiales se convierten en escamosas e inflamadas a lo largo de los meses secos de invierno.
- La información tranquilizadora es el tratamiento mejor y menos peligroso.

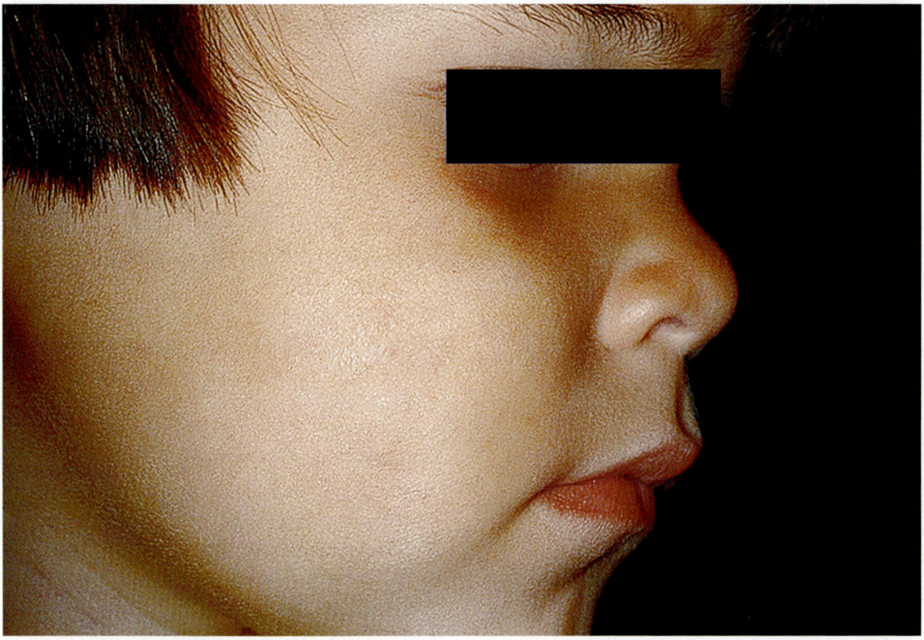

La pitiriasis alba de la cara es un signo común. A los padres les preocupa el aspecto cosmético. Se tranquilizan al ser informados de que las manchas blancas desaparecen con el tiempo.

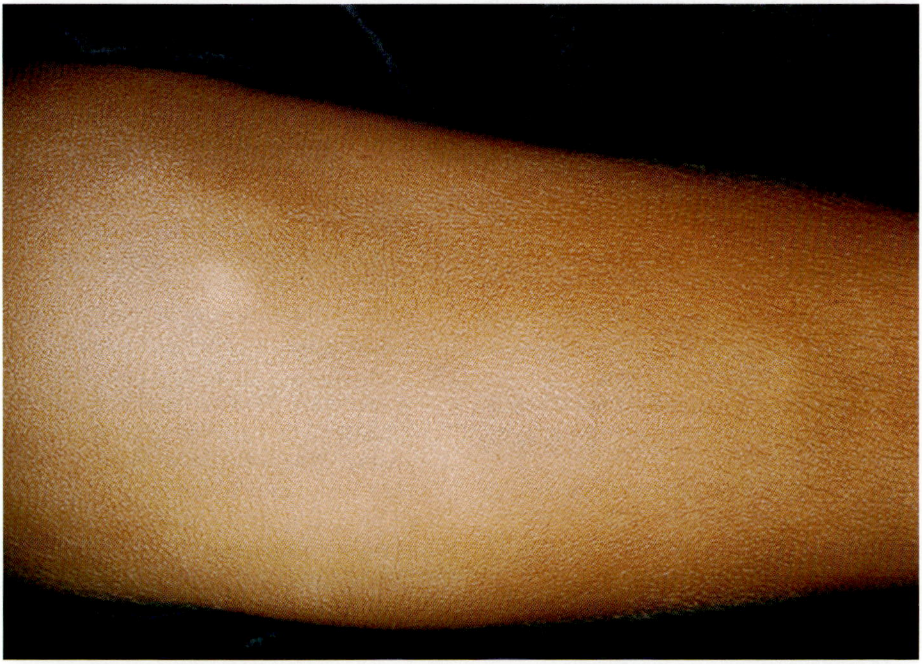

Pitiriasis alba. La pérdida de pigmento en los brazos se diagnostica erróneamente con frecuencia como pitiriasis versicolor o vitíligo. Tanto la pitiriasis versicolor como la pitiriasis alba se presentan con descamación fina. En la pitiriasis versicolor el examen con hidróxido potásico muestra grupos de células e hifas en gemación. La pitiriasis versicolor rara vez afecta a la cara.

3 Urticaria

Urticaria aguda (habones)

Descripción

- La urticaria se divide en dos formas, una aguda y otra crónica, de acuerdo con la duración de los habones.
- La urticaria aguda es un tipo de reacción distintiva, común y variablemente pruriginosa.
- La urticaria aguda, por definición, dura menos de 6 semanas, mientras que la urticaria crónica se prolonga más de 6 semanas.
- Las placas rojas, edematosas y transitorias, varían en tamaño y forma. Las lesiones individuales duran menos de 24 horas.

Historia clínica

- La urticaria aguda puede ocurrir a cualquier edad.
- Es más común en los individuos atópicos.
- La etiología es indeterminada en algunos casos.
- La liberación de histamina por alérgenos (p. ej., fármacos, alimentos, pólenes) está mediada por la inmunoglobulina E.
- Los habones son notoriamente pruriginosos.
- El prurito es más ligero en las formas más profundas de los habones (angioedema).

Hallazgos cutáneos

- Las placas son de color entre rosado y color carne, sin fóvea y edematosas.
- Las lesiones pueden ser uniformemente rojas, rosadas o de color carne, o aparecer rodeadas por un halo blanquecino o rojizo.
- Las lesiones varían de tamaño y son redondas u ovales; cuando confluyen se convierten en policíclicas.
- Las placas cambian de tamaño y forma mediante extensión periférica, migran y regresan.
- Se trata de un proceso dinámico; aparecen nuevas lesiones y se resuelven las antiguas.
- Rara vez se forman ampollas o lesiones purpúricas con tumefacción intensa.
- La distribución suele ser generalizada y aleatoria.
- Las lesiones lineales sugieren dermografismo (urticaria física).

Pruebas de laboratorio

- No existen estudios de uso habitual para el diagnóstico.
- La biopsia no suele ser necesaria para el diagnóstico de la urticaria aguda, pero se puede usar para evaluar la posibilidad de vasculitis urticarial.

Diagnóstico diferencial

- Vasculitis urticarial (lesiones dolorosas que duran más de 24 horas y se resuelven con alteraciones purpúricas).
- Toxicodermia.
- Exantema vírico.
- Picaduras (urticaria papular).
- Penfigoide ampolloso en un paciente anciano.
- Angioedema hereditario.

Tratamiento

- Se deben suspender todos los desencadenantes sospechosos (fármacos, alimentos y bebidas, inhalantes).
- En los casos típicos se administran inicialmente antihistamínicos; ese grupo incluye antagonistas del receptor de la histamina tipo 1 (bloqueantes H_1) como hidroxizina, 10-25 mg cada 4-6 horas. Los bloqueantes H_1 no sedantes son menos eficaces, pero resultan útiles para las horas diurnas (no producen somnolencia); este grupo comprende loratadina (comprimidos de 10 mg), cetirizina (5 y 10 mg) y fexofenadina (60 y 180 mg).
- La prednisona (p. ej., 60 mg durante 2 días, 40 mg durante 5 días y después 20 mg durante 7 días) se puede administrar de forma periódica, y se puede usar cuando los antihistamínicos no consiguen controlar el cuadro.
- En los casos graves con lesiones extensas se emplea la adrenalina.
- En general, es aconsejable un ambiente físico y emocional tranquilo.
- Se pueden aconsejar baños refrescantes.
- Se debe evitar la ducha con agua muy caliente, que tiende a empeorar el prurito.
- Los corticoides tópicos suelen carecer de utilidad.

Claves clínicas

- Las lesiones pueden aparecer en cualquier parte de la superficie cutánea, incluyendo las palmas de las manos y las plantas de los pies. Estas lesiones pueden tener un centro claro, y la piel adyacente muestra enrojecimiento difuso y tumefacción ligera.
- No en todos los casos se puede descubrir la etiología.
- Por definición, la urticaria aguda se resuelve antes de 6 semanas, con o sin tratamiento.

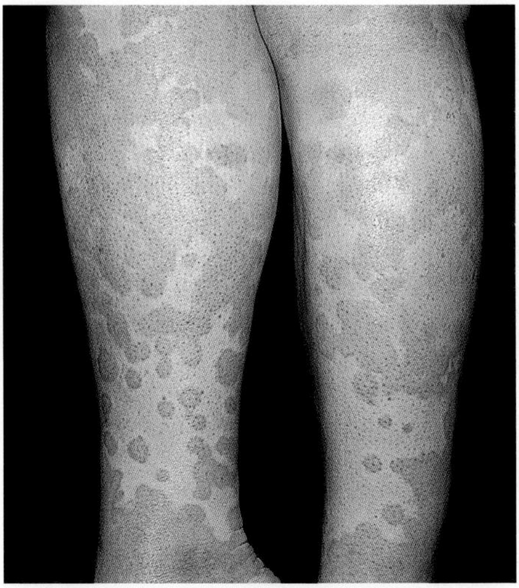

Las placas rojas, edematosas, elevadas y bien circunscritas afectan a la porción superficial de la dermis. El prurito es de intensidad variable. La cantidad de lesiones puede oscilar entre unas pocas y numerosas, y su configuración también es variable.

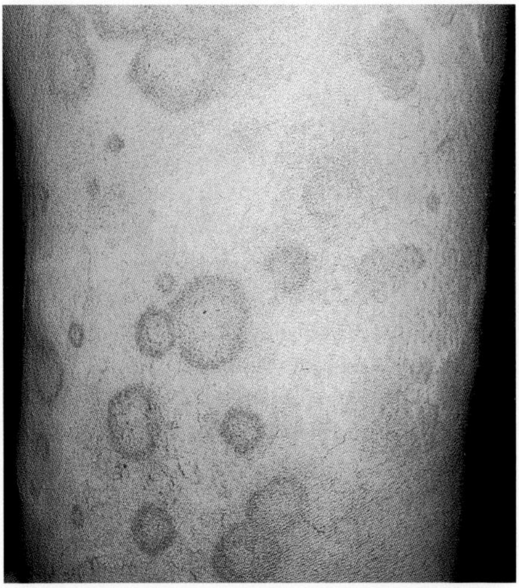

En la mayoría de los pacientes la urticaria cede espontáneamente en menos de 14 días. En alrededor del 5% de los casos persiste durante meses e incluso años. Estas lesiones tienen un centro claro, y la piel adyacente muestra enrojecimiento difuso y menos tumefacción.

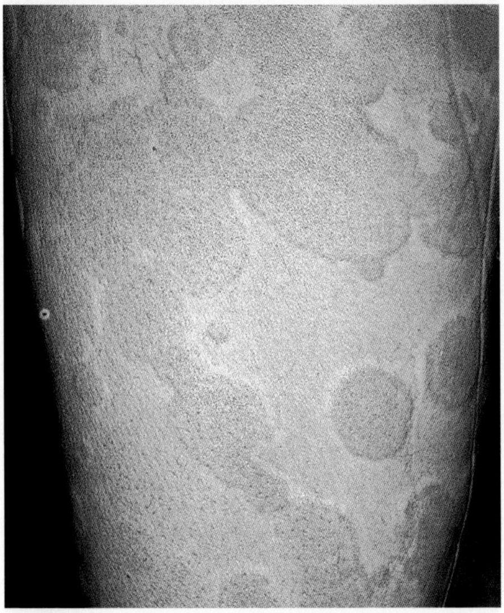

Las lesiones pueden aparecer en cualquier parte de la superficie cutánea, incluyendo las palmas de las manos y las plantas de los pies. Adoptan muchas formas y duran entre 12 y 24 horas. La presentación más característica es una placa roja y elevada, rodeada por un ligero halo blanquecino. Al confluir se convierten en policíclicas.

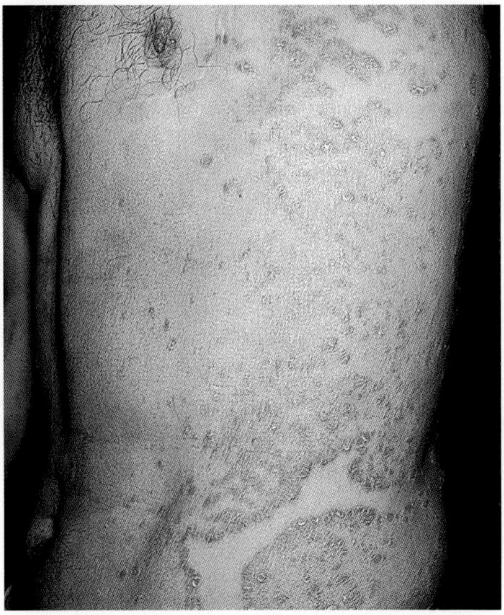

Las placas se han hecho confluentes en el tronco.

Urticaria crónica (habones)

Descripción

- La urticaria crónica se define por una duración de los habones superior a 6 semanas.

Historia clínica

- La causa sólo se descubre en el 5-20% de los casos.
- Se afectan personas de todas las edades y de todo el mundo, pero la incidencia es más alta en los adultos jóvenes.
- La urticaria crónica suele diagnosticarse con facilidad, pero su tratamiento plantea un problema importante.
- El curso de la enfermedad es impredecible, y se puede prolongar durante meses o años.
- Se deben investigar las cinco «I»:
  - Ingestión (común): alimentos, aditivos y fármacos como antibióticos y otros medicamentos relativamente nuevos para el paciente.
  - Inhalación: polvo, plumas, polen.
  - Inyección: fármacos, picaduras, mordeduras.
  - Infección: bacterias, virus, hongos, parásitos.
  - Enfermedades internas: infecciones crónicas, enfermedad tiroidea, lupus eritematoso.

Hallazgos cutáneos

- Habones o placas de color entre rosado y rojo, policíclicos o anulares, edematosos y migratorios.
- El tamaño varía desde sólo unos milímetros hasta muchos centímetros.
- Las placas pueden confluir, adquirir un contorno policíclico y cambiar de tamaño y forma con el transcurso del tiempo.
- Las lesiones individuales se resuelven en cuestión de 24 horas, al mismo tiempo que aparecen otras nuevas.

Pruebas de laboratorio

- Si la causa no está clara después de la anamnesis y la exploración física, las pruebas de laboratorio rara vez son útiles.
- Entre las pruebas con posible utilidad se incluyen hemograma completo, radiografía de senos para evaluar la posibilidad de sinusitis, radiografías odontológicas en busca de posibles focos de infección, prueba rápida para estreptococos o cultivo de exudado faríngeo, y determinación de TSH y anticuerpos antimicrosomales para tiroiditis autoinmune.

Diagnóstico diferencial

- Urticaria física.
- Eritema multiforme.
- Vasculitis urticarial.
- Penfigoide ampolloso.

Tratamiento

- Inicialmente se prescriben antihistamínicos.
- Se puede administrar hidroxizina, 10-25 mg cada 4 horas, hasta 100 mg cada 4 horas si es necesario. La hidroxizina causa sedación.
- Los antihistamínicos no sedantes se pueden emplear durante el día. Entre ellos se incluyen desloratadina (comprimidos de 5 mg), cetirizina (5 y 10 mg) y fexofenadina (60 y 180 mg).
- Los antagonistas del receptor de histamina tipo 1 (bloqueantes H_1) se pueden combinar con antagonistas tipo 2 (bloqueantes H_2), como la cimetidina, 400 mg dos veces al día, o ranitidina, 150 mg dos veces al día.
- Los glucocorticoides orales representan fármacos de segunda línea para los habones; sin embargo, su uso para la urticaria crónica es discutible y a veces perjudicial.

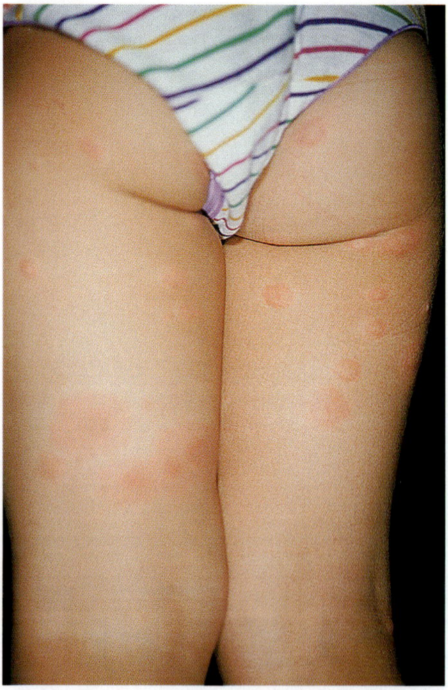

La urticaria es común y ocurre en hasta el 25-50% de la población. Se afectan personas de todas las edades, pero la incidencia más alta se encuentra en adultos jóvenes.

- Se puede ensayar el tratamiento antibiótico empírico si se sospecha una infección oculta, como un absceso dental.
- A pesar del tratamiento intensivo, muchos casos de urticaria crónica persisten indefinidamente.

Claves clínicas

- Las lesiones urticariales individuales son recurrentes, migratorias y pruriginosas, pero tienden a resolverse en un período de 24 horas, mientras aparecen nuevas lesiones.
- La vasculitis urticarial es una enfermedad sistémica quizá relacionada con el lupus eritematoso, que imita a la urticaria crónica, pero difiere de ellas en que deja manchas purpúricas. El diagnóstico se establece mediante biopsia.
- El penfigoide ampolloso precoz se puede presentar con placas urticariales, antes de formarse las ampollas.

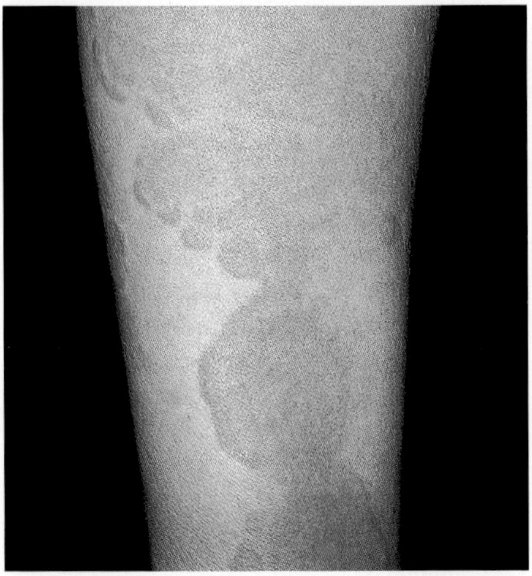

Las lesiones pueden confluir y en ocasiones llegan a cubrir una extremidad completa.

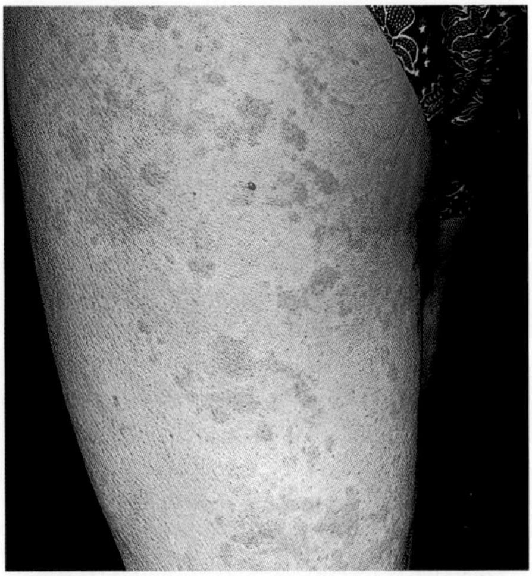

Es posible la reabsorción de parte del borde, lo que proporciona el aspecto de anillos incompletos. En los habones superficiales se suele apreciar una variación del color. Las placas más gruesas tienen un color uniforme.

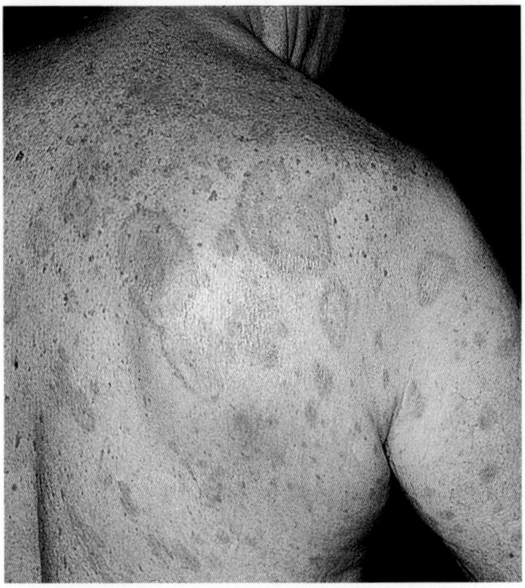

La presentación es muy variable. En este caso las lesiones recuerdan a las dianas del eritema multiforme.

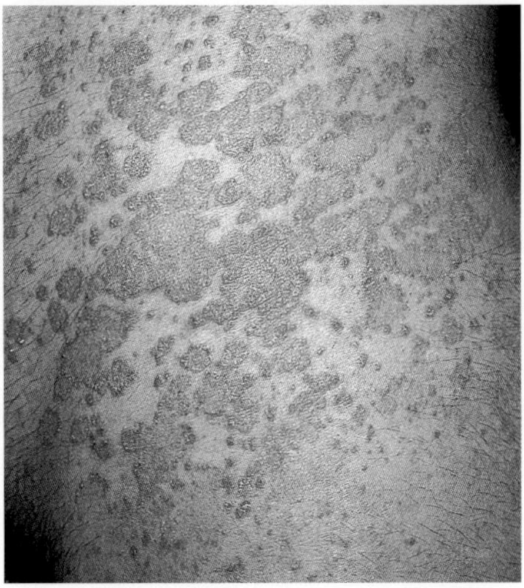

Algunos pacientes con afectación extensa desarrollan síntomas sistémicos como disnea, sibilancias, náuseas, dolor abdominal, diarrea y cefalea.

Urticaria física

Descripción

- La urticaria física se caracteriza por un episodio breve de urticaria, inducido por estímulos físicos, como rascado, presión, vibración, calor, frío o luz ultravioleta.

Historia clínica

- La principal característica distintiva es la duración breve y el curso habitualmente autolimitado.
- La mayoría de estos episodios duran 1-6 horas.
- El dermografismo es la urticaria física más común. En este caso, los habones son producidos por roce y presión sobre la piel. El cuadro puede ser desencadenado por infecciones víricas, terapia antibiótica o trastorno emocional, aunque la causa no se suele aclarar.
- La urticaria por presión ocurre 4-6 horas después de un estímulo de presión, y puede durar entre 8 y 72 horas. Se produce tumefacción intensa, con sensación de ardor o dolor. Las manos, los pies, el tronco, las nalgas, los labios y el resto de la cara son zonas afectadas con frecuencia. Las lesiones son inducidas por la postura erecta, la marcha, el uso de prendas ajustadas o el permanecer sentado mucho tiempo sobre una superficie dura. El cuadro puede ser incapacitante para las personas que realizan trabajos manuales.
- La urticaria colinérgica es una variante que comienza entre 1 y 20 minutos después del calentamiento excesivo por ejercicio, exposición al calor o estrés emocional. Puede durar entre minutos y horas. El cuadro se encuentra en personas de 10 a 30 años de edad y tiende a ser crónico.
- La urticaria por frío aparece en respuesta a la caída brusca de la temperatura del aire o al contacto con agua fría. La anomalía comienza con frecuencia después de una infección, un tratamiento farmacológico o un episodio de estrés emocional. La edad de comienzo suele oscilar entre los 18 y los 25 años, y el curso puede ser crónico.
- En la urticaria solar, los habones aparecen minutos después de la exposición a la luz ultravioleta y desaparecen al cabo de aproximadamente 1 hora. La urticaria solar se puede deber a diversas longitudes de onda dentro de la gama ultravioleta. En la mayoría de los casos el trastorno es persistente.

Hallazgos cutáneos

- La aparición de habones lineales pruriginosos después del roce o el rascado define el dermografismo.
- La tumefacción intensa repetida en sitios de presión prolongada es un indicio para el diagnóstico de la urticaria por presión.
- Los habones anulares, papulares, de 2-4 mm de diámetro, rodeados por un enrojecimiento extenso, son característicos de la urticaria colinérgica.
- La urticaria por frío y la solar son similares a otras formas de urticaria en lo referente al aspecto clínico, y en general se diagnostican por la anamnesis.

Pruebas de laboratorio

El diagnóstico se suele sospechar por la exploración clínica y la anamnesis, y se confirma mediante alguna de varias pruebas simples que se pueden realizar en la consulta.

- Para el dermografismo o la urticaria física se arrastra con firmeza un depresor de lengua por el brazo o la espalda. La prueba es positiva si aparece un habón lineal al cabo de 1-3 minutos.
- En la urticaria por presión el diagnóstico se puede confirmar en general mediante la aplicación de presión localizada.
- En la urticaria colinérgica, el paciente corre sin desplazarse o pedalea en una bicicleta de ejercicio durante 10-15 minutos. Después se observa al paciente durante hasta 1 hora para detectar la posible aparición de habones papulares típicos.
- En la urticaria por frío los habones son inducidos mediante aplicación de una bolsa o un cubito de hielo sobre la piel durante 1-5 minutos.
- En la urticaria solar, las pruebas fotobiológicas con luz ultravioleta A, ultravioleta B y visible identifican las longitudes de onda responsables de los habones.

Diagnóstico diferencial

- La erupción polimorfa lumínica y el lupus eritematoso se pueden confundir con la urticaria solar. Aunque discutible, algunos autores creen que las tres entidades pueden estar relacionadas.

Tratamiento

- El dermografismo no suele requerir tratamiento. El dermografismo sintomático se trata con antihistamínicos (p. ej., hidroxizina); las dosis bajas (10-25 mg cada 4 horas) proporcionan un alivio adecuado. Los síntomas de muchos pacientes permanecen controlados con dosis muy bajas de hidroxizina. Pueden ser efectivos los antihistamínicos de acción prolongada no sedantes.
- Para la urticaria colinérgica se limita el ejercicio extenuante. Se puede administrar hidroxizina (10-50 mg) 1 hora antes del ejercicio.
- En la urticaria por frío, el paciente debe protegerse frente a la disminución brusca de la temperatura. La ciproheptadina es efectiva pero tiene efecto sedante. La dosis se ajusta para controlar los síntomas.
- En la urticaria solar se pueden emplear antihistamínicos, pero se deben recomendar filtros solares y evitación cuidadosa del sol. En algunos pacientes puede ser útil la luz ultravioleta a dosis pequeñas progresivas.

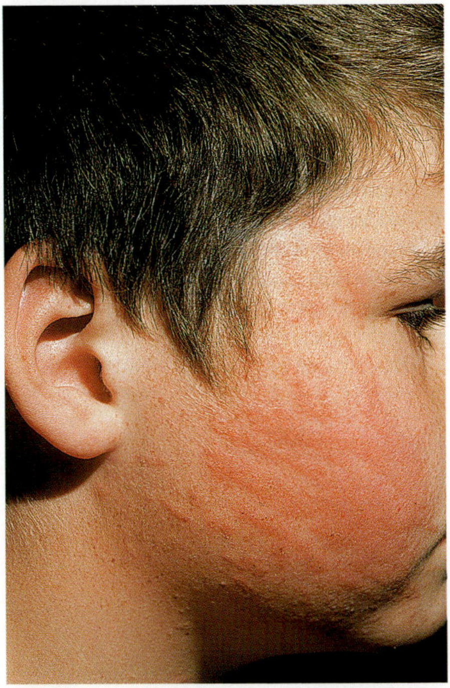

Dermografismo. El comienzo suele ser súbito; la anomalía es más común en individuos jóvenes. El grado de respuesta varía. Los sujetos jóvenes se pueden mostrar muy reactivos durante meses, y después parecen entrar en remisión, pero los síntomas recidivan más adelante.

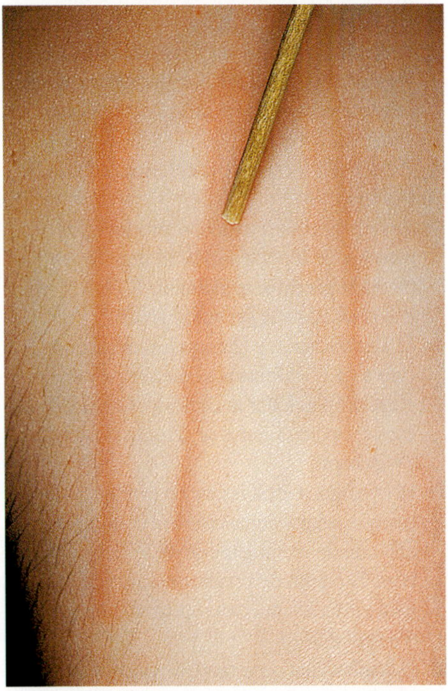

El dermografismo es la forma más común de urticaria física. El rascado produce un habón lineal que se desvanece a los 15-60 minutos. El prurito varía entre ligero e intenso. Se debe hacer una prueba de frotado en cualquier paciente que se queje de prurito y tumefacción al rascarse.

Angioedema

Descripción

- El angioedema es una tumefacción aguda o crónica similar al habón del tejido subcutáneo y las mucosas.

Historia clínica

- Los habones y el angioedema ocurren con frecuencia simultáneamente.
- La reacción más intensa (angioedema) produce una tumefacción más difusa.
- El prurito suele faltar, mientras que son típicos el ardor y la tumefacción dolorosa.
- Los labios, las palmas de las manos, las plantas de los pies, los miembros, el tronco y los genitales son las áreas afectadas con más frecuencia.
- La afectación de los tractos gastrointestinal y respiratorio produce disfagia, disnea, dolor cólico abdominal y episodios de vómitos y diarrea.
- Existen dos formas de la enfermedad: aguda y crónica.
- En el angioedema agudo se produce una reacción de hipersensibilidad inmediata tipo 1 mediada por inmunoglobulina E. La enfermedad suele ser autolimitada.
- La identificación y eliminación del agente causal (p. ej., fármacos, contraste radiológico) suele proporcionar la curación. La mayoría de esos episodios agudos se resuelven antes de 24-48 horas.
- La etiología se desconoce en la mayoría de los casos de angioedema crónico. La anomalía es más común en mujeres de 40 a 50 años de edad. El patrón de recidiva es impredecible, y los episodios pueden repetirse durante 5 o más años.
- El angioedema recurrente de comienzo tardío puede indicar una deficiencia adquirida de inhibidor de la C1q esterasa.
- Se describen dos tipos de angioedema adquirido. Una forma se asocia con tumores malignos (en general, de estirpe de células B); el otro se define por la presencia de un autoanticuerpo dirigido contra la molécula del inhibidor de C1. Ambas formas son muy raras.

Hallazgos cutáneos

- La reacción es similar a los habones, pero existe edema (tumefacción) más intenso de los tejidos subcutáneos y las mucosas. El aspecto clínico tiende a ser más espectacular que el de la urticaria, y la erupción puede causar desfiguración hasta el punto de que el paciente resulte irreconocible.

Pruebas de laboratorio

- En algunos pacientes con angioedema crónico se detectan anticuerpos contra los microsomas tiroideos y contra la tiroglobulina.
- Los pacientes con deficiencia adquirida del inhibidor de C1 presentan niveles bajos o ausencia de actividad funcional del inhibidor de C1, y cifras bajas de CH_{50}, C1q, C1, C4 y C2.

Tratamiento

- Los episodios agudos graves se tratan con adrenalina y dosis altas de antihistamínicos.
- El autoinyector de adrenalina se recomienda para los pacientes que experimentan reacciones graves.
- Los pacientes con este trastorno deben usar una pulsera de alerta que identifique el diagnóstico.
- Para la enfermedad crónica se pueden usar antihistamínicos como la hidroxizina.
- Los corticosteroides sistémicos pueden ser necesarios para suprimir la reacción.
- La administración de levotiroxina se debe considerar en los pacientes hipotiroideos.

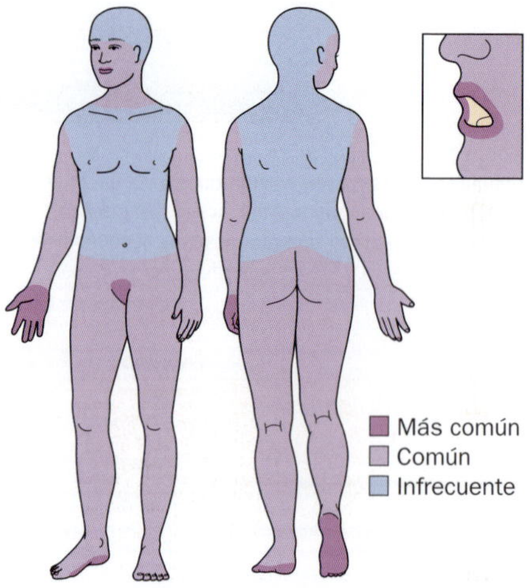

Claves clínicas

- El angioedema puede afectar a la cara, los labios, las palmas de las manos, las plantas de los pies o parte de una extremidad. Se puede convertir en confluente y cubrir áreas extensas. El color es uniforme, mientras que los habones son generalizados y pueden variar de color.
- El angioedema es una tumefacción similar al habón causada por aumento de la permeabilidad vascular en el tejido subcutáneo y las mucosas. Los habones y el angioedema pueden coexistir al mismo tiempo.

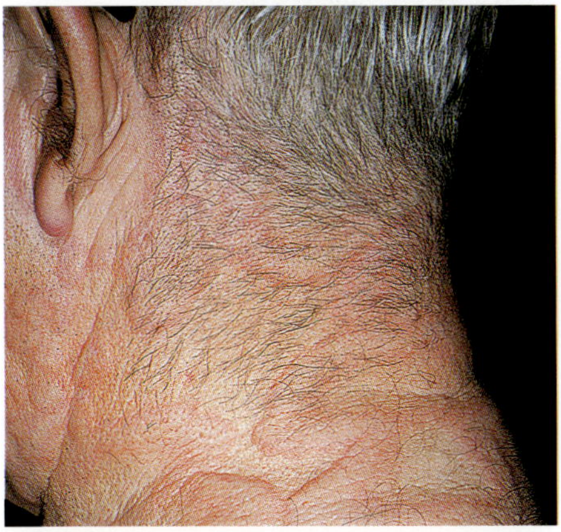

El angioedema afecta a la cara, los labios, las palmas de las manos, las plantas de los pies o parte de una extremidad. Las lesiones pueden confluir y cubrir áreas amplias. El color es uniforme. Los habones varían de color.

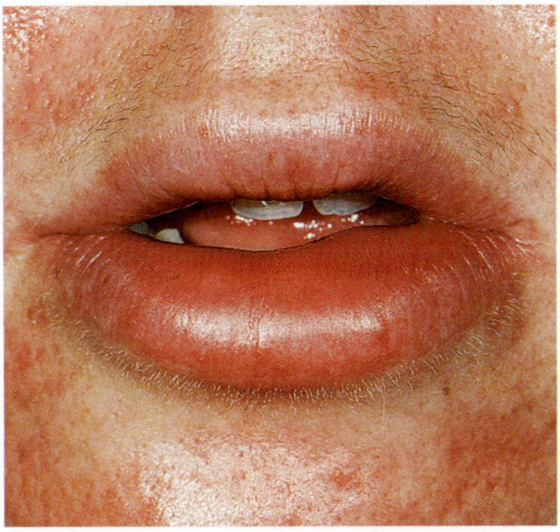

El angioedema es una hinchazón similar al habón causada por aumento de la permeabilidad vascular en el tejido subcutáneo y las mucosas. Los habones y el angioedema pueden ocurrir simultáneamente. No suele existir prurito. Los síntomas consisten en ardor y tumefacción dolorosa.

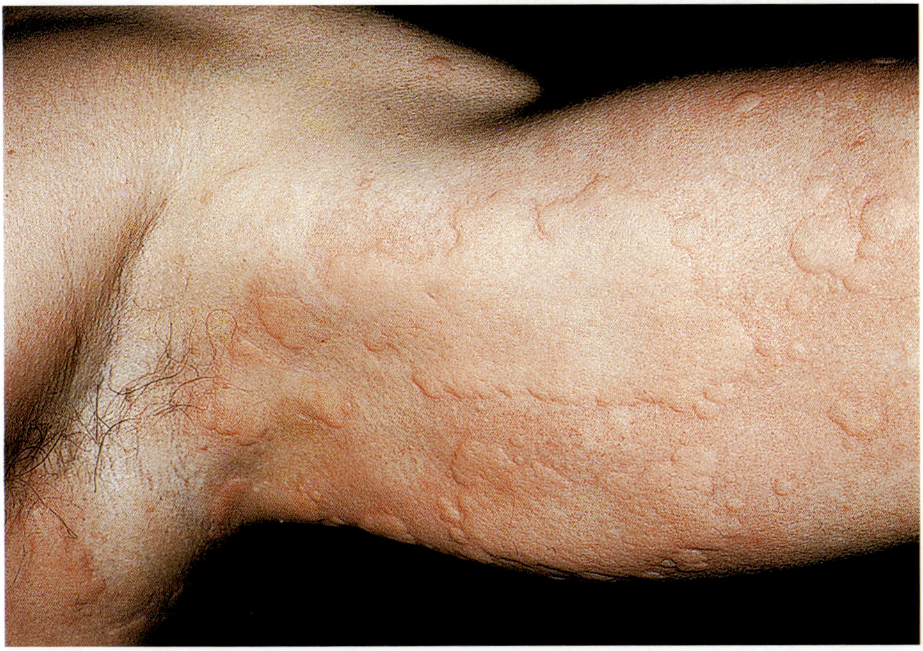

Angioedema. Las placas urticariales son confluentes y cubren áreas amplias.

Mastocitosis (urticaria pigmentosa)

Descripción

- La mastocitosis o urticaria pigmentosa es una enfermedad rara en la que la piel contiene un número excesivo de mastocitos.
- Existen varias presentaciones clínicas de mastocitosis; la forma cutánea pediátrica o urticaria pigmentosa es la más común.
- Entre las demás variantes de mastocitosis cutánea y enfermedad de los mastocitos se incluyen la *telangiectasia macular eruptiva perstans*, el mastocitoma solitario y la mastocitosis cutánea difusa.
- Existen variantes sistémicas más graves (entre ellas la leucemia de mastocitos), pero son raras.

Historia clínica

- La incidencia es de 1/1.000 a 1/8.000 nacidos vivos.
- La mastocitosis se suele limitar a la piel en los niños pequeños.
- Las mastocitosis sistémicas son más frecuentes en los adultos.
- Se desconoce la causa; la ocurrencia familiar es rara.
- En el 55% de los casos la enfermedad comienza entre el nacimiento y los 2 años de edad.
- En los casos típicos la enfermedad mejora de modo gradual y suele ceder espontáneamente hacia la pubertad.
- Cuando la mastocitosis comienza después de los 10 años suele persistir durante toda la vida.
- En los casos de enfermedad sistémica, el tracto gastrointestinal y el sistema esquelético se afectan con más frecuencia, y puede existir una leucemia de mastocitos asociada.
- Cuando existe un gran número de lesiones de mastocitosis, el prurito puede ser intenso y difícil de tratar.

Hallazgos cutáneos

- Se describen dos tipos principales de la enfermedad: localizado y generalizado.
- La presentación más común es la enfermedad cutánea localizada de comienzo en la niñez.
- Los signos consisten en máculas de color pardo rojizo, ligeramente elevadas, que no se blanquean con la presión y tienen un diámetro medio entre 0,5 y 1,5 cm.
- Las manchas pueden presentarse en grupos pequeños o extenderse por todo el tronco.
- Muchas veces no se concede importancia a las manchas, que son consideradas variaciones de la pigmentación o manchas café con leche.
- Una lesión más grande, nodular y solitaria, se conoce como mastocitoma.
- El eritema y las ampollas (muchas veces después de rascarse) son comunes durante los 2 primeros años de vida.
- El roce de cualquier lesión induce eritema intenso y una respuesta de habón; este fenómeno se conoce como signo de Darier. Tal reacción es un dato característico de la urticaria pigmentosa, aunque también se puede ver en la infiltación cutánea por una leucemia.

Pruebas de laboratorio

- La biopsia cutánea puede ser muy útil, pero su estudio requiere tinciones especiales.
- Los colorantes metacromáticos, como el Giemsa y el azul de toluidina, tiñen los gránulos citoplásmicos de los mastocitos de azul intenso, lo que representa un dato característico.
- Normalmente existe un pequeño número de mastocitos en la piel, pero el aumento significativo de dichas células alrededor de los vasos establece el diagnóstico.
- La cuantificación del ácido *N*-metilimidazolacético (un metabolito importante de la histamina) y de otros metabolitos en la orina se usa como un indicador de enfermedad sistémica.

Diagnóstico diferencial

- Urticaria.
- Dermografismo.
- Picaduras.
- Manchas café con leche.
- Anomalías pigmentarias congénitas.

Tratamiento

- Los corticoides tópicos, con frecuencia bajo oclusión, son útiles para las áreas limitadas.
- La identificación del problema facilita el que los padres limiten el rascado y el traumatismo inadvertido de las lesiones.
- En los niños la enfermedad más generalizada se trata con antihistamínicos y cromoglicato sódico oral.

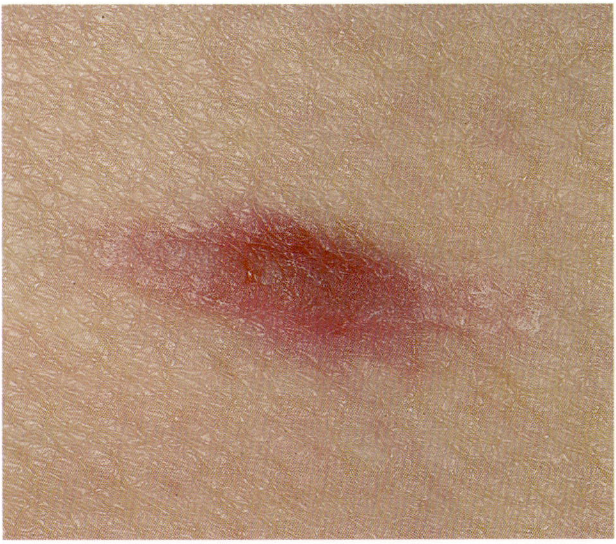

Una sola mácula parda pequeña fue frotada con el extremo de madera de un aplicador. Se produjo eritema intenso en alrededor de 1 minuto. El eritema fue seguido con rapidez por tumefacción y prurito intensos.

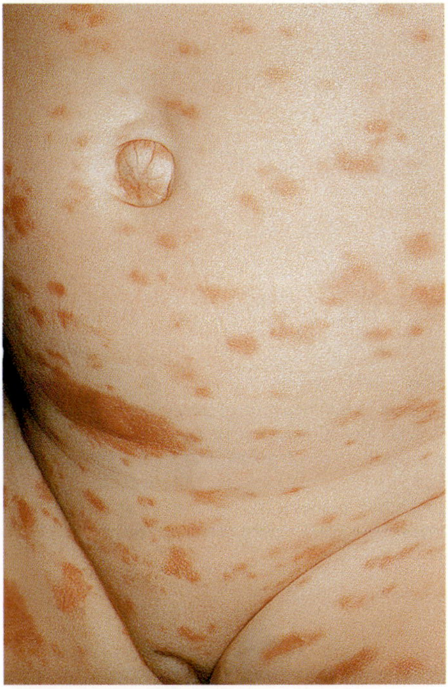

En los casos típicos aparecen entre unas pocas y muchas placas ligeramente elevadas, de color entre rojo y pardo, durante los 2 primeros años de vida. El tronco es la localización más común.

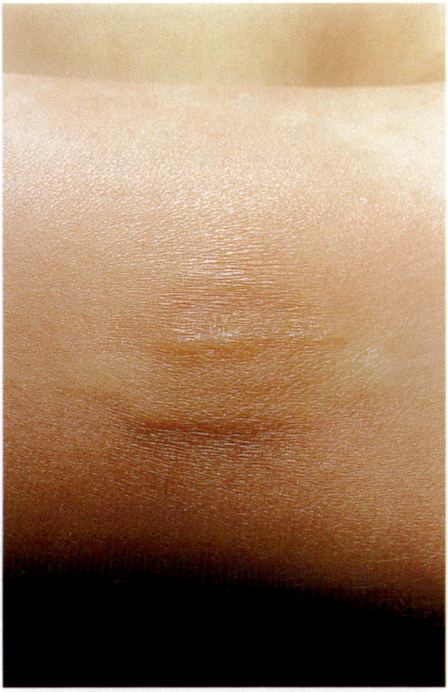

La aplicación de presión a una lesión produce un habón rodeado por eritema intenso (signo de Darier). La reacción ocurre en cuestión de minutos.

- Para la enfermedad sistémica se emplea una pauta por pasos:
  - Bloqueantes H_1 para el enrojecimiento y el prurito.
  - Bloqueantes H_2 o inhibidores de la bomba de protones para las manifestaciones gastrointestinales.
  - El cromoglicato sódico oral puede tener utilidad para la diarrea y el dolor abdominal.
  - Los fármacos antiinflamatorios no esteroideos se pueden usar para el enrojecimiento intenso; bloquean la biosíntesis de prostaglandina D_2 por los mastocitos.
- La fotoquimioterapia con psoraleno más luz ultravioleta A puede ser útil en los casos extensos.
- Evitación de los estimulantes de los mastocitos como morfina, codeína, dextrometorfano.

Claves clínicas

- La presión de una lesión produce un habón rodeado por eritema intenso (signo de Darier) en cuestión de minutos. Este signo es característico de la urticaria pigmentosa.

Consideraciones pediátricas

- La mayor parte de los casos de urticaria pigmentosa ocurren en recién nacidos y lactantes. Los padres deben ser informados de que la enfermedad no pone en peligro la vida, y que muchas veces se resuelve con el paso del tiempo.
- En los casos típicos aparecen múltiples máculas ligeramente elevadas, de color pardo rojizo, entre el nacimiento y los 2 años de edad. El tronco constituye la localización más común.
- Los padres deben ser instruidos sobre los desencadenantes potenciales de la desgranulación de los mastocitos para que los eviten en lo posible. La tabla de la página siguiente enumera los desgranuladores no inmunológicos de los mastocitos.
- Los niños con urticaria pigmentosa pueden experimentar un riesgo aumentado de anafilaxis después de las picaduras de insectos. Los padres deben tener preparado un autoinyector de adrenalina, y deben comprobar que el niño tiene colocada una pulsera de alerta médica.

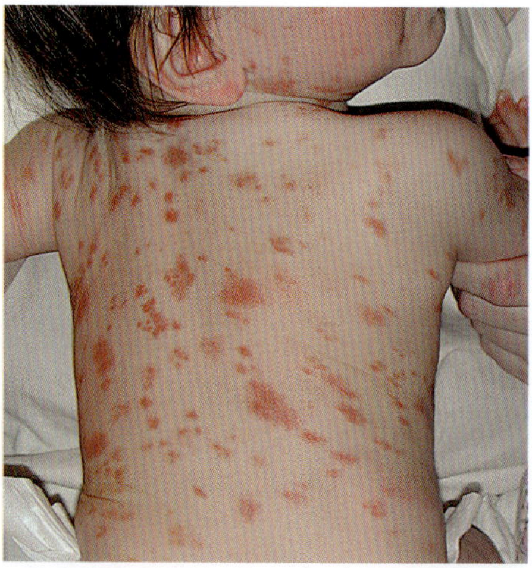

Urticaria pigmentosa. Las lesiones varían de tamaño y número. Muchos pacientes sólo presentan unas pocas máculas pardas, que pueden interpretarse erróneamente como manchas café con leche. Otros pacientes desarrollan muchas lesiones grandes. Estos casos son inestables y pueden experimentar numerosos episodios de prurito intenso.

Desgranuladores no inmunológicos de los mastocitos
Venenos (serpientes, insectos)
Aspirina y otros fármacos antiinflamatorios no esteroideos
Contrastes radiológicos con yodo
Narcóticos (codeína, morfina)
Polimixina B
Dextrano
Picaduras de medusa
Fármacos bloqueantes neuromusculares (usados en anestesia general)
Simpatomiméticos (anfetaminas, efedrina, dextrometorfano)

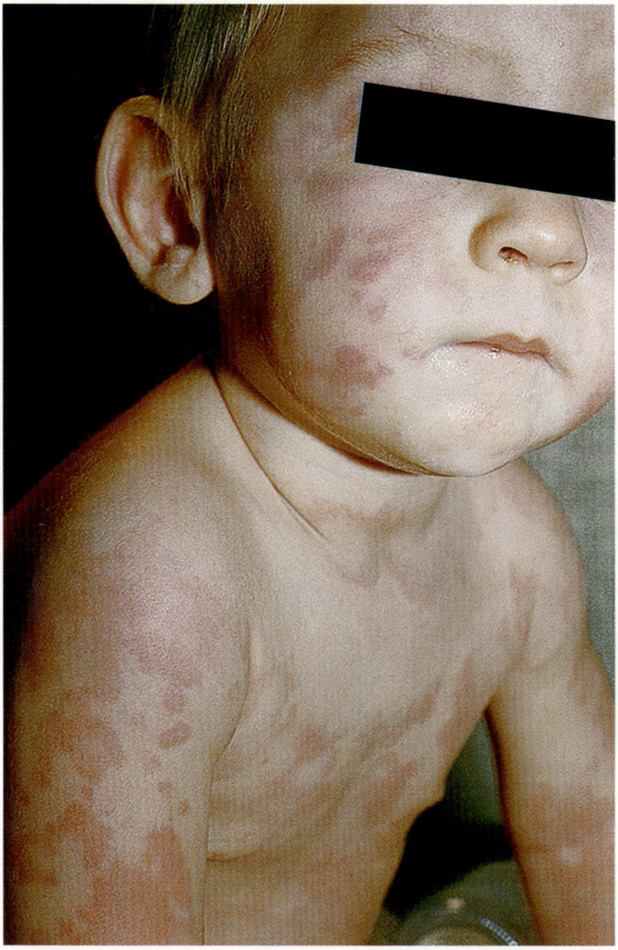

Urticaria pigmentosa. Las lesiones tienden a ser más grandes en los niños que en los adultos. Las lesiones infantiles son más hiperpigmentadas que eritematosas. El tronco es el área que se afecta con más frecuencia. Es posible la afectación de la cara y el cuero cabelludo. Se pueden formar vesículas y ampollas sobre las lesiones de los niños. Esas ampollas son tensas y se pueden convertir en hemorrágicas, pero curan sin dejar cicatrices. La tendencia a la formación de ampollas cede después de los 3 años de edad.

Pápulas y placas urticariales pruriginosas del embarazo

Descripción

- Las pápulas y las placas urticariales pruriginosas del embarazo representan la dermatosis gestacional más común.
- La anomalía se caracteriza por pápulas y placas urticariales intensamente pruriginosas, que comienzan en el abdomen y dentro de las estrías al final del tercer trimestre.

Historia clínica

- La edad media de comienzo es de 25 años (límites 16-40 años).
- La incidencia es de 1/160 embarazos.
- Alrededor del 40% de los casos se producen en primigrávidas, el 30% en mujeres con un segundo embarazo, y alrededor del 15% durante el tercer embarazo.
- La mayoría de los casos comienzan al final del tercer trimestre, pero el cuadro también puede aparecer en el primer o segundo trimestres. El comienzo después del parto (3-5 días) es muy raro.
- La duración media es de 6 semanas, pero el exantema sólo suele ser intenso durante 1-3 semanas.
- Es inusual la recidiva en embarazos posteriores.

Hallazgos cutáneos

- Las lesiones comienzan en el abdomen en el 90% de los casos.
- En las embarazadas con estrías las lesiones suelen aparecer en las estrías o a su alrededor.
- La erupción se extiende en pocos días de forma simétrica para afectar a las nalgas, las extremidades superiores e inferiores, el tórax y la espalda. No se suelen afectar las manos, los pies, las palmas de las manos, las plantas de los pies ni la cara.
- El prurito es moderado o intenso; rara vez se observan excoriaciones.
- Las lesiones comienzan como pápulas rojas frecuentemente rodeadas por un halo pálido.
- Su número aumenta con rapidez y pueden confluir para formar placas urticariales edematosas. No se producen ampollas.

Pruebas de laboratorio

- La biopsia revela un infiltrado perivascular entre ligero y moderado de células mononucleares y algunos eosinófilos, junto con espongiosis epidérmica variable.
- No existen anomalías de laboratorio; la inmunofluorescencia directa de las lesiones y la piel perilesional es negativa. Este resultado diferencia la enfermedad del herpes gestacional, en el que la inmunofluorescencia directa debe ser positiva con depósito de inmunoglobulina G y C3 en la zona de la membrana basal.

Evolución y pronóstico

- No se producen complicaciones del embarazo ni del parto.
- Es inusual la recidiva en embarazos subsiguientes.
- Los lactantes no presentan la erupción.
- Si aparecen vesículas y ampollas se debe hacer una inmunofluorescencia directa para posible herpes gestacional.

Discusión

- Las anomalías congénitas faltan o no están relacionadas con esta enfermedad.
- A diferencia de la urticaria aguda, la erupción permanece fija y aumenta de intensidad, y la mayoría de las veces cede antes del parto o en la semana siguiente.

Tratamiento

- El tratamiento es de soporte. La embarazada debe saber que el prurito cederá pronto, antes o después del parto.

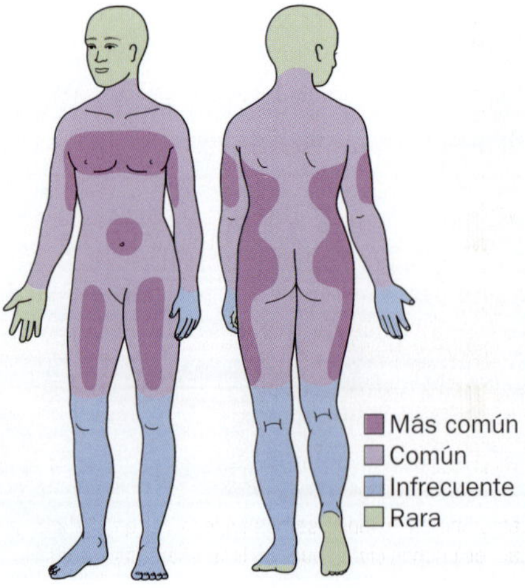

- El prurito se puede aliviar con corticoides tópicos de los grupos II-V, apósitos húmedos fríos, lociones antipruriginosas y antihistamínicos.
- Si el prurito llega a ser intolerable se pueden administrar 30-40 mg diarios de prednisona, pero rara vez es necesario.

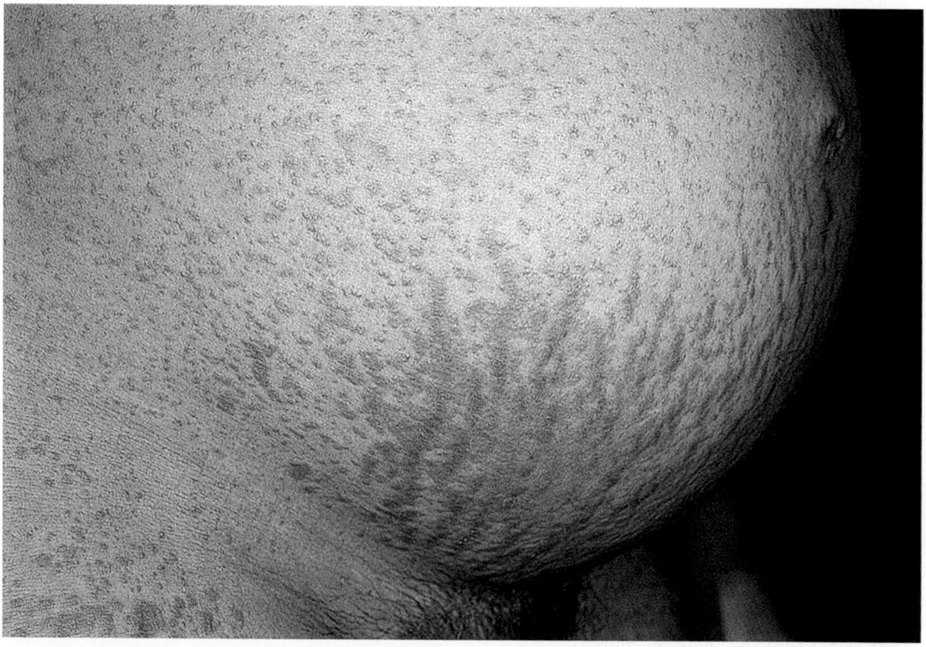

Las lesiones comienzan como pápulas rojas rodeadas por un halo pálido estrecho. Aumentan de número y se convierten en más confluentes. A diferencia de la urticaria, estas lesiones permanecen fijas y pueden no desaparecer hasta después del parto.

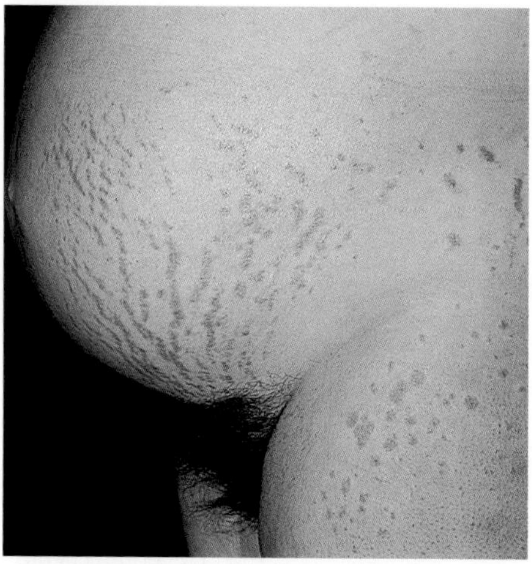

Las primeras lesiones se suelen localizar en el abdomen. Las lesiones iniciales pueden limitarse a las estrías.

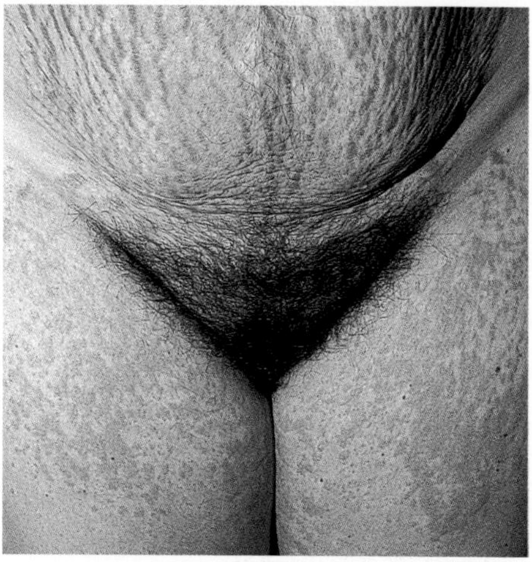

Las lesiones se extienden de forma simétrica para afectar a las nalgas, las piernas, los brazos y el dorso de las manos. La cara no se afecta.

4 Acné, rosácea y procesos relacionados

Acné

Descripción

- El acné es una erupción papular o pustular que afecta a la cara, el tórax y la espalda.

Historia clínica

- El acné es común en los años de la adolescencia, pero puede persistir hasta bien entrada la edad adulta.
- Se cree que el taponamiento de los folículos pilosebáceos, el aumento de la producción de sebo y *Propionibacterium acnes* favorecen el acné.
- Existen diversas variantes del acné:
  - Acné por esteroides (acné comedoniano y pustuloso en el tórax, 2-5 semanas después de tomar un esteroide).
  - Acné neonatal (acné del recién nacido).
  - Acné infantil (durante la infancia).
  - Acné necrótico (acné pruriginoso del cuero cabelludo).
  - Acné excoriado (acné manipulado por el paciente que deja erosiones y cicatrices).
- Los alimentos grasos causan obesidad, no acné.

Hallazgos cutáneos

- Las lesiones de acné se dividen en inflamatorias y no inflamatorias.
- Las lesiones no inflamatorias consisten en comedones abiertos (puntos negros, espinilla) y comedones cerrados (puntos blancos).
- Las lesiones inflamatorias se caracterizan por la presencia de pápulas, pústulas y nódulos (quistes).
- Las pápulas tienen un diámetro inferior a 5 mm.
- Las pústulas presentan una parte central visible de material purulento.
- Los nódulos miden más de 5 mm de diámetro. Se pueden convertir en supurados (quistes) o hemorrágicos.
- La rotura y la reepitelización repetidas de los quistes conducen a la formación de fístulas tapizadas por epitelio, muchas veces acompañadas por cicatrices antiestéticas.

Hallazgos extracutáneos

- Los pacientes con exceso de andrógenos pueden desarrollar signos de virilización (adelgazamiento del pelo de la cabeza, hirsutismo) y pubertad precoz.
- Rara vez el acné se asocia con fiebre y molestias óseas y articulares (acné fulminante).
- Pueden existir componentes psicosociales significativos, entre ellos depresión, ansiedad y retraimiento social.

Pruebas de laboratorio y biopsia

- El estudio de laboratorio está indicado en las mujeres con acné persistente e indicios de un estado hiperandrogénico (vello facial, hipertrofia muscular, reglas irregulares).
- Las pruebas incluyen medición de testosterona, hormona estimulante del folículo, hormona luteinizante y sulfato de dehidroepiandrosterona.
- Se pueden hacer cultivos de bacterias y hongos para descartar foliculitis infecciosa.

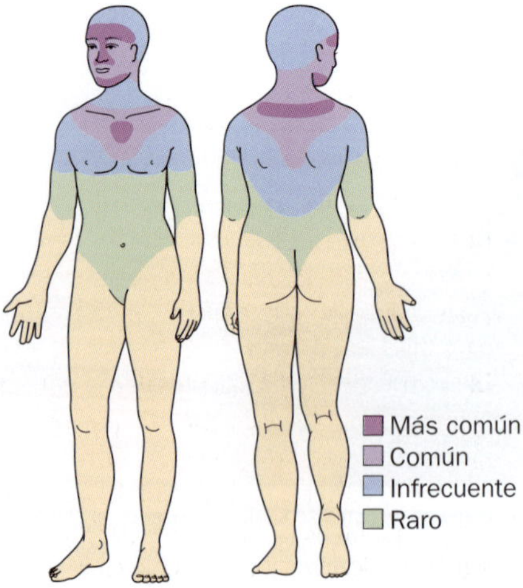

Diagnóstico diferencial

- Rosácea (enrojecimiento e hiperemia pero sin comedones).
- Foliculitis bacteriana (gramnegativos) y por levaduras (no típicas de la cara).
- Queratosis pilar (localización más típica en las superficies de extensión de los brazos).

Evolución y pronóstico

- Los hombres sufren enfermedad más intensa que las mujeres; es menos probable que los hombres soliciten tratamiento médico precoz.
- Los andrógenos pueden agravar el acné. Es importante interrogar sobre el uso de esteroides anabólicos, sobre todo en atletas.
- La propensión a la formación de cicatrices varía en los distintos pacientes.
- El enrojecimiento y la pigmentación después de resolverse las lesiones de acné pueden tardar muchos meses en desaparecer.
- Muchas mujeres notan agravamiento premenstrual.
- El acné se puede acentuar en áreas donde la piel es frotada, por ejemplo debajo del sombrero o del barbuquejo.
- El acné se manifiesta con intensidad variable. A veces sólo aparecen comedones; en otras ocasiones predominan las lesiones quísticas.
- El acné suele comenzar entre los 10 y los 15 años de edad y durar 5-10 años.
- Los niños que necesitan medicamentos orales a una edad temprana suelen tener una enfermedad más seria.
- El tratamiento del acné supone un problema especial en las mujeres de más de 25 años. Estas pacientes tienden a presentar acné de grado bajo y evolución prolongada.

Tratamiento

- El tratamiento debe tener en cuenta los aspectos médicos y psicosociales.
- Se puede establecer un programa en tres visitas para la mayoría de los pacientes.
- La mayor parte de los medicamentos tópicos tardan al menos 2 meses en desarrollar su efecto completo, por lo que se necesita paciencia.
- La mayoría de los tratamientos tienen que ser continuos y prolongados, puesto que sólo proporcionan control y no curación.
- Se debe determinar la tendencia del paciente a la formación de cicatrices. Los pacientes con signos de cicatrización pueden recibir un ensayo de terapia tópica y antibióticos orales durante 2 meses.
- La isotretinoína se puede considerar si no se obtiene una mejoría sustancial. En los pacientes con acné noduloquístico se puede emplear este fármaco como tratamiento inicial.
- El tratamiento debe ser intensivo; no se debe permitir la formación de cicatrices.
- Para la terapia del acné es útil considerar tres factores de la enfermedad: piel grasa, taponamiento de los folículos pilosebáceos e inflamación del material retenido.

Piel grasa

- El lavado con agua templada (sin frotar) es beneficioso; el lavado excesivo interfiere con la mayoría de las pautas terapéuticas.
- Se deben evitar los acondicionadores y aceites para el pelo.
- La isotretinoína a dosis bajas es útil para pacientes con piel muy grasa. Los dermatólogos utilizan varias pautas terapéuticas en esos casos.
- Si se emplean cosméticos deben ser carentes de grasa y con base de agua.
- Los pacientes no se deben pellizcar ni exprimir las lesiones de acné.

Poros bloqueados sin inflamación (comedones [puntos negros y blancos])

- Se emplean fármacos inductores de sequedad y descamación, ligeras y continuas. Estas sustancias se usan solas o en

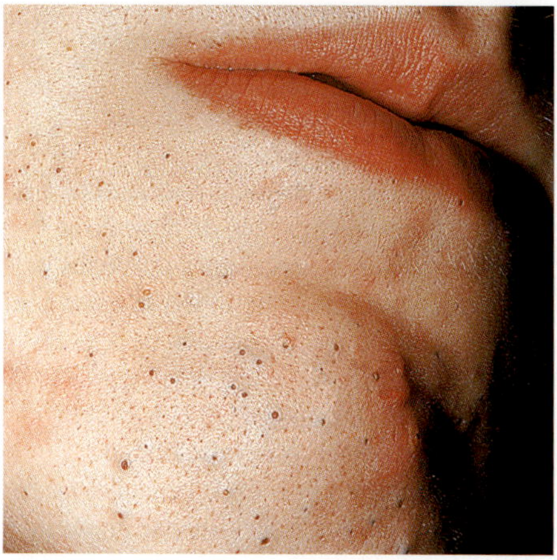

Comedones abiertos (puntos negros, espinillas). El sebo y los restos celulares impactados distienden el orificio folicular.

combinación con tretinoína y fármacos relacionados.

- Los preparados para este fin, tanto recetados como de venta libre, suelen contener azufre, ácido salicílico, resorcinol y peróxido de benzoílo.
- El ácido azelaico es comedolítico y antibacteriano.
- La tretinoína y los fármacos relacionados son comedolíticos. La tretinoína se encuentra disponible en varias presentaciones. La solución al 0,05% es más irritante. El gel (0,025%, 0,01%) es secante y se emplea para la piel grasa. La crema (0,1%, 0,05%, 0,025%) es lubricante y resulta más adecuada para la piel seca. El adapaleno puede ser menos irritante, y no causa el aumento de sensibilidad a la luz solar observado con la tretinoína y el tazaroteno. La tretinoína causa fotosensibilidad y aumenta el ardor, incluso cuando se aplica a la hora de acostarse.
- El tazaroteno (gel al 0,05% y al 0,1%, y crema) es un comedolítico fuerte y efectivo. El uso de la crema o la eliminación del gel mediante lavado tras un intervalo progresivo después de aplicarlo (terapia con contacto breve), son métodos destinados a disminuir la irritación. El fármaco se considera de categoría X respecto al embarazo (peligro conocido, no usar).
- A veces se emplean exfoliantes faciales (ácido glicólico, ácido salicílico) para liberar los poros bloqueados.

Poros inflamados (pápulas y pústulas)

- Muchos pacientes presentan una combinación de comedones, pápulas y pústulas.
- La tretinoína o los fármacos relacionados más un preparado de peróxido de benzoílo se administran en los casos con comedones, pápulas y pústulas. La tretinoína se aplica a la hora de acostarse y el peróxido de benzoílo por la mañana.
- Los antibióticos tópicos y/o el peróxido de benzoílo (p. ej., combinaciones de clindamicina y peróxido de benzoílo) más sulfacetamida con o sin azufre se emplean para las pápulas y las pústulas. Un preparado se aplica por la mañana y el otro al final del día.
- Los antibióticos tópicos se pueden prescribir inicialmente o como terapia complementaria después de la tretinoína y/o el peróxido de benzoílo.
- Entre los antibióticos tópicos empleados para el acné se incluyen clindamicina, eritromicina, eritromicina al 3% con peróxido de benzoílo al 5%, y clindamicina al 1% con peróxido de benzoílo al 5%.
- Se pueden administrar productos con sulfacetamida y azufre. Los preparados genéricos tienden a ser demasiado fluidos. Las soluciones para lavado con sulfacetamida y azufre son efectivas y convenientes.
- En cuanto a los antibióticos orales, los resultados clínicos mejoran y las tasas de recidivas disminuyen si el tratamiento se comienza a dosis altas, y esas dosis se mantienen hasta obtener el control.
- Las dosis iniciales típicas son de 500 mg dos veces al día de tetraciclina; 1 g/día en tomas fraccionadas de eritromicina; 100 mg dos veces al día de doxiciclina, y 100 mg dos veces al día de minociclina.
- Los antibióticos se deben administrar durante 2 semanas para que sean efectivos, y después se siguen usando durante meses para conseguir el máximo beneficio.
- Los datos científicos y farmacocinéticos disponibles no apoyan la hipótesis de que los antibióticos (a excepción de la rifampina)

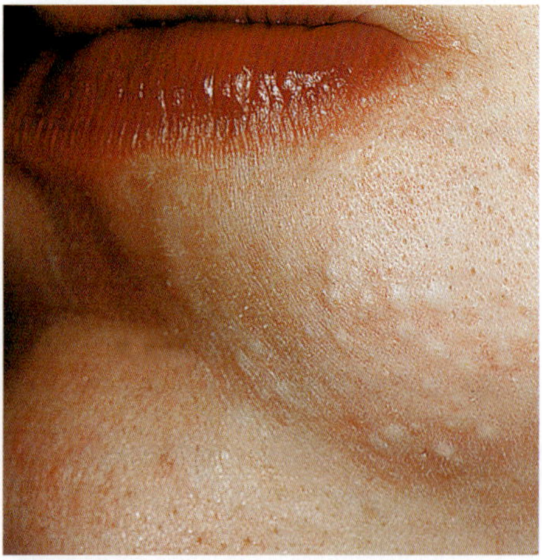

Comedones cerrados (puntos blancos). Pápulas diminutas blancas con forma de cúpula y un orificio folicular muy pequeño.

disminuyen la eficacia de los anticonceptivos orales.

Nódulos y quistes inflamados (acné noduloquístico)

- La isotretinoína es muy efectiva.
- Se puede inyectar un esteroide (triamcinolona, 2,5 mg/ml) en los quistes individuales. Se aconseja precaución dado el riesgo de atrofia cutánea.
- La prednisona oral se usa a veces como tratamiento inicial para el acné muy intenso.
- En las mujeres pueden ser beneficiosos los anticonceptivos orales.
- La espironolactona se debe considerar para las mujeres, sobre todo para las que no pueden

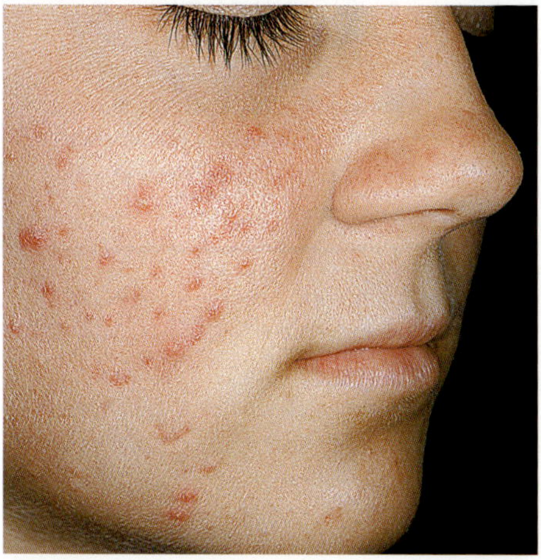

Acné papular. Las pápulas rojas pueden ser el único tipo de lesión. En general los medicamentos tópicos y los antibióticos orales consiguen el control.

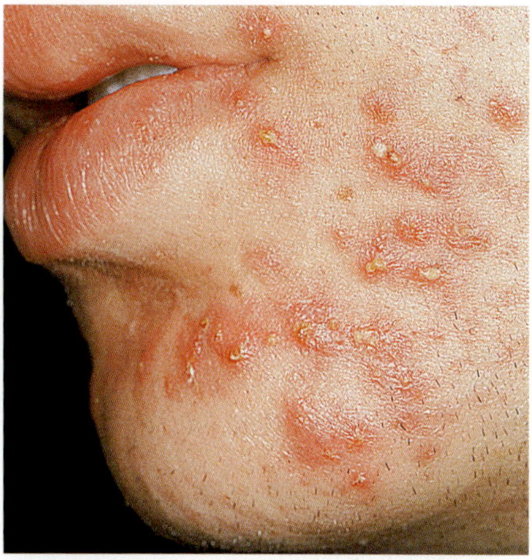

Acné pustuloso. Lesión clásica de acné inflamatorio. Es posible la formación de cicatrices. Los preparados tópicos y los antibióticos orales son los fármacos de primera elección. Los pacientes con tendencia a la formación de cicatrices y en quienes fracasa el tratamiento convencional son candidatos a la isotretinoína.

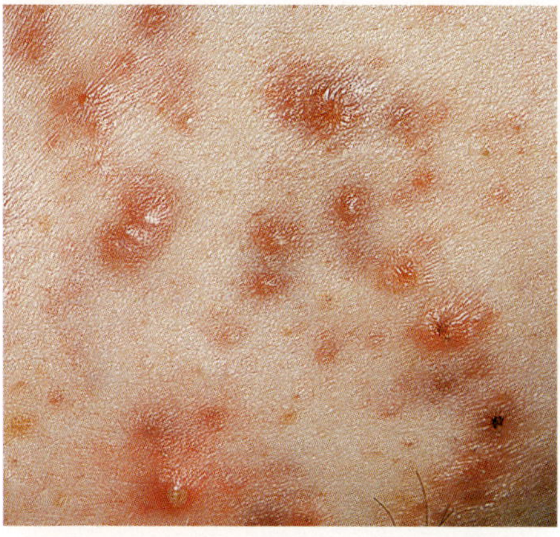

Acné quístico. Los quistes alcanzan mayor profundidad en la piel que las pápulas y las pústulas. Se pueden extender y destruir las estructuras foliculares adyacentes, lo que conduce a la formación de cicatrices.

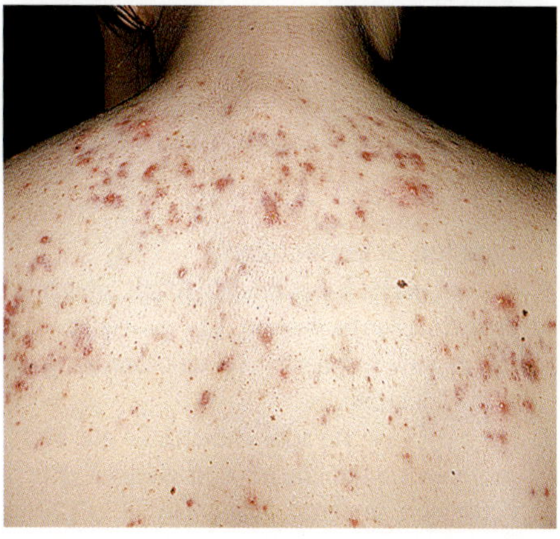

Acné quístico. La cara, el tórax y la espalda se afectan con frecuencia. En algunos pacientes la curación conduce a la formación de cicatrices extensas, queloideas o atróficas. El acné quístico se resiste a los medicamentos tópicos convencionales y los antibióticos orales. Muchas veces es necesaria la isotretinoína para conseguir el control.

tomar anticonceptivos orales y las que recidivan después del ciclo de isotretinoína. La dosis es de 50 mg dos veces al día. Algunas mujeres requieren dosis más altas (hasta 100 mg dos veces al día). La espironolactona se puede tomar con anticonceptivos orales. Se debe evitar el embarazo.

Cambios de la pigmentación y formación de cicatrices

- En caso de cicatrices, el envío a un cirujano dermatológico sólo se aconseja después de que el acné ha permanecido quiescente durante por lo menos 1 año. Ese intervalo permite la curación normal máxima antes de cualquier intervención cruenta.
- Las máculas rojas se desvanecen con el tiempo y no son verdaderas cicatrices.
- Algunos pacientes, sobre todo los de piel oscura, desarrollan máculas claras y/u oscuras, que pueden tardar meses o años en resolverse, y tienen carácter permanente en algunos casos.
- Las cicatrices pueden ser elevadas y gruesas (queloides) o deprimidas (como hechas con un punzón de hielo).
- El tratamiento para los cambios pigmentarios incluye hidroquinona, tretinoína, ácido azelaico, exfoliación química y reparación de la superficie con láser.
- Para las cicatrices del acné se pueden emplear escisión, láser, dermoabrasión, exfoliación química e inyecciones de relleno (colágeno, grasa). Las inyecciones intralesionales de esteroides, 2,5-10 mg/ml y la aplicación de parches de gel de silicona pueden ser útiles para las cicatrices gruesas.

Derivación al especialista

- Si se sospecha la posibilidad de una anomalía endocrina subyacente, se debe proceder a la evaluación en consulta con un dermatólogo y un endocrinólogo.
- Los pacientes con acné cicatricial o que no responden al tratamiento convencional deben derivarse a un dermatólogo.

Claves clínicas

- El tratamiento combinado es esencial para el éxito de la terapia contra el acné.
- Establezca expectativas realistas con el paciente en la primera visita, pero procure animarle e infórmele de que el tratamiento contra el acné es muy eficaz cuando se usa de forma consistente y correcta.

Consideraciones pediátricas

- Los recién nacidos y los lactantes pueden desarrollar acné. Los preparados tópicos suelen ser suficientes para controlar el acné; sin embargo, si existen lesiones inflamatorias recalcitrantes o formación de cicatrices, pueden ser necesarias la eritromicina o la isotretinoína por vía oral.
- La tetraciclina, la doxiciclina y la minociclina no se deben usar en niños menores de 12 años para evitar la tinción permanente de los dientes.

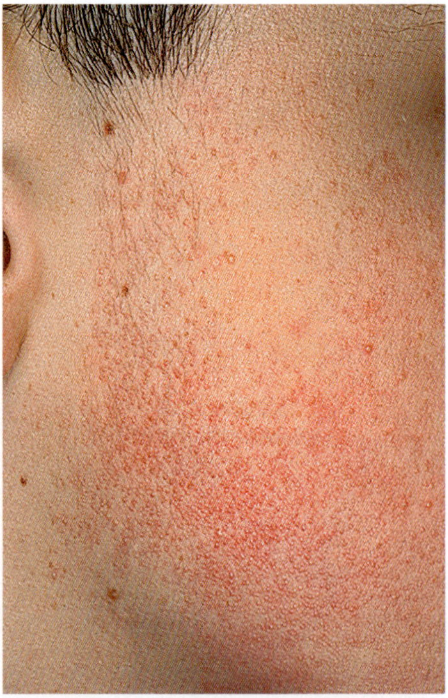

Es frecuente que los padres confundan la queratosis pilar de las mejillas con acné. Estas pápulas puntiformes persisten durante meses o años (véase pág. 72).

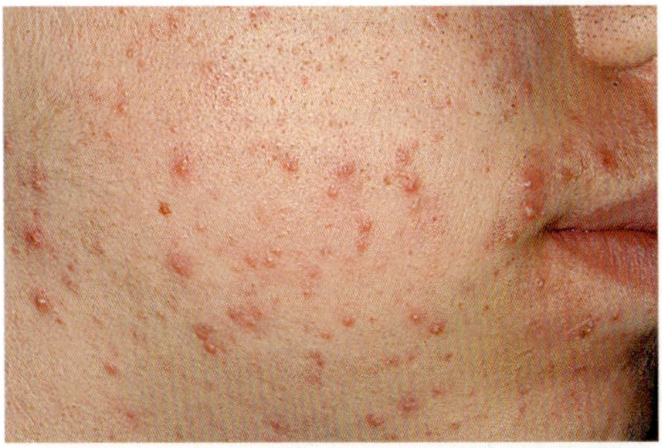

Acné papulopustular de intensidad moderada. Para el tratamiento inicial se emplearon antibióticos orales, sulfacetamida, azufre y peróxido de benzoílo al 5% aplicados diariamente. Se consiguió un control rápido tras 8 semanas de tratamiento. Después la sulfacetamida fue sustituida por gel de tretinoína.

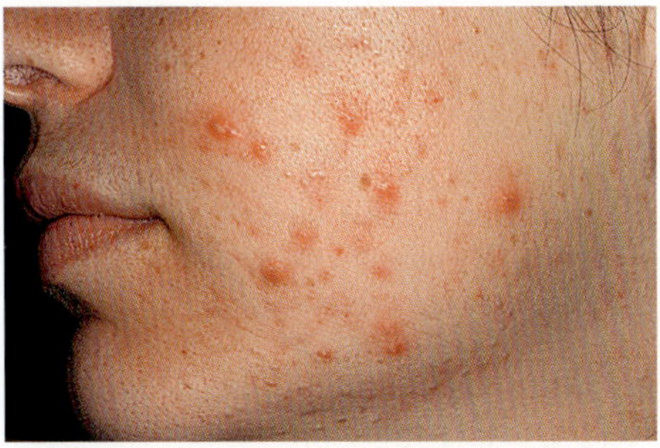

El acné quístico no respondió a los antibióticos orales ni a la medicación tópica, y se prescribió isotretinoína.

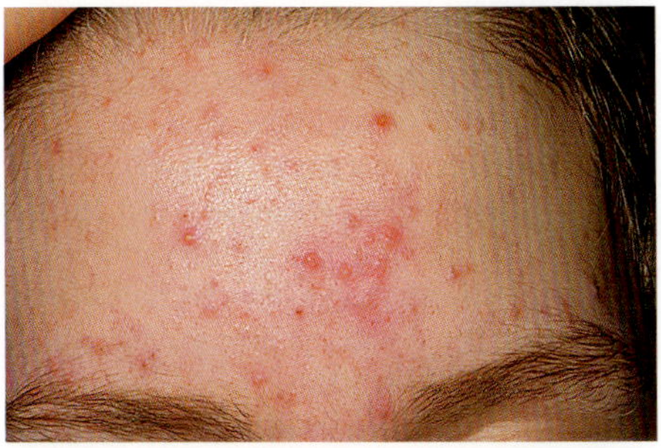

Acné papulopustular y comedones. Como tratamiento inicial se usó la aplicación diaria de gel de tretinoína y una combinación de peróxido de benzoílo y clindamicina.

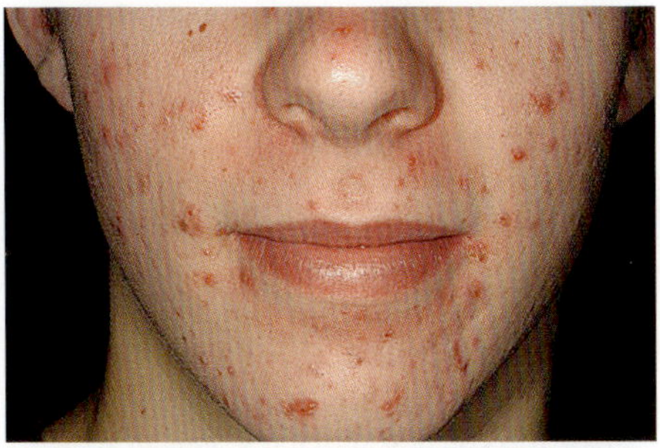

Acné papulopustular de intensidad moderada. El paciente no aceptó los antibióticos orales. Se usaron una combinación de peróxido de benzoílo y clindamicina aplicada al acostarse, y sulfacetamida y azufre por la mañana.

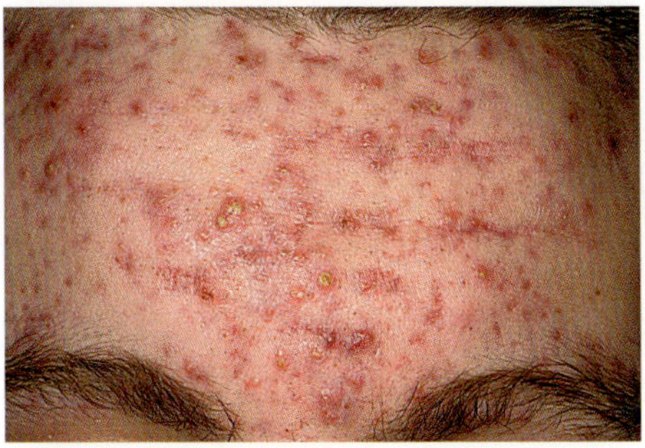

El acné puede evolucionar con rapidez y originar cicatrices. Los padres no conocen esta posibilidad, y muchas veces no acuden al médico hasta que ya se ha producido el daño.

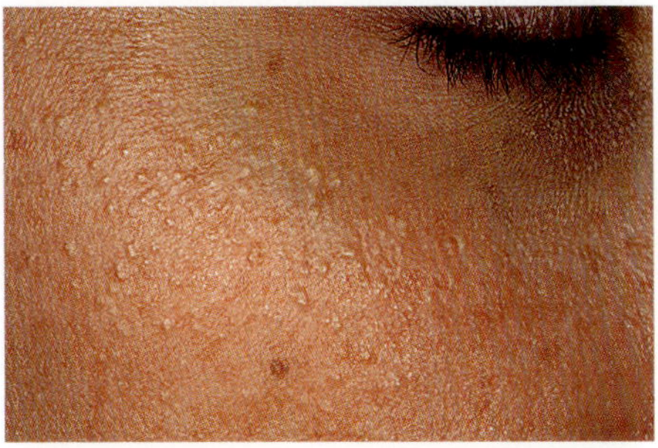

Los quistes de *millium* son microquistes diagnosticados erróneamente muchas veces como comedones cerrados. Responden poco a los retinoides tópicos. La incisión con un bisturí del número 11, seguida de la aplicación de presión con un extractor de comedones, elimina la pequeña cantidad de material presente.

Dermatitis perioral

Descripción

- La dermatitis perioral es una erupción papular descamativa peculiar, alrededor de la boca, la nariz y los ojos, que afecta casi exclusivamente a las mujeres.

Historia clínica

- La erupción puede comenzar alrededor de la boca pero también puede afectar a las regiones perinasal y periocular.
- El proceso es asintomático o ligeramente pruriginoso.
- Es posible que los pacientes hayan ensayado los corticoides tópicos, que proporcionan una mejoría temporal pero pueden contribuir a la progresión refractaria.
- La dermatitis perioral ocurre típicamente en mujeres jóvenes y se puede encontrar en niños.
- El aislamiento de *Fusobacterium* sugiere una etiología bacteriana.
- El empleo habitual de hidratantes y productos fluorados puede ser una causa de dermatitis perioral.

Hallazgos cutáneos

- Las pápulas y pústulas puntiformes sobre una base roja con descamación se limitan al mentón y los pliegues nasolabiales.
- Existe una zona clara alrededor del borde bermellón.
- Son comunes las pústulas en la región de las mejillas próxima a los orificios nasales.
- A veces la dermatitis perioral permanece confinada al área perinasal. En ocasiones se localiza a los lados de los ojos.
- Los niños presentan con frecuencia lesiones perioculares y perinasales.

Diagnóstico diferencial

- Acné.
- Dermatitis seborreica.
- Dermatitis atópica (eccematosa).
- Impétigo.

Evolución y pronóstico

- Existen grados variables de afectación.
- La erupción persiste durante meses.
- Con tratamiento oral la mayoría de las lesiones ceden en 2 semanas.
- Son comunes las recidivas.
- El tratamiento se repite cuando las lesiones reaparecen, y a veces es necesario el mantenimiento a largo plazo.

Tratamiento

- El tratamiento tópico conlleva la aplicación dos veces al día de crema de metronidazol al 1%, sulfacetamida sódica al 10% más azufre al 5%, solución al 2% o gel de clindamicina o eritromicina, crema de pimecrolimus al 1% y pomada de tacrolimus al 0,03% o al 0,1%. Los antibióticos orales se emplean cuando fracasa un ciclo de tratamiento tópico durante 4-6 semanas.
- Se administra un ciclo de 2-4 semanas con tetraciclina (500 mg dos veces al día), eritromicina (500 mg dos veces al día), doxiciclina (100 mg dos veces al día) o minociclina (100 mg dos veces al día). Muchas veces el cuadro responde a dosis menores.
- Una vez resueltas las lesiones, los antibióticos se suspenden o se disminuyen gradualmente a lo largo de 4-5 semanas.

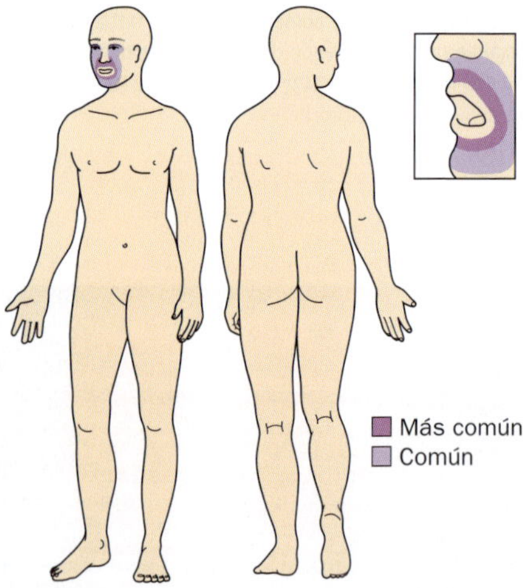

Claves clínicas

- El paciente debe considerar un uso menor de productos hidratantes.
- Informe al paciente de que el uso prolongado de corticoides tópicos en la cara empeora esta enfermedad.
- La interrupción de los corticoides tópicos causará una agudización de la enfermedad, pero es necesaria para obtener la curación.

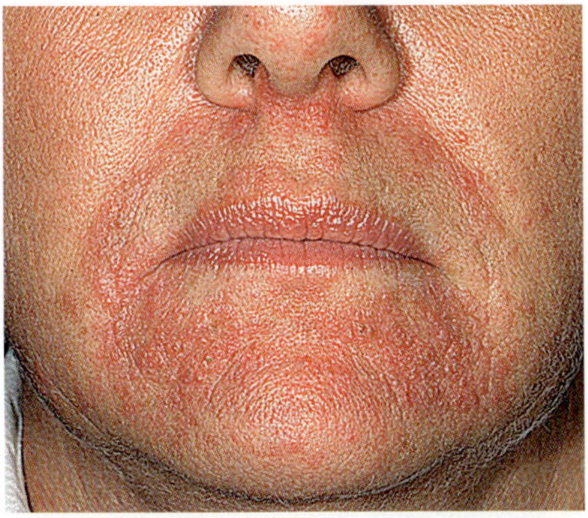

Se habían usado corticoides tópicos del grupo V durante meses. La erupción empeoraba cada vez que se suspendían esos fármacos.

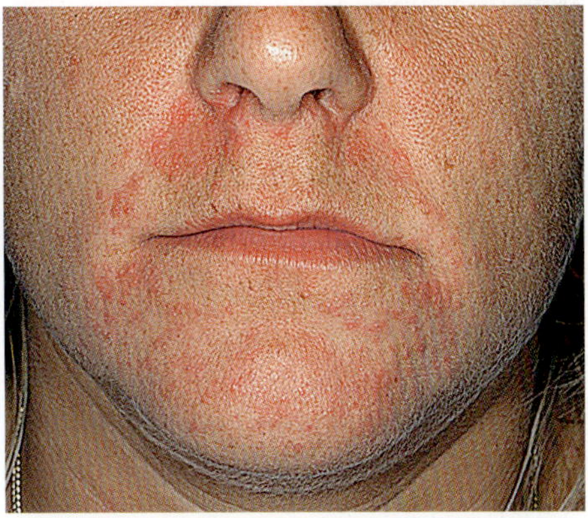

Caso clásico con distribución típica. Las pápulas y pústulas puntiformes se localizan alrededor de la boca, los pliegues nasolabiales y el mentón.

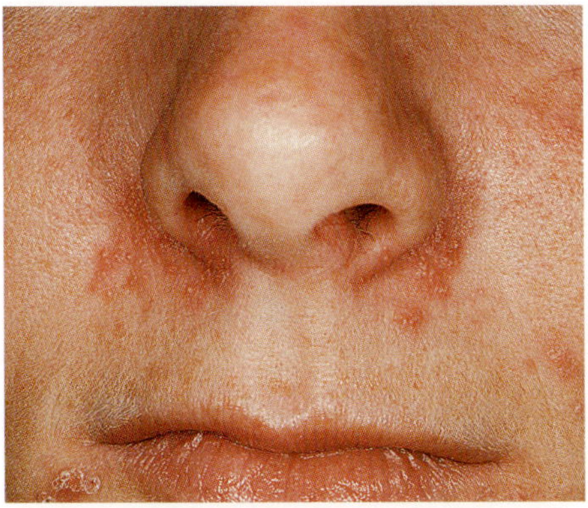

Las pústulas puntiformes próximas a los orificios nasales pueden constituir el primer signo o sólo una manifestación más de la enfermedad.

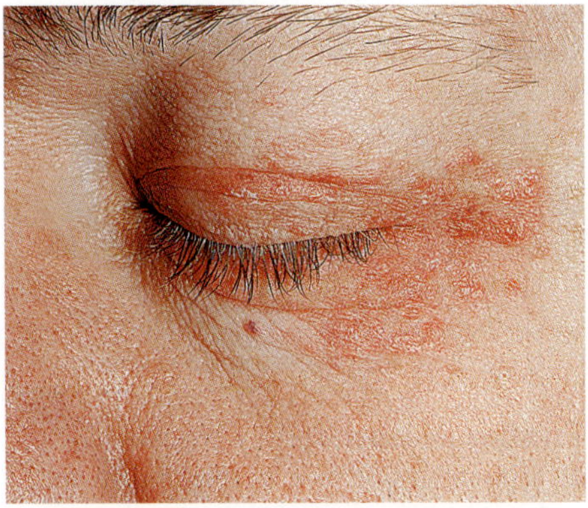

A veces se observan pápulas y pústulas puntiformes similares a las existentes junto a los orificios nasales, próximas a los ojos.

Rosácea (acné rosácea)

Descripción
- La rosácea es una erupción facial común caracterizada por eritema, telangiectasias, rubefacción, hiperemia (componente vascular), y pápulas y pústulas (componente inflamatorio).

Historia clínica
- Los pacientes suelen tener más de 30 años.
- La rosácea se puede encontrar en niños.
- Se desconoce la causa.

Hallazgos cutáneos
- La erupción aparece en la frente, las mejillas, la nariz y alrededor de los ojos.
- Existen eritema y/o telangiectasias.
- Usualmente se encuentran menos de diez pápulas y pústulas al mismo tiempo.
- Los casos graves tienen numerosas pústulas, telangiectasias, eritema difuso, piel grasa y edema (mejillas y nariz).
- La inflamación crónica e intensa de la nariz conduce a engrosamiento cutáneo irreversible, conocido como rinofima. Esta anomalía es más común en los hombres.
- Rara vez las pápulas de rosácea pueden afectar al cuero cabelludo, el torso, los brazos y las piernas.

Hallazgos extracutáneos
- Los síntomas oculares pueden incluir conjuntivitis leve, con irritación, sensación de arenilla y lagrimeo.
- Los signos oculares pueden incluir hiperemia conjuntival, telangiectasias en los párpados, blefaritis, queratopatía puntiforme superficial, chalación, vascularización e infiltración corneales, y adelgazamiento de la córnea.

Pruebas de laboratorio y biopsia
- El diagnóstico se suele establecer mediante la exploración clínica. Las pruebas de laboratorio son innecesarias.
- Si las lesiones son atípicas se hacen cultivos bacterianos para descartar foliculitis.
- Cuando existe descamación se realiza una prueba con hidróxido potásico para descartar la tiña.
- Se puede considerar una biopsia para descartar el lupus.

Diagnóstico diferencial
- Acné (en la rosácea no existen comedones).
- Tiña pustulosa.
- Dermatitis perioral.
- Foliculitis infecciosa (acné estafilocócico o por gramnegativos).
- Lupus eritematoso.

Evolución y pronóstico
- La rosácea se agrava con la ingestión de alimentos sólidos y líquidos calientes, con el alcohol (vino tinto), con el calor y con la exposición al sol.
- El proceso es crónico (años) con episodios de actividad seguidos por fases de quiescencia.

Tratamiento
- El paciente debe evitar los alimentos y las bebidas calientes, las comidas especiadas, el vino tinto y la luz solar.
- Los cosméticos de base verde pueden disimular el enrojecimiento.
- Se recomiendan los filtros solares.
- El componente pustuloso se trata con medidas tópicas o sistémicas.
- Los fármacos más efectivos para el tratamiento tópico son el metronidazol y la loción de sulfacetamida más azufre. Esta loción es especialmente útil para la piel grasa; se encuentra disponible con y sin colorante.

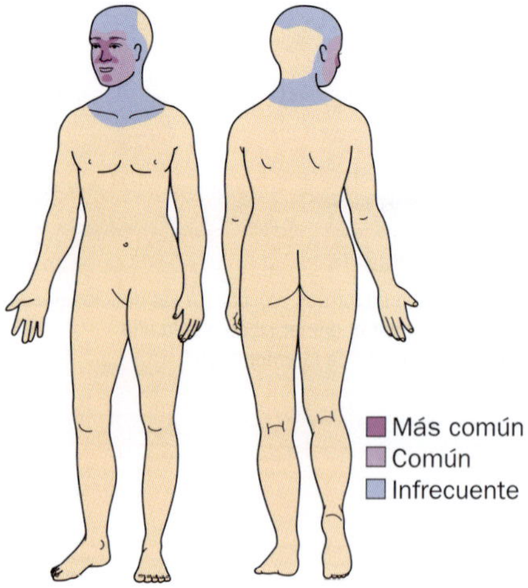

Una variante verde de estos preparados disimula el enrojecimiento cutáneo. Los preparados de clindamicina y eritromicina son menos efectivos.

- El tratamiento sistémico es más eficaz. La tetraciclina (500 mg dos veces al día), la eritromicina (500 mg dos veces al día), la doxiciclina (100 mg dos veces al día) o la minociclina (100 mg dos veces al día) en un ciclo de 2-4 semanas suele controlar las pústulas. En muchos pacientes el cuadro responde después a dosis menores.
- El cotrimoxazol y el metronidazol (250 mg/día) se usan para los casos resistentes.

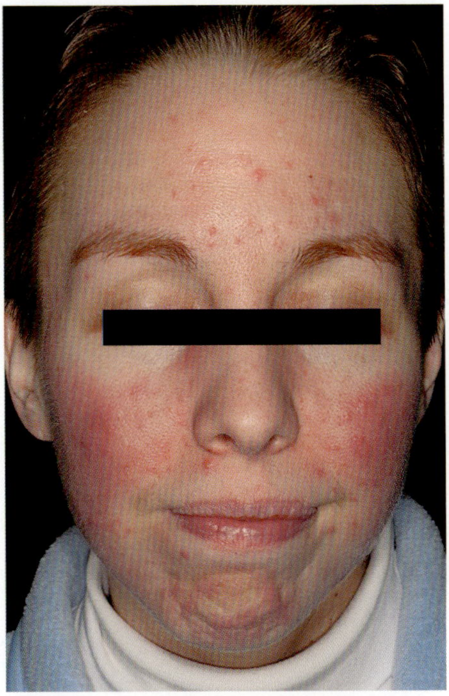

Acné rosácea con pústulas en la porción central de la frente, las mejillas y el mentón. El eritema es intenso. Los antibióticos orales y la sulfacetamida con azufre por vía tópica proporcionan un control rápido.

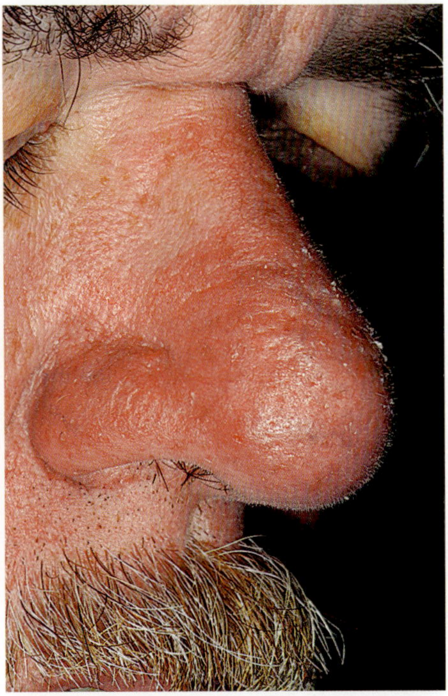

El eritema intenso de la nariz es muy característico de la rosácea. Muchas veces resulta necesario el tratamiento a largo plazo con antibióticos orales. Es efectiva la terapia tópica secante con sulfacetamida y azufre.

- Los síntomas oculares se tratan con antibióticos sistémicos.
- La medicación se suspende o se disminuye gradualmente una vez resueltas las lesiones.
- La evolución después del tratamiento es impredecible.
- La enfermedad recurrente se vuelve a tratar; después la medicación se disminuye hasta la dosis mínima que proporcione un control adecuado.
- En los casos con recidivas crónicas o que no responden se debe considerar la isotretinoína, 0,5 mg/kg/día durante 20 semanas.
- La rinofima se puede tratar con electrocirugía, láser de dióxido de carbono y cirugía plástica.

Claves clínicas

- Rara vez la rosácea se puede presentar con lesiones granulomatosas (rosácea granulomatosa) e imitar al lupus o la sarcoidosis.
- Los pacientes pueden desarrollar edema facial persistente conocido como edema facial sólido.

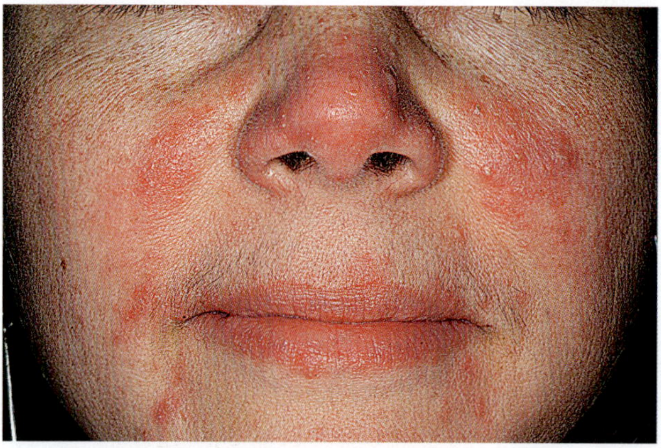

El acné y la rosácea pueden coexistir. El eritema de la nariz es característico de la rosácea. Las pústulas de las mejillas se encuentran tanto en la rosácea como en el acné.

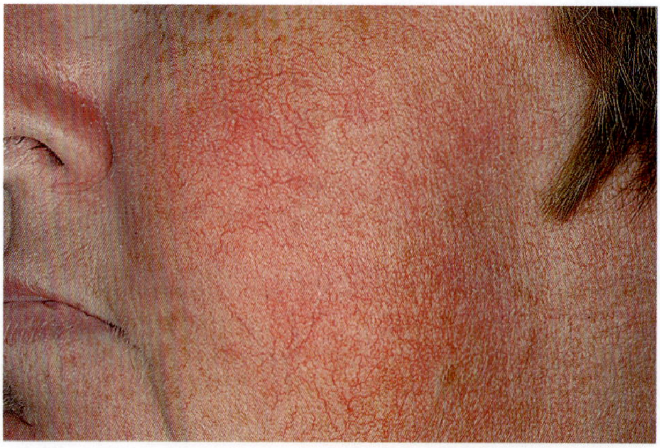

El eritema y la telangiectasia pueden constituir los únicos signos de rosácea. Puede ser difícil establecer el diagnóstico debido a que estas lesiones también aparecen en personas de piel clara. Esas anomalías responden poco a la medicación tópica u oral.

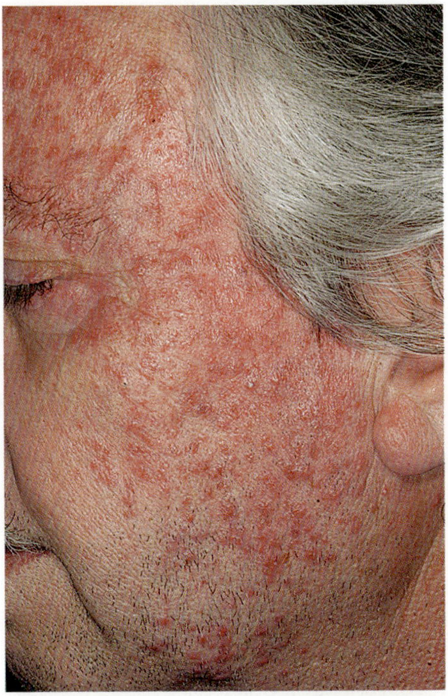

La rosácea por esteroides aparece al interrumpir el uso continuo y prolongado de esteroides tópicos. Se produce una agudización rápida e intensa, con pápulas y pústulas. El paciente vuelve a aplicarse el producto ofensor, y se reinicia el círculo vicioso.

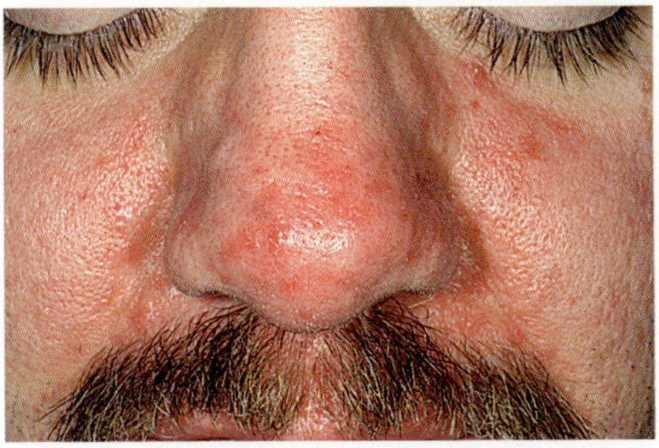

Las pápulas y pústulas de la nariz se tratan inicialmente con antibióticos orales. El tratamiento tópico debe comenzar al mismo tiempo con sulfacetamida y azufre o con metronidazol.

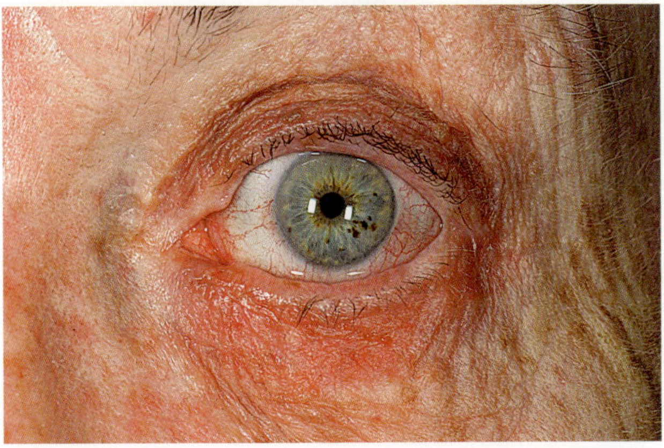

Las complicaciones oculares son frecuentes en los pacientes con rosácea. El diagnóstico se debe considerar cuando existen uno o varios de los siguientes signos y síntomas: aspecto inflamado, sensación de cuerpo extraño, sensación de ardor o pinchazo, sequedad, prurito, sensibilidad a la luz, visión borrosa, telangiectasias en la conjuntiva y el margen palpebral, y eritema palpebral y periocular. También suelen existir blefaritis, conjuntivitis e irregularidad de los márgenes palpebrales.

Hidrosadenitis supurativa

Descripción

- La hidrosadenitis supurativa es una enfermedad crónica, purulenta y cicatricial, que ocurre en las axilas, la región anogenital y debajo de la mama femenina.

Historia clínica

- La hidrosadenitis supurativa es más común en las mujeres.
- Se presenta con un «grano» doloroso.
- No se suele encontrar antes de la pubertad. La mayoría de los casos aparecen durante las décadas segunda y tercera de la vida.
- Existe una tendencia familiar.
- La excreción de sebo no es un factor importante, lo que puede explicar el poco efecto del tratamiento convencional contra el acné y de los retinoides.

Hallazgos cutáneos

- El dato característico es el comedón doble (una «espinilla» con dos o más aberturas superficiales).
- Son frecuentes las fístulas.
- La inflamación dérmica, intensa y extensa, origina grandes abscesos dolorosos.
- En los lugares afectos existen bandas de tejido cicatricial similares a cordones.

Pruebas de laboratorio

- La biopsia muestra oclusión folicular por material queratinoso, foliculitis y destrucción secundaria de los anejos cutáneos (glándulas apocrinas) y el tejido celular subcutáneo.

Diagnóstico diferencial

- Acné.
- Forúnculo o carbunclo.

Evolución y pronóstico

- La enfermedad es más grave en las personas obesas.
- Tiene carácter progresivo y autoperpetuado.
- La gravedad clínica es variable en los distintos pacientes.

Tratamiento

- Los quistes fluctuantes grandes se inciden y drenan.
- Para los quistes menores se emplea la triamcinolona intralesional, 2,5-10 mg/ml.
- A veces es útil la pérdida de peso corporal.
- Los antibióticos orales a largo plazo representan la clave del tratamiento. Se pueden emplear tetraciclina (500 mg dos veces al día), eritromicina (500 mg dos veces al día), doxiciclina (100 mg dos veces al día) y minociclina (100 mg dos veces al día). Para el mantenimiento se ensayan dosis más bajas.
- Los antibióticos de segunda línea comprenden trimetoprima-sulfametoxazol (una tableta de doble concentración dos veces al día), metronidazol (375 mg dos veces al día), y clindamicina (150 mg dos veces al día).
- Los anticonceptivos orales son útiles a veces, sobre todo en las agudizaciones premenstruales.
- La isotretinoína (1 mg/kg/día durante 20 semanas) es efectiva en casos seleccionados (sobre todo para las lesiones con fístulas sin cicatrices).
- La escisión quirúrgica es con frecuencia la única solución.
- Puede tener utilidad la abertura de las fístulas locales.
- La depilación con láser puede ser beneficiosa.
- Los antitranspirantes en polvo o en solución reducen la fricción.

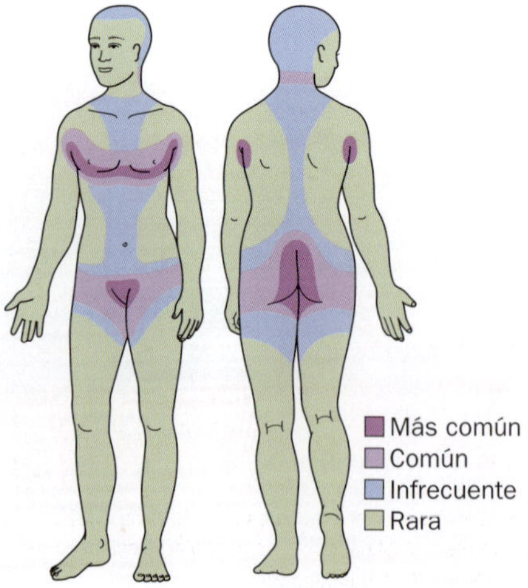

Claves clínicas

- Este trastorno se puede encontrar en niños prepuberales, incluso en los no obesos.
- La enfermedad temprana se puede presentar con pústulas dolorosas muy pequeñas en las ingles y las axilas.
- Sospeche hidrosadenitis cuando una mujer se queje de «granos en la ingle».

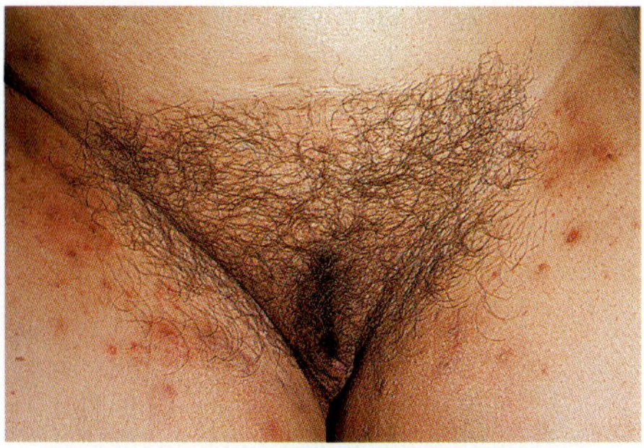

Se debe sospechar hidrosadenitis cuando una paciente se queja de «granos» en las ingles. Se deben buscar con cuidado comedones, que son los marcadores de esta enfermedad.

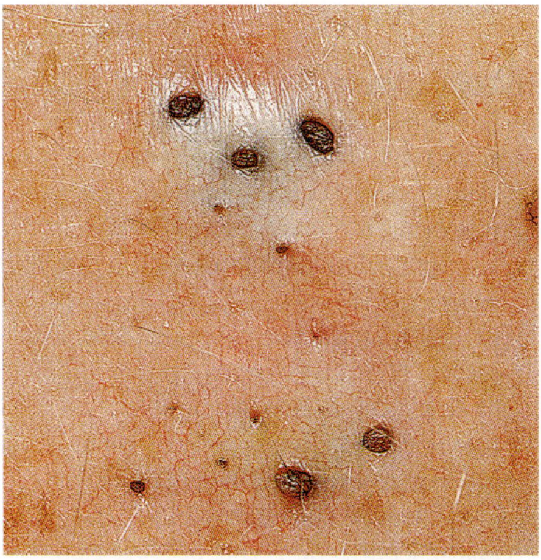

Los comedones dobles y triples son «espinillas» con dos o más aberturas superficiales comunicadas debajo de la piel. Representan el dato característico de la hidrosadenitis. Se deben examinar las axilas, las áreas bajo las mamas, las ingles y las nalgas en busca de marcadores de la enfermedad.

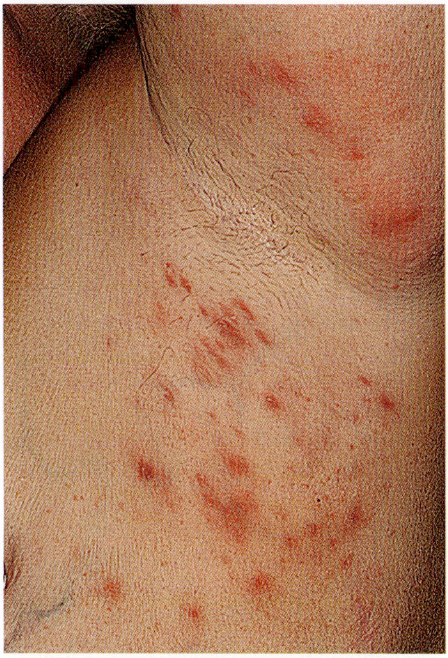

Hidrosadenitis de las axilas. Los quistes persistieron durante meses, y finalmente se controlaron con antibióticos orales a largo plazo.

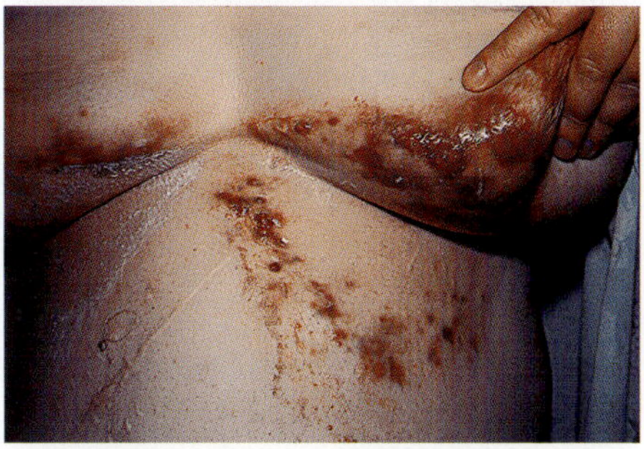

La hidrosadenitis puede ocurrir debajo de las mamas. Este caso es particularmente intenso con quistes confluentes.

Hiperhidrosis

Definición

- El término «hiperhidrosis» se usa para describir la producción excesiva de sudor.
- La hiperhidrosis es común y puede afectar a zonas locales o generalizadas de la piel.

Historia clínica

- La hiperhidrosis se puede clasificar de acuerdo con la localización anatómica (axilar, palmar, plantar), el estímulo subyacente (emocional, térmico, fármaco, toxina) o el origen neural (cortical, hipotalámico, medular, espinal, axonal).
- La sudoración nocturna se puede deber a un número de procesos sistémicos subyacentes (p. ej., linfoma de Hodgkin).
- El ejercicio y el estrés emocional son las causas más comunes de hiperhidrosis.
- Una anamnesis cuidadosa es importante para aclarar la causa subyacente de hiperhidrosis.

Hallazgos cutáneos

- Los efectos crónicos de la humedad excesiva de la piel comprenden piel seca escamosa con grietas y fisuras.
- Los pacientes con piel excesivamente húmeda son susceptibles a la proliferación bacteriana (queratólisis *punctata*) y la infección por levaduras.
- Los pacientes con queratólisis *punctata* desarrollan pequeños hoyuelos superficiales en las plantas de los pies junto con un intenso olor a sudor.

Hallazgos extracutáneos

- Los signos extracutáneos dependen de la causa subyacente de la hiperhidrosis.

Pruebas de laboratorio y biopsia

- El sudor se vuelve negro al combinarse con yodo y almidón. Los tres métodos descritos a continuación utilizan la reacción almidón-yodo para semicuantificar la producción de sudor:
  - Aplicación directa de polvo de almidón yodado (0,5-1 g de cristales de yodo y 500 g de almidón soluble, almacenado en frasco hermético) a la piel.
  - La solución de yodo se aplica a la piel y se deja secar; a continuación se espolvorea una pequeña cantidad de polvo de almidón.
  - Se aplica papel impregnado en yodo (preparado mediante exposición de 100 hojas de papel a 1 g de cristales de yodo durante 1 semana en un contenedor hermético) a una superficie cutánea sudorosa (técnica papel-yodo).
- El estudio de laboratorio para posibles procesos médicos subyacentes debe ser dirigido por los datos de la historia clínica y la exploración física.

Diagnóstico diferencial

- Los siguientes procesos pueden inducir hiperhidrosis:
  - Infecciones (enfermedades febriles, tuberculosis).
  - Trastornos metabólicos y endocrinos (hipertiroidismo, diabetes mellitus, obesidad, síndrome carcinoide).
  - Trastornos vasomotores (fenómeno de Raynaud).
  - Enfermedades neurológicas (enfermedad de Parkinson, postencefalitis).
  - Neoplasias (linfoma).
- Muchos fármacos pueden inducir hiperhidrosis como un efecto secundario (insulina, cafeína).
- Ciertas toxinas, como el mercurio y el arsénico, pueden producir hiperhidrosis.

Evolución y pronóstico

- La hiperhidrosis puede originar al paciente un problema social y laboral importante.
- El tratamiento de los procesos sistémicos subyacentes mejora la hiperhidrosis.

Tratamiento

- La aplicación tópica bajo oclusión de hexahidrato de cloruro de aluminio al 6% o al 20%, por la noche durante 3-4 noches, y después cuando sea necesario, resulta útil para la mayoría de los pacientes. La irritación cutánea leve es un efecto secundario común.
- La iontoforesis con agua de grifo, diariamente durante 15-30 minutos y después dos o tres veces por semana puede ser un método efectivo para controlar la hiperhidrosis palmoplantar.
- El glucopirrolato oral disminuye la sudoración en algunos pacientes, pero puede causar efectos secundarios anticolinérgicos.
- La toxina botulínica inhibe la liberación de acetilcolina y es muy efectiva para suprimir la

sudoración. Las inyecciones son dolorosas y pueden requerir un anestésico tópico o bloqueo nervioso para la hiperhidrosis palmar. Las axilas no requieren anestesia.

- La simpatectomía cervical-torácica y lumbar es otro método efectivo para controlar la hiperhidrosis palmoplantar.
- La ablación quirúrgica local se ha utilizado para tratar la hiperhidrosis axilar.

Consideraciones pediátricas

- La hiperhidrosis emocional comienza alrededor de la pubertad y mejora con el tiempo.
- Los chicos y las chicas se afectan por igual, pero ellas solicitan atención médica con más frecuencia.

5 Psoriasis y otras enfermedades papuloescamosas

Psoriasis

Descripción

- Una enfermedad papuloescamosa común, crónica, inflamatoria y de etiología desconocida, debida a función/comunicación anormal de los linfocitos T.
- Se afectan la piel, las uñas y las articulaciones.
- Existen varias formas clínicas distintas.
- La presentación común se caracteriza por placas escamosas crónicas que afectan a los codos, las rodillas y el cuero cabelludo.

Historia clínica

- La prevalencia estimada es del 1-3% de la población.
- La etiología es multifactorial y no se conoce por completo.
- Existen factores genéticos hereditarios conocidos con varios desencadenantes medioambientales documentados.
- Los hombres y las mujeres se afectan por igual; la enfermedad es más frecuente entre los hermanos y los descendientes de las personas afectadas.
- Comienzo a cualquier edad, aunque el inicio precoz implica un curso clínico más grave y menos estable.
- Existen dos picos de incidencia máxima: uno en la tercera década de la vida y otro al final de la sexta.
- Una vez expresada, la psoriasis suele tener un curso implacable, con agudizaciones y remisiones.
- La extensión y la gravedad de la enfermedad son muy variables.
- Los factores medioambientales y el tratamiento influyen en el curso y la gravedad.
- Entre los factores capaces de agravar la psoriasis se incluyen la infección por el virus de la inmunodeficiencia humana, traumatismo físico (fenómeno de Koebner), infecciones (estreptococos y cándidas), fármacos (litio, betabloqueantes, antipalúdicos, supresión de corticosteroides) y clima invernal.
- El grado de prurito varía.
- El impacto psicosocial puede ser grave.
- La tercera parte de los pacientes presentan afectación ungueal.
- La artritis psoriásica (con factor reumatoide negativo) se encuentra en el 5-8% de la población con psoriasis. El comienzo puede preceder, acompañar o seguir a las manifestaciones cutáneas.

Hallazgos cutáneos

Psoriasis en placas

- La presentación más común comienza con pápulas escamosas, netamente definidas y rojas, que confluyen para formar placas estables, redondas u ovales.
- En los casos típicos se afectan las superficies de extensión de las extremidades (codos y rodillas), el cuero cabelludo y la región sacra.
- La erupción suele respetar las palmas de las manos, las plantas de los pies y la cara.
- El color rojo intenso es un dato característico que permanece constante.
- La escama es adherente, de color blanco plateado, y al desprenderse revela puntos sangrantes (signo de Auspitz).
- La escama se puede convertir en extremadamente densa, sobre todo en el cuero cabelludo.

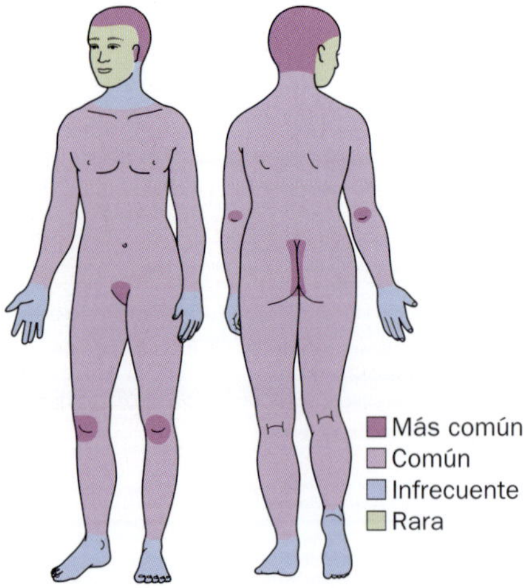

Psoriasis guttata

- Ésta es una forma inestable caracterizada por la aparición súbita de innumerables pápulas psoriasiformes monomórficas en el tronco.
- Se asocia muchas veces con faringitis por estreptococos del grupo A, infecciones víricas y, menos frecuentemente, supresión de los esteroides sistémicos.

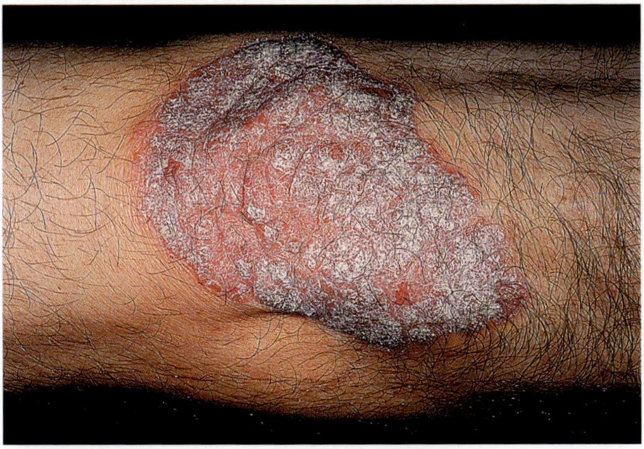

Psoriasis en placas. Presentación clásica. Las placas rojas y gruesas tienen un borde netamente definido y escamas plateadas adheridas.

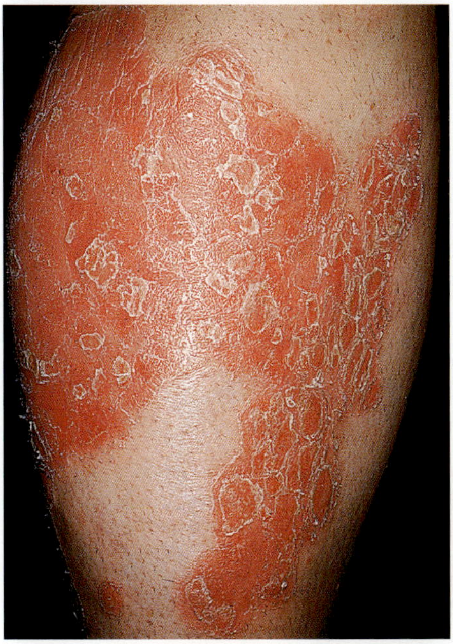

Psoriasis en placas. Las placas se pueden convertir en rojas e inflamadas. Las placas inflamadas requieren tratamiento cuidadoso con medicación tópica. Todos los medicamentos tópicos, excepto los esteroides, pueden agravar estas lesiones activas.

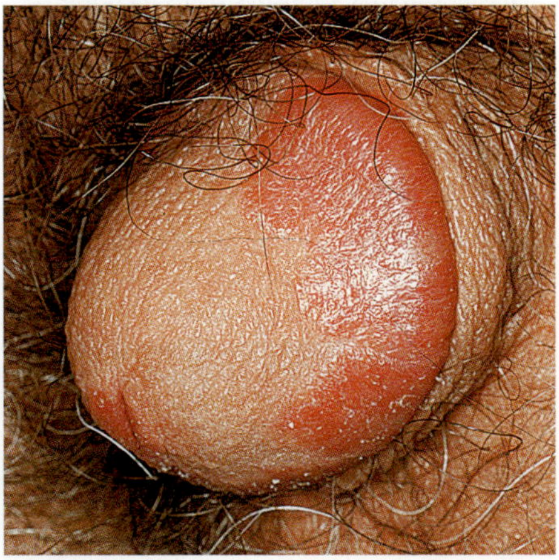

Psoriasis en placas. Una placa roja fija con bordes netos en el glande es una presentación común de la psoriasis. Puede constituir la única lesión cutánea. Las placas duran con frecuencia meses o años. Los esteroides tópicos proporcionan alivio temporal, pero no se deben usar constantemente. La mayoría de las demás medicaciones tópicas son demasiado irritantes. Los pacientes deben ser informados de que esta enfermedad no es contagiosa. Es frecuente que los pacientes interpreten erróneamente esta lesión con la debida a infección por *Candida*.

Psoriasis pustulosa localizada (pustulosis palmoplantar)

- Esta forma recurrente crónica se ha relacionado con el uso de tabaco.
- Se forman pústulas estériles pequeñas sobre una base roja en las palmas de las manos y las plantas de los pies.
- Las pústulas no se rompen pero adquieren un color pardo oscuro y se convierten en escamosas; muchas veces son muy dolorosas.
- La afectación ungueal es común.

Psoriasis invertida (intertriginosa)

- Una forma incomún que ocurre en las áreas de flexión o intertriginosas, con frecuencia en las ingles o debajo de las mamas.
- Existen placas lisas, rojas y netamente definidas con una superficie macerada.
- Las infecciones candidiásicas superpuestas se ven con más frecuencia en pacientes diabéticos y en los que utilizan esteroides tópicos.

Psoriasis pustulosa generalizada

- Una forma incomún grave que requiere atención médica inmediata.
- Se puede asociar con fiebre y sensación dolorosa en la piel.
- Puede guardar relación con fármacos.
- Las pústulas estériles son regionales o generalizadas, y muchas veces recurren en ondas.

Psoriasis eritrodérmica

- Esta forma grave incomún requiere atención médica inmediata.
- Existe enrojecimiento corporal total con escalofríos y dolor cutáneo.
- Puede guardar relación con fármacos.

Enfermedad ungueal

- Los signos clínicos varían y guardan relación con afectación de áreas específicas de la matriz ungueal.
- Se pueden encontrar *pitting*, onicólisis (separación de la uña desde el lecho ungueal), acumulación subungueal de residuos, signo de la mancha de aceite y distrofia ungueal.
- Los signos ungueales ofrecen datos a favor del diagnóstico cuando las lesiones cutáneas son equívocas o faltan.

Enfermedad articular

- Varios patrones clínicos peculiares, con negatividad del factor reumatoide.
- La forma oligoarticular asimétrica es la más común, y afecta al 70% de los individuos con artritis psoriásica.
- El tipo interfalángico distal afecta al 10%, con alteraciones ungueales.
- La poliartritis simétrica es similar a la artritis reumatoide.
- El tipo mutilante afecta al 5%; tiene un comienzo temprano.
- El tipo espinal afecta al 20% y es incapacitante.

Pruebas de laboratorio

- La biopsia mediante *punch* muestra acantosis (engrosamiento de la epidermis) con elongación regular de las papilas dérmicas,

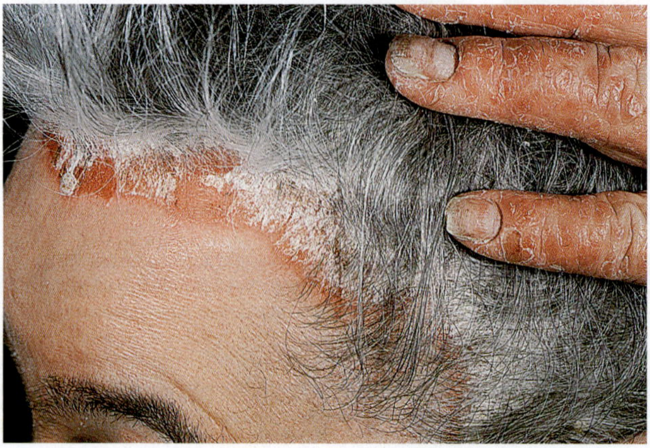

Psoriasis del cuero cabelludo. La escama densa que cubre parte o todo el cuero cabelludo, es muy característica de psoriasis. Siempre se debe examinar el cuero cabelludo de los pacientes con psoriasis.

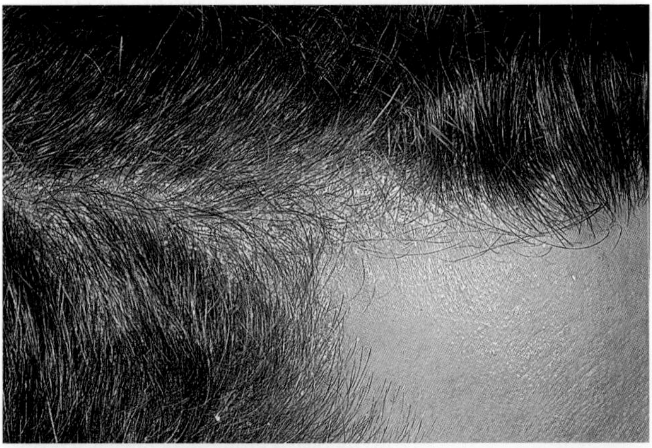

Psoriasis del cuero cabelludo. A veces es imposible distinguir entre psoriasis de cuero cabelludo y dermatitis seborreica. En los pacientes con dermatitis seborreica es frecuente la afectación del pabellón auricular y la cara.

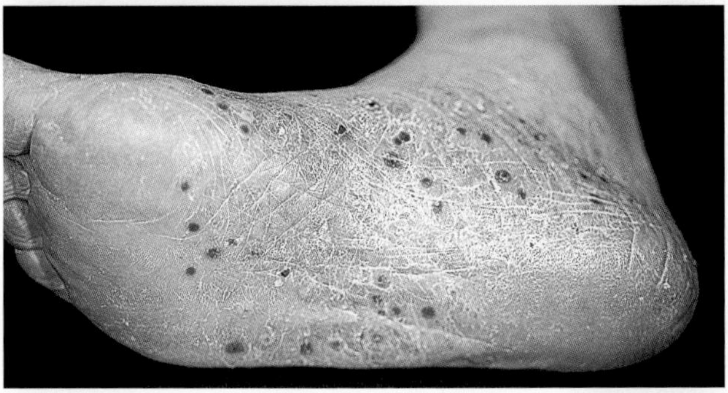

Psoriasis pustulosa de las plantas de los pies. La afectación extensa es dolorosa. A veces requiere medicación sistémica.

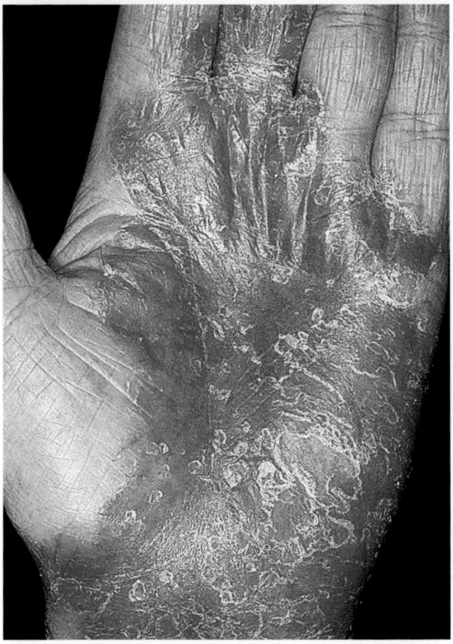

Psoriasis de las palmas de las manos. Esta placa lisa y de color rojo oscuro es dolorosa.

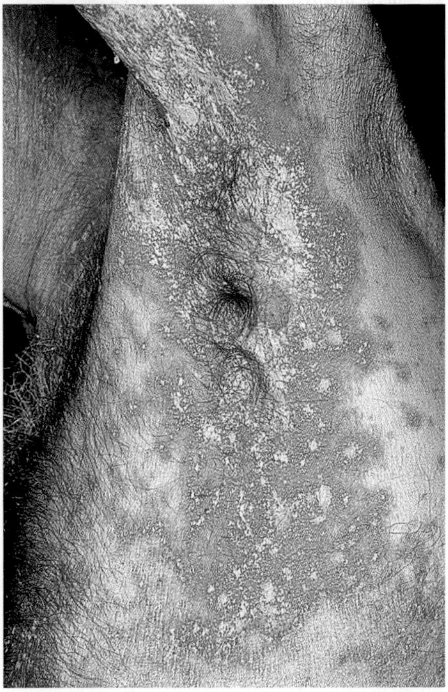

Psoriasis pustolosa. Esta forma rara de psoriasis puede ser extensa y grave. Responde a la ciclosporina, el metotrexato o la acetritina.

hiperqueratosis con retención de los núcleos en el estrato córneo (paraqueratosis), hipogranulosis y neutrófilos abundantes en la epidermis (microabscesos de Munro).

- En la psoriasis *guttata*, confirme la faringitis estreptocócica por el título de antiestreptolisina-O y cultivo del exudado faríngeo.
- En la psoriasis invertida, realice un examen con hidróxido potásico para descartar candidiasis.
- En los casos recalcitrantes graves, descarte la infección por el virus de la inmunodeficiencia humana.

Diagnóstico diferencial

- Dermatitis seborreica (afecta a la cara más que la psoriasis pero no se excluyen mutuamente en el cuero cabelludo).
- Eccema (eccema dishidrótico de manos/pies; más vesiculoso que pustuloso).
- Tiña de la cabeza (la onicomicosis se debe excluir mediante examen con hidróxido de potasio).
- Candidiasis (los dos procesos no se excluyen entre sí, y se puede superponer con la psoriasis invertida; se debe realizar un examen con hidróxido de potasio).
- Pitiriasis rosada (busque «placa heraldo», collarete de descamación o distribución en árbol de Navidad).
- Pustulosis exantematosa generalizada aguda.

Tratamiento

- Las tres formas de tratamiento (tópico, fototerapia y sistémico) se pueden combinar o alternar.

Tratamiento tópico

Preparados tópicos de brea

- Se dispone de lociones, pomadas y champúes.
- Son relativamente baratos y se pueden combinar con esteroides tópicos.
- Pueden causar irritación, olor y tinción de los vestidos.
- El calcipotriol es un análogo de la vitamina D_3 en crema, pomada y solución para el cuero cabelludo que se puede aplicar una o dos veces al día, según tolerancia, en cantidades de hasta 100 g por semana.
- Limite la medicación a las placas.
- Los efectos secundarios consisten en irritación y eritema locales, leves y transitorios.

Esteroides tópicos (grupos I-V)

- Los esteroides tópicos (grupos I-V) proporcionan un alivio rápido pero temporal.
- Utilice esteroides tópicos de los grupos I-V (aplicados a una hora diferente del día) para controlar la irritación.
- Se pueden obtener resultados óptimos cuando el calcipotriol se aplica dos veces al día durante la semana, y los esteroides tópicos se aplican dos veces al día durante los fines de semana.
- Éstos son los mejores fármacos para reducir la inflamación y el prurito (p. ej., enfermedad intertriginosa).
- En caso de placas crónicas, pequeñas y poco numerosas, trate con esteroides intralesionales (triamcinolona, 10 mg/ml); actúe con precaución para evitar la atrofia.
- Los esteroides pierden efectividad con el uso continuado.
- Los efectos secundarios incluyen atrofia y telangiectasia con el uso a largo plazo.
- Es preferible usarlos en ciclos, por ejemplo dos veces al día durante 7-14 días con una pausa de 7-14 días.

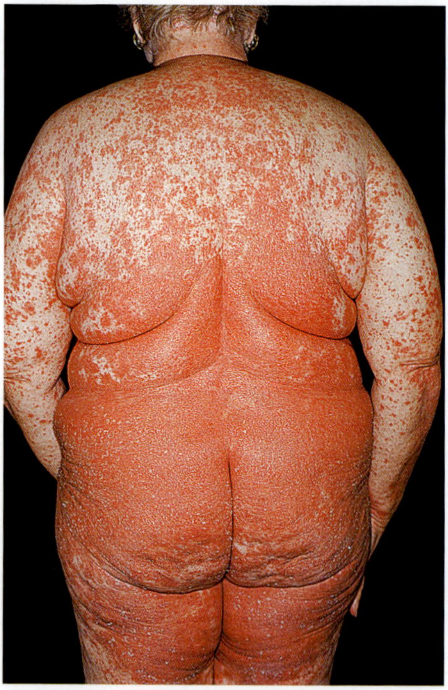

Psoriasis eritrodérmica. Se puede producir una inflamación intensa generalizada, y el control de esta forma requiere con frecuencia medicación sistémica.

- La antralina (crema al 0,1, 0,25, 0,5 o 1%) es útil para las placas crónicas de las superficies de extensión y para el cuero cabelludo.
  - Utilice un método de contacto breve —aplique y lave a los 20 minutos—.
  - Deje aplicada la medicación durante más tiempo si se tolera.
  - Limite la medicación a la placa.
  - Los efectos secundarios incluyen irritación y tinción.
- Gel o crema de tazaroteno al 0,05% y 0,1%.
  - Aplique una vez por la noche.
  - Limite la medicación a la placa.
  - Aplique esteroides (grupos I-V) una vez al día para controlar la irritación, y use con menos frecuencia una vez controlada la irritación.
  - Un efecto secundario es la irritación intensa.

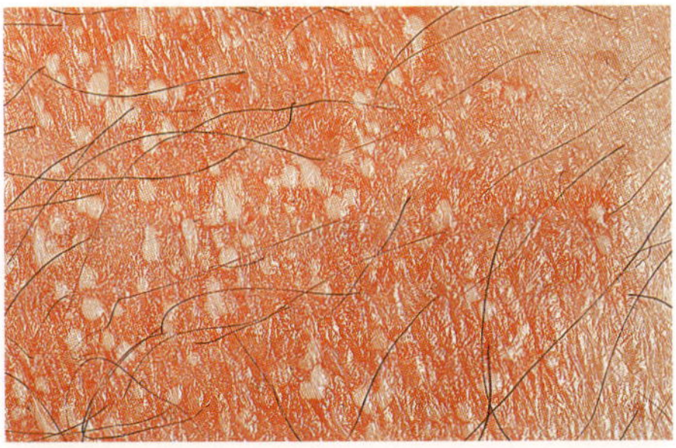

Psoriasis pustulosa.

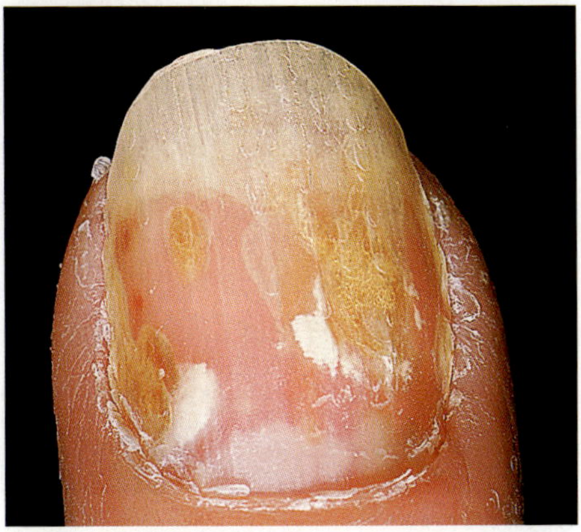

Lesión psoriásica en mancha de aceite. La acumulación de restos paraqueratósicos y suero debajo de la uña produce una tinción amarillenta-parda debajo de la uña.

Tratamiento tópico del cuero cabelludo

- El cuero cabelludo es difícil de tratar. El objetivo es proporcionar alivio sintomático y/o cosmético.
- Primero se debe eliminar la escama para facilitar la penetración del medicamento.

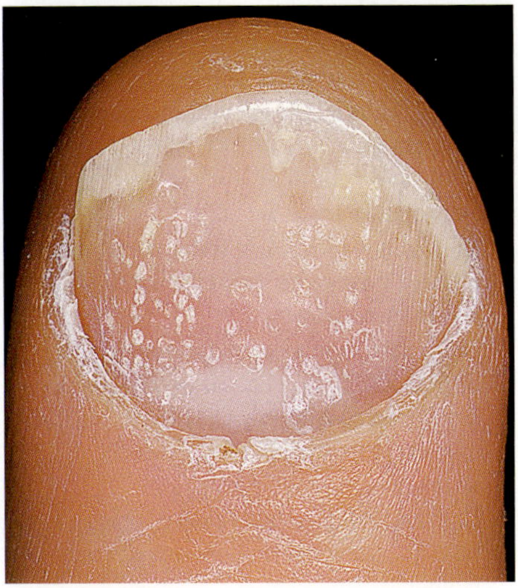

Pitting ungueal psoriásico. Los focos de inflamación en la porción proximal de la matriz ungueal originan acumulación de células paraqueratósicas sobre la superficie de la uña. Esas acumulaciones se desprenden al crecer la uña, dejando depresiones o picaduras en la superficie ungueal.

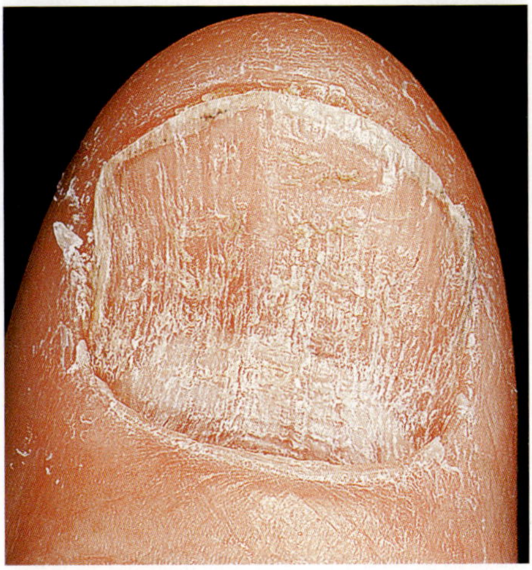

Deformidad ungueal psoriásica. La inflamación de la matriz proximal de la uña causa deformidad superficial de la placa ungueal.

- La escama superficial se puede eliminar con champúes de ácido salicílico o de brea.
- La mezcla de fenol, cloruro sódico y parafina líquida se aplica a la hora de acostarse y se lava por la mañana.
- El turbante con aceite de oliva caliente y el desbridamiento manual de las escamas pueden funcionar para las escamas muy gruesas.
- Los esteroides en forma de gel o de espuma penetran a través del pelo en la escama.
- Las placas menores se pueden tratar con esteroides intralesionales (triamcinolona, 5-10 mg/ml).

Tratamiento tópico de las uñas

- Las uñas son difíciles de tratar, por lo que el objetivo consiste en proporcionar alivio sintomático/cosmético.
- La solución tópica de calcipotriol, la solución de clobetasol y el gel de tazaroteno pueden ser útiles si se aplican en el área del pliegue ungueal posterior; requiere meses de tratamiento.
- La triamcinolona intralesional es dolorosa pero muchas veces proporciona una mejoría temporal.

Fototerapia

Ultravioleta B

- Este tratamiento es muy efectivo; la luz ultravioleta se puede usar en combinación con el tratamiento tópico. Una minoría de pacientes no responden y algunos empeoran.
- La luz ultravioleta B se administra en los casos típicos de tres a cinco veces por semana.
- La brea o los emolientes favorecen su efectividad.
- Los esteroides disminuyen la duración de la remisión.
- Los efectos secundarios incluyen ardor, envejecimiento prematuro de la piel y cáncer cutáneo.
- La forma de banda estrecha es más efectiva que la de banda ancha, pero se encuentra disponible en menos centros.
- El láser excímer (308 nm) es similar y posiblemente más efectivo que la luz ultravioleta B de banda estrecha, pero no se encuentra disponible con facilidad.

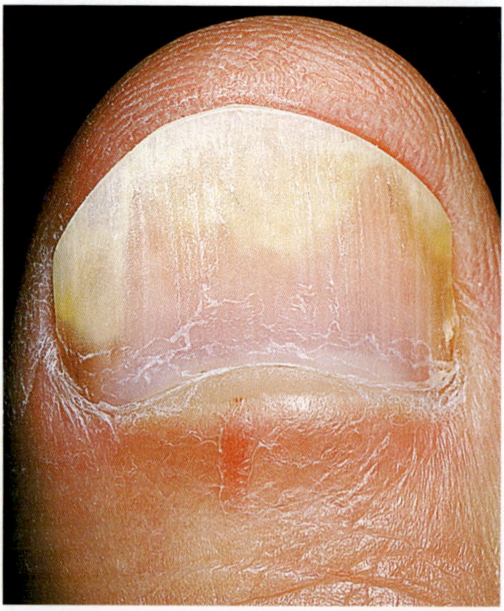

Onicólisis psoriásica. La inflamación psoriásica de la piel en la punta del dedo causa separación de la porción distal de la placa ungueal. El cuadro puede ser idéntico al observado en la onicólisis traumática.

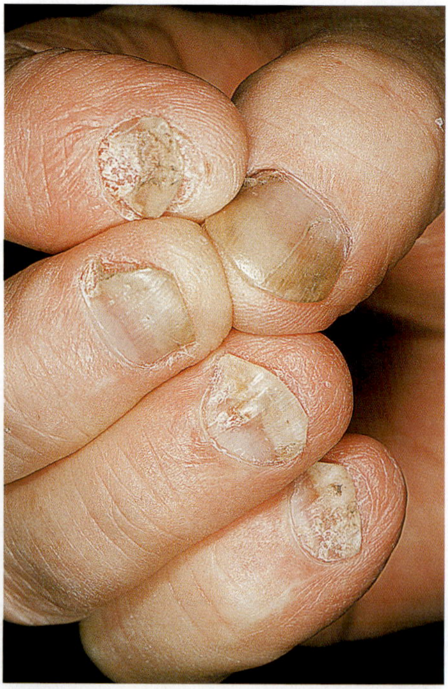

Onicólisis y deformidad ungueal psoriásicas. La inflamación de varias partes de la matriz de la uña produce un cuadro complejo de deformidad ungueal. A veces es difícil la distinción clínica con la onicomicosis.

Psoraleno más luz ultravioleta A

- El psoraleno más luz ultravioleta A (PUVA) se debe administrar tres veces por semana hasta que cedan las lesiones cutáneas, y después se suspende gradualmente.
- El paciente toma el psoraleno fotosensibilizante 1,5-2 horas antes de la exposición.
- Este método es efectivo para controlar pero no para curar la psoriasis.
- Está indicado para el control sintomático de la psoriasis en placas intensa, recalcitrante e incapacitante.
- Los efectos secundarios pueden incluir intolerancia gastrointestinal al fármaco, quemadura solar, daño actínico, cataratas y riesgo aumentado de cáncer cutáneo.

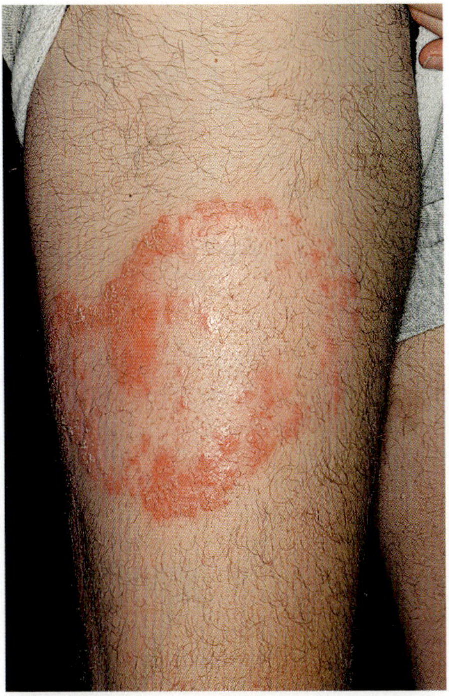

En los casos típicos las placas psoriásicas se aclaran por el centro y después mejoran en la periferia.

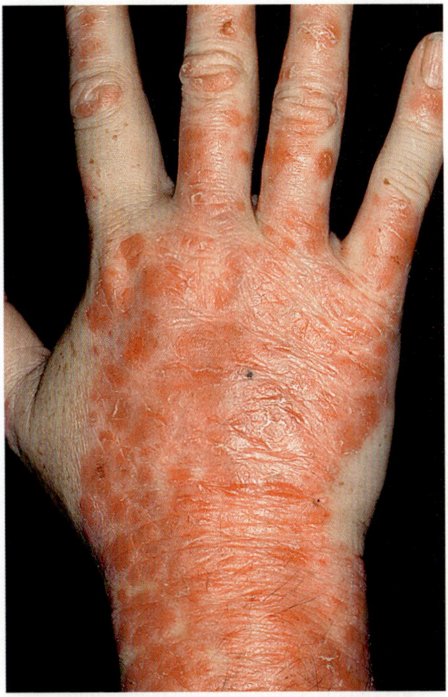

La psoriasis en placas inflamatoria puede ser dolorosa. Estas lesiones activas no respondieron a los esteroides tópicos, y se inició la administración de metotrexato.

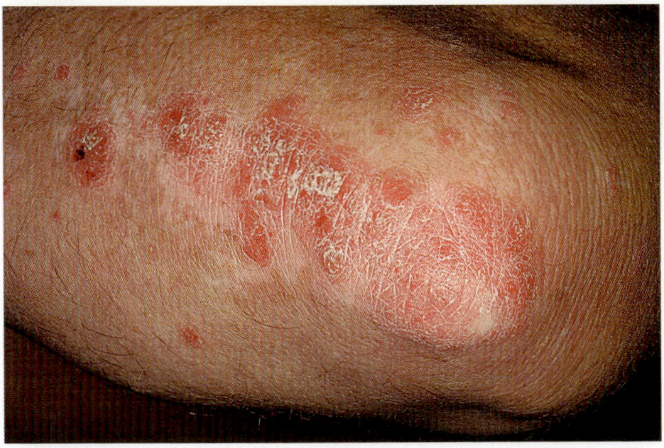

Esta placa ha respondido en parte a la crema de clobetasol. Los esteroides tópicos no suelen eliminar la placa por completo, y la enfermedad recidiva típicamente al suspender la aplicación tópica.

Tratamiento sistémico

- El tratamiento sistémico se debe considerar cuando la psoriasis afecta a más del 20% de la superficie corporal o causa grandes molestias. El tratamiento sistémico es complicado y debe ser controlado por un dermatólogo.

Tratamiento rotatorio

- Una pauta de terapia rotatoria minimiza los efectos tóxicos a largo plazo y permite un control efectivo prolongado.

Metotrexato

- El metotrexato es efectivo en la psoriasis pustulosa generalizada eritrodérmica inestable, y en los casos con grandes placas crónicas.
- Es eficaz para la artritis psoriásica.
- Se puede administrar por las vías oral, intramuscular o subcutánea.
- Ajuste hasta una dosis de 12,5-22,5 mg semanales.
- Administre ácido fólico, 1 mg diario, excepto el día del metotrexato.
- Es necesaria una vigilancia estrecha; realice periódicamente hemograma completo, pruebas de función hepática y biopsia hepática.
- Tenga cuidado para evitar interacciones farmacológicas con salicilatos, muchos fármacos antiinflamatorios no esteroideos, trimetoprima-sulfametoxazol, penicilinas y otros medicamentos.
- Los efectos secundarios pueden incluir náuseas, anorexia, cansancio, ulceraciones orales, leucopenia, trombocitopenia, fibrosis hepática y cirrosis. Se requiere una precaución especial en los pacientes ancianos y en aquellos con insuficiencia renal.

Ciclosporina

- La ciclosporina es preferible en la psoriasis inflamatoria grave (para conseguir un control rápido).
- La dosis es de 2,5-5,0 mg/kg/día.
- Disminuya gradualmente la dosis una vez conseguido el control.
- Es necesaria la vigilancia cuidadosa de la tensión arterial, así como del hemograma completo, la creatinina, el magnesio y los niveles de colesterol y triglicéridos.
- Disminuya la dosis si la creatinina aumenta un 30% respecto a la línea basal.
- Tenga cuidado con las interacciones farmacológicas.
- Los efectos secundarios incluyen hipertensión y nefrotoxicidad.

Acitretina

- Muy efectiva para la psoriasis generalizada, pustulosa y eritrodérmica; eficacia moderada para la psoriasis palmoplantar.
- Útil en combinación con psoraleno más luz ultravioleta A y B.
- Comienzo con 10-25 mg/día en una sola dosis.
- Los efectos secundarios son similares a los de la isotretinoína, lo que limita el tratamiento en muchos pacientes; pueden incluir teratogenicidad, sequedad cutánea, piel pegajosa, mialgias, artralgias, seudotumor *cerebri*, depresión, pérdida de pelo, hepatitis, pancreatitis, aumento del colesterol y los triglicéridos.

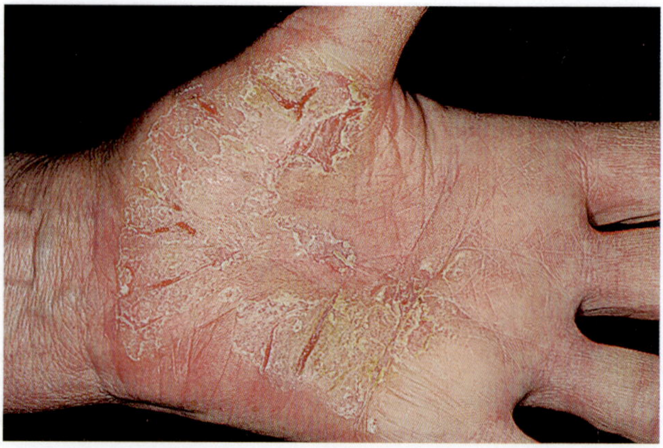

La inflamación crónica de las palmas de las manos plantea un problema diagnóstico difícil. La psoriasis y el eccema pueden tener un aspecto similar. Ambos son difíciles de tratar.

Terapias biológicas

- El mejor conocimiento de la fisiología de las células T y de las interacciones celulares ha permitido la síntesis de proteínas humanas específicas participantes en la función de las células T.
- Estas nuevas formas de tratamiento inmunomodulador interaccionan con dianas moleculares específicas en los procesos inflamatorios mediados por células T, y ejercen un efecto antiinflamatorio.
- El efalizumab es un anticuerpo monoclonal inmunoglobulina G humanizado específico contra el LFA-1 (antígeno relacionado con la función de los linfocitos), que interfiere con el tráfico de células T en la piel. Se administra por vía subcutánea.
- El alefacept es una proteína de fusión análoga al LFA-3, el ligando del receptor CD2 de las células T, que cuando se administra por vía intramuscular inhibe competitivamente la interacción LFA-3/CD2 y reduce los subconjuntos de células T circulantes participantes en la psoriasis.
- El infliximab es un anticuerpo monoclonal híbrido, administrado por vía intravenosa, que se une al factor de necrosis tumoral alfa y bloquea su efecto proinflamatorio.
- El etanercept es un receptor del factor de necrosis tumoral alfa soluble recombinante fundido con la porción Fc de una molécula de inmunoglobulina G humana. Se administra por vía subcutánea y se une al factor de necrosis tumoral alfa soluble, con lo que bloquea su efecto proinflamatorio. El etanercept está aprobado para el tratamiento de la artritis psoriásica y la psoriasis.

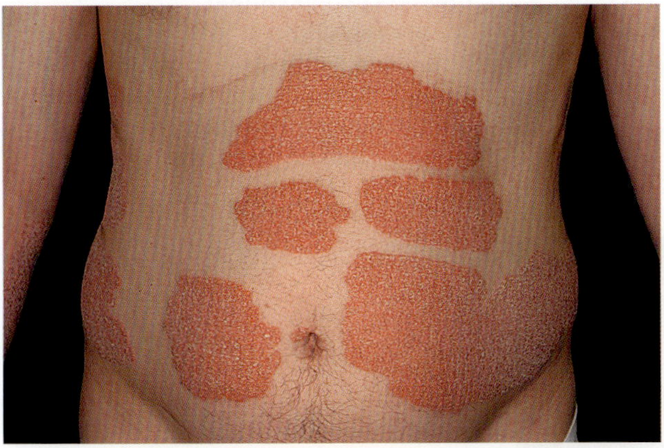

La psoriasis en placas crónica puede ser asintomática. Este paciente no tenía molestias y le disgustaban los tratamientos tópicos. Se mostró satisfecho con sólo hidratantes.

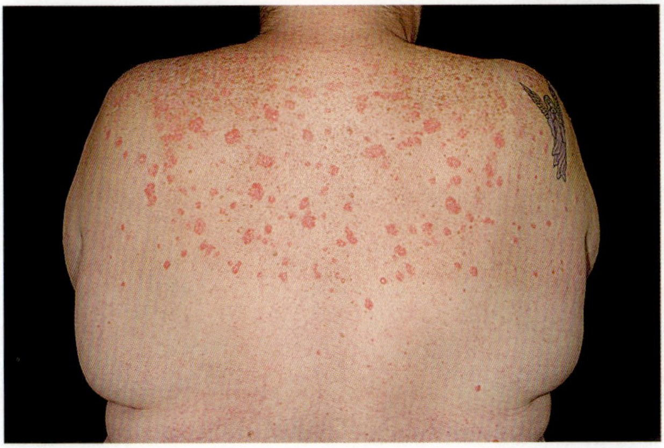

La luz solar proporciona un tratamiento efectivo, pero la quemadura solar puede iniciar una reagudización de la psoriasis.

Dermatitis seborreica

Descripción

- Una enfermedad papuloescamosa inflamatoria, crónica y común.
- La levadura *Pityrosporum* se ha propuesto como causa.

Historia clínica

- Se pueden afectar sujetos de todas las edades.
- El proceso es más intenso y difícil de controlar en pacientes con enfermedad neurológica (p. ej., traumatismo cefálico, lesión de la médula espinal, enfermedad de Parkinson, ictus) o con infección por el virus de la inmunodeficiencia humana.

Hallazgos cutáneos

- Las pápulas son húmedas, entre transparentes y amarillentas, grasientas y descamativas, y están situadas en placas y manchas rojas confluentes.
- El proceso puede ser difuso, aunque de modo habitual se localiza en áreas con máxima concentración de glándulas sebáceas: márgenes del cuero cabelludo, región central de la cara y área preesternal.
- Son localizaciones características las cejas, la base de las pestañas, los pliegues nasolabiales, la piel paranasal y los conductos auditivos externos.
- Se puede afectar la piel de las flexuras, como los pliegues retroauriculares, inguinales e inframamarios, así como el área anogenital.
- Las escamas adheridas a las pestañas y los márgenes palpebrales con eritema de intensidad variable son características de la blefaritis seborreica.

Pruebas de laboratorio

- La biopsia cutánea no suele ser necesaria.
- El cultivo para hongos y la preparación con hidróxido de potasio están indicados en los casos atípicos o resistentes a la terapia de descamación del cuero cabelludo o la cara.

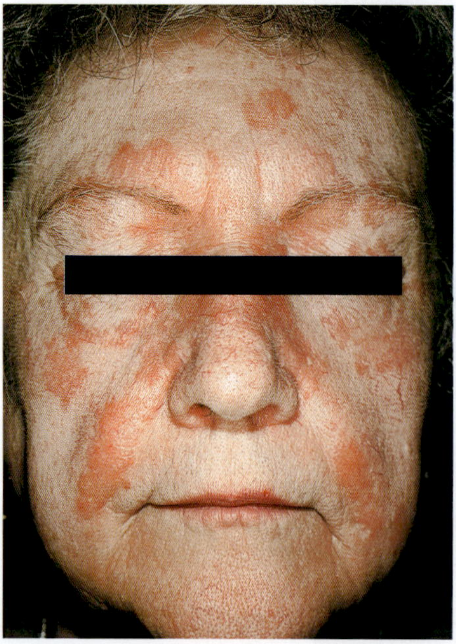

El eritema y la descamación pueden ser extensos y sobresalir más allá de los pliegues nasolabiales.

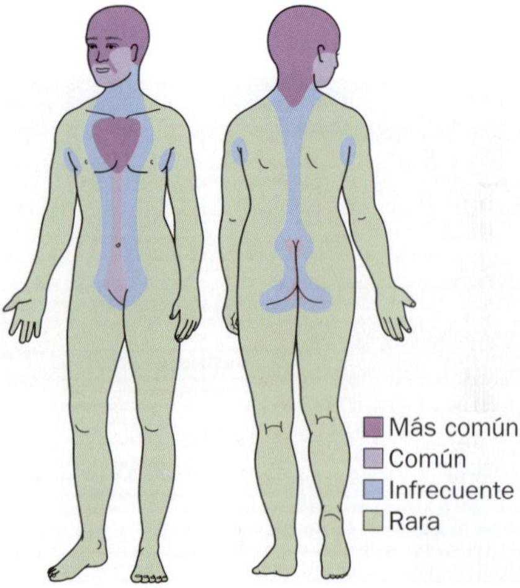

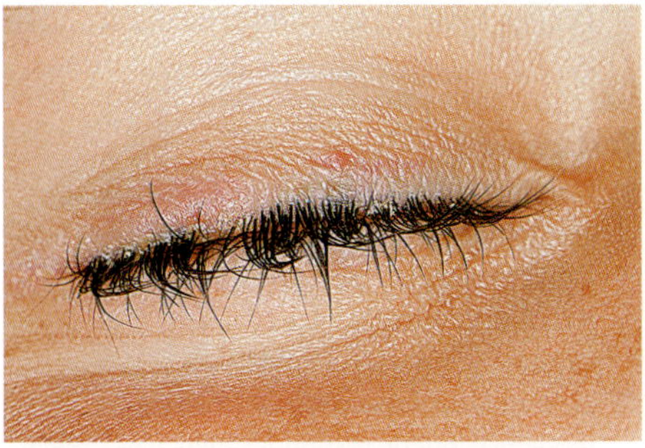

La descamación de los márgenes palpebrales es más frecuente en los niños. Las escamas pueden irritar la conjuntiva.

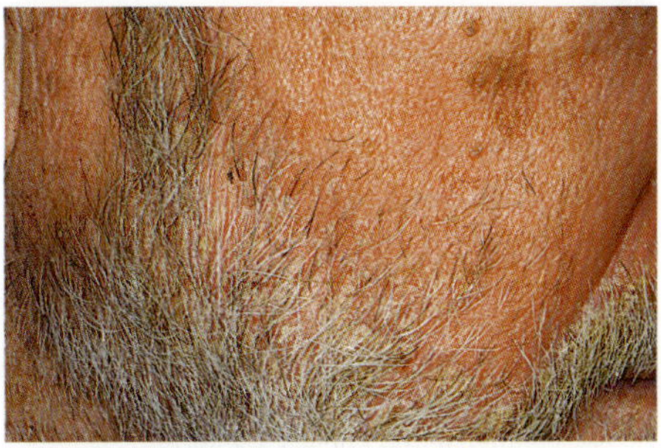

Los pacientes con propensión a la dermatitis seborreica suelen desarrollar eritema y descamación si se dejan crecer la barba. Las lesiones ceden al afeitarse.

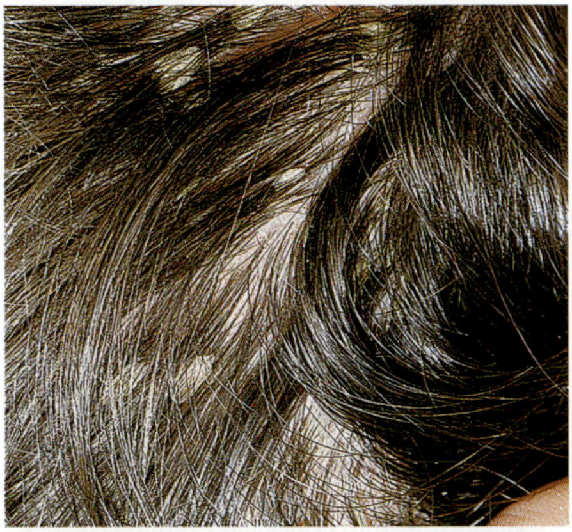

En los niños se observan manchas densas de escamas cuadrangulares. Las escamas se adhieren al pelo.

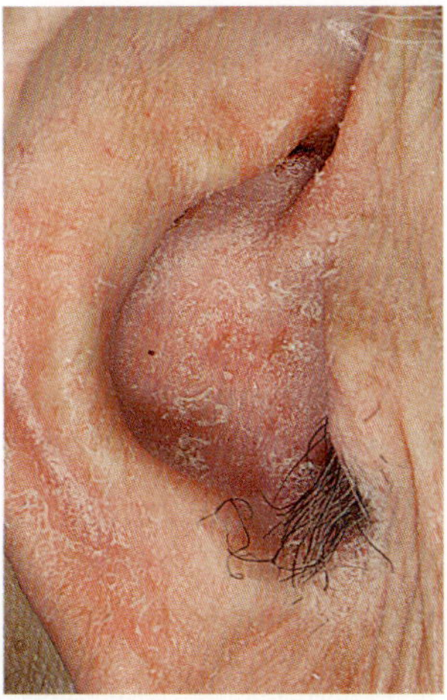

El control de la dermatitis seborreica del pabellón auricular suele requerir esteroides tópicos del grupo V. Las lesiones pueden ser persistentes y refractarias al tratamiento.

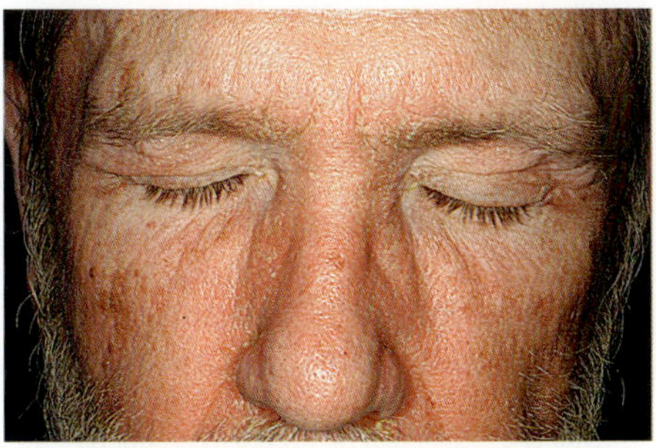

Enfermedad activa en todas las áreas características. La inflamacion cedió con loción de ciclopirox.

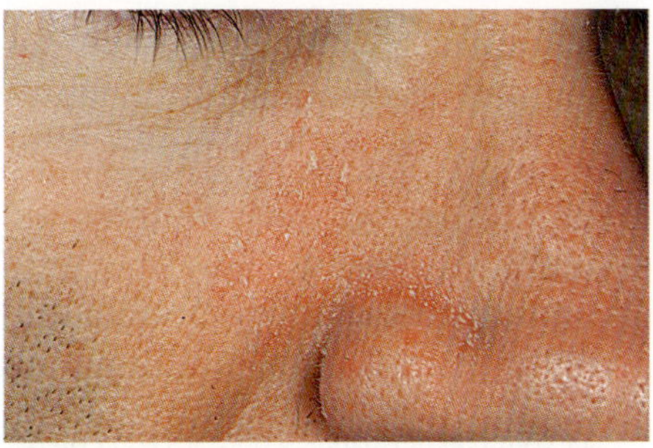

Una presentación clásica de la dermatitis seborreica. Fracasó la crema de ketoconazol. Un ciclo de 7 días con un esteroide tópico del grupo V resultó eficaz. El paciente fue informado de que no debía aplicarse continuamente esteroides tópicos en la cara.

Consideraciones pediátricas

- Escamas adherentes grasas amarillentas en la parte superior del cuero cabelludo («costra láctea») con mínimo enrojecimiento subyacente.
- La descamación se puede acumular, para convertirse en espesa y adherida sobre buena parte del cuero cabelludo.
- Se pueden afectar el área del pañal y la piel axilar, muchas veces con enrojecimiento más obvio que la descamación.
- Son posibles las infecciones secundarias por bacterias y por cándidas.
- La dermatitis seborreica infantil es fácil de diagnosticar. Los lactantes que no responden al tratamiento estándar pueden sufrir rara vez una enfermedad sistémica subyacente, con histiocitosis de células de Langerhans o deficiencia de cinc.
- La dermatitis seborreica infantil suele ser un proceso autolimitado que muchas veces no requiere tratamiento. En general, la eliminación suave de la descamación y un corticosteroide tópico de baja potencia son suficientes para controlar la enfermedad.
- La derivación al dermatólogo está indicada en los lactantes con dermatitis seborreica intensa recalcitrante, o con lesiones generalizadas.

Diagnóstico diferencial

- Tiña de la cara (las placas suelen ser anulares; el examen con hidróxido de potasio confirma el diagnóstico).
- Lupus cutáneo (se suele reagudizar con la exposición al sol; la biopsia cutánea apoya el diagnóstico).
- Rosácea, un proceso acneiforme (puede coexistir con dermatitis seborreica o el eritema por el uso tópico de corticoesteroides).
- Psoriasis (puede superponerse con la dermatitis seborreica, sobre todo en el cuero cabelludo y las áreas de pliegue).
- Pénfigo foliáceo (se confirma mediante inmunofluorescencia de la biopsia cutánea).

Tratamiento

- El curso tiende a ser crónico en los adultos, con remisiones y exacerbaciones.
- Las agudizaciones son precipitadas por el estrés, el cansancio y los cambios climatológicos estacionales.
- La dermatitis seborreica facial leve o moderada puede responder bien a las cremas antimicóticas, como la de ketoconazol, o a los geles, como el de ciclopiroxolamina.
- También es efectivo el lavado facial diario con champú o jabón anticaspa, que contienen piritiona de cinc, sulfuro de selenio o sulfacetamida/azufre, diluidos en agua.
- Las cremas o lociones de esteroides tópicos de los grupos VI o VII (hidrocortisona), aplicadas dos veces al día durante varios días, pueden ser necesarias periódicamente para mantener el control.
- El uso, no aprobado oficialmente, de la pomada de tacrolimus al 0,1%, o de la crema pimecrolimus al 1% proporciona una alternativa efectiva a los esteroides para el tratamiento a largo plazo.
- La afectación del cuero cabelludo entre leve y moderada suele mejorar con el uso frecuente y prolongado de champúes anticaspa.
- Las fórmulas efectivas pueden contener ketoconazol, ciclopiroxolamina, brea, ácido salicílico, sulfuro de selenio y piritiona de cinc.
- La espuma de sulfacetamida es una alternativa eficaz. Se aplica a la hora de acostarse durante varios días, y se puede repetir si es necesario.
- Las escamas densas, gruesas y adheridas se pueden eliminar mediante la aplicación de aceite mineral o de oliva templado al cuero cabelludo y lavado al cabo de varias horas.
- Aplicación a la hora de acostarse de *liquor carbonis detergens* (brea de carbón para uso tópico) al 10% en una loción compuesta de aceite de cacahuete, aceite mineral y acetónido de fluocinolona al 0,01%, en el cuero cabelludo, y lavado por la mañana. El humedecer el cuero cabelludo antes de la aplicación y el uso de un gorro de ducha contribuirán a la penetración.
- Los casos graves pueden requerir tratamiento antimicótico para erradicar *Pityrosporum ovale*.

- El tratamiento antimicótico puede consistir en ketoconazol, 200 mg diarios, fluconazol, 150 mg diarios, o itraconazol, 200 mg diarios, durante 1 o 2 semanas.
- Se puede considerar el uso breve de corticosteroides orales.
- Se deben usar antibióticos antiestafilocócicos orales (dicloxacilina, cefalexina) para la infección secundaria con exudación intensa y formación de costras.
- La blefaritis se puede suprimir mediante masaje y lavado frecuente de los párpados con champúes anticaspa que contengan cinc o brea.

Claves clínicas

- Si la descamación no mejora, evalúe la frecuencia y la duración del tratamiento. La mayoría de los champúes funcionan bien si se usan y se dejan aplicados durante un tiempo suficiente.

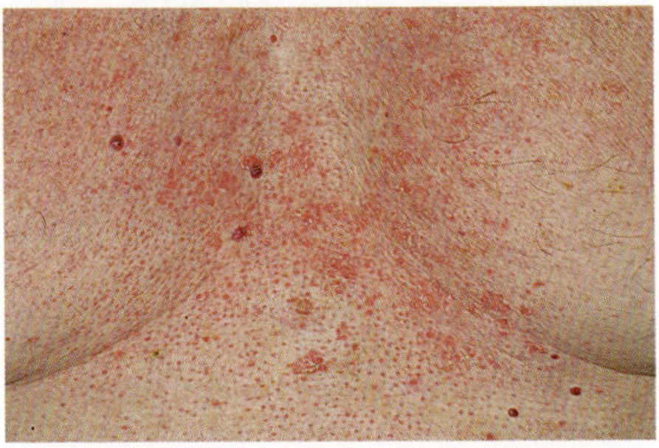

Localización de la dermatitis seborreica en el área preesternal. La erupción se controló con jabón ZNP (piritiona de cinc al 2%) y aplicación periódica de un esteroide tópico del grupo V.

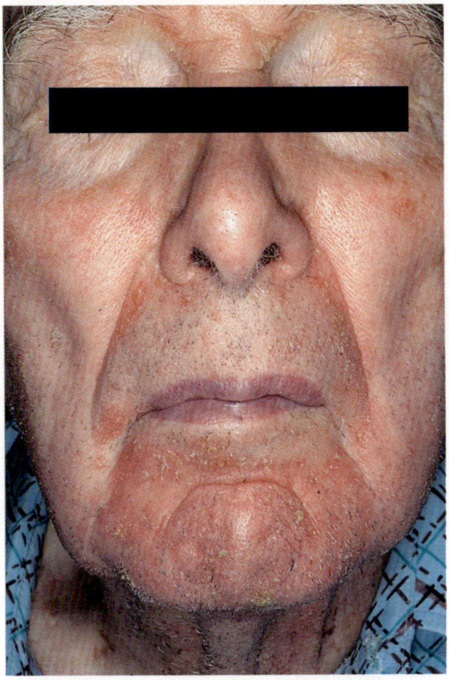

Inflamación muy activa con eritema y descamación densa. La inflamación de esta intensidad suele responder a la loción de ciclopirox o a la crema de ketoconazol.

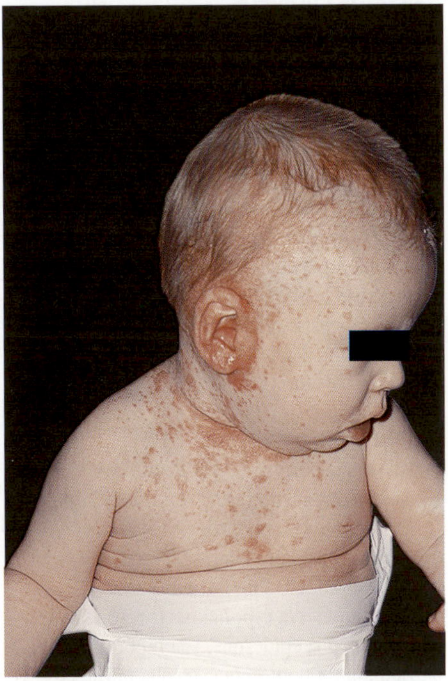

La dermatitis seborreica infantil comienza en el cuero cabelludo («costra láctea»). Placas bien definidas, de color entre rojo y salmón, cubiertas por escamas grasientas. Las lesiones pueden descender para afectar a la cara, el tronco y el área del pañal. El prurito es mínimo. La dermatitis atópica pica.

Enfermedad de Grover (dermatosis acantolítica transitoria)

Descripción

- Trastorno acantolítico incomún, adquirido, autolimitado y de etiología desconocida.
- A pesar de su nombre, la erupción persiste con frecuencia durante meses o años.
- El prurito es intermitente, entre ligero e intenso, localizado en las lesiones y agravado por el calor y la sudoración.

Historia clínica

- El paciente típico es un hombre de raza blanca de más de 40 años de edad.
- La relación entre hombres y mujeres es de 3 a 1.
- El prurito puede preceder a la aparición de las lesiones, aunque suele coincidir con ellas.
- Muchas veces existe historia de exposición al calor, como baño caliente o sauna, o comienzo del verano.

Hallazgos cutáneos

- Las pápulas queratósicas son entre rojas y pardas, miden 1-3 mm, muchas veces están excoriadas, y no se localizan exclusivamente en los folículos.
- La distribución regional corresponde al tórax, la porción inferior de la parrilla costal, la parte superior de la espalda y la región lumbar.
- Se pueden extender a los lados del cuello, los hombros y las porciones superiores de los muslos.
- Las lesiones se resuelven con hiperpigmentación o hipopigmentación postinflamatorias.

Pruebas de laboratorio

- La biopsia cutánea revela acantólisis (separación de las células en la epidermis) y disqueratosis (cambios en las células epidérmicas) como las observadas en la enfermedad de Darier.
- Son comunes la espongiosis (presencia de líquido en la epidermis) y la hiperqueratosis.
- La inmunofluorescencia resulta negativa.

Diagnóstico diferencial

- Foliculitis del *jacuzzi* (comienzo súbito similar pero se suele resolver espontáneamente en 7-10 días).
- Candidiasis (se suele extender en las áreas intertriginosas; el examen con hidróxido potásico confirma el diagnóstico).
- Dermatitis herpetiforme (cuero cabelludo, codos y rodillas; signos característicos en la inmunofluorescencia).
- Erupciones por fármacos y exantemas víricos (más comunes y menos persistentes que la enfermedad de Grover; son útiles la historia y la biopsia cutánea).
- Pitiriasis rosada (distribución similar, aunque suele existir una mancha heraldo previa).
- Miliaria rubra (exantema por calor; se resuelve antes de 1 semana sin tratamiento).
- Dermatitis seborreica (se localiza también en el tronco, pero no exclusivamente).
- Picaduras de insectos (rara vez persisten y se limitan al tronco).
- Enfermedad de Darier.

Tratamiento

- La enfermedad de Grover es autolimitada y sólo requiere tratamiento sintomático.
- La erupción suele ser más extensa y más duradera en los pacientes ancianos.
- La extensión y la intensidad fluctúan; algunos casos son persistentes o recurrentes (estacionales).

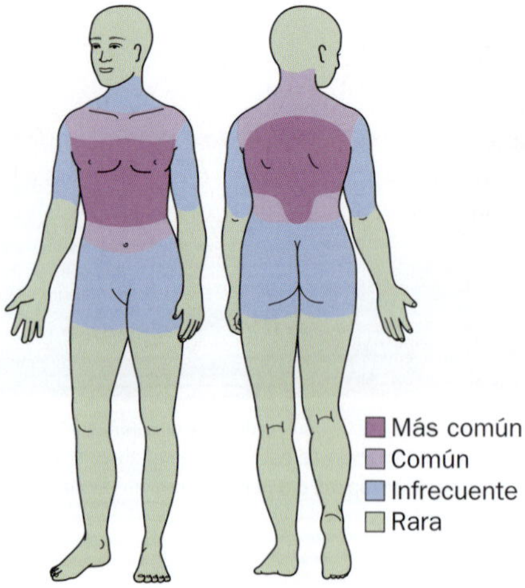

- Se deben evitar el ejercicio extenuante y el calor excesivo.
- Aconseje un uso mínimo de jabón y a demanda de hidratantes.
- Los baños de harina de avena coloidal pueden aliviar el prurito, al igual que los apósitos húmedos frescos y las lociones mentoladas.
- Los antihistamínicos tienen un valor limitado para controlar el prurito.
- No son efectivos los antibióticos orales ni la dapsona.
- Se puede emplear un esteroide tópico del grupo I-V para obtener el control inicial en la mayoría de los casos, y más adelante si se considera necesario para las recidivas.
- La vitamina A oral puede ser efectiva para los casos extensos y muy pruriginosos. Se administran 50.000 UI tres veces al día durante 2 semanas, y después se baja la dosis a 50.000 UI diarias durante un máximo de 12 semanas.
- La isotretinoína se inicia con 40 mg diarios durante 2-12 semanas, y la dosis se baja después gradualmente hasta 10 mg diarios una vez que mejora el paciente. El tratamiento con dosis baja se continúa durante 12 semanas.
- La prednisona, 20 mg dos veces al día, controla la inflamación extensa y el prurito, pero son comunes las recidivas.

Claves clínicas

- Puesto que la enfermedad de Grover puede imitar a otros muchos procesos, considere la biopsia cutánea para establecer el diagnóstico.

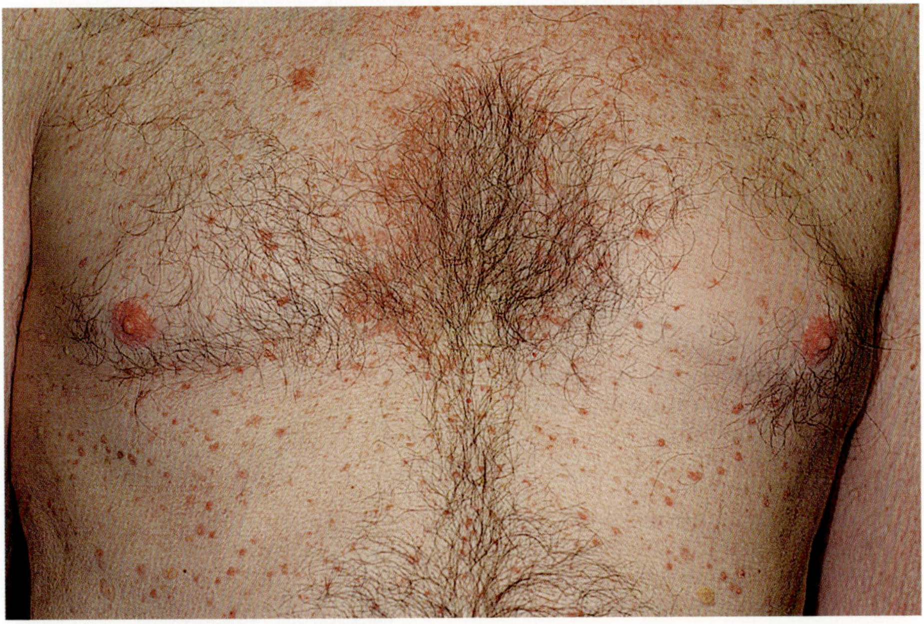

Las lesiones de la enfermedad de Grover pueden cubrir áreas amplias del tórax y el abdomen. El prurito no es un dato constante.

Pitiriasis rosada

Descripción
- Erupción papuloescamosa clínicamente peculiar, común, autolimitada y habitualmente asintomática.

Historia clínica
- Más del 75% de los pacientes tienen entre 10 y 35 años de edad.
- Muchos pacientes comunican un pródromo leve o una enfermedad respiratoria alta durante el mes previo al comienzo.
- La primera lesión o placa heraldo aparece con más frecuencia en el tronco.
- La lesión es una placa oval de 1-2 cm de diámetro, que desarrolla un collarete fino de descamación residual dentro del borde.
- Al cabo de 1-2 semanas comienzan a aparecer numerosas lesiones similares, pero más pequeñas, y el número máximo se alcanza antes de 2 semanas, cuando todavía persiste la placa heraldo.
- Las lesiones suelen ceder de forma espontánea en 4-12 semanas, sin dejar cicatrices, aunque los cambios pigmentarios postinflamatorios pueden tardar meses en resolverse, sobre todo en personas de piel oscura.
- Los casos estacionales durante primavera y otoño dentro de la comunidad sugieren un origen vírico, que por ahora no se ha confirmado.
- Se han producido epidemias limitadas en poblaciones cerradas, como residencias de estudiantes y barracones militares.

Hallazgos cutáneos
- Las lesiones iniciales son pápulas de base amplia que más adelante desarrollan un collarete fino de escamas conforme se descama el centro de la pápula.
- Las lesiones son de color asalmonado en los individuos de raza blanca y de color pardo oscuro en los afroamericanos.
- Las lesiones se suelen circunscribir al tronco y las extremidades proximales, muchas veces concentradas en el abdomen inferior.
- El eje largo de las lesiones ovales está orientado con las líneas de la piel, que recuerdan las ramas descendentes de un abeto.
- Una vez desarrollado por completo, el cuadro de la pitiriasis rosada suele ser clínicamente distintivo y obvio.
- Existen casos atípicos que se pueden confundir con otros procesos.

Consideraciones pediátricas
- Los niños tienen con frecuencia numerosas lesiones con morfología variable: pruriginosa, vesicular y papular.
- Las lesiones de los niños pueden predominar en las ingles, los codos y las rodillas (pitiriasis rosada inversa).

Pruebas de laboratorio
- La biopsia cutánea no suele ser necesaria, pero tiene valor en los casos atípicos.
- El examen con hidróxido potásico puede ser útil en los casos tempranos (placa heraldo) para excluir la tiña.
- Se deben considerar las pruebas serológicas para sífilis en el contexto clínico apropiado, sobre todo si existen lesiones en las palmas de las manos y las plantas de los pies.

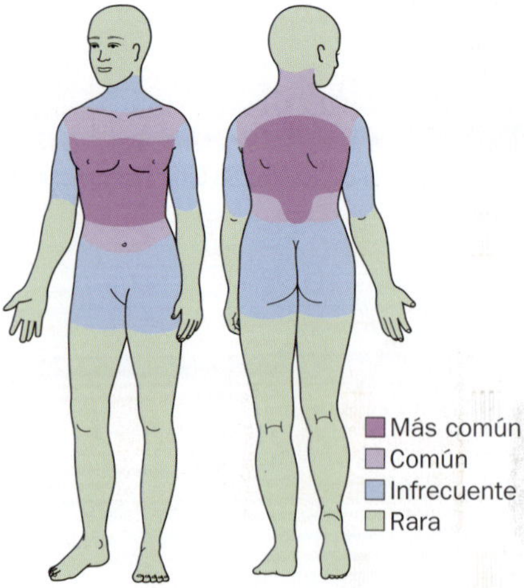

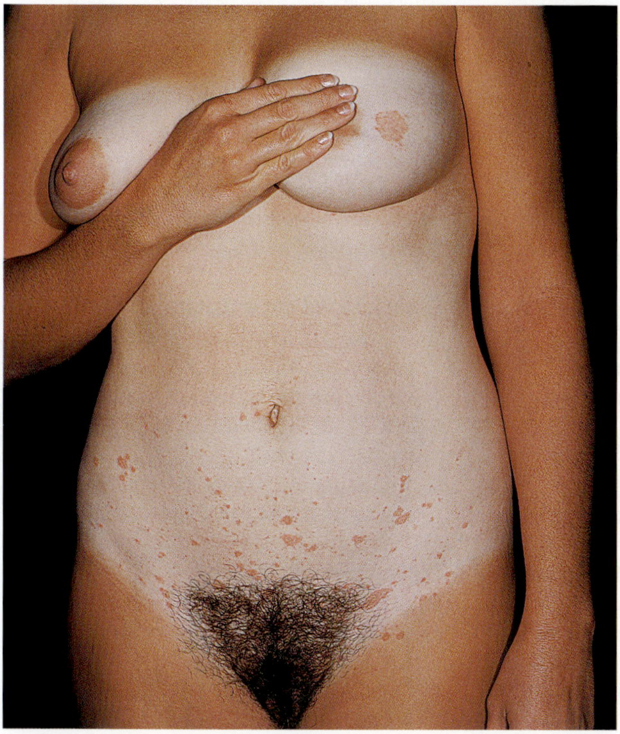

La primera lesión suele ser la más grande. Se conoce como placa heraldo. Se puede localizar en cualquier lugar, pero típicamente lo hace en el tronco. En este caso, la placa heraldo está localizada en la mama izquierda. Las lesiones posteriores son más pequeñas y se suelen confinar al tronco. La concentración de lesiones en el abdomen inferior y el área púbica es muy típica de pitiriasis rosada. La exposición a la luz solar proporciona un tratamiento efectivo. Esta paciente sólo presenta lesiones en la piel no expuesta.

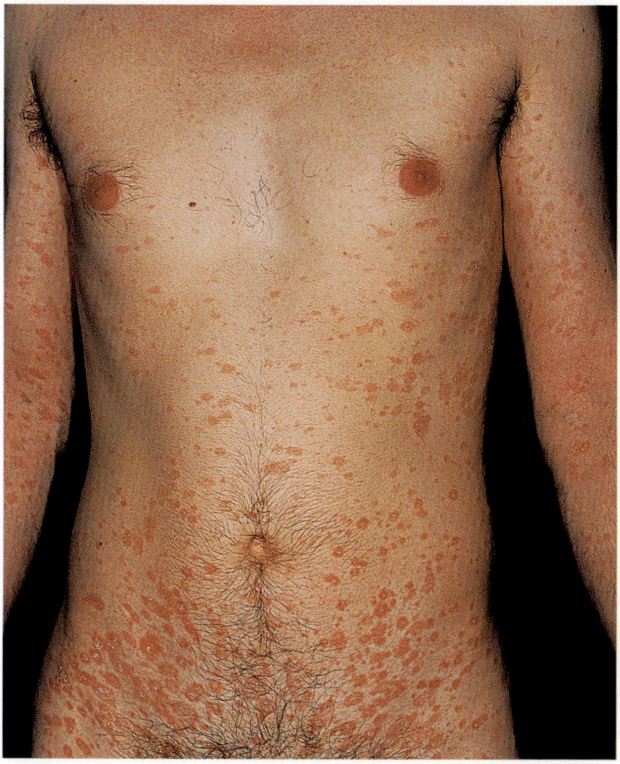

Caso extenso con distribución típica de las lesiones en la región abdominal inferior. También existen lesiones en la porción superior de los brazos. Es muy inusual encontrar lesiones en los antebrazos o en las partes inferiores de las piernas. El prurito suele ser escaso o nulo.

Diagnóstico diferencial

- Tiña del cuerpo (se excluye mediante examen con hidróxido potásico al principio de la evolución).
- Sífilis secundaria (se excluye mediante serología).
- Pitiriasis versicolor (se excluye mediante examen con hidróxido de potasio).
- Toxicodermia (se sabe que algunos medicamentos causan una erupción similar a la pitiriasis rosada; consulte referencia apropiada).
- Psoriasis *guttata* (sigue con frecuencia a infección estreptocócica; morfología y distribución diferentes de las lesiones).

Tratamiento

- La pitiriasis rosada es autolimitada y suele cursar sin síntomas.
- Está indicado el tratamiento para el prurito.
- El estearato de eritromicina oral, 250 mg cuatro veces al día para los adultos durante 2 semanas, controla la erupción con efectividad.
- Son útiles las pulverizaciones o lociones mentoladas.
- Los esteroides tópicos del grupo V y los antihistamínicos orales proporcionan algún alivio.
- La prednisona (20 mg dos veces al día) rara vez es necesaria, y sólo en casos extensos con prurito refractario a la terapia tópica.
- La luz B ultravioleta, en forma de luz solar natural o administrada a dosis medidas por un dermatólogo, acelera la resolución.

Derivación al especialista

- Considere la derivación a un dermatólogo cuando la morfología de las lesiones sea variable, cuando las lesiones sean más extensas de lo habitual o si la erupción dura más de lo esperado.
- Se cree que el 2% de los casos son recurrentes y deben derivarse para biopsia cutánea.

Claves clínicas

- La placa heraldo es característica de pitiriasis rosada, pero muchas veces se diagnostica erróneamente como tiña.
- La pitiriasis rosada puede ser indistinguible de la sífilis secundaria.

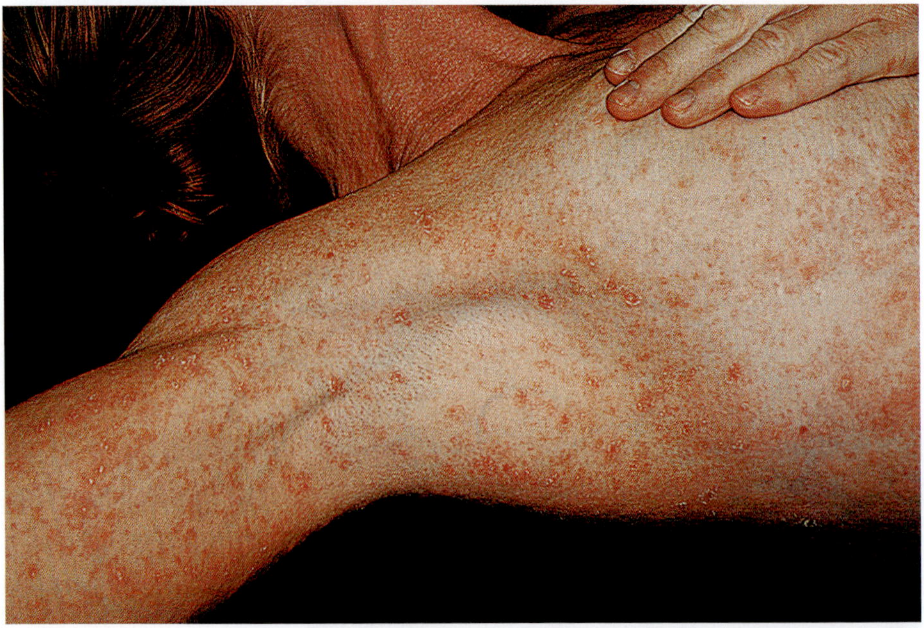

Enfermedad muy activa, con afectación del cuello, el tronco y las extremidades. Las escamas circulares apoyan el diagnóstico. La eritromicina fue efectiva a dosis de 250 mg diarios durante 2 semanas.

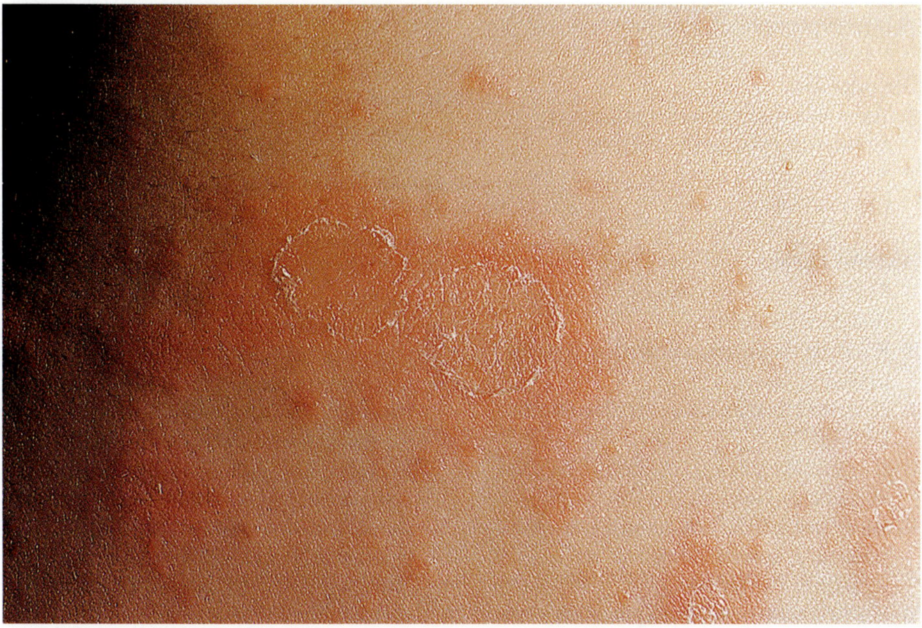

El anillo de escamas (collarete) permanece adherido por dentro del borde de la placa oval. Este aspecto es casi patognomónico de pitiriasis rosada. En las infecciones micóticas las escamas aparecen en el borde.

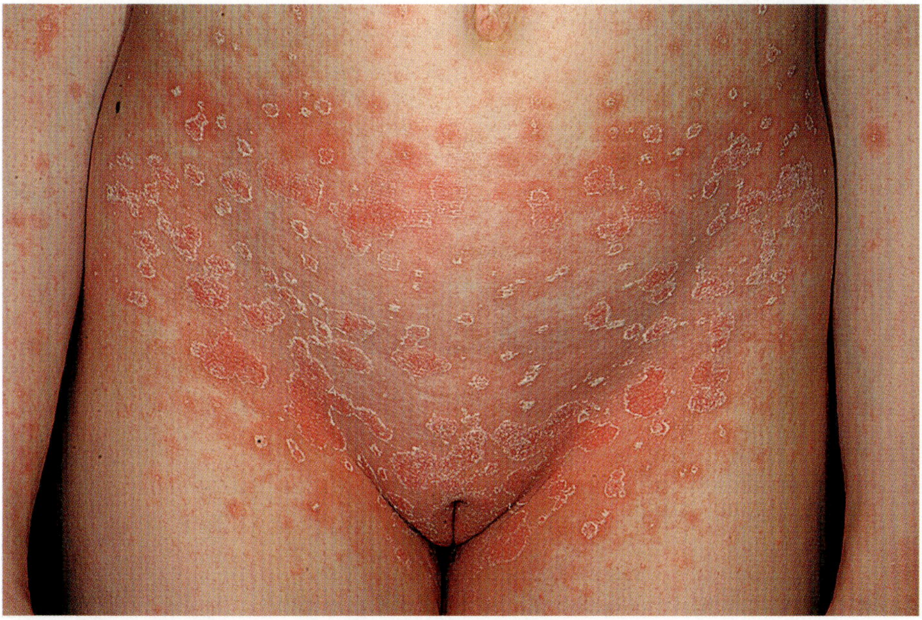

Las lesiones se concentran típicamente en el abdomen inferior y las ingles. La erupción puede ser intensa y generalizada. La descamación circular proporciona un indicio para el diagnóstico.

Liquen plano

Descripción

- Trastorno papuloescamoso inflamatorio incomún de etiología desconocida.
- Se pueden afectar la piel, las uñas, el pelo y las mucosas.

Historia clínica

- Raro en los niños menores de 5 años; más común en las mujeres.
- El 10% de los pacientes tienen una historia familiar positiva.
- El curso es variable e impredecible en todos los tipos.
- El prurito es variable, la mayoría de las veces intermitente y refractario.
- Puede aparecer de forma brusca como una enfermedad generalizada; puede ser secundario a un fármaco.
- El liquen plano oral intenso puede degenerar en un carcinoma espinocelular (3% de los casos).

Hallazgos cutáneos

- La lesión primaria es una pápula plana de 2-10 mm, con borde angulado irregular (pápulas poligonales).
- Las lesiones nuevas son entre rosadas y blancas, pero con el paso del tiempo se convierten en violáceas y netamente definidas.
- La superficie muestra un patrón reticular en encaje de líneas blanquecinas (estrías de Wickham).
- Es posible el desarrollo de nuevas lesiones en las áreas de traumatismo previo (fenómeno de Koebner).
- Existen varias formas clínicas.

Liquen plano papular

- La forma más común.
- Las pápulas se localizan en las superficies de flexión de las muñecas y los antebrazos, los tobillos y la región lumbar.

Liquen plano hipertrófico

- Lesiones que persisten y se convierten en más gruesas de color rojo oscuro.
- Más frecuentes en la región pretibial.
- Las pápulas se agregan en patrones diferentes.
- Pueden aparecer vesículas o ampollas.
- La resolución de las lesiones deja tinción parda persistente.

Liquen plano pilar

- Pápulas basadas en los folículos en el cuero cabelludo.
- Pérdida permanente del pelo con marcada cicatrización (alopecia cicatricial).

Liquen plano de mucosas

- La forma más común es la no erosiva con un patrón en encaje blanquecino.
- La forma erosiva es dolorosa con descamación carnosa.
- Las lesiones orales afectan sobre todo a la mucosa bucal y el borde lateral de la lengua.
- Esta forma se puede extender para afectar a la mucosa de los labios, pero rara vez se extiende por fuera del borde bermellón.
- Es posible la afectación del pene o la vulva, con prurito y ardor intensos, fragilidad marcada de la mucosa y eritema.
- Es frecuente la candidiasis secundaria, probablemente como un efecto secundario del tratamiento tópico.

Afectación ungueal

- Pueden existir alteraciones de las uñas en ausencia de lesiones cutáneas.
- Existen depresiones lineales de la placa ungueal en sentido proximal a distal.
- La inflamación de la matriz origina adherencia del pliegue ungueal proximal a la matriz cicatricial para formar un pterigio (cicatriz).

Pruebas de laboratorio

- La biopsia cutánea muestra una acumulación de células mononucleares que oscurece la interfase dermoepidérmica, y una reacción

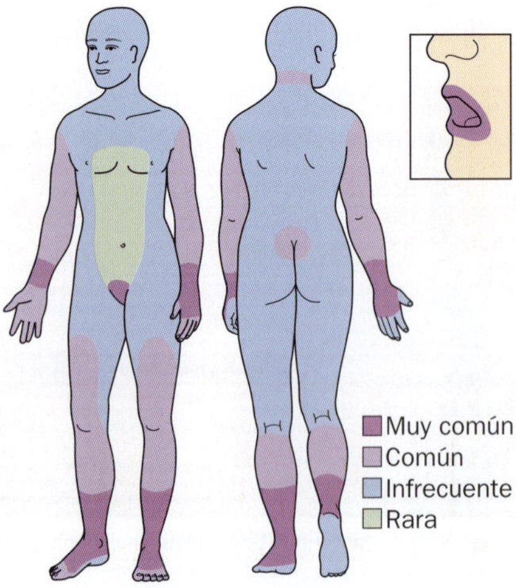

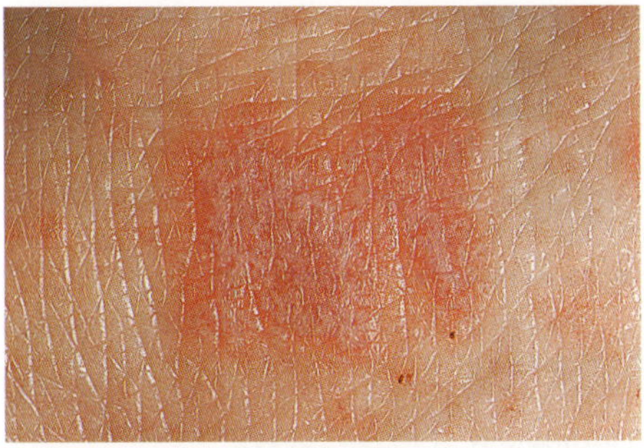

La lesión primaria es una pápula plana con un borde angulado irregular (pápula poligonal).

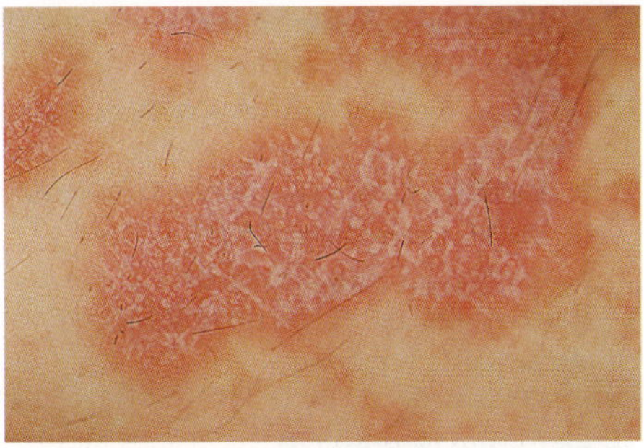

La inspección próxima de la superficie muestra un patrón reticular en encaje de líneas blanquecinas entrecruzadas (estrías de Wickham), que pueden ser acentuadas con una gota de aceite de inmersión.

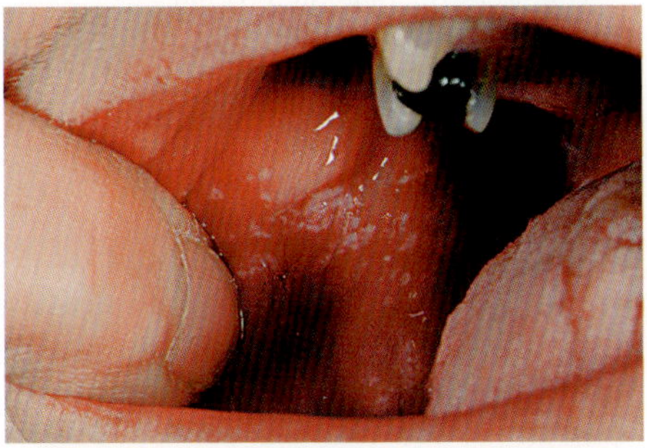

Placas blanquecinas localizadas en la mucosa bucal. La presentación clásica es un patrón en red con aspecto de encaje.

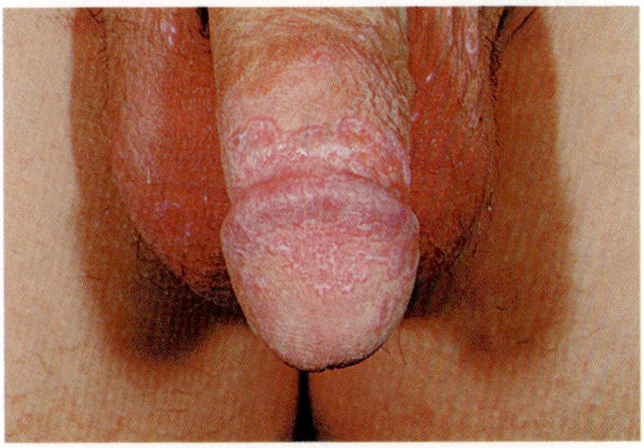

El patrón reticular blanquecino similar a un encaje se aprecia en el glande y el cuerpo del pene. Las lesiones son asintomáticas.

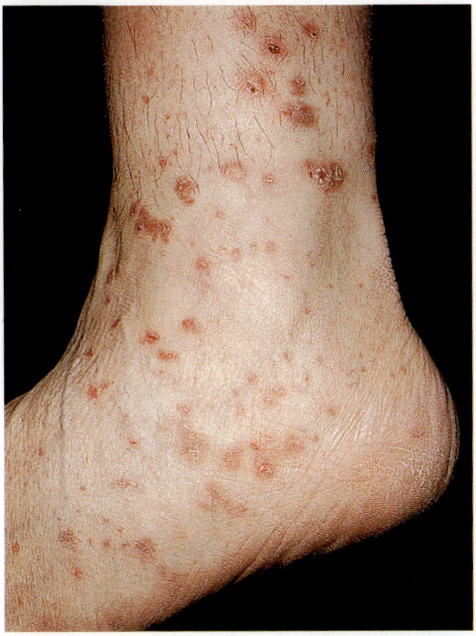

Liquen plano. Las lesiones se concentran en las muñecas y los tobillos. El prurito es de intensidad variable y puede faltar.

citotóxica mediada por células T contra los queratinocitos de la capa basal.

- La biopsia con inmunofluorescencia del cuero cabelludo ayuda a descartar el lupus.
- Se detectan anticuerpos contra el virus de la hepatitis C en alrededor del 16% de los pacientes con liquen plano y en aproximadamente el 30% de aquellos con afectación de la mucosa.

Diagnóstico diferencial

- La forma papular se puede confundir con psoriasis y eccema papular, aunque los cambios epidérmicos son muy diferentes.
- El liquen plano hipertrófico es distinto de la psoriasis, el liquen simple crónico y la dermatitis de estasis con lesiones verrugosas.
- La alopecia cicatricial se diferencia del lupus discoide por la biopsia y la inmunofluorescencia.
- Las lesiones no erosivas mucosas pueden recordar la leucoplasia o la candidiasis, y las lesiones peneanas pueden ser difíciles de distinguir de las pápulas psoriásicas.
- Las lesiones erosivas se deben distinguir del pénfigo vulgar, el pénfigo paraneoplásico y la erupción fija pigmentaria.

Tratamiento

- Antihistamínicos sedantes (hidroxizina 10-25 mg cada 4 horas) para el prurito.
- Esteroides tópicos de los grupos I o II dos veces al día como tratamiento tópico inicial para la enfermedad localizada.
- Acetónido de triamcinolona intralesional (5-10 mg/ml) para las lesiones hipertróficas.
- Prednisona para la afectación cutánea generalizada o mucosa erosiva; un ciclo de 4 semanas que comienza con 1 mg/kg/día, y se sigue de disminución gradual de la dosis.
- Corticosteroides (fluocinonida, acetónido de fluocinolona, acetónido de triamcinolona) en una base adherente (Orabase) para tratamiento inicial de las lesiones orales, aplicados directamente sobre las lesiones.
- Los corticoides inhalados (p. ej., acetónido de triamcinolona) son alternativas para los preparados de Orabase en crema. Simplemente pulverice sobre las lesiones.
- Una tableta de 5 mg de prednisolona se puede disolver en la boca. Agitar dentro de la boca y deglutir.
- Los retinoides, 1 mg/kg/día, y la ciclosporina, 5-6 mg/kg/día, se pueden considerar para las formas graves recalcitrantes de liquen plano.
- La pomada de tacrolimus al 0,1% dos veces al día se ha usado con algún éxito para las lesiones orales erosivas.
- La dapsona, la azatioprina y la hidroxicloroquina se han empleado para las lesiones orales recalcitrantes graves.

Derivación al especialista

- La alopecia cicatricial, la afectación mucosa erosiva y los casos refractarios requieren consulta con un dermatólogo.
- Se debe considerar la derivación a gastroenterología para infección por hepatitis C.

Claves clínicas

- Las cinco P del liquen plano:
  - Pruriginoso.
  - Plano (la parte superior de las pápulas es plana).
  - Poligonal.
  - Púrpura.
  - Pápulas.
- Las manchas blanquecinas en encaje de la mucosa oral son prácticamente diagnósticas de liquen plano oral.

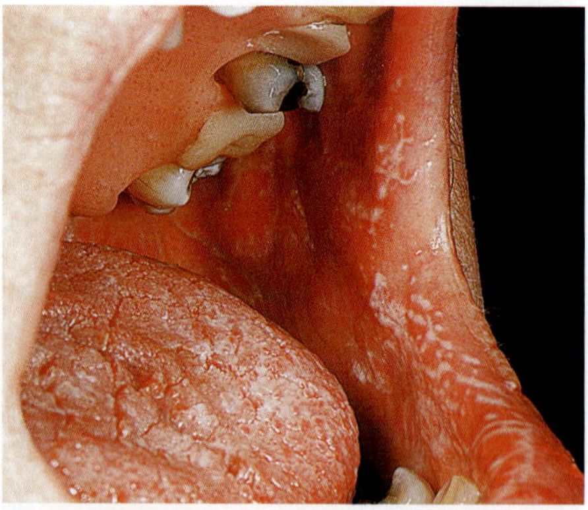

Liquen plano de las mucosas. Se aprecia un patrón blanquecino en encaje en la mucosa bucal.

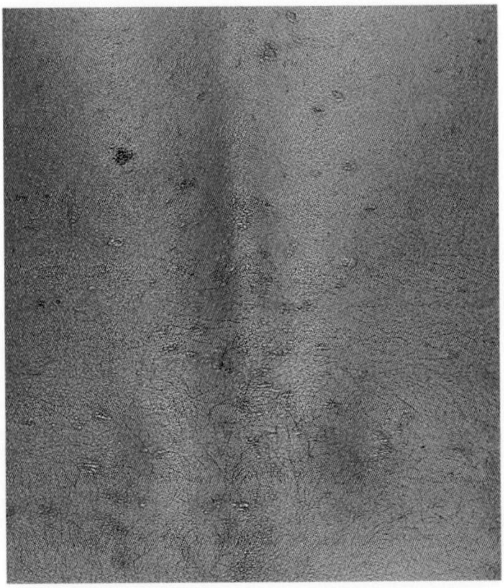

Liquen plano generalizado. Las pápulas son más grandes y confluentes en la región inferior de la espalda.

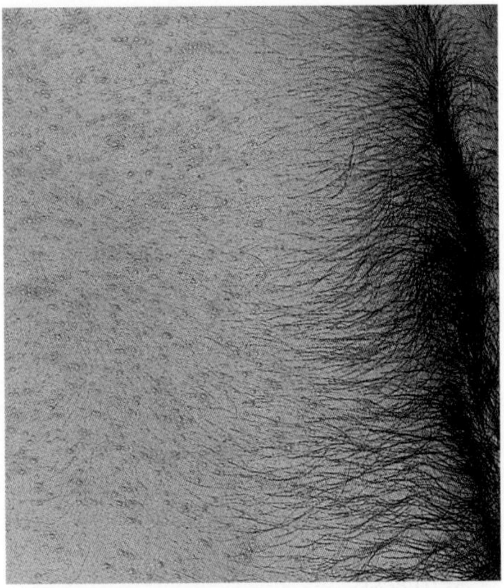

Liquen plano generalizado. Las pápulas puntiformes son numerosas y generalizadas.

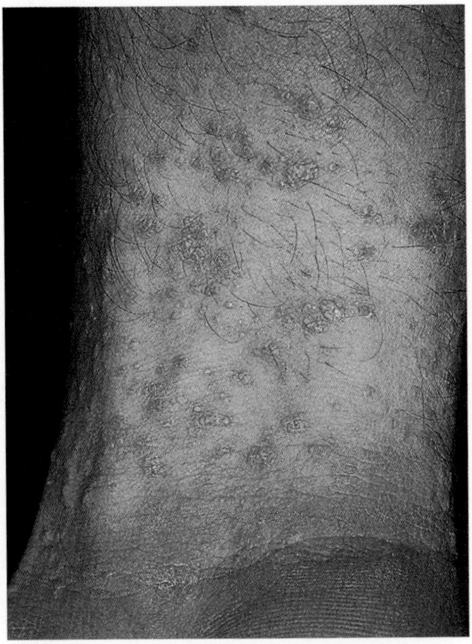

Liquen plano localizado. Existen lesiones precoces en la muñeca, una localización común del liquen plano localizado.

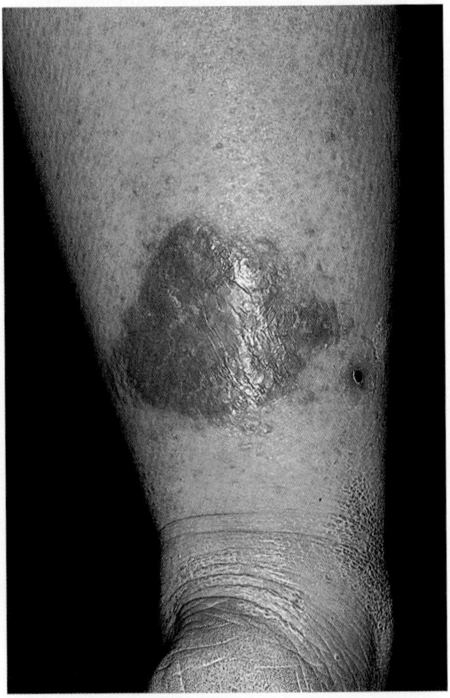

El liquen plano hipertrófico aparece en las porciones inferiores de las piernas. Estas placas tienen un tono violáceo y son gruesas. El prurito puede ser intenso.

Liquen escleroatrófico

Descripción

- Una enfermedad inflamatoria crónica infrecuente de etiología desconocida que afecta tanto a la piel como a las superficies mucosas.

Historia clínica

- La relación entre mujeres y hombres es de 10 a 1.
- La enfermedad exhibe predilección por la piel anogenital.
- Es más común en las mujeres mayores de 60 años, pero puede ocurrir a cualquier edad.
- Las mujeres afectas se quejan de prurito vulvar crónico, disuria o dispareunia que interfiere con la actividad sexual.
- Los hombres presentan balanitis persistente, que en ausencia de tratamiento tiende a progresar hasta la fimosis.
- Las lesiones cutáneas son con frecuencia asintomáticas.
- El 3% de las lesiones genitales conduce al desarrollo de un carcinoma espinocelular.

Hallazgos cutáneos

- La lesión primaria es una pápula atrófica, de color blanco marfil, con borde rosado tenue.
- En la piel las pápulas ligeramente elevadas, de parte superior plana, confluyen en placas ovales pequeñas, con una superficie mate o brillante, lisa, blanca, atrófica y arrugada.
- Se pueden ver hemorragias focales entre las placas.
- Aparecen tapones foliculares queratósicos en la superficie («hondonadas»).
- En las superficies mucosas las pápulas son frágiles, atróficas, blanquecinas, brillantes y de superficie arrugada.
- Las lesiones peneanas tienden a localizarse en el glande y el surco balanoprepucial, pero se pueden extender al cuerpo.
- El traumatismo superficial conduce a hemorragias subepidérmicas focales y erosiones.
- La atrofia provoca fimosis del prepucio, con dolor a la retracción del prepucio o con la erección.
- El liquen escleroso genital masculino se conoce como balanitis xerótica obliterante.
- El meato uretral se puede convertir en estenótico, y es posible la degeneración maligna.
- Las pápulas vulvares tienden a confluir, formando una placa atrófica blanca con forma en reloj de arena, que rodea la vagina y el ano.
- La púrpura focal es común, y las lesiones mucosas se pueden erosionar.
- El prurito es la queja más frecuente, y puede ser suficientemente intenso para interferir con el sueño y las actividades diurnas.
- El rascado puede conducir a infección secundaria y liquenificación entre las áreas de atrofia.
- La atrofia y la cicatrización pueden conducir a retracción y fusión de los tejidos, con obliteración de las estructuras anatómicas normales.

Consideraciones pediátricas

- La púrpura de la vulva es una manifestación ocasional del liquen escleroso en las niñas prepuberales.
- Las lesiones se prestan a confusión con las causadas por abuso infantil, por lo que en esos casos es necesario descartar cuidadosamente el liquen escleroso.
- Los casos prepuberales se suelen resolver sin secuelas, aparte de la hiperpigmentación.

Pruebas de laboratorio

- La biopsia es útil en los casos tempranos y para las áreas sospechosas de carcinoma espinocelular.
- Es posible la candidiasis secundaria como consecuencia del tratamiento, y se debe considerar un examen con hidróxido de potasio.

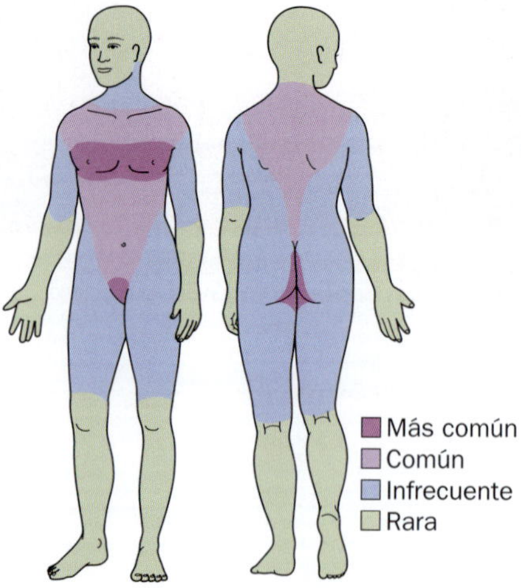

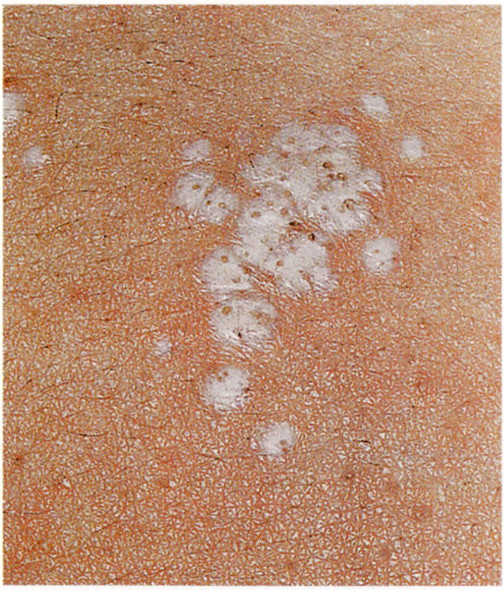

Las lesiones tempranas son pápulas ligeramente elevadas, de parte superior plana y color marfil, con tapones foliculares.

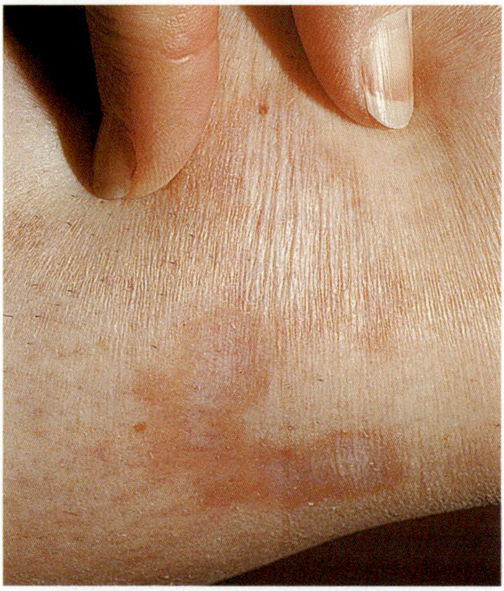

La epidermis es fina y atrófica, y al comprimirla adopta el aspecto de papel tisú arrugado.

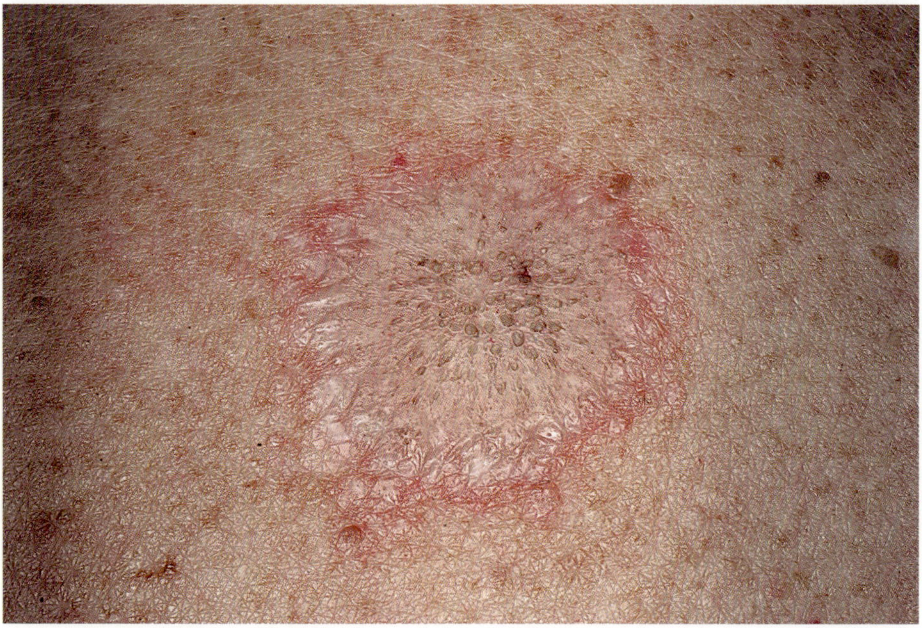

Aspecto clásico de una lesión que ha estado presente durante meses. La placa es blanca, firme y densa. Existen tapones foliculares grandes en el centro.

Diagnóstico diferencial

- La morfea y el liquen escleroso son similares en la piel (aunque ambos procesos pueden coexistir en algunos pacientes, la presencia de lesiones mucosas favorece el diagnóstico de liquen escleroso).
- Liquen plano y pénfigo vulgar (sobre todo en lo que respecta a las lesiones mucosas erosivas).
- Liquen simple crónico (afectación vulvar por rascado).
- Dermatitis alérgica de contacto (en los casos típicos, alergia a perfumes de los productos de higiene personal).
- Enfermedad de Paget extramamaria (considere en casos de prurito anogenital crónico con erosiones).
- Atrofia inducida por esteroides (se puede confundir con el liquen escleroso).

Tratamiento

- Aconseje limpieza suave de las áreas afectas, prendas interiores de algodón que favorezcan la ventilación y empleo a demanda de emolientes y lubricantes suaves.
- Evitar los *salvaslips*, las irrigaciones y pulverizaciones vaginales, y el papel higiénico perfumado.
- La crema de esteroides tópicos (grupo V; dos veces al día durante 2 semanas) es el tratamiento inicial para las lesiones cutáneas no complicadas y para las lesiones mucosas prepuberales.
- El propionato de clobetasol al 0,05% (ciclos intermitentes breves) es efectivo para la enfermedad vaginal o peneana en los adultos.
- El propionato de clobetasol al 0,05% es un esteroide superpotente, y su empleo debe ser supervisado por un dermatólogo experto.
- El acetónido de triamcinolona intralesional (2,5-5,0 mg/ml) es útil para las lesiones que no responden.
- La pomada de tacrolimus al 0,1% puede ser muy eficaz para las lesiones vaginales y peneanas. Este antiinflamatorio no esteroideo, a diferencia de los esteroides tópicos, se puede usar «cuando sea necesario».
- La pomada de propionato de testosterona al 2% se ha empleado durante años. Muchos expertos dudan ahora de su efectividad.
- La acitretina (20-30 mg/día durante 16 semanas) se puede considerar para el liquen escleroso atrófico intenso.
- Ciertos casos refractarios al tratamiento médico se pueden beneficiar con la reconstrucción quirúrgica de las áreas cicatriciales.

Claves clínicas

- El prurito vulvar crónico en ausencia de infección debe plantear la sospecha de liquen escleroso.
- El liquen escleroso debe considerarse una lesión precancerosa, que requiere seguimiento regular y biopsia de las áreas sospechosas de transformación maligna.

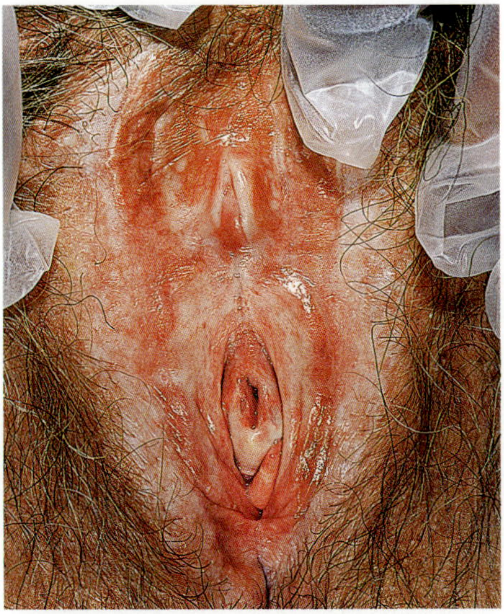

Una placa atrófica blanca rodea la vagina y el ano. La piel es frágil y se erosiona con facilidad.

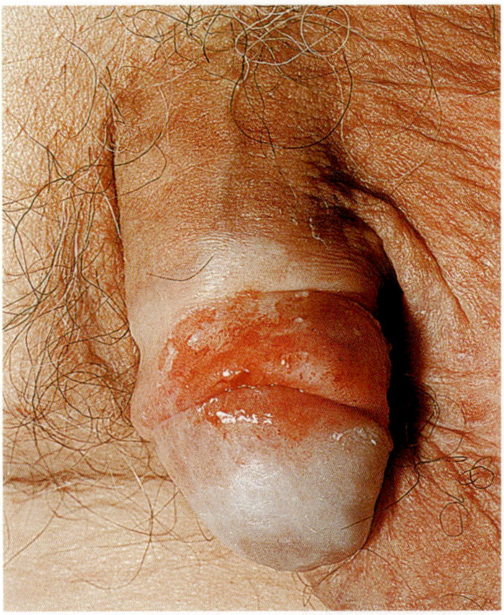

El glande es liso, blanco y atrófico. Existen erosiones en el prepucio.

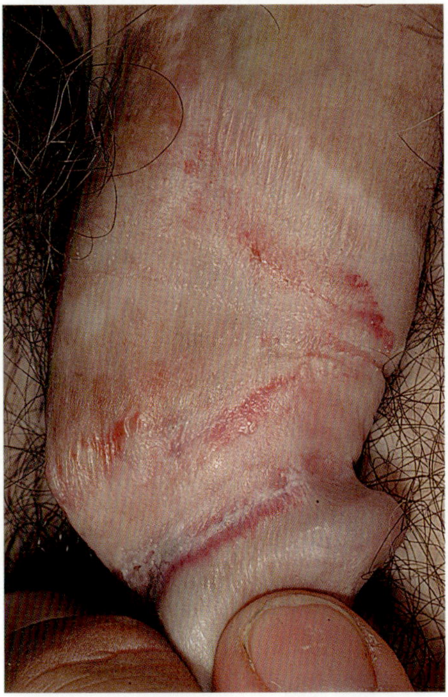

Esclerosis difusa del glande y el cuerpo del pene. Existen varias erosiones lineales.

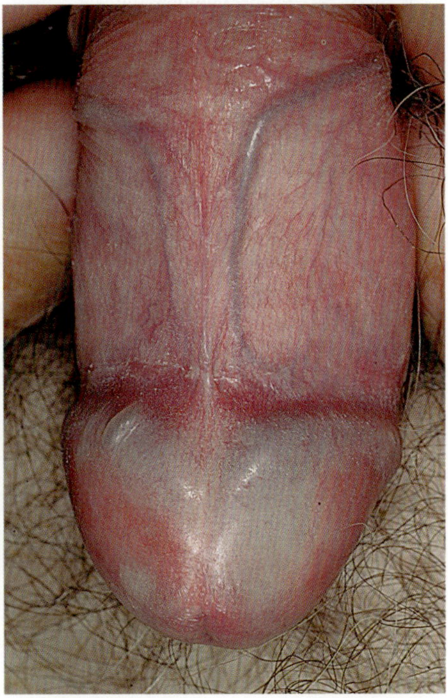

La esclerosis se limita al glande. Nótese el color blanco marfil del glande.

Pitiriasis liquenoide y varioliforme aguda

Descripción

- Enfermedad inflamatoria rara, mediada por células T, de etiología desconocida.
- Existen dos variantes de pitiriasis liquenoide y varioliforme, una aguda y otra crónica.
- La forma aguda o pitiriasis liquenoide y varioliforme aguda se conoce también como enfermedad de Mucha-Habermann.
- La forma crónica se conoce como pitiriasis liquenoide crónica.
- Los términos «aguda» y «crónica» se refieren a las características de las lesiones individuales, y no al curso de la enfermedad.

Historia clínica

- Puede ocurrir a cualquier edad; la mayoría de los casos comienzan en las décadas segunda y tercera de la vida.
- La pitiriasis liquenoide y varioliforme aguda suele ser un proceso papuloescamoso benigno autolimitado.
- Algunos datos sugieren una reacción de hipersensibilidad frente a un agente infeccioso.

Hallazgos cutáneos

- Las lesiones aparecen por tandas como pápulas redondas de 2-8 mm y color rojo-pardo, aisladas o en grupos.
- Las pápulas tienen un tono violáceo y una escama fina adherente.
- Las lesiones individuales se pueden convertir en vesiculares y experimentar necrosis hemorrágica, usualmente en 2-5 semanas, y con frecuencia dejan hiperpigmentación postinflamatoria.
- Las localizaciones más frecuentes corresponden al tronco, los muslos y las porciones proximales de las extremidades; en alrededor del 10% de los casos se afectan la cara, el cuero cabelludo, las palmas de las manos y las plantas de los pies.
- Aunque al comienzo de las lesiones, su aspecto y su evolución son agudos, la enfermedad tiende a ser crónica, con tandas de lesiones que se suceden a lo largo de meses o años.
- Las lesiones suelen ser asintomáticas, aunque es posible el prurito ligero.
- La fiebre alta es una complicación rara pero puede guardar relación con un tipo de lesión ulceronecrótica.
- Las posibles complicaciones comprenden artritis autolimitada e infección secundaria de las lesiones cutáneas, si se excorian.
- La forma crónica también se localiza primariamente en el tronco, y se caracteriza por pápulas pardo-rojas con escamas finas, adherentes, similares a la mica.
- En la forma crónica las lesiones no se ulceran ni desarrollan necrosis, y suelen regresar de forma espontánea al cabo de 3-6 semanas.

Pruebas de laboratorio

- La biopsia cutánea confirma el diagnóstico.
- Existen paraqueratosis, acantosis regular y edema dérmico papilar leve.
- Existe un infiltrado linfocítico perivascular superficial y profundo, junto con exocitosis de linfocitos con aspecto normal y extravasación de hematíes.
- Los estudios de reordenamiento de genes han confirmado la clonalidad de las células T en algunos casos crónicos, aunque no está claro el significado de esta observación.
- Se ha postulado, pero no confirmado, una relación con el linfoma cutáneo de células T.

Diagnóstico diferencial

- Pitiriasis rosada (también tiende a localizarse en el tronco; la morfología de las lesiones es similar a la observada en la forma crónica).
- Papulosis linfomatoide (las lesiones pueden experimentar necrosis como las de la forma aguda).

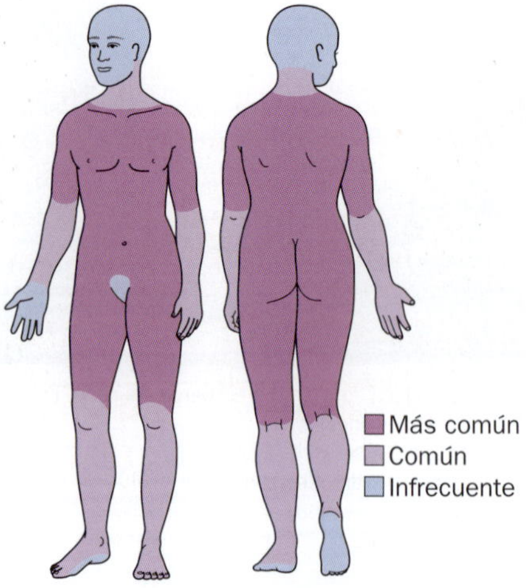

- Picaduras de insectos y sarna (se pueden confundir con la forma aguda).
- Varicela: las lesiones aparecen en tandas, con o sin síntomas sistémicos.

Tratamiento

- El pronóstico es bueno en ambas formas.
- La exacerbación aguda es común y la enfermedad puede cursar con altibajos durante meses o años.
- Las lesiones individuales se pueden resolver, pero siguen apareciendo nuevas lesiones.
- El tratamiento se dirige al prurito, ya que la enfermedad es autolimitada.
- La eritromicina oral puede inducir remisión en algunos casos agudos, a dosis de 30-50 mg/kg diarios durante varias semanas.
- Para la forma aguda se han usado con algún éxito la fototerapia con psoraleno más luz ultravioleta A y B, la tetraciclina, las sales de oro, el metotrexato, los corticosteroides orales y la dapsona.
- La forma crónica responde con frecuencia a los esteroides tópicos de los grupos I-III aplicados dos veces al día.
- La luz ultravioleta B normal y de banda estrecha también son efectivas para la forma crónica.

Claves clínicas

- La luz solar natural puede contribuir a acelerar la resolución, pero tiende a prolongar la hiperpigmentación postinflamatoria.
- Se ha propuesto una asociación entre pitiriasis liquenoide y linfoma cutáneo de células T, pero es discutible.

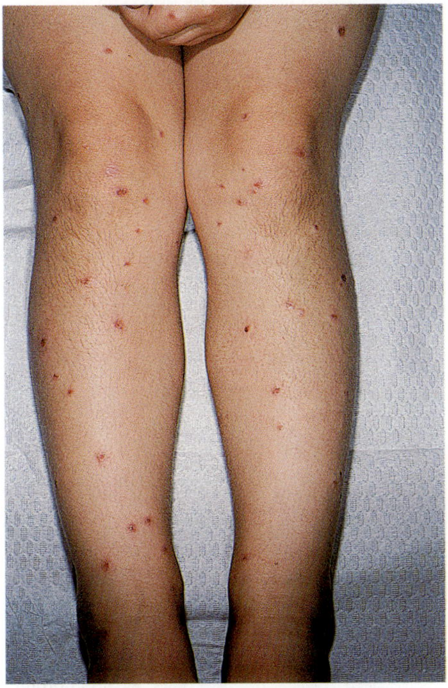

Las tandas de pápulas de color entre rojo y pardo se pueden convertir en hemorrágicas, pustulares o necróticas. Las exacerbaciones son comunes, y la enfermedad puede evolucionar con altibajos durante meses o años.

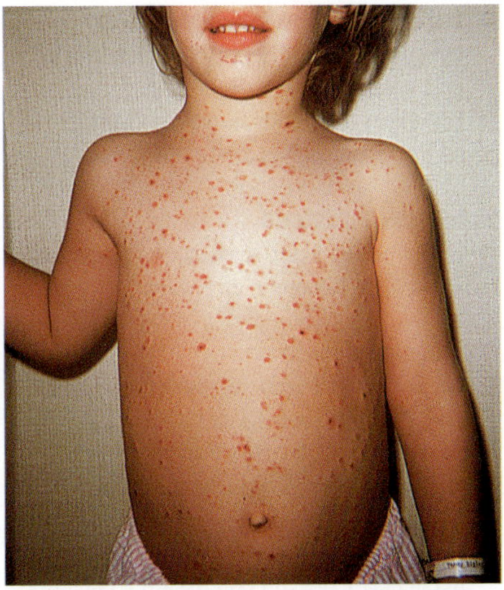

Las lesiones de los niños son vesiculares o pustulares, y después experimentan necrosis hemorrágica. Aparecen en el tronco, los muslos y las porciones superiores de los brazos.

6 Infecciones bacterianas

Impétigo

Descripción

- El impétigo es una infección cutánea superficial contagiosa común, producida por *Streptococcus pyogenes*, *Staphylococcus aureus* o una combinación de ambas bacterias.
- El impétigo ampolloso y el no ampolloso representan dos formas clínicas de la enfermedad.
- *S. aureus* es el patógeno primario.

Historia clínica

- El impétigo puede ocurrir después de una lesión cutánea menor, como una picadura de insecto, o dentro de lesiones de dermatitis atópica u otro tipo de dermatitis; aparece con frecuencia en la piel hasta entonces normal.
- Los niños en íntimo contacto físico unos con otros experimentan una frecuencia más alta de infección.
- Los estafilococos responsables pueden colonizar la nariz y servir como reservorio para la infección cutánea.
- Los climas templados húmedos y la mala higiene predisponen a este trastorno.

Hallazgos cutáneos

- Las lesiones pueden ser locales o difusas. El impétigo es común en la cara.

Impétigo ampolloso

- Las ampollas de techo fino pueden cambiar desde transparentes hasta turbias. Las ampollas se colapsan y dejan un reborde en forma de tubo con una costra central fina, plana, de color miel.
- Las lesiones aumentan y confluyen con frecuencia. Existe un eritema adyacente mínimo. La costra gruesa se acumula en las lesiones más duraderas.
- Se encuentran lesiones en todas las fases de evolución.

Impétigo no ampolloso (costroso)

- Las vesículas o pústulas se rompen, y dejan descubierta una base roja y húmeda. Conforme aumentan de tamaño las lesiones redondas, se forma un borde escamoso similar al de la tiña.
- La costra firmemente adherida es de color entre amarillo miel y pardo blanquecino; se acumula conforme la lesión se extiende en sentido radial, y existe poco eritema adyacente.
- Aparecen lesiones satélite más allá de la periferia.

Hallazgos extracutáneos

- Los síntomas sistémicos son infrecuentes.
- En general las lesiones son asintomáticas e indoloras.
- La incidencia de nefritis aguda oscila entre el 2 y el 5%; en presencia de una cepa nefritogénica de estreptococos, la frecuencia varía entre el 10 y el 15%.
- No se ha descrito fiebre reumática como complicación del impétigo.
- *S. aureus* es un germen común que puede producir complicaciones graves en las personas infectadas por el virus de la inmunodeficiencia humana. Es frecuente la recidiva después del tratamiento.

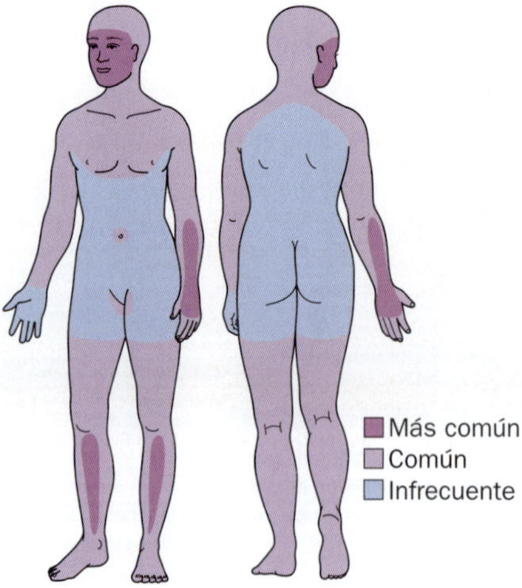

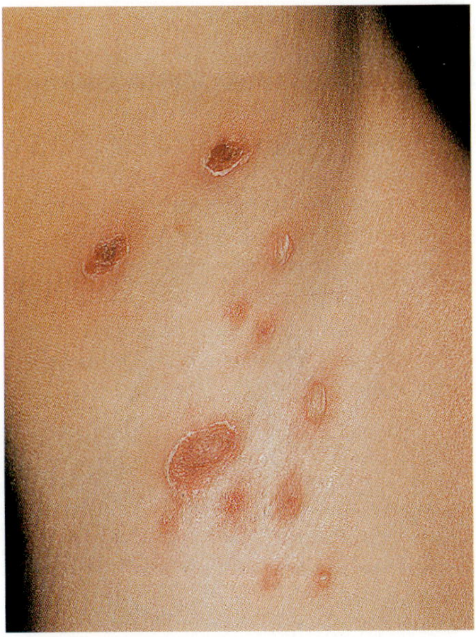

Impétigo ampolloso. Existen lesiones en todas las fases de evolución. La rotura de las ampollas expone una lesión con superficie erosionada y descamación periférica.

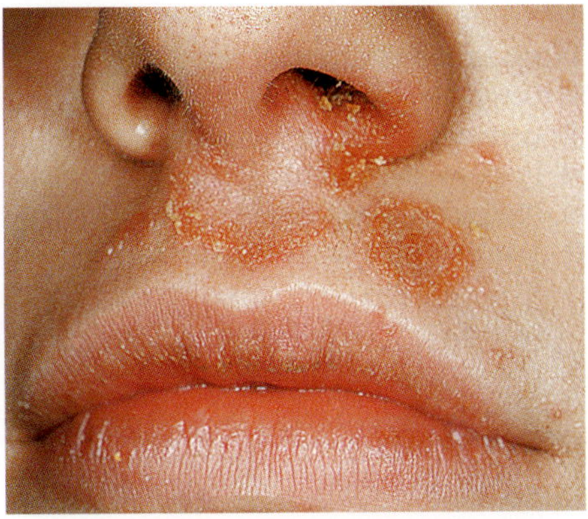

Al aumentar las lesiones redondeadas se forma un borde escamoso similar al de la tiña.

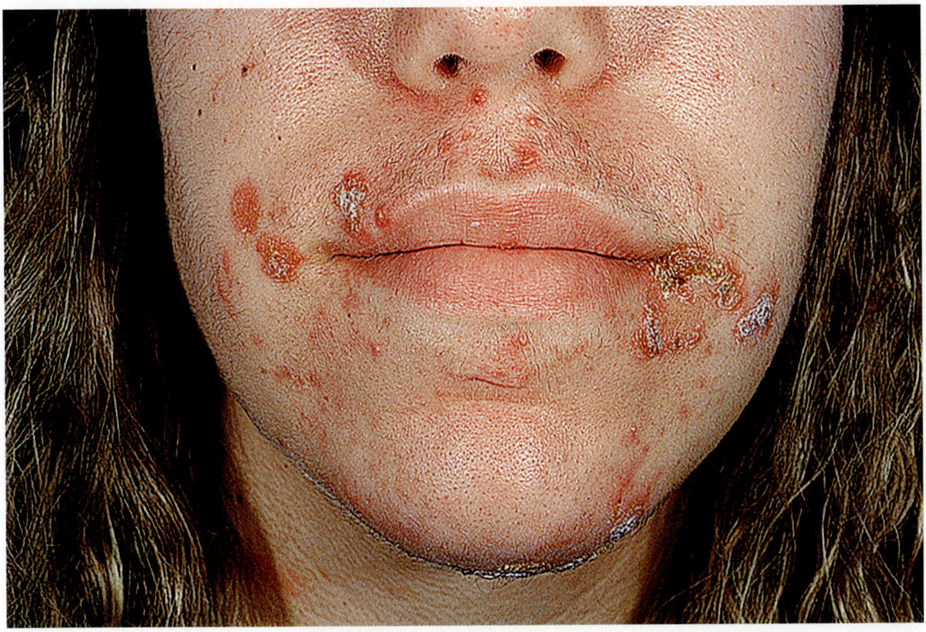

El impétigo es más frecuente en la cara. Este caso muestra lesiones en todas las fases de evolución.

Pruebas de laboratorio

- Los cultivos de muestras de las lesiones mostrarán *S. aureus* o estreptococos del grupo A. El antibiograma es útil dada la incidencia cada vez mayor de resistencia a los antibióticos y de *S. aureus* resistente a la meticilina.

Diagnóstico diferencial

- Dermatitis perioral.
- Dermatitis alérgica de contacto.
- Herpes simple y zóster.
- Pénfigos foliáceo y vulgar.
- Tiña.

Evolución y pronóstico

- La enfermedad es autolimitada, pero en ausencia de tratamiento se puede extender y persistir durante semanas o meses. Las complicaciones sistémicas son incomunes.
- El ectima (lesiones infectadas dérmicas más profundas) puede proceder del impétigo crónico no tratado, y es más común en las piernas. En los portadores de *S. aureus* o estreptococos del grupo A aumenta el riesgo de pioderma, foliculitis, celulitis, linfadenitis y ectima.

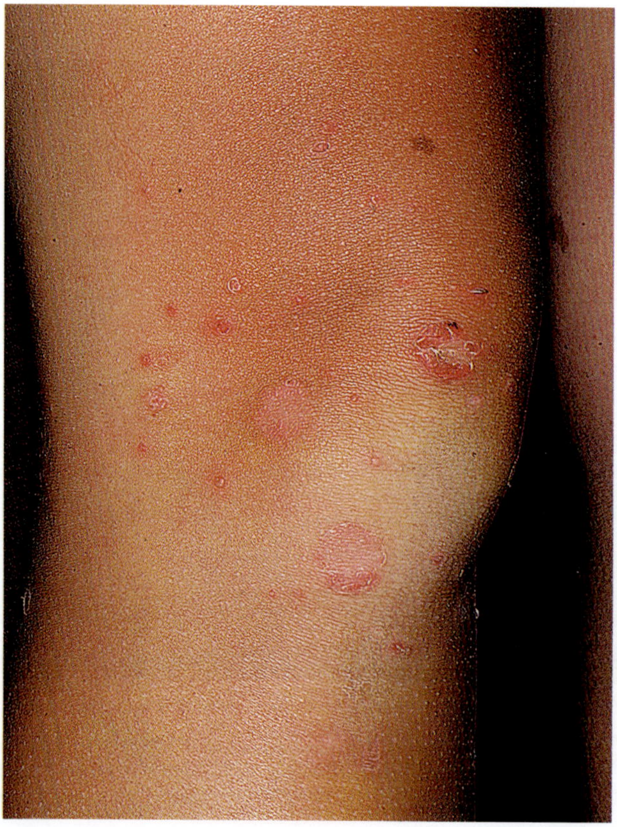

Las pústulas y las placas redondas con costra periférica aparecieron espontáneamente. Cedieron con crema de mupirocina.

Tratamiento

- La mupirocina, crema o pomada al 2%, se aplica tres veces al día durante 10 días para las infecciones locales limitadas.
- También son efectivas las cremas de neomicina-bacitracina.
- Para las infecciones generalizadas se administran antibióticos orales. Se pueden usar dicloxacilina o cefalexina, 250 mg cuatro veces al día durante 5-10 días. En los niños se pueden emplear cefalexina, 40-50 mg/kg/día en tres tomas diarias durante 10 días, o amoxicilina más ácido clavulánico, 20 mg/kg/día en tres tomas diarias durante 10 días. Los estafilococos resistentes a los antibióticos no suelen ser susceptibles a la eritromicina oral. En los pacientes alérgicos a la penicilina pueden ser efectivas la azitromicina, 500 mg el día 1 y 250 mg los días 2-5, o la claritromicina, 250-500 mg dos veces al día durante 10 días.
- En caso de impétigo recurrente busque colonización por *S. aureus*; la localización más común corresponde a las fosas nasales. Con menos frecuencia se puede encontrar en el periné, las axilas y los espacios interdigitales de los pies.
- La enfermedad recurrente se puede combatir con la aplicación de pomada de mupirocina al 2% en los orificios nasales, dos veces al día durante 5 días. El ciclo se repite mensualmente durante varios meses para erradicar el estado de portador nasal de *S. aureus*.
- La crema de ácido fusídico se ha usado con éxito para el impétigo, aunque preocupa el posible desarrollo de resistencia bacteriana.

Discusión

- *S. aureus* coloniza de forma transitoria los orificios nasales del 20-40% de las personas sanas y la piel de los individuos atópicos.
- El impétigo ampolloso es sobre todo una enfermedad estafilocócica.
- En tiempos se creía que el impétigo no ampolloso era sobre todo una enfermedad estreptocócica, pero los estafilococos se aíslan en la mayoría de las lesiones de impétigo, tanto ampolloso como no ampolloso.
- Una toxina epidermolítica producida en el sitio de la infección, la mayoría de las veces por estafilococos del fago grupo II, causa separación intraepidérmica debajo o dentro del estrato granuloso, lo que conduce a la formación de ampollas en el impétigo ampolloso.
- La psoriasis *guttata* es una secuela infrecuente del impétigo.

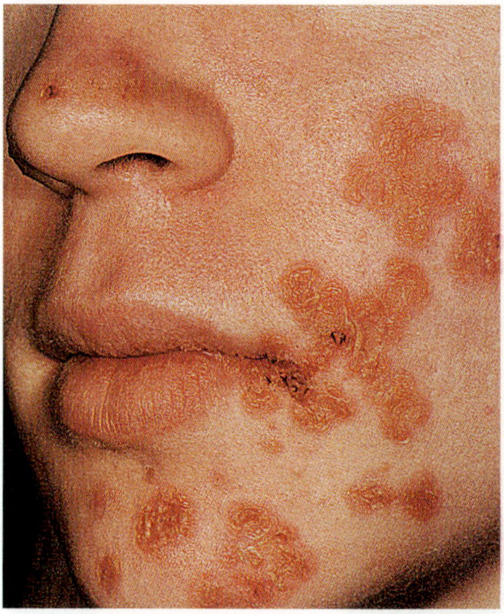

Una costra gruesa adherente de color amarillo miel cubre toda la superficie erosionada.

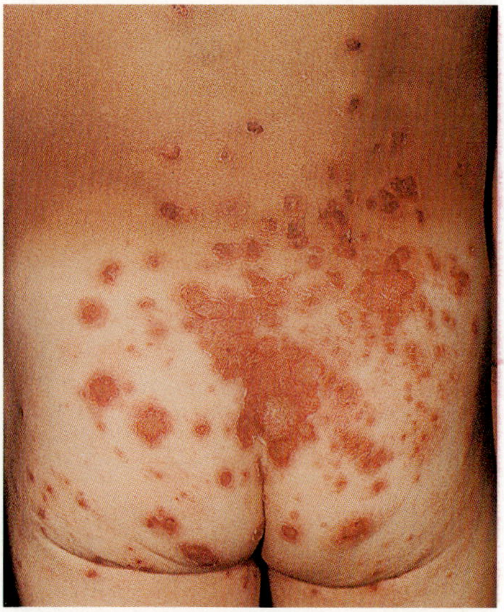

La aplicación de un corticoide tópico del grupo IV durante 3 semanas dio paso a la diseminación generalizada.

Consideraciones pediátricas

- El impétigo es la infección cutánea bacteriana más común en los niños.
- Para el impétigo localizado, el tratamiento tópico con mupirocina suele ser bien aceptado por los niños.
- Para el impétigo generalizado se deben administrar antibióticos sistémicos, antiestafilocócicos o antiestreptocócicos (cefalexina, 20-40 mg/kg/día en tres dosis fraccionadas diarias) por vía oral durante 7-10 días.
- Rara vez la glomerulonefritis postestreptocócica puede seguir al impétigo, en los casos típicos 1-5 semanas después de la infección, y más comúnmente en niños de 2-4 años de edad.
- Se pueden determinar los serotipos de los estreptococos del grupo A asociados con nefritis, y los más comunes son los serotipos M-T 2, 49, 55, 57 y 60.
- En los lactantes, las infecciones superficiales en apariencia banales pueden dar lugar a infecciones secundarias graves (p. ej., osteomielitis, artritis séptica, neumonía).
- Los jabones antibacterianos usados dos veces al día son complementos útiles para el impétigo recurrente.
- El cultivo bacteriano puede ser útil para evaluar el estado de portador (orificios nasales) y la presencia de microorganismos resistentes (*S. aureus* resistente a la meticilina).

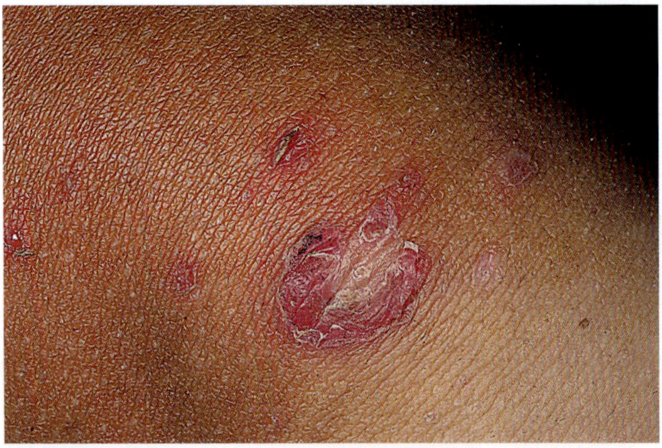

La excoriación de picaduras de insectos condujo a infección secundaria con impétigo. La infección era localizada y respondió a la pomada de mupirocina.

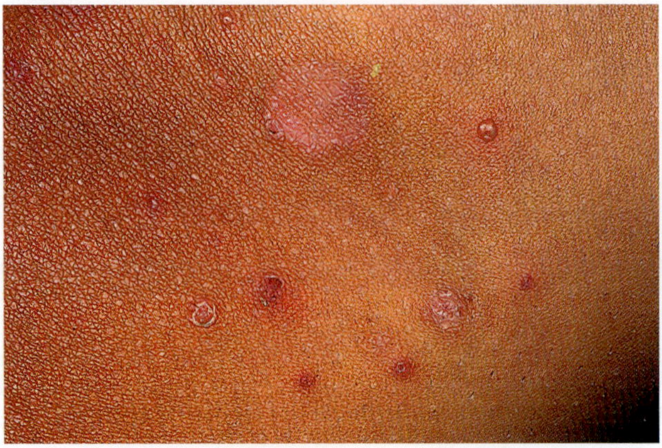

Este paciente tenía *Molluscum contagiosum*. Las lesiones fueron excoriadas y se convirtieron en impetiginizadas. Cedieron con pomada de mupirocina.

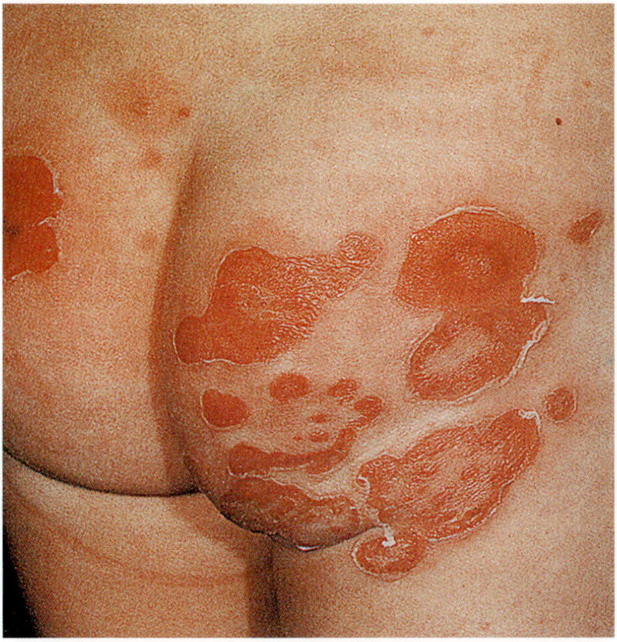

Impétigo ampolloso. Grandes lesiones con una base erosionada brillante y un collarete de escamas húmedas.

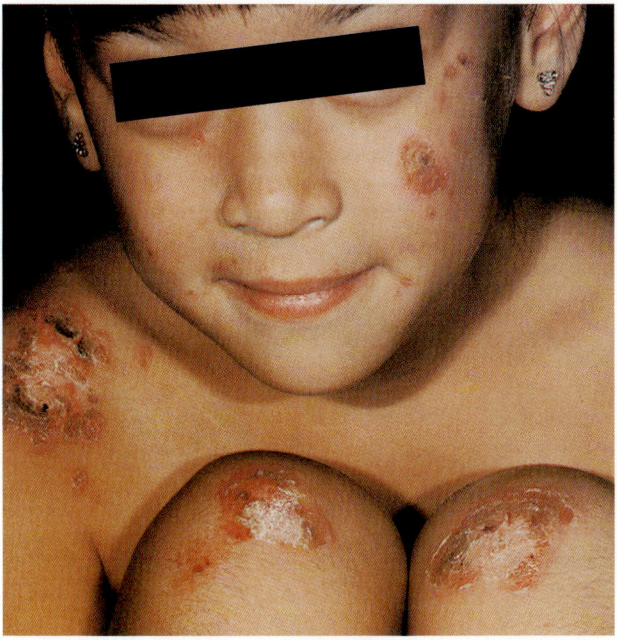

Un reborde ampolloso se extendió lentamente durante semanas. No se había empleado tratamiento tópico ni oral.

Celulitis

Descripción

- La celulitis es una infección de la dermis y el tejido subcutáneo caracterizada por fiebre, eritema, edema y dolor.

Historia clínica

- Dolor localizado e hipersensibilidad unos pocos días antes de la presentación.
- Las poblaciones más susceptibles son las formadas por individuos con diabetes, cirrosis, insuficiencia renal, desnutrición e infección por el virus de la inmunodeficiencia humana. También experimentan riesgo aumentado los individuos con cáncer, los que reciben quimioterapia, los adictos a las drogas intravenosas y los alcohólicos.
- En los casos típicos, la celulitis ocurre cerca de heridas quirúrgicas y lugares de traumatismo (p. ej., picaduras, quemaduras, abrasiones, laceraciones y úlceras).
- Puede aparecer en piel aparentemente normal o en zonas con otras dermatosis.
- Los episodios recurrentes guardan relación con anomalías anatómicas locales que comprometen la circulación venosa o linfática (p. ej., dermatitis crónica de estasis).
- El pabellón auricular y las porciones inferiores de las piernas son particularmente susceptibles a las recidivas.

Hallazgos cutáneos

- Una lesión preexistente, como una úlcera o una erosión, puede actuar de puerta de entrada para el microorganismo infeccioso.
- El pie de atleta puede ser un proceso predisponente común a la celulitis de las extremidades inferiores.
- Una placa expansiva roja, tumefacta, hipersensible o dolorosa con borde indefinido puede cubrir un área pequeña o amplia.
- La palpación produce dolor, pero rara vez crepitancia.
- Se pueden formar vesículas, ampollas, hemorragia, necrosis o abscesos.
- A veces aparecen adenopatías regionales; la linfangitis y la adenitis son comunes en la infección por *S. pyogenes*.
- Los episodios repetidos en las piernas pueden alterar el drenaje linfático y conducir a tumefacción crónica.
- La fase final de la infección repetida de la pierna incluye fibrosis dérmica, linfedema y engrosamiento epidérmico. Este cuadro se conoce como elefantiasis nostra.

Pruebas de laboratorio

- Se pueden encontrar leucocitosis entre leve y moderada y aumento ligero de la velocidad de sedimentación globular.
- La celulitis está causada con más frecuencia por estreptococos del grupo A y *S. aureus*. Otras muchas bacterias pueden causar celulitis. Los gérmenes causales menos comunes comprenden *Erysipelothrix rhusiopathiae* (erisipeloide) en manipuladores de pescado, *Aeromonas hydrophilia* después de nadar en agua dulce, especies *Vibrio* después de nadar en agua salada, y *Pasteurella multocida* en las mordeduras o arañazos de animales.
- El cultivo de muestras tomadas de la lesión proporciona información más fiable que los cultivos de muestras tomadas mediante aspiración con aguja.

Diagnóstico diferencial

- Dermatitis de estasis.
- Tromboflebitis.
- Trombosis de venas profundas.
- Dermatitis de contacto.
- Eritema nudoso.

Tratamiento

- El dolor se puede aliviar con apósitos humedecidos en solución de Burrow fría.
- La elevación del miembro afecto facilita el drenaje y acelera la recuperación. Se aconseja reposo con elevación del miembro afecto.

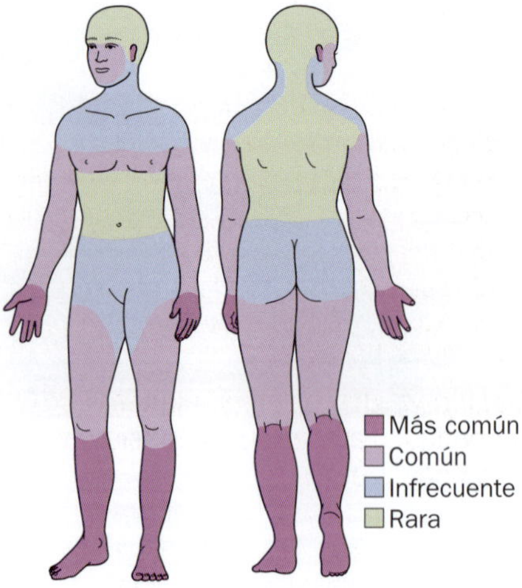

- Es apropiado el tratamiento empírico con antibióticos dirigidos contra estafilococos y estreptococos, puesto que desde el punto de vista clínico es difícil distinguir entre infecciones estreptocócicas y estafilocócicas.
- Una penicilina resistente a la penicilinasa, como la dicloxacilina, 500 a 1.000 mg por vía oral cada 6 horas.
- Amoxicilina/ácido clavulánico por vía oral, 875/125 mg dos veces al día o 500/125 mg tres veces al día (dosis para adultos).
- Una cefalosporina de primera generación, como cefalexina, 250-500 mg cuatro veces al día.
- Azitromicina, dosis inicial 500 mg, después 250 mg los días 2-5, o claritromicina, 500 mg cada 12 horas.
- El tiempo medio para la curación después de iniciar el tratamiento es de 12 días.
- La mayoría de los casos mejoran con terapia antibiótica oral simple. Los casos sin respuesta necesitan revaluación y consideración de antibióticos intravenosos.
- Las infecciones graves pueden necesitar hospitalización y tratamiento intravenoso, que proporcione cobertura contra los estreptococos del grupo A y *S. aureus*, por ejemplo con 1 g cada 8 horas de cefazolina, o 2 g cada 4-6 horas de nafcilina.
- La celulitis anaerobia está causada la mayoría de las veces por *Clostridium perfringens*, y en ocasiones por otros clostridios. El dolor, la tumefacción de los tejidos blandos y la toxicidad sistémica son manifestaciones prominentes. Es posible palpar gas o verlo por rayos X. El tratamiento comprende dosis altas de penicilina intravenosa, además de exploración quirúrgica pronta y desbridamiento del tejido desvitalizado.
- La profilaxis antimicrobiana prolongada puede ser efectiva para prevenir los episodios recurrentes. La profilaxis se puede continuar durante meses o años con eritromicina (250 mg dos veces al día) o fenoximetil penicilina (250-500 mg dos veces al día).

Celulitis bacteriana secundaria a heridas, traumatismos o lesiones cutáneas preexistentes

- En el eccema y las laceraciones los microorganismos infecciosos son típicamente *S. aureus* o estreptococos del grupo A.
- Las úlceras por decúbito infectadas son con frecuencia malolientes y necróticas, y cursan con aumento de la hipersensibilidad dolorosa y fiebre. Los gérmenes más frecuentes corresponden a la flora intestinal mixta (gramnegativos, estreptococos, anaerobios).
- La infección de las quemaduras se debe la mayoría de las veces a *Pseudomonas aeruginosa*, otros gramnegativos, *S. aureus* y *Candida*.
- La celulitis posquirúrgica se puede deber a gérmenes gramnegativos, y muchas veces se complica con dehiscencia de la herida y sepsis. Se recomienda la cobertura contra *S. aureus*, estreptococos del grupo A y bacilos gramnegativos.

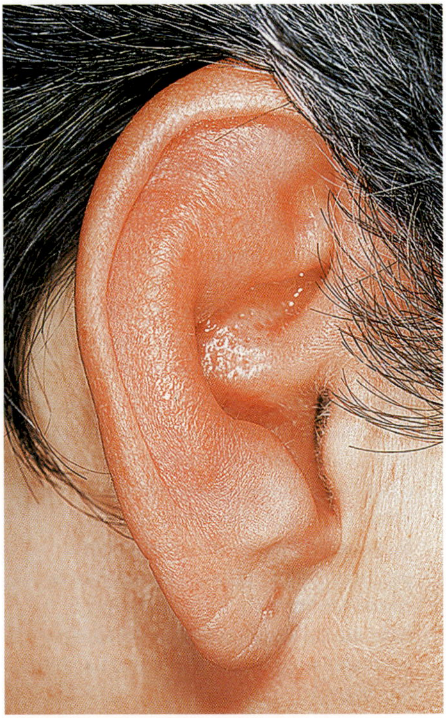

La celulitis del pabellón auricular se puede deber a infección por especies *Pseudomonas*, o a estafilococos y estreptococos. Los linfáticos pueden experimentar un daño permanente durante el episodio infeccioso, lo que predispone a cuadros recurrentes de erisipela estreptocócica del pabellón auricular. Las recidivas son provocadas por la manipulación o incluso por el traumatismo más ligero.

- La celulitis gangrenosa conlleva una necrosis extensa del tejido subcutáneo y la piel suprayacente, y es una forma rápidamente progresiva causada la mayoría de ocasiones por estreptococos del grupo A. Tal gangrena estreptocócica ocurre muchas veces en el sitio de un traumatismo previo. El eritema doloroso es seguido por edema, ampollas y necrosis, y se puede complicar con el rápido desarrollo de bacteriemia y shock séptico. El tratamiento precoz tiene importancia crítica.
- Trate las infecciones de mordeduras causadas por perros y gatos con amoxicilina/ácido clavulánico oral, 875 mg/175 mg dos veces al día durante 7-10 días, o 500 mg/125 mg tres veces al día; una alternativa es la doxiciclina oral, 100 mg dos veces al día durante 10 días. Las cefalosporinas son menos efectivas.

Claves clínicas

- El pie de atleta interdigital puede ser un proceso predisponente a la celulitis de la extremidad inferior. Los cultivos de muestras tomadas de los espacios interdigitales pueden detectar las bacterias causales.
- La celulitis se caracteriza por eritema, edema y dolor. Los pacientes con celulitis de la pierna suelen tener una lesión preexistente, como una úlcera o erosión, que actúa como puerta de entrada para el germen infeccioso.
- El tratamiento empírico de la celulitis debe proporcionar buena cobertura contra *S. aureus*.
- La celulitis del pabellón auricular se puede deber a infección por especies *Pseudomonas* o por estafilococos y estreptococos. Los linfáticos pueden experimentar daño permanente durante una crisis, lo que predispone a los episodios recurrentes de erisipela estreptocócica del pabellón auricular. Las recidivas son provocadas por la manipulación o incluso por el traumatismo más ligero.

Consideraciones pediátricas

- La celulitis perianal por estreptococos betahemolíticos del grupo A se puede diagnosticar erróneamente como candidiasis. Los niños afectados presentan piel húmeda, edematosa y rosada alrededor del ano, y se quejan con frecuencia de prurito y dolor con la defecación.
- La celulitis puede complicar cualquier herida cutánea. Algunos niños con varicela experimentan riesgo de infección por formas invasivas de estreptococos betahemolíticos del grupo A (fascitis necrotizante). La reaparición de la fiebre, la taquicardia y la hipersensibilidad cutánea intensa son signos que deben llevar a la evaluación inmediata en busca de infección invasiva por estreptococos del grupo A.
- Se puede producir fascitis necrotizante después de la circuncisión.

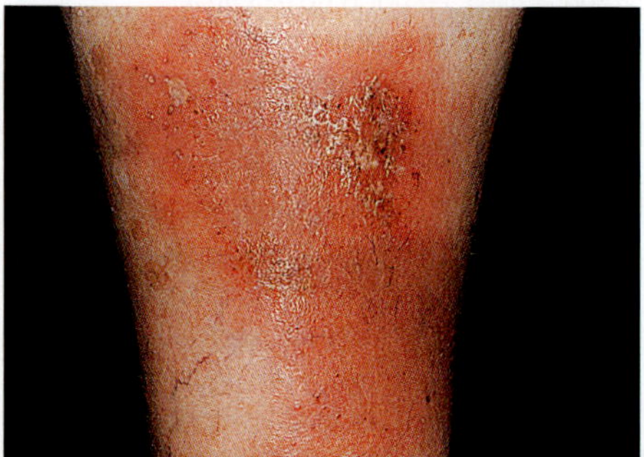

La celulitis se caracteriza por eritema, edema y dolor. Los pacientes con celulitis de la pierna tienen muchas veces alguna lesión previa, como una úlcera o erosión, que actúa como puerta de entrada para el microorganismo infeccioso.

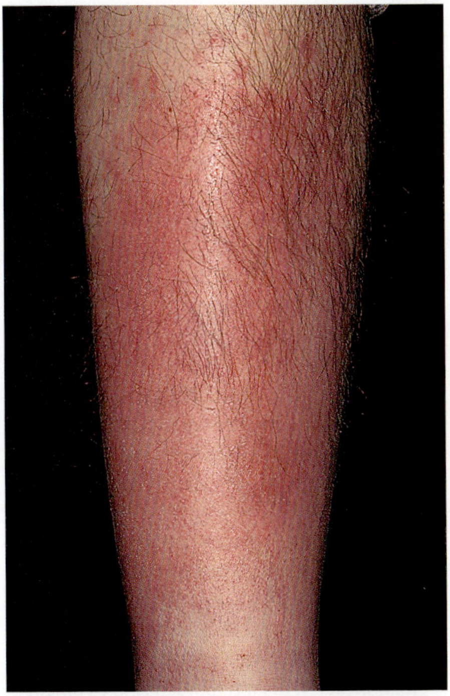

Celulitis. Un caso temprano con eritema difuso y tumefacción mínima. La palpación provocaba dolor.

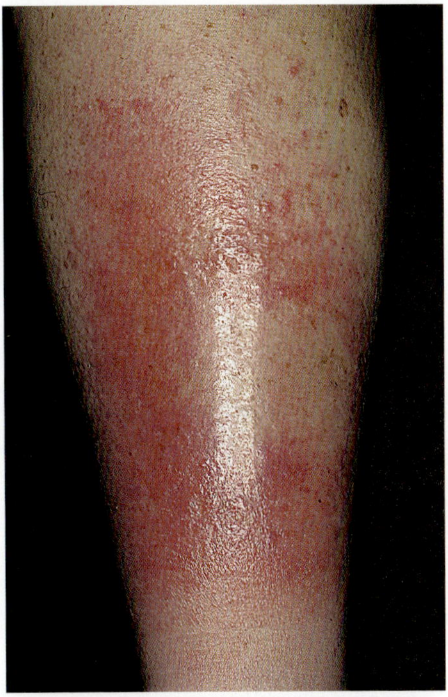

Celulitis. Un caso más avanzado con edema y eritema intenso. La lesión puede ser dolorosa. No existen adenopatías regionales.

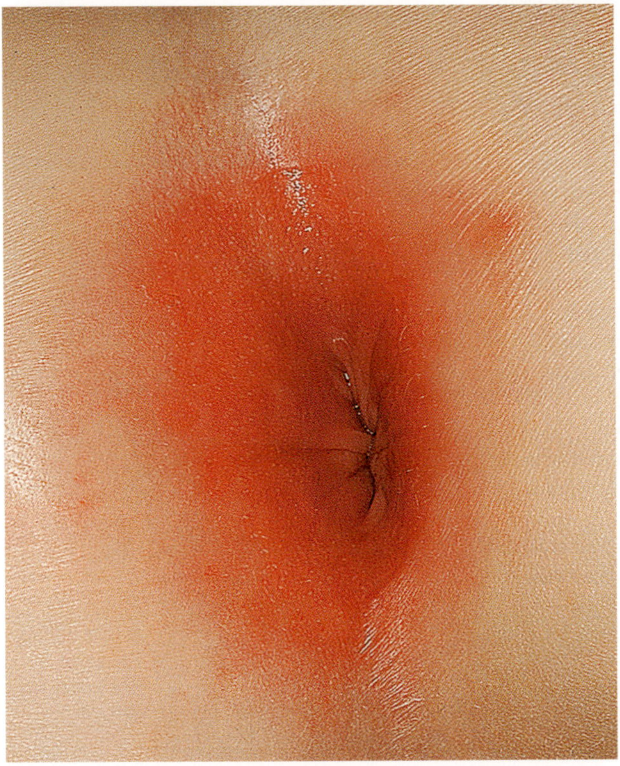

Celulitis perianal. La celulitis (estreptococos betahemolíticos del grupo A) alrededor del orificio anal se diagnostica erróneamente con frecuencia como candidiasis. Es más frecuente en los niños, que no exhiben afectación sistémica. El cultivo confirma el diagnóstico. Estos casos requieren tratamiento sistémico.

Erisipela

Descripción

- La erisipela es una forma inflamatoria aguda de celulitis que difiere de otros tipos por la afectación linfática (trayectos de linfangitis) prominente.
- Es más superficial, afecta a la dermis y el tejido subcutáneo superior, y los márgenes están delimitados con más claridad respecto a la piel normal en comparación con la celulitis clásica.
- Los patógenos más comunes son los estreptococos del grupo A.
- La infección puede comenzar con una pérdida de solución de continuidad de la piel causada por traumatismo, herida quirúrgica, úlcera o picadura, o una infección micótica superficial. No siempre se identifica la puerta de entrada.

Historia clínica

- El proceso tiene un comienzo súbito.
- Los síntomas prodrómicos duran 4-48 horas y consisten en malestar general, mialgias, escalofríos, fiebre alta (38-40 °C) y, en ocasiones, anorexia y vómitos.
- También se pueden encontrar adenopatías y linfangitis.

Hallazgos cutáneos

- La localización más común corresponde a la porción inferior de la pierna. La cara, el brazo y la porción superior del muslo son otros lugares comunes. En el recién nacido la piel periumbilical es una localización común.
- Una o varias manchas rojas, dolorosas y firmes aumentan de tamaño con rapidez para formar una zona brillante, tensa, intensamente eritematosa, caliente, bien demarcada y uniformemente elevada con contorno irregular y borde sobreelevado.
- El color se convierte en oscuro e intensamente eritematoso, y pueden aparecer vesículas en el borde de avance y sobre la superficie.
- El prurito, el ardor, la hipersensibilidad al tacto y el dolor pueden ser moderados o intensos.
- Las líneas rojas, a veces dolorosas, de linfangitis se pueden extender hacia los ganglios linfáticos regionales.
- Los episodios repetidos pueden alterar el drenaje linfático, lo que predispone a nuevas infecciones y tumefacción permanente. Esta serie de eventos es más común en la porción inferior de las piernas de los pacientes con estasis venosa y ulceración.

Hallazgos extracutáneos

- Las alteraciones predisponentes incluyen trastornos de la circulación linfática o venosa, diabetes, insuficiencia renal, abuso de alcohol e inmunosupresión.

Pruebas de laboratorio

- Los estreptococos causan el 80% de los casos; los culpables más frecuentes son los estreptococos del grupo A, seguidos por los del grupo G y otros estreptococos no pertenecientes al grupo A. Los del grupo G son patógenos comunes, sobre todo en pacientes de más de 50 años.
- Entre los demás agentes causales posibles se incluyen *S. aureus*, *Pneumococcus*, *Klebsiella pneumoniae*, *Yersinia enterocolitica* y *Haemophilus influenzae*.
- El diagnóstico se basa en los datos clínicos; la identificación del microorganismo es difícil.
- Sólo es positivo un pequeño porcentaje de los cultivos de muestras tomadas de la puerta de entrada, o del líquido de pústulas o ampollas intactas. El método de inyección-aspiración es poco fiable.
- Los hemocultivos son a veces positivos, sobre todo si existe fiebre alta.
- Es frecuente el aumento del recuento de leucocitos y la velocidad de sedimentación globular.

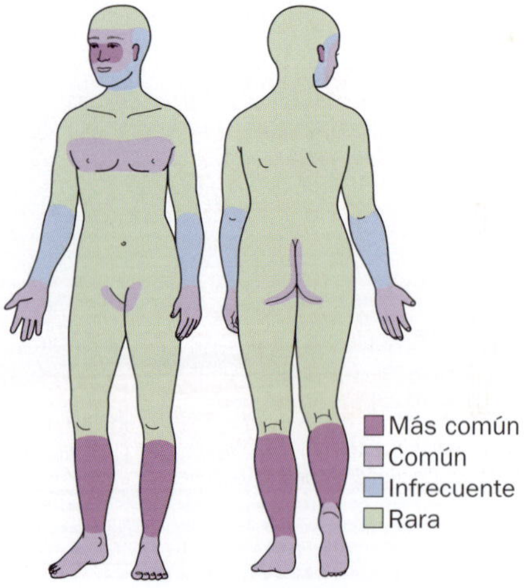

Evolución y pronóstico

- Las recidivas son comunes en personas con trastornos locales de la circulación (p. ej., edema posmastectomía o estasis venosa crónica).
- Se pueden producir recidivas en los portadores faríngeos de estreptococos del grupo A.
- La glomerulonefritis postestreptocócica es una posible complicación seria; la diseminación a distancia de los estreptococos resulta rara pero se ha descrito. La trombosis del seno cavernoso es una complicación rara y grave de la erisipela facial.

Discusión

- La erisipela difiere de la celulitis en los bordes netos y elevados y los frecuentes trayectos linfangíticos.

Tratamiento

- El fármaco de elección para los episodios agudos es la penicilina V oral, 250-500 mg cuatro veces al día durante 2 semanas. La amoxicilina también es efectiva. El diagnóstico de origen estreptocócico se debe reconsiderar si la penicilina no proporciona una respuesta rápida. Dos alternativas para los pacientes que no pueden tomar penicilina son la azitromicina, 500 mg el día 1 y 250 mg los días 2 a 5, y la claritromicina, 250-500 mg cada 12 horas durante 7-14 días.
- También están indicados el reposo en cama y la elevación del miembro afecto. El tratamiento anticoagulante se debe considerar en personas que han de guardar reposo en cama y sufren riesgo de tromboembolia venosa.
- La profilaxis antibiótica continua está indicada para los pacientes con tasas altas de recurrencia. La administración diaria de penicilina V oral, 250-500 mg dos veces al día, o el tratamiento intramuscular con penicilina benzatina, 2,4 millones de unidades cada 3 semanas durante 1-2 años, pueden tener valor.

Claves clínicas

- La hospitalización para tratamiento con antibióticos intravenosos, reposo y elevación se debe considerar si existen indicios de enfermedad grave progresiva, procesos coexistentes o posibles barreras sociales para un tratamiento apropiado y eficaz.
- El pie de atleta predispone a la erisipela; representa la puerta de entrada más común para las bacterias. El tratamiento del pie de atleta (infección por hongos) es importante para recuperar la barrera cutánea, ya de por sí comprometida.
- Una complicación común de la erisipela es la recidiva —debida a daño linfático, con tumefacción y linfedema subsiguiente— que predispone a las infecciones repetidas.

Consideraciones pediátricas

- Los niños no suelen desarrollar erisipela.
- La erisipela debida a *H. influenzae* se ha convertido en rara desde la introducción de la vacuna contra *Haemophilus*.

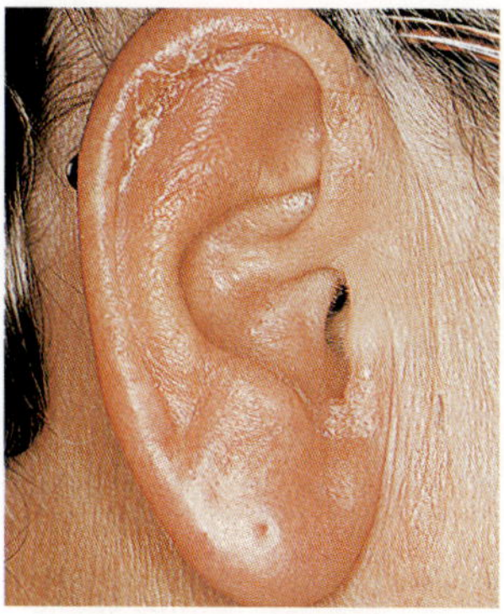

Los episodios recurrentes de infección han conducido a obstrucción linfática con engrosamiento permanente de la piel.

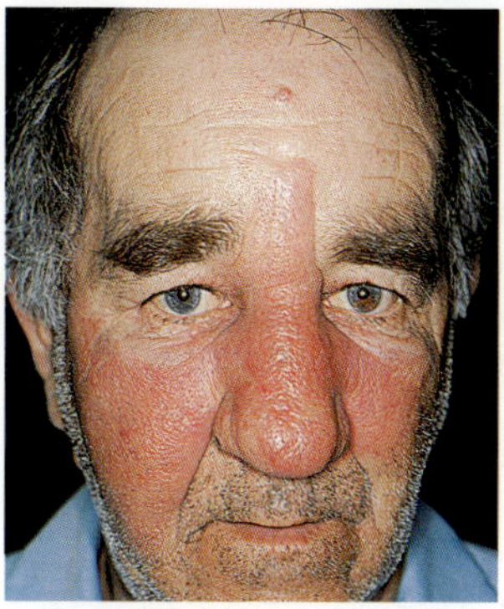

La erisipela es una forma inflamatoria aguda de celulitis en la que destaca la afectación linfática, con trayectos de linfangitis. La erisipela es más superficial que la celulitis y tiene márgenes demarcados con más claridad respecto a la piel normal.

Foliculitis

Descripción

- *Foliculitis* significa inflamación del folículo piloso, y existen varios tipos.
- La foliculitis mecánica se debe a traumatismo persistente o uso de prendas apretadas; otro tipo común es la foliculitis bacteriana.
- La foliculitis micótica es menos frecuente, pero puede originarse por tiña del cuerpo no tratada o por infección micótica de la barba o de otras zonas pilosas.
- La foliculitis bacteriana comprende el impétigo folicular, una forma superficial, y la sicosis de la barba, una forma profunda que afecta a la piel de la barba.

Historia clínica

- El comienzo de la erupción suele ser brusco.
- La foliculitis bacteriana puede extenderse por el traumatismo, el rascado o el afeitado.
- La distribución es variable; muchas veces se afectan el cuero cabelludo, los brazos, las piernas, las axilas y el tronco.

Hallazgos cutáneos

- Se forman en el folículo pústulas con halos eritematosos pequeños en forma de cúpulas. Estas lesiones a veces son dolorosas al tacto.
- En la sicosis de la barba la inflamación es intensa y profunda; existe una marcada hipersensibilidad.

Pruebas de laboratorio

- El cultivo no siempre es necesario. *S. aureus* es el germen infeccioso más común.
- Se puede realizar un examen con hidróxido potásico del pelo y las escamas adyacentes para excluir infección por dermatófitos.

Evolución y pronóstico

- La mayoría de las foliculitis responden a los antibióticos y las medidas higiénicas. Sin embargo, la foliculitis bacteriana puede ser recurrente si existe un reservorio de bacterias (vestíbulo nasal en los portadores de *S. aureus*).

Discusión

- Los hongos dermatófitos pueden infectar al folículo piloso (granuloma de Majocchi). Existen pápulas inflamatorias y pústulas con descamación adyacente y pápulas eccematosas. El examen con hidróxido potásico del pelo y la escama adyacente es positivo.
- La foliculitis eosinofílica se caracteriza por la aparición súbita de pápulas foliculares extensas y pruriginosas en la cara, el cuello y el tórax. Se debe realizar una prueba para el virus de la inmunodeficiencia humana. El diagnóstico de foliculitis eosinofílica se suele confirmar o sospechar por los hallazgos en la biopsia de la lesión.
- En la foliculitis por gramnegativos una erupción acneiforme empeora súbitamente y se convierte en pustular. La proliferación de bacterias gramnegativas en la superficie corporal puede ocurrir en personas bajo tratamiento crónico con antibióticos (muchas veces para el acné).
- En la foliculitis del *jacuzzi,* las pápulas eritematosas y las pústulas aparecen sobre todo en el tronco. La infección folicular por *Pseudomonas* se puede adquirir en bañeras incorrectamente desinfectadas.
- La foliculitis mecánica se debe a fricción crónica, por ejemplo causada por prendas ajustadas.
- La foliculitis por oclusión puede guardar relación con el uso de aceites, grasas o pomadas oclusivas.
- La foliculitis por *Pityrosporum* se suele localizar en la espalda y la parte anterior del tórax. La prueba con hidróxido de potasio revela hifas cortas y esporas redondas.
- La foliculitis por esteroides se caracteriza por la aparición de múltiples pústulas pequeñas

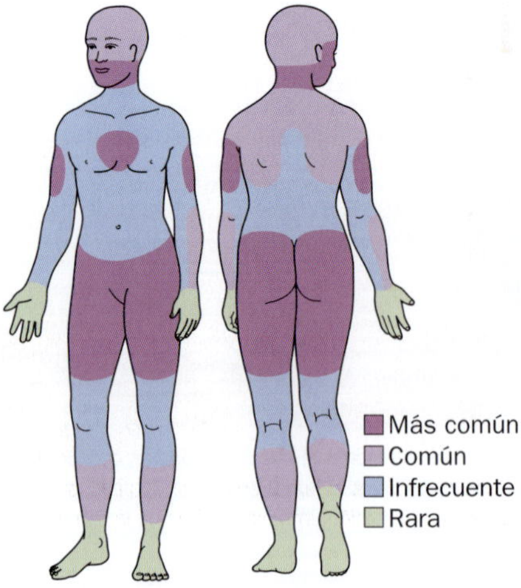

monomorfas y pápulas rojas durante las 2 primeras semanas del tratamiento con corticosteroides sistémicos; se produce una inflamación neutrofílica de los folículos pilosos.

Tratamiento

- Se deben minimizar el calor, la fricción y la oclusión.
- Son útiles el jabón antibacteriano y los apósitos húmedos templados. Las cuchillas de afeitar se deben cambiar con frecuencia para evitar la reinfección.
- La aplicación de mupirocina tres veces al día durante 5 días es efectiva para la afectación superficial limitada. También se debe aplicar tratamiento intranasal si el cultivo confirma el estado portador de *S. aureus*.
- Los antibióticos antiestafilocócicos orales (oxacilina, dicloxacilina, cefuroxima) están indicados para la enfermedad extensa o progresiva, o para la afectación profunda de la sicosis de la barba.
- La foliculitis por *Pityrosporum* se puede tratar con antimicóticos tópicos u orales, como la loción de clotrimazol y la crema de econazol. La administración de dos tabletas de 200 mg de ketoconazol repetida a la semana también es una pauta efectiva para la foliculitis generalizada por *Pityrosporum*.
- La infección folicular por dermatófitos (granuloma de Majocchi) responde mejor al tratamiento antimicótico oral. La griseofulvina y la terbinafina son buenas elecciones terapéuticas.

Claves clínicas

- Se debe realizar examen con hidróxido de potasio del pelo y de la descamación adyacente, si existe, para excluir una infección por dermatófitos. El no tener en cuenta la posibilidad de infección por dermatófitos puede conducir a inflamación folicular persistente y a veces destructiva.
- La foliculitis estafilocócica es la forma más común de foliculitis infecciosa. Puede aparecer un grupo de pústulas, generalmente sin fiebre ni otros síntomas sistémicos, en cualquier parte de la superficie corporal.
- El estado de portador nasal de *S. aureus* es una causa común de foliculitis bacteriana recurrente. El éxito del tratamiento requiere actuación sobre la colonización nasal.

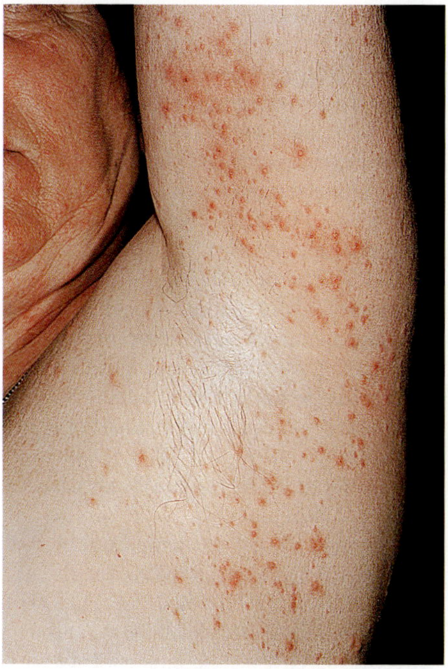

La foliculitis es una inflamación del folículo piloso causada por infección, irritación química o lesión física.

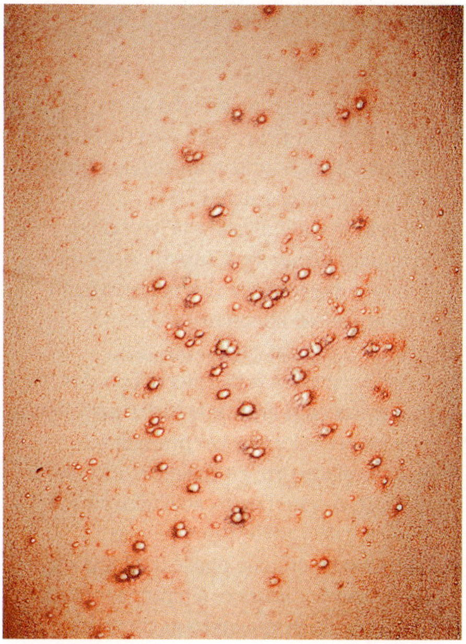

La foliculitis estafilocócica es la forma más común de foliculitis infecciosa. Puede aparecer un grupo de pústulas, usualmente sin fiebre ni otros síntomas sistémicos, en cualquier parte de la superficie corporal. Esta foliculitis puede constituir una complicación del tratamiento corticoideo tópico oclusivo, como en este caso.

Seudofoliculitis de la barba (granos de afeitado, pelos enclavados)

Descripción

- La seudofoliculitis de la barba es una reacción inflamatoria papular y pustular de cuerpo extraño que puede afectar a cualquier individuo con pelo rizado que se afeite periódicamente.
- El problema afecta sobre todo a personas de origen hispanoamericano o afroamericano.
- Muchas veces el trastorno tiene carácter crónico y puede producir desfiguración.

Historia clínica

- La seudofoliculitis de la barba es un problema significativo en individuos predispuestos que deben permanecer bien afeitados.
- Se encuentra en el 50-75% de las personas afroamericanas y el 3-5% de los individuos de raza blanca que se afeitan.
- Se pueden afectar tanto los hombres como las mujeres en zonas del cuerpo rasuradas.
- La región con una afectación más intensa suele ser el área del cuello.
- El trastorno tiene carácter crónico, a menos que el sujeto deje de afeitarse a fondo.

Hallazgos cutáneos

- La seudofoliculitis de la barba afecta a individuos con pelo rizado o en quienes los folículos pilosos forman un ángulo oblicuo con la superficie cutánea.
- Un pelo afeitado, afilado, vuelve a entrar en la piel, crece debajo de la superficie cutánea e induce una reacción de cuerpo extraño, produciéndose un microabsceso.
- Aparecen pápulas rojas o pústulas perifoliculares en la piel afecta, con más frecuencia en el área de la barba. Las lesiones pueden ser dolorosas y/o pruriginosas.
- La anomalía ocurre en cualquier área donde se afeite el pelo (cuero cabelludo, zona posterior del cuello, ingles, piernas).
- Este proceso crónico puede dar lugar a la formación de cicatrices e hiperpigmentación.
- La formación de queloides es un problema frecuente en la piel afecta, sobre todo en individuos afroamericanos.

Pruebas de laboratorio

- Las lesiones típicas son pápulas inflamatorias estériles. El diagnóstico se establece por la clínica, sobre la base de la localización y el aspecto de las lesiones.
- Los cultivos de muestras de las lesiones pueden revelar infección estafilocócica secundaria, ya que la flora normal puede ser sustituida por gérmenes patógenos.

Diagnóstico diferencial

- Acné.
- Foliculitis bacteriana o micótica (el cultivo de una pústula puede ser útil; en los casos resistentes, intensos o progresivos, el raspado perifolicular o la biopsia cutánea pueden revelar infección por hongos).

Tratamiento

- El pelo enclavado debe extraerse. Se inserta una aguja debajo del asa del pelo, que es elevado con firmeza.
- Se puede usar un cepillo de dientes o una esponjilla facial para aplicar un masaje suave en sentido circular, y desalojar así cualquier pelo enclavado.
- El sujeto debe dejar de afeitarse hasta que se haya controlado la inflamación.
- La crema de ácido azelaico contribuye a reducir la hiperpigmentación postinflamatoria y reduce la colonización bacteriana.
- Los preparados antibióticos tópicos (clindamicina, peróxido de benzoílo al 5% o el 10%, eritromicina) reducen la colonización bacteriana y pueden ser beneficiosos en algunos pacientes.
- Un ciclo breve de antibióticos antiestafilocócicos puede disminuir la inflamación y acelerar la resolución.
- El acetónido de triamcinolona intralesional, 2,5 mg/ml, se usa para las pápulas persistentes. Puede provocar atrofia temporal.
- Una vez resueltas las lesiones el individuo puede volver a afeitarse.
- La crema de cloruro de eflorinitina al 13,9% inhibe la ornitina descarboxilasa, una enzima importante para la división de las células del pelo, y retrasa su crecimiento. Se aplica dos veces al día en la piel afecta. Se suele tolerar

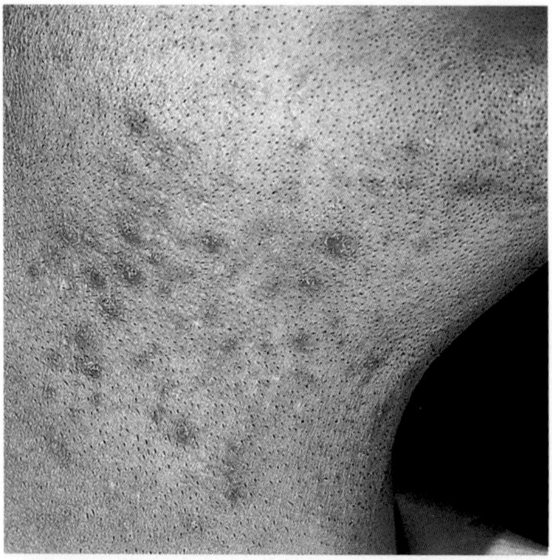

La seudofoliculitis es una reacción de cuerpo extraño frente al pelo. La enfermedad ocurre comúnmente en hombres que han comenzado a afeitarse poco antes. Empieza con la aparición de pequeñas pápulas o pústulas foliculares pequeñas, y conforme el individuo sigue afeitándose la erupción se convierte con rapidez en más difusa.

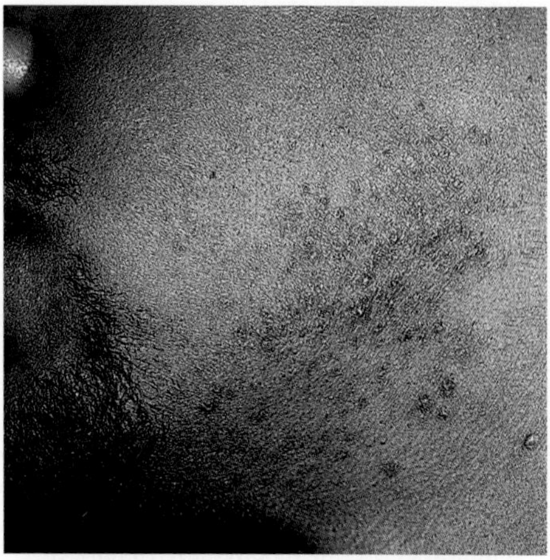

La anomalía resulta más intensa en el área del cuello, donde es más probable que los folículos pilosos estén orientados en un ángulo más agudo con la superficie cutánea, y de ese modo aumenta el riesgo de que los pelos afeitados vuelvan a entrar en la piel.

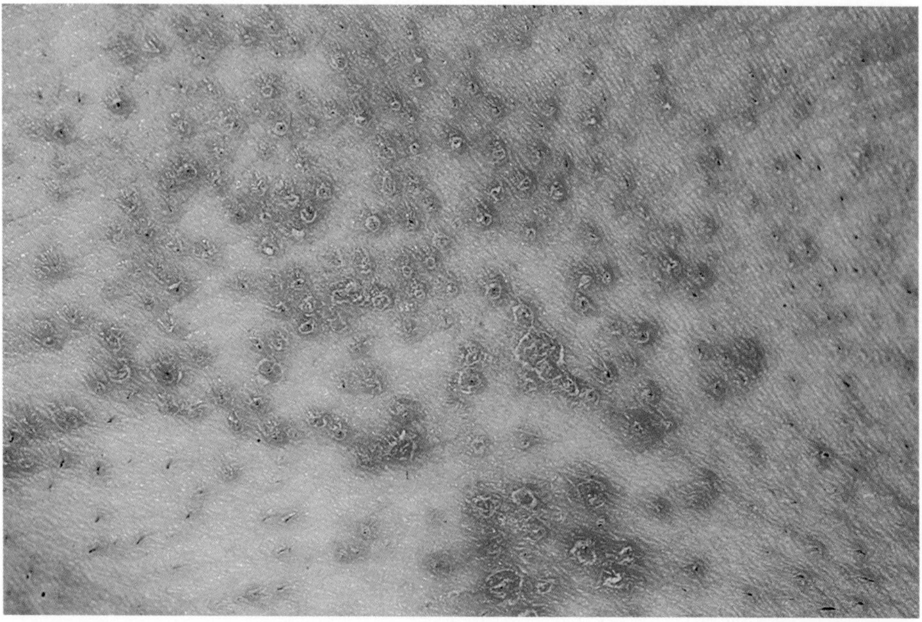

La seudofoliculitis es difícil de controlar. El pelo queda atrapado justo debajo de la piel e inicia una reacción inflamatoria. El afeitado en dirección contraria al crecimiento del pelo es una causa en individuos predispuestos. Este paciente tuvo que dejar de afeitarse.

bien, aunque algunos usuarios desarrollan una dermatitis irritativa leve.

- Los depilatorios con sulfuro de bario o tioglicolato de calcio proporcionan alternativas efectivas al afeitado. Se aplican a la piel durante 3-10 minutos y después se limpian. Estos productos son irritantes y quizá sólo se tolere su uso una o dos veces por semana.
- Si fracasan todas las medidas, el afeitado se debe suspender por tiempo indefinido.
- La única curación es la eliminación permanente del folículo piloso. La depilación con láser puede proporcionar un medio seguro y efectivo para tratar los casos recalcitrantes. Para la depilación se puede emplear el láser de diodo (800-810 nm), el láser pulsátil de alexandrita (755 nm), el láser de neodimio-itrio-aluminio granate y una fuente pulsátil de luz no coherente. Los efectos adversos comprenden alteración pigmentaria, como hipopigmentación postinflamatoria en personas con piel oscura, puesto que la melanina actúa como diana para la eliminación del pelo con láser.

Instrucciones para el afeitado

- El objetivo es evitar los afeitados apurados y la producción de puntas de pelos en ángulo agudo con la superficie cutánea.
- El paciente debe hidratar la barba antes de afeitarla. Se debe duchar antes del afeitado y mantener el pelo de la barba en contacto con el agua templada durante por lo menos 2 minutos.
- Desaloje las puntas de los pelos que estén comenzando a perforar la piel. Se deben usar un cepillo de cerdas blandas con movimiento circular o una aguja limpiada con alcohol. Esta maniobra se realiza antes de afeitarse y a la hora de acostarse.
- Utilice geles de afeitar espesos.
- Como alternativa se puede utilizar una afeitadora eléctrica, pero sin ajustarla al afeitado más apurado.
- El paciente se debe afeitar en la dirección del crecimiento del pelo. La piel no se debe estirar.
- Se evitarán los múltiples pases con la afeitadora.
- Después del afeitado se debe usar una loción hidratante. Para reducir la inflamación se puede utilizar de forma intermitente una loción con hidrocortisona.

Claves clínicas

- La seudofoliculitis es una reacción de cuerpo extraño al pelo. El problema resulta más intenso en la zona del cuello, donde los folículos están orientados frecuentemente en ángulo agudo respecto a la superficie cutánea, con el aumento consiguiente de la probabilidad de penetración en la piel.
- Se recomienda evitar el afeitado apurado.
- En la actualidad la depilación láser parece proporcionar los mejores resultados a largo plazo en este proceso, ya de por sí crónico.

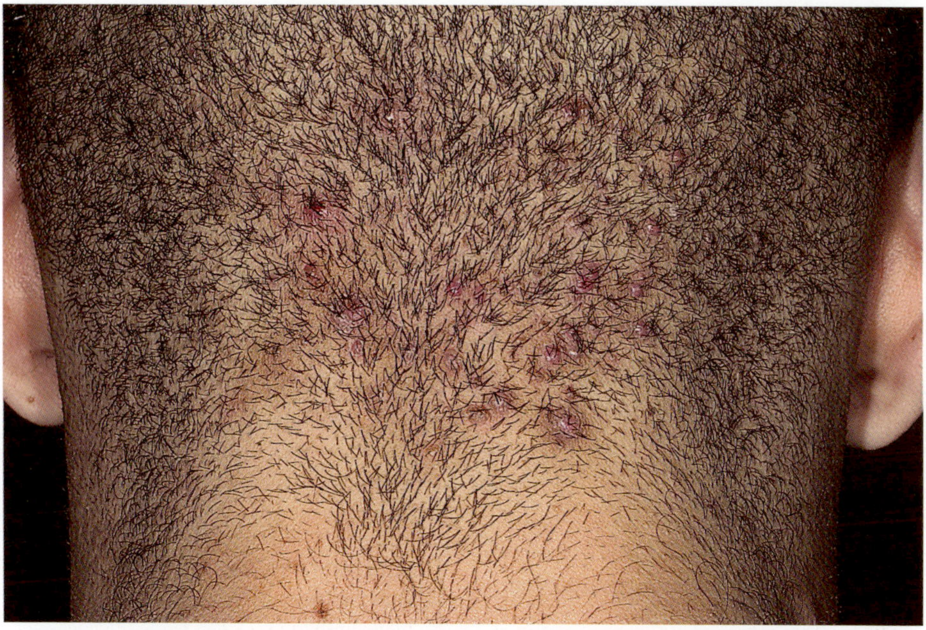

El acné queloideo de la nuca es una erupción que aparece en el dorso del cuello. Se ve con más frecuencia en hombres afroamericanos. La erupción se confunde frecuentemente con la seudofoliculitis, pero no está causada por el afeitado.

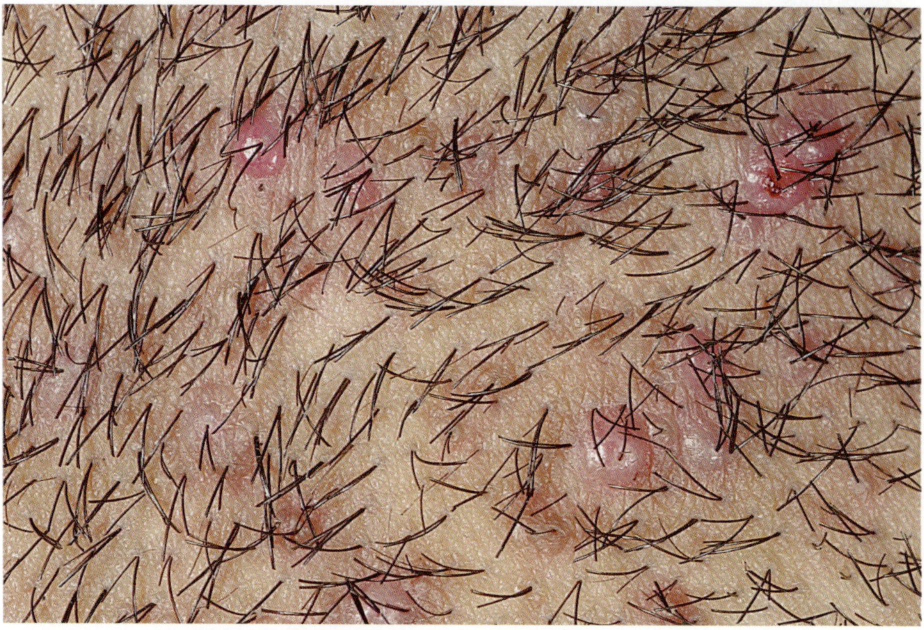

El acné queloideo de la nuca se presenta como pápulas duras desde cuyos centros emergen los pelos. Este trastorno progresivo crónico se controla mediante supresión a largo plazo con antibióticos, esteroides tópicos y esteroides intralesionales.

Forúnculos y ántrax

Descripción

- El forúnculo es una masa firme o fluctuante, encapsulada, profunda y dolorosa que rodea una colección de pus; muchas veces evoluciona a partir de una foliculitis superficial.
- *S. aureus* es el germen aislado con más frecuencia, pero otros microorganismos (*Escherichia coli*, *Pseudomonas aeruginosa*, *Streptococcus faecalis*), entre ellos algunos anaerobios (especies *Peptostreptococcus*, *Peptococcus* y *Lactobacillus*), pueden causar lesiones similares.
- En general, un estudio bacteriológico del absceso identifica la flora local.
- El ántrax es un agregado de folículos abscesificados, infectados e interconectados, de localización profunda y extremadamente doloroso.

Historia clínica

- El forúnculo y el ántrax son incomunes en los niños.
- La oclusión y la hiperhidrosis favorecen la colonización bacteriana.
- La mayoría de los pacientes afectados tienen sistemas inmunes normales, aunque ciertos procesos e inmunodeficiencias pueden predisponer a los forúnculos y el ántrax (p. ej., síndrome de hiperinmunoglobulina E, enfermedad granulomatosa crónica, síndrome de Wiskott-Aldrich, síndrome de Chédiak-Higashi, diabetes, leucemia, inmunosupresión terapéutica, desnutrición, obesidad).

Hallazgos cutáneos

- Se puede afectar cualquier zona corporal con vello. Es más frecuente la afectación de regiones con un alto grado de fricción y sudoración; entre ellas se incluyen las áreas bajo el cinturón, la porción anterior de los muslos, las nalgas, las ingles, las axilas y la cintura.
- En el forúnculo una masa roja, tumefacta y dolorosa, localizada en la dermis profunda o el tejido subcutáneo, alcanza más tarde la superficie y drena a través de múltiples aberturas.
- En el ántrax, las pápulas eritematosas subcutáneas firmes, dolorosas y profundas, aumentan hasta formar nódulos de asiento profundo, que pueden permanecer estables o desarrollar fluctuación al cabo de varios días.
- Las zonas preferidas por el ántrax son el dorso del cuello, la parte superior de la espalda y las superficies laterales de los muslos.

Hallazgos extracutáneos

- El paciente con un forúnculo permanece afebril.
- En caso de ántrax, el malestar general, los escalofríos y la fiebre pueden preceder u ocurrir durante el acmé de la inflamación.

Pruebas de laboratorio

- La tinción con técnica de Gram, el cultivo y el antibiograma están indicados y ayudan a seleccionar el tratamiento antibiótico apropiado.

Diagnóstico diferencial

- Quiste sebáceo o epidérmico roto.
- Acné quístico.
- Hidrosadenitis supurativa.
- Lesión precoz de pioderma gangrenoso.

Evolución y pronóstico

- El absceso permanece en la profundidad y acaba por reabsorberse, o alcanza la superficie cutánea y se abre.
- La curación de la lesión rota deja una cicatriz violácea deprimida.
- La infección se puede extender a otros sitios.
- La furunculosis recurrente puede ser difícil de erradicar.

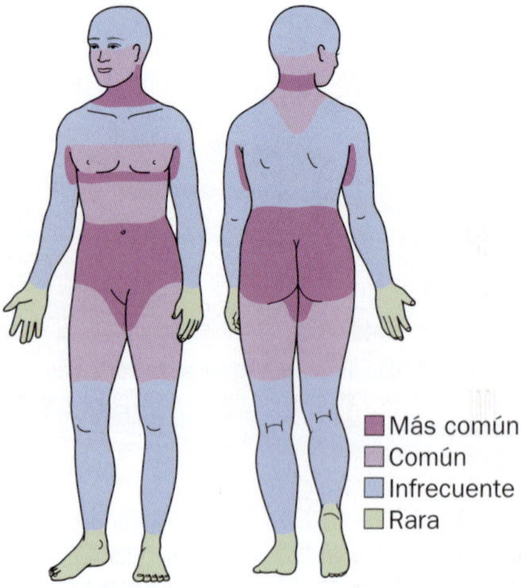

Tratamiento

Forúnculos y ántrax

- Se aplican a la lesión apósitos húmedos templados 15-30 minutos varias veces al día. El cultivo y el antibiograma están justificados muchas veces para las lesiones grandes o atípicas.
- La incisión y el drenaje representan la medida primaria para las lesiones fluctuantes, a punto de abrirse.
- Se requiere anestesia local. Se emplea una gasa con yodoformo para empacar los abscesos grandes; la gasa se extrae diariamente y después se procede a la limpieza de la herida, y debe sustituirse si llega a saturarse.
- Se recomiendan el seguimiento y la revaluación periódicos para comprobar la mejoría de la herida y la respuesta al tratamiento.
- El tratamiento antibiótico sistémico está indicado para la mayoría de los casos; se utilizan antibióticos antiestafilocócicos apropiados, como:
  - Dicloxacilina, 250-500 mg cuatro veces al día durante 10 días en los adultos.
  - Cefalexina, 250-500 mg cuatro veces al día durante 10 días en los adultos; 40-50 mg/kg/día en tres dosis fraccionadas para los niños.
  - Amoxicilina más ácido clavulánico, 875 mg dos veces al día durante 10 días en los adultos; los niños de más de 3 meses de edad y peso inferior a 40 kg pueden recibir 45 mg/kg/día, divididos en dos o tres tomas fraccionadas.
  - Clindamicina, 150-300 mg cuatro veces al día durante 10 días en los adultos; 15 mg/kg/día divididos en cuatro tomas diarias durante 10 días para los niños.
  - La nafcilina o la oxacilina, 2 g intravenosos cada 6 horas, son los fármacos de elección para las infecciones moderadas o graves con furunculosis y celulitis por *S. aureus* sensible a la meticilina. La incidencia de *S. aureus* resistente a la meticilina (SARM) está aumentando, con lo que también aumenta la importancia del cultivo y el antibiograma.

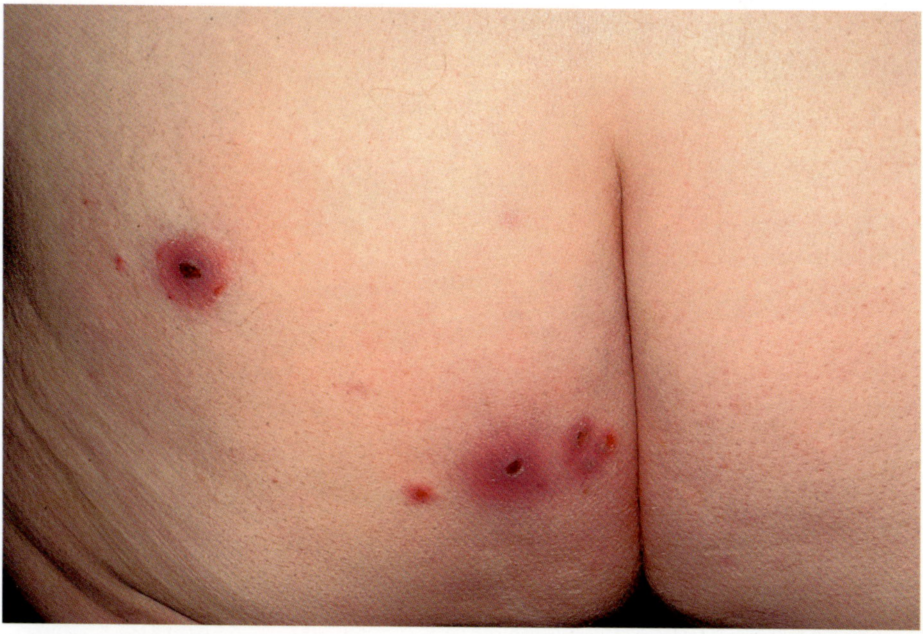

Forúnculos en la nalga. Todos eran superficiales y drenaban en la superficie. Se han formado costras en la superficie de las lesiones. Todas las lesiones eran dolorosas.

- El paciente debe ser informado sobre los síntomas y signos que pueden avisar de una posible infección progresiva o sistémica: fiebre, malestar general, extensión del enrojecimiento y malestar progresivo. Se deben considerar la revaluación y la hospitalización para tratamiento antibiótico intravenoso.

Forúnculos y ántrax recurrentes

- Para erradicar el estado de portador de *S. aureus* se aplica crema o pomada de mupirocina en las heridas cutáneas y los orificios nasales diariamente durante 5 días, o rifampina, 600 mg durante 10 días, y dicloxacilina, 500 mg cuatro veces al día, o trimetoprima-sulfametoxazol, una tableta de doble concentración dos veces al día durante 10 días.
- El estado de portador resistente a la meticilina se puede tratar con mupirocina al 2%, aplicada en los orificios nasales y las heridas dos veces al día durante 1-2 semanas, o una tableta de trimetoprima-sulfametoxazol de doble concentración dos veces al día, durante 10 días, y rifampina, 600 mg diarios durante 10 días.
- Las pautas de mantenimiento con mupirocina pueden inducir resistencia en aproximadamente el 10% de los pacientes.
- Otras medidas incluyen lavado del cuerpo completo y las uñas de las manos cada día durante 1-3 semanas con yodo, y cambio y lavado diarios de toallas, paños de limpieza facial y sábanas de la cama. El paciente debe cambiar con frecuencia el apósito de la herida, limpiar o sustituir diariamente los instrumentos de afeitado y evitar hurgarse la nariz.
- Se debe actuar sobre los factores predisponentes apropiados, incluyendo fricción, prendas ajustadas, exposición a sustancias químicas industriales, obesidad, higiene deficiente y diabetes.

Claves clínicas

- El tratamiento primario para el forúnculo solitario es la incisión y drenaje.
- Se puede producir diseminación secundaria por bacteriemia, y el riesgo es mayor en pacientes inmunocomprometidos y en alcohólicos o diabéticos. Es posible la siembra de válvulas protésicas, injertos, huesos largos, riñones y articulaciones.
- La colonización nasal de *S. aureus*, o de los pliegues del periné, se debe evaluar mediante cultivo en los casos de forunculosis recurrente crónica.

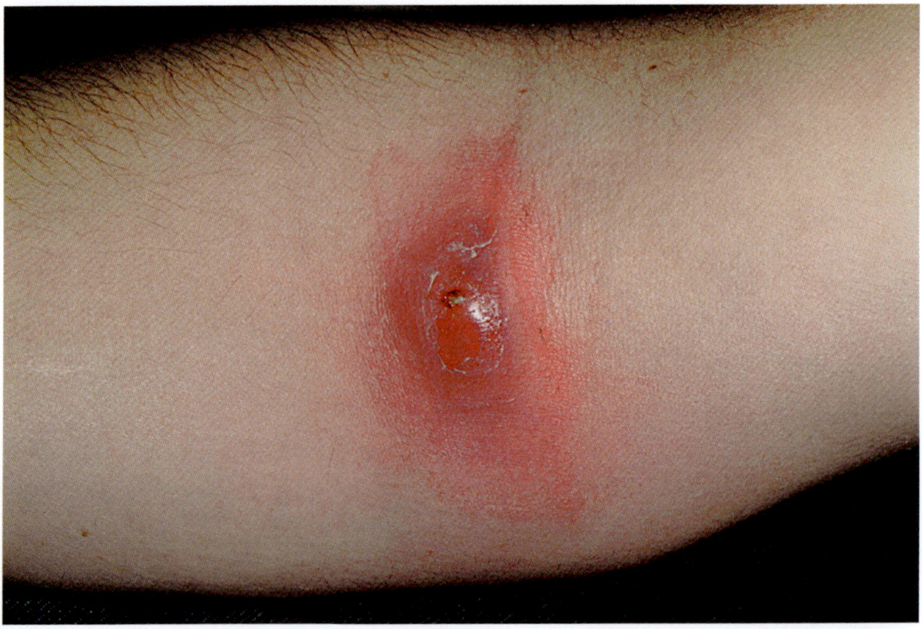

El forúnculo se ha formado con rapidez en una placa de dermatitis atópica. El centro aparece tumefacto y blando; la lesión se romperá pronto y expulsará material purulento.

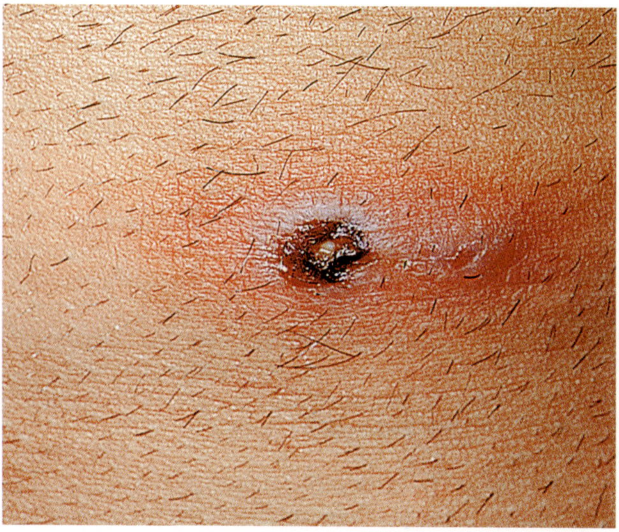

El absceso permanece en posición profunda y se reabsorbe, o aflora y se abre a través de la superficie. Esta lesión se ha roto y formado una costra. No fueron necesarios los antibióticos orales, y la lesión se resolvió sin tratamiento.

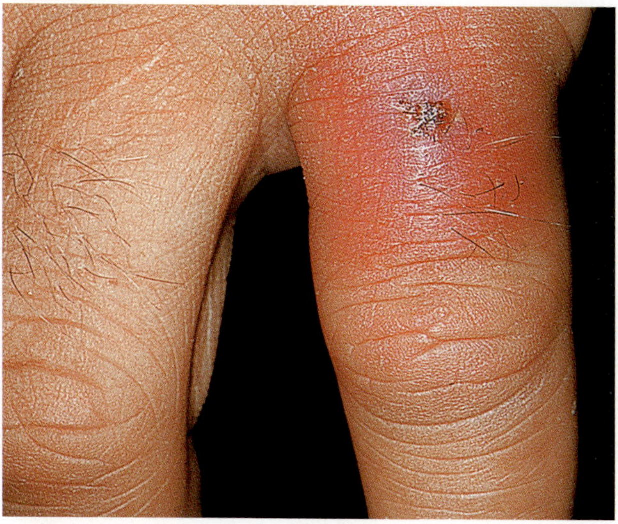

Lesión única en el dedo. El eritema adyacente se hizo más extenso y el paciente se trató con cefadroxilo, 500 mg dos veces al día durante 6 días.

Foliculitis por *Pseudomonas*

Descripción

- La foliculitis por *Pseudomonas* es una infección cutánea aguda que sigue al contacto con agua contaminada.
- La placa roja urticarial con una pápula o pústula central es muy característica.
- El cuadro se conoce también como «foliculitis del *jacuzzi*».

Historia clínica

- La tasa de ataque es significativamente más alta en los niños que en los adultos, posiblemente debido a que los niños tienden a pasar más tiempo en el agua.
- La foliculitis por *Pseudomonas* ocurre entre 8 horas y 5 días (o más) después de bañarse en agua contaminada (piscina de hidromasaje, bañera, piscina de fisioterapia) o usar una esponja contaminada. La tasa de ataque es variable: entre el 7 y el 100% de los individuos en contacto con especies *Pseudomonas* desarrollan la enfermedad.
- La diseminación de la infección de persona a persona es improbable.
- La exposición prolongada al agua, el número excesivo de bañistas y el cuidado incorrecto de la piscina predisponen a la infección.
- Las células cutáneas descamadas en el agua proporcionan una fuente rica de nutrientes orgánicos para las bacterias.
- En la mayoría de los casos la erupción cede en 7-10 días sin ningún tratamiento, pero las tandas de lesiones pueden recurrir durante hasta 3 meses.

Hallazgos cutáneos

- Las placas miden 0,5-3 cm y son rojas, pruriginosas, redondas y urticariales, con una pápula o pústula central.
- Aparecen entre pocas y más de 50 placas, sobre todo en el tronco.
- El exantema puede ser folicular, maculopapular, vesicular, pustular o polimorfo, con inclusión de todos los tipos mencionados de lesiones.
- El exantema es más intenso en las áreas ocluidas por un traje de baño ceñido.
- La oclusión y la hiperhidratación del estrato córneo favorecen la colonización de la piel por *P. aeruginosa*.
- El riesgo es mayor en las mujeres que utilizan bañadores de una pieza.
- El exantema se resuelve, y deja manchas redondas de hiperpigmentación postinflamatoria, de color entre rojo y pardo.

Hallazgos extracutáneos

- Durante los primeros días de la erupción pueden existir fiebre, malestar general y sensación de cansancio, pero son infrecuentes.

Pruebas de laboratorio

- Los serotipos 0:9 y 0:11 de *P. aeruginosa* son los aislados con más frecuencia en las lesiones cutáneas, pero se han descrito otros serotipos.

Diagnóstico diferencial

- Foliculitis estafilocócica.
- Urticaria.
- Picaduras de insectos.

Tratamiento

- La infección es autolimitada y no suele requerir tratamiento.
- Se aplica un apósito húmedo con ácido acético al 5% (vinagre blanco) durante 20 minutos, dos a cuatro veces al día. Puede ser útil la crema de sulfadiazina argéntica.
- Los casos resistentes al tratamiento tópico pueden tratarse por vía oral con ciprofloxacino, 500 o 750 mg dos veces al día durante 5-10 días.

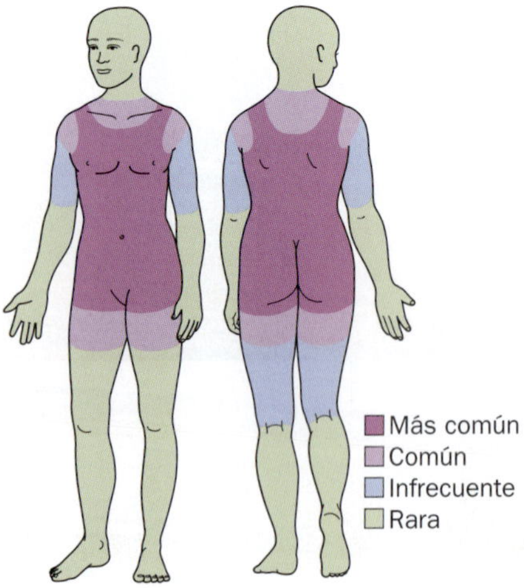

Medidas preventivas

- La filtración continua del agua elimina la piel descamada.
- Se deben mantener niveles adecuados de cloro.
- El agua caliente de las piscinas privadas se debe cambiar cada 4-8 semanas.
- Las piscinas de agua caliente públicas se deben drenar diariamente.
- La ducha después de usar la instalación contaminada no ofrece protección.

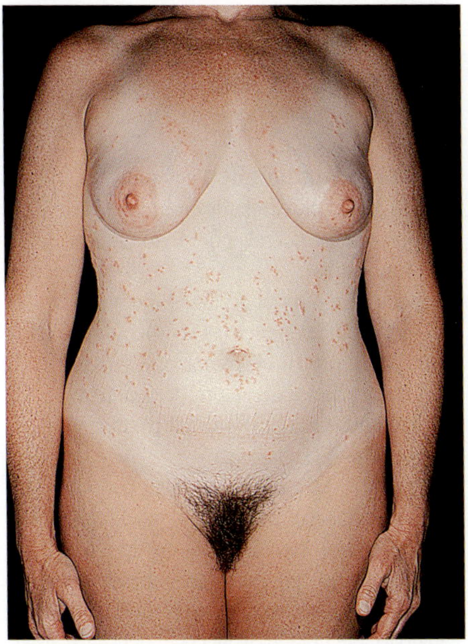

La oclusión y la hiperhidratación del estrato córneo favorecen la colonización de la piel por *Pseudomonas aeruginosa*. Este hecho puede explicar que la erupción sea más intensa en las áreas ocluidas por un traje de baño ceñido. Las mujeres que utilizan bañadores de una pieza experimentan un aumento del riesgo.

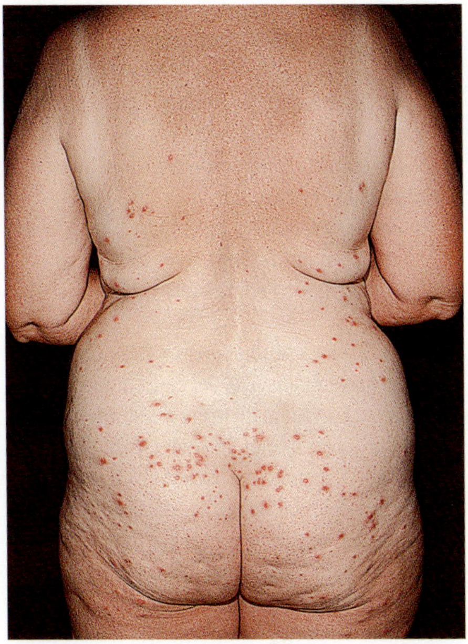

Alrededor de 48 horas después de bañarse en un *jacuzzi* o piscina de hidromasaje contaminada, aparecen placas pruriginosas, redondas, urticariales, con una pápula o pústula central.

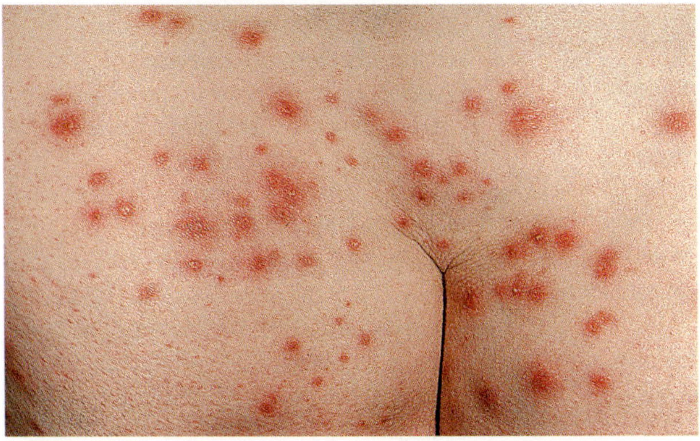

El exantema puede ser folicular, maculopapular, vesicular, pustular o polimorfo, con inclusión de todos estos tipos de lesiones.

Otitis externa

Descripción

- La otitis externa es una inflamación del conducto auditivo externo, usualmente con infección secundaria.

Historia clínica

- La otitis externa se encuentra por igual en hombres y mujeres.
- Una forma autolimitada leve, conocida como oído de nadador, es especialmente común en los niños, con frecuencia en verano.
- No se ha demostrado predisposición racial ni genética.
- Los síntomas varían desde prurito e irritación hasta dolor intenso.
- La limpieza mecánica del conducto externo y los medicamentos empleados para aliviar los síntomas pueden enmascarar o agravar el cuadro.
- El cerumen es producido por glándulas apocrinas modificadas del canal auditivo externo. Forma una barrera resistente al agua para proteger la piel fina que tapiza el canal. Inhibe el crecimiento bacteriano al mantener un pH ambiental bajo. Cuando esa barrera protectora se pierde puede producirse proliferación bacteriana.
- El patógeno usual es *Pseudomonas*, pero resultan comunes las infecciones mixtas por *Staphylococcus* y *Pseudomonas*.
- El oído de nadador está causado típicamente por especies *Pseudomonas*, enterobacteriáceas o especies *Proteus*. La infección aguda se suele deber a *S. aureus*.
- También pueden ocurrir infecciones secundarias por especies *Candida*, pero son infrecuentes.

Hallazgos cutáneos

- Dolor sordo localizado en el conducto auditivo externo.
- El conducto auditivo externo aparece inflamado, con eritema y edema.
- La queratina y los restos celulares inflamatorios se acumulan dentro del canal. La mayoría de los casos no progresan más allá de este punto.
- Con la progresión el pabellón auricular se convierte en eritematoso, caliente y edematoso.
- La celulitis afecta a todo el pabellón auricular y muchas veces se extiende a la piel preauricular. En ese momento el dolor se convierte en agudo y constante.
- El drenaje purulento sale al exterior por el conducto auditivo.

Hallazgos extracutáneos

- Los ganglios linfáticos regionales suelen ser palpables y dolorosos.

Pruebas de laboratorio

- No se recomienda la biopsia cutánea.
- Se deben cultivar muestras tomadas del conducto auditivo externo.

Evolución y pronóstico

- La barrera protectora de cerumen puede verse comprometida por cierto número de mecanismos.
- La alteración mecánica (p. ej., limpieza vigorosa del conducto), los procesos inflamatorios (p. ej., psoriasis, dermatitis seborreica) y la dermatitis de contacto (irritativa o alérgica) pueden conducir a pérdida de la barrera.
- Una forma rara y grave de otitis, conocida como otitis externa maligna, puede aparecer en pacientes diabéticos o sometidos a cirugía otológica. La celulitis se extiende desde el conducto auditivo externo hasta el hueso de la base del cráneo. Se afecta el nervio facial ipsilateral.
- El drenaje linfático del pabellón auricular puede alterarse por la celulitis. Estos pacientes están predispuestos a futuros episodios de erisipela estreptocócica del pabellón auricular.

Discusión

- Al principio de la evolución, el diagnóstico diferencial incluye psoriasis, dermatitis seborreica y dermatitis de contacto. Cualquiera de estos procesos puede comprometer la barrera natural y acabar conduciendo a otitis externa.
- El herpes zóster con afectación del ganglio geniculado y síndrome de Ramsay-Hunt puede imitar la otitis externa temprana, con dolor e inflamación localizados. El examen cuidadoso revela vesículas dentro del conducto auditivo externo. En general existe parálisis de Bell ipsilateral, o se produce poco después del comienzo.

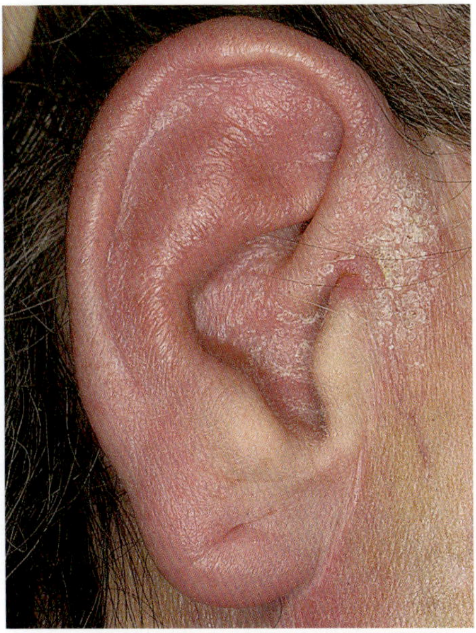

Otitis externa. El eritema comienza en el conducto auditivo. La tracción del pabellón auricular produce dolor. El canal suele contener residuos húmedos. Como en este caso, puede existir eccema.

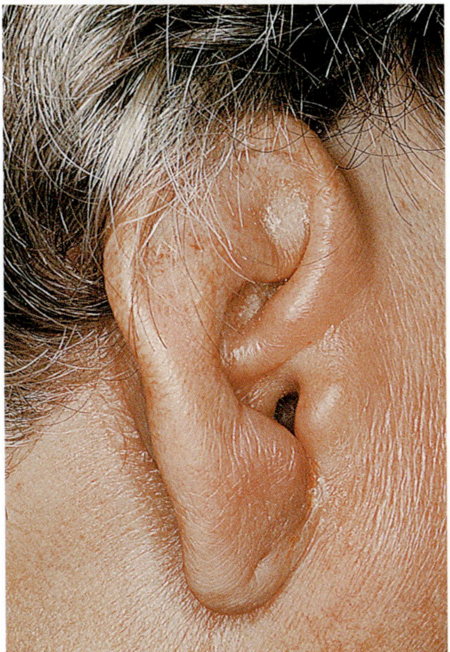

Celulitis por *Pseudomonas*. Todo el pabellón auricular y la piel adyacente aparecen inflamados después de un episodio de otitis externa.

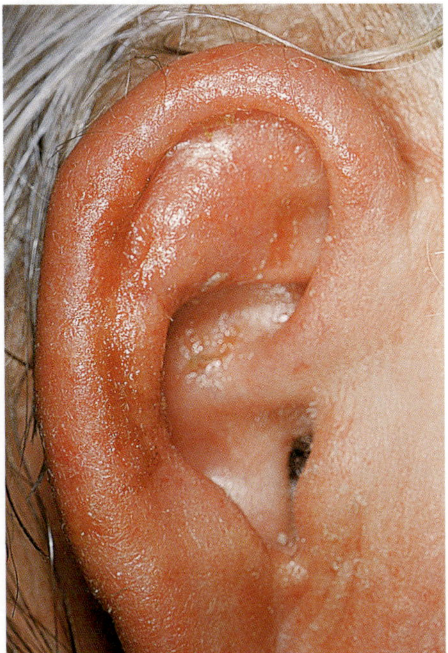

Otitis externa maligna. Los pacientes tienen historia de otitis externa persistente durante muchas semanas. La mayoría de ellos son diabéticos. Las *Pseudomonas* invaden los tejidos blandos subyacentes. Existen dolor auricular intenso, exudado purulento y tejido de granulación. Los estudios de medicina nuclear y la tomografía computarizada pueden revelar osteomielitis de la base del cráneo.

- Cuando la celulitis afecta al pabellón auricular, el diagnóstico diferencial comprende la policondritis recidivante, un trastorno recurrente de probable origen autoinmune en el que no existe exudado purulento.

Tratamiento

- El tratamiento conlleva la recuperación de la barrera protectora natural.
- Los residuos celulares se eliminan del conducto externo mediante irrigación suave.
- Una solución ótica de ácido acético contribuye a disminuir el pH e inhibe la proliferación de bacterias y hongos.
- La solución ótica de ofloxacino al 0,3% o la de ciprofloxacino e hidrocortisona se instilan dos veces al día. Para la enfermedad aguda se administran 500 mg de dicloxacilina oral cuatro veces al día.
- Los corticoides tópicos, los apósitos húmedos con un astringente como una solución de acetato de calcio y sulfato de aluminio aplicada durante media hora tres veces al día, y los antibióticos orales como el ciprofloxacino tienen valor cuando la celulitis afecta al pabellón auricular.
- La evitación de los alérgenos por contacto más comunes (uso tópico de bacitracina, neomicina e hidrocortisona) y la revisión de posibles alérgenos en otros productos tópicos empleados por el paciente pueden minimizar la probabilidad de que este proceso se complique por la alergia de contacto.
- El rascado vigoroso, el frotado o la limpieza mecánica del conducto auditivo externo pueden eliminar el cerumen protector y se deben desaconsejar.
- La otitis externa maligna requiere hospitalización, administración de antibióticos intravenosos y desbridamiento —así como consideración de la tomografía computarizada o resonancia magnética para evaluar la posibilidad de osteomielitis—.
- Se recomienda la consulta con el otorrinolaringólogo.

Claves clínicas

- La otitis externa crónica es secundaria con frecuencia a un trastorno cutáneo subyacente, como seborrea, psoriasis o alergia de contacto. La seborrea se debe controlar con un champú anticaspa, por ejemplo de selenio al 2,5% o de ketoconazol, y una solución con un corticoide de potencia media, como el acetónido de fluocinolona al 0,01% aplicados dos veces al día. Considere las pruebas epicutáneas para alergia de contacto, que puede agravar este problema.
- En la otitis externa maligna existe típicamente una historia de otitis externa persistente durante muchas semanas. La mayoría de los pacientes son diabéticos. *Pseudomonas* invaden los tejidos blandos subyacentes. Existen dolor ótico intenso, exudado purulento y tejido de granulación.

7 Infecciones de transmisión sexual

Enfermedades de transmisión sexual

Directrices terapéuticas 2002

(Resumen del tratamiento de las enfermedades de transmisión sexual más comunes. Consulte www.cdc.gov para detalles completos y directrices más recientes.)

Infecciones genitales por virus del herpes simple (VHS)

Primer episodio clínico de herpes genital

Aciclovir, 400 mg v.o. tres veces al día durante 7-10 días,

o

Aciclovir, 200 mg v.o. cinco veces al día durante 7-10 días,

o

Famciclovir, 250 mg v.o. tres veces al día durante 7-10 días,

o

Valaciclovir, 1 g v.o. dos veces al día durante 7-10 días.

NOTA: el tratamiento se puede prolongar si la curación es incompleta después de 10 días de terapia.

Episodios recurrentes de enfermedad por VHS

Aciclovir, 400 mg v.o. tres veces al día durante 5 días,

o

Aciclovir, 200 mg v.o. cinco veces al día durante 5 días,

o

Aciclovir, 800 mg v.o. dos veces al día durante 5 días,

o

Famciclovir, 125 mg v.o. dos veces al día durante 5 días,

o

Valaciclovir, 500 mg v.o. dos veces al día durante 3-5 días,

o

Valaciclovir, 1 g v.o. una vez al día durante 5 días.

Tratamiento supresor para el herpes genital recurrente

Aciclovir, 400 mg v.o. dos veces al día,

o

Famciclovir, 250 mg v.o. dos veces al día,

o

Valaciclovir, 500 mg v.o. una vez al día,

o

Valaciclovir, 1 g v.o. una vez al día.

El valaciclovir, 500 mg una vez al día, puede ser menos efectivo que otras pautas con valaciclovir o aciclovir en pacientes que tienen recidivas muy frecuentes (> 10 episodios anuales).

Sífilis

Sífilis primaria y secundaria (pauta recomendada para adultos)

Penicilina G benzatina, 2,4 millones de unidades i.m. en una sola dosis.

Sífilis latente (pauta recomendada para adultos)

Sífilis latente precoz

Penicilina G benzatina, 2,4 millones de unidades i.m. en una sola dosis.

Sífilis latente tardía o de duración desconocida

Penicilina G benzatina, 7,2 millones de unidades en total, en tres dosis de 2,4 millones de unidades i.m. a intervalos de 1 semana.

Chancroide

Azitromicina, 1 g v.o. en una sola dosis,

O

Ceftriaxona, 250 mg i.m. en una sola dosis,

O

Ciprofloxacino, 500 mg v.o. dos veces al día durante 3 días,

O

Eritromicina base, 500 mg v.o. tres veces al día durante 7 días.

Tratamiento de los pacientes con uretritis no gonocócica

Azitromicina, 1 g v.o. en una sola dosis,

O

Doxiciclina, 100 mg v.o. dos veces al día durante 7 días.

Pautas alternativas

Eritromicina base, 500 mg v.o. cuatro veces al día durante 7 días,

O

Etilsuccinato de eritromicina, 800 mg v.o. cuatro veces al día durante 7 días,

U

Ofloxacino, 300 mg dos veces al día durante 7 días,

O

Levofloxacino, 500 mg una vez al día durante 7 días.

Uretritis recurrente y persistente

Pautas recomendadas

Metronidazol, 2 g v.o. en una sola dosis,

MÁS

Eritromicina base, 500 mg v.o. cuatro veces al día durante 7 días,

O

Etilsuccinato de eritromicina, 800 mg v.o. cuatro veces al día durante 7 días.

Infecciones gonocócicas no complicadas del cérvix, la uretra y el recto

Pautas recomendadas

Cefixima, 400 mg v.o. en una sola dosis,

O

Ceftriaxona, 125 mg i.m. en una sola dosis,

O

Ciprofloxacino, 500 mg v.o. en una sola dosis*,

U

Ofloxacino, 400 mg v.o. en una sola dosis*,

O

Levofloxacino, 250 mg v.o. en una sola dosis*,

MÁS (SI NO SE DESCARTA INFECCIÓN POR *CHLAMYDIA*)

Azitromicina, 1 g v.o. en una sola dosis,

O

Doxiciclina, 100 mg v.o. dos veces al día durante 7 días.

*Las quinolonas no se deben usar para infecciones contagiadas en Asia o la zona del Pacífico, incluyendo Hawai. Además, el uso de quinolonas probablemente no sea aconsejable para tratar infecciones contagiadas en California y en otras áreas con prevalencia aumentada de resistencia a esos fármacos.

Sífilis

Descripción

- La sífilis es una enfermedad infecciosa de transmisión sexual causada por la espiroqueta *Treponema pallidum*.
- Puede afectar a prácticamente cualquier órgano del cuerpo e imitar a otras varias enfermedades.
- Sin tratamiento la sífilis pasa a través de tres fases: infecciosa primaria, secundaria y latente, o progresión a una fase terciaria rara.
- La sífilis se conoce también como lúes.

Historia clínica

- La sífilis tiene una gran importancia histórica. Su nombre hace referencia a un pastor de ovejas afectado en 1530 llamado Syphilus.
- Se cree que la enfermedad fue introducida en Europa por Colón a su vuelta de las Indias Occidentales, y su extensión por Europa se atribuyó a las frecuentes guerras dentro de la región en aquellos tiempos. La incidencia disminuyó después de la Segunda Guerra Mundial gracias a la penicilina.
- El estudio Tuskegee representa un episodio tétrico en la historia de la sífilis. En 1932 se suspendió la administración de penicilina a pacientes negros con sífilis para estudiar los efectos de la enfermedad a corto y a largo plazo.
- La sífilis se ha convertido en más común con la difusión del síndrome de inmunodeficiencia adquirida (sida), y ahora es más frecuente en los hombres homosexuales y bisexuales y en las prostitutas.

Sífilis primaria

- El contacto directo con una lesión infecciosa origina una úlcera cutánea (chancro).
- El chancro aparece 10-90 días (media 21 días) después del contagio, y se forma en el sitio del contacto inicial.
- Suele ser solitario, aunque pueden formarse lesiones múltiples.
- El chancro primario se resuelve sin necesidad de tratamiento en el 75% de los casos, pero las espiroquetas permanecen dentro del huésped.

Sífilis secundaria

- La sífilis secundaria se debe a diseminación hematógena y linfática de las espiroquetas.
- La fase secundaria comienza aproximadamente 6 semanas después de aparecer el chancro, y dura 2-10 semanas.
- Se produce un síndrome gripal con lesiones mucocutáneas, hepatoesplenomegalia y adenopatías generalizadas.
- La distribución y las características morfológicas de las lesiones individuales varían.
- En esta fase la sífilis se confunde fácilmente con otras numerosas enfermedades cutáneas y sistémicas, y por tanto se ha denominado la «gran imitadora».

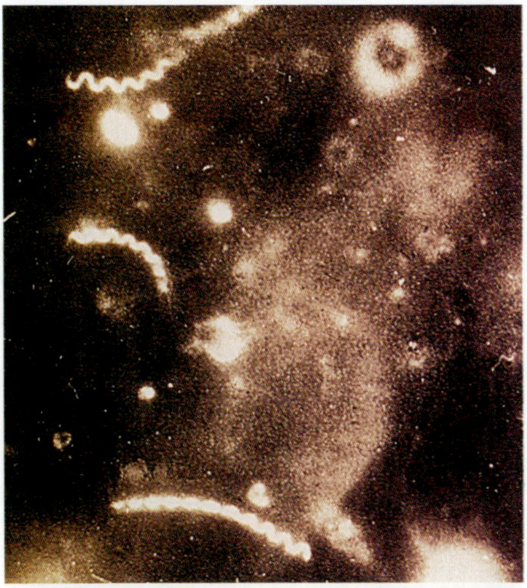

Treponema pallidum es el microorganismo responsable de la sífilis; la fotografía se tomó a través de un microscopio de campo oscuro.

Sífilis latente

- Los resultados de las pruebas serológicas son positivos (no falsos positivos), sin signos clínicos de enfermedad activa.
- El período latente precoz comienza 1 año o menos después del inicio de la enfermedad primaria; la sífilis latente tardía puede durar más de 4 años.
- Alrededor del 25% de los casos no tratados en fase secundaria recidivan durante el primer año; un porcentaje pequeño recidiva en el segundo año.

Sífilis terciaria

- La sífilis terciaria se caracteriza por un pequeño número de microorganismos que generan una respuesta inmune celular exagerada.
- Alrededor del 25% de los casos no tratados o inadecuadamente tratados desarrollan la enfermedad sistémica.
- Es posible la afectación de los sistemas cardiovascular y nervioso central, con granulomas o gomas sistémicos.

Sífilis congénita

- *T. pallidum* puede transmitirse desde la madre infectada hasta el feto.
- En ausencia de tratamiento, el 25% de los hijos nacen muertos, el 25% mueren poco después del nacimiento, el 10% no tienen síntomas y el 40% presentarán sífilis congénita sintomática tardía.
- En la sífilis congénita precoz aparecen exantema, hepatoesplenomegalia, y lesiones óseas y articulares antes de los 2 años de edad.
- En la sífilis congénita tardía, las lesiones óseas y articulares, la sordera neural y la queratitis intersticial ocurren después de los 5 años de edad.
- El tratamiento antes de la semana 16 de gestación suele prevenir la infección del feto.
- El riesgo para el feto es mayor cuando la madre tiene sífilis desde hace menos de 2 años.

Hallazgos cutáneos

Sífilis primaria

- El chancro comienza como una pápula, experimenta necrosis isquémica y se erosiona.
- Se forma un chancro indoloro (a veces doloroso), duro e indurado, de 0,3-2,0 cm de diámetro.
- Los bordes son sobreelevados, lisos y perfectamente definidos.

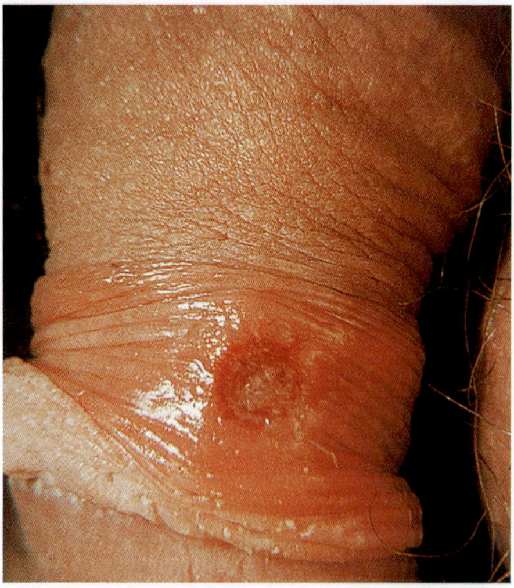

Sífilis primaria. La lesión comienza como una pápula que experimenta necrosis isquémica y se erosiona para formar una úlcera de 0,3-2,0 cm, indolora o dolorosa, dura e indurada. La base es limpia, con escaso exudado seroso amarillento.

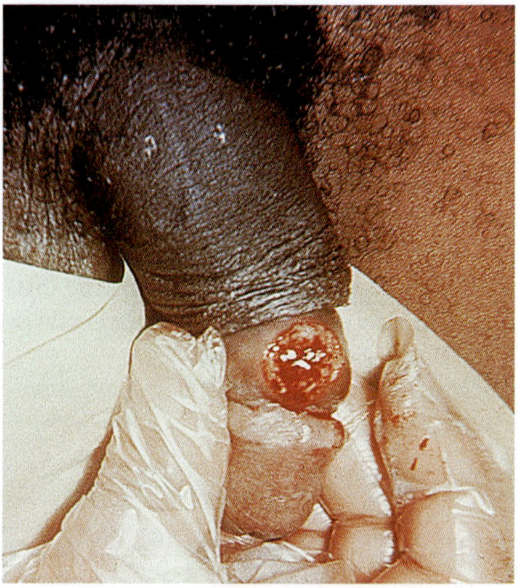

Sífilis primaria. Los bordes de la úlcera son elevados, lisos y netamente definidos.

- Las lesiones pueden ser asintomáticas y pasar desapercibidas en el cérvix de la mujer, lo que permite el contagio inadvertido de la pareja.
- Al cabo de 1-2 semanas aparecen adenopatías regionales indoloras, duras, discretas y no supuradas.
- El chancro cura sin dejar cicatriz, típicamente en 3-6 semanas.

Sífilis secundaria

- Esta fase de la sífilis se caracteriza por síntomas y signos sistémicos, cutáneos y mucosos.
- Son frecuentes la fiebre, el malestar general, las molestias faríngeas, las adenopatías, la pérdida de peso y los signos meníngeos (cefalea).
- El signo más común es una erupción papular, escamosa, jamonada, no pruriginosa y generalizada (80%).
- Las lesiones se desarrollan con lentitud, aparecen en una variedad de formas (redondas, elipsoides y anulares) y persisten durante semanas o meses.
- Las pápulas ovales hiperpigmentadas simétricas con un collarete descamativo aparecen en las palmas de las manos y las plantas de los pies de la mayoría de los pacientes.
- Se encuentra alopecia irregular de la barba, el cuero cabelludo y las pestañas, lo que a veces se conoce como «alopecia apolillada».
- Los condilomas *lata,* blanquecinos y húmedos, son pápulas similares a verrugas, altamente contagiosas, características de la sífilis.
- Las pápulas hendidas clásicas aparecen en los ángulos o las comisuras de la boca.
- Todas las lesiones secundarias son contagiosas con el contacto directo o la palpación.
- Sin tratamiento las lesiones de esta fase recidivan en alrededor del 20% de los pacientes antes de 1 año.

Sífilis latente

- En esta fase existen muy pocos o ningún signo clínico de sífilis.

Sífilis terciaria

- Las gomas o lesiones granulomatosas se forman en el tejido subcutáneo, aumentan de tamaño y ulceran la piel.
- Estas lesiones pueden aparecer también en el hígado, los huesos y otros órganos.

Pruebas de laboratorio

- La detección directa de treponemas establece el diagnóstico.
- La detección de treponemas en las lesiones cutáneas se puede conseguir mediante microscopía de campo oscuro, que muestra movilidad giratoria, en sacacorchos, de las pequeñas espiroquetas de la sífilis.
- Existen dos pruebas serológicas de cribado: la prueba de reagina plasmática rápida y la Venereal Disease Research Laboratory o VDRL.
- Estas pruebas de cribado son positivas a partir del día 7 después de la aparición del chancro y se realizan con facilidad.
- La sífilis latente se puede diagnosticar por positividad de la prueba de cribado.
- Los resultados positivos de las pruebas de cribado se deben confirmar mediante una prueba de absorción de anticuerpos antitreponémicos fluorescentes.
- La tercera parte de los pacientes con sífilis latente dan resultado negativo en la prueba de reagina plasmática rápida. No presentan signos de la enfermedad y quizá sólo tengan positiva la prueba de anticuerpos contra *T. pallidum* por microhemaglutinación. Otra tercera parte dan resultado positivo en la prueba de reagina plasmática rápida y en la de microhemaglutinación, y en la tercera parte restante existen síntomas clínicos de enfermedad terciaria.
- La sífilis terciaria se diagnostica por aumento de la presión y las proteínas del líquido cefalorraquídeo, y positividad de los anticuerpos específicos contra treponemas.
- Todas las pruebas serológicas pueden proporcionar resultados falsos positivos.

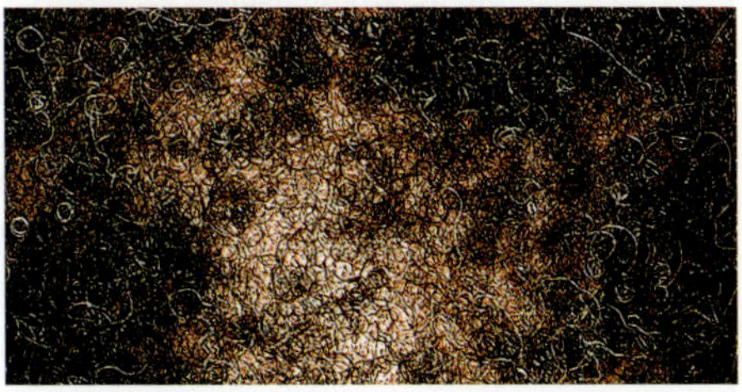

Sífilis secundaria. Es posible la alopecia temporal e irregular (con aspecto «apolillado») de la barba, el cuero cabelludo o las pestañas.

Diagnóstico diferencial

Sífilis primaria

- Herpes simple.
- Chancroide.
- Enfermedad de Behçet.
- Erupción fija pigmentaria.
- Úlceras traumáticas.

Sífilis secundaria

- Pitiriasis rosada.
- Psoriasis *guttata*.
- Liquen plano.
- Pitiriasis versicolor.
- Toxicodermia.
- Erupciones víricas.

Tratamiento

- En la enfermedad temprana (primaria, secundaria, latente durante menos de 1 año), el fármaco de elección es la penicilina G benzatina, 2,4 millones de unidades por vía intramuscular administradas de una vez.
- En la enfermedad tardía (duración superior a 1 año), el fármaco de elección es la penicilina G benzatina 2,4 millones de unidades por vía intramuscular una vez a la semana durante 3 semanas consecutivas.
- Las personas alérgicas a la penicilina pueden recibir doxiciclina, 100 mg dos veces al día durante 2 semanas, o tetraciclina, 500 mg cuatro veces al día durante 2 semanas.
- El éxito del tratamiento está indicado por una disminución rápida del título de reaginas plasmáticas.
- La prueba de reaginas plasmáticas rápida se debe repetir 3, 6 y 12 meses después de completar el tratamiento.
- El tratamiento se repite cuando existe un aumento mantenido de cuatro veces en el título de reaginas plasmáticas rápidas.
- El tratamiento se repite cuando un título alto no disminuye al menos cuatro veces antes de 1 año.
- En la mayoría de los pacientes infectados por el virus de la inmunodeficiencia humana, la sífilis responde a las pautas de tratamiento estándar.

Consideraciones pediátricas

- La sífilis congénita (precoz y tardía) es contagiada por una embarazada no tratada o tratada de forma inadecuada.
- El tratamiento adecuado precoz de la madre puede prevenir defectos congénitos graves.
- La sífilis congénita precoz aparece en el período perinatal (hasta 2 años de edad), pero en los casos típicos se manifiesta durante los 3 primeros meses de vida.
- Los niños presentan los siguientes síntomas principales:
  - Piel: descamación de las palmas de las manos y las plantas de los pies (51%), erupción papuloescamosa (44%), pápulas intertriginosas erosionadas (17%), rágades periorificiales (14%).
  - Hueso: osteocondritis, periostitis (80%).
  - Dolor con la manipulación (38%).
  - Congestión nasal (romadizo) (18%).
  - Hepatoesplenomegalia (48%).
- La sífilis congénita tardía comienza a los 2 años de edad con las siguientes manifestaciones:
  - Abombamiento frontal (81%).
  - Subdesarrollo maxilar (83%).
  - Paladar de arco alto (ojival) (76%).
  - Nariz en silla de montar (73%).
  - Molares en forma de cúpula con múltiples molares mal formados (65%) e incisivos con muescas o dientes de Hutchinson (63%).
  - Engrosamiento de las porciones proximales de las clavículas (39%).
  - Queratitis intersticial (9%).
  - Tibias en sable (4%).
  - Sordera (3%).
- En todos los pacientes con sífilis se debe hacer una prueba para el virus de la inmunodeficiencia humana.

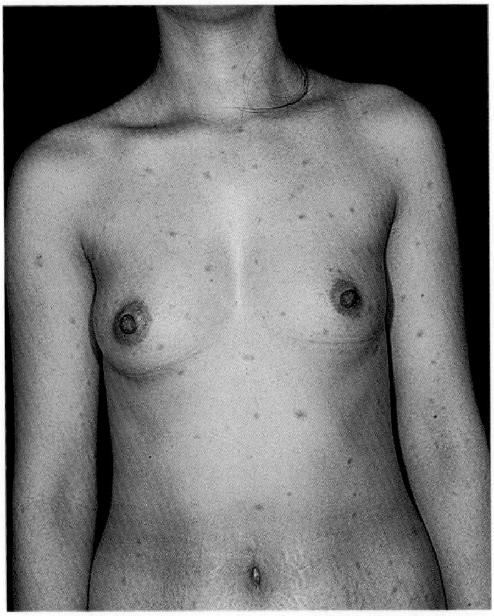

Sífilis secundaria. Existen unas pocas lesiones ovales en el tronco. El diagnóstico inicial fue de pitiriasis rosada.

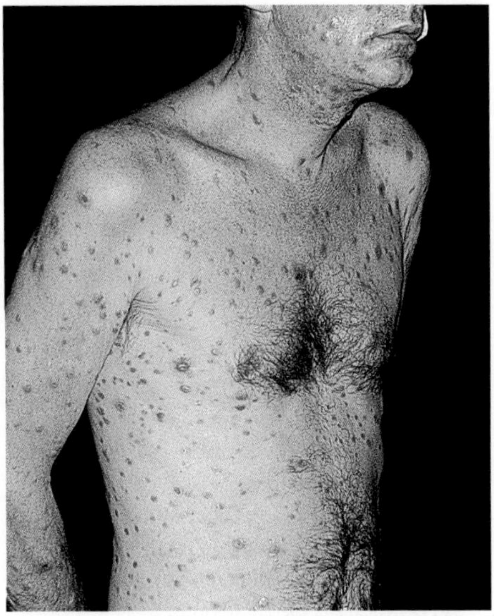

Las lesiones de la sífilis secundaria muestran una marcada tendencia al polimorfismo, con presencia simultánea de varios tipos de lesiones. Tienen un tinte cobrizo y asumen una variedad de formas. Las erupciones pueden ser limitadas y estar separadas o ser profusas y generalizadas.

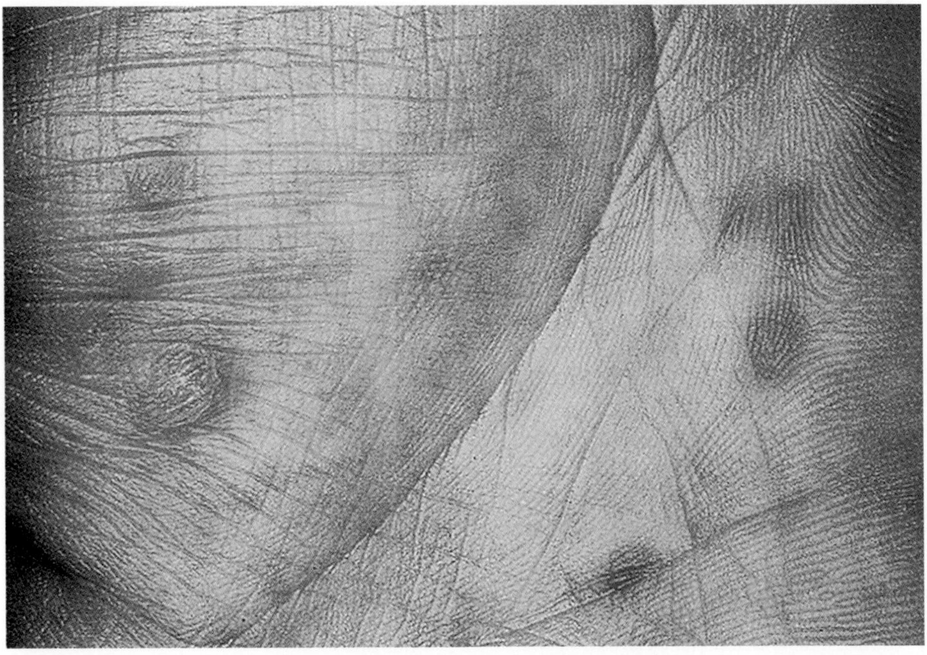

Sífilis secundaria. La mayoría de los pacientes con sífilis secundaria presentan lesiones en las palmas de las manos y las plantas de los pies. Un color cobrizo o ajamonado es característico de la sífilis secundaria.

Chancroide

Descripción

- El chancroide es una enfermedad rara de transmisión sexual causada por *Haemophilus ducreyi*.
- Se caracteriza por ulceración genital dolorosa y linfadenopatía inguinal.

Historia clínica

- La relación entre hombres y mujeres es de 10 a 1.
- Es más común en hombres heterosexuales, que se contagian de portadoras asintomáticas, en general prostitutas.
- La enfermedad es frecuente en ciertos países desarrollados, pero rara en Estados Unidos.
- Es posible la infección conjunta con el virus de la inmunodeficiencia humana.

Hallazgos cutáneos

- Primero aparece una pápula roja dolorosa en el punto de inoculación, seguida por una pústula, que se puede romper y formar una úlcera con base roja brillante.
- La úlcera del chancroide es profunda, sangra con facilidad y se puede extender en sentido lateral. Está cubierta por un exudado fibrinoso entre amarillo y grisáceo.
- Estas úlceras son muy contagiosas y se pueden convertir en múltiples por autoinoculación. Las úlceras por autoinoculación se observan sobre todo en los muslos, las nalgas y el área anal.

Hallazgos extracutáneos

- Los pacientes se pueden sentir enfermos, con fiebre, anorexia y malestar general.
- El 50% de los pacientes presentan adenopatías inguinales unilaterales o bilaterales al cabo de aproximadamente 1 semana después de la infección.
- Los ganglios linfáticos pueden supurar y ulcerarse, o resolverse de forma espontánea.
- Las mujeres pueden ser portadoras del microorganismo, pero no exhiben lesiones clínicamente detectables ni presentan síntomas.
- Los casos no tratados se resuelven de forma espontánea o se convierten en crónicos y tardan mucho tiempo en cicatrizar.

Pruebas de laboratorio

- *H. ducreyi* no se puede cultivar en los medios habituales.
- Los medios de transporte más modernos permiten conservar la viabilidad del microorganismo.
- Se usa una torunda de algodón para obtener una muestra de la base de la úlcera, y después se hace rodar sobre un porta de cristal. La presencia de microorganismos gramnegativos en grupos, que recuerdan a «bancos de peces», es diagnóstica.
- Existe una alta tasa de coinfección con el virus de la inmunodeficiencia humana entre los pacientes con chancroide, por lo que es razonable hacer una prueba para la detección de este virus. También se deben considerar las pruebas serológicas para sífilis.

Diagnóstico diferencial

- Herpes simple.
- Sífilis.
- Linfogranuloma venéreo.
- Granuloma inguinal.
- Ulceración traumática.

Tratamiento

- Azitromicina, 1 g oral en una sola dosis.
- Ceftriaxona, 250 mg en una sola dosis intramuscular.
- Ciprofloxacino, 500 mg por vía oral dos veces al día durante 3 días.
- Eritromicina, 500 mg por vía oral cuatro veces al día durante 7 días.

Claves clínicas

- El herpes simple es la forma más común de úlcera genital en Norteamérica.
- La combinación de úlcera genital dolorosa y adenopatía inguinal ulcerada o supurada es muy sugestiva del diagnóstico de chancroide en áreas geográficas de alto riesgo.
- El chancroide coexiste muchas veces con infección por el virus de la inmunodeficiencia humana.
- El tratamiento del chancroide no debe esperar los resultados del cultivo si se sospecha la enfermedad. La persistencia de la ulceración genital por la enfermedad puede aumentar el riesgo de contagio y susceptibilidad de transmisión del virus de la inmunodeficiencia humana.

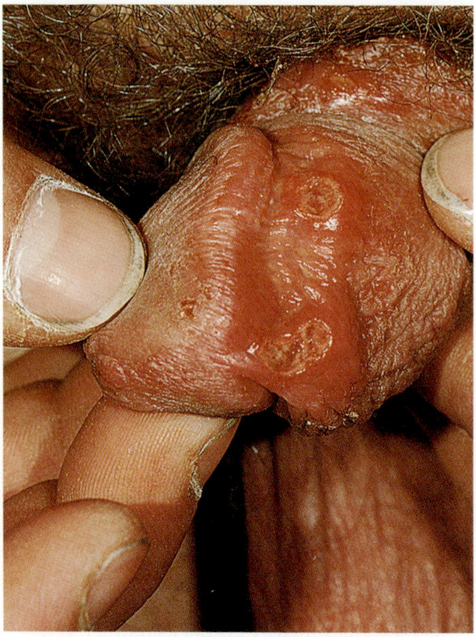

Suelen existir varias úlceras dolorosas pequeñas. La base es purulenta, en contraste con el chancro de la sífilis, que no es doloroso.

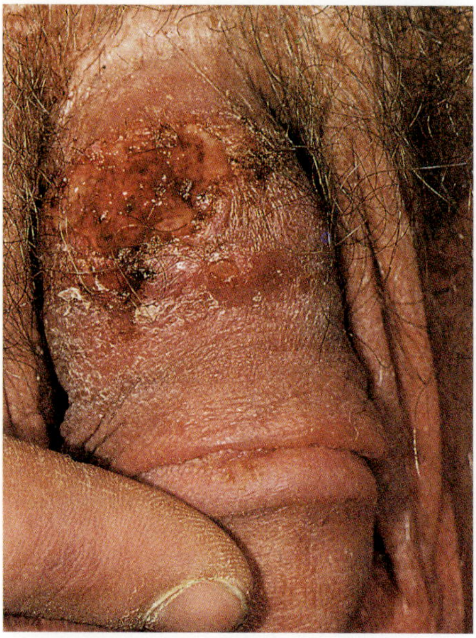

Las úlceras han confluido durante un período de 4 semanas sin tratamiento.

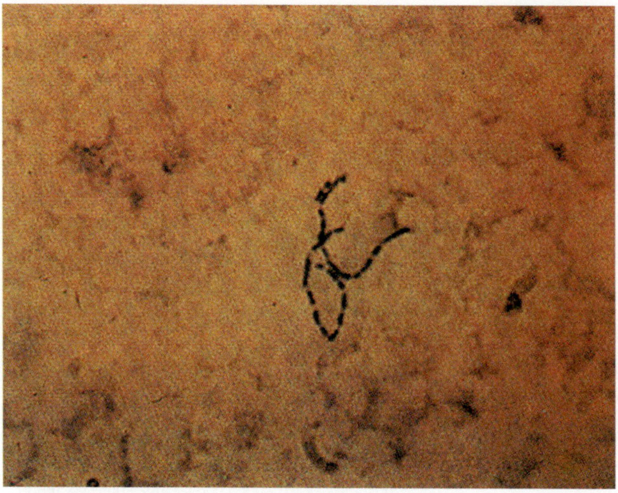

La tinción de Wright del material purulento de la base de la úlcera muestra una cadena de cocobacilos con un patrón de «banco de peces».

Verrugas genitales (condilomas acuminados o verrugas venéreas)

Descripción

- Las verrugas genitales se deben a infección de la piel genital o anal por el papilomavirus humano.
- Las verrugas de esas localizaciones pueden ser difíciles de erradicar y pueden conducir a carcinoma.

Historia clínica

- Las verrugas se extienden con rapidez sobre áreas húmedas, y por tanto pueden ser simétricas en lados opuestos de los labios vulvares o el recto.
- Las verrugas comunes pueden constituir el origen de verrugas genitales, aunque suelen estar causadas por tipos de virus distintos.
- Las verrugas genitales recurren con frecuencia después del tratamiento.
- Existen virus latentes fuera de las áreas tratadas en la piel clínicamente normal.
- La mitad de los pacientes con infección genital extensa por papilomavirus humanos que practican el sexo oral tienen condilomas orales. Las lesiones son asintomáticas. Puede ser necesario el uso de una lupa para detectar lesiones orales.
- La evolución es muy variable. Cabe la posibilidad de resolución espontánea, pero las verrugas pueden persistir durante largos períodos.

Hallazgos cutáneos

- Las verrugas genitales pueden ser distintas en los diferentes pacientes.
- Las lesiones tienden a ser pápulas poco elevadas, de color entre rosa y blanco y superficie rugosa.
- Algunas lesiones pueden tener proyecciones sobre una base ancha.
- La superficie puede ser lisa, aterciopelada y húmeda, sin la hiperqueratosis observada en las verrugas de otros lugares.
- Las lesiones pueden confluir en el área rectal o perineal para formar una masa grande, similar a una coliflor.
- Las verrugas se pueden extender en la vagina, la uretra y el recto, y entonces requieren un espéculo o sigmoidoscopio para visualización y tratamiento.

Diagnóstico diferencial

- Las pápulas perladas del pene son proyecciones en forma de cúpula o filiformes que aparecen en la corona y a veces en la porción del cuerpo justo proximal a la corona, y se encuentran en hasta el 10% de los hombres (estos angiofibromas pequeños son

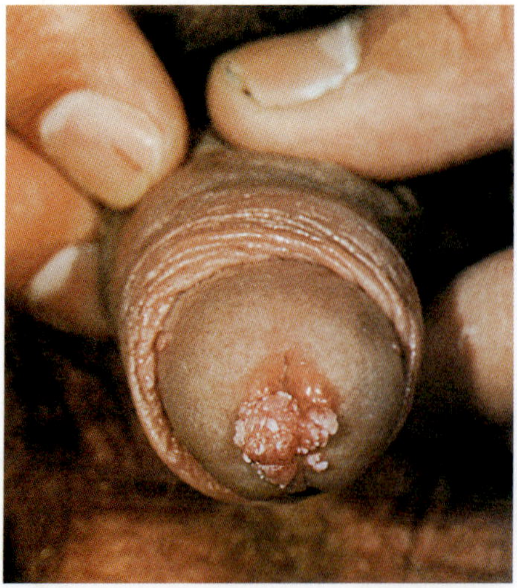

Condiloma en el meato uretral.

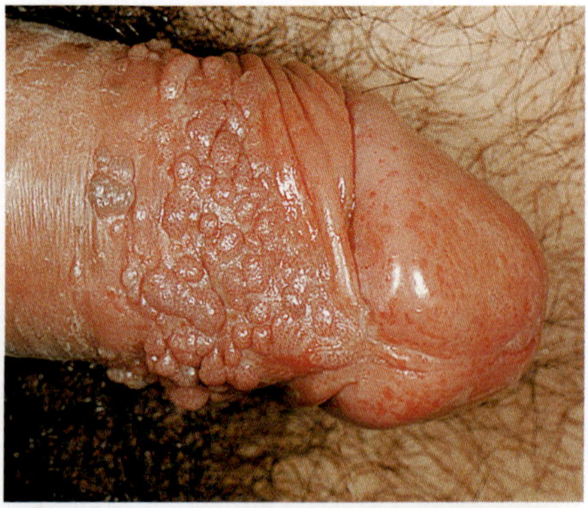

Los condilomas se extienden con rapidez sobre las áreas húmedas, como debajo del prepucio y en la vulva, y tienden a ser más numerosos que en la piel de otras áreas.

variantes normales pero a veces se confunden con verrugas).

- *Molluscum contagiosum* (pápula con forma de cúpula, firme y blanquecina que suele tener una depresión central).

Tratamiento

- Las verrugas planas individuales, sobre todo en el cuerpo del pene y el meato uretral, pueden ser difíciles de ver sin ampliación.
- El tratamiento puede ser difícil, y muchas veces requiere múltiples visitas y diversas formas de terapia.
- Se puede utilizar la crioterapia con nitrógeno líquido. La verruga se congela hasta un reborde de 1 mm a su alrededor. El tratamiento se repite a las 2-3 semanas. Esta forma de terapia es dolorosa y puede dar lugar a la formación de ampollas.
- La electrocoagulación y curetaje suponen realizar un ligero contacto con un electrocoagulador monopolar; son efectivos para tratar pocas lesiones aisladas, pero la intervención puede dejar cicatrices.
- El gel de podofilino se aplica a las verrugas genitales externas dos veces al día durante 3 días consecutivos, seguidos por 4 días sin tratamiento. El ciclo se repite una vez a la semana durante un máximo de 4 semanas. Se producen efectos adversos locales como dolor, ardor, inflamación y erosión en más del 50% de los pacientes.
- El imiquimod en crema al 5% es un modificador de la respuesta inmune. Se aplica en noches alternas a la hora de acostarse, se deja sobre la verruga durante 8-12 horas, y se elimina mediante lavado con jabón suave y agua. El régimen se repite hasta conseguir la resolución de las verrugas, lo que suele requerir 2-3 meses. Quizá sea necesario interrumpir temporalmente el tratamiento si se produce irritación.
- El uso del preservativo puede reducir la transmisión a parejas probablemente no infectadas (como las parejas nuevas).

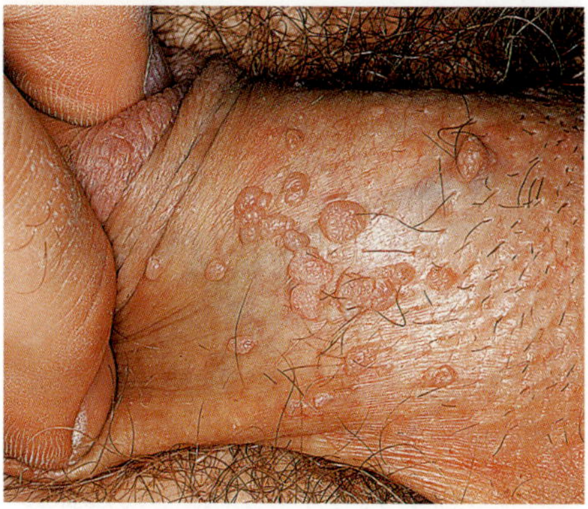

El aspecto de estas lesiones es similar al de las verrugas comunes.

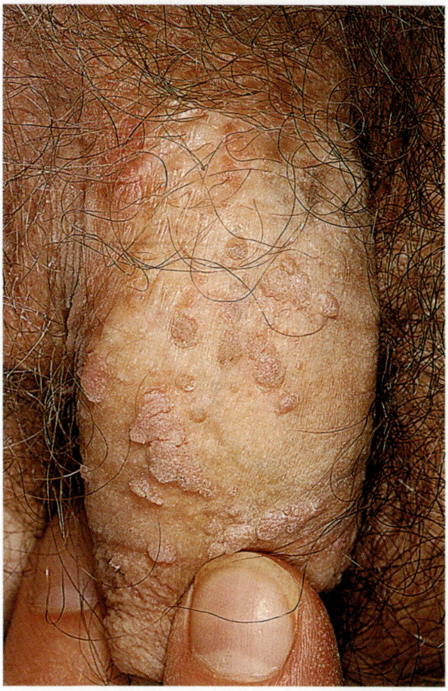

Múltiples verrugas bien delimitadas en el cuerpo del pene.

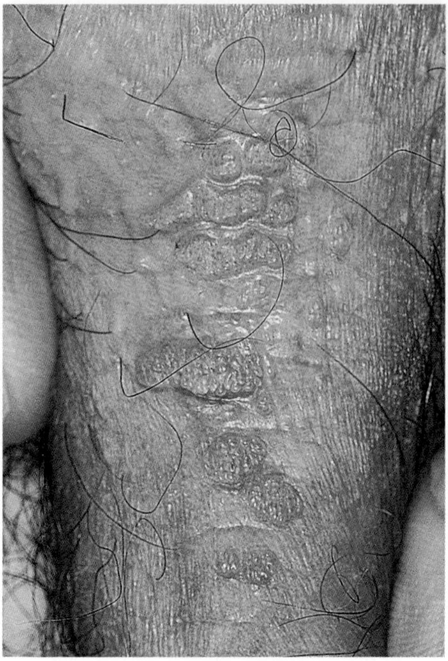

Las verrugas genitales son de color rosa pálido, con numerosas proyecciones entre estrechas y anchas, bien definidas, sobre una base amplia.

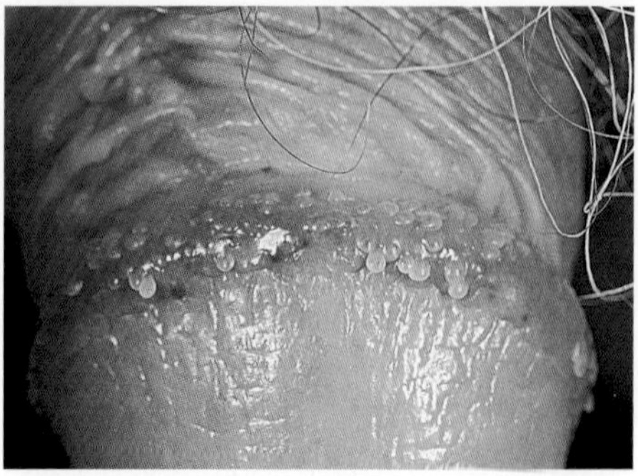

Pápulas perladas del pene. Representan una variante anatómica normal, más común en la corona peneana. A veces se confunden con verrugas. No requieren tratamiento.

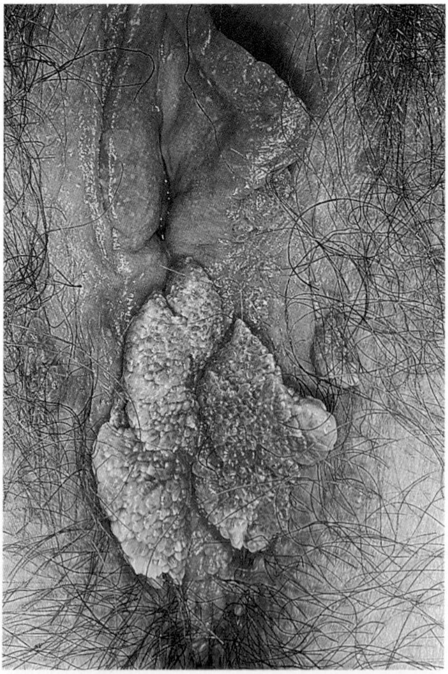

Una gran verruga con forma de coliflor se proyecta desde la vagina.

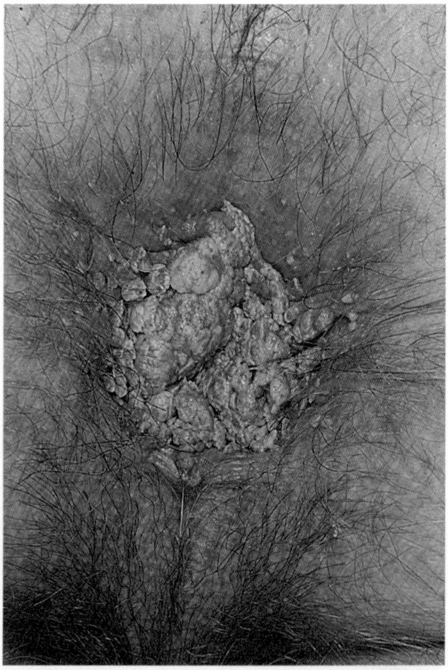

Las verrugas del área anal pueden ser numerosas y muy grandes. La infección de esta extensión es dolorosa. La aplicación de podofilino o imiquimod representa una terapia inicial razonable. Considere la escisión si fracasa el tratamiento tópico.

- Más del 90% de los carcinomas cervicales guardan relación con infección por papilomavirus humano.
- Por esta razón las mujeres sin verrugas externas visibles pero cuyas parejas sexuales tienen verrugas genitales deben someterse a examen ginecológico completo y extensión de Papanicolaou.

Claves clínicas

- Las variaciones individuales de la inmunidad celular pueden explicar las diferencias en la gravedad y la duración.
- Los condilomas ocurren con más frecuencia, duran más tiempo y aparecen en mayor número en personas con síndrome de inmunodeficiencia adquirida y cáncer, así como en los pacientes bajo tratamiento inmunosupresor, por ejemplo en quienes han recibido trasplantes.

Consideraciones pediátricas

- No se conoce la tasa de transmisión perinatal desde la madre hasta el niño, pero probablemente sea más baja de lo que antes se creía.
- Las verrugas genitales en niños menores de 3 años pueden haber sido contagiadas por la madre en el período perinatal.
- Si se observan por primera vez verrugas genitales o anales en niños menores de 4 años, el caso debe ponerse en manos de un equipo de expertos en abuso sexual para investigar la posibilidad de más infecciones de transmisión y abuso sexuales.
- La presencia de verrugas genitales no «demuestra» abuso sexual, y la tipificación del papilomavirus humano no suele ser útil.

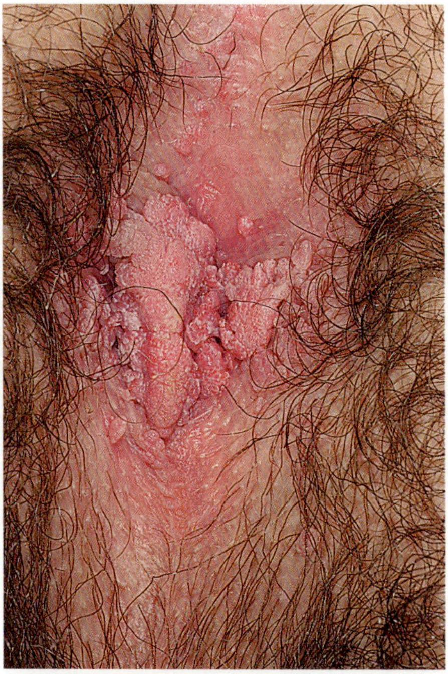

Los condilomas anales son con frecuencia numerosos y muy grandes. El paciente respondió a la aplicación de podofilino al 20% en benzoína, aplicado en la consulta del médico.

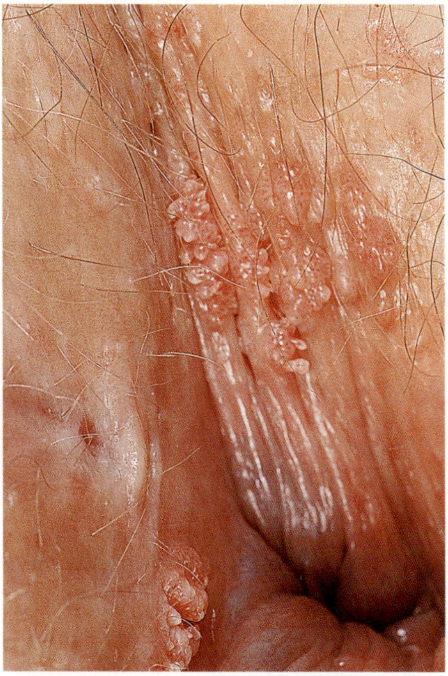

Se pueden encontrar muchos condilomas pequeños en el área anal. Suelen ser eficaces el tratamiento tópico o la electrocoagulación.

Herpes simple genital

Descripción

- El herpes simple genital es una enfermedad de transmisión sexual común causada por el virus del herpes simple 2 (VHS-2).
- La infección primaria se sigue de brotes repetidos de vesículas agrupadas sobre una base roja inflamada.
- Muchos casos son transmitidos por personas que no saben que padecen la infección, o que no tenían síntomas cuando se produjo el contagio.

Historia clínica

Infección primaria

- Entre 2 y 20 días después del contagio aparecen signos sistémicos de tipo gripal (p. ej., fiebre, cefalea, malestar general, mialgia); las molestias son máximas 3-4 días después de aparecer las vesículas.
- Durante las semanas segunda y tercera aparecen adenopatías dolorosas.

Infección recurrente

- Los síntomas de tipo gripal son menos intensos o faltan.
- El pródromo se describe como una sensación de ardor o prurito en el área infectada.
- El curso suele ser de tipo recidivante crónico.

Hallazgos cutáneos

- Los signos de la infección primaria son más intensos (mayor número de lesiones) y extensos que los de la infección recurrente.
- Las lesiones de la infección recurrente aparecen en la misma región y con la misma secuencia que en la infección primaria, pero a una escala reducida.
- El proceso se presenta con una placa tumefacta roja seguida de grupos de vesículas que se transforman en pústulas.
- La umbilicación (depresión central) es un dato característico de las vesículas herpéticas.
- Las pústulas se rompen, forman costras y más adelante dejan erosiones superficiales dolorosas.
- Se pueden producir erosiones y úlceras confluentes grandes.
- Las lesiones primarias cicatrizan a las 2-4 semanas; las lesiones recurrentes curan en 1-2 semanas.
- Pueden quedar hipopigmentación, hiperpigmentación y, a veces, cicatrices.
- La infección primaria es con frecuencia más extensa e intensa en las mujeres; aparecen lesiones en los labios mayores, el periné y la superficie interna de los muslos. También aparecen lesiones en los labios menores y las nalgas.
- En la infección primaria aparecen adenopatías regionales dolorosas.

Pruebas de laboratorio

- La prueba más definitiva es el cultivo virológico.
- Las muestras de las lesiones se deben tomar en la fase vesicular o en la ulcerosa precoz.
- La extensión de Tzanck es una prueba rápida. Los mejores resultados se obtienen con muestras de vesículas intactas, y la presencia de células gigantes multinucleadas es el dato característico.
- La extensión de Papanicolaou es útil para detectar el virus del herpes simple en mujeres sin síntomas.
- Se puede biopsiar una vesícula intacta.
- Se pueden medir los títulos de anticuerpos específicos de tipo (para los tipos 1 y 2 del virus del herpes simple).
- Se dispone de una prueba rápida de anticuerpos fluorescentes directos.

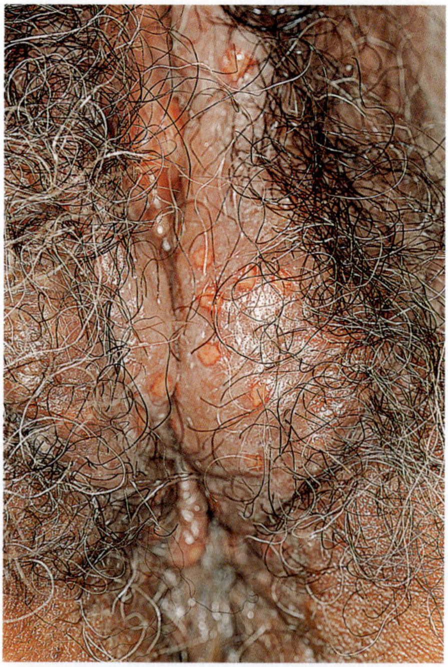

Herpes simple primario. Aparecen numerosas lesiones en las superficies húmedas.

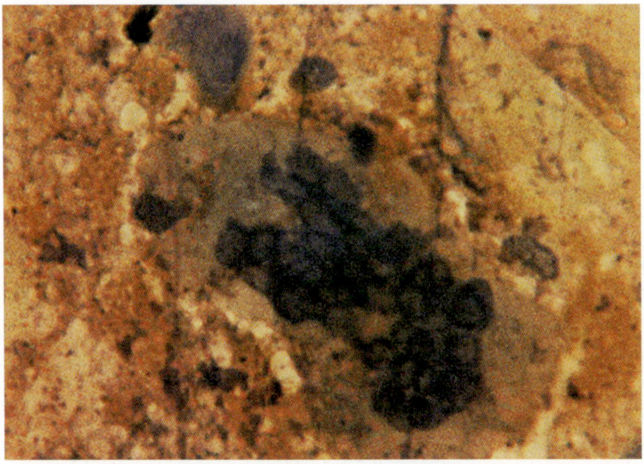

Extensión de Tzanck. Célula gigante multinucleada.

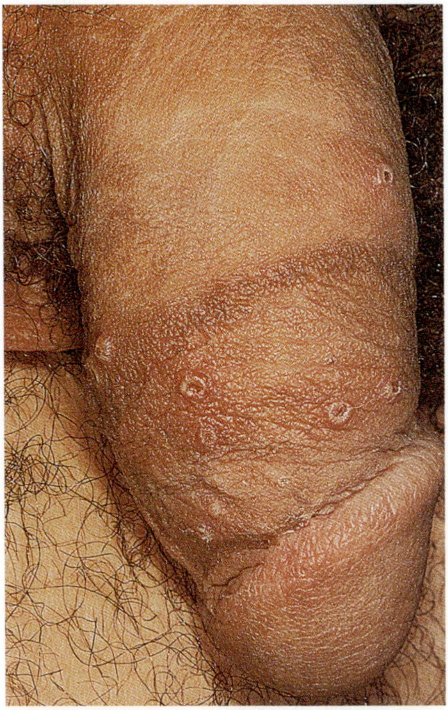

Herpes simple primario. Las lesiones se extienden sobre un área amplia.

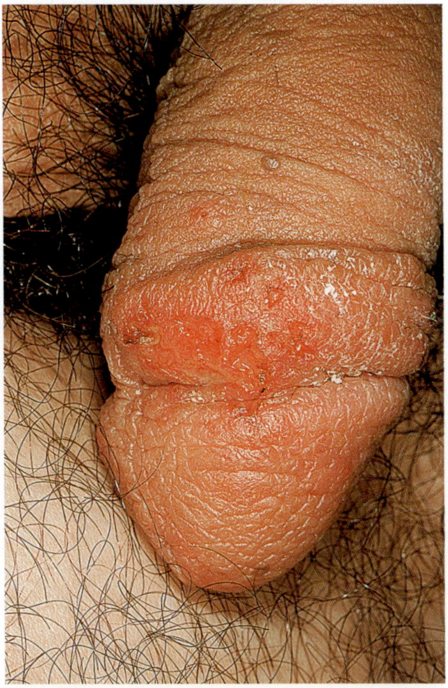

Herpes simple primario. Las vesículas se hacen confluentes y forman erosiones.

Diagnóstico diferencial

- Sífilis.
- Chancroide.

Tratamiento

Consejo

- En la actualidad no existe una curación permanente para el herpes simple.
- Se deben explicar al paciente la historia natural de la enfermedad, la posibilidad de episodios recurrentes, la siembra vírica asintomática y la transmisión sexual.
- El paciente debe instruirse sobre el uso de preservativos para todos los contactos sexuales con parejas sexuales nuevas o no infectadas. El preservativo no proporciona efectividad del 100% para proteger a los hombres. Las secreciones vaginales pueden infectar a los hombres en los muslos y el área púbica.

Tratamiento sistémico

- Los antivíricos sistémicos controlan parcialmente los síntomas y signos de las erupciones herpéticas.
- Esos fármacos no erradican el virus latente ni modifican el riesgo, la frecuencia o la gravedad de las recidivas una vez suspendido el tratamiento.

Infección primaria

- El tratamiento se debe comenzar en las primeras 72 horas desde la aparición de síntomas y signos.
- Se puede utilizar el valaciclovir, 1 g cada 12 horas durante 10 días.
- El famciclovir, 250 mg, se puede administrar cada 8 horas durante 10 días.
- El aciclovir se utiliza por vía oral a dosis de 200 mg cada 4 horas cinco veces al día, 400 mg cada 8 horas u 800 mg cada 12 horas durante 10 días.
- Los apósitos humedecidos con agua fría pueden aliviar la inflamación.
- Las infecciones primarias graves se pueden tratar con aciclovir intravenoso, 5 mg/kg cada 8 horas durante 7 días. Esta pauta se debe considerar en pacientes inmunocomprometidos.

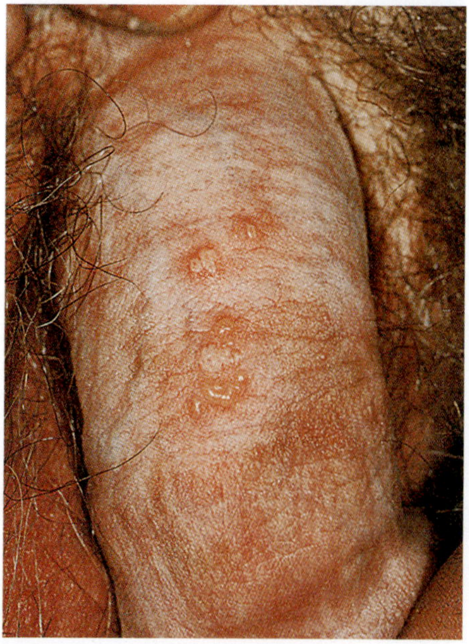

Herpes simple recurrente. Vesículas sobre una base eritematosa.

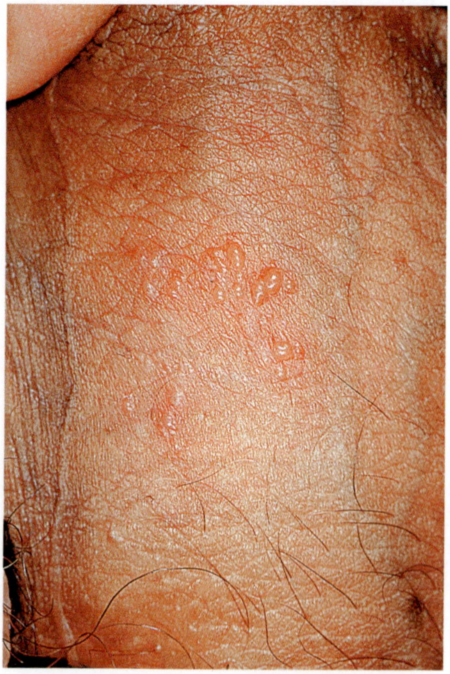

Herpes simple recurrente. Grupo de vesículas sobre una base eritematosa.

Infección recurrente

- El tratamiento con una de las pautas siguientes se inicia en las primeras 24-48 horas siguientes al comienzo de los síntomas y signos:
  - Valaciclovir, 500 mg cada 12 horas durante 5 días.
  - Famciclovir, 125 mg cada 12 horas durante 5 días.
  - Aciclovir, 400 mg cada 8 horas durante 5 días.
- Se proporcionará a los pacientes una receta para que puedan iniciar el tratamiento en cuanto aparezca el primer síntoma prodrómico o la primera lesión genital.

Tratamiento supresor a largo plazo

- Si el número anual de recidivas es inferior a nueve se puede emplear valaciclovir, 1 g o 500 mg diarios.
- Famciclovir, 250 mg dos veces al día.
- Aciclovir, 400 mg dos veces al día.
- El tratamiento se continúa durante al menos 6-12 meses.
- Si el tratamiento tiene éxito, se puede realizar el ensayo de retirar la medicación.
- El tratamiento supresor diario reduce en al menos un 75% la frecuencia de recidivas del herpes genital en los pacientes con recaídas frecuentes (más de seis anuales).
- El tratamiento supresor reduce pero no elimina la siembra vírica asintomática.

Reducción del riesgo de transmisión

- La administración de 500 mg de valaciclovir una vez al día a pacientes inmunocompetentes con infección genital recurrente por el virus del herpes simple tipo 2, reduce de forma significativa las tasas de transmisión del herpes genital a las parejas susceptibles.

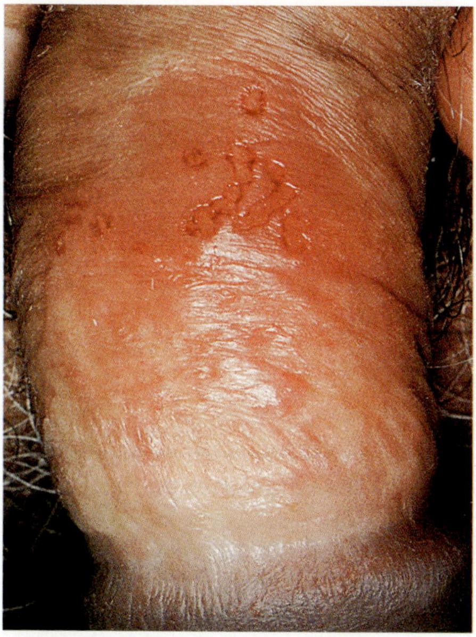

Herpes simple recurrente debajo del prepucio. Se observa un grupo de erosiones bien definidas. Sobre esta superficie húmeda no se forman costras.

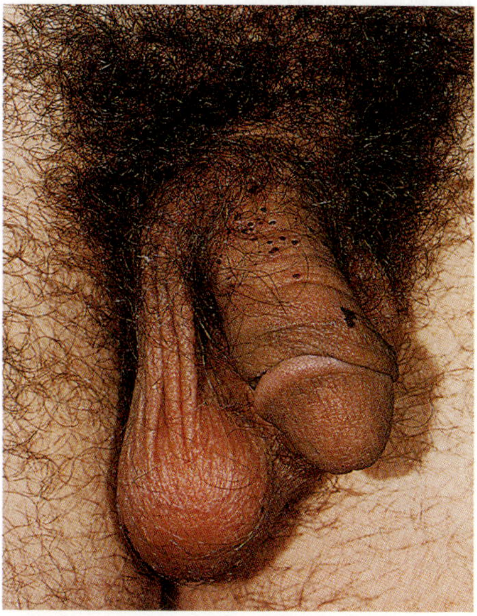

Herpes simple recurrente con pequeñas costras diseminadas sin vesículas.

Pediculosis púbica (ladillas)

Descripción

- La pediculosis del pubis es la enfermedad de transmisión sexual más contagiosa.
- El riesgo de adquirir el piojo desde una pareja infestada es superior al 90%.
- El contacto directo representa la fuente primaria de contagio.
- Se puede obtener información adicional de la National Pediculosis Association (http://www.head-lice.org).

Historia clínica

- Es posible la transmisión por fómites desde las sábanas y la ropa de vestir.
- La mayoría de los pacientes se quejan de prurito.
- Muchos pacientes notan que algo les corre por las ingles, pero no están familiarizados con la enfermedad ni han visto nunca un piojo.
- Hasta el 30% de los pacientes con pediculosis del pubis tienen al menos otra enfermedad de transmisión sexual.
- Los huevos (liendres) se encuentran cementados en los pelos a 1 cm de la superficie cutánea.
- Las liendres hacen eclosión en 8-10 días.

Hallazgos cutáneos

- Las liendres están firmemente adheridas a los tallos capilares.
- El piojo puede ser difícil de apreciar a simple vista o con ampliación.
- El vello púbico representa la localización más común de la pediculosis, pero el parásito se extiende con frecuencia a los pelos perianales.
- En individuos velludos el parásito se puede extender a la porción superior de los muslos, el área abdominal, las axilas, el tórax y la barba.
- A veces se observan máculas entre grisáceas y azuladas (manchas cerúleas), de tamaño variable entre 1 y 2 cm, en las ingles y en lugares distantes de la zona infestada. No se conoce su causa, pero se han atribuido a pigmento sanguíneo alterado.
- La mayoría de los pacientes infectados presentan alteraciones inflamatorias escasas o nulas, pero los que tardan en solicitar ayuda pueden desarrollar inflamación generalizada e infección de las ingles con adenopatías regionales.

Tratamiento estándar

- La solución para lavado con permetrina al 1%, de venta sin receta, suele ser el fármaco de primera elección. Se aplica y se elimina mediante lavado a los 10 minutos.
- También se usan champúes de piretrina, de venta libre.
- La crema de permetrina al 5% se receta cuando fracasan los productos de venta libre. Se deja aplicada en el vello durante la noche.
- El champú de lindano se deja actuar durante 5 minutos y después se lava; el tratamiento se repite a la semana. Se emplea cuando fracasan los productos de venta libre. Han aparecido cepas de piojos resistentes.
- La loción de malatión es muy efectiva. Se aplica en el pelo seco y se elimina mediante lavado con champú después de 8-12 horas.
- Todas estas sustancias atacan el sistema nervioso del piojo pero no afectan a las liendres.
- El tratamiento se debe repetir después de 1 semana para matar a los parásitos nacidos desde la aplicación anterior.
- El tratamiento oral con ivermectina, 200 μg/kg/día, se administra en una sola toma, que se repite a los 10 días. La dosis para el adulto medio es de 12 mg. La ivermectina ataca a las células nerviosas y musculares del piojo para producir parálisis y muerte del parásito. Tiene actividad selectiva contra los invertebrados sin efectos sistémicos sobre los mamíferos.

Eliminación de las liendres

- Es importante eliminar todas las liendres.
- Puede ser útil el afeitado del vello púbico y abdominal.
- Es esencial controlar los fómites.

Consideraciones pediátricas

- Los adultos infestados pueden diseminar los piojos del pubis a las pestañas de niños prepuberales.
- El abuso sexual es una posible causa de pediculosis del pubis en los niños prepuberales.

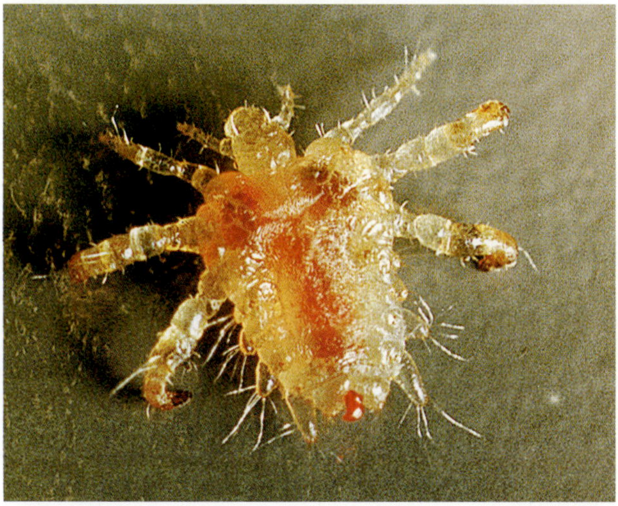

Phthirus pubis (piojo del pubis, ladilla). El del pubis es el más pequeño de los piojos, con un cuerpo oval corto y garras prominentes que recuerdan a las del cangrejo de mar.

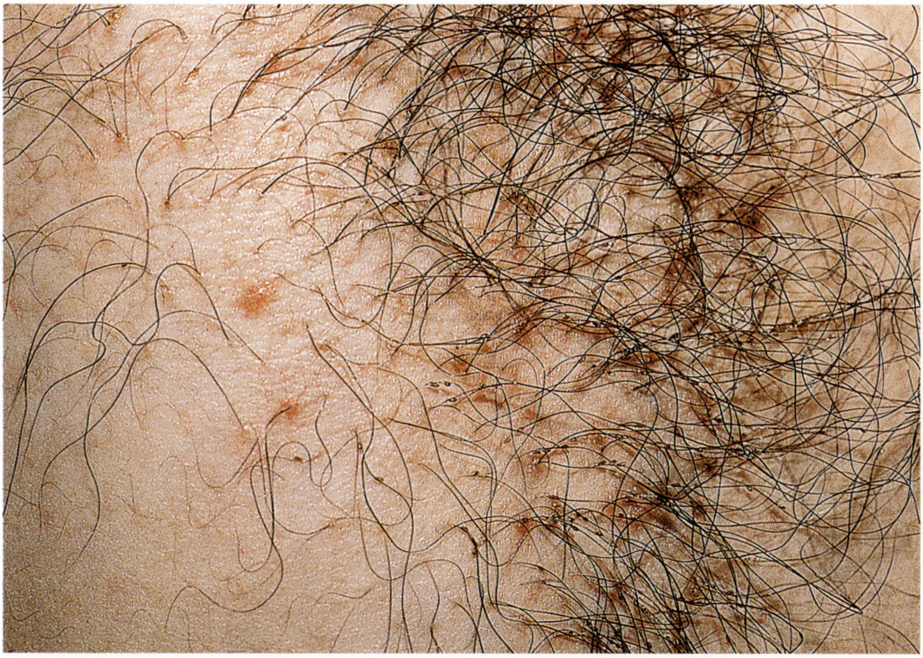

Pediculosis del pubis. El piojo adquiere un color herrumbroso con la ingestión de sangre; su color es una característica identificadora. Las heces del parásito se pueden ver sobre la piel como pequeñas motas de color marrón.

Molluscum contagiosum (ETS)

Descripción

- El *Molluscum contagiosum* es una infección cutánea por poxvirus caracterizada por pápulas umbilicadas bien definidas.

Historia clínica

- El *Molluscum contagiosum* es muy común en los niños.
- Se extiende mediante contacto directo o por autoinoculación.
- Las lesiones tienden a ser más numerosas y se extienden de forma rápida en pacientes con dermatitis atópica.
- Las lesiones se pueden convertir en grandes, numerosas y causantes de desfiguración en pacientes infectados por el virus de la inmunodeficiencia humana. Muchas veces constituyen un marcador de enfermedad avanzada.
- El *Molluscum contagiosum* genital se puede contagiar en los adultos por transmisión sexual.

Hallazgos cutáneos

- Aparecen lesiones individuales de 2-5 mm, ligeramente umbilicadas, de color carne y cupuliformes.
- Las áreas púbicas y genitales se afectan más comúnmente en los adultos.
- Las lesiones se agrupan con frecuencia y cubren un área amplia.
- Son posibles la inflamación, el eritema y la descamación en la periferia de una sola o de varias lesiones. Este proceso puede ser el resultado de la inflamación por rascado o constituir una reacción de hipersensibilidad.
- El traumatismo puede modificar el aspecto característico de algunas lesiones.
- Las pápulas son camufladas con frecuencia por el vello púbico. La mayoría de los pacientes tienen sólo unas pocas lesiones, que pueden pasarse por alto con facilidad.
- La exploración se centra en el vello púbico, los genitales, el área anal, los muslos y el tronco. Las lesiones pueden aparecer en cualquier lugar, excepto en las palmas de las manos y las plantas de los pies.

Diagnóstico diferencial

- Verrugas vulgares y planas.
- Quistes de *milium*.

Tratamiento

- Las lesiones genitales se deben tratar para prevenir la diseminación a través del contacto sexual.
- Las lesiones nuevas demasiado pequeñas para detectarse en la primera exploración pueden apreciarse después del tratamiento y requerir atención en una visita subsiguiente.
- Las pápulas pequeñas se pueden eliminar rápidamente mediante curetaje, con o sin anestesia local. La hemorragia se controla con presión mediante gasa o solución de Monsel. El curetaje es útil cuando existen pocas lesiones debido a que proporciona un tratamiento más rápido y fiable, pero puede ser demasiado doloroso para los niños pequeños. Se puede formar una cicatriz pequeña; por tanto, esta técnica se debe evitar en áreas con importancia cosmética.
- La crema de lidocaína/prilocaína aplicada 30-60 minutos antes del tratamiento ayuda a evitar el dolor del curetaje en los niños.

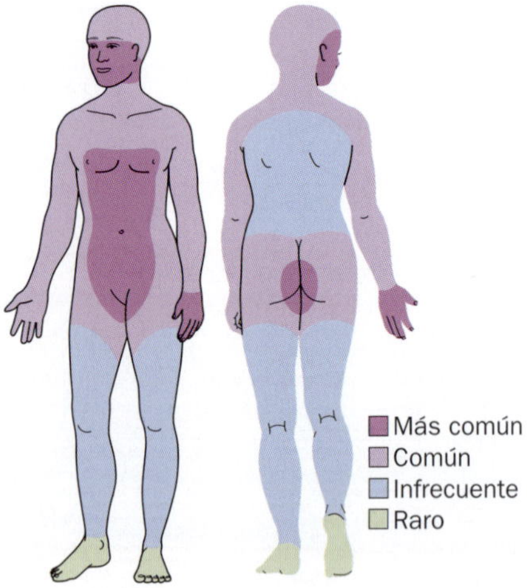

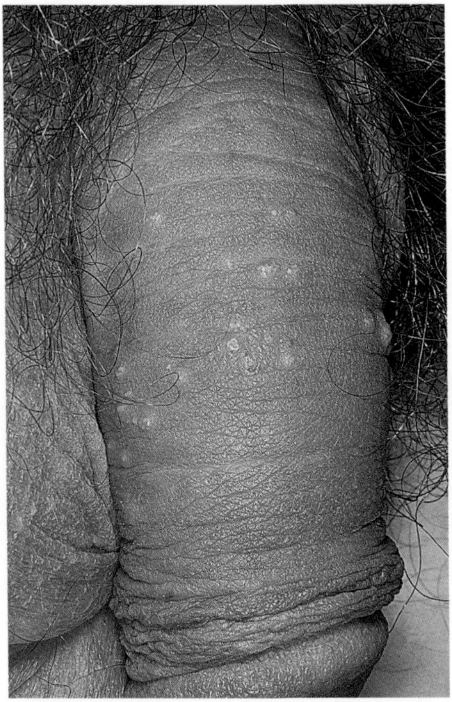

Las lesiones suelen ser bien delimitadas, blancas y en forma de cúpula. Carecen de las muchas proyecciones pequeñas presentes en la superficie de las verrugas.

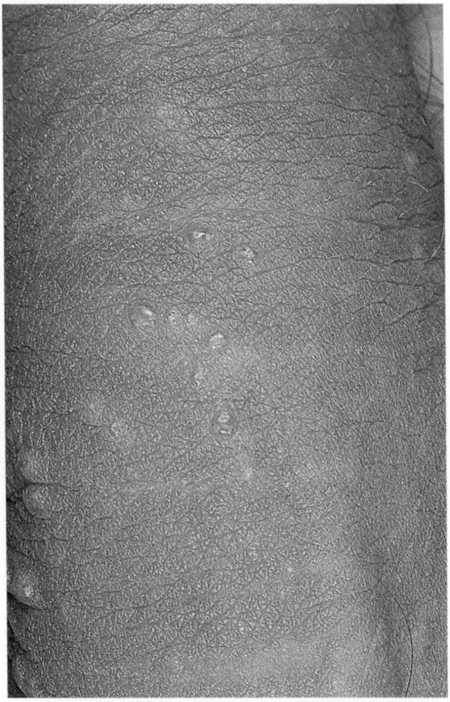

La observación próxima de las lesiones individuales puede confirmar el diagnóstico. Muchas veces estas lesiones son diagnosticadas erróneamente de verrugas.

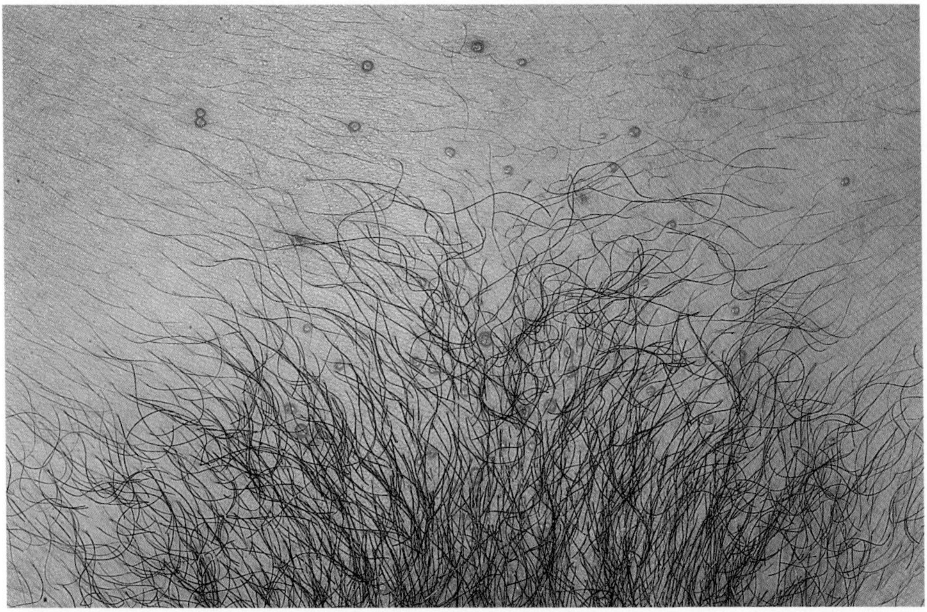

Las lesiones de *Molluscum* son difíciles de ver a través del vello púbico. En este caso las lesiones se eliminaron mediante curetaje.

- La criocirugía con nitrógeno líquido es efectiva para los pacientes dispuestos a soportar el dolor. La pápula se pulveriza o se toca ligeramente con una torunda de algodón bañada en nitrógeno hasta que el borde blanco de avance de la congelación progresa para formar un halo de 1 mm en la piel normal alrededor de la lesión. Este resultado se suele obtener en aproximadamente 5 segundos. La actitud debe ser conservadora, puesto que la congelación excesiva produce hipo o hiperpigmentación.
- Se aplica una gota pequeña de cantaridina al 0,7% con el extremo de la varilla de una torunda montada sobre la superficie de la lesión, y se evita la contaminación de la piel normal. La zona se debe lavar 4-6 horas más tarde. Se forma una vesícula en la lesión que puede resolverse sin dejar cicatriz. A veces aparecen nuevas lesiones en la zona de la ampolla creada por la cantaridina. Puede existir hipopigmentación o hiperpigmentación.
- La crema de imiquimod al 5% puede ser efectiva cuando se aplica tres veces a la semana por la noche durante 2-3 meses. Es especialmente eficaz para tratar el *Molluscum* facial de los niños en quienes están contraindicados los procedimientos que pueden dejar cicatrices.
- En los pacientes con dermatitis atópica y *Molluscum* se deben tratar ambos procesos al mismo tiempo, puesto que la alteración de la barrera cutánea favorece la autoinoculación.

Consideraciones pediátricas

- El *Molluscum contagiosum* genital es común en los niños, y su presencia no justifica por sí sola más evaluación para posible abuso sexual.
- Se deben buscar lesiones de *Molluscum* en otras regiones y en otros hermanos, sobre todo si se bañan juntos.
- Los niños con *Molluscum contagiosum* no deben compartir el baño con sus hermanos.
- La cantaridina no se debe usar en la cara.

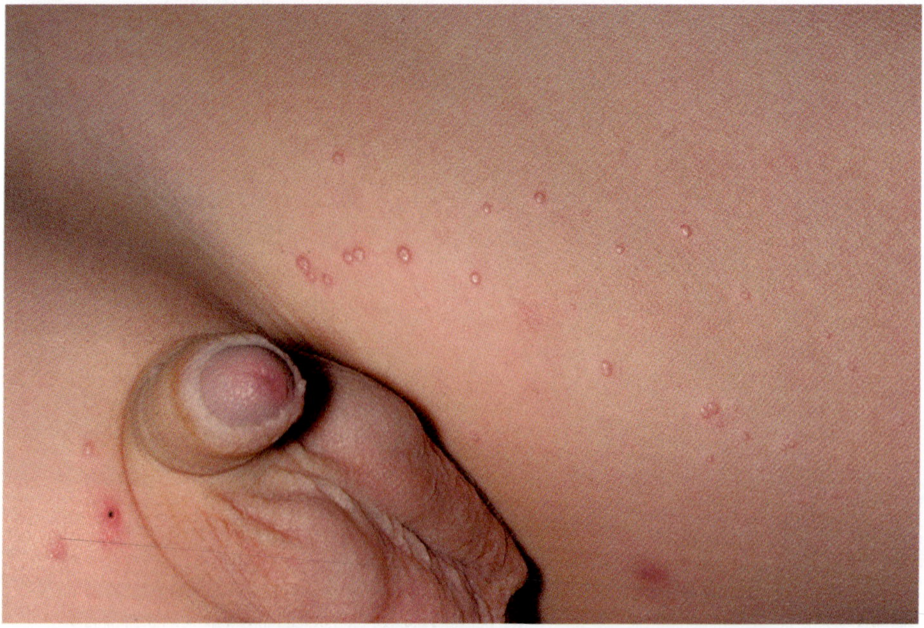

Las lesiones de *Molluscum* se encuentran con frecuencia en el área genital de los niños pequeños.

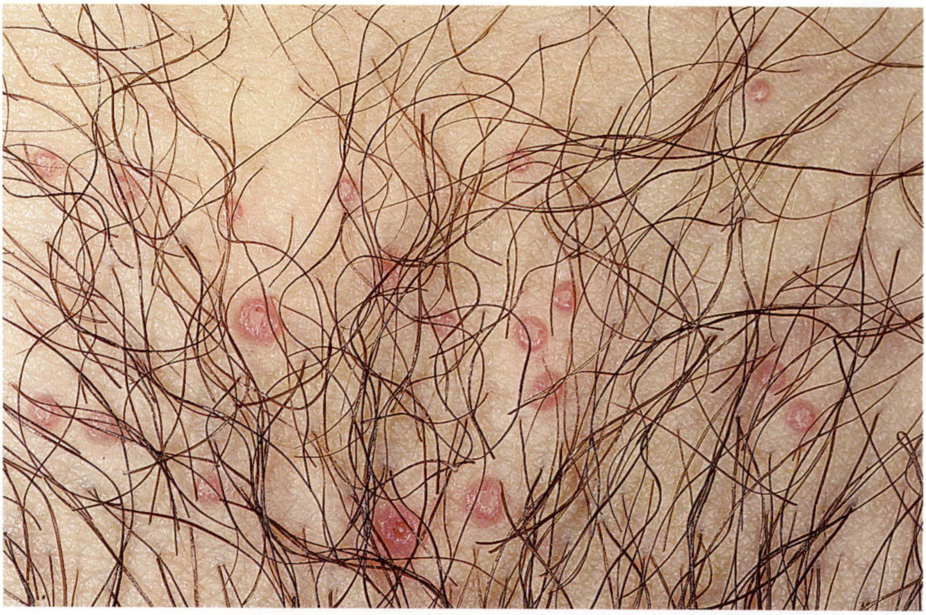

El *Molluscum* se encuentra comúnmente en el área púbica de los adultos. Explore esa zona con ampliación. El vello dificulta la visión y muchas lesiones no se aprecian con facilidad.

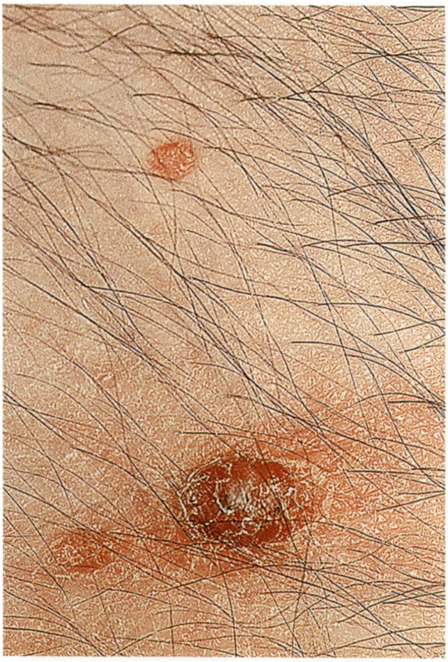

Una lesión aislada se inflamó y 10 días más tarde desapareció.

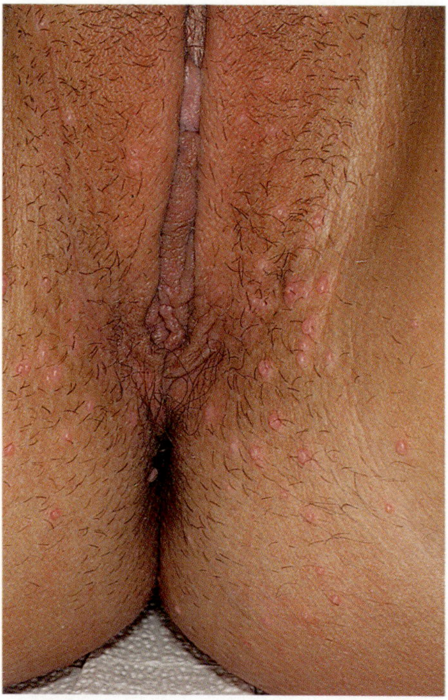

El *Molluscum* se extiende con rapidez sobre las áreas calientes, húmedas e intertriginosas de la porción superior de los muslos cerca de la vulva.

8 Infecciones víricas

Verrugas vulgares

Descripción

- Las verrugas son proliferaciones epidérmicas benignas causadas por papilomavirus humanos, virus de ADN bicatenario que infectan la piel y las mucosas.
- Existen más de 150 tipos diferentes de papilomavirus humano. Los nuevos subtipos se definen mediante hibridación del ADN. Algunos subtipos se asocian con una localización típica particular, y con manifestaciones clínicas y anatomopatológicas características.
- La transmisión se produce por contacto simple, muchas veces a través de pequeñas grietas cutáneas, abrasiones u otros traumatismos. El virus debe entrar en contacto con las células epiteliales basales para que se produzca la infección.
- La diseminación local se produce frecuentemente por autoinoculación.

Historia clínica

- La incidencia estimada de infección es del 10% en los niños y los adultos jóvenes.
- La incidencia máxima se encuentra entre los 12 y los 16 años de edad.
- El período de incubación es variable: 1-6 meses para las verrugas vulgares.

Hallazgos cutáneos

- Las pápulas color carne se transforman en pápulas con forma de cúpula, entre grises y pardas, hiperqueratósicas, bien definidas y rugosas, muchas veces con puntos negros en la superficie.
- Los puntos negros son capilares trombosados.
- El número de verrugas suele ser pequeño, pero a veces es grande.
- Las localizaciones comunes comprenden manos, piel periungueal, codos, rodillas y superficies plantares.
- Las verrugas filiformes son crecimientos con proyecciones similares a dedos de color carne sobre una base estrecha o amplia; muchas veces ocurren en la cara.

Pruebas de laboratorio

- La tipificación del papilomavirus humano no se encuentra disponible con facilidad ni es necesaria para las verrugas vulgares. Se conocen algunas relaciones:
  - Verrugas vulgares con los papilomavirus humanos 2, 4, 7.
  - Verrugas plantares con los papilomavirus humanos 1, 4.
  - Verrugas genitales con los papilomavirus humanos 1, 2, 6, 10, 11, 16, 18, 31, 32, 33, 34.
- Los subtipos genitales 16, 18 y 31 conllevan un alto riesgo de malignización y son responsables de aproximadamente el 75% de los cánceres genitales invasivos.
- Una verruga sin tendencia a la resolución en la mano, la unidad periungueal o el pie, debe biopsiarse para descartar un carcinoma espinocelular, que puede imitar a una verruga, sobre todo en la región de la uña.

Evolución y pronóstico

- El curso es muy variable; como regla se producen una resolución espontánea con el paso del tiempo y el desarrollo de una respuesta inmune mediada por células.
- En los niños aproximadamente las dos terceras partes de todas las verrugas regresan de forma espontánea antes de 2 años.

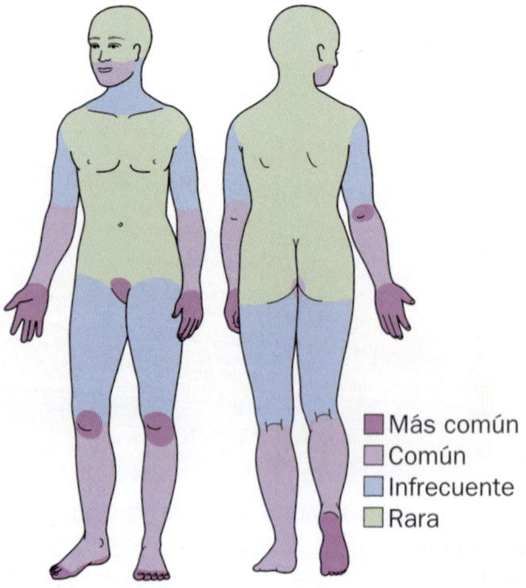

- En el paciente inmunocomprometido las verrugas pueden ser generalizadas, refractarias al tratamiento y crónicas.

Tratamiento

- Se dispone de múltiples tratamientos para las verrugas. No existe un solo tratamiento que proporcione una efectividad consistente. Se deben evitar los tratamientos dolorosos, sobre todo en los niños. Puesto que las verrugas acaban por resolverse sin tratamiento, se puede recomendar la espera; sin embargo, muchos pacientes solicitan tratamiento por razones estéticas, temor a la diseminación o el aumento de tamaño o molestias relacionadas con la presión.
- Se puede colocar sobre la verruga un trozo de cinta adhesiva fuerte de tamaño apropiado. Se deja aplicada durante 6 días, después se quita, y la piel se lava y se frota con suavidad. Se vuelve a aplicar la cinta, y el ciclo se repite durante 1 mes, si es necesario.
- Los preparados tópicos de ácido salicílico (15-40%), de venta sin receta, se aplican una vez al día; son seguros y efectivos. Se pueden usar bajo oclusión con cinta adhesiva para aumentar la penetración. El tratamiento debe ser prolongado (8-12 semanas) con frecuencia. Se pueden producir erosión e irritación como efectos secundarios menores. La tasa de curaciones ha sido del 75% con preparados de ácido salicílico frente al 48% con placebo.
- Muchas veces se necesitan múltiples visitas y tratamientos para conseguir el éxito con métodos de ablación. En la crioterapia con nitrógeno líquido el tiempo de congelación de 15 segundos se repite una vez. En otra visita a las 2-3 semanas se evalúa el resultado, y si es necesario se repite el tratamiento. Se han comunicado tasas de curación alrededor del

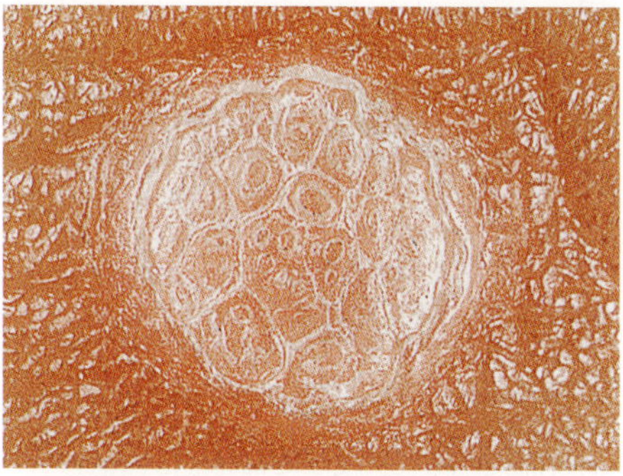

Las verrugas forman proyecciones cilíndricas. Las proyecciones se funden en las verrugas vulgares de la piel más gruesa, y forman un mosaico altamente organizado sobre la superficie.

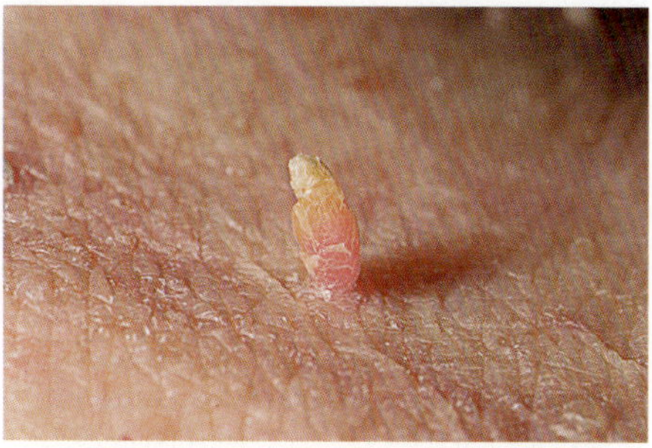

Esta verruga digitada tiene una sola proyección que recuerda a un dedo.

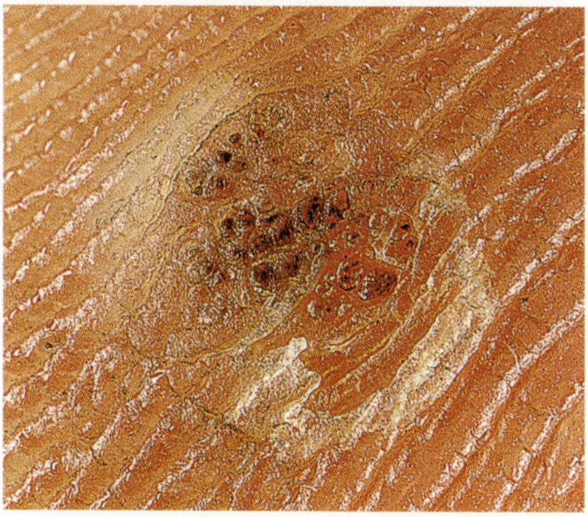

Las verrugas permanecen confinadas en la epidermis e interrumpen las líneas cutáneas normales. La verruga ha desaparecido cuando reaparecen las líneas normales de la piel.

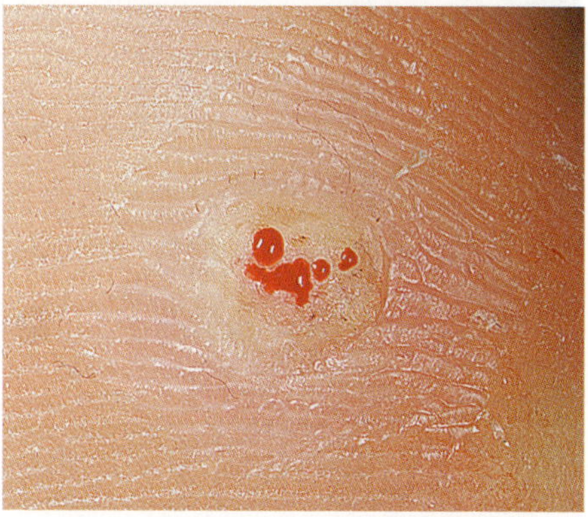

Los vasos negros trombosados quedan atrapados en las proyecciones, y aparecen como puntos negros en la superficie. Sangran al ser afeitados con una cuchilla.

52%. Los efectos secundarios consisten en dolor y aparición de una ampolla después del tratamiento. Se aconseja precaución para tratar las verrugas alrededor del aparato ungueal. Los niños mayores pueden tolerar la crioterapia suave; considere su uso para las verrugas de larga evolución, o si han fracasado otras terapias menos desagradables para el niño.

- La crema de imiquimod al 5% es un modificador de la respuesta inmune con uso limitado en las verrugas vulgares; su eficacia se ve limitada por la penetración deficiente en la piel a diferencia de las mucosas. Se puede proceder al tratamiento con nitrógeno líquido, seguido de la aplicación de ácido salicílico al 17% por la noche, y con imiquimod por la mañana bajo oclusión. La terapia se continúa durante 6-9 semanas. Se ha comunicado una eficacia anecdótica del 50-100%.
- Las limitaciones de la electrocoagulación más curetaje comprenden dolor, infección secundaria y formación de cicatrices.
- La bleomicina intralesional se ha empleado para tratar las verrugas refractarias; la eficacia es limitada. Algunos dermatólogos han empleado la inmunoterapia de las verrugas mediante contacto con dinitroclorobenceno, ácido escuárico y antígeno de *Candida*.

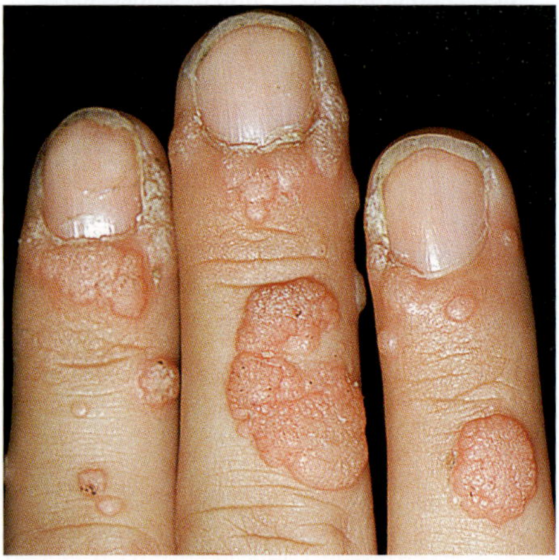

Las manos representan el área afectada con más frecuencia. Las verrugas se convierten en confluentes y cubren grandes áreas de piel normal. El hábito de morderse o hurgarse la piel alrededor de las uñas puede diseminar las verrugas.

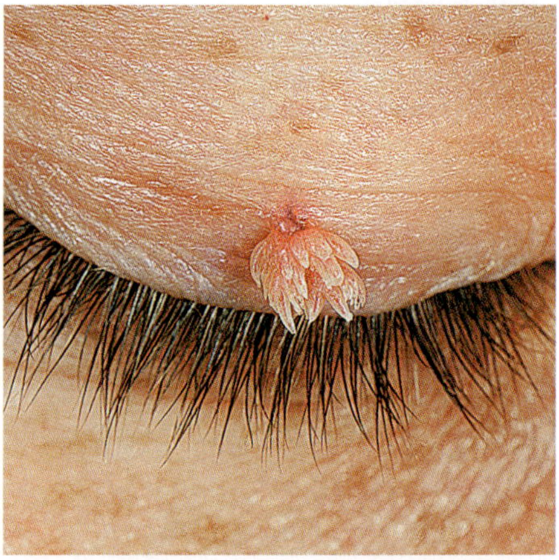

Las verrugas filiformes y digitadas consisten en un número variable de proyecciones digitiformes de color carne, que emanan de una base estrecha o amplia. Se observan con más frecuencia alrededor de la boca, la barba, los ojos y la nariz.

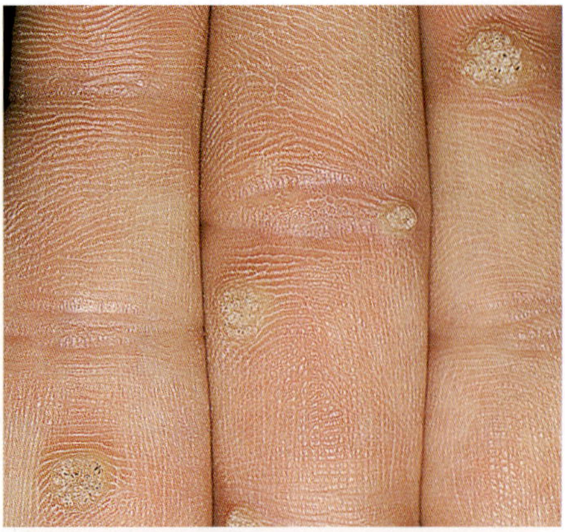

Las verrugas de las palmas de las manos tienen un aspecto similar al de las localizadas en las plantas de los pies. La piel es gruesa, y estas verrugas son más difíciles de tratar con nitrógeno líquido y ácido salicílico.

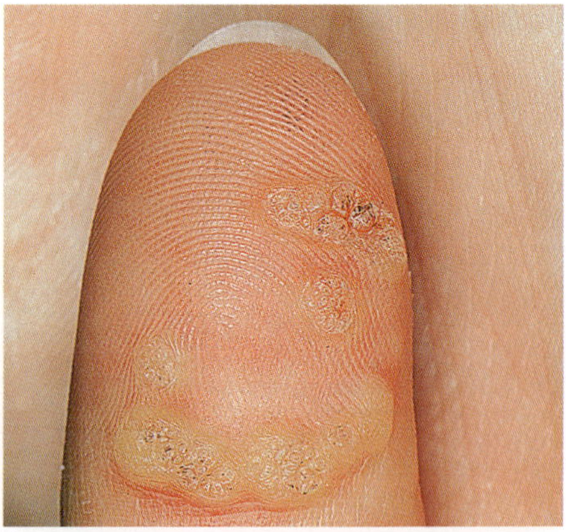

Estas verrugas se han convertido en confluentes. La congelación de un área amplia del pulpejo es muy dolorosa. Se debe actuar sobre áreas localizadas en dos o tres sesiones de terapia.

- Los inconvenientes de la cirugía láser consisten en dolor y posible formación de cicatrices. Se ha usado el láser decolorante pulsado, pero no parece proporcionar una ventaja significativa sobre el tratamiento convencional.
- Las verrugas filiformes son las más fáciles de tratar. Se puede usar anestesia local, y la lesión se elimina con las tijeras o con una cureta. La electrocoagulación ligera y la crioterapia son otras alternativas.

Consideraciones pediátricas

- Las verrugas son comunes en los niños. El tratamiento, si se usa alguno, debe ser bien tolerado por el niño; se deben evitar las terapias dolorosas.

Claves clínicas

- Las variaciones individuales de la inmunidad mediada por células pueden explicar las diferencias en la importancia y la duración de las verrugas.
- Las verrugas permanecen limitadas a la epidermis e interrumpen las líneas cutáneas normales. La verruga ha desaparecido cuando reaparecen las líneas normales de la piel.
- El mordisquear, afeitar o pellizcar la piel infectada por verrugas puede diseminarlas. Informe a sus pacientes de este hecho, y pídales que eviten tales intervenciones.
- Las verrugas son más frecuentes, duran más y aparecen en un mayor número en los pacientes con síndrome de inmunodeficiencia adquirida y linfoma, y en los sometidos a tratamiento inmunosupresor.

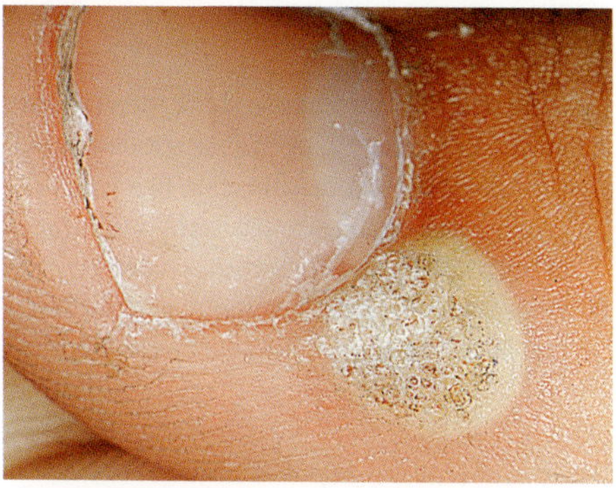

Las verrugas son congeladas hasta que el «frente de congelación» se extiende 1-2 mm alrededor de la lesión. El uso de dos ciclos de congelación-descongelación durante una sesión puede aumentar la tasa de curaciones.

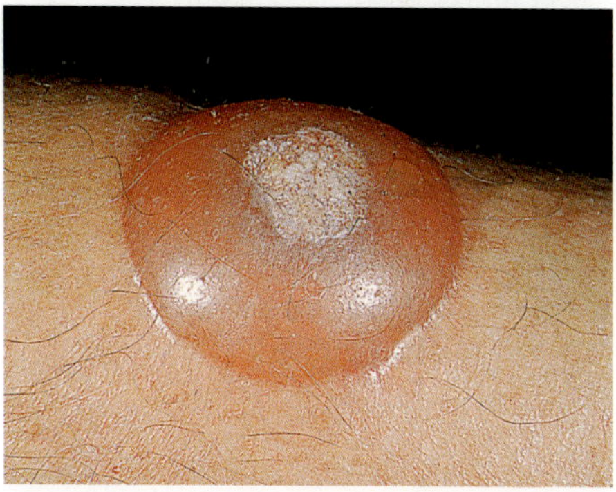

La verruga desarrolla una ampolla 1 o 2 días después de la congelación con nitrógeno líquido. El tamaño de la ampolla varía dependiendo de la localización y del paciente individual. Muchas veces las ampollas están llenas de sangre y son dolorosas. Se pueden puncionar y drenar con un bisturí del número 11.

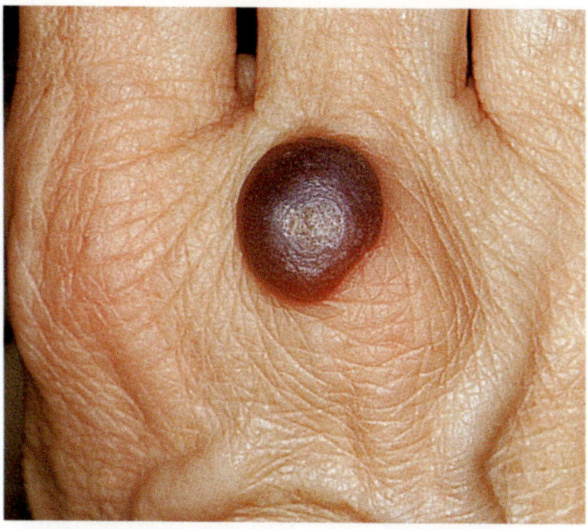

Habitualmente se forman ampollas grandes en el dorso de la mano después del tratamiento con nitrógeno líquido.

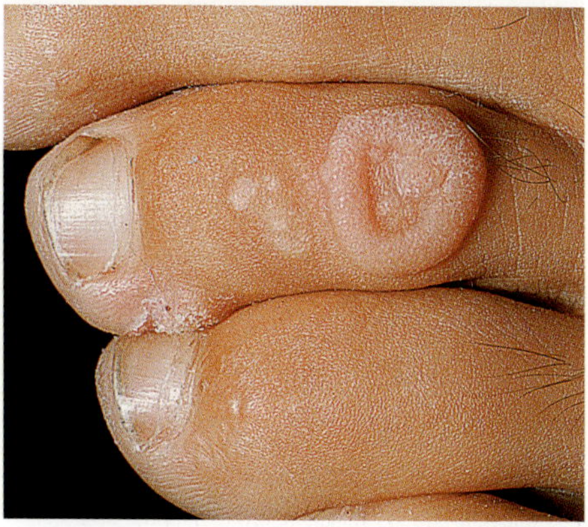

El virus se ha extendido hasta el borde de la ampolla para formar una verruga mayor que la tratada originalmente. Éste es un posible efecto secundario de la criocirugía.

Verrugas planas

Descripción

- Las verrugas planas son hiperproliferaciones cutáneas benignas debidas a infección por papilomavirus humanos. Son comunes los tipos 3 y 10.

Historia clínica

- Las verrugas planas son comunes en los niños y los adultos jóvenes.
- Las verrugas planas se diseminan en una región local, muchas veces a través de la piel con traumatismo leve, como un área de afeitado.

Hallazgos cutáneos

- Estas pápulas de color rosa, pardo o amarillo claro, son ligeramente elevadas y con la parte superior plana. El tamaño varía entre 0,1 y 0,3 cm. Pueden ser pocas o numerosas, y muchas veces forman grupos o se disponen en línea como resultado de la diseminación por rascado.
- Las localizaciones típicas corresponden a la frente, el dorso de las manos, el mentón, el cuello y las piernas.
- Las verrugas planas son típicamente asintomáticas.

Evolución y pronóstico

- La duración puede ser prolongada; las verrugas planas se pueden mostrar muy resistentes al tratamiento. De modo habitual se localizan en áreas con importancia cosmética en las que se deben evitar las intervenciones agresivas, que pueden dejar cicatrices.
- El curso suele ser particularmente prolongado en los pacientes inmunocomprometidos.

Tratamiento

- Si el número de lesiones es pequeño, se puede aplicar diariamente un preparado de ácido salicílico en cada lesión. Esta forma de terapia está limitada por la irritación.
- La crema de imiquimod al 5% se aplica por la noche en la piel afecta. En caso de irritación excesiva se disminuye la frecuencia de aplicación. Puede ser necesario el tratamiento durante semanas.
- La crema de tretinoína al 0,025%, el 0,05% o el 0,1% se aplica al acostarse sobre toda la zona afecta. La frecuencia de la aplicación se ajusta para producir una descamación fina y un eritema leve. Quizá sea necesario prolongar el tratamiento durante semanas o meses.
- El nitrógeno líquido o un toque muy ligero con la aguja del electrocoagulador pueden

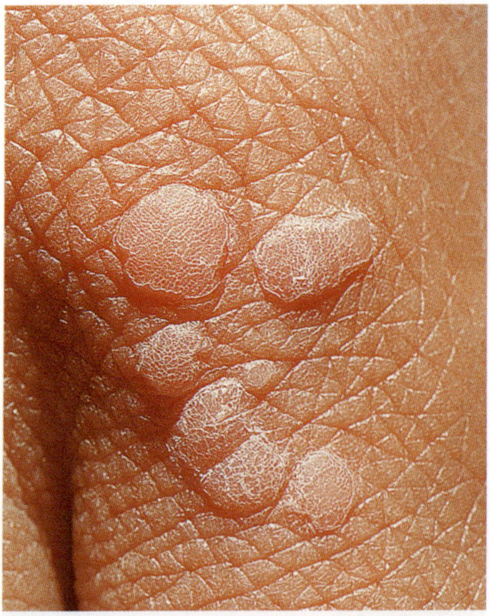

Es frecuente que las verrugas formen grupos, y se diseminan con facilidad mediante rascado. Las proyecciones superficiales de estas verrugas son muy pequeñas y su visualización requiere ampliación.

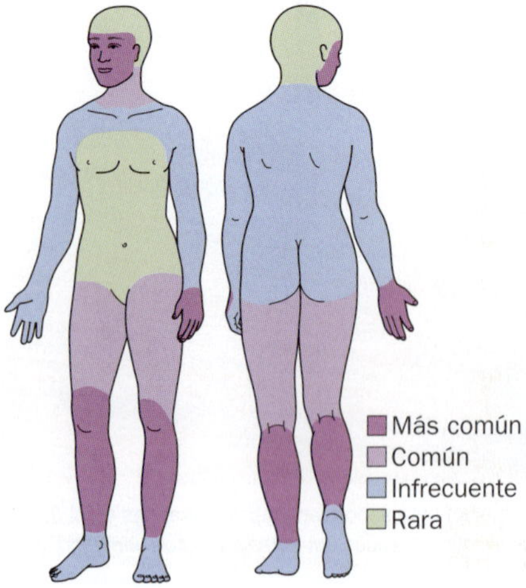

proporcionar resultados rápidos. Las verrugas planas quizá no respondan a la crioterapia ni incluso después de muchas sesiones terapéuticas.

- La crema de 5-fluorouracilo al 5% aplicada una o dos veces al día durante 3-5 semanas puede proporcionar una resolución espectacular de las verrugas planas. Esta forma de terapia puede provocar hiperpigmentación persistente, aunque el riesgo disminuye si el fármaco se aplica en las lesiones individuales con un aplicador de punta de algodón.

Claves clínicas

- Informe al paciente de que las verrugas planas se diseminan con facilidad dentro de las áreas afeitadas. Se debe desaconsejar el afeitado de la piel afecta.
- A diferencia de las verrugas comunes, la cara es una localización común de las verrugas planas.
- El imiquimod parece ser prometedor para tratar las verrugas planas; su uso puede verse limitado por el alto coste, el eritema y las molestias comunes. Este uso no está incluido en la documentación del producto.

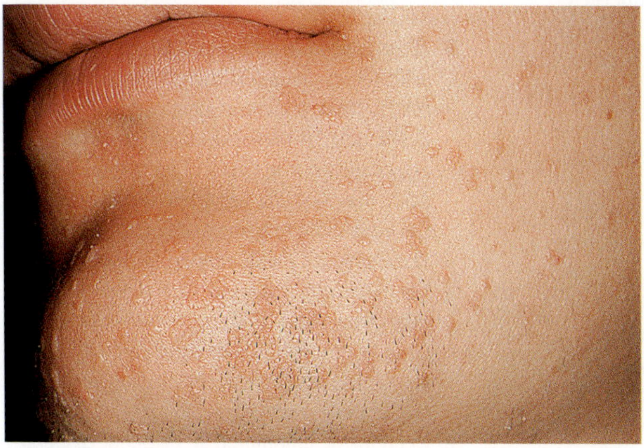

Las verrugas planas son pápulas rosadas, pardas o amarillas claras, ligeramente elevadas y con la parte superior plana, cuyo tamaño varía entre 0,1 y 0,3 cm. Su número puede ser pequeño, pero en general existen numerosas lesiones.

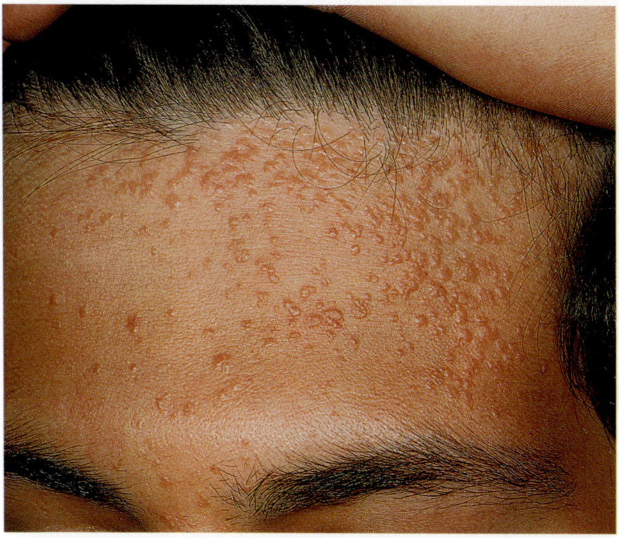

La cara se afecta con frecuencia. El tratamiento de las verrugas planas puede resultar difícil. Quizá se ensayen muchas modalidades distintas de tratamiento antes de conseguir una respuesta.

Verrugas plantares

Descripción

- Las verrugas plantares se deben a la infección de la planta del pie por papilomavirus humanos.
- La infección se suele producir en los puntos de presión máxima, como sobre las cabezas de los huesos metatarsianos, los talones o los dedos de los pies.
- Un grupo de muchas verrugas se conoce como «verruga en mosaico».

Hallazgos cutáneos

- Las pápulas redondas, únicas o múltiples, confluentes, de color carne y superficie rugosa, suelen tener un aspecto deprimido.
- Los puntos negros dentro de la verruga, que muchas veces se ven al desbastar la superficie, son asas capilares.
- Las pápulas pueden resultar dolorosas a la presión.
- Algunas verrugas plantares son deprimidas y recuerdan a numerosos hoyuelos pequeños.

Pruebas de laboratorio

- La biopsia puede estar indicada en las verrugas de crecimiento rápido, ulceradas, atípicas o resistentes al tratamiento; el carcinoma espinocelular y el melanoma pueden simular una verruga.
- Los papilomavirus humanos tipos 1, 2 y 4 se asocian típicamente con verrugas plantares.

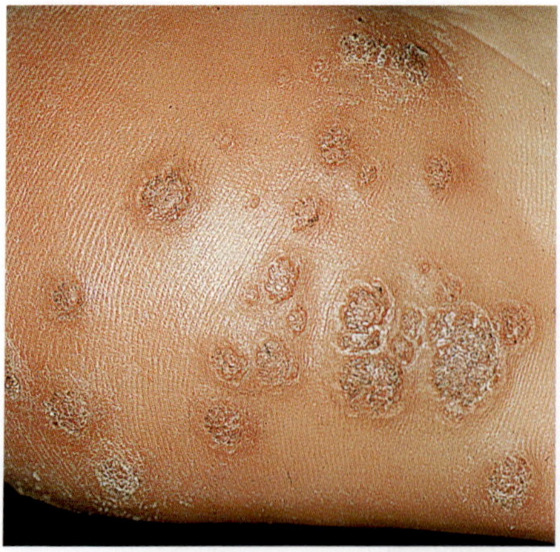

Las verrugas plantares se localizan con frecuencia en puntos de presión máxima, por ejemplo sobre las cabezas de los metatarsianos o en los talones. Un grupo de muchas verrugas en apariencia fundidas se conoce como verruga en mosaico.

Evolución y pronóstico

- El tratamiento es difícil con frecuencia; las verrugas plantares se pueden mostrar muy refractarias y con tendencia a recurrir. Muchas veces requieren múltiples sesiones de terapia.
- La hiperhidrosis se asocia con una distribución más amplia de las verrugas, que muchas veces se muestran refractarias al tratamiento.

Tratamiento

- Las verrugas plantares no necesitan tratamiento si no producen dolor. La resolución espontánea con el paso del tiempo es la regla.
- Existen múltiples opciones de terapia, lo que indica que ninguna de ellas es por completo satisfactoria.
- El tratamiento queratolítico con ácido salicílico es una intervención conservadora inicial. No deja cicatriz. La verruga es desbastada, las partes afectas se remojan con agua caliente, y se aplica el preparado de ácido salicílico a la superficie de la verruga. Las limitaciones incluyen irritación y erosión. El tratamiento puede requerir 6-8 semanas.
- Las pastas con ácido salicílico al 40% son útiles para tratar las verrugas plantares. La pasta se deja aplicada durante 24-48 horas y después se sustituye. El tratamiento puede requerir 6-8 semanas.
- La crema de imiquimod al 5% puede acelerar la resolución; una pauta consiste en aplicar primero crioterapia y después imiquimod cada noche bajo oclusión con cinta adhesiva fuerte durante 6-12 semanas.
- La disección roma es un tratamiento quirúrgico rápido, efectivo (tasa de curaciones del 90%), y usualmente no deja cicatriz. Es

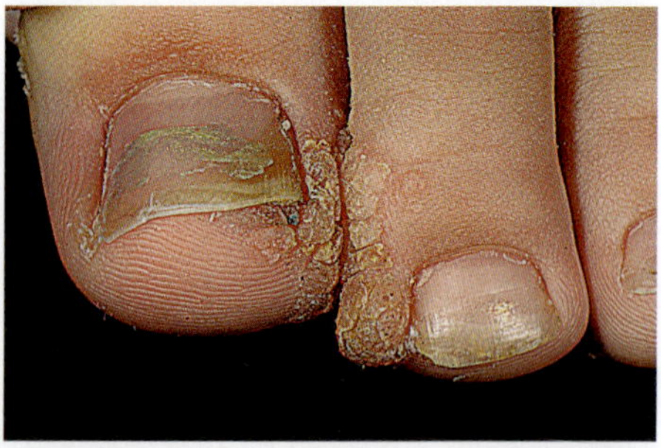

Lesiones de contacto. Las verrugas de un dedo del pie se han diseminado al dedo adyacente. El contacto de las dos superficies podría potenciar el efecto de la solución de ácido salicílico.

superior a la electrocoagulación/curetaje y a la escisión debido a que no altera el tejido normal. Muchos podiatras son expertos en este procedimiento.

- En la criocirugía con nitrógeno líquido, esta sustancia se aplica durante 15-30 segundos dos veces a una verruga. La ampolla dolorosa resultante puede interferir con la movilidad. Los mejores resultados se obtienen mediante aplicaciones ligeras y repetidas del nitrógeno líquido. El tratamiento es doloroso.
- También se dispone de tratamiento con láser de dióxido de carbono y con láser decolorante pulsado, pero resulta caro y probablemente no sea más eficaz que otras formas de terapia.
- A veces se usa la electrocoagulación/curetaje; este método se elige con poca frecuencia debido al dolor de la anestesia, el dolor postoperatorio y el riesgo de cicatrices.
- La bleomicina, 0,5 unidades/ml, se inyecta en la verruga hasta conseguir que se blanquee. El tamaño de la verruga determina el volumen de la inyección. Las verrugas que responden muestran escaras hemorrágicas, que curan sin dejar cicatrices. El tratamiento es muy doloroso; pueden ocurrir necrosis o vasospasmo intenso. El embarazo constituye una contraindicación. Esta opción terapéutica tiene carácter agresivo, y se reserva para profesionales con experiencia en su uso.

Consideraciones pediátricas

- Elija una forma de tratamiento indolora (oclusión con cinta adhesiva o aplicación de ácido salicílico) o la ausencia de tratamiento para las verrugas plantares de los niños; con el paso del tiempo las verrugas se resuelven espontáneamente.
- El tratamiento agresivo no está justificado; puede conducir a dolor intenso, dificultad para caminar, formación de cicatrices y miedo a los médicos que puedan atender al niño en un futuro.

Claves clínicas

- Un callo se puede confundir con una verruga.
- La verruga carece de líneas cutáneas superficiales, y tiene puntos negros de localización central que sangran con el afeitado. Los callos tienen un cuerpo central translúcido, doloroso y duro.
- El afeitado suave de una verruga para eliminar los residuos o el uso de piedra pómez para raspar la superficie mejora la penetración de los preparados tópicos.
- Informe al paciente de que no se debe hurgar la piel verrugosa, y que debe limpiar cualquier instrumento de raspado para no diseminar el virus causante de la verruga desde la piel afectada hasta otras áreas.
- La persistencia en el tratamiento de las verrugas plantares puede dar frutos; el proceso lento de desbridamiento con ácido salicílico puede tardar hasta 12 semanas en resolver una verruga.

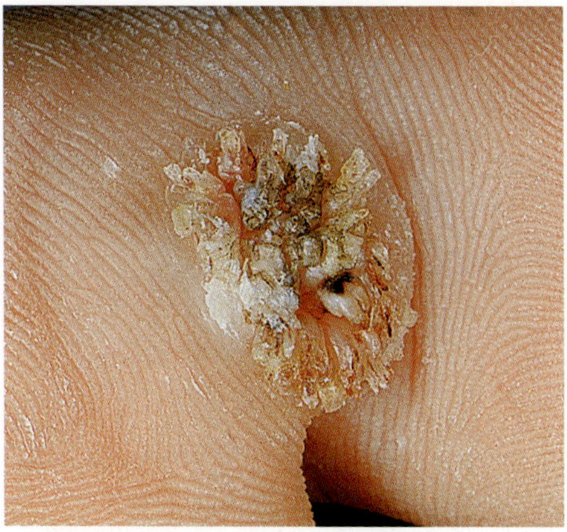

Esta verruga tiene poca callosidad sobre la superficie, y sangrará si es afeitada con una cuchilla.

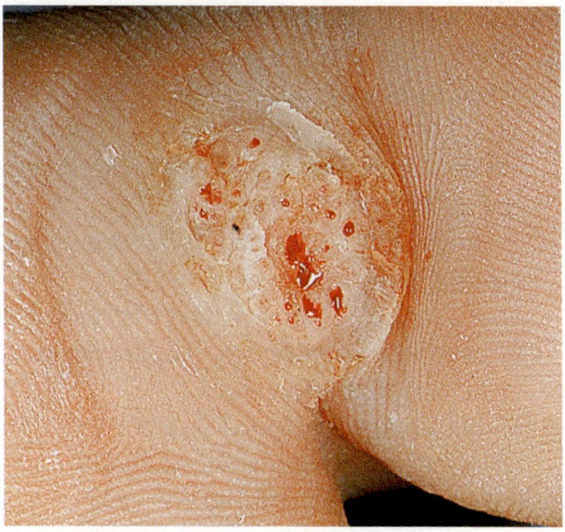

Se debe tener cuidado al eliminar el callo. Algunas verrugas tienen una callosidad superficial gruesa, pero otras son frágiles y sangran con facilidad al ser desbastadas.

Molluscum contagiosum (vírico)

Descripción

- El *Molluscum contagiosum* es una infección vírica local autolimitada de la piel; se disemina por autoinoculación y se transmite a otras personas por contacto directo piel-piel.
- El agente causal es un virus ADN de la familia de los poxvirus.

Historia clínica

- El *Molluscum contagiosum* puede ocurrir a cualquier edad.
- Se observan dos picos de incidencia: uno entre los 3 y los 9 años de edad, y otro entre los 16 y los 24 años.
- Las lesiones tienden a ocurrir en áreas diferentes del cuerpo dentro de los distintos grupos de edad.
- La mayoría de las lesiones son asintomáticas, aunque a veces existen hipersensibilidad a la presión y prurito, y se suele apreciar una ligera inflamación local.
- El riesgo de contagio parece ser menor que el de los virus del herpes y del papiloma.

Hallazgos cutáneos

- El *Molluscum contagiosum* comienza como una pápula firme, en forma de cúpula, de color entre blanco y carne, brillante y de 1-2 mm de tamaño.
- Existe una pequeña umbilicación blanquecina central, que se ve mejor con ampliación o cuando la epidermis se somete a una ligera congelación con cloruro de etilo o nitrógeno líquido.
- A lo largo de semanas la lesión conserva su forma de cúpula con el punto central, hasta obtener un tamaño máximo de 2-5 mm.
- Con el paso del tiempo la pápula se hace más blanda y más rosada, y la umbilicación central se convierte en más obvia.
- En ausencia de tratamiento las lesiones suelen persistir durante 6-9 meses antes de involucionar poco a poco; en general no dejan ninguna marca, aunque rara vez persiste una pequeña cicatriz piqueteada.
- La inflamación alrededor de la lesión de *Molluscum contagiosum* implica una respuesta inmune del huésped y predice la resolución.
- Son posibles la excoriación y la formación de costras por impetiginización secundaria.
- El área corporal afecta varía con la edad.
- Los niños tienden a presentar lesiones en la porción superior del tronco, las extremidades y, sobre todo, la cara.
- Las lesiones más grandes se encuentran en huéspedes inmunocomprometidos.

Pruebas de laboratorio

- La biopsia cutánea rara vez es necesaria para establecer el diagnóstico en un huésped inmunocomprometido.
- La biopsia confirma la presencia de grandes inclusiones víricas intracitoplásmicas, conocidas como cuerpos de *Molluscum,* dentro de los queratinocitos infectados.
- El curetaje de una lesión exprime un núcleo gomoso blanquecino de queratinocitos infectados adecuado para el examen con hidróxido de potasio.
- Los queratinocitos infectados son notablemente redondos y se separan unos de otros con facilidad.
- Los queratinocitos normales son planos y están unidos para formar una lámina de células adheridas.
- Las lesiones de un huésped inmunocomprometido, por ejemplo infectado por el virus de la inmunodeficiencia humana, deben biopsiarse para confirmar el diagnóstico. Otras infecciones también comunes en tales pacientes pueden imitar al *Molluscum contagiosum.*

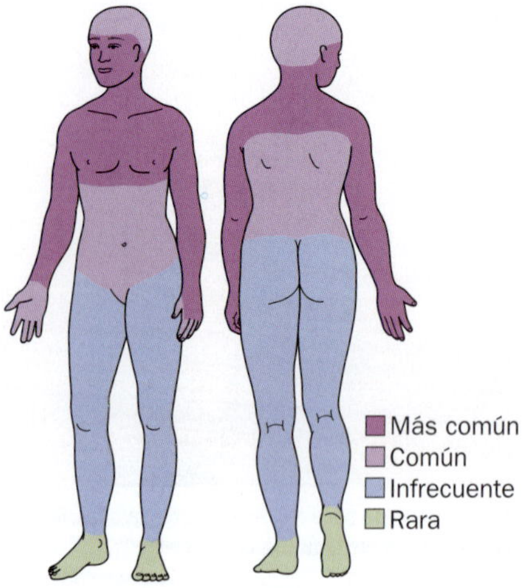

Evolución y pronóstico

- Las lesiones individuales se suelen resolver de forma espontánea al cabo de 6-9 meses pero pueden persistir hasta durante 2 años.
- Los individuos con dermatitis atópica están predispuestos al desarrollo de numerosas lesiones dentro de las áreas eccematosas por inoculación de la piel inflamada. Tales lesiones son especialmente difíciles de eliminar hasta que se controla el eccema.

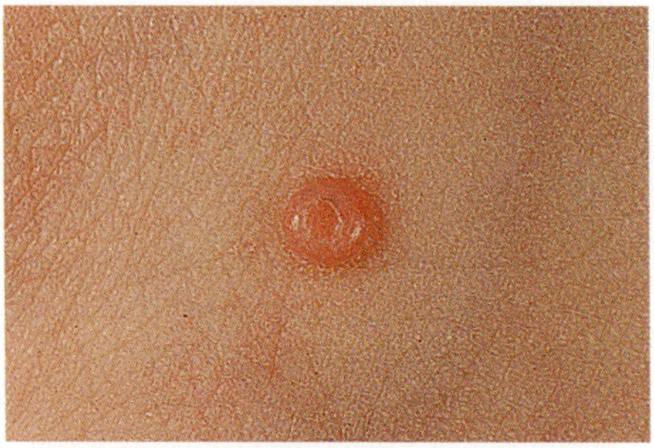

Las lesiones de *Molluscum* son pápulas de color carne cupuliformes. La mayoría de las lesiones tienen una umbilicación central. Es posible que la depresión central se acentúe y se identifique con más facilidad durante el tratamiento con nitrógeno.

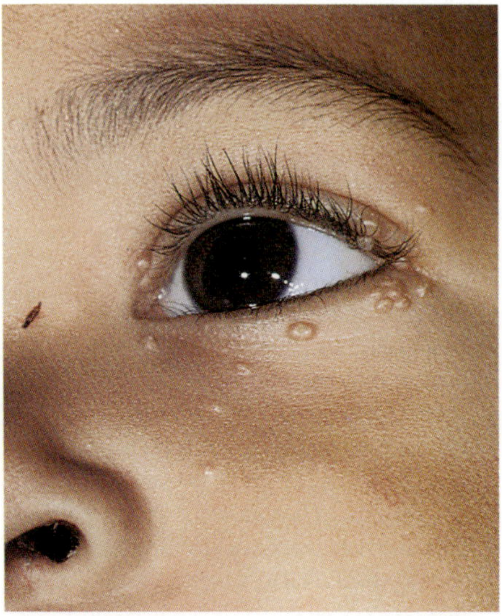

La inoculación alrededor del ojo es una presentación típica en los niños.

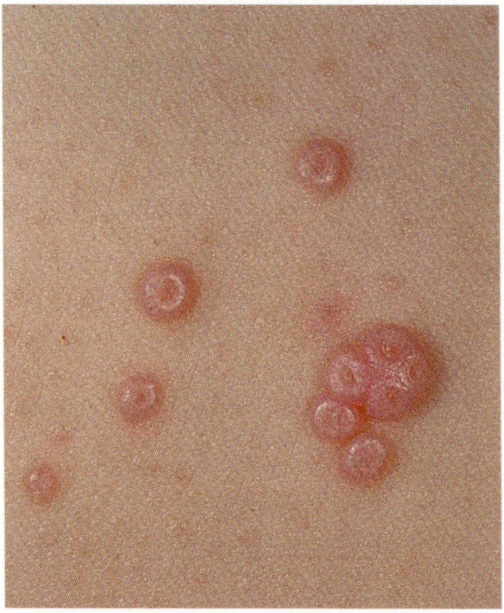

El *Molluscum contagiosum* se caracteriza por pápulas individuales de 2-5 mm, con forma de cúpula, color carne y ligeramente umbilicadas. Se extiende mediante autoinoculación, al rascarse o tocarse las lesiones.

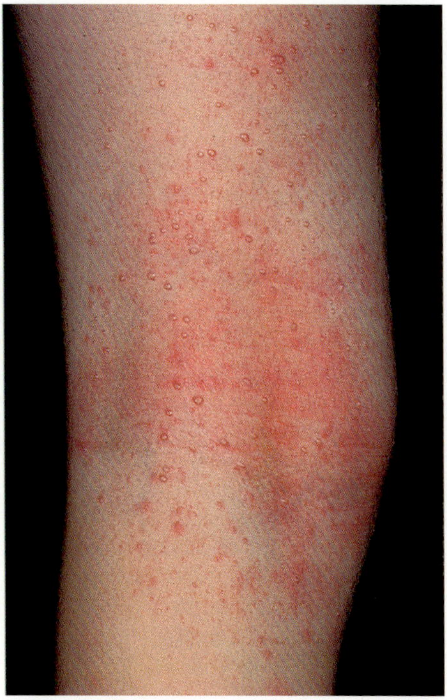

Las lesiones se extienden por la piel inflamada, como las áreas de dermatitis atópica. La mayoría de las lesiones son autolimitadas y ceden de modo espontáneo al cabo de 6-9 meses. Sin embargo, pueden durar mucho más tiempo.

- El *Molluscum contagiosum* también es difícil de tratar en huéspedes inmunocomprometidos como los infectados por el virus de la inmunodeficiencia humana. Las lesiones suelen ser más numerosas y diseminadas, y las lesiones individuales se pueden convertir en muy grandes y persistentes.

Diagnóstico diferencial

- El diagnóstico diferencial de las lesiones de *Molluscum* en huéspedes inmunocompetentes comprende:
  - Verrugas planas.
  - Verrugas genitales.
  - Herpes simple.
- Las verrugas carecen de la umbilicación central y pueden aparecer en las palmas de las manos y las plantas de los pies.
- Las lesiones del herpes son vesículas y experimentan umbilicación transitoria; suelen ser dolorosas al tacto, y tienen un comienzo más rápido y un curso clínico más corto.
- En los individuos infectados por el virus de la inmunodeficiencia humana, ciertas infecciones micóticas oportunistas, como la criptococosis y la histoplasmosis, pueden producir lesiones que recuerdan a las del *Molluscum contagiosum*.

Tratamiento

- Se debe evitar el contacto piel-piel para minimizar la transmisión del virus.
- Puesto que las lesiones se resuelven de modo espontáneo en los individuos sanos, y dada la existencia de algún riesgo de cicatrices con el tratamiento, la decisión de tratar se debe tomar de forma individualizada.
- En los niños, las lesiones se deben mantener cubiertas por las prendas de vestir, si es posible. Se aconsejará no hurgarlas.
- Las lesiones genitales de los adultos sexualmente activos deben tratarse.
- Se debe evaluar la presencia de lesiones en las parejas sexuales de individuos afectos.
- Se aconsejará el preservativo, puesto que las lesiones quizá sean demasiado pequeñas para detectarse durante la exploración inicial de la piel alrededor de los genitales.
- Dependiendo de la localización de las lesiones, quizá sea conveniente que el paciente no se afeite las zonas afectadas, lo que también puede provocar autoinoculación.
- El curetaje para eliminar el cuerpo central infeccioso de la lesión es bastante indoloro y proporciona una curación inmediata.
- Quizá no sea necesaria la anestesia, pero se recomienda usarla, sobre todo en los niños.
- El legrado tiene una utilidad particular para las lesiones genitales.
- Existe algún riesgo de cicatrices, y se debe actuar con precaución, sobre todo en la cara.
- La criocirugía con nitrógeno líquido es efectiva, y en manos expertas rara vez produce cicatrices. El tratamiento puede resultar doloroso, sobre todo en las lesiones genitales.
- La solución de cantaridina al 0,7% es indolora, efectiva y bien tolerada, sobre todo por los niños. Se utiliza un aplicador de madera para colocar con precaución una gota en cada lesión, a fin de evitar la piel normal. La lesión tratada desarrolla una pequeña vesícula antes de 24 horas, que después se resuelve al mismo tiempo que la lesión; rara vez queda cicatriz. Es posible un ligero dolor urente temporal.
- La crema de imiquimod al 5%, un modificador tópico de la respuesta inmune, se puede aplicar diariamente en las lesiones (o con menos frecuencia, dependiendo del grado de irritación). El tratamiento puede durar hasta 12 semanas.
- La crema tópica de tretinoína al 0,025% o el 0,05% aplicada diariamente a las lesiones individuales puede acelerar la resolución. Suele ser necesario 1 mes o más de tratamiento continuo. La tretinoína puede producir una irritación local significativa.
- Se puede emplear esparadrapo quirúrgico hipoalergénico, que se aplica en cada lesión. El esparadrapo se cambia diariamente después de la ducha. El tratamiento se continúa hasta que se rompe la lesión, lo que puede requerir varias semanas.
- La cimetidina puede favorecer la proliferación linfocítica y la respuesta inmune. Su uso es discutible. Una dosis de 40 mg/kg/día parece proporcionar una eficacia variable.

Consideraciones pediátricas

- La autoinoculación alrededor de los ojos es particularmente común, sobre todo en los niños. Es preferible dejar que estas lesiones se resuelvan de modo espontáneo.
- Las lesiones se resuelven espontáneamente cuando el sujeto desarrolla inmunidad celular, por lo que el tratamiento no es absolutamente necesario.
- Si se desea un tratamiento, las mejores opciones para los niños comprenden la aplicación precavida de cantaridina, imiquimod o tretinoína a una concentración baja.
- La mezcla de prilocaína y lidocaína o la lidocaína al 4% se deben aplicar 60-90 minutos antes de intervenciones de ablación, como la crioterapia con nitrógeno líquido o el curetaje.
- La dosis de crema de prilocaína y lidocaína se debe limitar (sobre todo en los recién nacidos y lactantes) debido al pequeño riesgo de metahemoglobinemia.
- El *Molluscum contagiosum* es primariamente una enfermedad de transmisión sexual en los adultos jóvenes.
- Las lesiones tienden a ocurrir en el abdomen inferior, el área púbica (incluyendo los genitales) y los muslos.

Claves clínicas

- La aplicación de una gota de aceite mineral en las lesiones y el uso de una lupa o un dermatoscopio permiten muchas veces confirmar el diagnóstico al acentuar el cuerpo central de la lesión.
- El tratamiento se debe individualizar; las lesiones son autolimitadas.
- El tratamiento demasiado agresivo puede dejar una cicatriz significativa.
- Es frecuente observar eritema y descamación en la periferia de una sola lesión o de varias lesiones. Esta situación se puede deber a inflamación por rascado o a una reacción de hipersensibilidad. El *Molluscum* inflamado suele ceder de modo espontáneo al mismo tiempo que la inflamación.

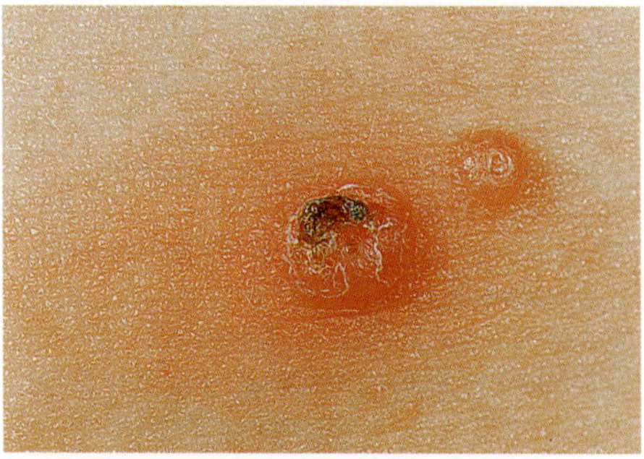

Es común ver eritema y descamación en la periferia de una sola o de varias lesiones. Esta situación se puede deber a inflamación por rascado o a una reacción de hipersensibilidad. El *Molluscum* inflamado puede ceder de forma espontánea. Esta inflamación es malinterpretada comúnmente como infección.

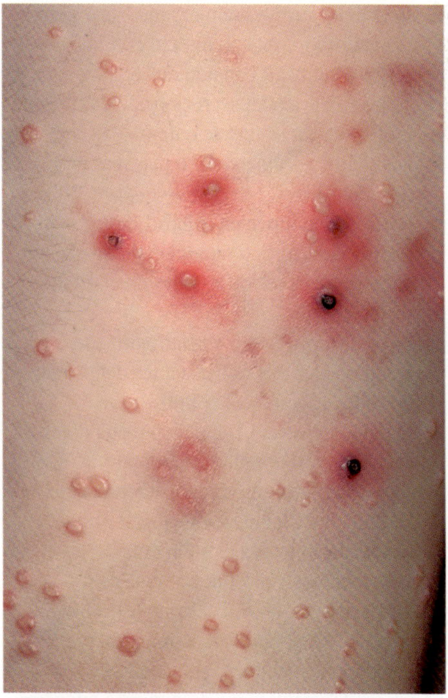

Varias verrugas aparecen inflamadas después del tratamiento con crema de imiquimod. Nótense las pequeñas cicatrices de las lesiones resueltas.

Herpes simple (herpes febril, herpes labial)

Descripción

- El agente causal del herpes simple es un virus ADN bicatenario, del que existen dos tipos (1 y 2) que pueden distinguirse en el laboratorio.
- El tipo 1 se asocia en general a infecciones orales ulcerosas vesiculares, y el tipo 2 suele producir infecciones genitales.
- Las infecciones genitales por el tipo 1 y las orales por el tipo 2 se están haciendo más comunes, posiblemente por el aumento de la incidencia de contactos sexuales oro-genitales.
- Las infecciones por el virus del herpes simple tienen dos fases: la infección primaria, después de la cual el virus queda establecido en un ganglio nervioso, y la fase secundaria, caracterizada por afectación recurrente en la misma localización.

Infección primaria

- La mayoría de las infecciones primarias son asintomáticas y sólo se pueden detectar por el aumento del título de anticuerpos IgG.
- El virus se puede diseminar mediante gotitas respiratorias, contacto directo con una lesión activa o contacto con líquidos contaminados, como la saliva o las secreciones cervicales de individuos sin signos de enfermedad activa.
- Los síntomas ocurren 3-7 o más días después del contacto.
- Se producen hipersensibilidad, dolor, parestesias ligeras o sensación de quemazón antes de aparecer las lesiones en el punto de inoculación.
- La gingivoestomatitis y la faringitis son las manifestaciones más frecuentes del primer episodio de la infección tipo 1.
- El dolor localizado, la linfadenopatía dolorosa, la cefalea, el dolorimiento general y la fiebre son síntomas prodrómicos característicos.
- Las mujeres con infección genital primaria sintomática pueden experimentar vulvovaginitis y erosiones vaginales y cervicales con dolor, edema y disuria.
- Tanto los hombres como las mujeres pueden experimentar también proctitis, dolor anorrectal, exudación, estreñimiento o tenesmo.
- Aparecen grupos de vesículas sobre una base eritematosa, que más adelante se erosionan.
- Las vesículas del herpes simple primario son más numerosas y diseminadas que las de la infección recurrente.
- En las lesiones de las mucosas se acumula exudado, mientras que las lesiones de la piel forman costras.
- Las lesiones duran 2-6 semanas y curan sin dejar cicatrices.
- Durante esta infección primaria, el virus entra en las terminaciones nerviosas de la piel, directamente debajo de las lesiones, y asciende a través de los nervios periféricos hasta los ganglios radiculares dorsales, donde permanece en una fase latente.

Infección recurrente

- La tasa de recidiva después de la infección primaria es la misma, con independencia de que existiesen o no síntomas.
- El traumatismo cutáneo local (p. ej., exposición a la luz ultravioleta, agrietado, abrasión) o las alteraciones sistémicas (p. ej., menstruación, cansancio, fiebre) reactivan el virus, que a continuación desciende por los nervios periféricos hasta el sitio de la infección inicial y causa la típica infección focal recurrente.
- La infección recurrente no es inevitable. En muchos individuos se produce un aumento del título de anticuerpos, pero sin signos clínicos de recidiva.
- Los síntomas prodrómicos, con duración de 2-24 horas, pueden recordar a los de la infección primaria. Se producen hipersensibilidad, dolor, parestesias ligeras o sensación de quemazón antes de aparecer las lesiones en el área focal de la infección primaria.
- Al cabo de 12 horas un grupo de lesiones evolucionan con rapidez a partir de una base eritematosa para formar primero pápulas y después vesículas.
- Las vesículas tensas, con forma de cúpula, se umbilican con rapidez.
- A los 2-4 días las vesículas se rompen para formar erosiones similares a aftas en la boca y el área vaginal, o erosiones cubiertas por costras en los labios y la piel.
- Las costras se desprenden al cabo de aproximadamente 8 días para revelar una superficie reepitelizada rosada.
- En contraste con la infección primaria, los síntomas sistémicos y la linfadenopatía son raros, a menos que exista una sobreinfección secundaria.

- Muchas personas experimentan disminución de la frecuencia de recidivas con el paso del tiempo, pero en algunos individuos sucede lo contrario.

Pruebas de laboratorio

- La muestra para cultivo se toma de la base de la vesícula mediante una torunda con medio de cultivo virológico especial, suministrada por el laboratorio. Los resultados pueden estar disponibles a las 24 horas. El cultivo permite identificar el virus y su tipo (1 o 2).
- Para el frotis de Tzanck, la base de la vesícula se frota con una torunda de algodón y se extiende en un porta de cristal. La muestra se puede teñir directamente o la placa se puede enviar al laboratorio. La presencia de células gigantes multinucleadas características ayuda a confirmar el diagnóstico.
- En algunos centros también se dispone de una prueba rápida de inmunofluorescencia directa, con el material obtenido de la base de una lesión.
- Se pueden determinar los anticuerpos séricos contra los tipos 1 y 2 del virus.

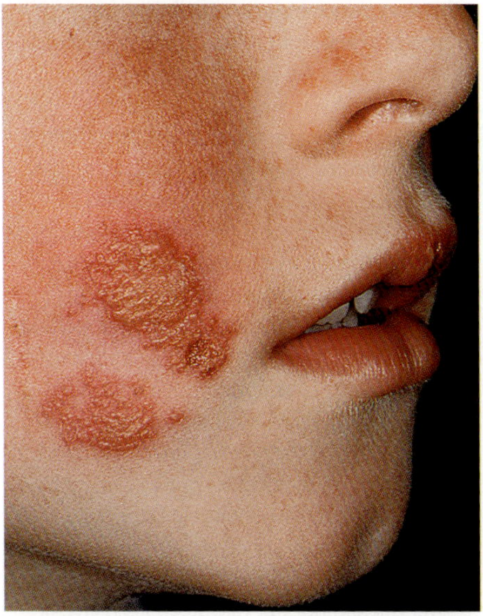

Herpes simple primario. En los niños las infecciones primarias comienzan típicamente en la cavidad oral o a su alrededor. Las vesículas son numerosas.

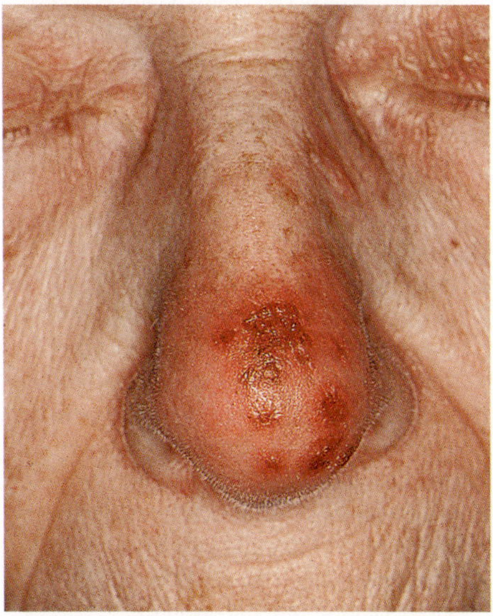

Herpes recurrente. El diagnóstico de herpes se puede establecer en cualquier fase de la evolución de las lesiones.

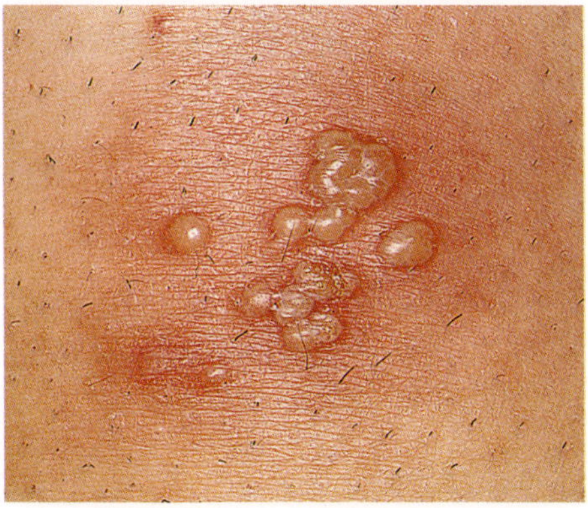

Infección recurrente. Vesículas tensas con forma de cúpula.

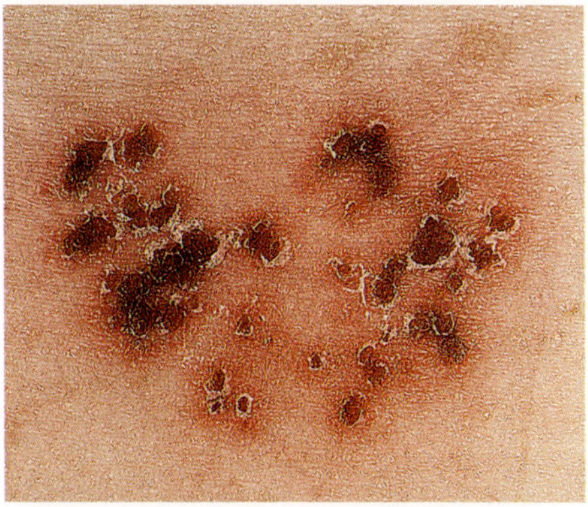

Infección recurrente. Grupo de costras.

Diagnóstico diferencial

- Enfermedad de mano-pie-boca.
- Estomatitis aftosa.
- Eritema multiforme.
- Impétigo.
- Herpes zóster.

Evolución y pronóstico

- Alrededor del 80-90% de los individuos con un primer episodio sintomático de infección genital por el virus tipo 2 experimentarán una infección recurrente dentro del año siguiente, en comparación con el 50-60% de los pacientes con infección por el virus tipo 1.
- Los pacientes con infección por el virus tipo 2 sufren una media de cuatro recidivas al año, en comparación con una recidiva anual de la infección genital por el virus tipo 1.
- Entre las demás complicaciones posibles de la infección por el virus del herpes simple se incluyen queratitis, encefalitis, meningitis, hepatitis y neumonitis.

Discusión

- El VHS es la causa más común de ulceraciones genitales en el mundo industrializado. Al menos 1 de cada 5 norteamericanos sufre infección por el virus del herpes simple tipo 2.
- La mayor parte de los contagios del virus ocurren durante los períodos de siembra vírica asintomática, no reconocida.
- Las infecciones pueden ocurrir en cualquier lugar de la piel. La infección en un área no protege al paciente de una infección subsiguiente en un sitio distinto.
- El herpes labial es la presentación más común.
- El panadizo herpético (herpes simple de la yema del dedo) puede recordar a un grupo de verrugas o una infección bacteriana. Se describe más frecuentemente en pacientes pediátricos con gingivoestomatitis y en mujeres con herpes genital.
- El herpes de los gladiadores (herpes cutáneo en practicantes de deportes de contacto) se transmite por contacto directo piel-piel. Representa un riesgo sanitario conocido de los luchadores.
- El herpes simple en el área de las nalgas es más frecuente en las mujeres.
- El herpes simple de la región lumbosacra o el tronco puede ser muy difícil de diferenciar respecto al herpes zóster; el diagnóstico sólo se hace aparente en el momento de la recurrencia.
- El eccema herpético (erupción variceliforme de Kaposi) consiste en la asociación de dos procesos comunes: dermatitis atópica e infección por el virus del herpes simple. La enfermedad es más frecuente en zonas de dermatitis atópica activa o cicatrizada recientemente, sobre todo en la cara, pero se puede afectar la piel normal. En la mayoría de los casos, la enfermedad es una infección primaria por el virus del herpes simple. Las infecciones herpéticas se pueden extender dentro de áreas afectadas por otras dermatosis diseminadas (enfermedad de Darier); tal extensión puede ser camuflada, precedida por aumento del dolor y agravamiento de la enfermedad por nuevas erosiones o áreas

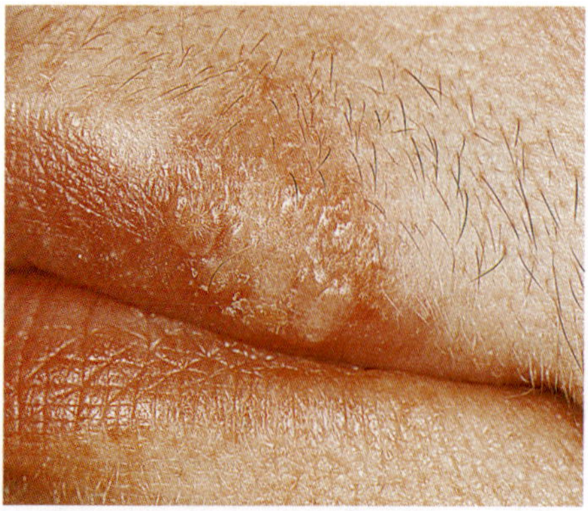

Herpes recurrente. Vesículas confluentes.

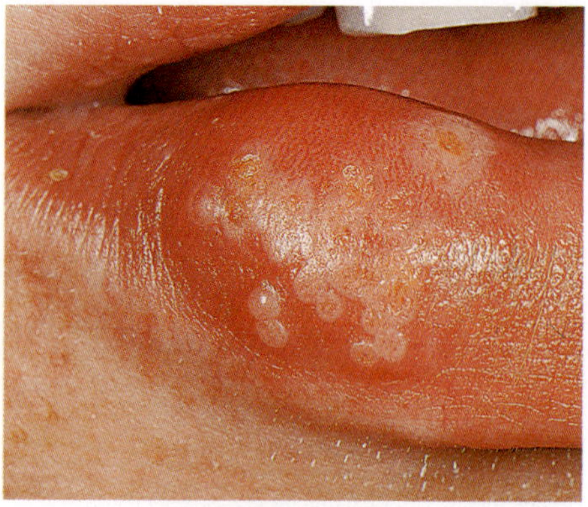

Herpes recurrente. Vesículas umbilicadas.

costrosas. La diseminación es más común en la piel tratada con corticosteroides y en individuos inmunodeprimidos.

- El herpes simple genital representa un factor de riesgo para la transmisión del virus de la inmunodeficiencia humana.
- Se sigue intentando conseguir una vacuna preventiva; hasta ahora la vacunación primaria no ha tenido éxito.

Tratamiento

- El paciente debe instruirse sobre las medidas para prevenir la transmisión del virus a otras personas: evitar el contacto con lesiones abiertas; no compartir gafas ni cuchillas de afeitar; uso de preservativos; en la fase de lesiones abiertas o costras húmedas, el virus se puede contagiar a través del beso.
- Las infecciones se resuelven sin tratamiento. La necesidad de tratamiento para el primer episodio de infección y las infecciones recurrentes, y de terapia supresora depende de las peculiaridades de cada paciente.
- El tratamiento supresor a largo plazo puede mejorar mucho la calidad de vida de las personas con recidivas frecuentes y dolorosas.
- La frecuencia posterior de recidivas, una vez suprimida la medicación, no se ve influenciada por ningún fármaco tópico u oral.

Fármacos tópicos

- Se pueden usar para aliviar el dolor. Cuando se aplica con frecuencia, la crema de tetracaína al 1,8% reduce el tiempo de curación de las lesiones de herpes labial recurrente en alrededor de 2 días.
- El docosanol es un medicamento tópico de venta sin receta aprobado por la Food and Drug Administration para las lesiones de herpes labial. Acorta el tiempo de curación aproximadamente lo mismo que la crema de penciclovir.
- Cuando se aplica varias veces al día, la crema de penciclovir disminuye la duración del herpes labial en alrededor de medio día. Es muy cara.
- El aciclovir tópico no está aprobado para tratar el herpes labial en individuos inmunocompetentes debido a su falta de eficacia. El empleo de antivíricos tópicos puede potenciar la resistencia al tratamiento y, dado que no es eficaz, tal uso se debe desaconsejar.
- Los labios se deben proteger de la exposición al sol con cremas opacas, como la de óxido de cinc, o con filtros solares incorporados en un bálsamo labial.
- Un apósito húmedo con agua fría disminuye el eritema y contribuye a eliminar las costras para favorecer la curación.

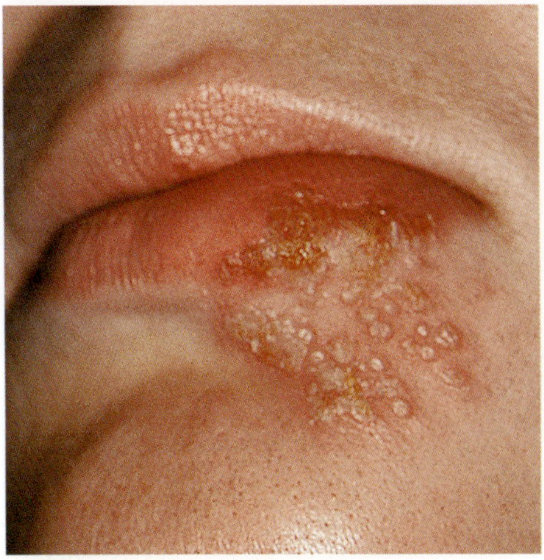

Herpes recurrente. Después de la exposición al sol apareció un gran grupo de vesículas.

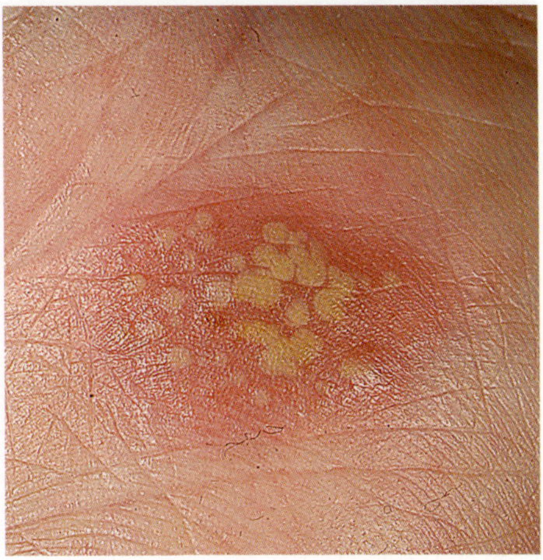

Herpes recurrente en la piel gruesa de la palma de la mano.

Fármacos antivíricos orales

- El tratamiento se inicia al primer signo o síntoma.
- El tratamiento es más efectivo cuando se administra dentro de las primeras 48 horas desde el comienzo de los síntomas y signos.
- La frecuencia y la gravedad de los episodios del herpes no tratado pueden cambiar a lo largo del tiempo. Después de 1 año de tratamiento supresor se deben revaluar la frecuencia y la gravedad de la infección para calibrar la necesidad de tratamiento continuado.
- Valaciclovir:
  - Para los episodios iniciales se administra 1 g dos veces al día durante 10 días.
  - Para los episodios recurrentes se emplean 500 mg dos veces al día durante 3 días.
  - La infección oral-labial recurrente se puede tratar con 1 g, dos tabletas dos veces al día sólo 1 día.
  - El tratamiento supresor requiere la administración de 1 g diario. En los pacientes con una historia de no más de nueve recidivas anuales, una dosis alternativa es la de 500 mg diarios.
- Famciclovir:
  - Para los episodios recurrentes se administran 125 mg dos veces al día durante 5 días.
  - Para el tratamiento supresor se administran 250 mg dos veces al día durante hasta 1 año.
- Aciclovir:
  - Para los episodios iniciales se emplean 200 mg cada 4 horas cinco veces al día durante 10 días.
  - Para el tratamiento supresor se administran 400 mg dos veces al día durante hasta 12 meses. Después se revalúa el caso. Las pautas alternativas han incluido dosis variables entre 200 mg tres veces al día hasta 200 mg cinco veces al día.
  - Para los episodios recurrentes se emplean 400 mg cada 8 horas durante 5 días.
- La L-lisina es inefectiva.
- El uso a largo plazo de aciclovir tópico u oral en personas con infección por el virus de la inmunodeficiencia humana constituye un factor de riesgo para el desarrollo de resistencia al aciclovir. El diagnóstico de lesiones víricas resistentes al aciclovir se debe considerar cuando las lesiones tardan más en curar.

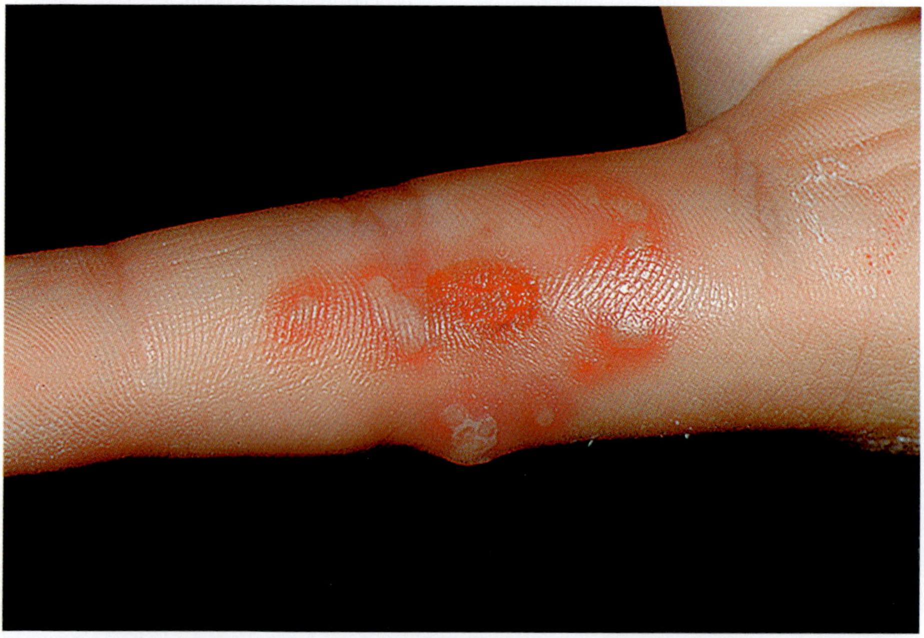

Herpes recurrente en un dedo. El herpes puede infectar cualquier superficie cutánea. Se estableció el diagnóstico de dermatitis por hiedra venenosa, pero el paciente comunicó que la erupción había ocurrido varias veces en el pasado.

Consideraciones pediátricas

- Los lactantes con infección por herpes simple sospechada deben tratarse sin retraso con antivíricos para prevenir la infección diseminada.
- Los lactantes que adquieren el virus en el útero tienen mal pronóstico, con altas tasas de morbilidad (retraso mental, convulsiones, sordera) y mortalidad.
- El pronóstico es mucho mejor en los lactantes contagiados durante el período perinatal, y más del 90% se desarrollan normalmente.
- La parte del cuerpo fetal que constituye la presentación durante el parto tiene mayor probabilidad de entrar en contacto con secreciones maternas contaminadas por el virus, y suele mostrar los primeros signos de infección.
- Los signos cutáneos suelen retrasarse respecto a otras manifestaciones, como dificultad para alimentarse e irritabilidad.

Claves clínicas

- La siembra vírica se produce de forma intermitente, y en la mayoría de los casos sin síntomas. Representa la principal causa de la epidemia continuada.
- Las vesículas umbilicadas (con forma de cúpula y una ligera depresión central) son el dato característico de las infecciones por virus del herpes.
- La mayoría de las infecciones son contagiadas por personas que desprenden virus pero no tienen síntomas.
- La mayoría de las infecciones primarias son asintomáticas.
- La infección recurrente por el virus del herpes simple es la causa más común de eritema multiforme recurrente.
- Vale la pena dedicar el tiempo necesario a explicar el impacto emocional y los aspectos prácticos para prevenir el contagio de la enfermedad.
- El tiempo dedicado al intento de identificar la fuente de una infección suele ser inútil, puesto que la mayoría de las infecciones primarias son asintomáticas.

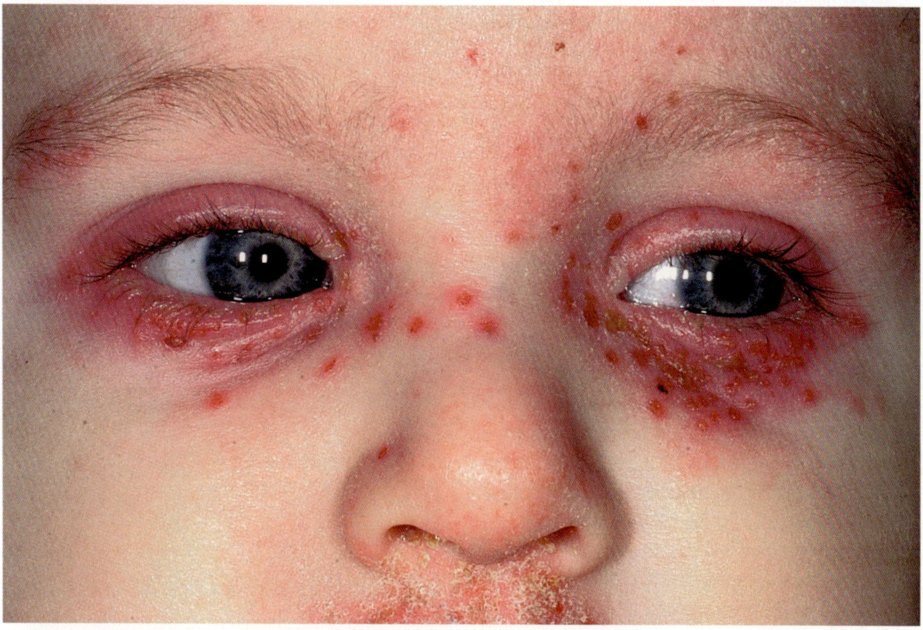

El eccema herpético consiste en la asociación de dos procesos comunes: la dermatitis atópica y el herpes simple. El virus infecta a las áreas donde se localiza con frecuencia la dermatitis atópica. La infección se puede extender con rapidez por áreas amplias.

Varicela

Descripción

- La varicela, una infección altamente contagiosa, está causada por virus de la varicela-zóster, y la mayoría de las veces proporciona inmunidad durante el resto de la vida.

Historia clínica

- La transmisión se produce mediante gotitas transportadas por el aire o por el líquido vesicular.
- Los pacientes son contagiosos desde 2 días antes del comienzo de la erupción hasta que las lesiones se cubren de costras.
- El período de incubación es de aproximadamente 14-16 días.
- En los niños los síntomas prodrómicos faltan o consisten en febrícula, cefalea y malestar general; aparecen fiebre, afectación del estado general y un exantema vesicular generalizado que duran 4-7 días. Puede existir fotofobia.
- Los adolescentes, los adultos y los pacientes inmunocomprometidos desarrollan una enfermedad grave y experimentan riesgo de complicaciones.
- Durante la fase vesicular existe prurito moderado o intenso.
- La temperatura varía entre 38 y 40 °C, pero vuelve a cifras normales cuando desaparecen las vesículas.

Hallazgos cutáneos

- Es típica la presencia simultánea de lesiones en todas las fases (vesículas, pústulas y costras).
- El exantema comienza en el tronco y se extiende a la cara y las extremidades. La intensidad de la afectación varía de forma considerable.
- Cada lesión comienza como una pápula roja de 2-4 mm, y después aparece una vesícula transparente de paredes finas sobre la superficie. La vesícula se convierte en umbilicada (se produce un hoyo central) y turbio, y se rompe a las 8-12 horas para formar una costra al mismo tiempo que desaparece la base eritematosa. La formación de nuevas lesiones cesa hacia el cuarto día.
- Las costras se desprenden al cabo de unos 7 días, y las lesiones suelen curar sin dejar cicatrices.
- La infección secundaria o la excoriación extiende el proceso en la dermis.
- Es frecuente la formación de vesículas en la cavidad oral y la vagina, que se rompen con rapidez para formar múltiples úlceras similares a aftas.

Hallazgos extracutáneos

- La neumonía es la complicación seria más común en los adultos normales.
- La hepatitis es la complicación más frecuente en pacientes inmunocomprometidos.

Pruebas de laboratorio

- En los casos dudosos se realizan cultivo o extensión de Tzanck para casos cuestionables.
- La inmunofluorescencia directa de los raspados obtenidos de la base de la vesícula es una prueba rápida y sensible, pero no disponible en muchos centros.

Complicaciones

- Las posibles complicaciones incluyen sobreinfección bacteriana por *Streptococcus pyogenes* o *Staphylococcus aureus*, neumonía, deshidratación, encefalitis y hepatitis. La complicación neurológica más común es la ataxia secundaria a inflamación cerebelosa. Aproximadamente el 15% de los adultos sanos desarrollan afectación pulmonar.

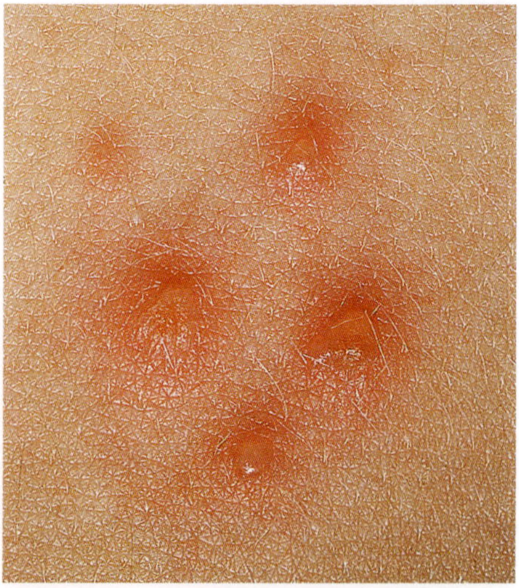

Las lesiones comienzan como una pápula roja de 2-4 mm, que desarrolla un contorno irregular (pétalo de rosa) con aparición de una vesícula transparente de paredes finas en la superficie (gota de rocío).

- Desde que se identificó la asociación entre síndrome de Reye y aspirina, la ocurrencia de este síndrome se ha convertido en más rara.
- La sospecha de afectación ocular justifica la evaluación por un oftalmólogo.
- La trombocitopenia, la púrpura trombocitopénica transitoria y la púrpura de Henoch-Schönlein son complicaciones raras.
- La infección materna por el virus de la varicela-zóster durante las 20 primeras semanas de gestación impone un riesgo de síndrome de varicela congénita al feto.

Diagnóstico diferencial

- Herpes zóster diseminado.
- Herpes simple diseminado.
- Eccema herpético.
- Púrpura de Henoch-Schönlein.
- Viruela.
- Foliculitis.
- Impétigo.

Tratamiento

- El tratamiento consiste en lociones antipruriginosas suaves. Los antihistamínicos (hidroxizina) contribuyen a prevenir la excoriación.
- Entre los demás fármacos antivíricos se incluyen aciclovir, 10 mg/kg por vía intravenosa cada 8 horas durante 7 días. El valaciclovir, 1 g tres veces al día durante 7 días, y el famciclovir, 500 mg tres veces al día durante 7 días, pueden tener un papel en el tratamiento de la varicela, aunque actualmente están aprobados en Estados Unidos para el tratamiento de la varicela-zóster.

Recomendaciones de la American Academy of Pediatrics para el tratamiento con aciclovir de las infecciones por el virus varicela-zóster

Indicaciones	Tratamiento recomendado
• Adolescentes sanos ≥ 13 años con varicela, excepto chicas embarazadas • Niños > 12 meses con un trastorno crónico cutáneo o pulmonar, o bajo tratamiento a largo plazo con salicilato • Niños que reciben ciclos de corticosteroides, breves, intermitentes o en aerosol • Niños infectados por contactos domésticos	Considere aciclovir; se debe iniciar dentro de las primeras 24 horas desde el comienzo del exantema Dosis: 20 mg/kg (máximo 800 mg) por vía oral cuatro veces al día durante 5 días
• Niños y adultos sanos con complicaciones de la varicela • Niños inmunocomprometidos (lo que incluye dosis altas de corticosteroides) con varicela primaria • Niños inmunocomprometidos con zóster recurrente • Embarazadas con complicaciones de la varicela	Aciclovir intravenoso Dosis: 10 mg/kg por vía intravenosa cada 8 horas durante 7 días
• Niños sanos con varicela • Embarazadas con varicela no complicada • Niños sanos expuestos a la varicela	Habitualmente, no tratamiento

Tratamiento de adolescentes y adultos

- El tratamiento precoz con aciclovir oral disminuye el intervalo hasta la curación cutánea de la varicela del adulto, disminuye la duración de la fiebre y reduce la intensidad de los síntomas, pero no modifica la siembra vírica. La iniciación del tratamiento después del primer día de enfermedad carece de valor en la varicela del adulto no complicada.
- Existe una alta tasa de morbilidad incluso en pacientes normales con neumonía por varicela clínicamente evidente; puede ser útil el aciclovir intravenoso, 10 mg/kg intravenosos cada 8 horas durante 7 días.

Pacientes inmunocomprometidos

- Los pacientes inmunocomprometidos tratados con aciclovir experimentan disminución de la morbilidad por diseminación visceral existe un efecto moderado sobre la enfermedad cutánea. La pauta recomendada es de 10 mg/kg por vía intravenosa cada 8 horas durante 7-10 días.
- La inmunoglobulina antivaricela-zóster se recomienda para la profilaxis postexposición. Se puede administrar dentro de las 96 horas después del contacto.

Recomendaciones para usar la inmunoglobulina antivaricela-zóster como profilaxis después de la exposición	
Personas < 13 años de edad	**Personas > 13 años de edad**
Se usa para inmunización pasiva de niños susceptibles inmunocomprometidos después de una exposición sustancial a la varicela o el herpes zóster, lo que incluye: 1. Niños con inmunodeficiencia primaria y adquirida 2. Niños con enfermedades neoplásicas que están recibiendo tratamiento inmunosupresor 3. Recién nacidos cuyas madres presentan síntomas y signos de varicela en los 5 días previos y los 2 días siguientes al parto 4. Lactantes prematuros con exposición posnatal sustancial y que deben evaluarse individualmente	Adolescente o adulto sano no vacunado que ha experimentado una exposición sustancial, y se comprueba que es susceptible La inmunoglobulina antivaricela-zóster se debe considerar para la embarazada susceptible expuesta, para prevenir complicaciones de la varicela en la madre, pero no para proteger al feto Nota: si la inmunoglobulina antivaricela-zóster previene la varicela, más adelante se debe ofrecer la vacunación

Indicaciones de la vacunación contra la varicela	
Personas < 13 años de edad	**Personas > 13 años de edad**
Se recomienda una sola dosis subcutánea de 0,5 ml para todos los niños sanos de 1 a 12 años sin historia de varicela	Se recomiendan dos dosis de 0,5 ml de vacuna, con un intervalo de 4-8 semanas, para los adolescentes y los adultos sanos sin historia de la enfermedad
Los niños con una historia fiable de varicela se consideran inmunes	Se considera que los individuos con historia fiable de infección son inmunes
Aquellos con una historia incierta deben vacunarse	Aquellos sin tal historia se consideran susceptibles; se puede hacer una prueba para determinar el estado de inmunidad, o se puede proceder a la vacunación sin prueba previa
No está justificada la prueba serológica, puesto que la vacuna es bien tolerada por los individuos seropositivos	

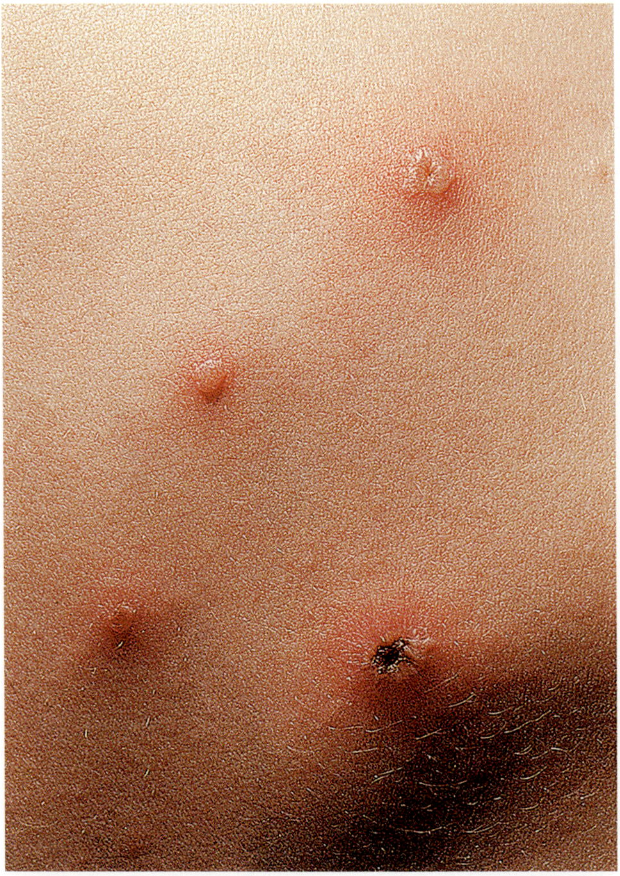

Las vesículas se convierten en umbilicadas y turbias, y se rompen a las 8-12 horas para formar una costra, al mismo tiempo que desaparece la base eritematosa.

Consideraciones pediátricas

- La vacuna contra la varicela es altamente eficaz, con una tasa de seroconversión del 96% en los niños sanos; la eficacia es del 71-91%.
- Los niños inmunizados con vacuna de virus vivo atenuado pueden desarrollar una enfermedad afebril leve —síndrome similar a la varicela— consistente en máculas y pápulas eritematosas y pocas vesículas, aproximadamente 15 días después de la exposición. Las lesiones son mucho menos numerosas.

Claves clínicas

- En la varicela existen al mismo tiempo lesiones en diferentes fases (vesículas, costras y pústulas) en cualquier área del cuerpo. La situación contrasta con el exantema de la viruela, cuyas lesiones se encuentran todas en la misma fase durante el curso de la erupción. Las lesiones de la viruela tienen el mismo tamaño y se extienden en la dermis profunda.
- En la varicela las lesiones son centrípetas (más numerosas en el tronco); sin embargo, las lesiones de la viruela son centrífugas (más numerosas en la cara y las extremidades que en el tronco).
- La varicela es muy contagiosa; los pacientes hospitalizados por complicaciones o para tratamiento requieren procedimientos de aislamiento estrictos.
- La varicela resistente al aciclovir puede ocurrir en personas infectadas por el virus de la inmunodeficiencia humana bajo tratamiento crónico tópico u oral; tal posibilidad se debe tener en cuenta en casos de enfermedad grave atípica o diseminada.

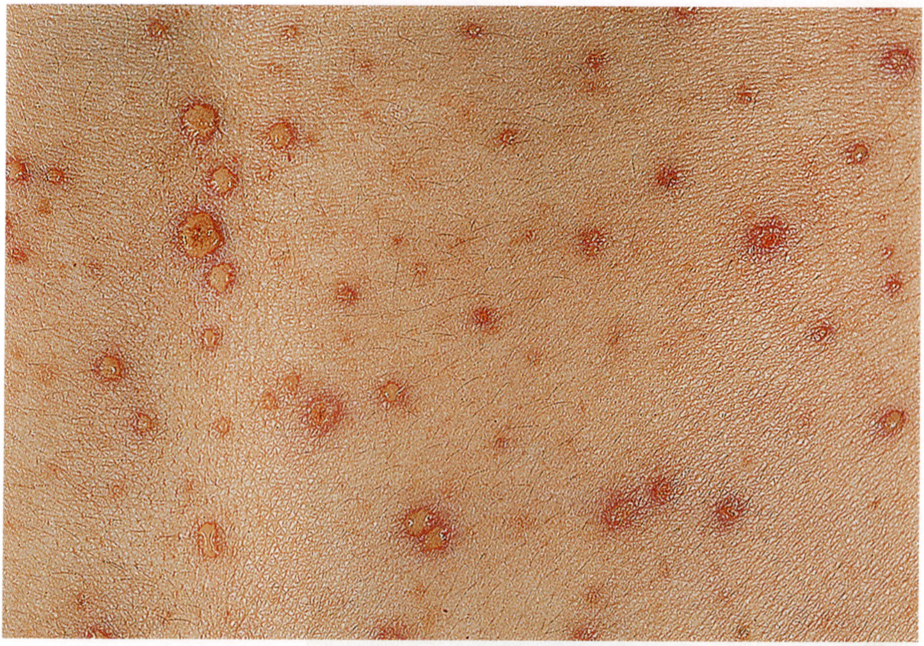

Existen lesiones en diferentes fases al mismo tiempo en una determinada zona corporal.

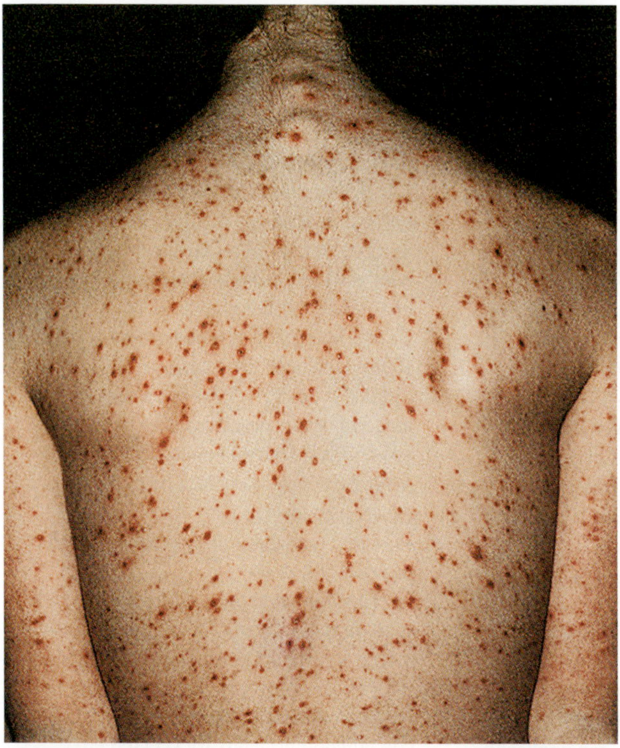

Lesiones numerosas en el tronco (distribución centrípeta).

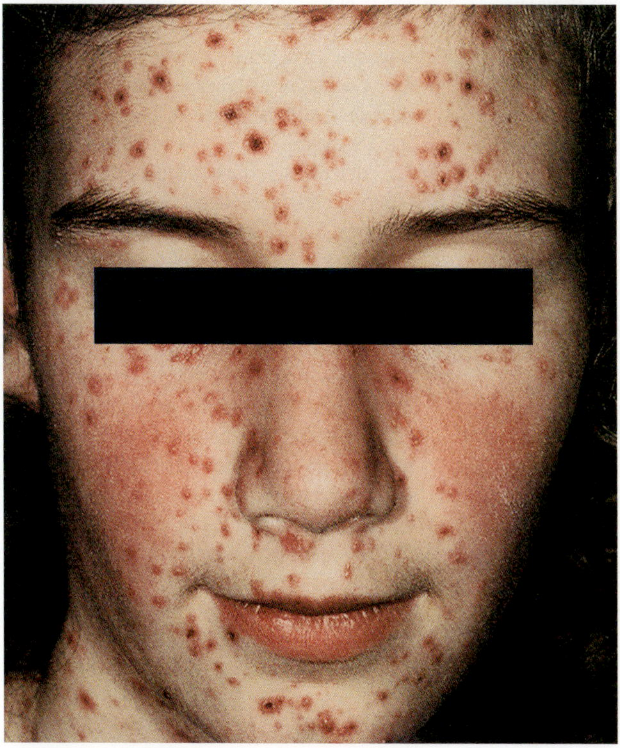

Existen lesiones en todas las fases evolutivas.

Herpes zóster

Descripción

- El herpes zóster es una infección vírica cutánea que en general afecta a la piel de un solo dermatoma o de dermatomas adyacentes.
- El herpes zóster se debe a reactivación del virus de la varicela, que entró en los nervios cutáneos durante un episodio previo de varicela.
- El herpes zóster se conoce también como «culebrilla».

Historia clínica

- La enfermedad ocurre en algún momento de la vida en el 10-20% de todas las personas.
- Se pueden afectar personas de todas las edades; la incidencia aumenta con la edad.
- El herpes zóster no conlleva mayor probabilidad de neoplasia maligna oculta.
- El zóster puede constituir el primer signo clínico de síndrome de inmunodeficiencia adquirida en individuos de alto riesgo.
- La edad, los fármacos inmunosupresores, el linfoma, el cansancio, los trastornos emocionales y la radioterapia se han implicado como causas de reactivación del virus.
- Los ancianos experimentan mayor riesgo de dolor segmentario, que puede continuar durante meses después de curar las lesiones cutáneas.
- Los pacientes con linfoma de Hodgkin son especialmente susceptibles al herpes zóster.
- El dolor puede simular la pleuresía, el infarto de miocardio, la enfermedad abdominal o la migraña, y puede plantear un problema difícil de diagnóstico hasta que la erupción característica proporciona la respuesta.
- Los síntomas constitucionales de cefalea, fotofobia y malestar general pueden preceder a la erupción en varios días. La fiebre es incomún. Pueden existir adenopatías regionales.
- El episodio de herpes zóster no proporciona inmunidad duradera ni es raro sufrir dos o tres episodios a lo largo de la vida.

Hallazgos cutáneos

- Antes de la erupción se aprecia hipersensibilidad al tacto o hiperestesia en el dermatoma afecto, lo que proporciona un signo predictivo útil.
- El dolor, el prurito o la sensación de ardor, generalmente localizados en el dermatoma, pueden preceder a la erupción en 4 o 5 días.
- Aunque generalmente limitada a la piel de un solo dermatoma, la erupción puede afectar a uno o dos dermatomas adyacentes. Las lesiones de múltiples dermatomas no contiguos son más frecuentes en individuos inmunocomprometidos.
- En ocasiones aparecen unas pocas vesículas al otro lado de la línea media.
- Alrededor del 50% de los pacientes con zóster no complicado experimentan viremia, con aparición de 20 o 30 vesículas diseminadas sobre la superficie cutánea fuera del dermatoma afectado.
- La región torácica se afecta en las dos terceras partes de los casos.
- La erupción comienza con placas tumefactas rojas de varios tamaños, y se extiende para afectar a parte del dermatoma o a todo él.
- Las vesículas aparecen en grupos sobre una base eritematosa y se convierten en turbias, con líquido purulento, hacia el tercero o cuarto día.
- Las vesículas varían de tamaño, al contrario que los grupos de vesículas con tamaño uniforme en el herpes simple.
- Las vesículas se umbilican o rompen antes de formar costras, que se desprenden en 2 o 3 semanas.
- Los pacientes ancianos o debilitados pueden tener un curso prolongado y difícil. En ellos la erupción es típicamente más extensa e inflamatoria, y a veces origina vesículas hemorrágicas, necrosis cutáneas, infección bacteriana secundaria o cicatrización extensa.
- Las complicaciones del herpes zóster en individuos inmunocompetentes pueden incluir parálisis de nervios periféricos, encefalitis, mielitis y un síndrome de hemiparesia contralateral. La enfermedad diseminada puede conducir a la muerte.
- La necrosis retiniana aguda, precedida por cambios visuales semanas o meses después de un episodio de zóster, es una complicación más frecuente en pacientes seropositivos para el virus de la inmunodeficiencia humana.

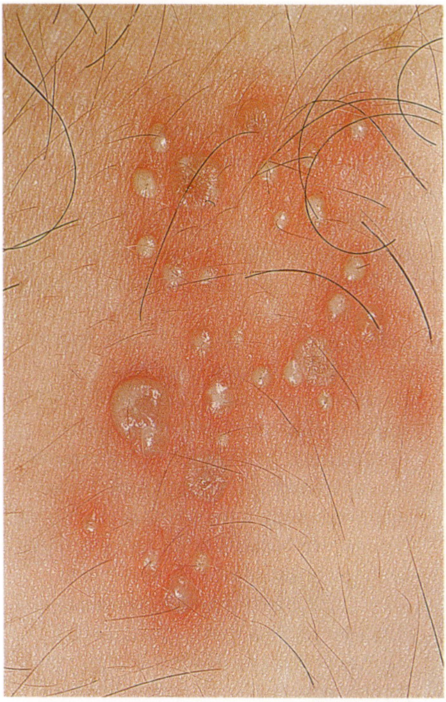

Las vesículas son de tamaño variable, en contraste con el grupo de vesículas de tamaño uniforme observado en el herpes simple.

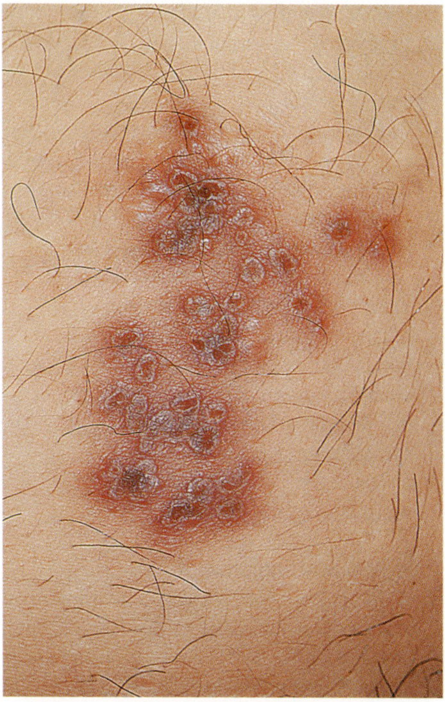

Las vesículas se umbilican o se rompen.

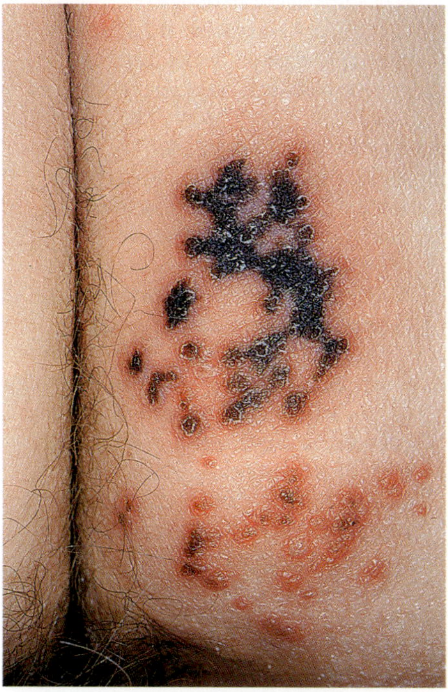

Se forma una costra, que caerá a las 2-3 semanas.

Herpes zóster oftálmico

- La afectación de cualquier rama del nervio oftálmico da lugar al llamado herpes zóster oftálmico.
- En el zóster oftálmico, el exantema se extiende desde el nivel del ojo hasta el vértex del cráneo pero no cruza la línea media.
- Las vesículas en la punta o el lado de la nariz (signo de Hutchinson) se asocian a las complicaciones oculares más serias.
- Entre los pacientes que no reciben tratamiento antivírico, el 50% desarrollan complicaciones oculares (queratopatía, epiescleritis, iritis). El tratamiento antivírico oral disminuye la frecuencia de complicaciones oculares tardías.
- Los pacientes con zóster oftálmico deben derivarse a un oftalmólogo.

Neuralgia postherpética

- El dolor es la principal causa de morbilidad en el zóster; la neuralgia postherpética se define como dolor que persiste más de 30 días después de la erupción cutánea.
- La incidencia y la duración del dolor aumentan con la edad.
- El dolor puede persistir en un dermatoma durante meses o años después de desaparecer las lesiones.
- El dolor es con frecuencia intenso, refractario y extenuante. El paciente se protege las áreas de hiperestesia para evitar la presión más ligera, que activará otra onda de dolor.
- La mayoría de los pacientes de menos de 30 años no experimentan dolor. A los 40 años de edad el riesgo de dolor de duración superior a 1 mes aumenta al 33%. A los 70 años el peligro aumenta hasta el 74%.
- El grado de dolor no guarda relación con la extensión de la afectación ni con el número de vesículas, ni tampoco con la intensidad de la inflamación o la fibrosis en los nervios periféricos.

Pruebas de laboratorio

- El cultivo es específico, pero el virus se muestra lábil y no resulta fácil aislarlo.
- La prueba de fijación del complemento se puede usar para el diagnóstico retrospectivo.
- Es posible hacer una prueba de inmunofluorescencia directa con el material celular tomado de lesiones cutáneas.
- Para la extensión de Tzanck, la base de una vesícula se raspa con una torunda de algodón, y el material se extiende sobre un porta de cristal. La preparación se envía al laboratorio o se tiñe directamente para ver células gigantes multinucleadas.

Tratamiento

Supresión de la inflamación, el dolor y la infección

- Se ensaya el tratamiento tópico. Se pueden usar apósitos humedecidos en agua fría, que se aplican varias veces al día durante 20 minutos; producen maceración de las vesículas, eliminan el suero y las costras, y combaten la proliferación de bacterias.
- Los corticoides orales disminuyen el dolor agudo y aceleran la resolución de la erupción cutánea, pero carecen de efecto sobre la neuralgia postherpética. No se encontró diferencia del dolor a los 6 meses con la combinación de aciclovir y prednisona comparada con el aciclovir solo o la prednisona sola. No existieron diferencias significativas entre los pacientes tratados con o sin esteroides en cuanto al intervalo hasta la mejoría o la desaparición completa del dolor. La incidencia de efectos adversos es más alta en los pacientes tratados con corticosteroides.
- El bloqueo simpático (ganglio estrellado o epidural) con bupivacaína al 0,25% puede eliminar el dolor del herpes zóster agudo y prevenir o aliviar la neuralgia postherpética.

Atenuación de la fase aguda

- Los antivíricos orales disminuyen el dolor agudo, la inflamación, la formación de vesículas y la siembra de virus.
- La duración y la intensidad de la neuralgia postherpética se pueden reducir mediante tratamiento del herpes zóster agudo con valaciclovir o famciclovir.
- El tratamiento es más efectivo cuando se inicia dentro de las primeras 48 horas de infección.
- Es razonable usar fármacos antivíricos para el paciente que solicita atención médica, transcurridas más de 48 horas después de aparecer las vesículas, si la formación de costras todavía no es completa.
- Para los adultos se recomienda un ciclo de 7-10 días con 800 mg de aciclovir cinco veces al día; 1.000 mg de valaciclovir tres veces al día o 500 mg de famciclovir tres veces al día.

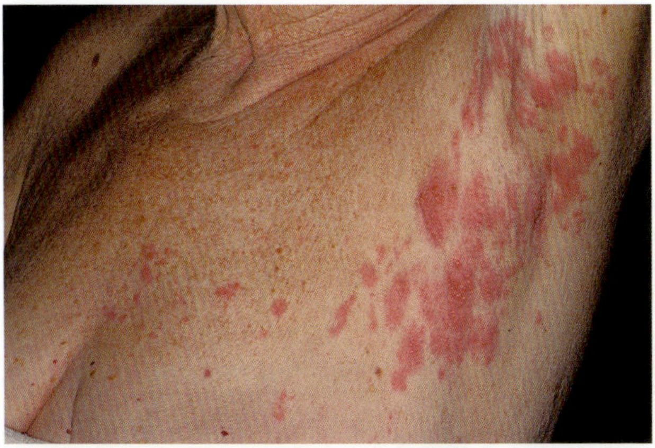

Grupo grande de vesículas con afectación de varios dermatomas. No es inusual que el zóster afecte a más de un dermatoma.

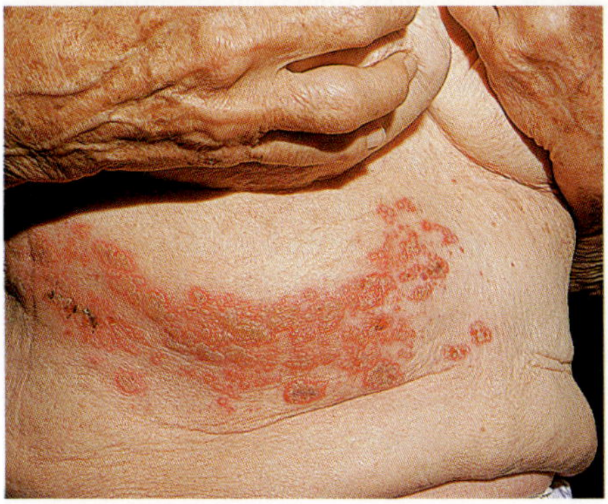

La erupción comienza con placas eritematosas tumefactas de varios tamaños, y se extiende para afectar al dermatoma completo o en parte. Los pacientes ancianos o debilitados pueden sufrir un curso prolongado y difícil. En estos casos la erupción es típicamente más extensa e inflamatoria.

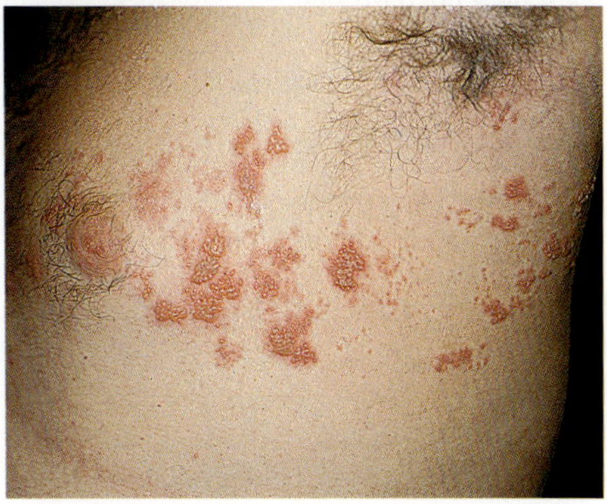

Las vesículas aparecen en grupos sobre la base eritematosa. Es frecuente que afecten a más de un dermatoma.

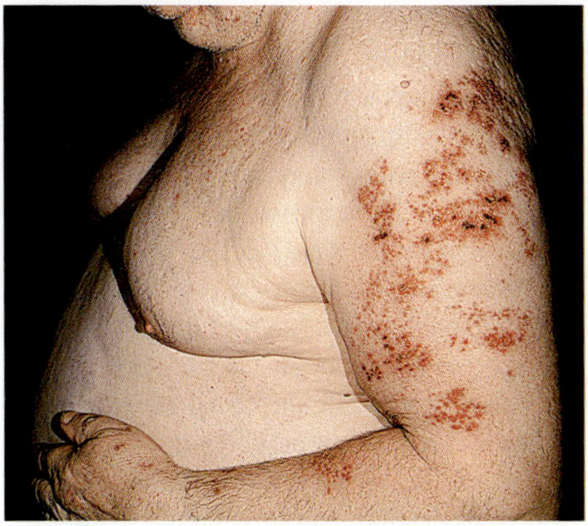

El herpes zóster puede afectar a cualquier dermatoma. Muchas personas creen que la «culebrilla» sólo afecta al tronco.

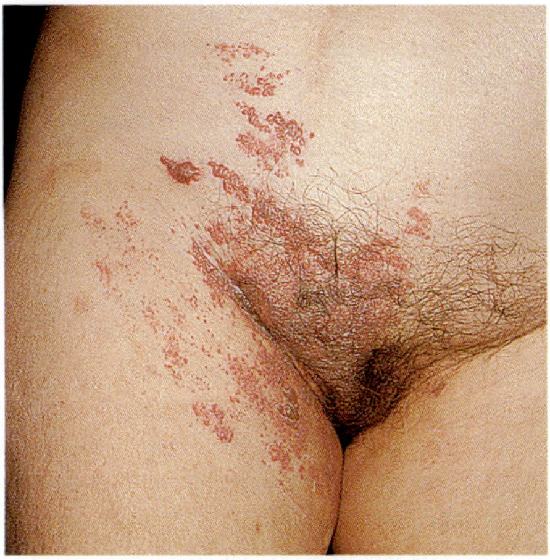

Zóster sacro. La vejiga neurógena con dificultad para iniciar la micción o retención urinaria se puede asociar a herpes zóster de los dermatomas sacros S2, S3 o S4. La migración del virus a los nervios autonómicos adyacentes es responsable de esos síntomas.

El valaciclovir y el famciclovir proporcionan la misma eficacia para acelerar la curación y la resolución del dolor; sus pautas de dosificación más simples y los perfiles farmacocinéticos los hacen preferibles al aciclovir. Los tres fármacos son seguros y bien tolerados. Es necesario ajustar las dosis en los pacientes con insuficiencia renal.

- Los fármacos se administran de forma empírica a los pacientes de más de 50 años de edad, inmunocomprometidos o con zóster del trigémino.
- Los antivíricos tópicos no tienen ningún papel en el tratamiento del herpes zóster.

Neuralgia postherpética

Prevención

- El famciclovir y el valaciclovir pueden disminuir la duración de la neuralgia postherpética.
- Los corticoides orales usados para prevenir la neuralgia postherpética no han demostrado su eficacia.
- Algunos autores recomiendan iniciar la amitriptilina a dosis bajas (10-25 mg), para aumentarla de forma gradual hasta 50-75 mg durante 2-3 semanas, en todos los pacientes de más de 60 años tan pronto como se diagnostica el zóster. Se ha descrito una disminución del 50% en la incidencia de neuralgia postherpética.

Tratamiento

- No existe un tratamiento fiable para la neuralgia postherpética. Puede ser útil la consulta con un especialista en dolor.
- Los analgésicos orales (p. ej., paracetamol, oxicodona) representan el tratamiento de primera línea.
- El parche de lidocaína es el primer fármaco aprobado para la neuralgia postherpética por la United States Food and Drug Administration.
- Los antidepresivos tricíclicos, como amitriptilina, 75 mg/día, nortriptilina, 25-75 mg/día, y desipramina, y el antiepiléptico gabapentina alivian el dolor en algunos pacientes.
- Algunos clínicos aconsejan un ciclo corto de corticoides (p. ej., prednisona, 40-60 mg/día durante 3-5 días o más).
- Los narcóticos y los analgésicos son efectivos en muchos pacientes.
- La crema de capsaicina favorece la liberación o inhibe la reacumulación de la sustancia P por los cuerpos celulares y los terminales nerviosos. Los pacientes experimentan algún alivio del dolor, pero quizá no toleren el escozor. La aplicación de lidocaína tópica antes de la capsaicina puede convertir el tratamiento en más tolerable. La capsaicina no se debe aplicar en lesiones cutáneas no curadas.

Consideraciones pediátricas

- Más de 20.000 niños sanos de Estados Unidos sufren herpes zóster cada año.
- Los niños con varicela durante el primer año de vida experimentan un riesgo aumentado de herpes zóster.
- Los niños con zóster no experimentan una incidencia más alta de compromiso inmune subyacente; las pruebas de laboratorio no son necesarias sistemáticamente en los niños sanos con zóster.
- Los niños, por lo demás sanos, con zóster no requieren prueba serológica para el virus de la inmunodeficiencia humana.

Claves clínicas

- El zóster puede afectar a la zona sacra. La vejiga neurógena con dificultad para iniciar la micción o retención urinaria se puede asociar al zóster de los dermatomas S2, S3 o S4. La migración del virus hasta los nervios autonómicos adyacentes es responsable de esos síntomas.
- El herpes zóster del ganglio geniculado se conoce como síndrome de Ramsay-Hunt. Existe afectación de las porciones sensorial y motora del VII par craneal. Puede existir pérdida de gusto unilateral sobre los dos tercios anteriores de la lengua, y se pueden formar vesículas en el tímpano, el conducto auditivo externo, la concha de la oreja y el pabellón auricular.

- En las personas infectadas por el virus de la inmunodeficiencia humana, el herpes zóster se asocia a recidivas frecuentes y lesiones atípicas. El tratamiento se debe mantener hasta que se hayan resuelto por completo todas las lesiones.

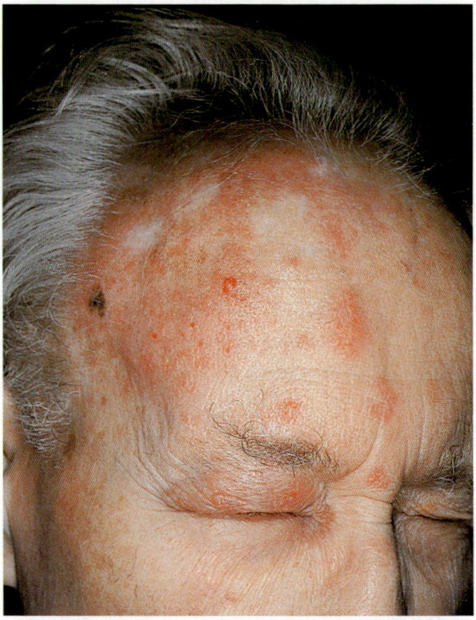

Herpes zóster oftálmico. La afectación de cualquier rama del nervio oftálmico se conoce como herpes zóster oftálmico. La erupción se extiende desde el nivel del ojo hasta el vértex del cráneo, pero no cruza la línea media. Ésta es la fase vesicular inicial.

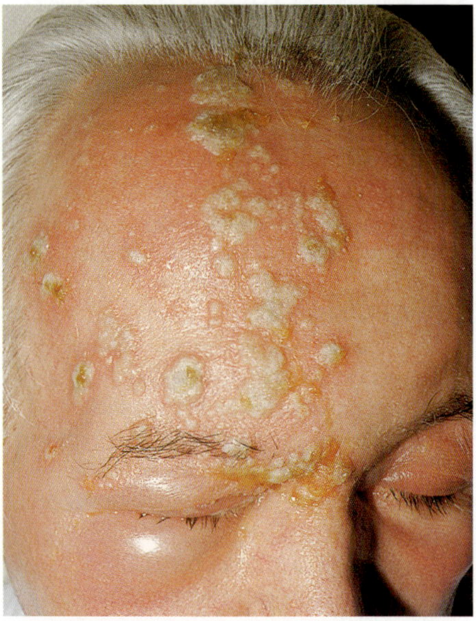

Zóster oftálmico. Las vesículas en el lado o en la punta de la nariz (signo de Hutchinson) aparecidas durante un episodio de zóster se asocian a las complicaciones oculares más serias, entre ellas las conjuntivales, corneales, esclerales y otras, aunque tal asociación es variable.

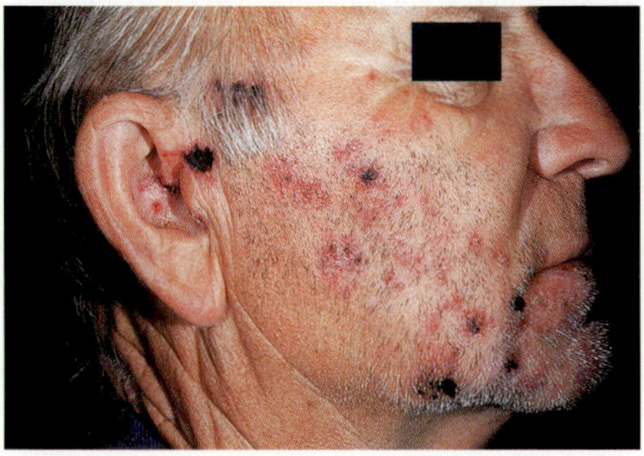

El herpes zóster del ganglio geniculado se conoce como síndrome de Ramsay-Hunt. Existe afectación de las porciones sensorial y motora del VII par craneal. Pueden existir pérdida unilateral del gusto en los dos tercios anteriores de la lengua, y vesículas en el tímpano, el conducto auditivo externo, la concha y el resto del pabellón auricular.

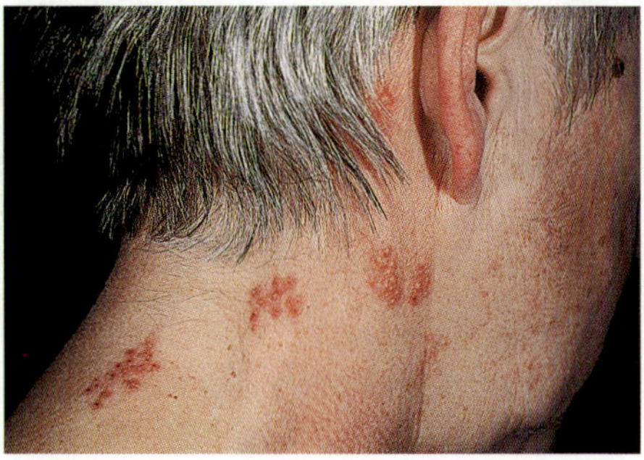

Presentación clásica de grupos de vesículas y costras que afectan a un dermatoma cervical.

Enfermedad de mano-pie-boca

Descripción

- La enfermedad de mano-pie-boca es una infección vírica muy contagiosa que causa erosiones orales similares a aftas y una erupción vesicular en las manos y los pies.
- La forma clásica de la enfermedad, benigna y autolimitada, se debe al virus coxsackie A16.
- El enterovirus 71 es un picornavirus genéticamente relacionado con el coxsackie A16. Puede causar úlceras orales y exantema cutáneo similar, pero las epidemias se han asociado a complicaciones neurológicas y cardiopulmonares potencialmente graves, sobre todo en niños menores de 4 años.

Historia clínica

- El período de incubación es de 4-6 días.
- El coxsackie A16 relacionado con la enfermedad de mano-pie-boca se suele presentar con estomatitis aguda y fiebre ligera.
- Pueden existir síntomas leves de faringitis y malestar general, o dolor abdominal durante 1 o 2 días.
- Alrededor del 20% de los pacientes desarrollan adenopatías submandibulares y/o cervicales.
- Las epidemias suelen ocurrir en verano y otoño, aunque pueden aparecer en cualquier momento.
- Los niños menores de 5 años son los que se afectan con más frecuencia, pero la tasa de infección entre los contactos domésticos íntimos es alta.
- Se han producido epidemias de la enfermedad relacionada con el enterovirus 71 en Bulgaria, Hungría, Malasia, Taiwán y Australia. En el Lejano Oriente han aparecido genotipos responsables de esta enfermedad desde 1997.
- Las epidemias causadas por el enterovirus 71 suelen cursar con fiebre, úlceras orales y/o exantema en las extremidades, vómitos y tos.

Hallazgos cutáneos

- El número de erosiones orales similares a aftas, de 3-6 mm de tamaño, varía desde pocas hasta diez o más. Se distribuyen de forma irregular por cualquier lugar de la cavidad oral. Son más dolorosas en los niños más pequeños. Cada erosión dura 3-5 días.
- Las lesiones cutáneas de la enfermedad de mano-pie-boca por virus coxsackie aparecen en las dos terceras partes de los pacientes menos de 24 horas después que las lesiones orales.
- Comienzan como máculas rojas de 3-7 mm, que se convierten con rapidez en vesículas ovales blancas, pálidas, con areolas rojizas. Las vesículas tienen una forma romboidal única («ampollas cuadradas»). Pueden existir pocas lesiones apenas apreciables o docenas de ellas.
- Aparecen vesículas en las palmas de las manos, las plantas de los pies, la superficie dorsal de los dedos de manos y pies, y ocasionalmente en la cara, las nalgas y las piernas.
- Las lesiones curan en unos 7 días, habitualmente sin formar costras ni dejar cicatrices.

Evolución

- La enfermedad de mano-pie-boca causada por el virus coxsackie A16 suele ser leve y autolimitada. Se resuelve sin tratamiento en alrededor de 10 días.
- Las ulceraciones orales son dolorosas en los lactantes e interfieren con la alimentación.
- Las epidemias recientes de enfermedad de mano-pie-boca causada por enterovirus 71 se asocian a una variedad de síndromes neurológicos, entre ellos meningitis aséptica, síndrome de Guillain-Barré, parálisis similar a la poliomielitis, mielitis transversa aguda, ataxia cerebelosa aguda, hipertensión intracraneal y convulsiones febriles. El pródromo comienza 1-7 días antes de la enfermedad neurológica, y ha cursado con fiebre, coriza, malestar general, cefalea y diarrea. Las dos terceras partes de los pacientes pueden presentar un exantema; muchas veces aparecen en la boca lesiones similares a las de la herpangina.

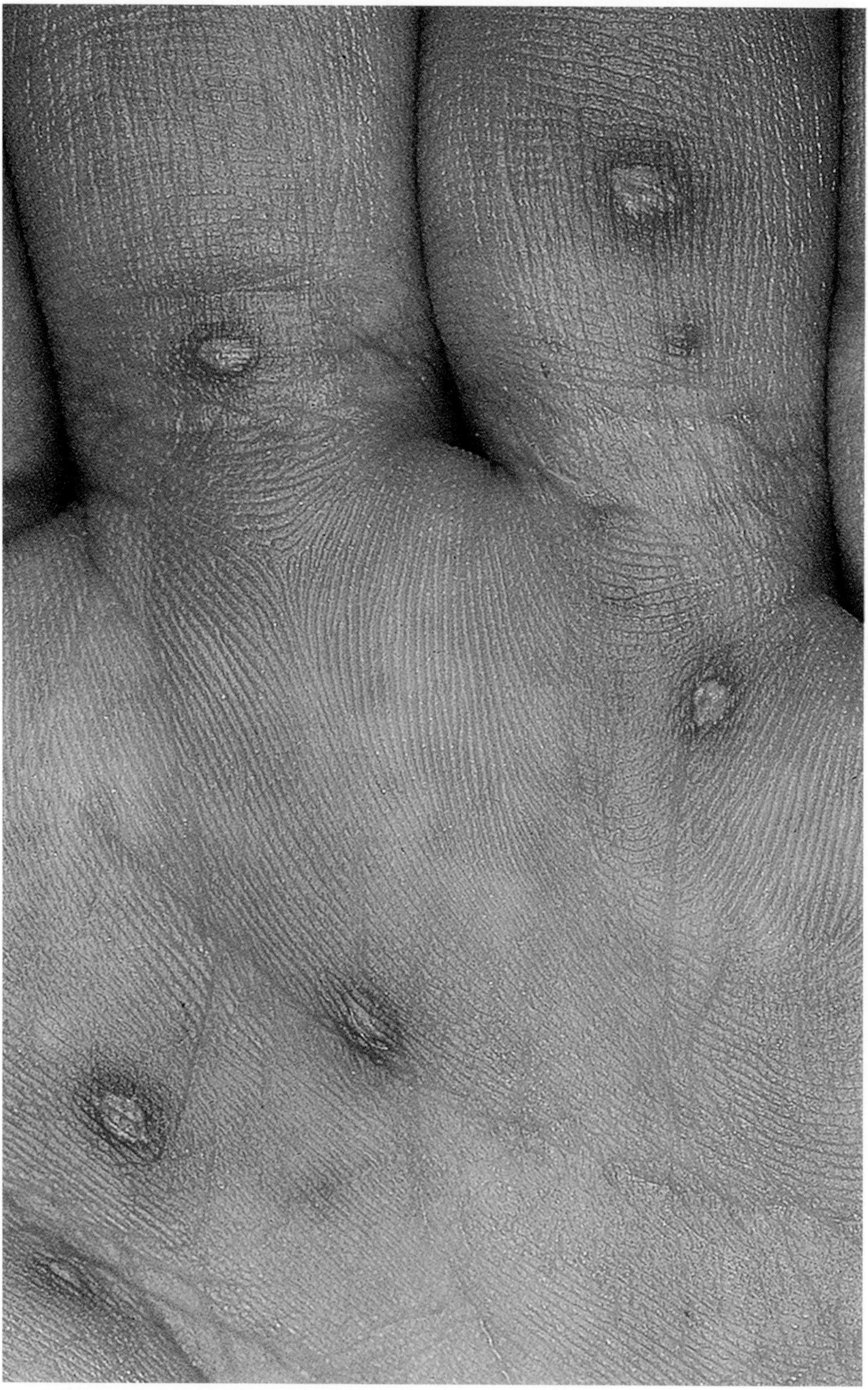

Las vesículas turbias con halos rojos son muy características de esta enfermedad.

Pruebas de laboratorio

- El diagnóstico se suele establecer por la clínica.
- Los estudios de laboratorio suelen ser innecesarios para la forma benigna de la enfermedad.
- El virus puede ser cultivado en muestras de las vesículas, la faringe y las heces. Los aislados víricos pueden detectarse mediante análisis de neutralización.
- Los sueros de la fase de convalecencia muestran títulos elevados de anticuerpos fijadores del complemento específicos contra el virus. La presencia de anticuerpos específicos contra el enterovirus 71 se puede determinar por medio de una prueba de neutralización, y esos anticuerpos se hallan en hasta el 50% de los pacientes en fase aguda y el 70% de los convalecientes.
- La varicela y el herpes simple se caracterizan por la presencia de células gigantes multinucleadas en los frotis tomados de la piel húmeda expuesta cuando se elimina una vesícula y se raspa la base (extensión de Tzanck). No se encuentran células gigantes en las lesiones de la enfermedad de mano-pie-boca.

Diagnóstico diferencial

- Herpangina (lesiones limitadas a la cavidad oral posterior, las amígdalas y el paladar blando; la enfermedad cursa con una temperatura más alta).
- Estomatitis aftosa (los pacientes permanecen afebriles y tienden a presentar recurrencias).

Tratamiento

- Los niños pueden aislarse durante el período más contagioso, usualmente durante 3-7 días. Algunos pueden ser portadores hasta 3 meses después de la infección. El alivio sintomático tiene una importancia especial en los lactantes para prevenir la deshidratación. La fiebre y el dolor se controlan con paracetamol. Los líquidos fríos se toleran mejor y se deben evitar los alimentos ácidos.
- La suspensión de aciclovir, 200-300 mg cinco veces al día durante 5 días, ha proporcionado un alivio rápido de los signos y síntomas en niños de 9 meses a 5 años (casos anecdóticos).
- En la actualidad no se dispone de un tratamiento antivírico efectivo para la enfermedad causada por el enterovirus 71. La inmunoglobulina intravenosa ha proporcionado poco beneficio. Es necesario conseguir vacunas contra esta enfermedad.

Consideraciones pediátricas

- La gingivoestomatitis herpética es la causa más común de estomatitis en niños menores de 5 años de edad. La afectación gingival es grave y se asocia a adenopatías y fiebre alta. Las erosiones orales de la enfermedad de mano-pie-boca suelen ser pequeñas y uniformes.
- La infección por enterovirus 71 se debe considerar en los niños pequeños con manifestaciones neurológicas (según lo dicho anteriormente) y exantema difuso, a veces petequial, o manifestaciones de herpangina.

Claves clínicas

- Las vesículas turbias con halos rojos en las palmas de las manos y las plantas de los pies son altamente características.
- Las epidemias cada vez más frecuentes de enfermedad por enterovirus 71 en la región de Asia-Pacífico se han asociado a enfermedad neurológica y cardiopulmonar grave.
- La posibilidad de infección por enterovirus 71 se debe considerar en los niños pequeños con fiebre, secuelas neurológicas, y úlceras orales y/o exantema de las extremidades.

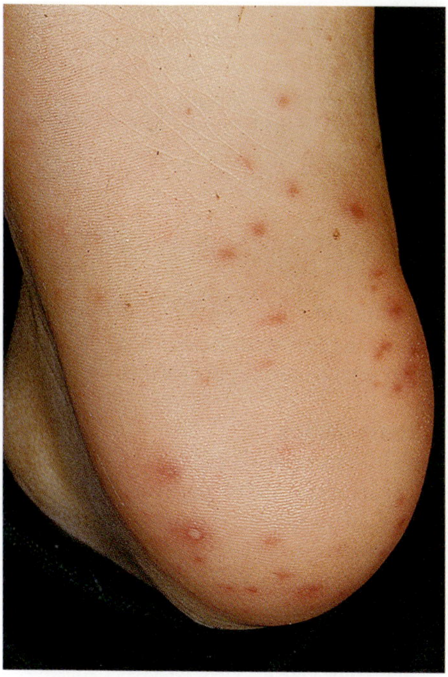

Vesículas turbias con halos rojos en la enfermedad de mano-pie-boca.

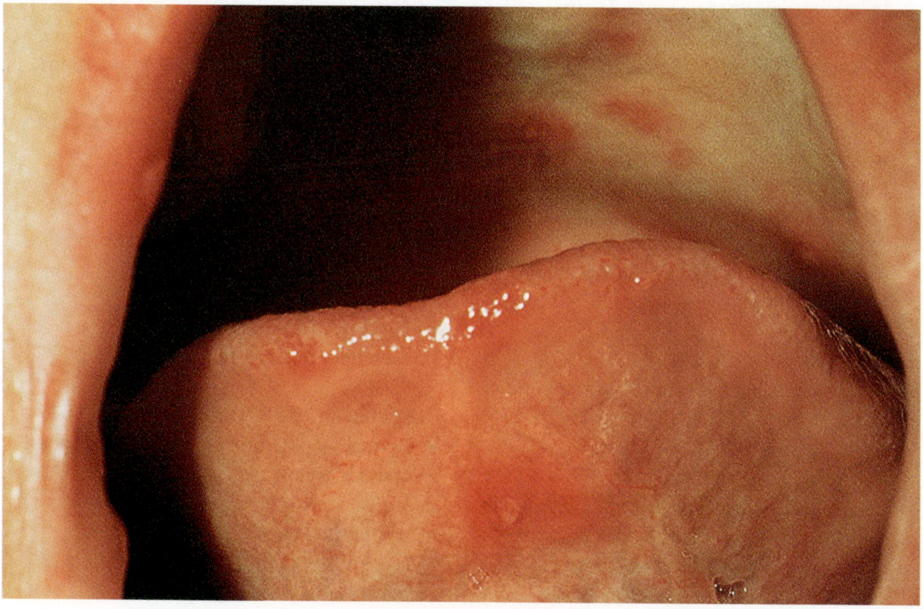

Vesículas ovales de color blanco pálido con areolas rojas en la enfermedad de mano-pie-boca.

9 Infecciones micóticas

Candidiasis

Descripción

- *Candida albicans* y otras especies *Candida* pueden producir infecciones de la piel y las mucosas.
- El microorganismo forma parte de la flora normal de la boca, el tracto vaginal y el tracto gastrointestinal inferior.
- Se reproduce mediante gemación de las levaduras ovales, que forman seudohifas elongadas.
- Los factores predisponentes a la infección comprenden lactancia, embarazo, uso de anticonceptivos orales, tratamiento con antibióticos sistémicos, diabetes, maceración cutánea, corticoides tópicos sistémicos y disminución de la inmunidad celular.

Hallazgos cutáneos

- La levadura sólo infecta las capas exteriores del epitelio de la mucosa y la piel (el estrato córneo).
- La lesión primaria es una pústula, cuyo contenido produce disección horizontal bajo el estrato córneo y lo desprende.
- Desde el punto de vista clínico, el proceso origina una superficie brillante, denudada y roja, con un borde de avance descamativo y largo, con aspecto de papel de fumar.
- Las levaduras crecen mejor en un medio ambiente cálido y húmedo; así pues, la infección se suele confinar a las mucosas y las áreas intertriginosas.

Pruebas de laboratorio

- En la preparación húmeda con potasio y en el cultivo puede ser difícil diferenciar entre las seudohifas de *Candida* y las hifas de los dermatófitos.
- Los resultados del cultivo se deben interpretar con cuidado, puesto que la levadura forma parte de la flora normal en muchas áreas.
- El medio de Nickerson se usa para aislar e identificar las especies *Candida*.

Balanitis candidiásica

Descripción

- Una infección aguda localizada del prepucio y el glande causada por *Candida*.

Historia clínica

- Es más frecuente en los hombres no circuncidados que en los circuncidados.
- La diabetes aumenta el riesgo.
- El coito con una mujer infectada es un factor de riesgo, aunque las infecciones ocurren y persisten sin contacto sexual.
- La levadura invade la superficie de la epidermis para producir pústulas y exudado.

Signos cutáneos

- Pápulas rojas puntiformes que evolucionan para transformarse en pústulas umbilicadas en el glande y el surco balanoprepucial, con residuos macerados pastosos debajo del prepucio.
- Las pústulas se rompen bajo el prepucio y dejan erosiones de 1-2 mm con forma de rosco.
- Después pueden formarse úlceras y fisuras.
- El edema y el dolor pueden ser suficientemente intensos como para limitar la retracción del prepucio.

Pruebas de laboratorio

- El examen con hidróxido de potasio revela numerosas levaduras (seudohifas y blastoporos).
- El cultivo para bacterias puede revelar sobreinfección bacteriana coexistente.

Diagnóstico diferencial

- Herpes simple (forma pústulas umbilicadas que se erosionan).
- *Molluscum contagiosum* (forma pápulas umbilicadas persistentes).
- La psoriasis inversa puede ser camuflada por una infección superpuesta debida a *Candida*.

- La dermatitis irritativa de contacto (debida a detergentes) y dermatitis alérgica de contacto (debida a medicamentos).

Evolución y pronóstico

- Persistente y recurrente si no se trata, sobre todo en pacientes diabéticos.
- Es preferible evitar el contacto sexual hasta que se resuelva la infección.

Tratamiento

- Suele ser suficiente el tratamiento tópico.
- Crema de miconazol, clotrimazol, ketoconazol, oxiconazol o econazol dos veces al día durante 10 días.
- El alivio es casi inmediato, pero el tratamiento se debe continuar durante 10 días.
- Los preparados que contienen corticoides tópicos (p. ej., clotrimazol y dipropionato de betametasona) proporcionan un alivio temporal al suprimir la inflamación, pero la erupción recidiva y empeora, a veces incluso antes de suspender la crema de cortisona. Estos preparados *no* son recomendables.
- Los casos resistentes pueden responder al tratamiento sistémico con itraconazol, 200 mg diarios durante 3-7 días, o fluconazol, 150 mg diarios durante 1-3 días.

Claves clínicas

- Las pústulas umbilicadas se encuentran tanto en el herpes simple como en la infección aguda por *Candida*. Pueden ser clínicamente indistinguibles.
- Las pápulas rosadas brillantes o las pústulas satélite son muy sugestivas de candidiasis.

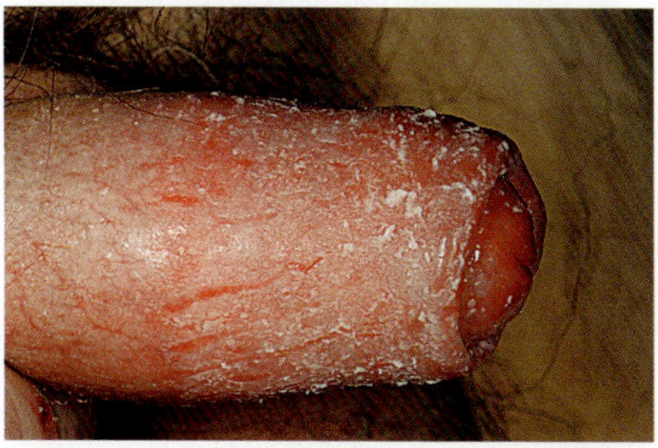

El pene no circuncidado proporciona el medio ambiente húmedo y cálido ideal para la infección por levaduras. En este caso, la inflamación es intensa y causa fisuración. El exudado blanco es muy característico.

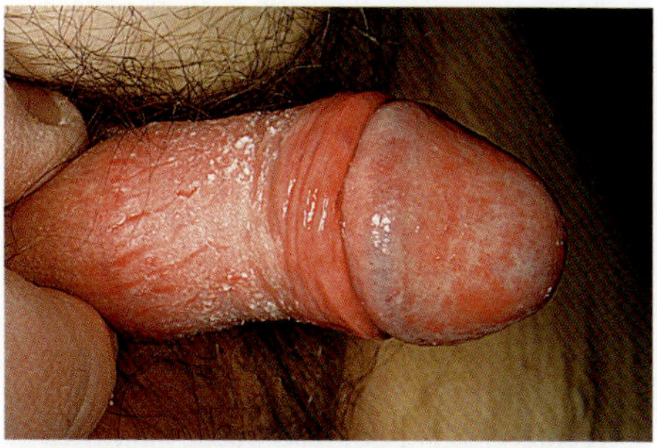

Balanitis candidiásica. Aparecen pápulas y pústulas eritematosas puntiformes dolorosas en el glande, que son maceradas por el prepucio sobreyacente para originar erosiones.

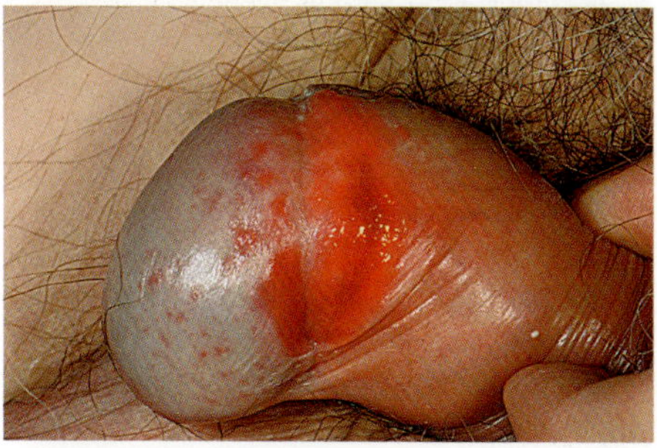

La infección y la inflamación son más intensas en esta superficie intertriginosa, cálida y húmeda.

Candidiasis (dermatitis del pañal)

Descripción

- El término dermatitis del pañal abarca un número de procesos cutáneos que cursan con erupción eritematosa en el área del pañal.

Historia clínica

- El pañal ocluye la piel, lo que conduce a maceración y predispone a la infección y la inflamación.
- Los cambios frecuentes de pañales disminuyen la incidencia de dermatitis del pañal.
- Los pañales desechables muy absorbentes absorben con efectividad la humedad, alejándola de la piel.
- El pH de la piel aumenta cuando la orina se mezcla con las heces (sobre todo si son diarreicas), lo que predispone a la pérdida de la barrera epidérmica.

Hallazgos cutáneos

Patrones clínicos

Dermatitis irritativa de contacto con el pañal

- Ésta es la forma más común.
- En las superficies convexas se forman placas dolorosas, erosionadas, descamativas y eritematosas.
- Los pliegues están respetados.

Dermatitis candidiásica del pañal

- *Candida* puede ser una causa primaria de dermatitis del pañal, que aparece con placas de color rojo brillante en los pliegues inguinales y glúteos.
- La infección por *Candida* puede ocurrir en el contexto de la dermatitis seborreica o la psoriasis.
- Las pústulas satélite son el dato característico de la dermatitis por *Candida*.
- Las pústulas se rompen para formar un collarete de escamas superficial.
- La dermatitis del pañal por *Candida* crónica y poco tratada puede formar nódulos granulomatosos.
- Rara vez la dermatitis por *Candida* puede conducir a una erupción similar a la psoriasis en lugares distantes como las mejillas y el torso.

Dermatitis seborreica y psoriasis

- La dermatitis seborreica afecta al cuero cabelludo y las zonas intertriginosas, entre ellas el área del pañal.
- Se forman placas descamativas eritematosas en el escroto, el pene, los labios mayores, el pubis y los pliegues inguinales y glúteos.
- La psoriasis puede estar limitada al área del pañal y tener un aspecto idéntico al de la dermatitis seborreica.

Erosiones

- Las erosiones pueden ser una manifestación de herpes, impétigo ampolloso o infección micótica.
- Las erupciones perianales erosivas son comunes en los lactantes con deposiciones frecuentes.

Discusión

- Existen varias causas posibles de inflamación en el área del pañal.
- La candidiasis del pañal es una infección aguda de las capas superficiales de la piel.

Pruebas de laboratorio

- El examen con hidróxido de potasio confirmará la presencia de seudohifas y esporas, si existen.
- Es frecuente que el cultivo proporcione un resultado mixto, con superinfección bacteriana y especies *Candida*.

Diagnóstico diferencial

- Celulitis anal estreptocócica e impétigo estafilocócico (identificados mejor mediante cultivo).
- Las causas raras de dermatitis del pañal comprenden fibrosis quística, histiocitosis y deficiencia nutricional (en especial, deficiencia de cinc).

Tratamiento

- La intervención se debe dirigir a disminuir la humedad en el área del pañal.
- Se aconsejarán cambios frecuentes del pañal y períodos breves sin pañal.
- Las pomadas de barrera, como la de vaselina o la de óxido de cinc, son útiles para la profilaxis.
- Evite la limpieza excesiva con toallitas para bebés.
- Aplique inicialmente crema de hidrocortisona al 1% dos veces al día hasta que ceda la inflamación.
- Evite las pomadas con betametasona en el área del pañal —es un esteroide demasiado potente—.

- La crema de pimecrolimus al 1% y la de tacrolimus al 0,03% proporcionan alternativas antiinflamatorias sin esteroides.
- La infección por cándidas se trata con miconazol, clotrimazol, ketoconazol, oxiconazol o econazol, aplicados dos veces al día durante 1 o 2 semanas.
- No aplique al mismo tiempo que los fármacos antiinflamatorios; considere la aplicación alternante en los cambios sucesivos de pañal.
- La infección bacteriana localizada se puede tratar con crema de mupirocina.
- La infección extensa requiere terapia antibiótica oral.
- Considere la recomendación de pañales específicos para la dermatitis.
- Estos pañales reducen la intensidad y la frecuencia de la dermatitis del pañal al aplicar vaselina en la zona.
- La vaselina transferida a la piel del bebé proporciona una barrera contra la humedad, y la tela porosa entre las tiras absorbe la humedad.

Claves clínicas

- Considere la posibilidad de psoriasis si la dermatitis del pañal no responde a la medicación tópica antimicótica.

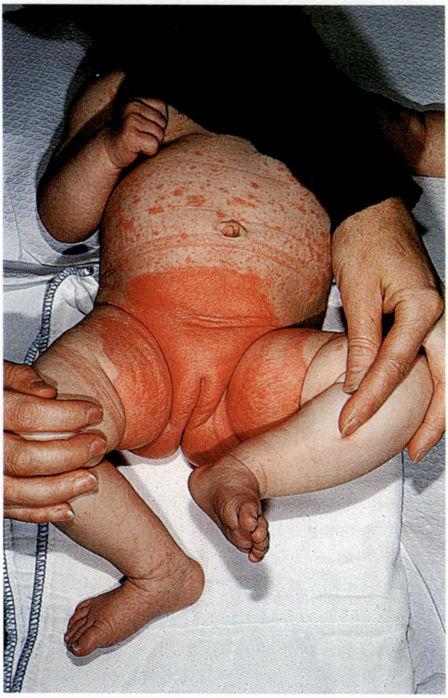

Eritema intenso en toda la zona del pañal. La enfermedad puede evolucionar hasta este punto si se usan esteroides tópicos como único tratamiento. La psoriasis debe formar parte del diagnóstico diferencial en esta paciente.

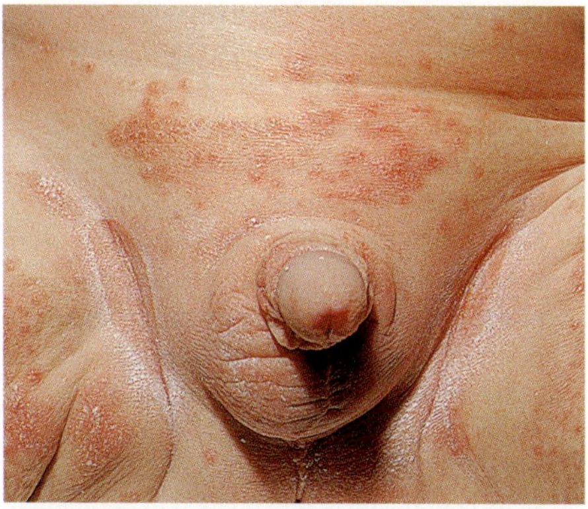

La dermatitis del pañal se trata muchas veces mediante cremas combinadas con esteroides. El componente de cortisona puede alterar la presentación clínica y prolongar la enfermedad.

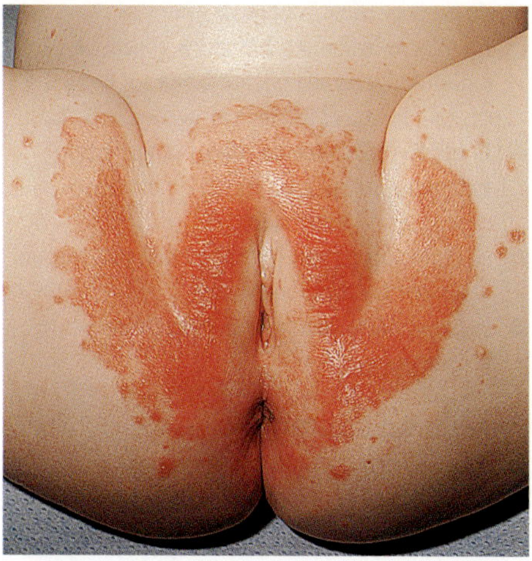

Se crea un área intertriginosa artificial debajo del pañal húmedo, que predispone a la infección por levaduras, con la característica base eritematosa y las pústulas satélite.

Candidiasis de los pliegues cutáneos grandes (intertrigo candidiásico)

Descripción

- Las levaduras proliferan en las áreas intertriginosas donde existe contacto de piel con piel.
- Los pliegues cutáneos grandes retienen el calor y la humedad, con lo que suministran un medio ambiente adecuado para la proliferación de las levaduras.

Historia clínica

- El grupo de individuos predispuestos comprende mujeres mayores con mamas péndulas, y hombres y mujeres obesos con pliegues colgantes por debajo del abdomen, en las áreas inguinal y rectal, y en las axilas.
- Son factores predisponentes el clima cálido y húmedo; la ropa interior apretada o irritante; la diabetes, y una higiene defectuosa. Las enfermedades inflamatorias que afectan a los pliegues cutáneos, como la psoriasis, y el uso de esteroides tópicos favorecen la proliferación de las levaduras en las áreas de pliegue.

Hallazgos cutáneos

- Se forman pústulas, que pueden experimentar maceración bajo las superficies cutáneas apuestas y se transforman en pápulas rojas con margen de descamación húmeda en el borde.
- Se pueden encontrar pústulas intactas fuera de las superficies cutáneas apuestas.
- Las placas brillantes, húmedas, rojizas, se extienden más allá o justo hasta los límites de los pliegues cutáneos apuestos.
- El borde de avance es largo, bien definido, y tiene un margen en forma de ola de descamación macerada.
- Se observan pápulas satélite en la piel normal justo por fuera de las placas.
- Existe tendencia a la fisuración dolorosa en los pliegues cutáneos.

Pruebas de laboratorio

- Para realizar el examen con hidróxido potásico, se recoge material de la pústula o del borde de avance con una torunda de algodón, o mediante un raspado suave de la superficie con la hoja de un bisturí del número 15.
- El material se coloca en un porta de cristal, se aplica una gota de solución de hidróxido potásico al 10%, y se tapa con un cubre.
- La presión suave dispersa el material para facilitar la visualización.
- Se puede aplicar calor suave, pero en general no es necesario.
- Las seudohifas y las esporas suelen ser numerosas.
- El material para cultivo se obtiene con una torunda de algodón estéril en las pústulas o las áreas húmedas de la placa.
- Las levaduras sobreviven en los medios de transporte para muestras destinadas a cultivo de bacterias.
- La sobreinfección bacteriana se puede identificar mediante cultivo.

Evolución y pronóstico

- El *intertrigo candidiásico* puede persistir o recurrir después del tratamiento.

Diagnóstico diferencial

- Psoriasis invertida (se puede superponer una infección por *Candida*, sobre todo si se trata con esteroides).
- Dermatitis seborreica (suele afectar al cuero cabelludo y la zona central de la cara, así como a las áreas de pliegue).
- Intertrigo por otras causas (probable si el examen con hidróxido de potasio es negativo).
- Eritrasma causado por *Corynebacterium* (fluorescencia de color rojo coral bajo la luz de Wood).
- Eccema (en particular si se trata con esteroides tópicos); puede ser enmascarado por candidiasis superpuesta.

Tratamiento

- Los apósitos humedecidos con agua o solución de Burrow (acetato de aluminio), aplicados durante 20-30 minutos varias veces al día, contribuirán a secar las áreas afectas.
- La aplicación de apósitos húmedos debe continuar hasta que las pústulas se resuelvan.
- Las cremas antifúngicas (miconazol, clotrimazol, ketoconazol, oxiconazol, econazol) se aplican en una capa fina dos veces al día hasta que cede la erupción.
- Para los casos resistentes se usa fluconazol, 100 mg diarios durante 7 días.

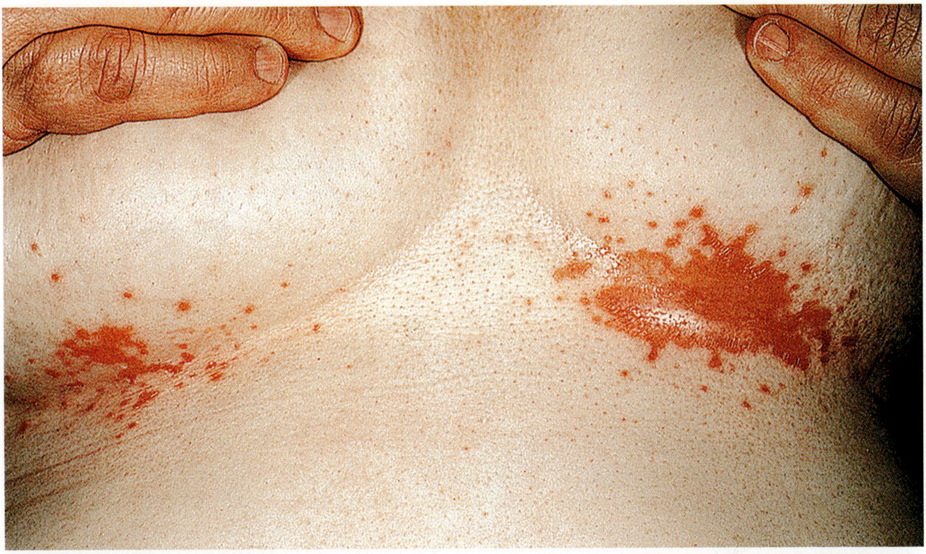

La humedad y la temperatura cálida de los pliegues cutáneos proporcionan un ambiente muy adecuado para la infección por levaduras. La probabilidad de infección aumenta con el clima caliente y húmedo, prendas interiores apretadas o erosivas, higiene deficiente o presencia de enfermedades inflamatorias en los pliegues, como psoriasis.

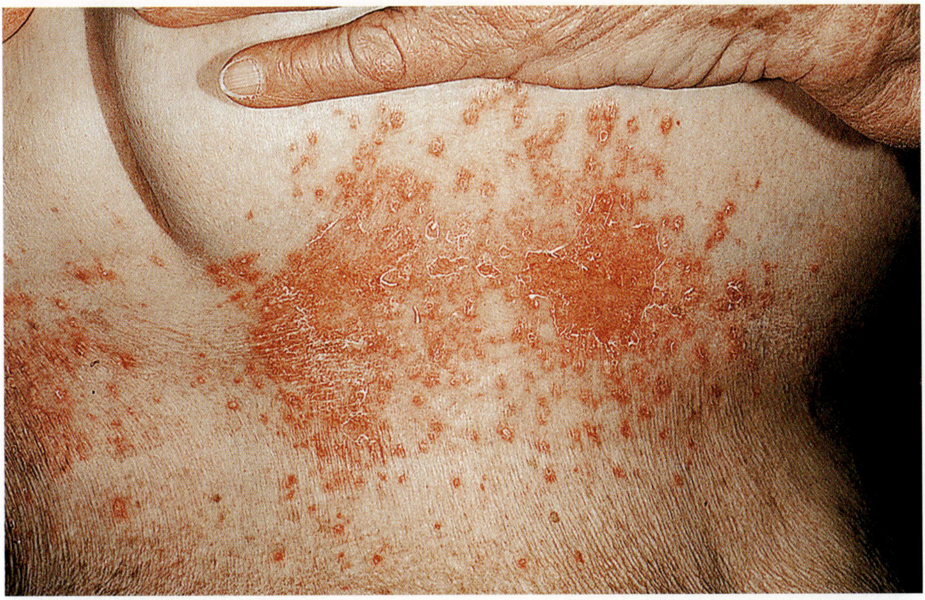

Se forman pústulas, que experimentan maceración en las superficies cutáneas apuestas, y aparecen grupos de pápulas eritematosas con un fleco de escamas húmedas en el borde. Se pueden encontrar pústulas intactas fuera de las superficies cutáneas apuestas.

- Se pueden aplicar polvos absorbentes, no necesariamente medicados, como los de talco, una vez que ha cedido la inflamación.
- El polvo absorbe una pequeña cantidad de humedad y actúa como lubricante seco, facilitando el deslizamiento de las superficies cutáneas, con lo que evita la acumulación de humedad en una zona de estancamiento potencial.

Claves clínicas

- Los diabéticos obesos son especialmente susceptibles a las infecciones recurrentes por *Candida*.
- Es posible la interacción entre hipoglucemiantes orales y fluconazol, lo que requiere una vigilancia cuidadosa de la glucemia cuando se emplean juntos.

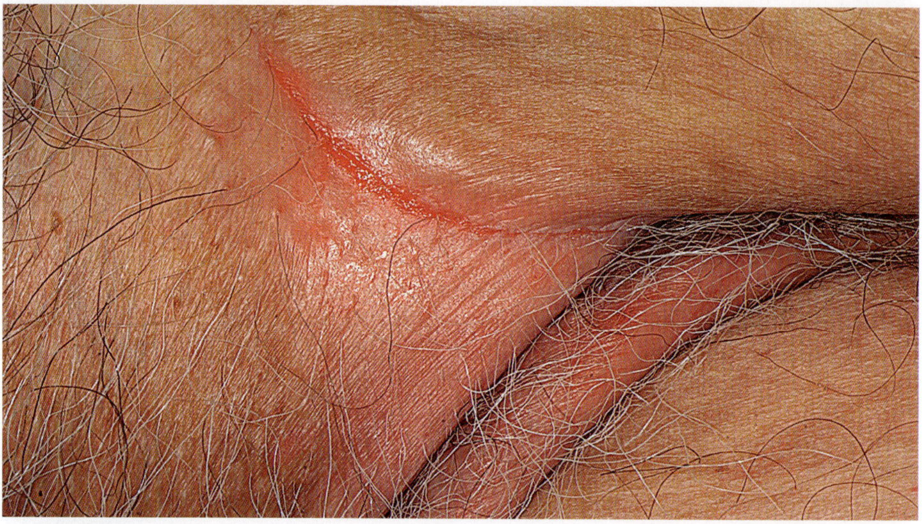

En el intertrigo de la ingle se encuentra muchas veces una fisura superficial o profunda. El uso intermitente de un esteroide tópico del grupo VII es efectivo. El polvo puede absorber la humedad. Un apósito fresco húmedo limpia el área y favorece la curación.

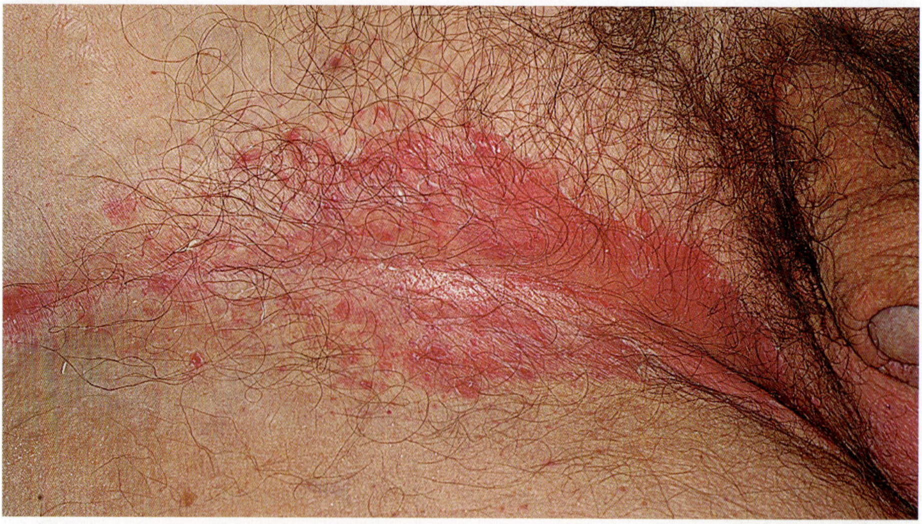

El intertrigo de la ingle es especialmente común en los individuos obesos. Las superficies apuestas, húmedas y calientes, se convierten en eritematosas y erosionadas. Puede seguir infección por levaduras, con pápulas y pústulas. Las infecciones micóticas no suelen causar inflamación en superficies apuestas simétricas.

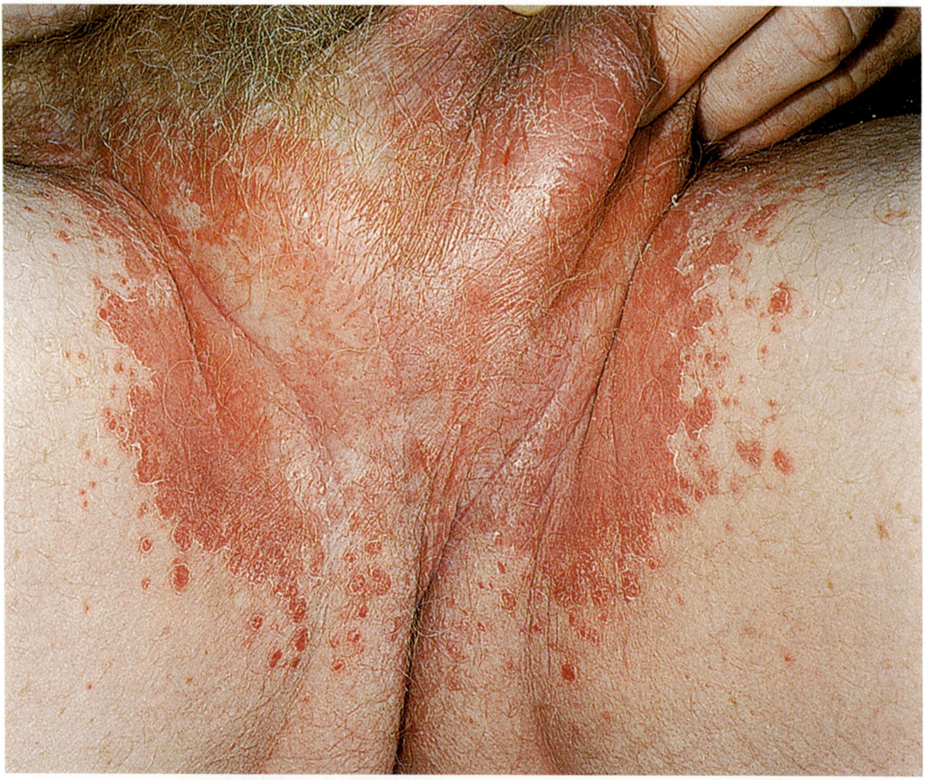

Candidiasis. Existe un fleco de escamas húmedas en el borde. Una placa brillante, húmeda y eritematosa, se extiende hasta los límites del muslo opuesto y el escroto. Compárese con la tiña de la ingle (véase pág. 249).

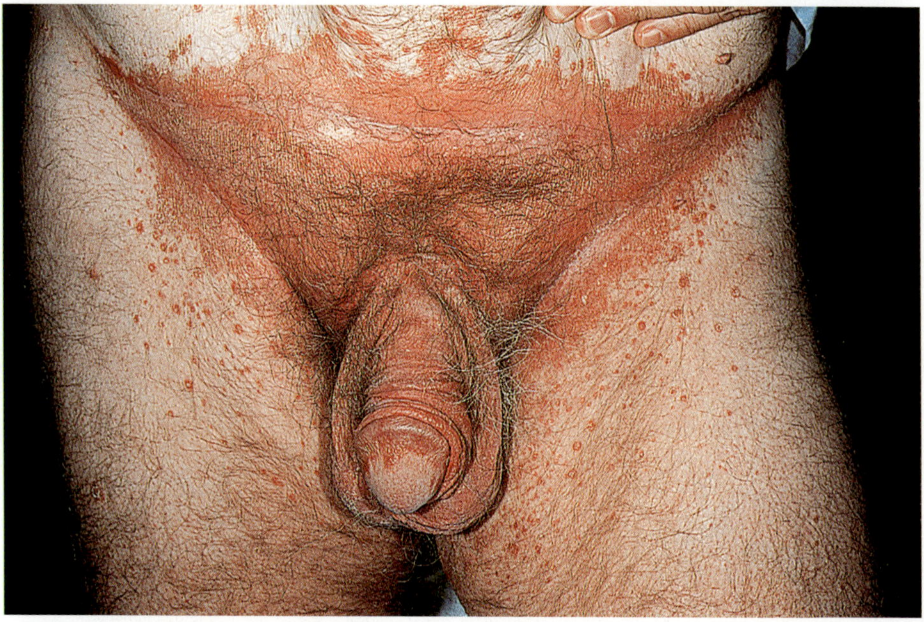

Candidiasis. Se encuentran pápulas y pústulas fuera de las superficies cutáneas opuestas. La placa eritematosa se extiende hasta el borde de todos los pliegues cutáneos apuestos.

Pitiriasis versicolor

Descripción

- Infección común causada por la levadura lipofílica *Pityrosporum orbiculare* (*Malassezia furfur*).
- El microorganismo forma parte de la flora normal de la piel.
- Puede ser contagioso, y las personas con piel grasa quizá sean más susceptibles.
- El exceso de calor y humedad predispone a la infección.

Historia clínica

- Más común durante los años con actividad sebácea más alta (adolescencia y primera parte de la vida adulta).
- Especialmente común en las regiones tropicales y semitropicales.
- Varía de actividad durante años, disminuye o desaparece con la edad avanzada.
- La infección puede producir prurito, pero en general es asintomática.
- El aspecto estético es con frecuencia la principal preocupación del paciente.

Hallazgos cutáneos

- La presentación común consiste en numerosas pápulas pequeñas, circulares, blancas y descamativas en la parte superior del tronco.
- Puede afectar a las porciones superiores de los brazos, el cuello y el abdomen.
- La afectación facial es más común en los niños y en los individuos de raza negra.
- La descamación en forma de polvo, quizá no obvia a la inspección, se puede demostrar con facilidad mediante un raspado ligero con la hoja de un bisturí quirúrgico del número 15.
- Las lesiones son hipopigmentadas en la piel bronceada, y rosas o grisáceas en la no bronceada.
- El color es uniforme en un mismo individuo, pero puede variar en los diferentes sujetos.
- Las lesiones apenas pueden ser apreciables en personas de piel clara durante los meses de invierno.
- El examen con luz de Wood muestra áreas de infección hipopigmentadas.

Hallazgos extracutáneos

- La adrenalectomía, la enfermedad de Cushing, el embarazo, la desnutrición, las quemaduras, el tratamiento con corticosteroides, la inmunosupresión y los anticonceptivos orales pueden disminuir la resistencia del paciente, lo que permite la proliferación de esta levadura, normalmente un residente no patógeno, en las capas superiores del estrato córneo.

Pruebas de laboratorio

- El examen de la descamación con hidróxido de potasio muestra numerosas hifas, que tienden a romperse en fragmentos cortos con forma de varillas, entremezclados con esporas en grupos similares a racimos, que originan el llamado patrón de «espaguetis con albóndigas».

Diagnóstico diferencial

- Máculas de vitíligo (despigmentadas y sin escalas).
- Hipopigmentación postinflamatoria después de eccema numular o pitiriasis rosada (no fluorescencia ni descamación).
- Pitiriasis rosada, eccema numular y psoriasis guttata (pápulas rosadas de tamaño similar; el examen con hidróxido de potasio es negativo).

Evolución y pronóstico

- Se dispone de diversos fármacos tópicos y orales capaces de eliminar el microorganismo, pero el alivio suele ser temporal y resultan comunes las recidivas (40-60%).
- La despigmentación persiste durante varias semanas después de eliminar la levadura.

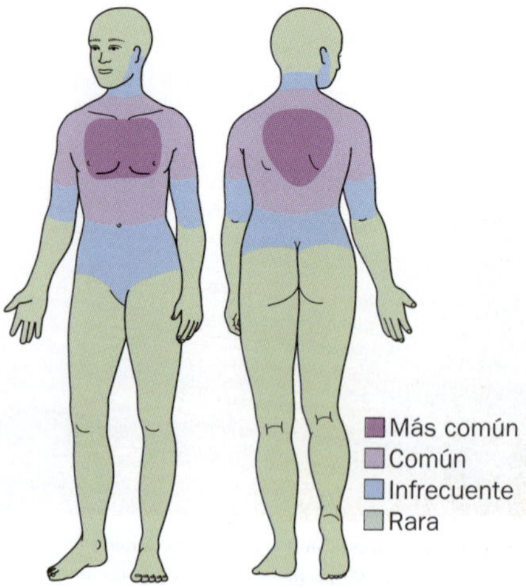

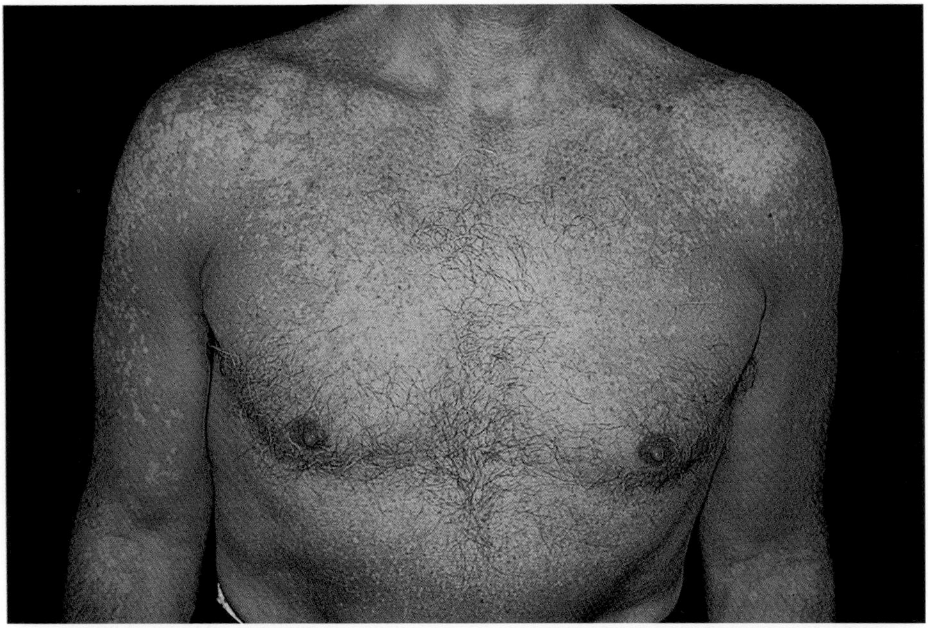

Erupción extensa en una persona de piel oscura. Las lesiones son más claras que la piel normal. Se acentúan con el bronceado de la piel no afecta. La demostración de escamas finas ayuda a diferenciarla del vitíligo.

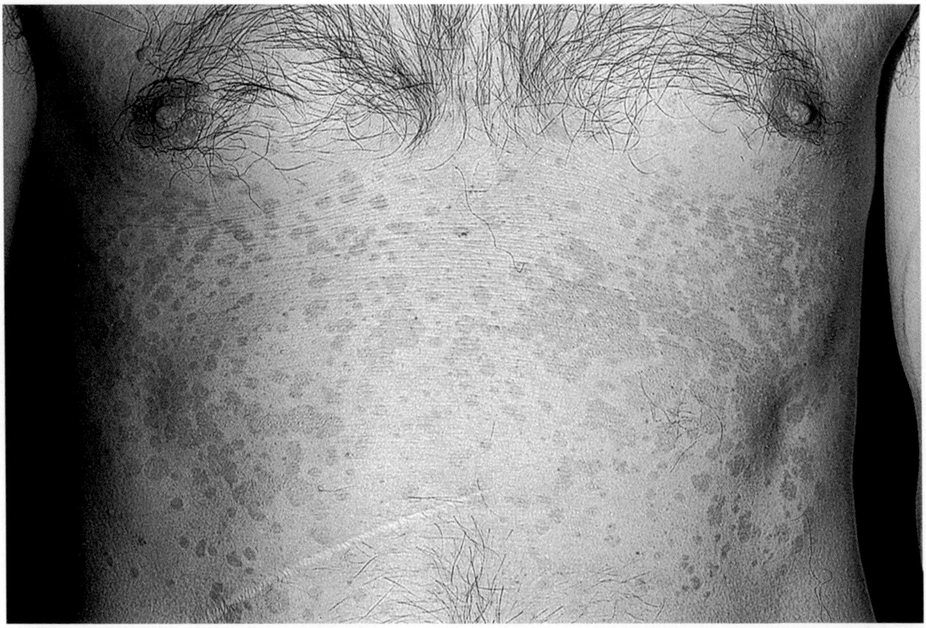

Las lesiones comienzan como múltiples máculas circulares pequeñas en varios colores (blanca, rosa, pardo), que aumentan en sentido radial. Las lesiones pueden ser poco apreciables en individuos de piel clara durante el invierno.

- La exposición al sol contribuye a disimular las áreas despigmentadas después del tratamiento.

Tratamiento

- El tratamiento tópico está indicado para la enfermedad limitada.
- La loción de sulfuro de selenio al 2,5% se aplica a toda la superficie cutánea, desde el área posteroinferior del cuero cabelludo hasta los muslos, y se elimina mediante lavado a los 10 minutos. La maniobra se puede repetir cada día durante 7 días consecutivos.
- El champú de ketoconazol al 2% se aplica a la piel humedecida, se frota, se deja actuar durante 5 minutos y después se enjuaga. El método proporciona una tasa de respuestas alrededor del 70%, cuando se usa una sola vez o diariamente durante 3 días.
- El jabón de piritiona de cinc se aplica en la ducha, se frota, se deja actuar durante 5 minutos y después se enjuaga. Esta forma de terapia es de uso conveniente y bajo coste.
- La aplicación de miconazol, clotrimazol, econazol o ketoconazol en toda el área afecta a la hora de acostarse durante 2-4 semanas proporciona un tratamiento efectivo, inodoro y no graso, pero caro.
- El tratamiento oral se usa en pacientes con enfermedad extensa, y en los que no responden al tratamiento tópico y experimentan recidivas frecuentes.
- Las tasas de curación pueden ser superiores al 90%.
- La sudoración puede mejorar la transferencia del ketoconazol y el fluconazol a la superficie cutánea, y el paciente no se debe bañar durante por lo menos 12 horas después del tratamiento. El no bañarse permite que la medicación se acumule en la piel.
- El itraconazol, 200 mg dos veces en 1 día, o 200 mg diarios durante 5 días, se toma con alimentos para favorecer la absorción.
- El ketoconazol, 400 mg en una sola dosis o 200 mg diarios durante 5 días, se toma en el desayuno con zumo de fruta.
- El fluconazol se puede administrar a dosis de 150 mg (dos cápsulas semanales durante 4 semanas, o dos cápsulas como dosis inicial que se repite a las 2 semanas).
- La terbinafina oral no es efectiva en esta micosis.
- En los pacientes sin afectación obvia pero con historia de múltiples recidivas, se puede considerar la repetición del tratamiento justo antes de los meses de verano.

Claves clínicas

- El diagnóstico de pitiriasis versicolor se establece con frecuencia en cualquier paciente con manchas blancas en el tronco.
- El examen con hidróxido de potasio permite establecer con rapidez el diagnóstico correcto.

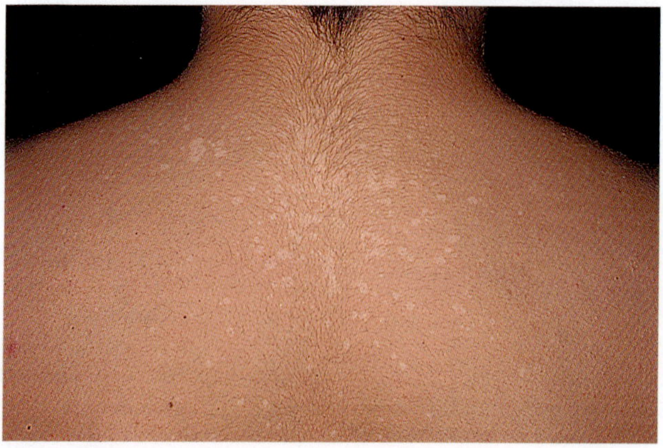

La extensión de la pitiriasis versicolor es variable. Algunos pacientes pueden tener pocas lesiones, que pueden recordar al vitíligo, la pitiriasis alba o la tiña del cuerpo. Este paciente no presentaba afectación del plano anterior del tórax ni se había dado cuenta de la infección.

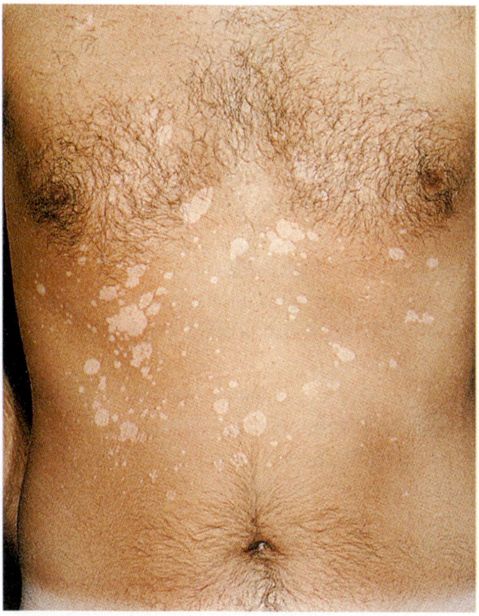

Presentación clásica de la pitiriasis versicolor con máculas blancas, ovales o circulares, en la piel bronceada.

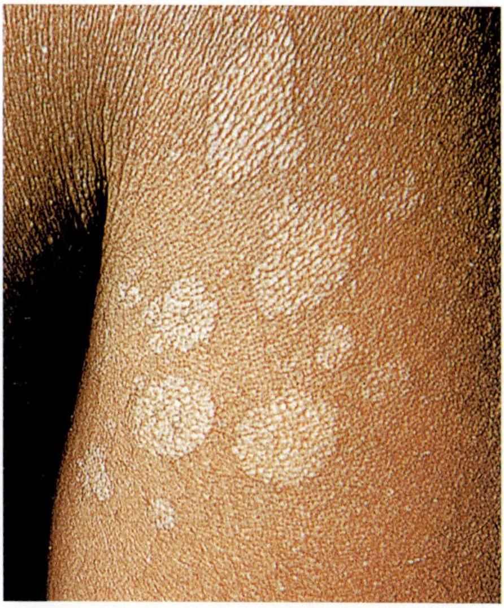

Las lesiones pueden ser hiperpigmentadas o hipopigmentadas en individuos afroamericanos. El color es uniforme en cada paciente. Las lesiones pueden resultar poco apreciables en personas de piel clara durante el invierno.

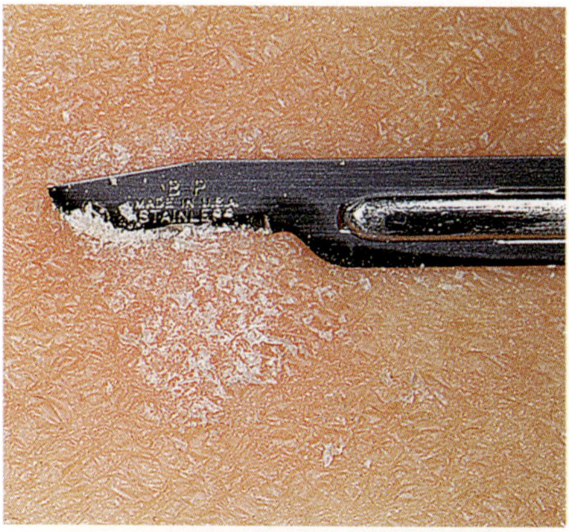

Una escama pulverulenta, quizá no obvia a la inspección, se puede demostrar con facilidad mediante un raspado ligero con un bisturí del número 15.

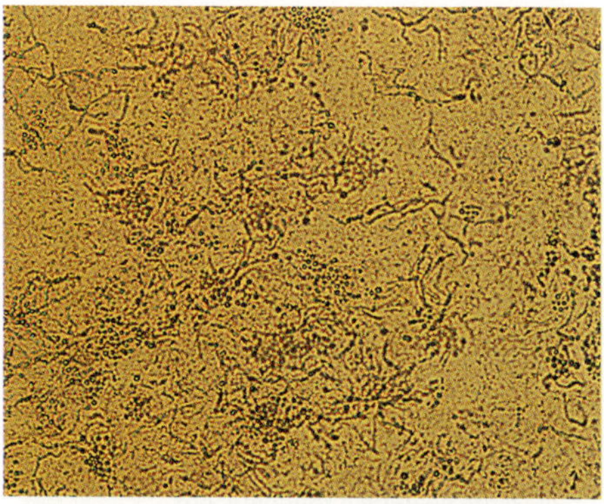

Pitiriasis versicolor. Preparación en fresco con hidróxido de potasio. La imagen a bajo aumento muestra numerosas hifas anchas y cortas y grupos de células en gemación, lo que se ha descrito como un aspecto de «espaguetis con albóndigas».

Foliculitis por *Pityrosporum* (*Malassezia*)

Descripción

- Una infección del folículo piloso causada por la levadura *Pityrosporum orbiculare*, conocida también como *Malassezia furfur*, el mismo organismo que causa la pitiriasis versicolor.
- Erupción papulopustulosa bien definida, a veces pruriginosa, localizada principalmente en la porción superior del tronco y los hombros.

Historia clínica

- Ocurre en adultos jóvenes y de edad media.
- La relación entre hombres y mujeres es de 1 a 3.
- La oclusión folicular puede ser el evento primario, y la proliferación de levaduras sería una consecuencia de la obstrucción.
- La diabetes mellitus y el tratamiento con antibióticos de amplio espectro o con corticosteroides son factores predisponentes.
- Se puede manifestar como una erupción localizada en la frente, con aspecto de acné resistente al tratamiento.

Hallazgos cutáneos

- Pápulas y pústulas foliculares, asintomáticas o ligeramente pruriginosas, con forma de cúpula y 2-4 mm de diámetro.
- Se localiza en la parte superior de la espalda, el plano anterior del tórax y la porción superior de los brazos.
- Más común en los trópicos, donde se presenta con pápulas foliculares, pústulas, nódulos y quistes.
- Se ha sugerido que el «acné por brillantina» en la frente se debe a foliculitis por *Pityrosporum* y no a verdadero acné.

Pruebas de laboratorio

- El examen con hidróxido potásico confirma la presencia de abundantes esporas redondas y, con menos frecuencia, hifas cortas.
- Rara vez es necesaria la biopsia cutánea, pero cuando se practica demuestra abundantes esporas y a veces hifas en un folículo dilatado. Para teñir las hifas se utiliza metenamina plata.
- Es posible cultivar el hongo en medios especiales, pero rara vez se hace.

Diagnóstico diferencial

- Acné (sobre todo acné resistente al tratamiento y acné pustuloso limitado a la frente).
- La ausencia de comedones diferencia entre foliculitis por *Pityrosporum* y acné.
- Foliculitis bacterianas, entre ellas las causadas por *Staphylococcus* y *Pseudomonas.*

Evolución y pronóstico

- La supresión de los antibacterianos orales aumenta la probabilidad de éxito del tratamiento tópico y los antimicóticos.
- La afectación facial suele ser más persistente, con mayor probabilidad de recidiva, y requiere la supresión persistente con antimicóticos tópicos.

Discusión

- Los pacientes afectos también pueden presentar pitiriasis versicolor, dermatitis seborreica o acné.
- Es probable que las glándulas sebáceas activas proporcionen el medio ambiente rico en lípidos requerido por la levadura.
- La oclusión y la piel grasa pueden ser factores predisponentes importantes.

Tratamiento

- Aplicación de champú de sulfuro de selenio, que se elimina mediante una ducha 30 minutos más tarde; la terapia se repite cada día durante 3 días para mejorar las lesiones, y después una vez a la semana para mantener el beneficio.

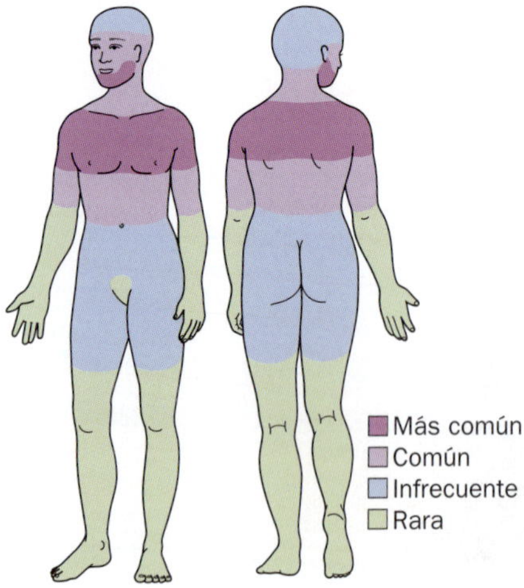

- También es efectivo el uso de jabón de piritiona de cinc para la ducha.
- Los fármacos antimicóticos tópicos, como el gel o la crema de ciclopirox, o la crema de econazol, se aplican a la hora de acostarse todas las noches durante 1 semana, y después una vez a la semana durante varias semanas o algunos meses.
- La combinación de medicación oral y tópica proporciona el tratamiento más efectivo. Se ha comunicado una eficacia del 100% con la combinación de ketoconazol en champú y por vía oral (200 mg diarios durante 4 semanas).
- También es eficaz el itraconazol oral, 200 mg durante 5 días.
- La respuesta al tratamiento se confirma por alivio del prurito en la primera semana de tratamiento, pero las pápulas persisten durante hasta 3-4 semanas.
- En la mayoría de los casos se producen recidivas si el tratamiento tópico no se mantiene de modo intermitente.

Claves clínicas

- El acné aparente puede ser en realidad una foliculitis por *Pityrosporum*.
- La posibilidad de foliculitis por *Pityrosporum* se debe considerar en adultos jóvenes y de edad media, con prurito y lesiones foliculares localizadas en el tronco.

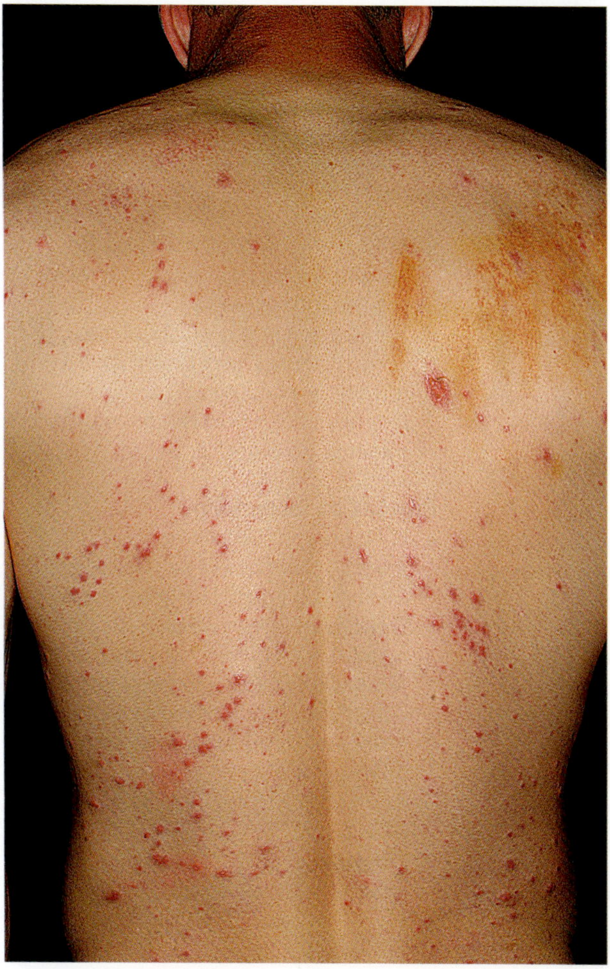

Foliculitis por *Pityrosporum*. Esta infección se encuentra en personas jóvenes, y se presenta con papulopústulas similares a las observadas en el acné, excepto por la ausencia de comedones y quistes. Las lesiones se hallan en la espalda, la superficie anterior del tórax, la porción superior de los brazos y la cara. El examen con KOH muestra agregados de esporas.

Tiña de las uñas (onicomicosis)

Descripción

- La tiña de las uñas es una infección micótica de la placa ungueal de los dedos de las manos o los pies causada por muchas especies diferentes de hongos.
- Una vez establecida tiende a convertirse en crónica y asintomática.

Historia clínica

- La prevalencia aumenta con la edad.
- Afecta al 15-20% de la población de una edad comprendida entre los 40 y los 60 años.
- La infección perdura durante toda la vida, sin remisión espontánea.
- El traumatismo, sobre todo por calzado apretado, predispone a la infección.
- Una masa grande compuesta de placa ungueal engrosada y residuos subyacentes puede causar molestias con el calzado.

Hallazgos cutáneos

- Existen cuatro patrones clínicos distintos de infección.
- Estos patrones no son mutuamente excluyentes, y pueden ocurrir de modo simultáneo en la misma o en placas ungueales adyacentes.
- La infección ungueal puede coexistir con tiña de la mano o del pie, o puede ocurrir como un fenómeno aislado.

Onicomicosis subungueal distal

- Éste es el patrón más común.
- Los hongos invaden el área distal del lecho ungueal.
- La placa distal se convierte en amarilla o blanca conforme la acumulación de residuos hiperqueratósicos hace que la uña se levante y se separe del lecho subyacente.

Onicomicosis superficial blanca

- Causada por invasión superficial de la placa ungueal, la mayoría de las veces por *Trichophyton mentagrophytes*.
- La superficie ungueal aparece blanda, seca y pulverulenta, y puede eliminarse mediante raspado con facilidad.
- La placa ungueal no aumenta de grosor y permanece adherida al lecho.

Onicomicosis subungueal proximal

- Los microorganismos entran en la cutícula posterior del pliegue ungueal e invaden la placa ungueal desde abajo.
- La superficie de la placa ungueal permanece intacta.
- Los restos hiperqueratósicos hacen que la uña se separe.
- *Trichophyton rubrum* es la causa más común.
- Éste es el patrón más común observado en pacientes con infección por el virus de la inmunodeficiencia humana.

Onicomicosis candidiásica

- La infección de la placa ungueal por *Candida albicans* se encuentra casi exclusivamente en la candidiasis mucocutánea crónica, una enfermedad rara.
- Generalmente afecta a todas las uñas de la mano.
- La placa ungueal aumenta de grosor y se vuelve entre amarilla y parda.

Diagnóstico

- Examine todas las uñas y la piel para descartar otras enfermedades capaces de imitar a la onicomicosis.
- El diagnóstico de la infección ungueal micótica se debe establecer mediante examen con hidróxido de potasio.
- El diagnóstico se debe confirmar mediante cultivo del hongo (preferible) o envío de muestras de placa ungueal para tinción histológica con metenamina plata de Grocott o ácido peryódico-Schiff.

Pruebas de laboratorio

- El examen con hidróxido de potasio de residuos subungueales y de placa ungueal confirmará la presencia de hifas.
- El cultivo micológico confirmará la especie del hongo y establecerá la presencia de dermatófitos (microorganismos susceptibles al itraconazol, la terbinafina y el fluconazol).
- No existen directrices claras para los controles analíticos de los pacientes bajo tratamiento con terbinafina, itraconazol o fluconazol.
- Una estrategia prudente consiste en solicitar hemograma completo y pruebas de la función

hepática antes del tratamiento y a las 6 semanas con tratamiento.

Diagnóstico diferencial

- Psoriasis (la posibilidad más frecuente; las dos enfermedades pueden coexistir).
- Enfermedad psoriásica de la uña (puede aparecer como un fenómeno aislado sin otros signos cutáneos).
- *Pitting* de la superficie de la placa ungueal (signo distintivo de psoriasis, no de infección micótica).
- Leuconiquia (manchas o bandas blancas inducidas por traumatismo que aparecen en la porción proximal y emigran en sentido distal al crecer la uña).
- El eccema o el hábito de hurgarse el pliegue ungueal proximal hacen que la placa ungueal aparezca ondulada y con crestas.
- Uñas gruesas (el 50% no están infectadas por hongos).
- Onicólisis (muy común en mujeres con uñas largas; causada por separación de la placa ungueal respecto al lecho de la uña).

Evolución y pronóstico

- Las indicaciones del tratamiento comprenden dolor con uñas gruesas, limitaciones funcionales, infección bacteriana secundaria, diabetes y cosmesis.
- El tratamiento oral proporciona la tasa de éxitos más alta en las infecciones ungueales.
- El tratamiento sistémico tiene éxito en el 50 al 80% de los casos, con una tasa de recaídas de aproximadamente el 15-20% al cabo de 1 año.

Discusión

- Los dermatófitos *Trichophyton rubrum* y *Trichophyton mentagrophytes* son responsables de la mayoría de las infecciones de las uñas de los dedos de las manos y los pies.
- *Aspergillus*, *Cephalosporium*, *Fusarium* y *Scopulariopsis* se consideran contaminantes o no patógenos, pero también pueden infectar la placa ungueal.
- En una sola uña pueden existir múltiples patógenos.

Tratamiento

- El tratamiento antimicótico tópico es menos eficaz que el sistémico. Las soluciones y las lacas resultan más efectivas que las cremas.

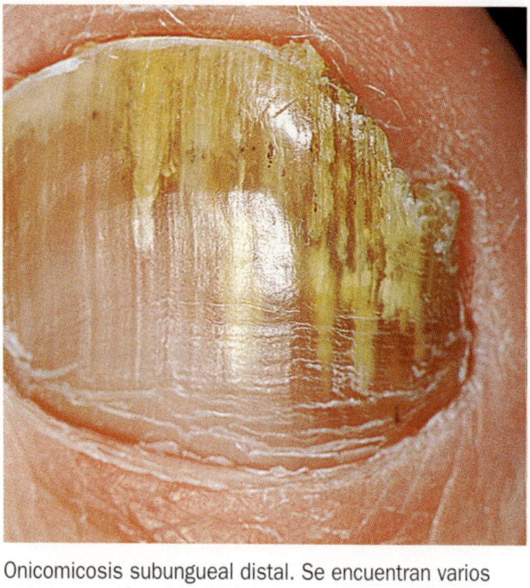

Onicomicosis subungueal distal. Se encuentran varios patrones conforme los hongos aumentan en sentido proximal. Los canales longitudinales amarillos son muy característicos de la tiña.

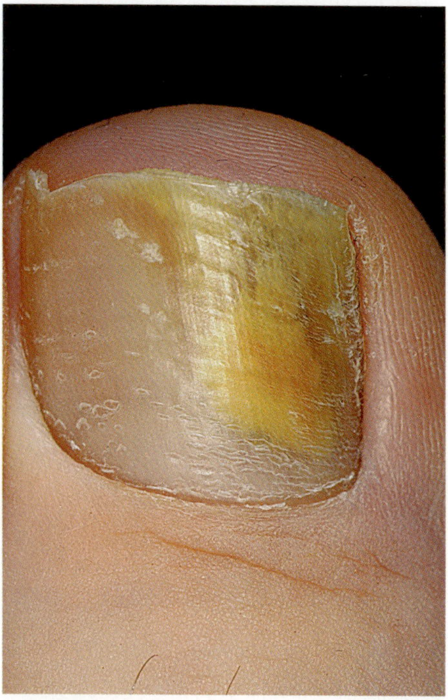

Onicomicosis subungueal distal. El color entre amarillo y pardo se extiende hacia abajo en un lado de la uña.

- El tratamiento tópico se debe reservar para la afectación de una sola uña y para los pacientes que no desean fármacos sistémicos.
- El uso prolongado de un antimicótico tópico, después de la respuesta clínica de la onicomicosis a un fármaco oral, puede prevenir la reinfección de la uña.
- Terbinafina, 250 mg diarios, durante 6 semanas para la infección de las uñas de las manos o 12 semanas para las de los pies. La terbinafina puede proporcionar las tasas de curación más altas y las remisiones más largas. No es efectiva contra algunas especies *Candida*.
- Itraconazol, 200 mg diarios durante 6 semanas para las uñas de las manos, 12 semanas para las de los pies, o dosificación intermitente de 200 mg dos veces diarias durante 1 semana sí y 3 semanas no (dos o tres pulsos para las uñas de las manos; tres o cuatro pulsos para las de los pies).
- Fluconazol, 300 mg una vez a la semana durante 6-9 meses, o hasta que la uña se normalice.
- La griseofulvina puede ser efectiva a dosis muy altas durante muchos meses, pero los fármacos anteriores son claramente superiores.
- Se deben tener en cuenta las interacciones potenciales entre antimicóticos orales y otros fármacos utilizados por el paciente.
- Una visita de seguimiento a las 6 semanas y otra al final del tratamiento oral.
- En cada visita a la consulta se debe proceder al desbridamiento de la uña.
- Se puede utilizar un cortauñas con mangos de alicate para eliminar las cantidades sustanciales de residuos gruesos y duros.
- Inserte la punta del instrumento lo máximo posible sin causar dolor entre la uña enferma y el lecho ungueal.
- La eliminación de la placa ungueal infectada proporciona tasas más altas de curación y remisiones más largas.

Claves clínicas

- En la mayoría de los casos, la uña no aparece normal a las 12 semanas, y el paciente debe saber que el fármaco permanece en la placa ungueal durante meses y sigue destruyendo hongos.

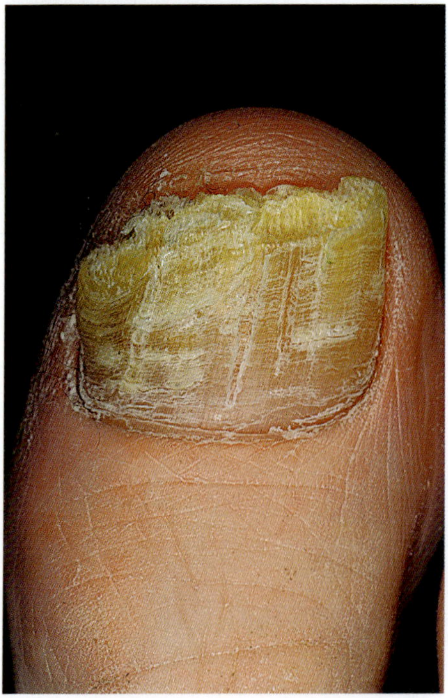

Onicomicosis subungueal distal. La infección afecta a toda la placa distal. Las hifas han invadido el grosor completo de la uña y han hecho que se desmenuce.

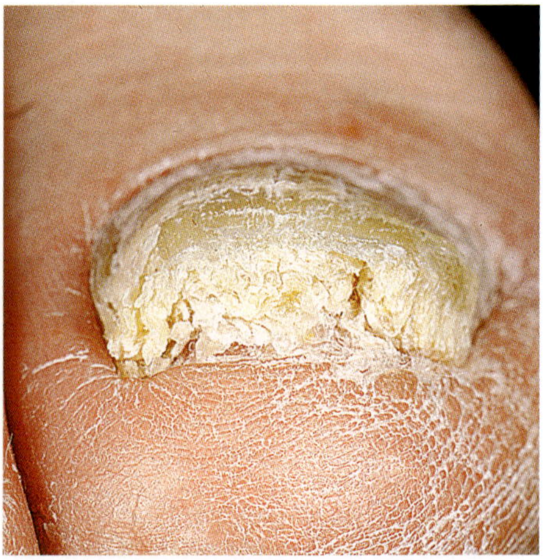

Onicomicosis subungueal distal. Una masa grande compuesta por placa ungueal gruesa y residuos subyacentes puede causar molestias con el calzado.

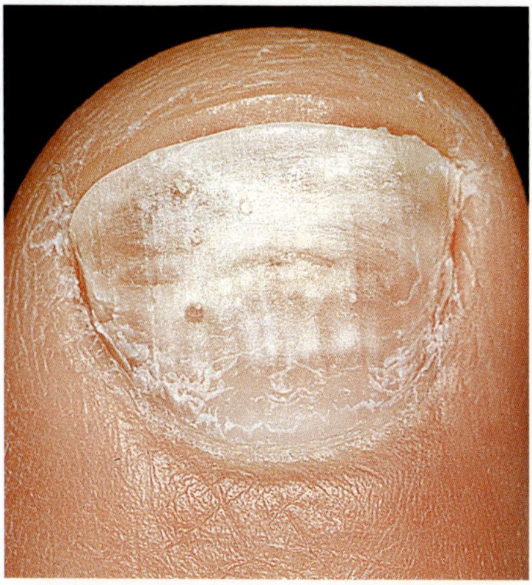

Onicomicosis superficial blanca. La superficie de la uña es blanda, seca y pulverulenta, y se puede eliminar mediante raspado con facilidad. La placa ungueal no está engrosada y permanece adherida al lecho ungueal.

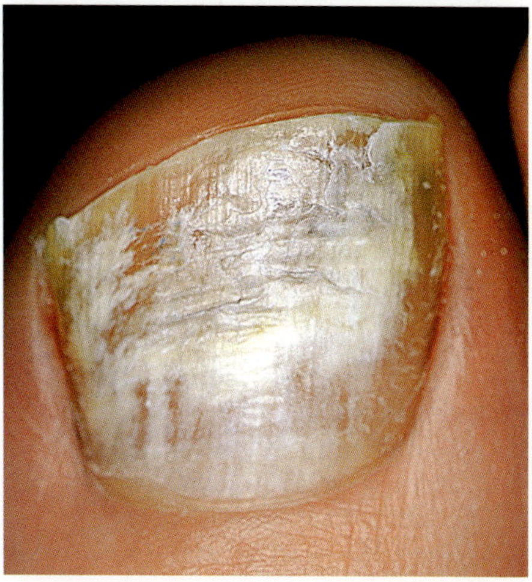

Onicomicosis superficial blanca. La superficie de la placa ungueal ha sido invadida y se está desmenuzando.

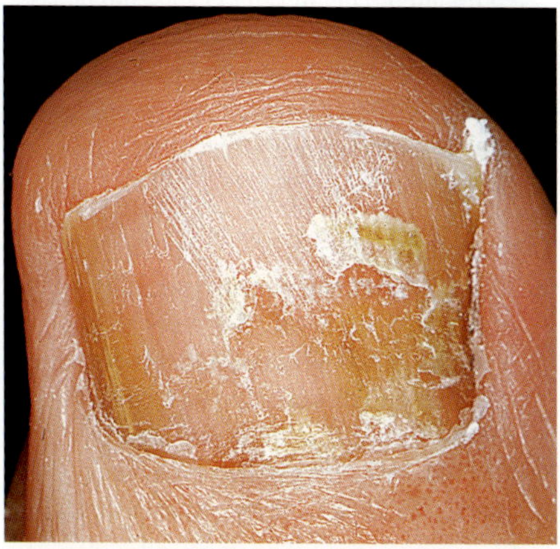

Onicomicosis subungueal proximal. Los microorganismos entran en el área de cutícula del pliegue ungueal posterior, migran a la matriz subyacente, y por último invaden la placa ungueal desde abajo.

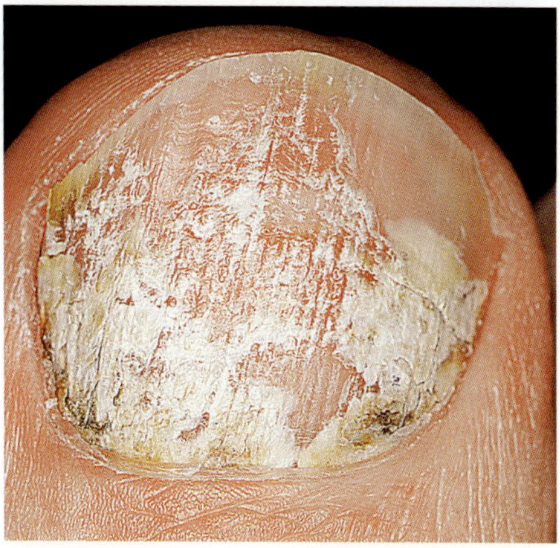

Onicomicosis subungueal proximal. Los residuos hiperqueratósicos se acumulan y hacen que la uña se separe. Este patrón es el observado más frecuentemente en individuos con VIH.

Queilitis angular (boqueras)

Descripción

- La queilitis angular es una inflamación recurrente crónica en los ángulos o comisuras de la boca.
- La saliva macera e irrita esa pequeña área intertriginosa, lo que conduce a eccema, fisura e infecciones secundarias bacterianas y por levaduras.

Historia clínica

- Más común en los ancianos.
- Es frecuente en pacientes tratados con isotretinoína.
- Puede ser prolongada; las recidivas son comunes.
- Irritación, dolor y prurito.
- La presencia de saliva en las comisuras de la boca es el factor más importante.
- Las arrugas periorales profundas predisponen a las recidivas.
- La acumulación de la saliva en las comisuras como resultado de la respiración oral durante el sueño, es muchas veces una consecuencia de la congestión nasal.
- La oclusión defectuosa de prótesis dentales mal ajustadas y el lamido compulsivo de los labios también predisponen a la recidiva.
- El uso agresivo de la seda dental puede causar un traumatismo mecánico en las comisuras bucales.

Pacientes jóvenes

- El hábito de lamerse los labios, morderse las comisuras de la boca o chuparse el pulgar causa queilitis angular.
- La irritación continuada puede conducir a inflamación eccematosa.

Pacientes ancianos

- Se forma un espacio húmedo intertriginoso en los pliegues cutáneos de las comisuras de la boca como resultado de la edad avanzada y la flacidez de los contornos faciales.
- También se produce flacidez con la pérdida de peso o el acortamiento vertical anormal del tercio inferior de la cara, por pérdida de dientes y la reabsorción consiguiente de hueso alveolar.
- La acción capilar arrastra saliva desde la boca hacia el pliegue, lo que origina maceración, agrietado, fisuración, eritema, exudación e infección secundaria por *Candida* y/o estafilococos.

Hallazgos cutáneos

- Pápulas y pústulas alrededor de una fisura.
- Se producen edema, eritema, descamación e inflamación persistente, que pueden progresar a la erosión y después a la ulceración.

Pruebas de laboratorio

- El cultivo suele mostrar infección mixta, bacteriana y micótica.

Diagnóstico diferencial

- Dermatitis alérgica de contacto (especialmente por aromatizantes en los bálsamos labiales, las pastas dentífricas y los colutorios; la mayoría de las veces con distribución perioral; se excluye mediante pruebas epicutáneas).

Evolución y pronóstico

- La inflamación comienza como una fisura erosionada en la profundidad del pliegue cutáneo.
- Eritema, descamación húmeda y costras en los lados del pliegue.
- Los pacientes se lamen y humedecen el área en un intento de prevenir el aumento de las grietas.
- Ese intento de alivio agrava el problema y puede conducir a inflamación eccematosa, infección estafilocócica o hipertrofia del pliegue cutáneo.

Tratamiento

- Aplicación de cremas antimicóticas (p. ej., clotrimazol, miconazol) dos veces al día, seguida a las pocas horas de crema o loción con un esteroide del grupo V-VI, como crema de butirato de hidrocortisona al 0,1%, loción de desonida al 0,05% o crema de pimecrolimus al 1%, hasta que el área permanezca seca y libre de inflamación.
- El tratamiento tópico se interrumpe una vez resuelta la inflamación.
- Más adelante se aplica un bálsamo labial protector, espeso, o una pomada (vaselina simple, óxido de cinc) profilácticamente a la hora de acostarse.
- La infección bacteriana secundaria requiere antibióticos tópicos (p. ej., mupirocina) o sistémicos activos contra los estafilococos.
- Los rellenos inyectables o los de tejido blando (Gore-Tex) colocados quirúrgicamente y la ablación láser pueden reducir los pliegues periorales profundos, que predisponen a la recidiva.

Claves clínicas

- Evite la mezcla de terapias tópicas por motivos de conveniencia, ya que de ese modo se diluyen las concentraciones de ingredientes activos y se reduce su efectividad.

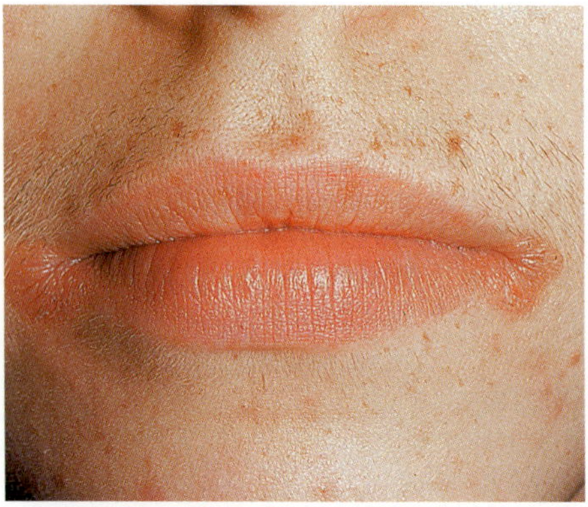

Los pacientes se lamen y humedecen el área en un intento de prevenir las grietas. Esas maniobras sólo sirven para agravar el problema, y pueden conducir a inflamación eccematosa, infección estafilocócica o hipertrofia del pliegue cutáneo.

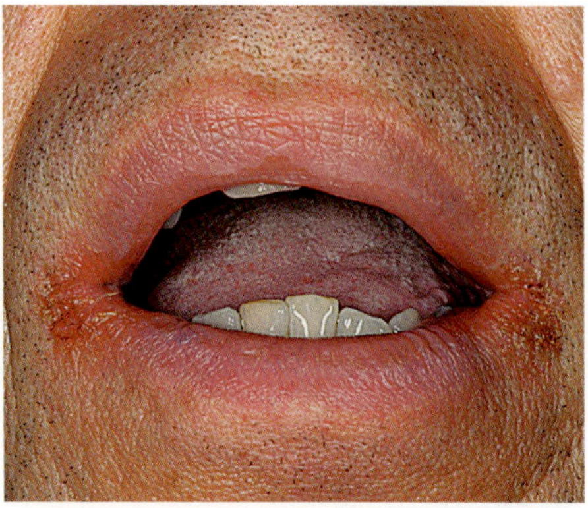

Las superficies con inflamación crónica experimentan infección por una flora mixta de levaduras y bacterias. Se forman costras y exudado con dolor local.

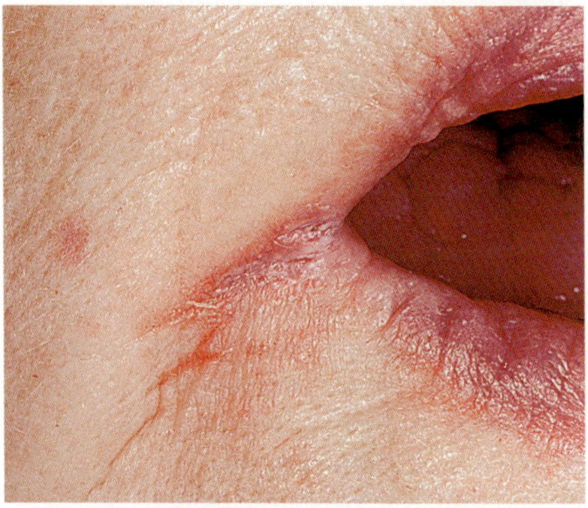

Anciano con inflamación recurrente por la saliva que fluye en el pliegue cutáneo profundo de la comisura de la boca.

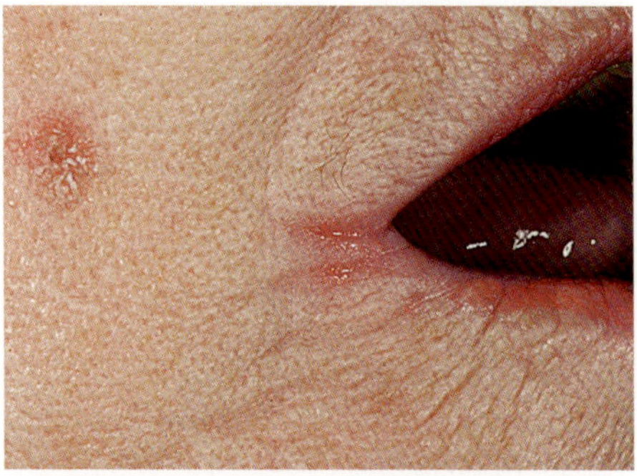

Se han formado fisuras en los valles de los pliegues cutáneos, en la comisura oral. Estas superficies intertriginosas diminutas experimentan maceración e inflamación con la exposición constante a la saliva.

Infecciones micóticas cutáneas

Descripción

- Los hongos dermatófitos son la principal causa.
- «Tiña» es el término clínico usado para designar la infección por dermatófitos.
- Los dermatófitos tienen la capacidad de infectar y sobrevivir sólo en la queratina muerta, es decir, en la capa superior de la piel (estrato córneo), pelo y uñas.
- No pueden sobrevivir en la boca o la vagina, donde no existe una capa de queratina.
- Son responsables de la gran mayoría de las infecciones micóticas de la piel, las uñas y el pelo.
- Es posible que la susceptibilidad genética predisponga a la infección.

Clasificaciones

Biológica

- Existen tres géneros: *Microsporum*, *Trichophyton* y *Epidermophyton*.
- Existen varias especies de *Microsporum* y *Trichophyton*, y una especie de *Epidermophyton*.

Origen

- Los dermatófitos antropófilos sólo proliferan en la piel, el pelo o las uñas humanos.
- Las variedades zoófilas proceden de animales, pero pueden infectar a los humanos.
- Los dermatófitos geófilos viven en el suelo pero pueden infectar a los humanos.

Tipo de inflamación

- Los dermatófitos zoófilos y geófilos provocan una respuesta inflamatoria importante.
- Los hongos antropófilos causan una respuesta ligera.

Tipo de invasión capilar

- Algunas especies son capaces de infectar el folículo piloso.
- Las hifas micóticas pueden crecer dentro del folículo piloso (patrón endotrix).
- En el patrón ectotrix, las hifas crecen dentro y sobre la superficie del folículo piloso.
- Las esporas de los hongos son grandes o pequeñas.
- El tipo de invasión capilar se clasifica también como ectotrix con esporas grandes o pequeñas, y endotrix con esporas grandes.

Región corporal

- Los dermatófitos producen una variedad de patrones de enfermedad que varían con la localización.
- Es importante conocer los patrones generales de inflamación en las distintas regiones corporales. Esos patrones son:
  - Tiña del pie.
  - Tiña de la ingle.
  - Tiña del cuerpo.
  - Tiña de la cara.
  - Tiña de la mano.
  - Tiña del cuero cabelludo.
  - Tiña de la barba.
  - Tiña de las uñas (onicomicosis).

Diagnóstico

- El mayor número de hifas se encuentra en el borde activo.
- Éste es el mejor lugar para la toma de muestras destinadas al examen con hidróxido de potasio.
- El borde activo es eritematoso y descamativo y ligeramente elevado.
- Aparecen vesículas en el borde activo cuando la inflamación es intensa.

Preparación húmeda con hidróxido de potasio

- La prueba más importante para el diagnóstico es la visualización directa con el microscopio de las hifas ramificadas en el material queratinizado.
- Sostenga una cuchilla quirúrgica del número 15 perpendicular a la superficie cutánea, y arrástrela con suavidad pero de modo firme con varios movimientos cortos contra las escamas.
- Si existe un borde activo, la hoja se arrastra a lo largo del borde en ángulo recto hasta la periferia de la descamación.
- Las escamas se colocan en un porta, se separan con suavidad y se aplica un cubre.
- El hidróxido potásico (solución al 10% o al 20%) se aplica con un palillo de dientes o un cuentagotas en el borde del cubre, y se deja correr bajo la acción capilar.
- La preparación se calienta con suavidad bajo una llama baja, y después se presiona para facilitar la separación de las células epiteliales y las hifas micóticas.
- Se baja el condensador del microscopio y se amortigua la iluminación para potenciar el contraste, con lo que se facilita la identificación de las hifas.

- La queratina de la placa ungueal se puede ablandar si los fragmentos se depositan con varias gotas de hidróxido potásico en un cristal de reloj cubierto con una placa de Petri durante 24 horas.
- Se puede usar un micronizador de uñas para pulverizarlas antes de la microscopía y el cultivo.
- Los especímenes de pelo no requieren una preparación especial y se pueden examinar de forma inmediata.

Microscopía

- Examine el área entera bajo el cubre a bajo aumento (× 10).

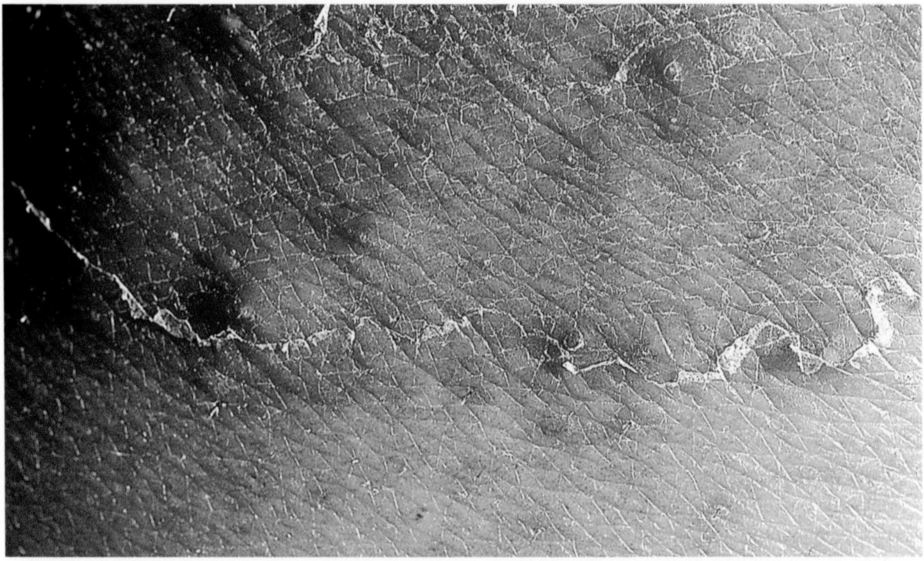

El borde activo de la infección representa un patrón de inflamación muy característico. El mayor número de hifas se concentra en el borde activo, y ésa es la mejor área para la toma de muestras destinadas al examen con hidróxido de potasio. Este patrón se encuentra en todas las localizaciones de la enfermedad, excepto en las palmas de las manos y las plantas de los pies.

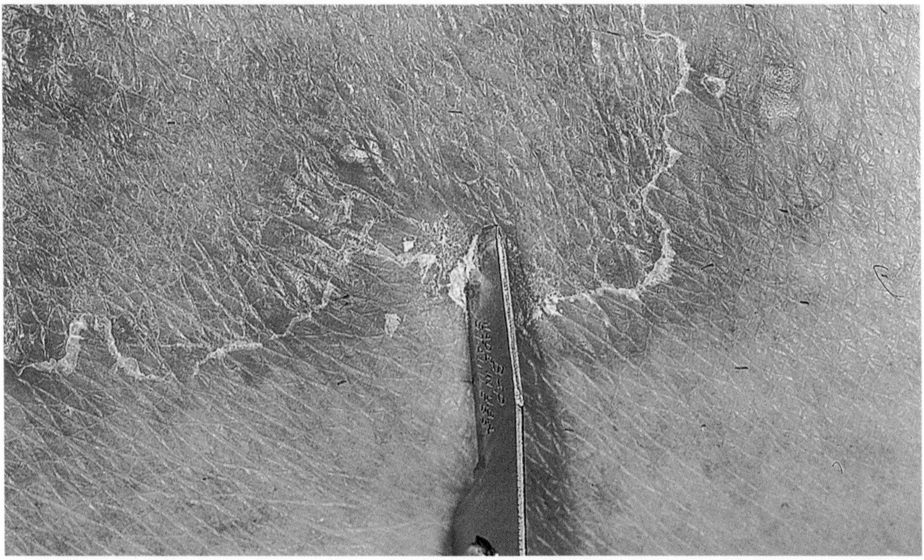

Las muestras de escamas se obtienen con una hoja de bisturí del número 15, colocada perpendicular a la superficie cutánea, que se arrastra de forma suave pero firme con varios movimientos cortos sobre las escamas.

- La presencia de hifas se confirma mediante examen con el objetivo × 40.
- La rotación ligera hacia atrás y adelante del pomo de enfoque facilita la visualización de toda la longitud de las hifas.
- Los dermatófitos aparecen como filamentos translúcidos, ramificados, en forma de varillas (hifas) de anchura uniforme, con líneas de separación (septos) que abarcan el ancho completo y aparecen a intervalos irregulares.
- El ancho uniforme y la ramificación permiten diferenciar entre hifas y pelos y otros residuos.
- Los artefactos de mosaico producidos por gotitas que aparecen formando líneas entre células, sobre todo en muestras tomadas de las palmas de las manos y las plantas de los pies, pueden causar confusión.
- Los artefactos desaparecen cuando las células se separan más mediante calentamiento y presión adicionales.
- Los cristales longitudinales de hidróxido potásico con forma de varilla que simulan hifas pueden aparecer si la preparación húmeda se calienta excesivamente o con demasiada rapidez.
- La adición de una gota de tinta azul Parker a la preparación húmeda teñirá con claridad las hifas y permitirá verlas a bajo aumento.

Cultivo

- En general no es necesario identificar la especie de dermatófitos que infecta la piel, puesto que los mismos fármacos orales y tópicos son activos contra todos ellos.
- El cultivo es necesario para las infecciones micóticas del pelo y de las uñas.
- Para tomar las muestras se utiliza una torunda de algodón estéril, humedecida con agua estéril o sobre una placa de agar, que se frota con vigor sobre la porción activa de la lesión y después se pasa sobre la superficie del agar.

Medios de cultivo

- Los dermatófitos son aerobios y crecen en la superficie de los medios.
- Los cultivos suelen hacerse positivos al cabo de 1-2 semanas.
- Para la tiña se usan tres tipos de medios de cultivo: agar Mycosel, agar dextrosa de Sabouraud y medio de prueba para dermatófitos.

Agar Mycosel

- El agar Mycosel es medio de Sabouraud con cicloheximida y cloranfenicol para prevenir el crecimiento de bacterias y hongos saprofitos.
- El agar Mycosel es preferible para la evaluación de la tiña del pelo, puesto que sólo los dermatófitos causan este tipo de tiña.

Agar dextrosa de Sabouraud

- El agar de Sabouraud no contiene antibióticos, y permite el crecimiento de la mayoría de los hongos, entre ellos algunos distintos de los dermatófitos.
- Es útil para las infecciones ungueales puesto que la detección de hongos no dermatófitos es deseable en estas infecciones.

Medio de prueba para dermatófitos

- Este cultivo se puede realizar en la consulta del médico ya que el medio se suministra en viales. Proporciona resultados rápidos pero ligeramente inexactos.
- El medio amarillo se vuelve rosa en presencia de dermatófitos a los 6-7 días, mientras que permanece amarillo en presencia de hongos no patógenos.
- Se debe descartar a las 2 semanas, puesto que los saprofitos pueden inducir un cambio de color similar a partir de ese momento.
- Es posible determinar la especie, pero la identificación resulta más fiable en agar Mycosel y agar dextrosa Sabouraud.

Medios de cultivo para levaduras

- El aislamiento inicial se puede obtener en agar Sabouraud.
- El medio de Nickerson se emplea para el aislamiento y la identificación de las especies *Candida*.

Inspección con luz de Wood

- El pelo, pero no la piel del cuero cabelludo, exhibe fluorescencia con color entre azul y verde si está infectado por *Microsporum canis* o *Microsporum audouinii*.
- Ninguno de los demás dermatófitos que pueden infectar el pelo produce fluorescencia.
- Las infecciones micóticas de la piel no inducen fluorescencia, aunque la pitiriasis versicolor, causada por levaduras *Pityrosporum*, produce una fluorescencia entre blanco pálido y amarillo.
- El eritrasma, una erupción con descamación no inflamatoria de tono pardo pálido de los espacios interdigitales de los dedos de los pies, las ingles y las axilas, causada por la

bacteria *Corynebacterium minutissimum*, muestra fluorescencia rojo coral brillante con la luz de Wood.

- El examen con luz de Wood se debe realizar en una habitación oscura con un instrumento de alta intensidad.

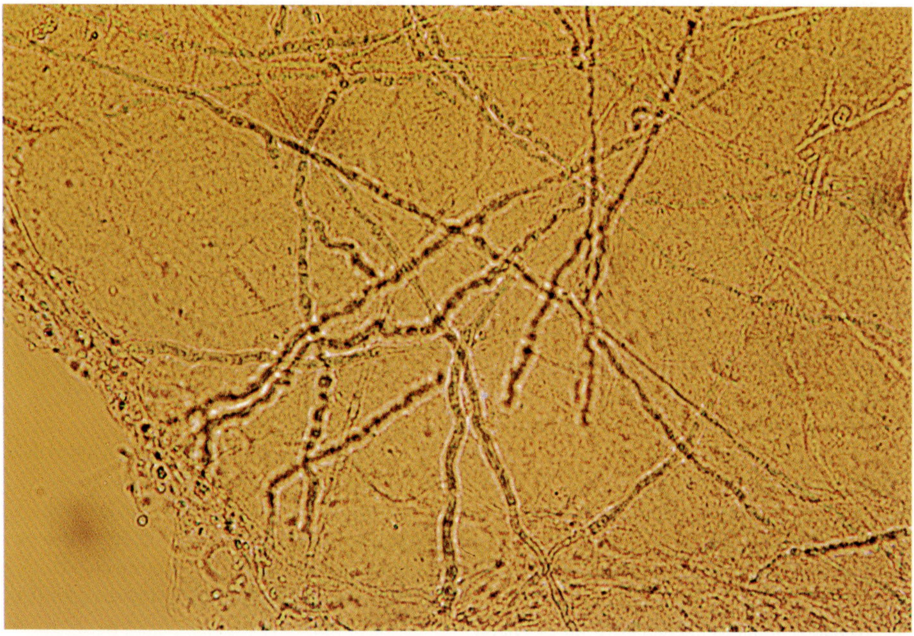

Los dermatófitos aparecen como filamentos translúcidos, ramificados, con forma de varillas y ancho uniforme (hifas), y líneas de separación transversales (septos) dispuestas a intervalos irregulares.

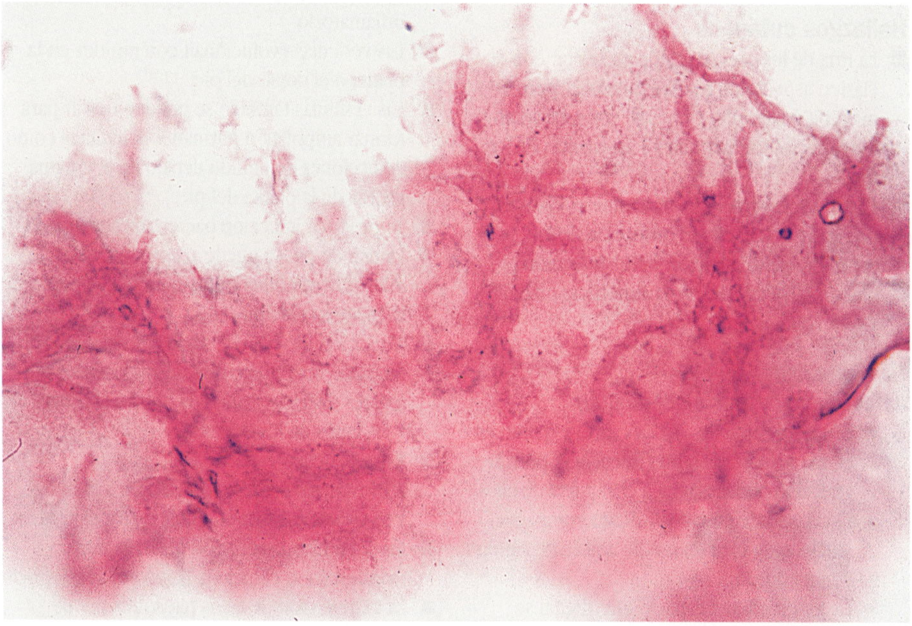

A veces es difícil encontrar hifas en la preparación húmeda con hidróxido de potasio. La tinta azul Parker y otros colorantes tiñen las hifas con facilidad, lo que permite verlas a bajo aumento.

Tiña del pie

Descripción

- Los pies representan el área más común infectada por los dermatófitos.
- Existen muchas presentaciones clínicas diferentes.
- La tiña del pie se conoce también como «pie de atleta».

Historia clínica

- Común en adultos jóvenes y de edad media.
- Infrecuente en niños prepuberales.
- Más común en los hombres adultos que en las mujeres.
- Probablemente inevitable en individuos inmunológicamente predispuestos con independencia de las precauciones más elaboradas para evitar el contacto con el microorganismo infeccioso.

Factores predisponentes

- El calzado favorece el calor y la sudoración, lo que facilita el crecimiento de los hongos.
- El suelo de los vestuarios contiene elementos micóticos.
- Los baños públicos pueden crear un escenario ideal para la exposición repetida a material infectado.

Hallazgos cutáneos

- La tiña de los pies se puede presentar con el clásico aspecto de lesiones anulares, pero la mayoría de las infecciones se encuentran en los espacios interdigitales o las plantas de los pies.
- Existen tres presentaciones clínicas clásicas: tiña interdigital del pie (infección de los espacios interdigitales del pie), infección descamativa crónica de la superficie plantar, y tiña vesicular aguda del pie.

Tiña interdigital del pie (infección del espacio interdigital)

- El espacio entre los dedos cuarto y quinto es el que se afecta con más frecuencia, pero la infección puede afectar a cualquiera de ellos.
- El calzado demasiado ajustado comprime los dedos, y crea un medio ambiente cálido y húmedo.
- La superficie del espacio interdigital se convierte en seca, con descamación y fisuras, o blanca, macerada y tumefacta.
- El prurito es más intenso cuando el paciente se quita los zapatos y los calcetines.
- La proliferación de la población bacteriana determina la intensidad de la infección.
- La extensión desde el espacio interdigital hacia la superficie plantar o el dorso del pie es común, y ocurre con la típica tiña crónica, que tiene un borde de avance escamoso, o como una erupción vesicular aguda.

Infección descamativa crónica de la superficie plantar

- La tiña plantar hiperqueratósica o «en mocasín» es una forma de tiña crónica que se muestra resistente al tratamiento.
- Se suele infectar toda la planta del pie, que aparece cubierta por escamas finas, de color blanco plateado.
- La piel es rosada y dolorosa al tacto, y/o pruriginosa.
- Las manos pueden sufrir una infección similar.
- Es rara la infección simultánea de ambas palmas de las manos y plantas de los pies; resulta más común la infección de los dos pies y una mano, o de las dos manos y un pie.
- El patógeno usual es *Trichophyton rubrum*.

Tiña vesicular aguda del pie

- A partir de una infección interdigital crónica se puede desarrollar un cuadro intensamente inflamatorio.
- Las vesículas evolucionan con rapidez en la planta o el dorso del pie.
- Las vesículas también se pueden fundir para formar ampollas, o permanecer intactas como colecciones de líquido debajo de la escama gruesa de la planta del pie.
- Se produce infección bacteriana secundaria.
- La tiña de pie se puede acompañar de infección micótica de las uñas de los pies o de las manos (onicomicosis).
- «Reacción ide»: puede seguir una segunda tanda de vesículas en las mismas áreas o en lugares distintos como los brazos, el tórax y los lados de los dedos.
- Estas vesículas estériles pruriginosas representan una respuesta alérgica al hongo, y se conocen como miquide o reacción ide.
- En ocasiones, la reacción ide es la única manifestación clínica de la infección micótica.
- La exploración de estos pacientes puede revelar una fisura o área de maceración asintomática en los espacios interdigitales.

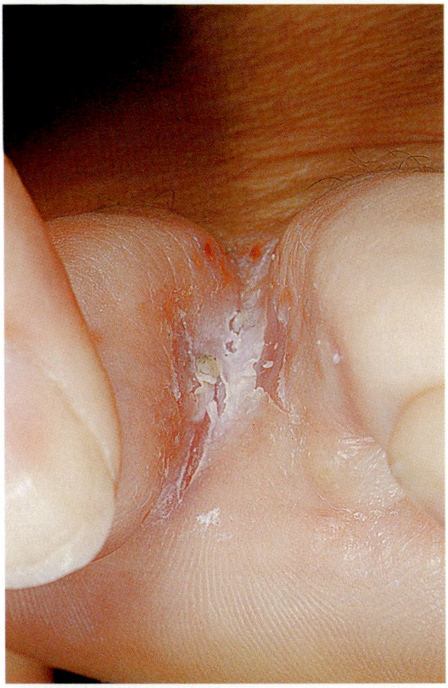

Tiña interdigital. El calzado apretado comprime los dedos, y crea un ambiente cálido y húmedo entre los dedos; este medio ambiente es adecuado para la proliferación de los hongos.

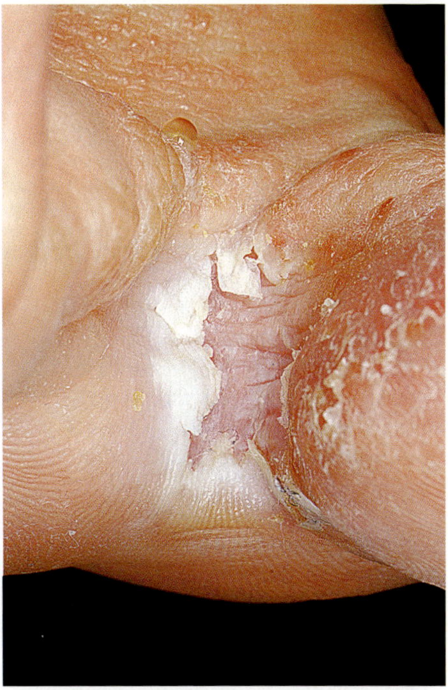

Tiña interdigital. La piel interdigital se convierte en seca, escamosa y fisurada, o blanca, macerada y tumefacta.

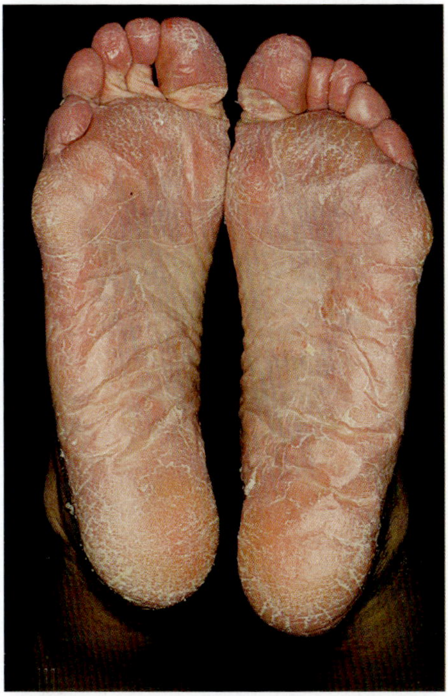

La tiña de las plantas de los pies se presenta con una superficie seca descamada. Se puede afectar toda la planta de uno o de ambos pies. A veces resulta difícil demostrar las hifas en una preparación con hidróxido de potasio. La infección es difícil de tratar con medicación tópica.

Pruebas de laboratorio

- Examen con hidróxido de potasio para confirmar la presencia de elementos micóticos.
- La interpretación del examen con hidróxido potásico es difícil en la piel macerada de los espacios interdigitales de los pies y en la piel con intensa inflamación.
- Cultivo micológico para diagnosticar los casos difíciles.

Diagnóstico diferencial

- La psoriasis y el eccema localizados se pueden confundir con la tiña del pie.
- La tiña se debe incluir en el diagnóstico diferencial de los niños con dermatitis de los pies.

Evolución y pronóstico

- Una vez establecida la infección, el individuo se convierte en portador y se hace más susceptible a las recidivas.
- Los individuos atópicos están especialmente predispuestos a las infecciones crónicas o recurrentes por *Trichophyton rubrum*.

Tratamiento

- Los medicamentos tópicos incluyen butenafina, terbinafina y sertaconazol. Se aplican dos veces al día durante 2-4 semanas.
- Estos fármacos proporcionan unas tasas de curación más altas y menos recidivas que la combinación antimicótico-corticosteroide (p. ej., clotrimazol + betametasona).
- El nitrato de econazol tiene actividad contra varias especies bacterianas relacionadas con una intensa maceración de los espacios interdigitales.
- La tiña vesicular aguda de los pies responde a los apósitos húmedos con solución de Burrow, aplicados durante 30 minutos varias veces al día, en combinación con cremas antimicóticas tópicas aplicadas dos veces al día.
- Se puede iniciar un fármaco antimicótico oral, y los preparados antimicóticos tópicos se aplican dos veces al día para la infección aguda o extensa.
- Tratamiento oral con terbinafina, 250 mg diarios durante 2 semanas, o itraconazol, 200 mg dos veces al día durante 1 semana, o fluconazol 150 mg una vez a la semana durante 2 semanas.
- La infección bacteriana secundaria se trata con antibióticos orales y se recomienda el cultivo.
- A veces se encuentra una reacción ide vesicular en lugares distantes durante una infección inflamatoria del pie.
- El control de tales reacciones ide requiere apósitos húmedos fríos, esteroides tópicos del grupo V y, en ocasiones, un ciclo corto de prednisona.
- La recidiva se previene mediante el uso de calzado más amplio y separación del espacio interdigital con una almohadilla de lana de cordero o una bola de algodón.
- Los polvos, no necesariamente medicados, absorben la humedad.
- Los polvos se deben aplicar a los pies en vez de al calzado.
- Se deben cambiar los calcetines húmedos.

Claves clínicas

- Cuando se está empleando un antimicótico oral, la reacción ide se puede confundir a veces con una toxicodermia.
- En realidad, la reacción alérgica está provocada por el hongo, y se debe mantener el tratamiento para erradicar la infección.
- En caso de duda utilice cremas antimicóticas tópicas.

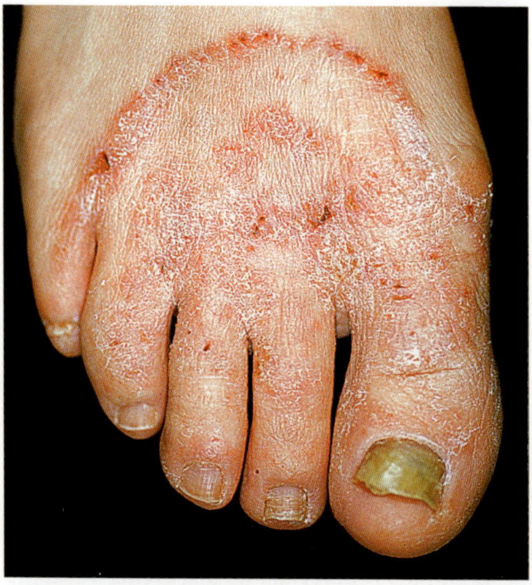

Patrón anular clásico de la infección micótica.

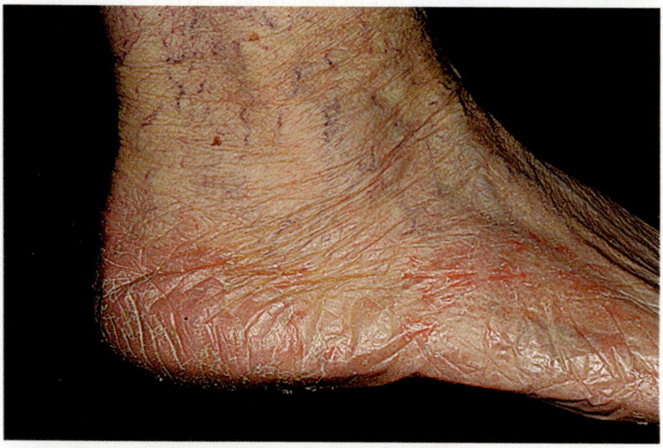

El eritema y las escamas se extienden en los lados del pie. Este patrón recuerda al eccema.

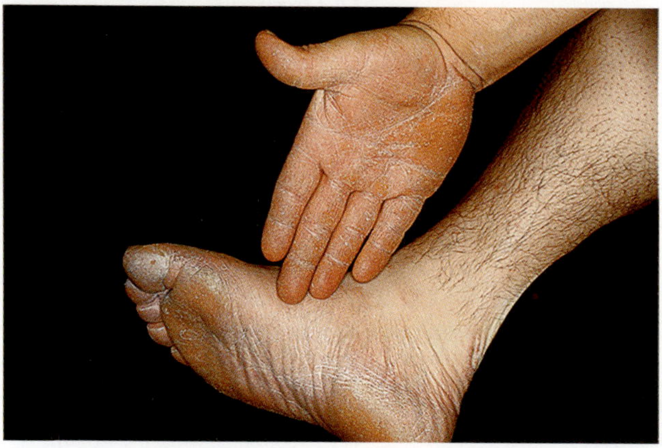

Presentación clásica del eccema de la mano y el pie. El patrón típico consiste en afectación de dos manos y un pie, o dos pies y una mano. Tanto las palmas de las manos como las plantas de los pies muestran afectación de la superficie completa, y el aspecto recuerda al de la piel seca.

Tiña inguinal

Descripción
- La infección por dermatófitos del pliegue crural se conoce como tiña de la ingle o tiña cruris.

Historia clínica
- Ocurre casi exclusivamente en hombres pospuberales.
- Se presenta en verano después de sudar, o en invierno cuando se usan varias capas de ropa.
- Muchos pacientes no se dan cuenta de la infección.
- El prurito empeora conforme se acumula la humedad.

Hallazgos cutáneos
- Con frecuencia bilateral, comienza en el pliegue inguinal.
- Aparece una mancha de forma semilunar conforme el borde de avance bien definido, descamativo y a veces vesiculoso, se extiende fuera del pliegue crural en el muslo.
- Es raro que las infecciones dermatofíticas se extiendan en el escroto.
- La piel por dentro del borde se vuelve pardo-rojiza, con menos descamación, y puede desarrollar pápulas rojas.
- Puede aparecer inflamación aguda después de usar prendas oclusivas.
- En ocasiones, la infección migra hacia las nalgas y el pliegue interglúteo.

Pruebas de laboratorio
- Las muestras para examen con hidróxido de potasio se deben tomar del borde de avance descamativo.
- Se pueden hacer cultivos si la preparación en fresco resulta negativa.

Diagnóstico diferencial
- Intertrigo candidiásico (es simétrico y afecta tanto a la superficie interna del muslo como al escroto).
- Psoriasis inversa (puede aparecer enmascarada como tiña; tiende a ser asintomática).
- Eritrasma (una infección de los pliegues crurales por *Corynebacterium*; carece de borde con descamación, y muestra fluorescencia roja bajo la luz de Wood).

Evolución y pronóstico
- La infección puede mejorar o resolverse si se elimina el medio ambiente húmedo.

Tratamiento
- Son efectivas las cremas antimicóticas con actividad contra *Candida* y dermatófitos (econazol, oxiconazol, miconazol, clotrimazol) aplicadas dos veces al día durante 10-14 días.
- Las lesiones húmedas se pueden tratar con apósito humedecido con agua o solución de Burrow fresca, 20-30 minutos dos a seis veces al día hasta que desaparezca la exudación.
- Las infecciones resistentes responden al itraconazol 200 mg diarios durante 1-2 semanas, terbinafina 250 mg diarios durante 2 semanas, o fluconazol 150 mg una vez a la semana durante 2-4 semanas.
- Una vez controlados los síntomas se debe usar una crema antimicótica pura.
- El empleo prolongado de una crema de esteroide/antimicótico puede no curar la infección y causar estrías en esta zona intertriginosa.
- Los polvos absorbentes, no necesariamente medicados, ayudan a controlar la humedad y prevenir la reinfección.

Claves clínicas
- Las cremas de esteroides se usan con frecuencia para la lesión inflamatoria de la ingle, y pueden modificar la presentación clínica típica de la infección por dermatófitos (tiña incógnito).

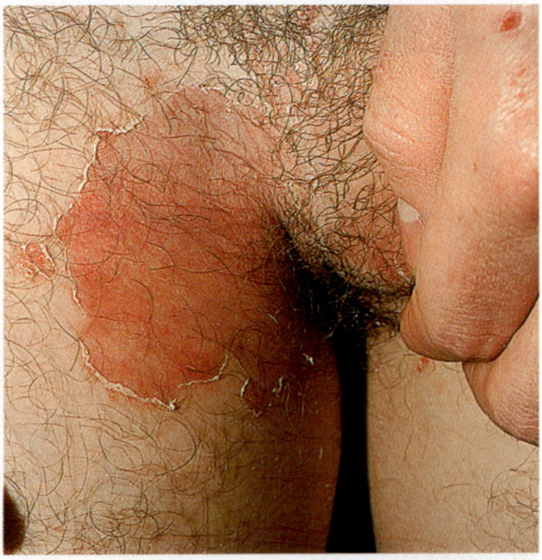

Se forma una placa de forma semilunar conforme el borde escamoso bien definido y a veces vesicular avanza fuera del pliegue crural en el muslo. La piel dentro del borde se vuelve de color rojo-pardo, con menos descamación, y puede desarrollar pápulas eritematosas.

- Se debe evitar el uso prolongado de la combinación esteroide/antimicótico ya que producirá estrías.
- Los pacientes no diferencian con facilidad entre estrías precoces y tiña, y las estrías acabarán por hacerse irreversibles si continúa el uso de corticoides.

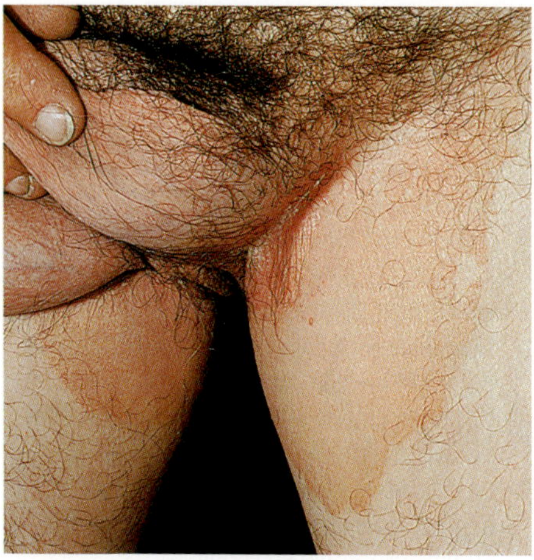

La superficie completa de esta lesión es seca y descamativa. La afectación del escroto es inusual, a diferencia de la candidiasis, en la que es común.

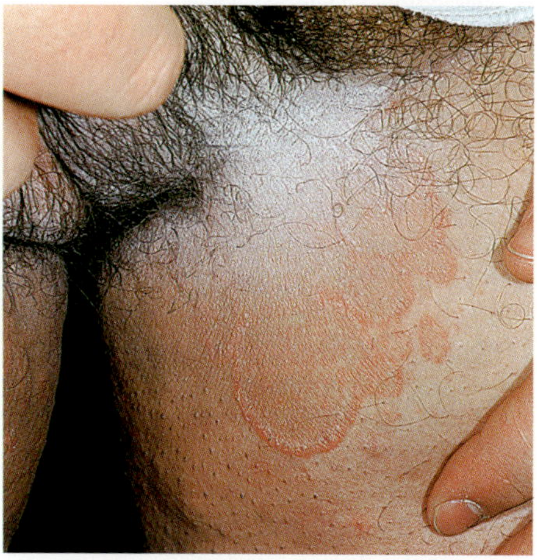

El patrón anular de la infección puede aparecer también en la ingle.

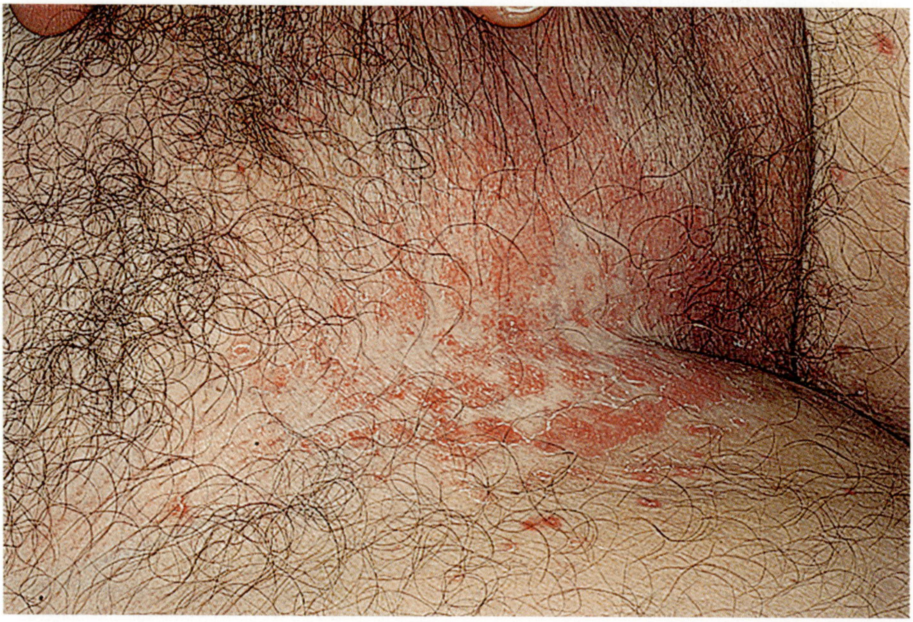

Patrón de la infección por tiña con múltiples placas superficiales redondas y bordes descamativos. Existen lesiones en los muslos y el escroto.

Tiña del cuerpo y de la cara

Descripción

- La infección por dermatófitos del tronco y los miembros se conoce como tiña del cuerpo.

Historia clínica

- Más común en climas cálidos.
- Pueden ocurrir epidemias entre los luchadores.

Hallazgos cutáneos

- Las lesiones varían de tamaño, grado de inflamación y profundidad de la afectación.
- Existen dos patrones clínicos generales: lesiones anulares (tiña clásica) y lesiones inflamatorias profundas.

Lesiones anulares redondas (tiña clásica)

- Las lesiones comienzan como pápulas escamosas planas, que desarrollan lentamente un borde elevado. Ese borde se extiende a velocidades variables en todas direcciones.
- El borde de avance escamoso puede tener pápulas elevadas o vesículas.
- El área central se convierte en parda o hipopigmentada y menos escamosa conforme el borde activo progresa hacia fuera.
- Pueden presentarse pápulas eritematosas en el área central.
- Varias lesiones anulares pueden aumentar de tamaño para cubrir áreas grandes de la superficie corporal.
- Las lesiones más grandes tienden a ser levemente pruriginosas o asintomáticas.
- Pueden alcanzar cierto tamaño y permanecer durante años sin tendencia a resolverse.

Lesiones inflamatorias profundas

- Los hongos zoófilos de animales, como *Trichophyton verrucosum* de las vacas, producen una infección cutánea muy inflamatoria.
- La lesión redonda, con intensa inflamación, tiene una superficie pustular uniformemente elevada, eritematosa y tumefacta.
- Las pústulas son foliculares y representan la penetración profunda del hongo en el folículo piloso.
- Se puede producir una infección bacteriana secundaria, usualmente por *Staphylococcus*.
- El proceso termina con hiperpigmentación parda y deja cicatriz.
- El granuloma de Majocchi es una infección micótica profunda del folículo piloso, típicamente localizada en la porción inferior de las piernas y más frecuente en las mujeres; se cree que el afeitado y el traumatismo superficial tienen importancia.

Pruebas de laboratorio

- El examen con hidróxido de potasio suele mostrar hifas abundantes.
- Los cultivos para bacterias y hongos de muestras de las lesiones inflamatorias profundas ayudan a confirmar el diagnóstico y el género y especie del hongo.

Diagnóstico diferencial

- El eccema numular y la psoriasis se descartan por la positividad del examen con hidróxido de potasio; ninguno de los dos presentan un borde en avance.
- La pitiriasis rosada tiene un collarete de descamación que no alcanza el borde eritematoso, como en la tiña.

Evolución y pronóstico

- Con tratamiento, la descamación se resuelve antes de que se desvanezca el eritema.
- La despigmentación postinflamatoria cede a lo largo de varios meses.
- Es común la reinfección, sobre todo entre los luchadores y otros atletas participantes en

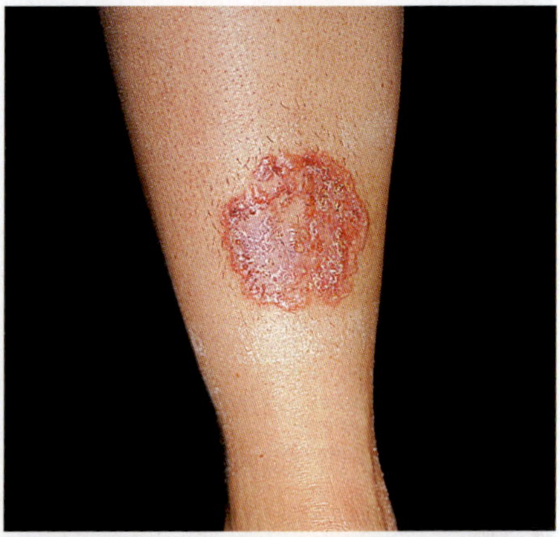

Lesiones inflamatorias. En la tiña clásica las lesiones comienzan como máculas descamativas planas, que desarrollan un borde elevado. El borde se extiende en todas direcciones a velocidades invariables. El borde de avance descamativo puede tener pápulas elevadas eritematosas o vesículas.

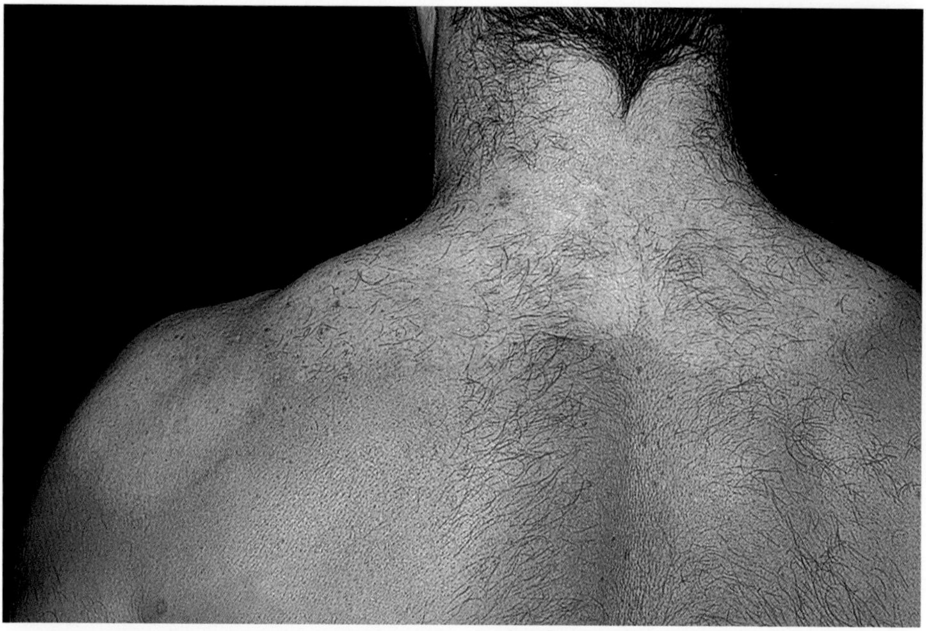

Lesiones anulares redondas. Las lesiones más grandes tienden a ser ligeramente pruriginosas o asintomáticas. Pueden alcanzar cierto tamaño y permanecer durante años sin tendencia a resolverse.

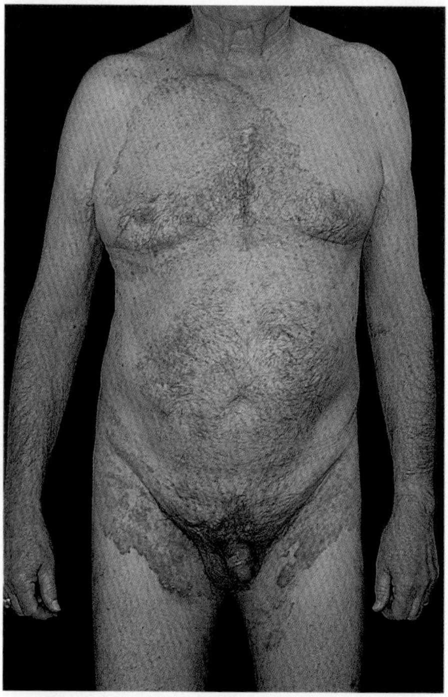

La tiña puede ser asintomática o pruriginosa. La infección puede ser sutil y presentarse durante años. Se pueden infectar áreas muy grandes.

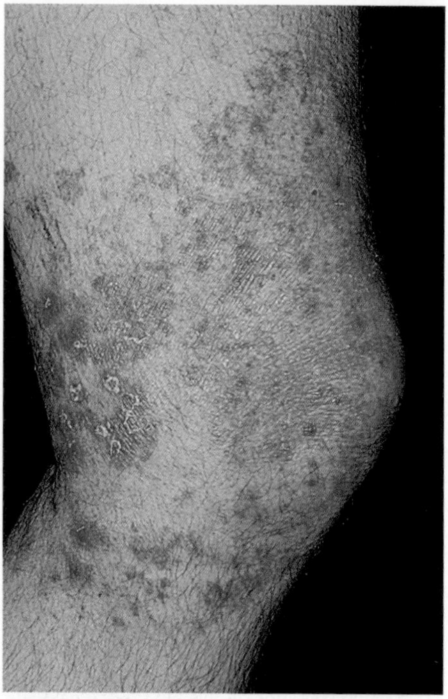

Tiña incógnito. Hace años se estableció un diagnóstico incorrecto de psoriasis. El tratamiento repetido con el esteroide tópico del grupo I clobetasol condujo a esta infección diseminada.

deportes de contacto, en quienes puede conducir a descalificación para las competiciones.

Tratamiento

- Las lesiones superficiales responden a las cremas antimicóticas (clotrimazol, miconazol, econazol, butenafina o terbinafina) aplicadas dos veces al día durante un mínimo de 2 semanas.
- Continúe el tratamiento durante por lo menos 1 semana después de la resolución de la infección.
- Las lesiones extensas o aquellas con pápulas eritematosas requieren tratamiento oral.
- La griseofulvina (ultramicronizada), 333 mg diarios o 250 mg una o dos veces al día, es una opción aceptable para los adultos; en los niños se pueden administrar griseofulvina, 5-7 mg/kg/día durante 2-6 semanas, itraconazol, 200 mg diarios durante 2 semanas, terbinafina, 250 mg diarios durante 2 semanas, o fluconazol, 150 mg una vez a la semana durante 3-4 semanas.
- La infección bacteriana secundaria se trata con antibióticos orales.
- Se puede considerar un ciclo corto de prednisona para las lesiones intensamente inflamadas con el fin de minimizar la formación de cicatrices.

Claves clínicas

- Quizá sea necesario tratar a los luchadores durante la estación de competiciones para prevenir la reinfección en caso de epidemia de tiña corporal.

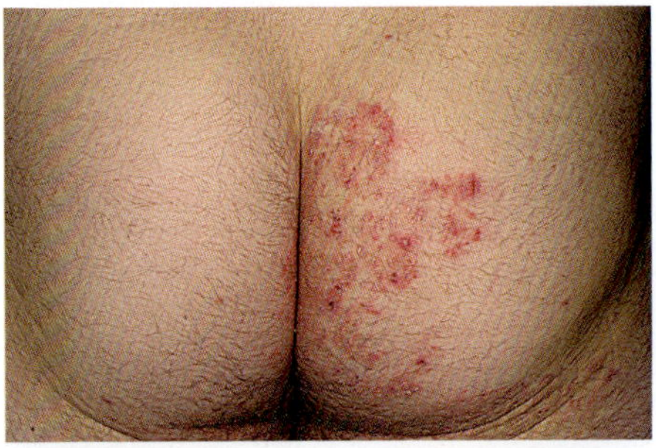

Las placas cubren un área amplia y tienen aspecto de eccema. Las pápulas y pústulas se deben a invasión de la infección en la profundidad de los folículos pilosos. Los antimicóticos tópicos quizá no penetren lo suficiente para ser efectivos.

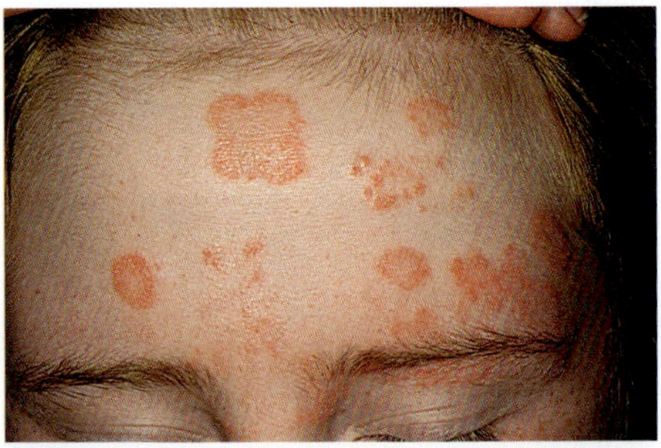

La tiña puede ocurrir en la cara y tener aspecto de eccema, psoriasis o dermatitis seborreica. La aplicación de esteroides tópicos conducirá a un patrón de infección generalizada y extraña.

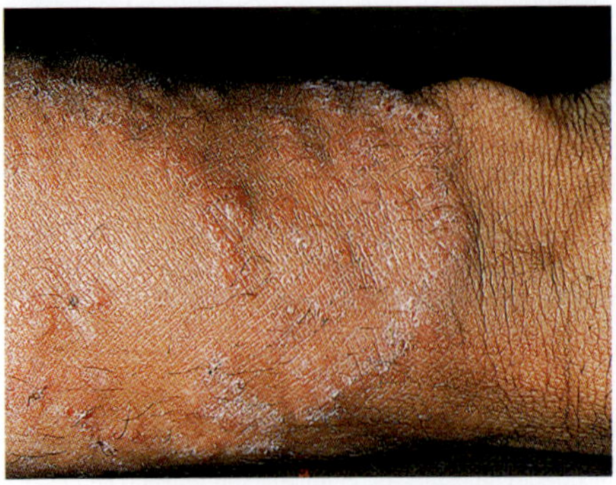

Lesiones anulares redondas. El borde y el área central son papulares y vesiculares.

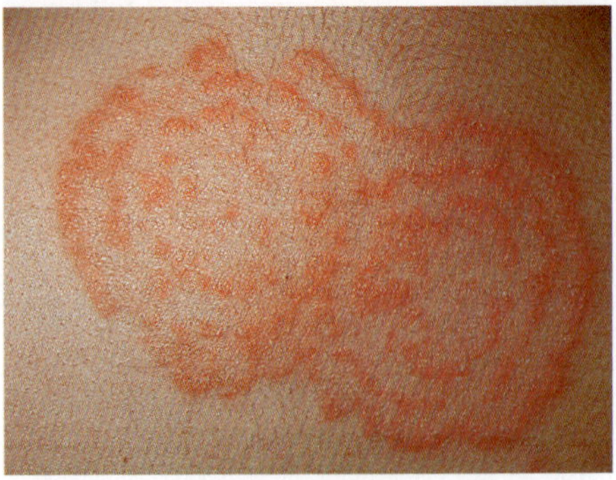

Patrón anular clásico de la infección.

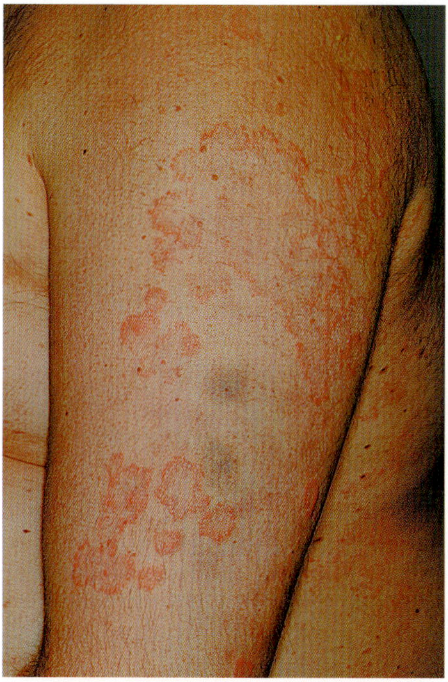

El patrón anular de la infección es muy característico.

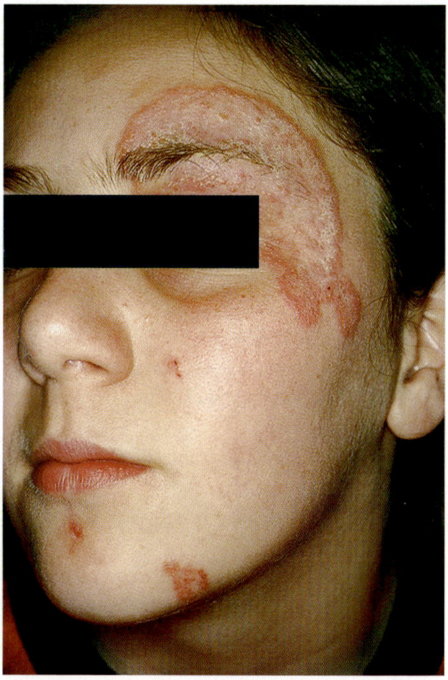

La tiña de la cara no es común. Muchas veces se diagnostica erróneamente como eccema o dermatitis seborreica. Busque un borde escamoso neto.

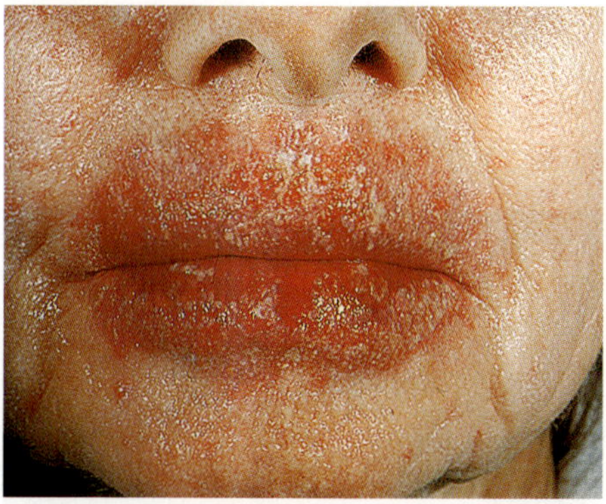

Tiña incógnito. Las infecciones micóticas tratadas con esteroides tópicos pierden con frecuencia algunas de sus características. Pueden aparecer eritema difuso, descamación difusa, pústulas o pápulas diseminadas e hiperpigmentación parda.

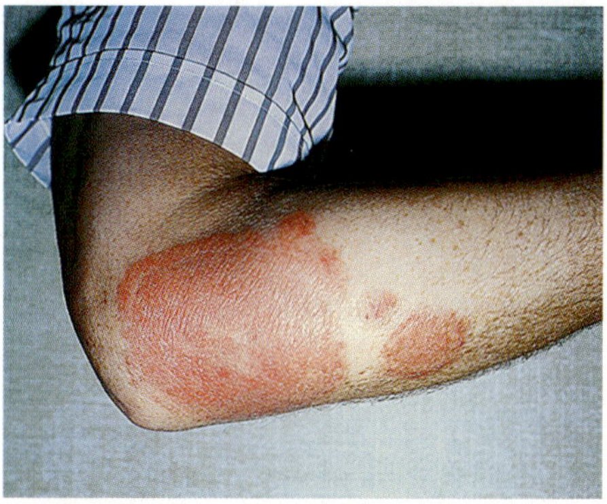

Esta placa grande se diagnosticó de psoriasis. Sin embargo, carece de las escamas superficiales plateadas observadas en las placas psoriásicas. El borde escamoso es el dato diagnóstico.

Tiña de la mano

Historia clínica

- Esta forma de tiña es una infección micótica de las manos.
- Los niños se afectan rara vez.
- Puede ser insidiosa y progresar con lentitud a lo largo de semanas, meses o años.
- El prurito es moderado, mínimo o nulo.

Hallazgos cutáneos

- La tiña que afecta al dorso de las manos tiene todas las características clásicas de las lesiones del cuerpo.
- Es típico un borde de avance descamativo, eritematoso y elevado.
- Pueden existir pápulas o vesículas en el borde o el área central.
- La tiña que afecta a la palma de la mano tiene el mismo aspecto que la forma seca, difusa y queratósica de la tiña de la planta del pie.
- Con frecuencia se encuentra asociada a la tiña del pie.
- El patrón de infección usual consiste en la afectación de una mano y los dos pies, o un pie y las dos manos.
- La tiña hiperqueratósica de las palmas de las manos puede ser asintomática. El paciente quizá no se haya dado cuenta de la infección, y atribuye la superficie seca, gruesa y escamosa al trabajo físico duro.
- El diagnóstico es sutil y se pasa por alto con facilidad.
- La infección micótica de la uña (onicomicosis) puede acompañar a la tiña de la mano.

Pruebas de laboratorio

- El diagnóstico se establece mediante examen microscópico de raspados cutáneos, en forma de preparación húmeda con hidróxido de potasio.
- Los cultivos micológicos son necesarios si el diagnóstico no se puede confirmar mediante la preparación en fresco.

Diagnóstico diferencial

- La tiña de las manos puede tener un aspecto similar al eccema o la psoriasis, en especial si el borde no está bien definido.
- Si persiste alguna duda, obtenga raspados cutáneos y para examen en fresco con hidróxido de potasio.

Evolución y pronóstico

- Las lesiones anulares en el dorso de la mano responden al tratamiento antes que las de las palmas y no tienden a recidivar.
- Las lesiones con descamación e hiperqueratosis responden más lentamente al tratamiento y pueden recidivar.
- La piel engrosada de las palmas de las manos puede aparecer intensamente seca y desarrollar grietas y fisuras.

Tratamiento

- Pueden ser efectivas la crema de ketoconazol al 2%, la crema o la loción de clotrimazol al 1%, la crema o la loción de econazol al 1%, la crema de miconazol al 2%, la terbinafina o el clorhidrato de butenafina al 1%, pero la medicación oral es más fiable.
- Los adultos se tratan con griseofulvina ultramicronizada, 250 o 330 mg diarios, o dos veces al día durante 3-6 semanas.
- Las terapias alternativas comprenden itraconazol, 200 o 400 mg diarios durante 1-2 semanas, terbinafina, 250 mg diarios

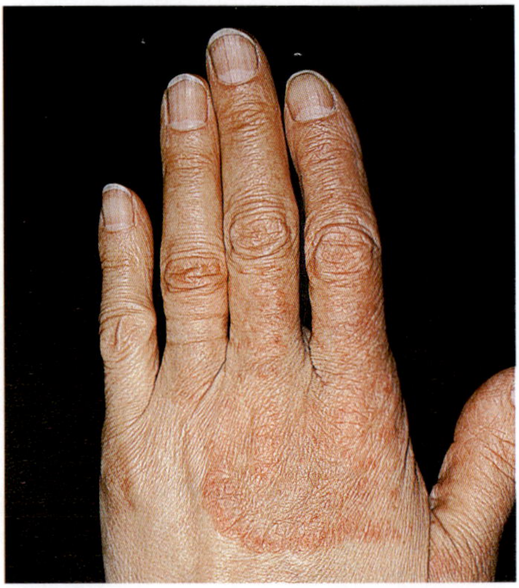

La tiña de la superficie dorsal de la mano (tiña de la mano) tiene todas las características de la tiña del cuerpo. Las uñas también se infectan con frecuencia.

durante 2 o 4 semanas, o fluconazol, 150 mg semanales durante 2 o 4 semanas.

- El tratamiento de las infecciones ungueales requiere un ciclo más largo de tratamiento.

Claves clínicas

- Los pacientes con infecciones de las palmas deben evaluarse nuevamente a los 6 meses ya que existe una tasa significativa de recidivas.

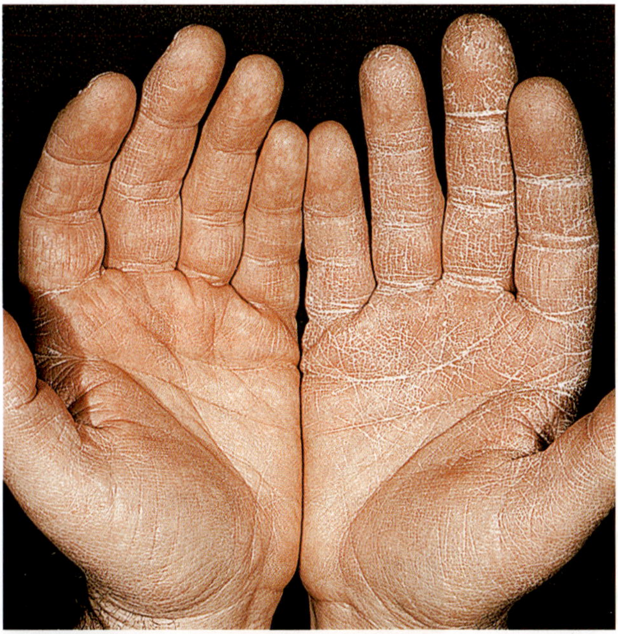

La tiña de las palmas de las manos tiene el mismo aspecto que la forma seca, difusa y queratósica de la tiña de las plantas de los pies. Puede ser asintomática, y el paciente quizá no se haya dado cuenta de la infección y atribuya la piel seca, gruesa y escamosa al trabajo físico duro.

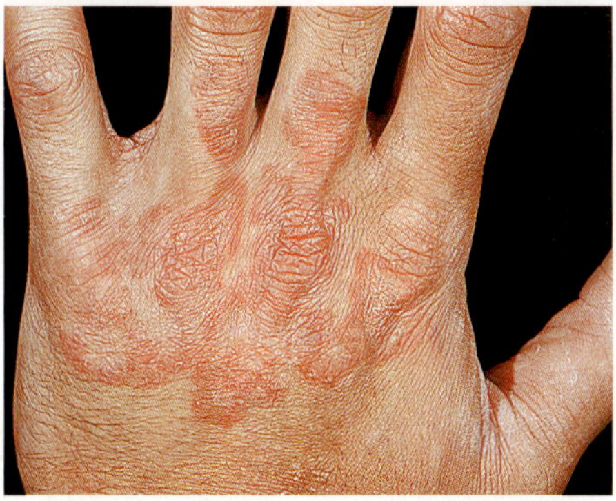

Tiña incógnito. Las infecciones micóticas tratadas con esteroides tópicos pierden con frecuencia alguna de sus características típicas. Han aparecido múltiples anillos.

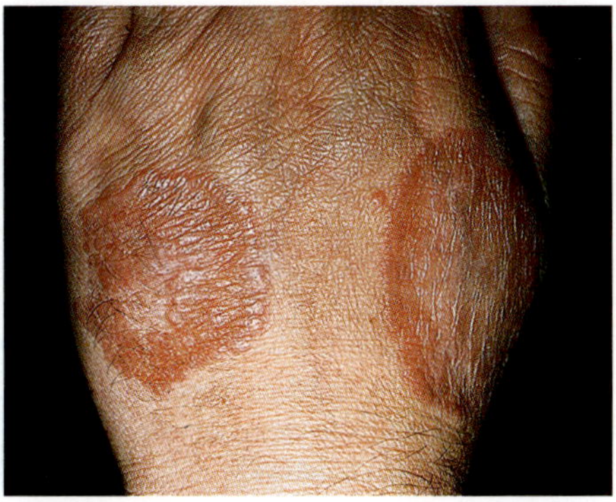

Patrón anular de la infección. Las lesiones han estado presentes durante meses. Respondieron a las cremas antimicóticas tópicas.

Tiña incógnito

Descripción

- La tiña incógnito es una infección micótica cutánea localizada cuyo aspecto ha sido alterado por la aplicación de corticosteroides tópicos.

Historia clínica

- La crema de cortisona aplicada a las infecciones micóticas cutáneas disminuye la inflamación, altera la presentación clínica usual y produce erupciones atípicas inusuales.
- Este cuadro clínico alterado se conoce como tiña incógnito.
- La intensidad del prurito es variable.

Hallazgos cutáneos

- La ingle, la cara y el dorso de la mano son las zonas afectas con más frecuencia.
- La tiña de las manos se diagnostica erróneamente con frecuencia como eccema de la mano, y se trata con esteroides tópicos.
- El aspecto cambia dependiendo de la fase del ciclo de tratamiento.
- Tratamiento con esteroides tópicos:
  - Los esteroides tópicos disminuyen la inflamación y producen la falsa impresión de que la lesión está mejorando al principio de la terapia.
  - El hongo prolifera gracias a la inmunosupresión local inducida por la cortisona.
- El tratamiento se interrumpe:
  - La lesión reaparece cuando se suspende el tratamiento, pero ha cambiado de aspecto.
  - Puede faltar la descamación en los márgenes.
  - Se pueden encontrar eritema difuso, descamación difusa, pústulas o pápulas diseminadas e hiperpigmentación parda.
  - Quizá no se aprecie un borde bien definido y el proceso, antes localizado, puede expandirse mucho.
- El ciclo continúa:
  - El recuerdo de la buena respuesta inicial lleva a reutilizar la crema de esteroides, y el ciclo repetido continúa.
  - La infección dermatofítica se extiende para crear un patrón clínico que puede simular otra enfermedad dermatológica, totalmente irreconocible como una infección por dermatófitos.

Pruebas de laboratorio

- El examen con hidróxido potásico revela numerosas hifas, en especial pocos días después de suspender la crema de esteroides, cuando reaparece la descamación.
- El cultivo de hongos no suele ser necesario, puesto que la preparación con hidróxido de potasio casi siempre es positiva.

Diagnóstico diferencial

- Eccema.
- Foliculitis.
- Rosácea.
- Pitiriasis rosada.
- Psoriasis.

Tratamiento

- Es importante suspender el esteroide tópico.
- Las lesiones superficiales responden a las cremas antimicóticas (p. ej., clotrimazol, miconazol, econazol, oxiconazol, terbinafina) aplicadas dos veces al día.
- El tratamiento continúa al menos 1 semana después de resolverse la infección.

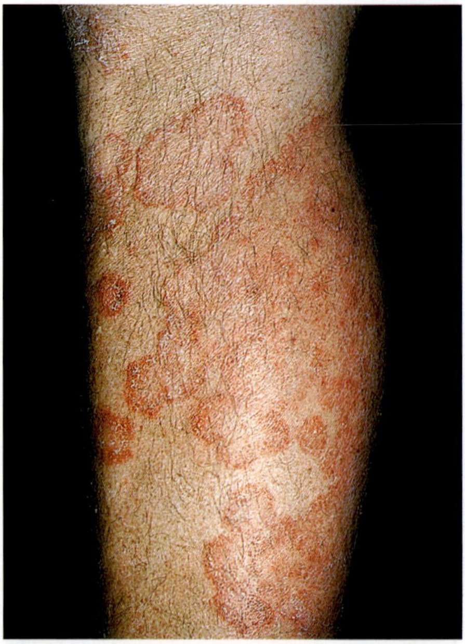

Tiña incógnito. Las infecciones micóticas tratadas con esteroides tópicos pueden perder algunas de sus características típicas. En este caso, un proceso antes localizado se ha extendido mucho.

- Las lesiones extensas y aquellas con pápulas eritematosas o pústulas requieren tratamiento oral con uno de varios fármacos posibles:
  - Terbinafina, 250 mg diarios durante 2 semanas.
  - Itraconazol, 200 mg diarios durante 2 semanas.
  - Fluconazol, 100 mg diarios durante 2 semanas.
  - Griseofulvina (ultramicronizada), 333 mg cuatro o dos veces al día, o 250 mg diarios o dos veces al día para los adultos; 5-7 mg/kg/día durante 2-6 semanas para los niños.
- La infección bacteriana secundaria se trata con antibióticos orales.
- Los apósitos húmedos con agua fría suprimen la inflamación y controlan el prurito.

Claves clínicas

- Si la tiña se incluye en el diagnóstico diferencial de una lesión cutánea, se debe realizar un examen con hidróxido de potasio.
- Si la erupción que usted está tratando con esteroides tópicos no cede como se espera, realice un examen con hidróxido de potasio.

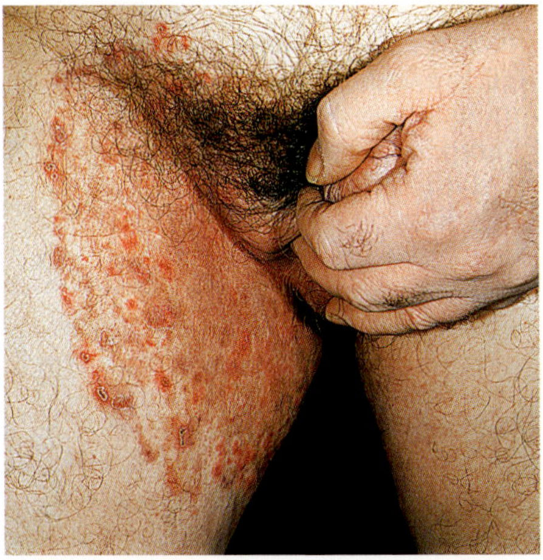

Tiña incógnito. Los esteroides tópicos modifican la presentación clínica típica de la tiña. Las pápulas eritematosas aparecen a veces en los bordes y el centro de las lesiones. Es posible que esta forma modificada no se reconozca inmediatamente como tiña.

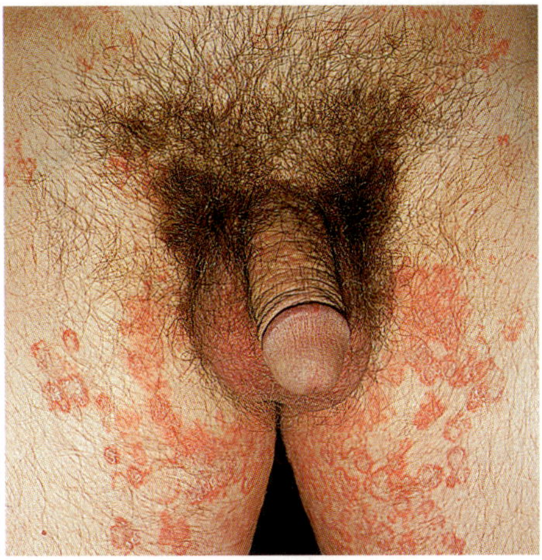

Tiña incógnito. La erupción puede ser mucho más extensa, y quizá no exista un borde escamoso de avance.

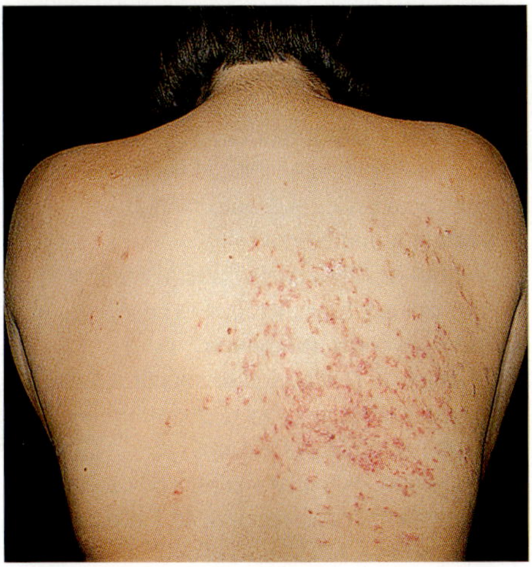

Tiña incógnito. Pueden aparecer eritema difuso, descamación difusa, pústulas o pápulas diseminadas, e hiperpigmentación parda. Se han perdido todos los detalles característicos de la tiña.

Tiña del cuero cabelludo (*tinea capitis*)

Descripción

- La tiña del cuero cabelludo se debe a invasión del estrato córneo y el folículo piloso por hifas micóticas.

Historia clínica

- En Estados Unidos más del 90% de los casos de tiña de la cabeza está causado por *Trichophyton tonsurans*.
- La tiña de la cabeza es más frecuente en los niños.
- Se observa en los barrios del interior de las grandes ciudades, sobre todo en los grupos raciales negro e hispanoamericano.
- Se contagia por contacto íntimo con una persona infectada, muchas veces en la misma comunidad doméstica.
- Las esporas se siembran en el aire, y conservan la viabilidad durante períodos largos en los peines, cepillos, mantas y teléfonos.
- La infección zoofílica por *Microsporum canis* es contagiada por animales de compañía domésticos (en particular, gatos).

Hallazgos cutáneos

- *Trichophyton tonsurans* induce cuatro patrones diferentes de infección clínica.

Tipo dermatitis seborreica

- Es el tipo más común.
- Recuerda a la dermatitis seborreica.
- Existe descamación focal, fina, blanquecina y adherente sobre el cuero cabelludo.
- Con frecuencia existen adenopatías.
- El examen con hidróxido de potasio es con frecuencia negativo; el cultivo es necesario para establecer el diagnóstico.

Tiña inflamatoria de la cabeza (querión)

- Una o más áreas inflamadas tumefactas e hipersensibilidad de alopecia con pústulas.
- Se puede producir alopecia cicatricial.
- Son posibles la fiebre, las adenopatías occipitales y la leucocitosis.
- La preparación en fresco con hidróxido de potasio y los cultivos de hongos son frecuentemente negativos.
- Quizá sea necesario iniciar el tratamiento sobre la base del aspecto clínico.

Patrón de «puntos negros»

- Es incomún.
- Existen áreas grandes de alopecia sin inflamación.
- Hay una cantidad entre pequeña y moderada de descamación del cuero cabelludo.
- Pueden existir adenopatías occipitales.
- Las artrosporas debilitan el pelo y hacen que se rompa en la superficie del cuero cabelludo, lo que conduce al patrón de «puntos negros».

Tipo pustuloso

- Existen áreas de pústulas o costras sin descamación ni pérdida de pelo significativa.
- Los cultivos y la preparación en fresco con hidróxido de potasio pueden ser negativos.

Pruebas de laboratorio

- El método de cultivo del cepillo conlleva un frotado suave de un cepillo de dientes esterilizado, con un movimiento circular, sobre áreas con descamación o sobre los márgenes de las placas de alopecia. Después las fibras del cepillo son presionadas contra el medio de cultivo, y el cepillo se desecha.
- El sistema *culturette* proporciona un método efectivo para realizar el cultivo en los niños.

Diagnóstico diferencial

- La tiña amiantácea, una forma de dermatitis encontrada en niños, se diagnostica erróneamente con frecuencia como tiña de la cabeza. Se trata de una placa localizada no inflamatoria, de 2-8 cm, con grandes escamas poligonales que se adhieren al cuero cabelludo y apelmazan el pelo.
- La psoriasis del cuero cabelludo y otras formas de dermatitis seborreica se pueden confundir con la tiña de la cabeza, y no excluyen la posibilidad de esta última.

Evolución y pronóstico

- Las condiciones de vida con hacinamiento aumentan el riesgo de infección de los contactos domésticos.
- El éxito de la intervención requiere evaluación y tratamiento, si es necesario, de todos los contactos domésticos.
- El riesgo de reinfección se minimiza mediante la limpieza escrupulosa de todos los objetos posiblemente contaminados.
- Los peines, las toallas y la ropa de cama se deben limpiar con regularidad, y no se deben compartir.

Tratamiento

- El tratamiento requiere medicación tanto oral como tópica.
- La griseofulvina suele ser el fármaco de primera elección, pero muchos niños no toleran las dosis altas y otros no responden.
- Griseofulvina, 20-25 mg/kg/día de la fórmula líquida micronizada, o 15-20 mg/kg/día de la presentación ultramicronizada en cápsulas, en una o dos tomas diarias durante un mínimo de 6-8 semanas.
- La griseofulvina se absorbe mejor con alimentos grasos; los niños pueden recibir la medicación con helado o leche entera.
- El tratamiento se debe prolongar hasta 2 semanas después de la negatividad de los

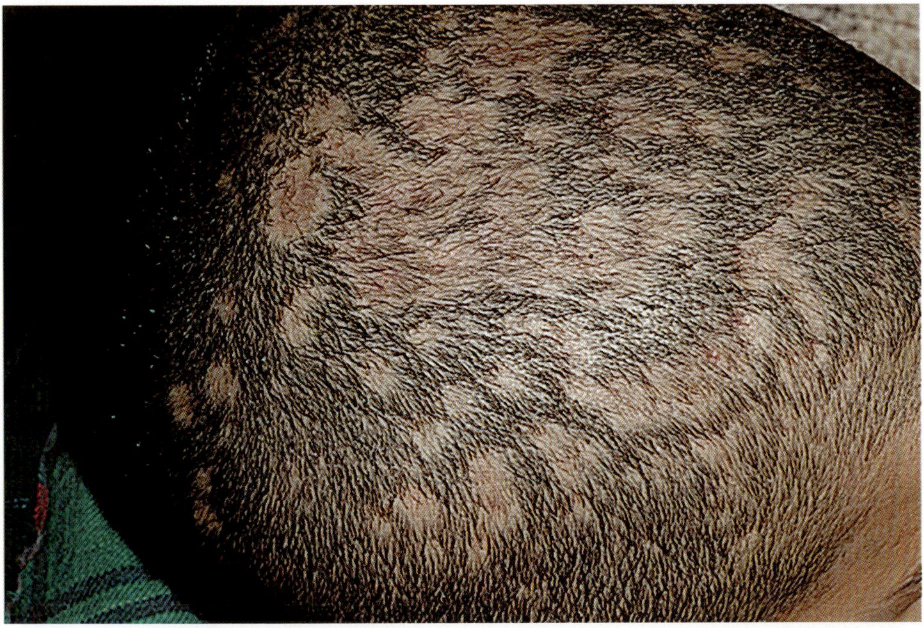

Tiña del cuero cabelludo con muchas áreas redondas de descamación y alopecia. El examen con luz de Wood mostró fluorescencia verde de los pelos. En el cultivo creció *Microsporum canis* procedente de un gato.

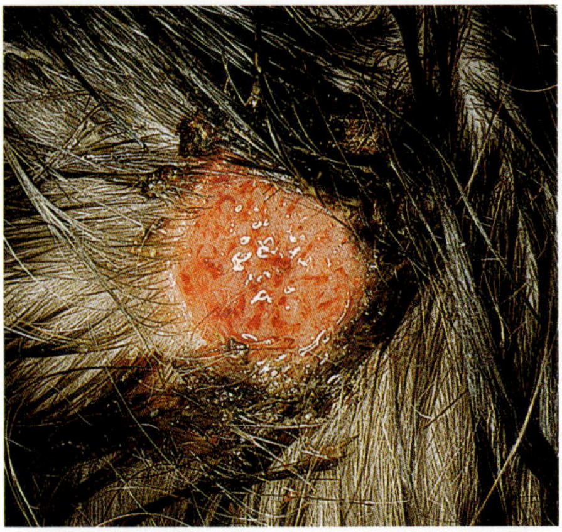

Tiña inflamatoria de la cabeza (querión). Existe un área de alopecia dolorosa, inflamada y tumefacta con pústulas. Puede haber adenopatías occipitales.

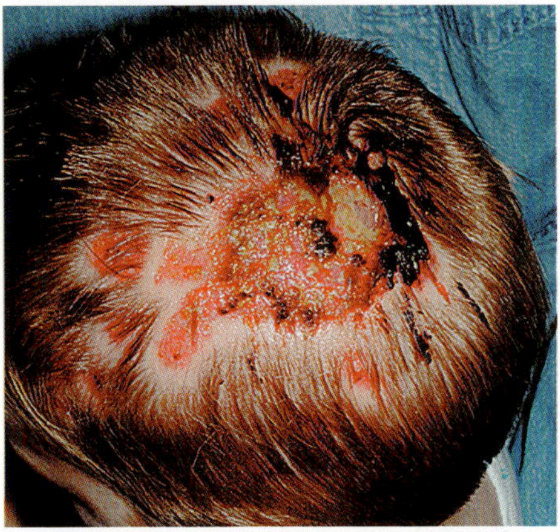

Tiña inflamatoria de la cabeza causada por *Trichophyton tonsurans*. Esta infección destructiva produjo alopecia permanente.

cultivos y los exámenes con hidróxido de potasio, en general 6-12 semanas.

- La terbinafina 3-6 mg/kg/día durante 4-8 semanas puede ser el tratamiento con mejor relación coste-efectividad.
- No existe presentación en forma líquida.
- Itraconazol, 25-100 mg/día (2,5-5 mg/kg/día), tomado con las comidas durante 4-8 semanas.
- Pulverice el contenido de una cápsula en el alimento si el niño no puede deglutir las cápsulas.
- Fluconazol, 6-8 mg/kg/día durante 4-8 semanas.
- El fluconazol se encuentra disponible en una presentación líquida pediátrica.
- Una sola dosis de 150 mg una vez a la semana durante 4 semanas también puede ser efectiva para los niños mayores.
- La supresión de la inflamación de un querión se puede obtener mediante esteroides tópicos, orales o intralesionales.
- La prednisona, 1-2 mg/kg/día, puede acelerar la resolución y reduce o previene la cicatrización.
- El tratamiento tópico con champú reduce el riesgo de siembra de esporas, y protege a los demás contactos domésticos.
- El champú con sulfuro de selenio al 1% o ketoconazol se aplica a días alternos durante las 2 primeras semanas, y después dos veces a la semana durante el resto del período de tratamiento oral.
- El champú se aplica, se deja colocado unos 5 minutos y después se enjuaga.
- Los demás miembros de la familia también deben usar el champú dos o tres veces a la semana.

Dosis diaria de terbinafina

Peso corporal	Dosis diaria
Menos de 20 kg	62,5 mg (un cuarto de tableta)
20-40 kg	125 mg (media tableta)
Más de 40 kg	250 mg (una tableta completa)

Dosis de itraconazol

Peso corporal	Dosis
10-18 kg	100 mg a días alternos
18-27 kg	100 mg diarios
27-41 kg	100 mg diarios o a días alternos, o 200 mg a días alternos
41-50 kg	100 mg diarios o 200 mg a días alternos
Más de 50 kg	200 mg diarios

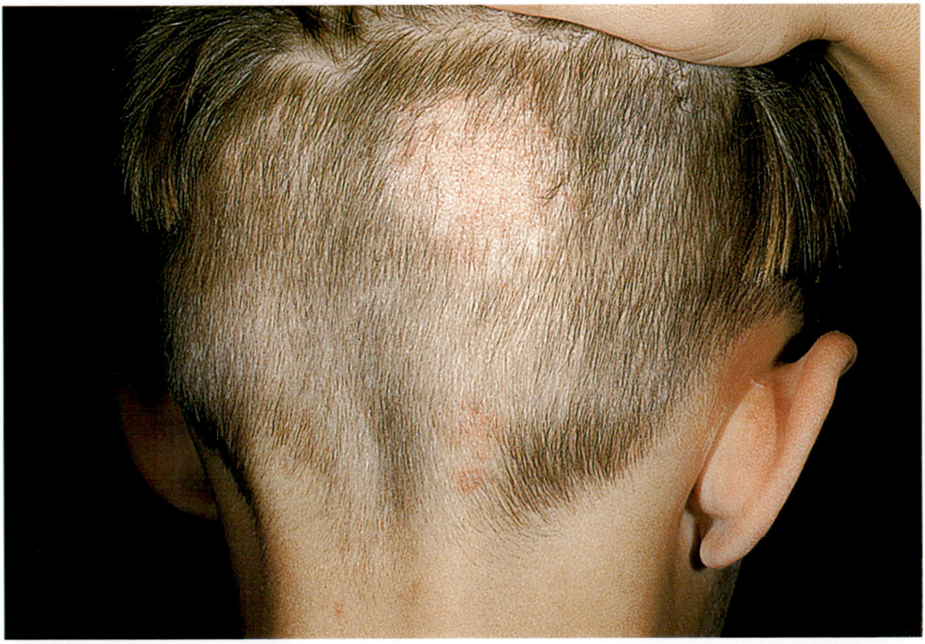

Se pueden ver descamación y pústulas. La infección, hasta entonces crónica, se puede convertir en inflamatoria.

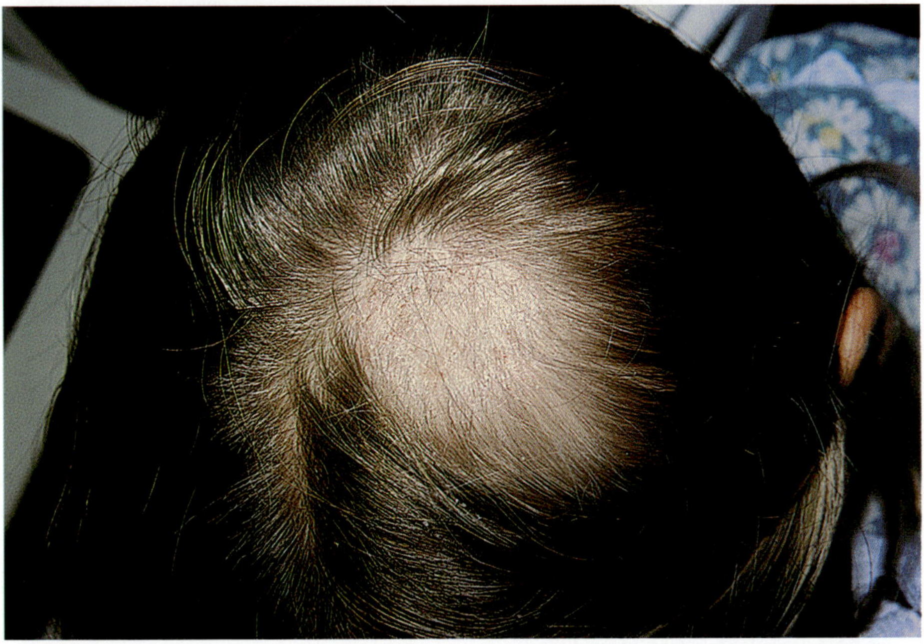

Las lesiones no inflamatorias tienden a ser crónicas y duran meses. Los pelos se rompen al nivel de la superficie del cuero cabelludo, o por debajo, lo que origina el aspecto de «puntos negros» en la superficie del cuero cabelludo.

Tiña de la barba

Descripción

- La tiña de la barba es una infección por dermatófitos de la piel y el pelo del área de la barba, incomún y muchas veces mal diagnosticada.

Historia clínica

- La tiña es una enfermedad de evolución lenta en comparación con las infecciones bacterianas.
- La infección de la piel causa algún prurito, mientras que la infección de los folículos provoca dolor y tumefacción.
- Fuera de las áreas rurales de cultivo es más común en los luchadores.

Hallazgos cutáneos

- Existen dos patrones clínicos: el de tiña y el folicular.

Patrón de tiña

- La infección superficial recuerda las placas anulares de la tiña del cuerpo, con un borde de descamación netamente definido.
- Los folículos capilares localizados dentro de la placa también suelen infectarse, con costras adherentes, o se pueden romper.
- *Trichophyton rubrum* y *Trichophyton violaceum* son las causas más comunes, aunque *T. rubrum* no infecta realmente los pelos.

Patrón folicular

- La infección folicular profunda recuerda la foliculitis bacteriana.
- Las pústulas y los nódulos con drenaje pueden conducir a la formación de querión y cicatrices permanentes.
- *Trichophyton mentagrophytes* y *Trichophyton verrucosum* son los microorganismos más comunes.

Hallazgos extracutáneos

- La linfadenopatía regional ocurre cuando existe infección bacteriana secundaria.

Pruebas de laboratorio

- Examen con hidróxido de potasio de la piel y los pelos arrancados.
- Los pelos están poco fijos y se arrancan con facilidad desde los folículos infectados por hongos; es más difícil extraer los pelos de los folículos infectados por bacterias.
- Los cultivos micológicos son necesarios si se sospecha el diagnóstico, pero no se puede confirmar mediante examen con hidróxido de potasio.
- En ocasiones se necesita una biopsia cutánea para establecer el diagnóstico.

Diagnóstico diferencial

- La foliculitis bacteriana, sobre todo la estafilocócica, tiende a extenderse con rapidez y afectar al área de la barba completa.
- Furunculosis (una infección más profunda que puede recordar al querión).
- Actinomicosis (una infección bacteriana profunda incomún, usualmente mandibular y procedente de un foco dental; puede imitar al querión).

Evolución y pronóstico

- Las infecciones por dermatófitos (tiñas) evolucionan con lentitud y se suelen limitar a un área de la barba.
- La infección comienza de forma insidiosa con un pequeño grupo de pústulas foliculares.
- El proceso se convierte en confluente al mismo tiempo que se forman abscesos eritematosos tumoriformes, cubiertos por costras superficiales densas, con un aspecto similar a los queriones micóticos observados en la tiña de la cabeza.
- En los casos avanzados pueden quedar cicatrices.

Tratamiento

- Los antimicóticos tópicos no proporcionan una efectividad fiable, puesto que no penetran a profundidad suficiente en el folículo piloso.
- Para los hombres adultos se emplean terbinafina, 250 mg diarios durante 2-4 semanas, itraconazol, 200 mg diarios durante 2-4 semanas, fluconazol, 150 mg una vez a la semana durante 3-4 semanas, o griseofulvina ultramicronizada, 250 o 330 mg diarios o dos veces al día durante 4 semanas.

Claves clínicas

- La positividad del cultivo para estafilococo no descarta la tiña, ya que las lesiones purulentas pueden experimentar infección secundaria por bacterias.

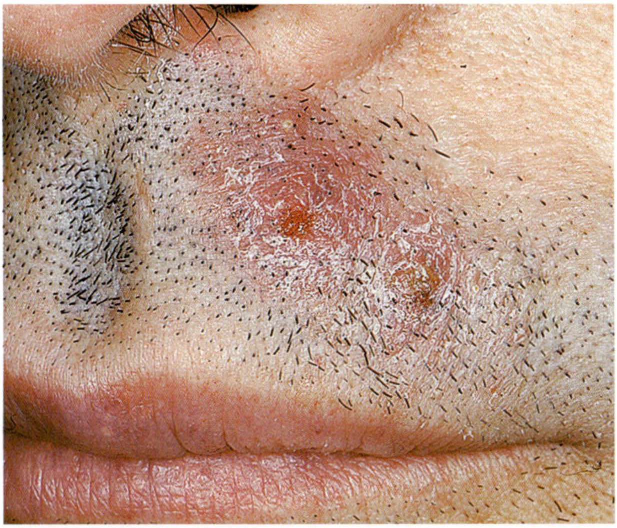

La tiña comienza de forma insidiosa con un pequeño grupo de pústulas foliculares. El proceso se convierte en confluente y recuerda a la infección bacteriana o la dermatitis seborreica. El examen con hidróxido potásico demuestra el diagnóstico.

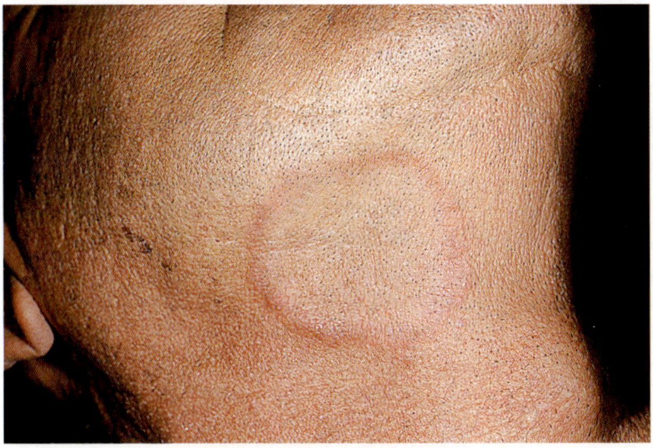

Infección superficial. Este patrón recuerda a las lesiones anulares de la tiña del cuerpo. El pelo suele estar infectado.

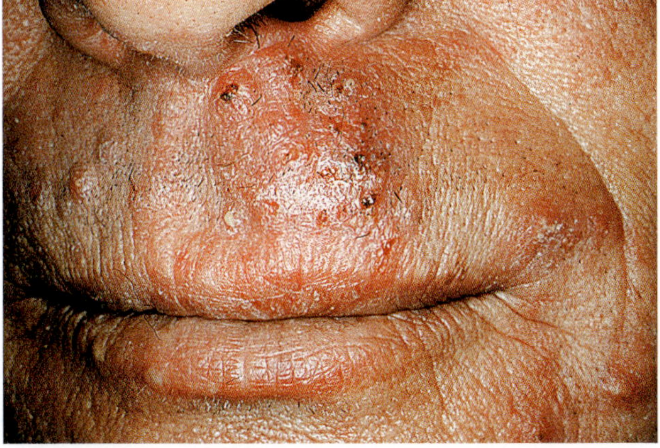

Infección folicular profunda. Este patrón recuerda clínicamente a la foliculitis bacteriana, a excepción de que evoluciona con más lentitud y se suele limitar a un área de la barba. Busque con cuidado el borde de avance nítido y bien definido.

10 Exantemas y toxicodermias

Exantema vírico inespecífico

Descripción

- Un exantema es una erupción que aparece como signo de alguna enfermedad sistémica. El exantema vírico está causado por una infección vírica.
- La mayoría de los virus producen exantemas similares, lo que conduce al término de «exantema vírico inespecífico».

Historia clínica

- Las erupciones víricas inespecíficas son los exantemas por virus más comunes, y resultan difíciles de diagnosticar.
- Los elementos de la historia clínica, como estación del año, historia de exposición y epidemiología local y regional, son extremadamente importantes para la evaluación de un paciente con exantema vírico sospechoso.
- La mayoría de los exantemas inespecíficos invernales se deben a virus respiratorios; durante el verano y el otoño son más frecuentes los causados por enterovirus.
- Los ejemplos de virus capaces de causar exantemas víricos inespecíficos comprenden enterovirus distintos de los poliovirus (enterovirus, coxsackievirus, echovirus), virus de Epstein-Barr, herpesvirus humano 6, herpesvirus humano 7, parvovirus B19 y virus respiratorios (rinovirus, adenovirus, virus parainfluenza, virus sincitial respiratorio, virus influenza).

Hallazgos cutáneos

- Los enterovirus distintos de los poliovirus pueden producir máculas y pápulas eritematosas generalizadas.
- A veces estos virus producen exantemas petequiales que pueden imitar al de la meningococemia.
- El virus de Epstein-Barr causa faringitis y exantemas morbiliformes (5-15%), vesiculares, urticariales y petequiales. El 35% de los pacientes infectados por este virus desarrollan edema periorbitario. El 90-100% de los pacientes tratados con amoxicilina desarrollan máculas y pápulas de color entre eritematoso y cobrizo 1-2 días después del tratamiento. Tal exantema no se asocia con alergia a la amoxicilina.
- Todos los virus respiratorios pueden causar máculas y pápulas rosadas difusas que confluyen para formar placas. Muchos pacientes con infección por adenovirus desarrollan queratoconjuntivitis, que es altamente contagiosa.
- La acrodermatitis papular de la niñez (síndrome de Gianotti-Crosti) es un exantema vírico caracterizado por pápulas y vesículas bien definidas, monomorfas y confluentes, en la cara, las extremidades y las nalgas.
- El exantema laterotorácico unilateral (exantema periflexural asimétrico) es una erupción que ocurre en la porción lateral del tórax, cerca de la axila. A veces, ese exantema vírico se extiende al otro hemitórax y a las extremidades.
- El síndrome de exantema papular-purpúrico en guantes y calcetines es una erupción autolimitada aguda caracterizada por eritema petequial en las palmas de las manos y las plantas de los pies. Los pacientes con este cuadro pueden presentar fiebre y síntomas gripales. La gran mayoría de los casos están causados por el parvovirus B19.

Hallazgos extracutáneos

- Los hallazgos extracutáneos varían de acuerdo con el virus específico. La mayoría de los exantemas víricos inespecíficos se asocian a fiebre y síntomas constitucionales.
- Los enterovirus distintos de los poliovirus causan fiebre, dolor abdominal y vómitos. Puede existir afectación de múltiples órganos, entre ellos el sistema nervioso central, los pulmones y el corazón. Estos virus pueden imitar enfermedades bacterianas graves.
- El virus de Epstein-Barr puede producir fiebre, faringitis, linfadenopatía, dolor abdominal, mialgias y hepatoesplenomegalia.

Pruebas de laboratorio y biopsia

- La evaluación de laboratorio debe enfocarse y dirigirse por la historia y la exploración física.

- Los hallazgos en la biopsia cutánea son inespecíficos, pero la biopsia puede ser útil para diferenciar entre síndrome de la escaldadura estafilocócica y reacción de hipersensibilidad a fármacos.

Diagnóstico diferencial

- Reacción de hipersensibilidad a fármacos.
- Enfermedad de Kawasaki.
- Síndrome de escaldadura estafilocócica.
- Eritema mediado por toxinas (síndrome de shock tóxico, síndrome de shock tóxico estafilocócico).

Evolución y pronóstico

- La mayoría de los exantemas víricos inespecíficos son autolimitados y se resuelven en 1-2 semanas.
- El exantema del síndrome de Gianotti-Crosti puede durar hasta 8 semanas.

Consideraciones pediátricas

- Los exantemas víricos son extremadamente comunes en la niñez, y puede ser difícil distinguirlos de las toxicodermias morbiliformes.
- El exantema de la vacunación contra el sarampión ocurre en el 5% de las personas vacunadas.
- La enfermedad de Kawasaki se debe considerar en lactantes pequeños con exantemas y fiebre prolongada.

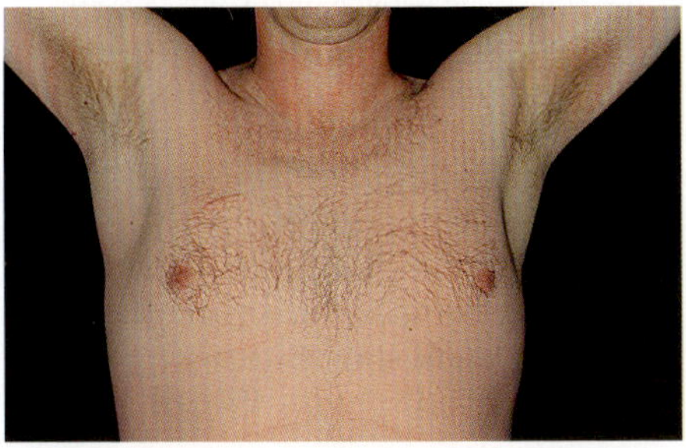

Los exantemas víricos y los causados por fármacos pueden tener el mismo aspecto. Son simétricos y generalizados.

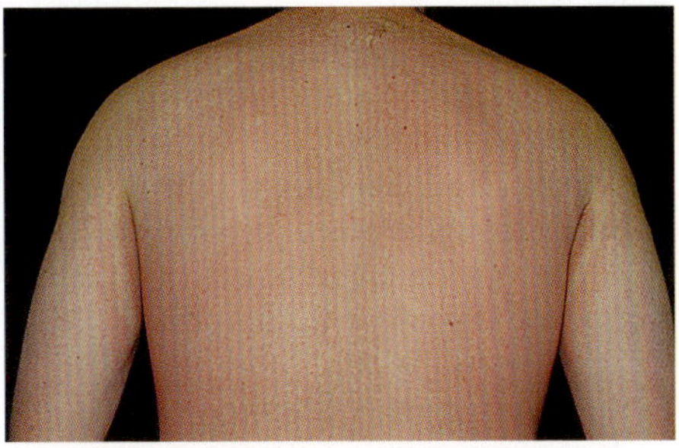

Los exantemas víricos pueden tener presentaciones diferentes. Esta erupción maculopapular simétrica apareció de forma súbita junto con otros síntomas víricos. No se habían empleado medicamentos orales.

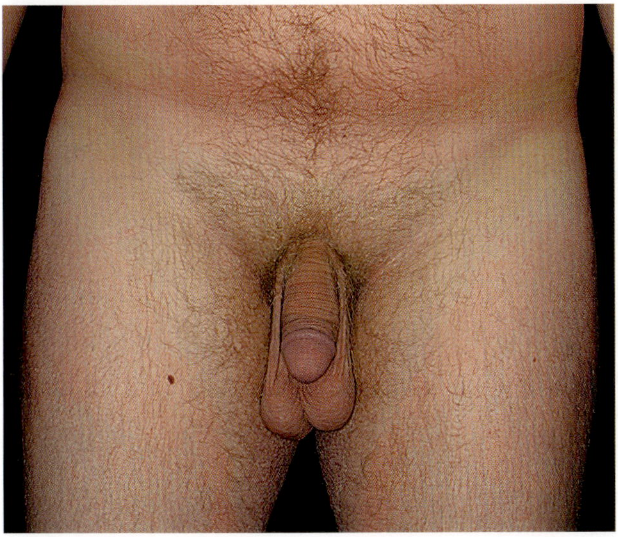

Esta erupción simétrica de comienzo súbito sólo producía prurito leve. Se resolvió a las 2 semanas sin tratamiento.

Exantema súbito

Descripción

- El exantema súbito (roséola infantil) es una erupción vírica caracterizada por fiebre alta seguida por la aparición brusca de un exantema difuso conforme se resuelve la fiebre.

Historia clínica

- El exantema súbito afecta a lactantes con edades entre 6 meses y 3 años, y la incidencia máxima se encuentra a los 6 meses.
- Está causado por los herpesvirus humanos 6 y 7.
- La mayoría de los casos ocurren al principio de la primavera, aunque la enfermedad puede aparecer en cualquier momento del año.
- El período de incubación es de 12 días (límites 5-15 días).
- Los lactantes conservan un buen aspecto, excepto por la fiebre alta (38,3-41,1 °C).

Hallazgos cutáneos

- Dentro de los 2 días siguientes a la defervescencia aparecen pequeñas máculas rosadas, con forma de almendra, en el cuello, el tronco, la porción proximal de las extremidades y la cara.
- El exantema no es pruriginoso y cede al cabo de entre varios días a 1 semana.
- El 30% de los niños afectos muestran edema palpebral.
- La gran mayoría de los pacientes exhiben pápulas rosadas en la úvula y el paladar blando.

Hallazgos extracutáneos

- Se puede apreciar irritabilidad en hasta el 14% de los pacientes.
- Son comunes las adenopatías cervicales posteriores, occipitales y retroauriculares.
- Las fontanelas abiertas pueden aparecer abombadas.
- Las complicaciones incluyen convulsiones febriles, meningitis aséptica, hemiplejía y encefalitis o encefalopatía.

Pruebas de laboratorio y biopsia

- Al principio de la fiebre se halla leucocitosis.
- Mientras la temperatura aumenta y la fiebre persiste, se encuentra leucopenia con granulocitopenia y linfocitosis relativa, hasta que la erupción desaparece.
- Se dispone de pruebas serológicas, pero carecen de utilidad en los casos típicos.
- Los resultados de la biopsia cutánea son inespecíficos.

Diagnóstico diferencial

- Otros exantemas víricos (como los producidos por virus parainfluenza, parvovirus B19, rubéola, enterovirus).
- Toxicodermia.

Evolución y pronóstico

- Los síntomas prodrómicos comprenden la aparición brusca de fiebre alta, hasta 39,4-41,1 °C.
- La mayoría de los niños presentan un aspecto sorprendentemente bueno en comparación con la fiebre.
- El exantema súbito es una causa importante de visitas al departamento de urgencias, de convulsiones febriles y de hospitalizaciones.

Tratamiento

- El paracetamol y el ibuprofeno son antipiréticos efectivos.
- Los huéspedes inmunocomprometidos y los niños con enfermedad intensa pueden requerir tratamiento antivírico.

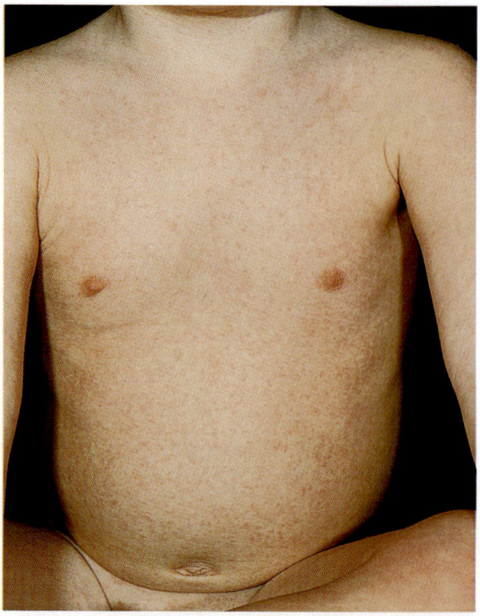

Numerosas máculas de color rosa pálido con forma de almendra.

Claves clínicas

- Se debe sospechar infección por los herpesvirus tipos 6 y 7 en lactantes con convulsiones febriles, incluso en aquellos sin exantema.
- Las personas con síndrome de inmunodeficiencia adquirida pueden sufrir afectación multisistémica diseminada, y los pacientes con trasplantes pueden experimentar reactivación de virus latentes.

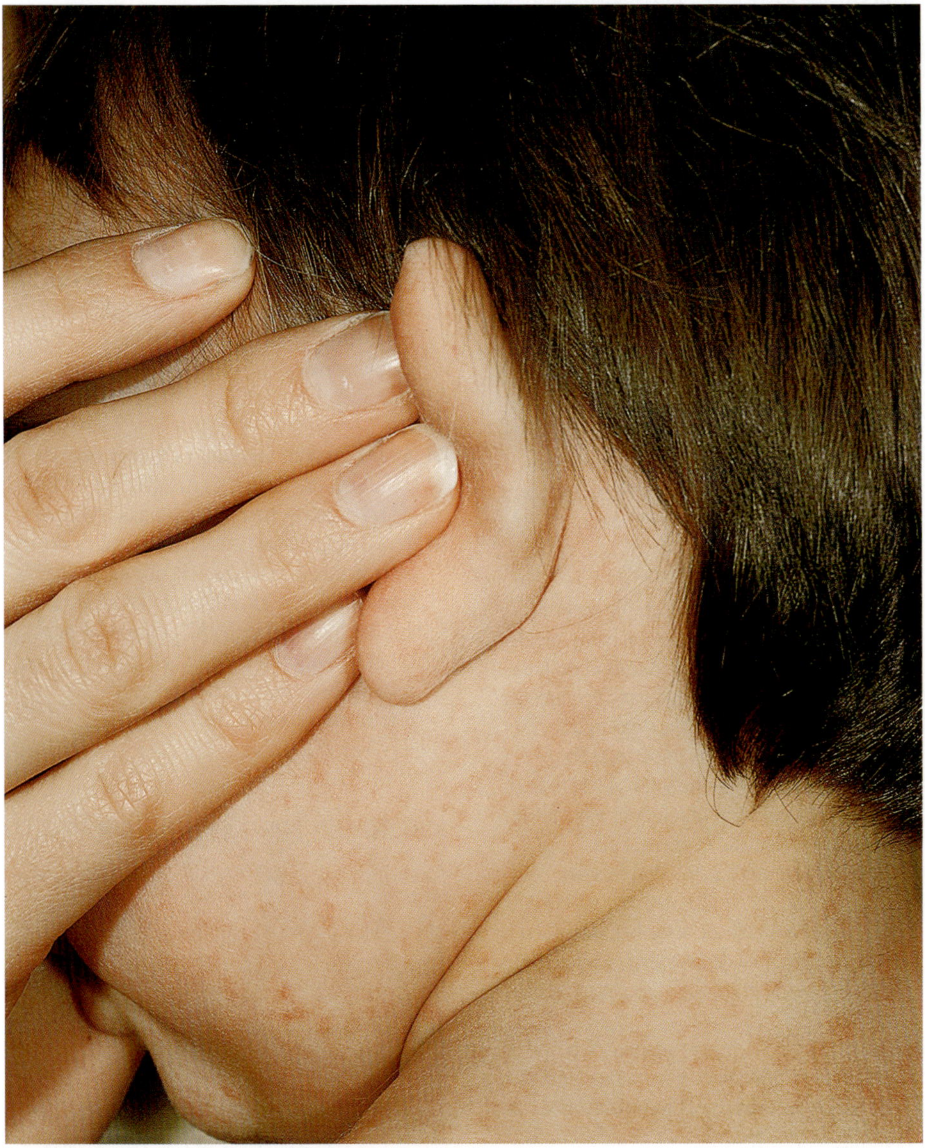

Las máculas de color rosa pálido pueden aparecer primero en el cuello.

Eritema infeccioso (quinta enfermedad exantemática)

Descripción

- El eritema infeccioso, conocido también como «quinta enfermedad exantemática» o «síndrome de las mejillas abofeteadas», es un exantema vírico común que causa enrojecimiento brillante de las mejillas y eritema con aspecto de encaje en los brazos.

Historia clínica

- El eritema infeccioso ocurre durante el verano y la primavera, y se asocia a epidemias comunitarias.
- Está causado por el parvovirus B19 y es transmitido por las secreciones respiratorias, la sangre o, verticalmente, de la madre al feto.
- Las tasas de ataque máximas corresponden a niños de 5 a 14 años.
- Durante las epidemias adquieren la infección el 60% de los escolares susceptibles y el 30% de los adultos susceptibles. La infección asintomática es común.
- El período de incubación oscila entre 4 y 14 días.
- Los síntomas prodrómicos suelen ser leves o faltar. El prurito, la febrícula, el malestar general y la faringitis preceden a la erupción en aproximadamente el 10% de los casos. Faltan las adenopatías. Las personas mayores se pueden quejar de dolor articular.

Hallazgos cutáneos

- Existe eritema facial (aspecto de mejillas abofeteadas). Las pápulas rojas en las mejillas confluyen con rapidez en cuestión de horas, para formar placas eritematosas, ligeramente edematosas, calientes, con aspecto de erisipela, simétricas en ambas mejillas y respetando el pliegue nasolabial y la región perioral (palidez circumoral). El aspecto de mejillas abofeteadas cede en 4 días.
- Aproximadamente 2 días después del exantema de las mejillas aparece un eritema con aspecto de encaje o «red de pesca» en la porción proximal de las extremidades, que se extiende hacia el tronco y las nalgas y cede en 6-14 días.
- Durante las 2-3 semanas siguientes, la erupción se desvanece y reaparace en sitios afectados previamente. Ciertos factores, como la luz solar, el agua caliente, el ejercicio físico y el estrés emocional agravan el exantema.
- El exantema desaparece sin descamación ni pigmentación, y no se afectan las palmas de las manos ni las plantas de los pies.

Hallazgos extracutáneos

Adultos

- Las mujeres pueden desarrollar prurito y artritis. El prurito varía desde leve hasta intenso, y desde local hasta generalizado.
- Las mujeres tienden a desarrollar una poliartritis migratoria simétrica entre moderada e intensa (sobre todo en las articulaciones pequeñas de las manos y en las rodillas), similar a la artritis reumatoide. La duración de la artritis es variable, entre 2 semanas y 4 años.
- En general, los hombres no desarrollan artritis.
- La artritis está precedida por una erupción macular inespecífica, distinta del típico exantema en encaje.
- Los síntomas gripales y los dolores articulares coinciden con la producción de anticuerpos IgG (18-24 días después de la exposición), lo que sugiere un papel importante de los complejos inmunes en la enfermedad extracutánea.

Niños

- A diferencia de las mujeres adultas, que suelen experimentar artritis y artralgias, sólo el 8-10% de los niños desarrollan síntomas articulares.
- En los niños las articulaciones grandes se afectan con más frecuencia que las pequeñas. Las rodillas son las articulaciones afectadas con mayor frecuencia (82%), seguidas por tobillos, muñecas, codos, cuello, manos y pies, caderas, hombros y articulaciones esternoclaviculares.

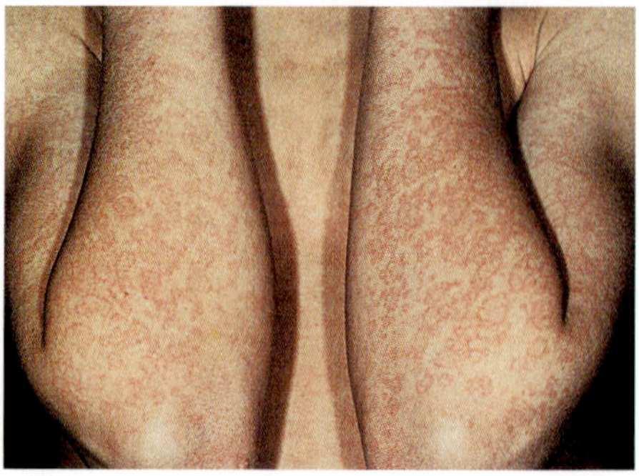

Eritema con distribución en red.

- La duración de los síntomas articulares suele ser inferior a 4 meses, pero algunos pacientes experimentan artritis persistente durante períodos prolongados (2-13 meses), lo que cumple los criterios para artritis reumatoide juvenil.

Embarazo

- Alrededor del 60% de las embarazadas son inmunes al parvovirus B19.
- Cuando se produce infección durante el embarazo, sólo el 30-44% de las pacientes comunican signos de infección aguda (artralgias y exantema).
- El riesgo global de pérdida fetal es del 8-10%, más alto cuando la infección ocurre antes de la semana 20 de gestación, puesto que la mayoría de los abortos se presentan entre las 20 y las 28 semanas.
- El feto afecto puede desarrollar anemia, insuficiencia cardíaca con gasto alto, derrames pleurales, polihidramnios e hídrops fetal no inmunológico.
- En conjunto, la gran mayoría de las embarazadas infectadas por el parvovirus B19 dan a luz hijos maduros y sanos.

Pruebas de laboratorio y biopsia

- La detección de anticuerpos IgM séricos contra el parvovirus B19 utilizando inmunoanálisis enzimático es el indicador más sensible de infección aguda por parvovirus B19 en huéspedes inmunocompetentes. Estos anticuerpos persisten durante hasta 6 meses.
- La reacción en cadena con polimerasa proporciona el método más sensible para detectar el parvovirus B19, y constituye el método preferido en huéspedes inmunocomprometidos. La prueba se puede hacer en sangre fetal y materna, y en líquido amniótico.
- Las embarazadas expuestas requieren pruebas serológicas y otros estudios diagnósticos.
- Se deben hacer ecografías fetales seriadas en todas las embarazadas con infección por el parvovirus B19.

Diagnóstico diferencial

- Escarlatina.
- Infección por enterovirus.
- Rubéola.
- Artritis reumatoide (cuando existen síntomas articulares).

Evolución y pronóstico

- Se considera que los pacientes dejan de ser contagiosos una vez que aparece el exantema.
- La mayoría de las infecciones son autolimitadas, sin secuelas adversas.

Tratamiento

- Los antiinflamatorios no esteroideos permiten controlar los síntomas en la mayoría de los pacientes.
- Los pacientes deben ser informados de que esta erupción inusual se desvanecerá y no requiere tratamiento.
- En caso de afectación fetal, se dispone de evaluación y tratamiento intrauterinos en centros especializados.

Consideraciones pediátricas

- Los niños pueden volver a la guardería y al colegio una vez que aparece el exantema.

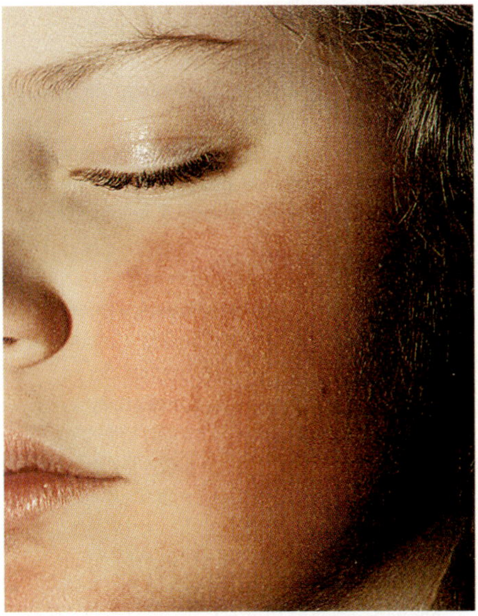

Eritema facial con aspecto de «mejillas abofeteadas». La placa eritematosa cubre la mejilla y respeta el pliegue nasolabial y la región perioral.

Enfermedad de Kawasaki

Descripción

- La enfermedad de Kawasaki, conocida también como síndrome mucocutáneo y linfático, es una vasculitis sistémica aguda de origen desconocido que afecta a lactantes y niños pequeños.
- Las principales causas de morbilidad a corto y a largo plazo son las manifestaciones cardiovasculares.
- La enfermedad ocurre de forma endémica y epidémica en todo el mundo, pero es más común en Japón.
- Las edades oscilan entre 7 semanas y 12 años (media, 2-6 años); rara vez se publican casos en adultos.
- Las recidivas son raras.

Criterios diagnósticos para el síndrome de Kawasaki propuestos por los Centers for Disease Control and Prevention

- El diagnóstico de esta enfermedad requiere la presencia de cinco de los seis signos clínicos siguientes:
  - Fiebre de origen desconocido durante más de 5 días (95%).
  - Inyección conjuntival bilateral (87-90%).
  - Cambios de los labios y la cavidad oral (85-95%).
  - Adenopatías cervicales (60-70%).
  - Exantema polimorfo con vesículas o costras (85-90%).
  - Cambios de las extremidades periféricas (90-95%).
- Si se han excluido otras enfermedades y el paciente presenta un aneurisma arterial coronario, la enfermedad de Kawasaki se puede diagnosticar con menos de cinco de los seis signos clínicos anteriores.
- Los lactantes de menos de 6 meses pueden presentar sólo fiebre prolongada y aneurismas arteriales coronarios («enfermedad de Kawasaki atípica»), lo que convierte la enfermedad de Kawasaki en una consideración diagnóstica importante en todos los lactantes jóvenes con fiebre de origen desconocido.

Hallazgos cutáneos

Inyección conjuntival

- La inyección conjuntival ocurre dentro de los 4 días siguientes al comienzo de la enfermedad y cede en 1 semana.
- Se produce uveítis en el 70% de los casos.
- No existen exudado purulento ni ulceración.

Alteraciones de la mucosa oral

- Los labios y la faringe oral aparecen eritematosos 3-5 días después del comienzo de la enfermedad.
- Los labios se convierten en secos, fisurados, agrietados y con costras.
- La hipertrofia de las papilas linguales conduce a la «lengua en frambuesa» (80%), similar a la hallada en la escarlatina.

Alteraciones de las extremidades

- Alrededor de 2-5 días después del comienzo de la enfermedad, las palmas de las manos y las plantas de los pies aparecen eritematosas, y las manos y los pies se convierten en edematosos (sin fóvea a la presión). La hipersensibilidad puede ser suficientemente intensa como para limitar la marcha y el uso de las manos. El edema dura aproximadamente 1 semana.
- La descamación de las manos y los pies ocurre 10-14 días después del comienzo de la fiebre. La piel se descama en láminas, primero alrededor de las uñas y las puntas de los dedos de las manos para progresar hacia abajo hasta las palmas de las manos y las plantas de los pies.
- Semanas más tarde pueden aparecer líneas de Beau en las uñas.

Exantema

- Poco después de aparecer la fiebre comienza un exantema.
- El exantema se describe como polimorfo debido a que se pueden encontrar máculas, pápulas, lesiones urticariformes y otras similares a las del eritema multiforme. Las más comunes son las erupciones urticariales y las maculopapulares difusas de color rojo intenso.
- La dermatitis en el área del pañal es común y ocurre en la primera semana. Las máculas y las pápulas eritematosas se convierten en confluentes. Se produce descamación al cabo de 5-7 días.
- En los niños con inflamación del área del pañal la piel se descama en los márgenes del exantema, así como en los labios o el escroto.
- La descamación perineal ocurre 2-6 días antes de la descamación de las puntas de los dedos de las manos y los dedos de los pies.

Hallazgos extracutáneos

Fiebre

- La fiebre sin escalofríos ni sudoración dura 5-30 días (media 8,5 días).
- La fiebre comienza bruscamente, con picos de 38,3-40 °C, y no responde a los antibióticos ni a los antipiréticos.

Adenopatías cervicales

- La adenopatía dura, no dolorosa ni supurada, se limita con frecuencia a un solo ganglio linfático cervical.

Afectación cardíaca

- La enfermedad de Kawasaki es la principal forma de cardiopatía adquirida en los niños de Estados Unidos. Se produce afectación clínica del corazón en el 16,3% de los pacientes.
- En fases tempranas de la evolución, más del 50% de los pacientes desarrollan miocarditis con taquicardia y ritmos de galope. Estas arritmias pueden llegar a provocar la muerte repentina.
- En la fase subaguda, alrededor de la cuarta parte de los pacientes desarrollan aneurismas en arterias de tamaño medio, sobre todo en las arterias coronarias. Estas lesiones pueden persistir, dar lugar a la formación de cicatrices con la consiguiente estenosis, o mostrar resolución angiográfica. Los aneurismas y los trombos se forman entre 12 y 25 días desde el comienzo y pueden conducir a insuficiencia cardíaca congestiva, derrames pericárdicos, arritmias y muerte por isquemia miocárdica o rotura aneurismática.
- Las anomalías alcanzan un pico en la tercera semana y muchas veces se resuelven después.
- La prevalencia de secuelas cardíacas es alta en los hombres, los lactantes de menos de 1 año de edad y los niños mayores de 5 años.
- Los niños menores de 1 año que presentan fiebre prolongada, cifras altas de plaquetas y velocidad de sedimentación aumentada, experimentan el mayor riesgo de afectación coronaria.

Pruebas de laboratorio

- No existen pruebas diagnósticas.
- La fase aguda se caracteriza por leucocitosis (20.000-30.000 células/mm^3) con desviación izquierda (80%), trombocitosis y anemia.
- La velocidad de sedimentación globular (en el 90% de los pacientes), la proteína C reactiva y la alfa 1-antitripsina sérica están aumentadas al principio de la fiebre, y siguen altas hasta durante 10 semanas.
- El recuento de plaquetas comienza a subir el día 10 de la enfermedad, alcanza picos entre 600.000 y 1,6 millones de células/ml, y se normaliza hacia el día 30.

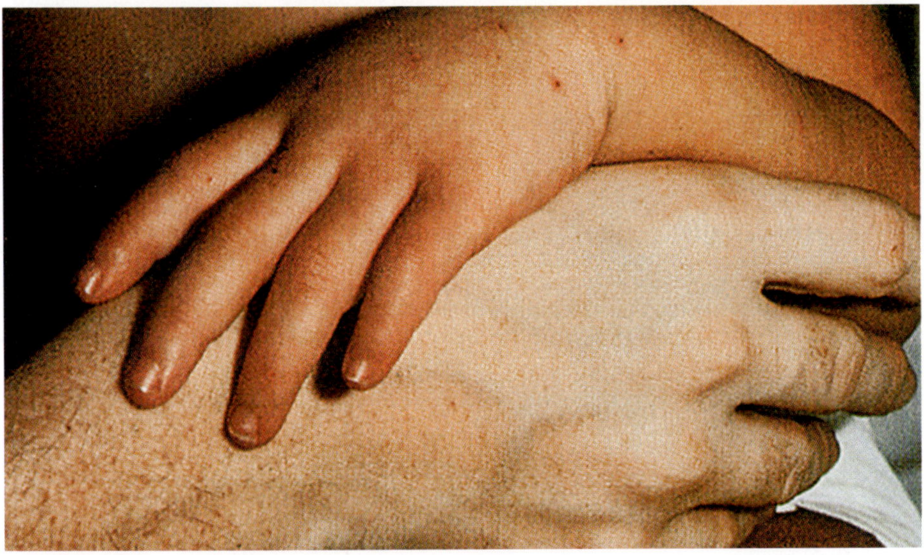

Las manos aparecen rojas y tumefactas. Comienzan a descamarse unos 14 días después del comienzo del eritema y la tumefacción. Cortesía de Nancy B. Esterly, MD.

Evolución y pronóstico

- El pronóstico más desfavorable se presenta en los niños con los llamados aneurismas gigantes, que tienen un diámetro máximo superior a 8 mm.
- Casi el 10% de los niños no mejoran clínicamente con tratamiento.

Tratamiento

- La inmunoglobulina intravenosa se administra como una sola infusión a dosis de 2 g/kg junto con aspirina (30-50 mg/kg) dentro de los 10 primeros días desde el comienzo. La dosis de aspirina se disminuye hasta 3-5 mg/kg en una sola toma diaria una vez que cede la fiebre.
- Alrededor del 10% de los niños se muestran resistentes a la inmunoglobulina intravenosa. En estos casos se debe considerar la metilprednisolona como una alternativa a la inmunoglobulina intravenosa.

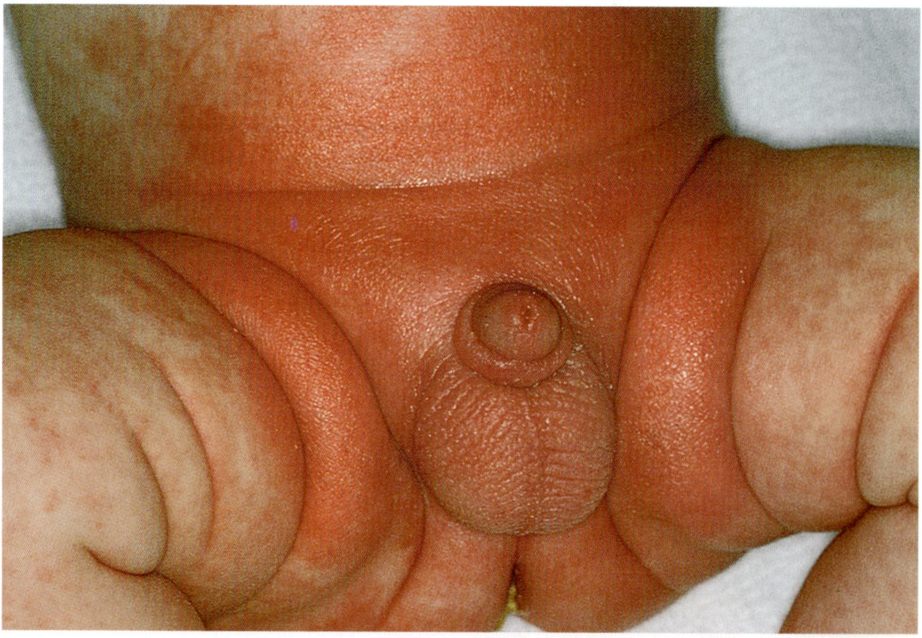

Enfermedad de Kawasaki. Puede aparecer un exantema macular difuso con blanqueamiento a la presión, y muchas veces se concentra en el área perianal. Aparece 3 a 4 días después del comienzo de la enfermedad. El exantema se convierte en confluente y se descama a lo largo de 5-7 días. La descamación comienza en el margen del exantema. Los dedos de las manos y los pies se descaman 2 a 6 días más tarde.

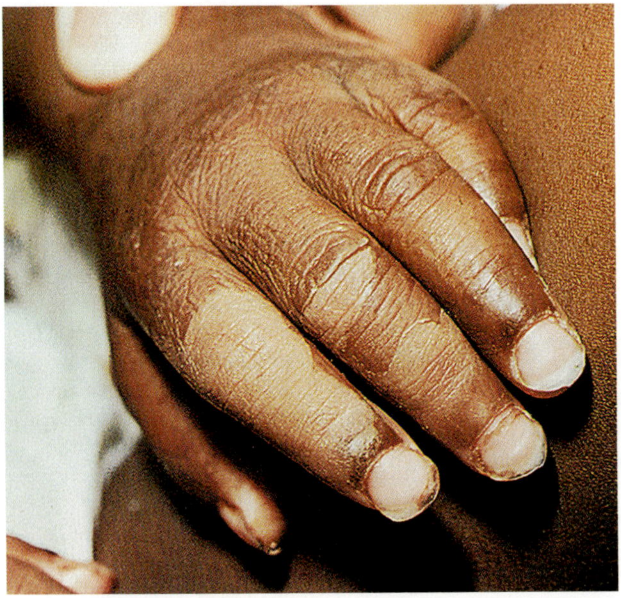

Las manos se descaman aproximadamente 2 semanas después del comienzo de la fiebre. Cortesía de Nancy B. Esterly, MD.

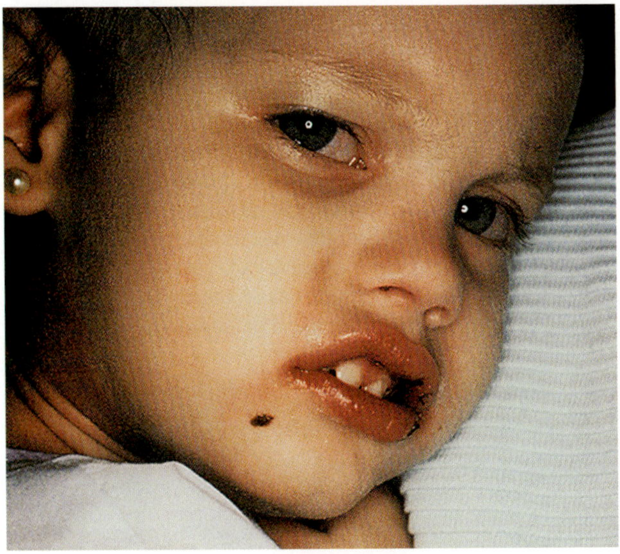

La inyección conjuntival no purulenta y los labios «rojo cereza» con fisuras y costras son signos tempranos de la enfermedad. Cortesía de Anne W. Lucky, MD.

Toxicodermias

Descripción

- Las reacciones cutáneas son complicaciones comunes del tratamiento farmacológico, y pueden ocurrir en muchas formas e imitar muchas dermatosis.

Historia clínica

- Se observan reacciones cutáneas a fármacos en el 2-3% de los pacientes hospitalizados, la mayoría de los cuales reciben múltiples medicamentos.
- Se puede producir fiebre, seguida horas más tarde por exantema maculopapular difuso, habones y prurito generalizado, por separado o en alguna combinación.
- No existe correlación entre el desarrollo de una reacción adversa y la edad del paciente, el diagnóstico o la probabilidad de supervivencia.
- Los fármacos se pueden tomar durante semanas o años sin efectos perjudiciales, pero una vez ocurrida la sensibilización la reacción puede aparecer en cuestión de minutos o después de 24 a 48 horas.
- Los fármacos químicamente similares pueden producir reacción cruzada en el paciente sensibilizado a uno de ellos.
- Los mecanismos causales se pueden dividir en dos grupos principales: inmunológicos (en relación con los cuatro tipos de reacciones de hipersensibilidad descritos) y no inmunológicos (más comunes).

Erupciones morbiliformes

- Las más frecuentes de todas las reacciones cutáneas a fármacos, las erupciones maculopapulares son muchas veces indistinguibles de los exantemas víricos.
- El comienzo ocurre 7-10 días después de introducir el medicamento, pero también puede no aparecer hasta que se suspende el tratamiento. El exantema dura 1-2 semanas y después se desvanece, en algunos casos incluso aunque se siga administrando el fármaco.
- Las máculas y pápulas eritematosas de esta erupción se hacen confluentes y adoptan una distribución generalizada simétrica, que muchas veces respeta la cara. Es frecuente el prurito. Se pueden afectar las mucosas, las palmas de las manos y las plantas de los pies.
- Los síntomas se tratan con antihistamínicos y lociones refrescantes.

Toxicodermia urticarial

- La aspirina, la penicilina y los derivados hematológicos son las causas más frecuentes de erupciones urticariales por fármacos, pero casi cualquier medicamento puede causar habones.
- Las reacciones anafilácticas mediadas por la IgE ocurren en cuestión de minutos (reacciones inmediatas) u horas (reacciones aceleradas) tras la administración del fármaco.
- En la enfermedad por complejos inmunes circulantes (enfermedad del suero), la urticaria se presenta 4-21 días después de la administración del fármaco; en los casos típicos los habones se desvanecen en menos de 24 horas, para recidivar en otra zona. Una vez suspendido el fármaco, la erupción se resuelve a lo largo de varias semanas.
- Las reacciones no inmunológicas por liberación de histamina pueden ocurrir en minutos; el fármaco o la sustancia causante de alergia (p. ej., morfina, codeína, polimixina B, marisco, fresas) pueden ejercer una acción directa sobre los mastocitos.
- Los síntomas se tratan con antihistamínicos y lociones refrescantes; los esteroides tópicos carecen de utilidad.
- Las reacciones graves pueden requerir hospitalización, observación, intubación y adrenalina.

Reacciones internas-externas

- El paciente presenta primero una dermatitis de contacto con un fármaco tópico, y más adelante sufre una reagudización focal o una erupción generalizada cuando recibe por vía oral el mismo medicamento u otro químicamente relacionado.

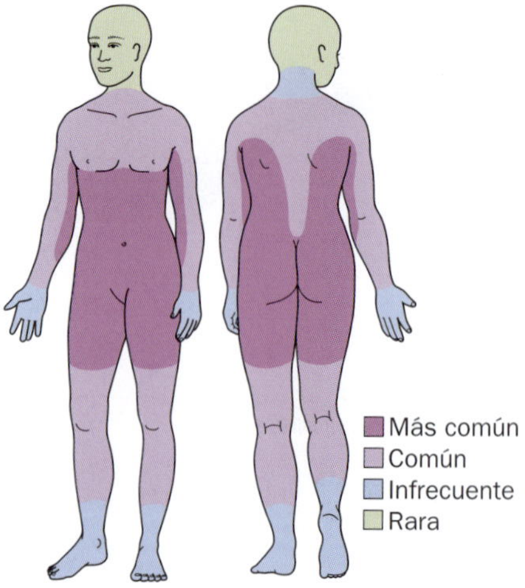

Cuadro 10.1 Toxicodermias y fármacos que las producen

Alopecia
Alopurinol
Anticoagulantes
Anticonceptivos orales
Colchicina
Fármacos antitiroideos
Fármacos quimioterapéuticos
- Alquilantes
- Antimetabolitos
- Citotóxicos

Hipocolesterolemiantes
Indometacina
Levodopa
Propranolol
Quinacrina
Retinoides
Talio
Vitamina A

Enfermedad del suero
Aspirina
Estreptomicina
Penicilina
Sulfamidas
Tiouracilo

Eritema nudoso
Anticonceptivos orales
Sulfamidas
Yoduros

Eritrodermia exfoliativa
Ácido paraaminosalicílico
Alopurinol
Arsenicales
Barbitúricos
Captopril
Cefoxitina
Cimetidina
Cloroquina
Diuréticos mercuriales
Fenilbutazona
Hidantoínas
Isoniazida
Litio
Sales de oro
Sulfamidas
Sulfonilureas

Eritrodisestesia
Arabinósido de citosina
Ciclofosfamida
Doxorubicina
Fluorouracilo
Hidroxiurea
Mercaptopurina
Metotrexato
Mitotano

Erupción fija pigmentaria
Aspirina
Barbitúricos
Fenazonas
Fenilbutazona
Fenolftaleína
Metacualona
Sulfamidas
Tetraciclinas
Trimetoprima-sulfametoxazol
(Se han comunicado otros muchos)

Erupciones acneiformes (pustulosas)
Bromuros
Fenitoína
Fenobarbital (agrava el acné)
Hormonas
- Andrógenos
- Anticonceptivos orales
- Corticosteroides
- Hormona adrenocorticotrófica

Isoniazida
Litio
Yoduros

Erupciones maculopapulares
Ampicilina
Barbitúricos
Diflunisal
Fenilbutazona
Fenitoína (5% de los niños; dependiente de la dosis)
Fenotiazinas
Gentamicina
Isoniazida
Meclofenamato
Quinidina
Sales de oro
Sulfamidas
Tiazidas
Tiouracilo
Trimetoprima-sulfametoxazol (en pacientes con síndrome de inmunodeficiencia adquirida)

Erupciones similares a la pitiriasis rosada
Arsenicales
Barbitúricos
Captopril
Clonidina
Derivados del bismuto

Cuadro 10.1 Toxicodermias y fármacos que las producen (*Cont.*)

Derivados del oro
Metoxipromazina
Metronidazol
Piribenzamina

Erupciones similares al eritema multiforme
Alopurinol
Barbitúricos
Carbamazepina
Fármacos antiinflamatorios no esteroideos
Fenolftaleína
Fenotiazinas
Hidantoínas
Minoxidil
Nitrofurantoína
Penicilina
Rifampina
Sulfamidas
Sulfonilureas
Sulindaco

Erupciones similares al lupus
Comunes
Hidralazina
Procainamida

Incomunes
Clorpromazina
Hidroclorotiazida
Isoniazida
Metildopa
Quinidina

Probables
Acebutolol
Carbamazepina
Carbonato de litio
Etosuximida
Fenitoína
Penicilamina
Propiltiouracilo
Sulfasalazina

Fotosensibilidad
Ácido nalidíxico
Amiodarona
Carbamazepina
Clorpropamida
Fenotiazinas
Furosemida
Griseofulvina
Lomefloxacino
Metotrexato (reactivación de quemadura solar)
Naproxeno
Piroxicam
Psoralenos
Quinina
Sulfamidas
Tetraciclinas
- Demeclociclina
- Doxiciclina (menos frecuente con tetraciclina y minociclina)

Tiazidas
Tolbutamida

Necrólisis epidérmica tóxica
Alopurinol
Fenilbutazona
Fenitoína
Sulfamidas
Sulindaco

Penfigoide ocular
Adrenalina
Bromuro de demecario
Pilocarpina
Timolol
Yodoxuridina
Yoduro de ecotiofato

Reacciones anafilácticas
Aspirina
Contrastes radiográficos
Penicilina
Sueros (procedentes de animales)

Toxicodermias liquenoides
Antipalúdicos
Arsenicales
Betabloqueantes
Captopril
Furosemida
Metildopa
Penicilamina
Quinidina
Sales de oro
Sulfonilureas
Tiazidas

Trastornos de la pigmentación cutánea
Amiodarona (gris pizarra)
Anticonceptivos orales (parda, cloasma)
Antipalúdicos (gris azulada o amarilla)
Arsénico (difusa, parda, macular)
Clofazimina (roja)
Clorpromazina (gris pizarra en las áreas expuestas al sol)
Fármacos antineoplásicos

Cuadro 10.1 Toxicodermias y fármacos que las producen (*Cont.*)

Bleomicina (30%; parda, focal, lineal)
Busulfano (difusa, como en la enfermedad de Addison)
Ciclofosfamida (uñas)
Doxorubicina (uñas)
Hormona adrenocorticotrófica (coloración parda, como en la enfermedad de Addison)
Metales pesados
Bismuto
Mercurio
Oro
Plata
Metisergida maleato (roja)
Minociclina (azul-negra focal o difusa)
Psoralenos
Rifampina (dosis muy altas; síndrome del hombre rojo)

Vasculitis cutánea de pequeños vasos
Alopurinol
Difenilhidantoína
Hidralazina
Penicilina
Piroxicam (púrpura de Henoch-Schönlein)
Propiltiouracilo
Quinidina
Sulfamidas
Tiazidas

Vesículas y ampollas
Ácido nalidíxico (fototóxica)
Barbitúricos (áreas de presión, pacientes comatosos)
Bromuros
Captopril (similar al pénfigo)
Cefalosporinas (similar al pénfigo)
Clonidina (similar al penfigoide cicatricial)
Fenazonas
Furosemida (fototóxica)
Naproxeno (similar a la porfiria cutánea tarda)
Penicilamina (similar al pénfigo foliáceo)
Piroxicam
Sulfamidas
Yoduros

- El uso continuado del medicamento puede intensificar la reacción y conducir a la generalización de la erupción.
- La reacción interna-externa eccematosa se suele presentar como áreas de enrojecimiento, sobre todo en las axilas o las ingles.
- Los esteroides tópicos u orales controlan esas erupciones.

Eritema multiforme y necrólisis epidérmica tóxica

- Las lesiones de eritema multiforme tienen aspectos de dianas. En las formas graves de la enfermedad aparecen ampollas.
- Estas reacciones se pueden limitar a la piel o las mucosas, pero también pueden ser generalizadas.
- Las formas graves son causadas con frecuencia por fármacos. La neumonía por micoplasmas, el herpes simple y los fármacos pueden originar formas menos serias.
- La necrólisis epidérmica tóxica puede ser mortal. La muerte se debe a destrucción de grandes áreas de piel, con pérdida de líquido y las consiguientes sepsis.
- Las reacciones graves deben tratarse en unidades de quemados o de cuidados intensivos.
- El uso de esteroides orales es motivo de controversia.

Eritrodermia exfoliativa

- Existen enrojecimiento y descamación generalizados.
- La reacción puede suponer un peligro para la vida.

Erupción fija pigmentaria

- Aparecen placas eritematosas parduscas, únicas o múltiples, redondas y bien delimitadas poco después de la exposición al fármaco, y más adelante reaparecen exactamente en el mismo sitio cada vez que se administra el fármaco responsable.
- En general, las lesiones están precedidas o acompañadas por prurito y quemazón, que pueden constituir las únicas manifestaciones de reactivación de una lesión antigua.
- Es frecuente la aparición local de ampollas que después se erosionan; siguen descamación o formación de costra, y la curación deja una pigmentación parda.
- Las lesiones pueden afectar a cualquier parte de la piel o las mucosas, pero el glande del pene representa el lugar más común. La tetraciclina y el cotrimoxazol causan con

frecuencia lesiones fijas o erupciones fijas por fármacos en el glande.
- El intervalo de tiempo entre la exposición repetida a un fármaco y el comienzo de los síntomas varía entre 30 minutos y 8 horas.
- Después de cada exacerbación, algunos pacientes experimentan un período refractario (desde semanas hasta varios meses) durante el cual el fármaco ofensor no activa las lesiones.
- Es importante una historia cuidadosa puesto que muchos pacientes no relacionan sus síntomas con el uso de un fármaco.
- La prueba de provocación, con aparición de la lesión al administrar el fármaco sospechado, confirma el diagnóstico, lo que permite prevenir las recidivas y alivia la ansiedad del paciente sobre un origen venéreo de la enfermedad.

Hiperpigmentación inducida por fármacos

- Este tipo de hiperpigmentación puede ser causado por muchos fármacos diferentes, entre ellos antiarrítmicos (amiodarona), antipalúdicos, antibióticos (minociclina), antivíricos (zidovudina), antiepilépticos (hidantoína), quimioterapéuticos, metales pesados, hormonas y antipsicóticos (clorpromazina). Es frecuente que el cambio de coloración ceda con el tiempo (meses o años).
- La amiodarona causa una coloración roja pardusca que con el tiempo se convierte en azul grisácea o cenicienta. Se suelen afectar las áreas expuestas a la luz.
- La minociclina produce una coloración azul grisácea o gris pizarra, muchas veces en las lesiones de acné, pero también en las encías y quizá en los dientes.
- La zidovudina produce pigmentación longitudinal parda en las uñas, y un color pardo similar en los labios y la mucosa oral.
- Los antipalúdicos originan en los casos típicos una coloración parda de las regiones pretibiales o de otras zonas.
- La hidantoína puede provocar pigmentación parda similar al cloasma en la cara.
- La bleomicina causa una reacción espectacular, con líneas de hiperpigmentación, como latigazos, en el tronco y las extremidades.
- El cloasma, una pigmentación parda típica de las mejillas y el centro de la cara, puede guardar relación con el uso de anticonceptivos orales. En muchos de estos casos es aconsejable el uso de filtros solares de amplio espectro para la luz ultravioleta B y para la A.

Toxicodermias liquenoides

- El patrón clínico y el histológico imitan a los del liquen plano.
- El período de latencia entre el comienzo de la administración del fármaco y la erupción varía entre 3 semanas y 3 años.
- Existen múltiples pápulas violáceas, pruriginosas y de parte superior plana; se pueden encontrar lesiones orales.
- La curación de las lesiones deja una pigmentación parda.
- Las sales de oro y los antipalúdicos son los fármacos relacionados más comúnmente con este tipo de liquen plano.
- Las lesiones son crónicas y persisten durante semanas o meses después de suspender el fármaco causal.

Fotosensibilidad por fármacos

- Tanto los fármacos sistémicos como los tópicos pueden inducir fotosensibilidad.
- Estas erupciones pueden ser de dos tipos principales: por fototoxicidad y por fotoalergia.
- Las reacciones fototóxicas guardan relación con la concentración del fármaco y pueden ocurrir en cualquier paciente. Se pueden producir con la primera administración y ceder cuando se suspende el fármaco. La erupción se limita a las áreas expuestas al sol. Aparece eritema dentro de las 24 horas de exposición a la luz.
- Las reacciones fotoalérgicas son menos comunes y no guardan relación con la concentración. Existe un intervalo de 48 horas entre la exposición y la aparición de la erupción. La erupción se puede extender a las regiones no expuestas al sol.

Onicólisis

- Por onicólisis se entiende la separación entre la placa y el lecho de la uña.
- Se puede deber a fotosensibilidad por fármacos, y se ha descrito después de la administración de tetraciclinas, psoralenos y fluoroquinolonas.

Vasculitis necrotizante de pequeños vasos (púrpura palpable)

- La vasculitis necrotizante de pequeños vasos puede ser precipitada por fármacos.

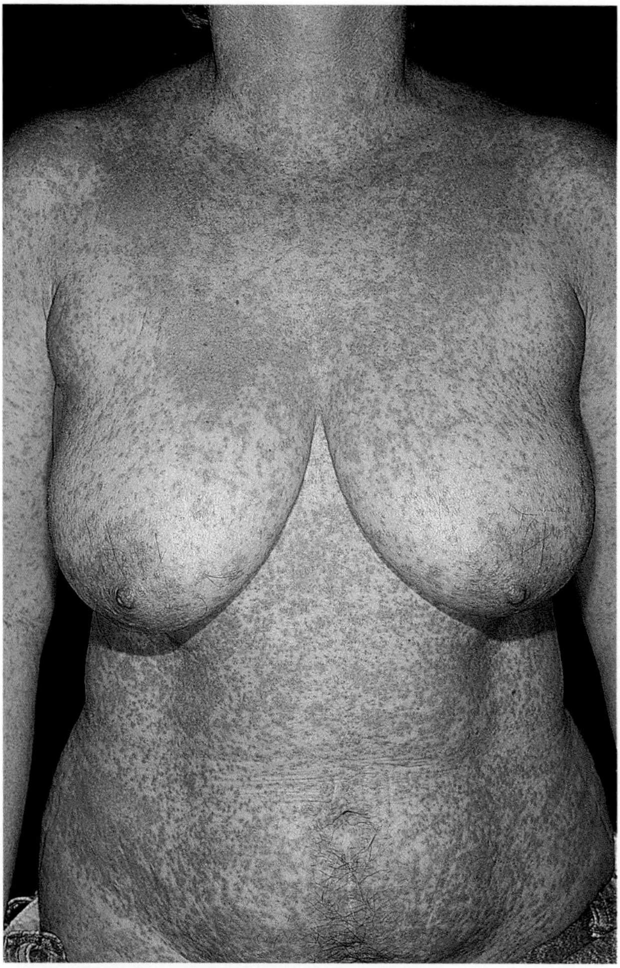

Erupción maculopapular. Muchas veces las erupciones maculopapulares por fármacos son casi indistinguibles de los exantemas víricos. Es clásico el exantema por ampicilina, pero otros varios fármacos también pueden causar este tipo de erupción.

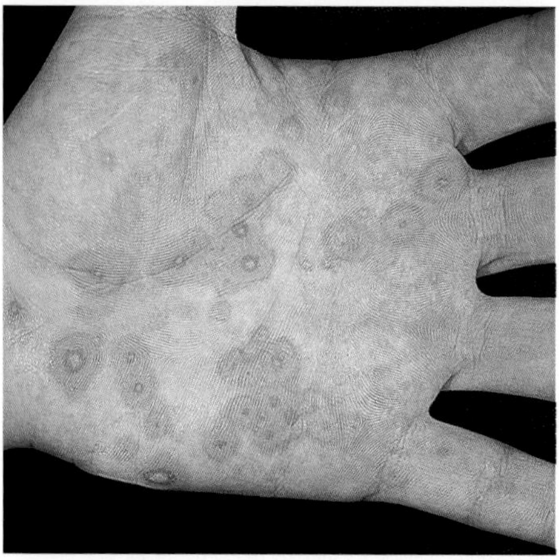

Eritema multiforme. Erupción anular clásica de las palmas de las manos.

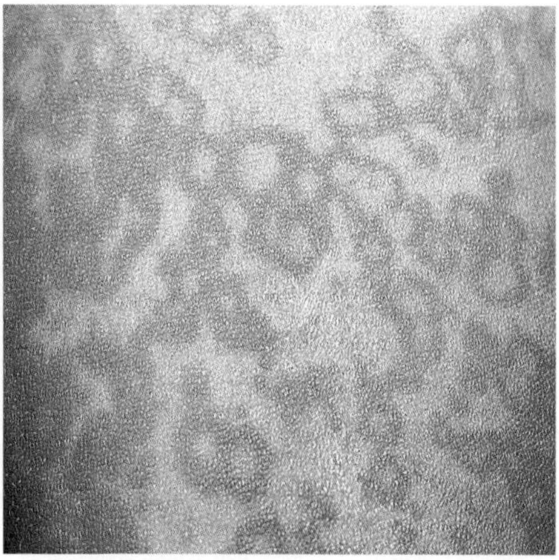

Erupción urticarial. Los fármacos son una causa común de habones.

- Las lesiones se concentran con más frecuencia en la porción inferior de las piernas.
- Se pueden afectar los vasos de los riñones, las articulaciones y el encéfalo.

Eritrodisestesia por quimioterapia

- El hormigueo en las palmas de las manos y las plantas de los pies es seguido a los pocos días por eritema y tumefacción dolorosos, simétricos y bien definidos.
- Las manos se afectan con más intensidad que los pies.
- Aparecen áreas de palidez, vesiculación, descamación y reepitelización.
- La eritrodisestesia por quimioterapia es más común después de la administración de citosina arabinósido, fluorouracilo y doxorubicina.
- La reacción depende de la dosis, y se considera probable un efecto tóxico directo del fármaco.
- El momento de comienzo varía entre 24 horas y 10 meses, y la gravedad también es variable.
- La forma inducida por arabinósido de citosina tiende a progresar hasta la formación de ampollas.
- El tratamiento es de soporte y comprende elevación y apósitos húmedos fríos.
- Los esteroides sistémicos se han usado con un éxito variable.
- La refrigeración de las manos y los pies durante el tratamiento para disminuir el flujo de sangre puede atenuar la reacción.
- También puede ser útil modificar la pauta de dosificación.

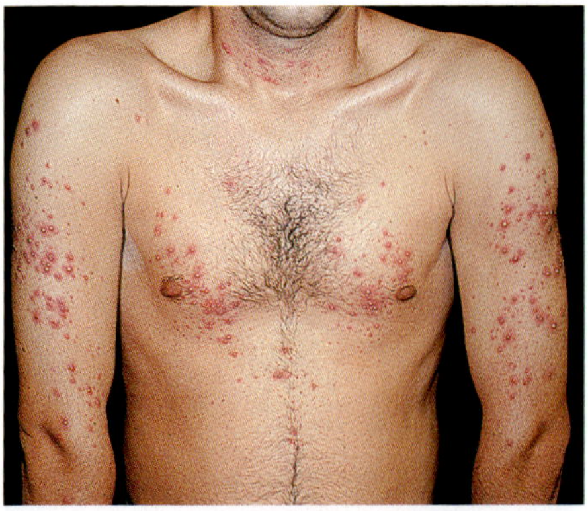

Pustulosis eritematosa generalizada aguda. Los antibióticos, en especial los betalactámicos y los macrólidos, son los principales causantes.

Toxicodermia por sales de oro

- Existen muchas formas diferentes de exantema por sales de oro. La más común es una erupción pruriginosa inespecífica, eccematosa y papular.
- Alrededor del 25% de los exantemas por oro recuerdan al liquen plano, pero la distribución es atípica.
- También se encuentra una erupción similar a la pitiriasis rosada.
- La tasa de resolución guarda relación con la extensión del exantema, y no con el tipo de toxicodermia específico. La duración media hasta la resolución es de 10 semanas. No aumenta el riesgo de desarrollar exantema cuando se vuelvan a administrar sales de oro.
- Los esteroides tópicos del grupo V proporcionan un alivio sintomático para la dermatitis por oro.
- Las reacciones graves pueden requerir esteroides sistémicos.

Pustulosis exantemática generalizada aguda

- La pustulosis exantemática generalizada aguda se caracteriza por múltiples pústulas superficiales diminutas sobre la mayor parte del cuerpo.

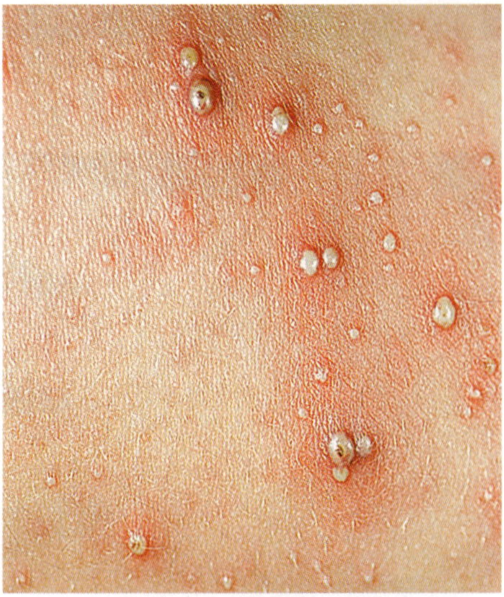

Pustulosis exantemática generalizada aguda. Aparecieron numerosas pústulas 5 días después de iniciar el tratamiento con penicilina. El fármaco se interrumpió, y las pústulas cedieron espontáneamente a las 2 semanas.

- Los fármacos más comunes son los antibacterianos (sobre todo la penicilina).
- Existe un intervalo corto entre la ingestión del fármaco y la erupción (media 5 días), y la resolución se produce antes de 15 días.
- Son comunes la fiebre, la leucocitosis y la afectación del estado general.
- Se produce descamación pero no quedan cicatrices.
- Estos casos sólo requieren hidratación simple de la piel junto con eliminación del fármaco causal.

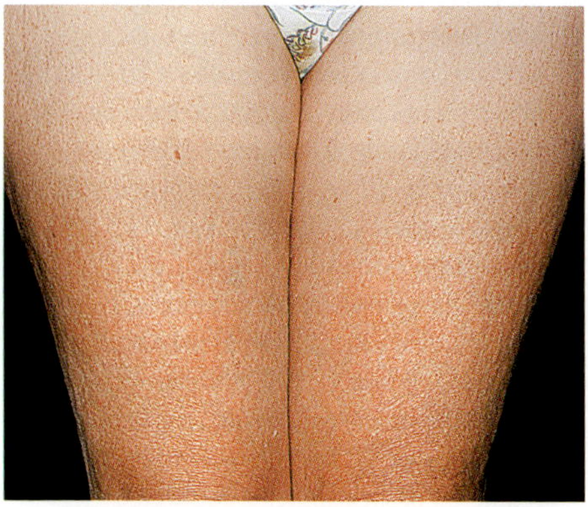

Fotosensibilidad por fármacos. Aparecieron eritema y pápulas en las áreas expuestas de este paciente, que había estado tomando un medicamento hipotensor con tiazida.

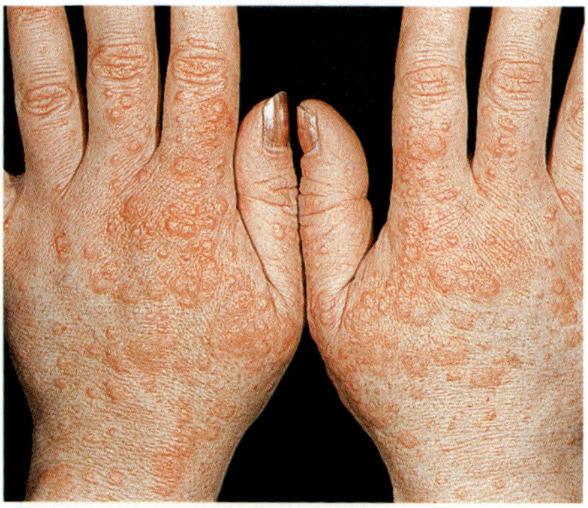

Fotosensibilidad por fármacos. Pápulas eritematosas con fotodistribución simétrica en un paciente tratado con amiodarona.

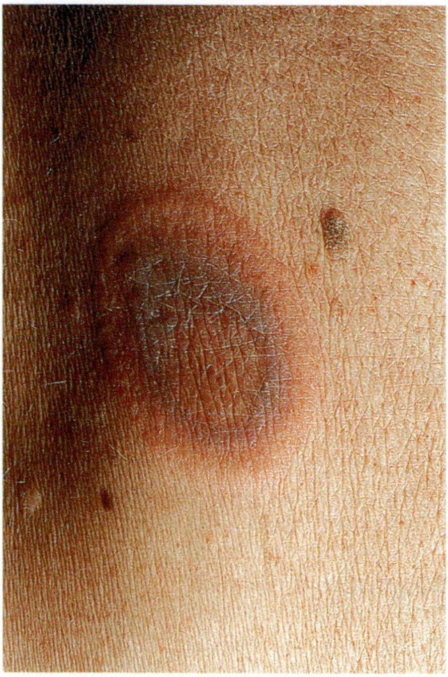

Erupción fija por fármacos. Poco después de la exposición al fármaco aparecen placas únicas o múltiples, redondas, netamente demarcadas y de color rojo oscuro, que reaparecen en exactamente el mismo sitio cada vez que se administra el fármaco.

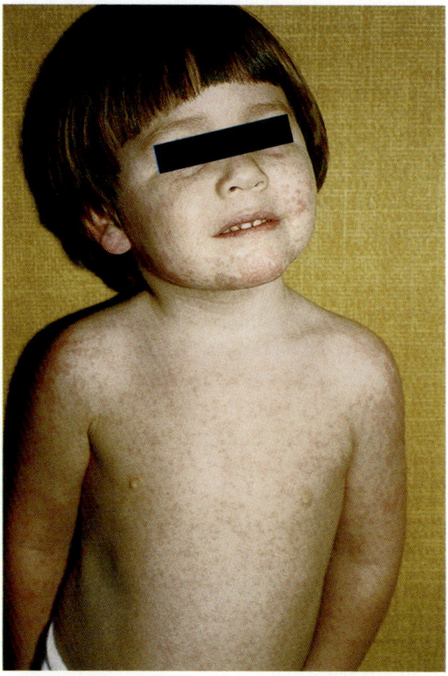

Erupción vírica clásica, generalizada, simétrica y maculopapular, que afecta también a la cara, las palmas de las manos y las plantas de los pies. Existía poco prurito.

Síndrome de shock tóxico

Descripción

- El síndrome de shock tóxico es una enfermedad multisistémica aguda mediada por toxinas que provoca fiebre alta, eritrodermia difusa, hiperemia de las mucosas e hipotensión intensa (véase Cuadro 10.2).

Historia clínica

- En el pasado la mayoría de los pacientes con síndrome de shock tóxico eran mujeres en edad fértil, con infección o colonización de la vagina por una cepa productora de toxina de *Staphylococcus aureus* (grupo fago 1; TSST-1, enterotoxina B, A, C_1). En estos casos, los síntomas ocurren dentro de los 4 días siguientes al comienzo de la regla, y el riesgo aumenta con el uso de tampones muy absorbentes.
- Las cepas productoras de toxinas de *Streptococcus pyogenes* (tipos 1, 3, 12, 28 de proteína M; toxinas SPE-A o SPE-B) pueden producir también un síndrome de shock tóxico (síndrome de shock tóxico estreptocócico). En este caso, el foco infeccioso se localiza con frecuencia en la piel o el tejido blando, y muchos pacientes presentan bacteriemia.
- El síndrome de shock tóxico no relacionado con la menstruación representa el 20-30% de todos los casos. Como media, los síntomas ocurren 7 días después del evento precipitante. Los pacientes con traqueítis bacteriana (sobre todo después de una infección por el virus influenza B) y quemaduras parecen conllevar un riesgo más alto de síndrome de shock tóxico no relacionado con la menstruación.
- El síndrome de shock tóxico se ha descrito en asociación con infección de heridas quirúrgicas y no quirúrgicas, aborto, parto de feto muerto, y uso de empacamiento nasal y esponjas anticonceptivas.
- En todas las formas de síndrome de shock tóxico los huéspedes susceptibles parecen tener niveles bajos o indetectables de anticuerpos específicos contra la toxina y factores locales que favorecen la producción de toxinas.

Hallazgos cutáneos

- En el síndrome de shock tóxico aparece un exantema escarlatiniforme en el torso que se extiende a las extremidades al cabo de 1-3 días desde el comienzo de la enfermedad. Al principio de la evolución pueden existir edema de las manos y los pies (50%), petequias (27%), inyección conjuntival (85%), hiperemia orofaríngea (90%) e hiperemia genital (100%). Una o dos semanas después del comienzo de la enfermedad, muchos pacientes desarrollan una erupción morbiliforme pruriginosa generalizada que afecta a las palmas de las manos y las plantas de los pies pero no a la cara. Al cabo de 10-21 días desde el comienzo se observa descamación de las palmas, las plantas, las yemas de los dedos de las manos y los dedos de los pies.
- El 80% de los pacientes con síndrome de shock tóxico estreptocócico presentan signos cutáneos de infección de los tejidos blandos, y el 70% tienen infecciones de tejidos blandos profundos, como fascitis necrosante, que requieren desbridamiento quirúrgico inmediato.

Hallazgos extracutáneos

- En la fase aguda del síndrome de shock tóxico, los pacientes desarrollan fiebre alta, dolor abdominal, vómitos, cefalea y mialgias, lo que conduce a hipertensión profunda y fracaso de múltiples órganos (Cuadro 10.1).
- Los niños con síndrome de shock tóxico desarrollan dificultad respiratoria con más frecuencia que los adultos.

Pruebas de laboratorio y biopsia

- Las anomalías hematológicas y bioquímicas reflejan el daño de múltiples órganos (Cuadro 10.1).
- Los signos microscópicos cutáneos no son específicos para el síndrome de shock tóxico. Se debe hacer una biopsia cutánea para diferenciar entre el síndrome de shock tóxico respecto a la necrólisis epidérmica tóxica y la reacción de hipersensibilidad por fármacos.

Diagnóstico diferencial

- Toxicodermia.
- Enfermedad de Kawasaki.
- Poliarteritis nudosa infantil.
- Escarlatina.
- Síndrome de la piel escaldada estafilocócica.
- Necrólisis epidérmica tóxica.
- Exantema vírico

Evolución y pronóstico

- Con tratamiento precoz, antibiótico y de soporte, la mortalidad es baja: global 3,7%; hombres 12,2%; mujeres 2,6%.

Tratamiento

- El objetivo del tratamiento del síndrome de shock tóxico es minimizar el daño de órganos mediante intervenciones de soporte para el shock, y tratamiento médico y quirúrgico de la infección.
- En el síndrome de shock tóxico se administran antibióticos antimicrobianos resistentes a la betalactamasa (oxacilina, nafcilina, cefoxitina, vancomicina, clindamicina) por vía intravenosa. Al cabo de 3-5 días, la mayoría de los pacientes son capaces de tolerar antibióticos orales, que se mantienen durante un total de 10-14 días.
- La inmunoglobulina intravenosa ha sido útil en algunos pacientes gracias a los anticuerpos neutralizantes.

Cuadro 10.2. Síndrome de shock tóxico

Criterios mayores (se deben cumplir los cuatro)

Fiebre: temperatura > 38,9 °C

Exantema: eritrodermia difusa o palmar que progresa hasta la descamación periférica subsiguiente (manos y pies)

Mucosas: hiperemia conjuntival no purulenta, hiperemia orofaríngea, o hiperemia o exudado de la vagina

Hipotensión: tensión arterial sistólica inferior a 90 mmHg en el adulto (más de 16 años de edad), o inferior al quinto percentil para la edad del niño; o hipertensión ortostática demostrada por una caída de la tensión arterial diastólica superior a 15 mmHg al pasar de la posición tumbada a la sentada; o historia de desvanecimiento ortostático

Afectación multisistémica (deben existir tres o más)

Gastrointestinal: historia de vómitos o diarrea al comienzo de la enfermedad

Muscular: creatinina fosfocinasa > 2 × límite superior normal para el laboratorio, 4-20 días después del comienzo

Sistema nervioso central: desorientación o alteración de la conciencia, sin signos focales, sin que existan shock ni hiperpirexia

Renal: nitrógeno ureico sanguíneo o aclaramiento de creatinina > 2 x límite superior normal; y anomalías en el análisis de orina (> 5 leucocitos por campo de alta ampliación; > 1 hematíe por campo de alta ampliación; proteínas > 1+); u oliguria, definida como diuresis < 1 ml/kg/hora durante 24 horas

Hepática: bilirrubina sérica total > 1,5 × límite superior de lo normal; o glutamato piruvato transaminasa sérica > 2 × límite superior normal

Hematológica: trombocitopenia (< 100.000 plaquetas/mm^3)

Cardiopulmonar: síndrome de dificultad respiratoria del adulto; edema pulmonar; bloqueo cardíaco de segundo o tercer grados, de comienzo reciente; criterios electrocardiográficos de miocarditis, con disminución de voltaje y cambios del segmento ST y la onda T; o insuficiencia cardíaca identificada por comienzo reciente de ritmo de galope, o aumento del tamaño de la silueta cardíaca entre dos radiografías de tórax tomadas en el curso de la enfermedad, o diagnosticada por un cardiólogo

Metabólica: calcio sérico inferior a 7,0 mg/dl con fosfato sérico inferior a 2,5 mg/dl y proteínas séricas totales por debajo de 5,0 mg/dl

Ausencia de indicios de otras causas

Si se ha obtenido: negatividad de los cultivos de sangre, exudado faríngeo, orina o líquido cefalorraquídeo

Si se ha obtenido: negatividad de las pruebas serológicas para leptospirosis, rickettsiosis o rubéola

Ausencia de indicios de enfermedad de Kawasaki: ausencia de linfadenopatía unilateral y de fiebre con duración superior a 10 días

Adaptado de Chesney RW, Chesney PJ, Davis JP, Segar WE (1981): Clinical manifestations of toxic shock syndrome. *J Amer Med Assoc* 246(7):741-8.

11 Síndromes de hipersensibilidad y vasculitis

Eritema multiforme

Descripción

- El eritema multiforme es una enfermedad inflamatoria aguda, con frecuencia recurrente y relativamente común, caracterizada por lesiones cutáneas con forma de diana.

Historia clínica

- El eritema multiforme guarda relación comúnmente con el herpes simple, infección por *Mycoplasma pneumoniae* e infecciones del tracto respiratorio superior.
- Rara vez el eritema multiforme se asocia a alérgenos de contacto, fármacos, enfermedades del tejido conectivo, factores físicos, radioterapia, embarazo y neoplasias malignas internas.
- La causa del eritema multiforme se desconoce en al menos la mitad de los casos.
- Una minoría de pacientes con reactivación del herpes simple desarrollan eritema multiforme recurrente.
- Se cree que el eritema multiforme está producido por una respuesta inmune citotóxica dirigida contra los queratinocitos que expresan antígenos extraños, víricos o farmacológicos.

Hallazgos cutáneos

- Como sugiere su nombre, el eritema multiforme comprende lesiones de numerosas morfologías: lesiones en diana, máculas y pápulas eritematosas, lesiones de tipo urticarial, vesículas y ampollas.
- El diagnóstico clínico de eritema multiforme sólo se debe establecer si se observan lesiones en diana.
- Las lesiones en diana comienzan como máculas y pápulas redondas, de color rojo oscuro, que pueden causar ardor y prurito.
- Estas lesiones precoces aparecen de forma súbita con un patrón simétrico en las palmas de las manos, las plantas de los pies, el dorso de las manos y de los pies, y las superficies de extensión de los antebrazos y las piernas. El diagnóstico de eritema multiforme quizá no se sospeche hasta que las primeras lesiones inespecíficas evolucionan y adquieren aspecto de dianas durante un período de 24-48 horas.
- Las lesiones clásicas en iris o en diana proceden de la extensión centrífuga de la maculopápula roja hasta una circunferencia de 1-3 cm. El centro del iris puede aparecer rojo oscuro, purpúrico o vesiculoso, y en él asienta la lesión epidérmica aguda. Esta zona central está rodeada por un área pálida de piel edematosa, rodeada a su vez por un anillo de eritema bien delimitado.
- Las lesiones aparecen por tandas, y se resuelven en 1-2 semanas sin dejar cicatrices.
- Son comunes los cambios postinflamatorios de la pigmentación (hipopigmentación y/o hiperpigmentación).
- Pueden existir ampollas y erosiones en la cavidad oral.
- Las placas urticariales observadas en el eritema multiforme se diferencian de los habones en que son fijas y no se resuelven en 24 horas.
- Las lesiones del eritema multiforme pueden aparecer en áreas de traumatismo (fenómeno de Koebner).

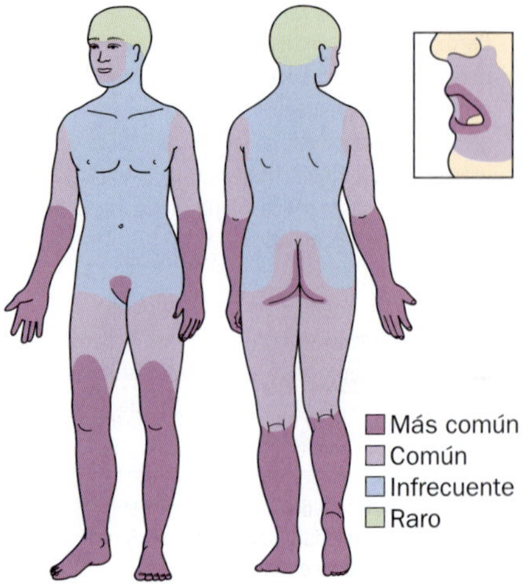

Hallazgos extracutáneos

- El eritema multiforme puede estar precedido por tos, malestar general y fiebre, y se puede asociar a neumonía.

Pruebas de laboratorio y biopsia

- No se necesitan pruebas de laboratorio. Las vesículas o erosiones sugestivas de herpes simple se pueden confirmar mediante cultivo virológico o inmunofluorescencia directa.
- La biopsia cutánea muestra una dermatitis de interfase, con queratinocitos necróticos, y puede ser útil en casos de diagnóstico incierto.

Evolución y pronóstico

- El eritema multiforme se suele resolver antes de 1 mes.
- Los pacientes que desarrollan eritema multiforme junto con reactivación del herpes simple pueden necesitar terapia supresora para prevenir las recidivas.

Tratamiento

- La mayoría de los pacientes con eritema multiforme no requieren tratamiento.
- Las vesículas rotas y la piel erosionada se pueden tratar con medidas locales, como antibióticos tópicos (bacitracina, mupirocina).
- El eritema multiforme generalizado responde con rapidez a 1-3 semanas de corticosteroides sistémicos. Se administra prednisona, 40-80 mg/día, hasta que las lesiones se resuelvan, y después se suspende de forma gradual según tolerancia.
- El herpes recurrente asociado a eritema multiforme se puede prevenir mediante la administración oral de aciclovir (200 mg dos o tres veces al día, o 400 mg dos veces al día), valaciclovir (500 mg/día) o famciclovir (125 mg dos veces al día), con tratamiento supresor continuo.

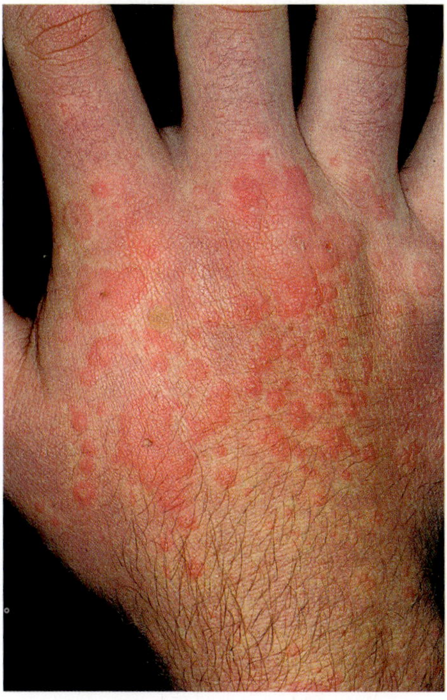

Una mácula eritematosa oscura o pápula urticarial se extiende hasta alcanzar un tamaño aproximado de 2 cm durante 24-48 horas. En el centro se forma una pápula, vesícula o ampolla que después se aplana y puede desaparecer. La periferia se convierte en cianótica para formar la clásica lesión en diana.

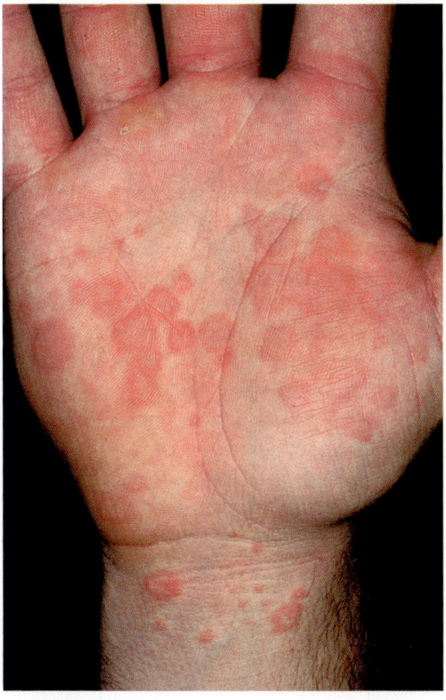

Las palmas y el dorso de las manos y la superficie de extensión de los antebrazos son localizaciones comunes de las lesiones en diana iniciales. Pueden recordar a la urticaria y a las erupciones por fármacos. Los síntomas de ardor y prurito suelen ser leves.

Síndrome de Stevens-Johnson

Descripción

- El síndrome de Stevens-Johnson es una erupción mucocutánea ampollosa grave que afecta a por lo menos dos zonas mucosas.

Historia clínica

- El síndrome de Stevens-Johnson ocurre en sujetos de todas las edades, aunque es más común en los niños y los adultos jóvenes.
- El síndrome es similar al eritema multiforme, y se atribuye a respuestas inmunes citotóxicas dirigidas contra queratinocitos que expresan antígenos extraños infecciosos o farmacológicos.
- *Mycoplasma pneumoniae* se ha asociado a síndrome de Stevens-Johnson.
- La fenitoína, el fenobarbital, la carbamazepina, las sulfamidas y las aminopenicilinas son fármacos implicados con frecuencia.
- El síndrome de Stevens-Johnson suele aparecer dentro del primer mes siguiente a la iniciación del tratamiento farmacológico.
- Los individuos con infección por el virus de la inmunodeficiencia humana, lupus eritematoso sistémico y neoplasias malignas tratadas con radiación, experimentan un riesgo aumentado de síndrome de Stevens-Johnson.

Hallazgos cutáneos

- Erupción aguda formada por pápulas eritematosas, vesículas de color pardusco, púrpura y lesiones en diana.
- Es frecuente que los pacientes se quejen de hipersensibilidad dolorosa y ardor de la piel.
- Aparecen ampollas y erosiones en las mucosas oral, genital y perianal.
- Los labios pueden aparecer cubiertos por costras hemorrágicas gruesas.
- Los pacientes desarrollan conjuntivitis y pueden sufrir ulceración corneal y uveítis.
- Las lesiones cutáneas del síndrome de Stevens-Johnson tienen una distribución preferentemente central en la cara y el tronco.
- Aparecen tandas de lesiones durante 10-14 días, que ceden lentamente a lo largo de las 3-4 semanas siguientes.

Hallazgos extracutáneos

- Durante la fase temprana, el 10-30% de los pacientes desarrollan fiebre alta con marcados síntomas constitucionales.
- Se pueden afectar los sistemas respiratorio (neumonitis [23%], bronquitis [6%], bronquiolitis obliterante), gastrointestinal (disfagia, dolor abdominal, diarrea), nervioso central (coma y convulsiones) y renal (insuficiencia renal).
- Debido al desprendimiento generalizado de la epidermis, aumentan los requerimientos de líquidos y nutrientes y existe riesgo de sepsis.

Pruebas de laboratorio y biopsia

- La biopsia cutánea muestra necrosis epidérmica de toda la epidermis, con una dermis relativamente normal.

Diagnóstico diferencial

- Síndrome de hipersensibilidad a anticonvulsivantes.
- Pénfigo paraneoplásico.
- Pénfigo vulgar.
- Gingivoestomatitis herpética.
- Síndrome de la piel escaldada estafilocócica.

Evolución y pronóstico

- El síndrome de Stevens-Johnson no complicado se resuelve en alrededor de 1 mes.
- En caso de enfermedad limitada y atención de soporte adecuada, la mortalidad es inferior al 1%.
- La recidiva no es común a menos que se repita la exposición al fármaco causal.

Tratamiento

- La actuación se centra en identificar y tratar las fuentes de infección, suspender los posibles fármacos causantes, cubrir las necesidades de líquidos y nutrientes, proporcionar un cuidado meticuloso de las lesiones locales, y detener la progresión del síndrome de Stevens-Johnson.
- Los labios se pueden aliviar con enjuagues frecuentes y aplicación de vaselina. También pueden ser útiles la xilocaína viscosa o el elixir de difenhidramina.
- Los ojos se deben tratar frecuentemente con pomada tópica de eritromicina para prevenir las adherencias. Se debe solicitar consulta con el oftalmólogo.
- La piel erosionada se debe tratar como una quemadura, con limpieza suave, eliminación del tejido necrótico y aplicación de emolientes suaves.
- Se sigue discutiendo el papel de los corticosteroides sistémicos.
- Los narcóticos pueden ser necesarios para controlar el dolor.
- Se ha propuesto la administración de inmunoglobulina G intravenosa (IGIV), que se ha mostrado beneficiosa.

Consideraciones pediátricas

- El pronóstico es ligeramente mejor en los niños que en los adultos.

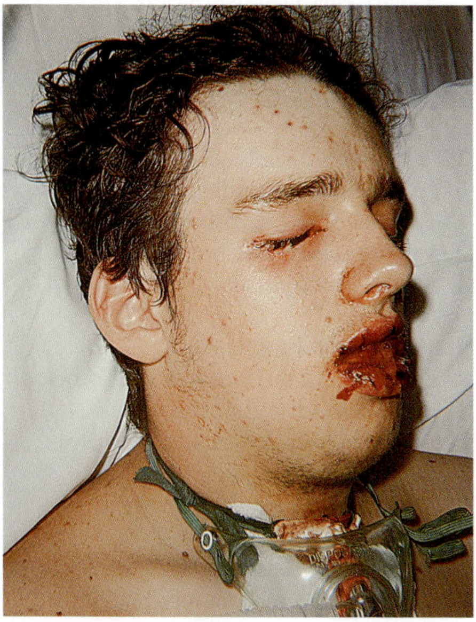

Forma ampollosa grave. Existen ampollas en las conjuntivas y en la boca.

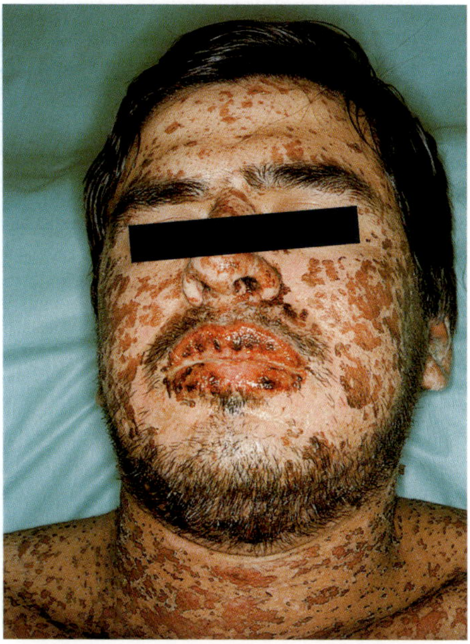

Las lesiones cutáneas son máculas en diana planas atípicas o purpúricas con distribución generalizada o concentradas en el tronco. En este caso extenso las lesiones han experimentado erosión e infección.

Necrólisis epidérmica tóxica

Descripción

- La necrólisis epidérmica tóxica es una enfermedad mucocutánea rara y en potencia letal, caracterizada por formación de ampollas y necrosis generalizadas de la piel y las mucosas.

Historia clínica

- La mayoría de los pacientes con necrólisis epidérmica tóxica (80-90%) han tomado algún fármaco durante las 1-3 semanas previas al comienzo de la enfermedad. Los fármacos implicados con más frecuencia son sulfamidas, antipalúdicos, antiepilépticos, fármacos antiinflamatorios no esteroideos y alopurinol.
- Los pacientes infectados por el virus de la inmunodeficiencia humana y aquellos con ciertas enfermedades autoinmunes, como el lupus eritematoso sistémico, parecen experimentar un mayor riesgo de necrólisis epidérmica tóxica inducida por fármacos.
- La necrólisis epidérmica tóxica puede ser precipitada por inmunización reciente (difteria-tos ferina-tétanos, sarampión, poliomielitis, gripe), infección vírica (citomegalovirus, virus de Epstein-Barr, herpes simple, varicela-zóster, hepatitis A), infección por micoplasmas, infección estreptocócica, sífilis, histoplasmosis, coccidioidomicosis y tuberculosis.
- La enfermedad del injerto contra el huésped aguda se puede asociar a necrólisis epidérmica tóxica.
- Se desconoce la causa de la necrólisis epidérmica tóxica. La necrosis marcada de la piel se puede deber a un aumento de la muerte celular programada (apoptosis) de los queratinocitos, mediada por el receptor de muerte de la superficie celular (Fas) y su ligando (FasL). Se cree que los anticuerpos contra el Fas presentes en la inmunoglobulina G intravenosa (IGIV) bloquean el receptor del Fas y detienen la progresión de la enfermedad.

Hallazgos cutáneos

- La mayoría de los pacientes presentan enrojecimiento difuso doloroso de la piel similar a una quemadura solar, lesiones en diana y ampollas diseminadas. Las ampollas confluyen con rapidez, y conducen a un desprendimiento generalizado de la epidermis.
- La necrosis y el desprendimiento (necrólisis) del grosor completo de la epidermis dejan una superficie desnuda, brillante y dolorosa.
- La presión lateral suave produce con facilidad desprendimiento de la epidermis.
- En las mucosas aparecen erosiones exquisitamente dolorosas.

Hallazgos extracutáneos

- Los signos extracutáneos son idénticos en la necrólisis epidérmica tóxica y el síndrome de Stevens-Johnson (véase sección 11.2, Síndrome de Stevens-Johnson).

Pruebas de laboratorio y biopsia

- La biopsia cutánea puede ser útil para diferenciar entre necrólisis epidérmica tóxica y síndrome de la piel escaldada estafilocócica. La piel desprendida se puede enrollar sobre un aplicador de madera redonda, que se envía para congelación y sección. Esta prueba simple y rápida mostrará división epidérmica superficial en el síndrome de la piel escaldada estafilocócica, y necrosis del grosor completo de la epidermis en la necrólisis epidérmica tóxica.
- La biopsia cutánea estudiada mediante inmunofluorescencia directa permite distinguir entre necrólisis epidérmica tóxica y enfermedades ampollosas autoinmunes, como el pénfigo paraneoplásico.

Diagnóstico diferencial

- Síndrome de la piel escaldada estafilocócica.
- Enfermedad del injerto contra el huésped.
- Síndrome de shock tóxico estafilocócico.
- Enfermedad de Kawasaki.
- Pénfigo paraneoplásico de comienzo agudo.

Evolución y pronóstico

- Como el síndrome de Stevens-Johnson, la necrólisis epidérmica tóxica está precedida por fiebre, malestar general, tos y dolor abdominal.
- Los predictores de evolución desfavorable comprenden edad avanzada, ampollas generalizadas, neutropenia, trastorno de la función renal y múltiples medicamentos.
- El conjunto, la tasa de mortalidad de la necrólisis epidérmica tóxica es del 30-50%.
- La tasa de mortalidad de la necrólisis epidérmica tóxica asociada a enfermedad del injerto contra el huésped es de casi el 100%.

Tratamiento

- Como en el síndrome de Stevens-Johnson, la pauta de tratamiento se centra en controlar el dolor, identificar y tratar las fuentes de infección, suspender los fármacos ofensores sospechados, cubrir las necesidades de líquidos y nutrientes, suministrar un cuidado meticuloso de las heridas locales, y detener la progresión de la necrólisis epidérmica tóxica. Si es posible, los pacientes con afectación grave deben atenderse en una unidad de quemados.
- La inmunoglobulina G intravenosa (IGIV), 1 g/kg durante 3 a 5 días, mejora la supervivencia si se administra pronto en el curso de la necrólisis epidérmica tóxica.
- Los corticosteroides sistémicos se han administrado durante años para tratar la necrólisis epidérmica tóxica, pero no se sabe si empeoran o mejoran la evolución. Pueden detener la progresión, pero aumentan el riesgo de infección. Si se utilizan los corticosteroides sistémicos, se deben administrar durante un período breve y bajo cobertura antibiótica.

Consideraciones pediátricas

- Los principios del tratamiento son iguales para los niños que para los adultos.
- En general, la tasa de mortalidad es menor en los niños que en los adultos.

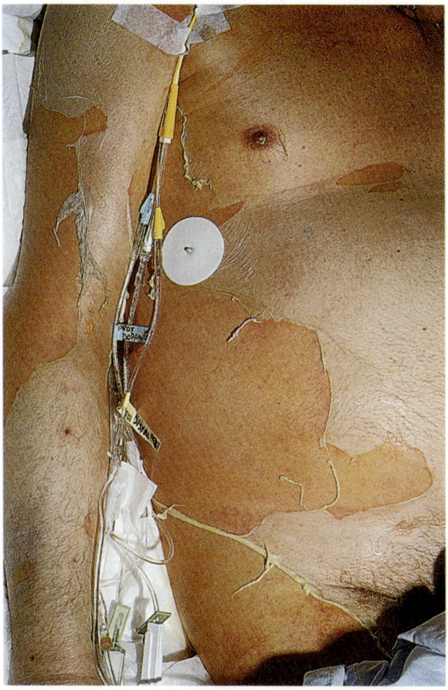

Desprendimiento del grosor total de la epidermis en la necrólisis epidérmica tóxica.

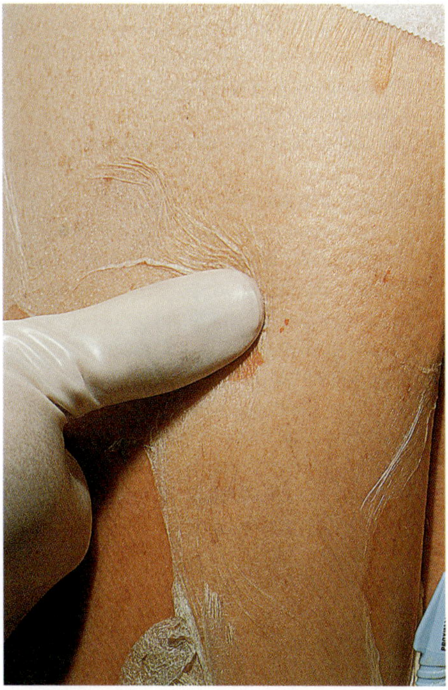

Desprendimiento a la presión ligera en la necrólisis epidérmica tóxica (signo de Nikolsky).

Eritema nudoso

Descripción

- El eritema nudoso es una paniculitis caracterizada por nódulos dolorosos de color rosado en la superficie de extensión de las regiones inferiores de las piernas.

Historia clínica

- En los adultos, el eritema nudoso es cinco o seis veces más común entre las mujeres, y la edad de comienzo más frecuente es la comprendida entre los 20 y los 30 años. En los niños se afectan por igual los hombres y las mujeres.
- Se cree que el eritema nudoso se debe a una reacción de hipersensibilidad frente a diversos estímulos antigénicos.
- Numerosas bacterias, virus, hongos, parásitos, fármacos, neoplasias malignas y enfermedades del tejido conectivo se han asociado a eritema nudoso (véase cuadro 11.1). En Estados Unidos las infecciones estreptocócicas y la sarcoidosis se asocian frecuentemente a eritema nudoso.
- La mitad de los casos son idiopáticos.

Hallazgos cutáneos

- El eritema nudoso se caracteriza por nódulos firmes de color entre rosa y rojo oscuro, con bordes mal definidos, dispuestos de forma simétrica sobre las superficies pretibiales. El eritema nudoso se puede localizar en la cabeza, el cuello, el torso, los brazos y los muslos.
- El eritema nudoso se desvanece a lo largo de 1-2 semanas, de modo similar a un hematoma, y no deja cicatriz residual.
- Son comunes el edema de los tobillos y el dolor de las piernas.

Hallazgos extracutáneos

- El eritema nudoso se puede asociar a fiebre, malestar general, diarrea, cefalea, conjuntivitis y tos.

Pruebas de laboratorio y biopsia

- La evaluación analítica debe guiarse por los datos de la anamnesis y la exploración física. Las pruebas iniciales deben incluir el cultivo del exudado faríngeo o una prueba rápida para estreptococos, hemograma completo y radiografía de tórax.
- Una biopsia profunda de piel que incluya grasa puede ser útil en pacientes con lesiones atípicas.
- La radiografía de tórax puede mostrar adenopatías hiliares bilaterales. Este signo se puede encontrar en el eritema nudoso debido a sarcoidosis, y también en el originado por otras causas.

Diagnóstico diferencial

- Celulitis.
- Picaduras de insectos infectadas.
- Traumatismo menor.
- Otras formas de paniculitis.
- Púrpura de Henoch-Schönlein.
- Tromboflebitis superficial y profunda.
- Vasculitis.

Evolución y pronóstico

- Suelen aparecer nuevas tandas de lesiones durante 3-6 semanas, aunque en raras ocasiones el eritema nudoso puede persistir durante meses o años.

Tratamiento

- Las enfermedades e infecciones asociadas deben identificarse y tratarse. Se deben suspender los fármacos precipitantes.
- En general, los síntomas se pueden aliviar con reposo, vendajes compresivos y fármacos antiinflamatorios no esteroideos (indometacina, naproxeno).
- El yoduro potásico supersaturado y los corticosteroides sistémicos se han mostrado útiles para el eritema nudoso recurrente crónico.

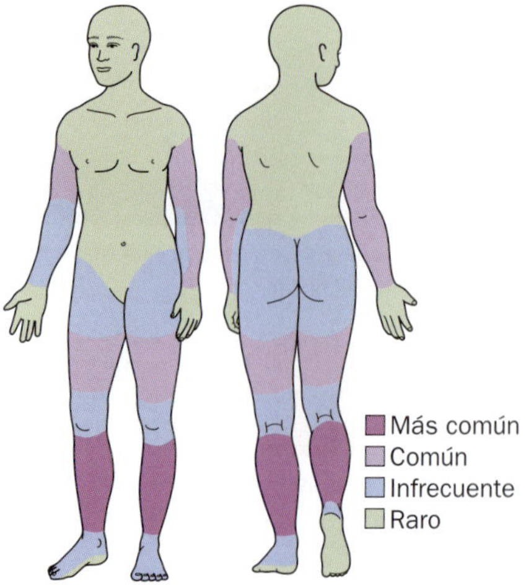

Cuadro 11.1 Eritema nudoso: enfermedades y fármacos asociados

Infecciones

Infecciones bacterianas
Estreptococos
Tuberculosis
Yersinia
Mycoplasma
Psitacosis
Brucelosis
Campylobacter
Shigella
Salmonella
Lepra
Leptospirosis
Tularemia

Infecciones víricas
Virus de Epstein-Barr
Hepatitis B
Orf
Herpes simple
Bartonella

Infecciones micóticas
Coccidiomicosis
Blastomicosis
Histoplasmosis
Esporotricosis
Dermatofitosis

Infecciones parasitarias
Ascariasis
Amebiasis
Giardiasis

Fármacos
Sulfamidas
Anticonceptivos orales
Bromuros
Yoduros
Minociclina
Oro
Penicilina
Salicilatos

Neoplasias malignas
Linfoma
Leucemia
Carcinoma de células renales
Después de la radioterapia

Enfermedades inflamatorias
Sarcoidosis
Colitis ulcerosa
Enfermedad de Crohn
Enfermedad de Behçet
Síndrome de Sweet

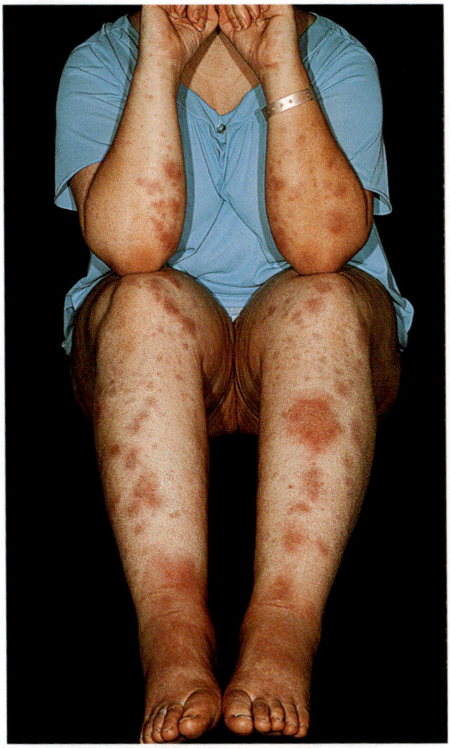

Tumefacciones nodulares rojas de distribución característica.

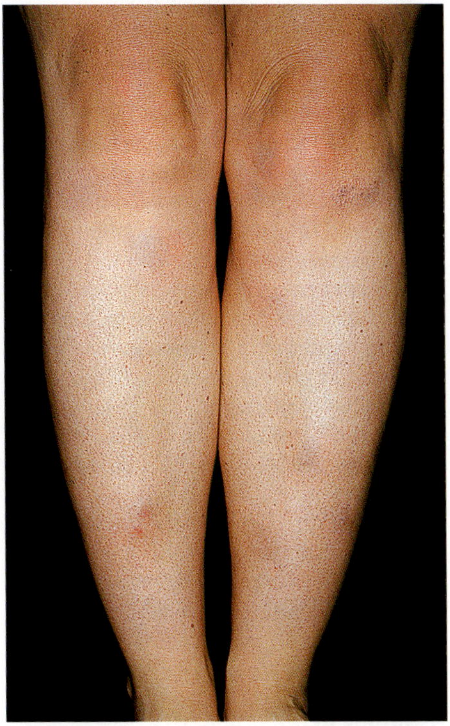

Las lesiones comienzan como tumefacciones nodulares rojas en la región pretibial; en general se afectan ambas piernas. El borde está mal definido y el tamaño varía entre 2 y 6 cm.

Vasculitis cutánea de pequeños vasos (vasculitis por hipersensibilidad)

Descripción

- La vasculitis cutánea de pequeños vasos comprende un grupo de trastornos caracterizados por inflamación de los vasos sanguíneos pequeños de la piel, en particular de las vénulas poscapilares. La principal lesión cutánea es una púrpura palpable.

Historia clínica

- La vasculitis cutánea de pequeños vasos puede ser precipitada por muchos gérmenes, fármacos, sustancias químicas y alérgenos alimentarios (véase Cuadro 11.2), y se asocia a numerosas enfermedades crónicas del tejido conectivo y neoplasias malignas (véase Cuadro 11.3).
- En el 60% de los pacientes no se identifican factores precipitantes ni enfermedades coexistentes.
- La vasculitis cutánea de pequeños vasos está causada por depósito de complejos de inmunoglobulina G o M en las vénulas poscapilares.

Hallazgos cutáneos

- Las lesiones tempranas muestran mínimo daño de los vasos sanguíneos, y aparecen como máculas purpúricas asintomáticas.
- Al pasar el tiempo y aumentar el daño vascular, las lesiones confluyen y se convierten en edematosas y palpables, de tamaño variable entre menos de un milímetro y varios centímetros. Pueden aparecer pápulas purpúricas, nódulos, pústulas, vesículas, ampollas y ulceraciones.
- Las lesiones pueden aparecer en cualquier zona dependiente o sometida a presión local (p. ej., la espalda y los brazos de los pacientes encamados). Son incomunes en la cara, las palmas de las manos y las plantas de los pies.
- Las lesiones pueden ser pruriginosas y dolorosas, y aparecer en brotes.
- Muchas veces los pacientes desarrollan edema de los tobillos y la región inferior de las piernas.

Hallazgos extracutáneos

- Con frecuencia la aparición de cada brote de lesiones se acompaña de artralgias, mialgias, fiebre y malestar general.
- Los complejos inmunes se depositan en los riñones, el tracto gastrointestinal, los pulmones, el corazón, el sistema nervioso, las articulaciones y los ojos, causando el daño de múltiples órganos.

Pruebas de laboratorio y biopsia

- Las pruebas de laboratorio deben dirigirse por los hallazgos de la anamnesis y la exploración física. Las pruebas iniciales se encaminarán a detectar la posible presencia de vasculitis y enfermedades coexistentes en otros órganos. El cribado inicial debe incluir radiografía de tórax, hemograma completo, enzimas hepáticas, proteínas totales, nitrógeno ureico sanguíneo, creatinina, electrólitos, calcio sérico, ácido úrico, velocidad de sedimentación globular, anticuerpos antinucleares y análisis de orina.
- La velocidad de sedimentación globular siempre está elevada durante la vasculitis activa.
- La biopsia cutánea mostrará vasculitis leucocitoclástica.

Diagnóstico diferencial

- Púrpura trombocitopénica.
- Toxicodermia.
- Coagulación intravascular diseminada.
- Púrpura fulminante.
- Vasculitis séptica.
- Émbolos sépticos.
- Bacteriemia.

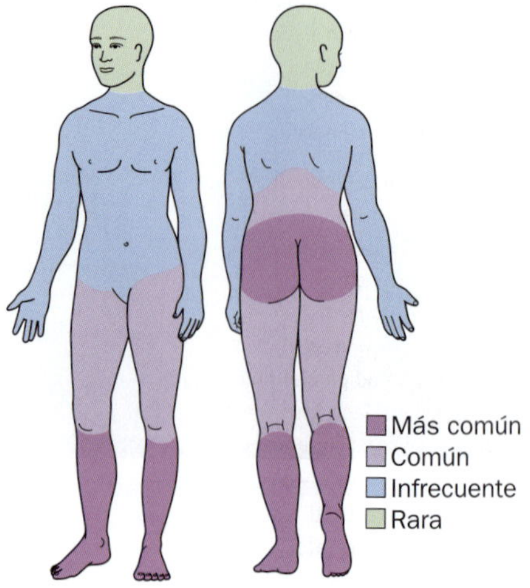

Cuadro 11.2 Factores precipitantes de la vasculitis cutánea de pequeños vasos

Infecciones

Bacterias

Estreptococos betahemolíticos del grupo A

Staphylococcus aureus

Virus

Hepatitis A, B y C

Herpes simple

Influenza

Hongos

Candida albicans

Protozoos

Plasmodium malariae

Helmintos

Schistosoma haematobium

Schistosoma mansoni

Onchocerca volvulus

Fármacos

Insulina

Penicilina

Hidantoínas

Estreptomicina

Ácido aminosalicílico

Sulfamidas

Tiazidas

Fenotiazinas

Vitaminas

Fenilbutazona

Quinina

Estreptocinasa

Tamoxifeno

Vacunas antigripales

Anticonceptivos orales

Suero

Sustancias químicas

Insecticidas

Derivados del petróleo

Alérgenos alimentarios

Proteínas de la leche

Gluten

Adaptado de Lotti T, Ghersetich I, Comacchi C, Jorizzo JL (1998). Cutaneous small-vessel vasculitis. *J Am Acad Dermatol* 39:667-87.

Cuadro 11.3 Enfermedades asociadas con vasculitis cutánea de pequeños vasos

Enfermedades crónicas

Lupus eritematoso sistémico

Síndrome de Sjögren

Artritis reumatoide

Enfermedad de Behçet

Estados hiperglobulinémicos

Crioglobulinemia

Síndrome de la derivación intestinal

Colitis ulcerosa

Fibrosis quística

Cirrosis biliar primaria

Seropositividad para el virus de la inmunodeficiencia humana y síndrome de inmunodeficiencia adquirida

Neoplasias malignas

Trastornos linfoproliferativos

Enfermedad de Hodgkin

Micosis fungoide

Linfosarcoma

Leucemia de células T del adulto

Mieloma múltiple

Tumores sólidos

Cáncer de pulmón

Carcinoma de colon

Cáncer de riñón

Cáncer de próstata

Cáncer de cabeza y cuello

Cáncer de mama

Adaptado de Lotti T, Ghersetich I, Comacchi C, Jorizzo JL (1998). Cutaneous small-vessel vasculitis. *J Am Acad Dermatol* 39:667-87.

Evolución y pronóstico

- La vasculitis cutánea de pequeños vasos suele ceder antes de 1 mes. Sin embargo, algunos pacientes desarrollan brotes de lesiones crónicas intermitentes durante años.

Tratamiento

- La eliminación de los factores precipitantes y el tratamiento apropiado de la enfermedad coexistente suelen conducir a la resolución de la vasculitis cutánea de pequeños vasos.
- En algunos pacientes son útiles las medidas locales con esteroides y antibióticos tópicos.
- Los antihistamínicos y los fármacos antiinflamatorios no esteroideos tienen valor para controlar la fiebre, las mialgias y las artralgias.
- Los corticosteroides sistémicos (prednisona, 60-80 mg/día) son útiles para controlar las manifestaciones sistémicas y la ulceración cutánea. El rebote se puede prevenir mediante la supresión lenta del tratamiento a lo largo de 3-6 semanas.
- Los fármacos inmunosupresores (ciclofosfamida, metotrexato, azatioprina y ciclosporina) se han administrado a pacientes sin respuesta a los corticosteroides sistémicos.

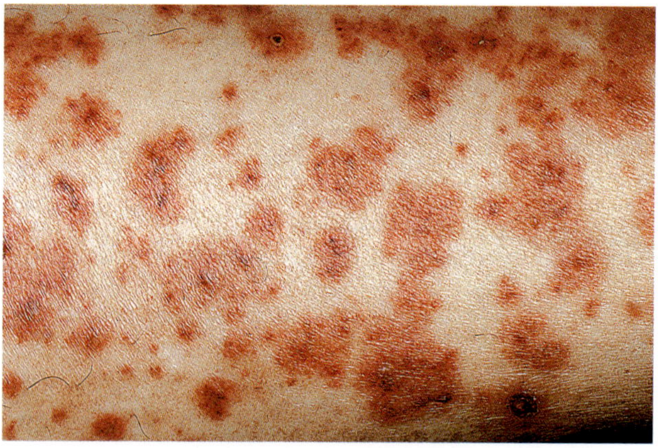

La púrpura es el primer signo de la vasculitis por hipersensibilidad. El tamaño de las lesiones varía desde puntiforme hasta varios centímetros. Después se convierten en papulares, nodulares, vesiculares, ampollosas, pustulares o ulceradas conforme se producen infartos superficiales. Este proceso hace que las lesiones adquieran relieve y puedan palparse, y de aquí procede el término de púrpura palpable.

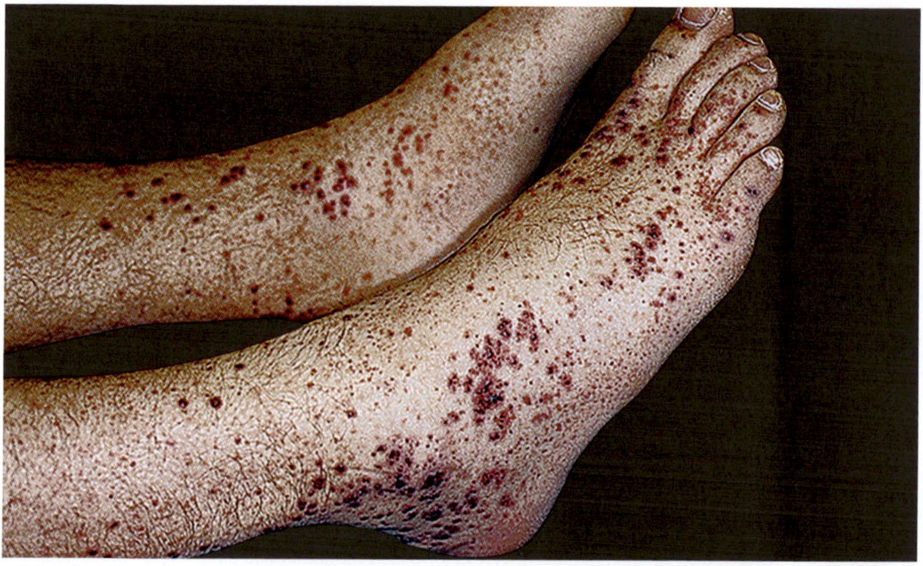

La púrpura de la vasculitis de pequeños vasos por hipersensibilidad se localiza con más frecuencia en las extremidades inferiores.

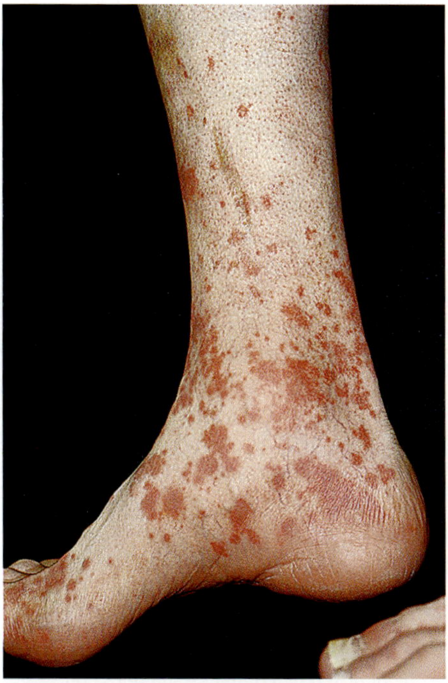

El tamaño de las lesiones varía desde puntiforme hasta varios centímetros. Éste es un caso precoz con poca tumefacción.

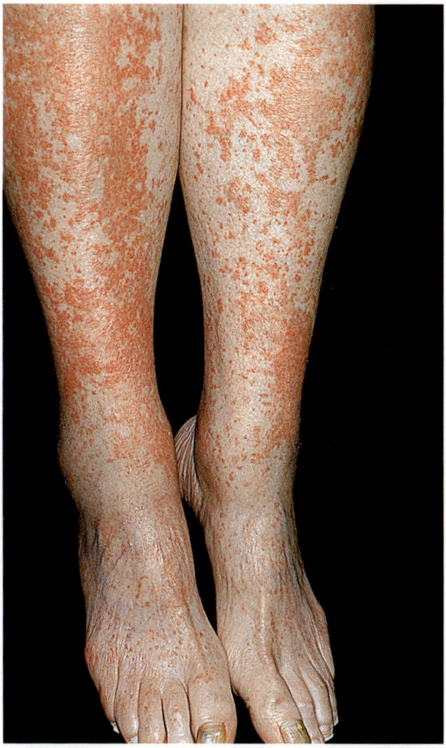

Las lesiones purpúricas, bien definidas y en número variable entre unas pocas y numerosas, se ven con más frecuencia en las extremidades inferiores, pero pueden localizarse en cualquier área independiente, como la espalda si el paciente está encamado o los brazos.

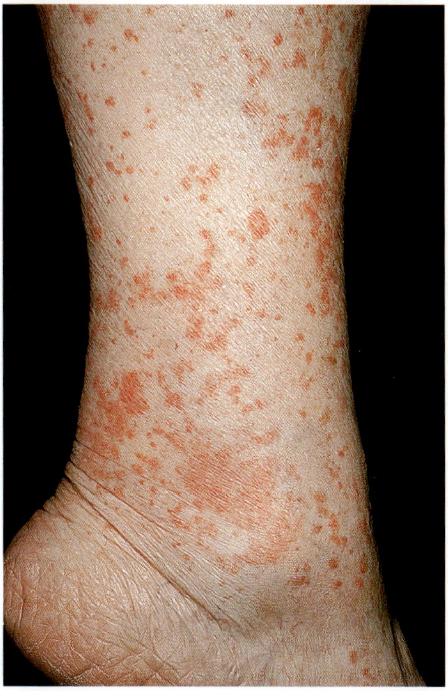

Las lesiones son más frecuentes en las piernas y los tobillos. Aparecen por brotes y se encuentran todas en la misma fase de evolución. El edema se suele detectar poco después de aparecer la púrpura palpable.
Las lesiones son ligeramente pruriginosas o dolorosas.
Se resuelven en 3 o 4 semanas, y dejan hiperpigmentación y cicatrices atróficas.

Púrpura de Henoch-Schönlein

Descripción

- La púrpura de Henoch-Schönlein es una vasculitis leucocitoclástica de pequeños vasos debida a depósito de complejos inmunes con inmunoglobulina A en las vénulas poscapilares. Afecta de modo primario a los niños.
- La púrpura de Henoch-Schönlein se caracteriza por púrpura palpable, dolor articular, dolor abdominal y glomerulonefritis.

Historia clínica

- La púrpura de Henoch-Schönlein y la enfermedad de Kawasaki son las dos formas más comunes de vasculitis en los niños. Alrededor del 90% de todos los casos de púrpura de Henoch-Schönlein afectan a individuos de menos de 10 años de edad. El riesgo más alto corresponde a los niños de 4 a 8 años de edad.
- La máxima incidencia se encuentra durante los meses de invierno. La púrpura de Henoch-Schönlein sigue con frecuencia a una enfermedad respiratoria aguda tras un intervalo de 1-2 semanas, lo que sugiere que la infección es un factor iniciador importante.

Hallazgos cutáneos

- Las lesiones cutáneas comienzan como máculas simétricas, de color entre rosa y rojo, que se transforman con rapidez en pápulas purpúricas.
- El tamaño de las lesiones varía entre una cabeza de alfiler y hasta 2 cm, y la localización característica corresponde a las nalgas y las extremidades inferiores.
- Como otras formas de vasculitis cutánea de pequeños vasos, las lesiones de la púrpura de Henoch-Schönlein aparecen por brotes y se desvanecen antes de 2 semanas.
- El edema de las manos y los pies puede ser prominente.
- Los niños menores de 3 años pueden desarrollar un edema notable alrededor de los ojos, el cuero cabelludo y los oídos.

Hallazgos extracutáneos

- Hasta 2 semanas antes del comienzo de la púrpura, el 40% de los niños presentan febrícula, cefalea, artralgias y dolor abdominal.
- Las artralgias (80%), el dolor abdominal (70%) y las anomalías renales (45%) son los signos extracutáneos más comunes.
- Rara vez aparecen manifestaciones relacionadas con el sistema nervioso central (convulsiones y defectos neurológicos), los pulmones (hemorragia pulmonar), el corazón (miocarditis), hepatomegalia, parotitis, necrosis suprarrenal e hídrops de la vesícula biliar.
- Menos del 5% de los niños afectos desarrollan hemorragia gastrointestinal masiva e invaginación íleo-ileal (sobre todo los niños mayores).
- Los hombres pueden presentar edema escrotal. El dolor del escroto puede aparecer antes de la púrpura, lo que dificulta la distinción respecto a la torsión testicular.

Pruebas de laboratorio y biopsia

- El diagnóstico se basa en las manifestaciones clínicas típicas.
- En los casos atípicos una biopsia de piel mostrará vasculitis leucocitoclástica. La biopsia cutánea debe enviarse para inmunofluorescencia directa en busca de depósito de complejos inmunes con inmunoglobulina A.
- Las pruebas de laboratorio iniciales útiles comprenden hemograma completo, estudios de coagulación, nitrógeno ureico sanguíneo, creatinina, enzimas hepáticas, bilirrubina, amilasa, lipasa y análisis de orina.

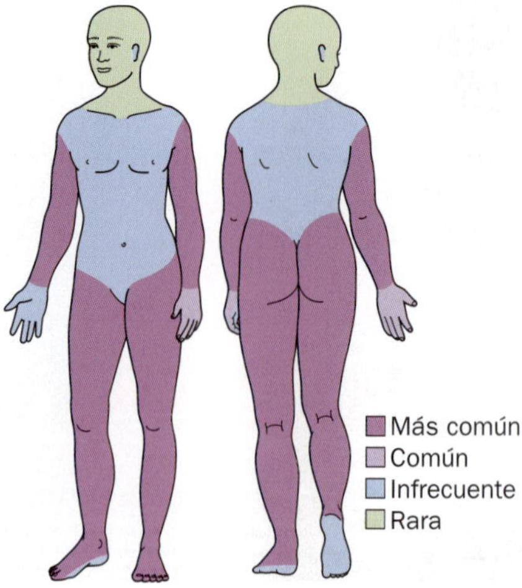

- Los pacientes con dolor abdominal intenso deben evaluarse para invaginación mediante ecografía de abdomen. El estudio diagnóstico más profundo requiere consulta con el especialista en gastroenterología y/o cirugía.
- Los pacientes con hipertensión arterial o signos analíticos de nefritis requieren consulta con el nefrólogo.

Diagnóstico diferencial

- Sepsis bacteriana.
- Síndrome urémico hemolítico.
- Glomerulonefritis postestreptocócica.
- Fiebre maculosa de las Montañas Rocosas u otras enfermedades rickettsiósicas.
- Otras formas de vasculitis cutánea de pequeños vasos.

Evolución y pronóstico

- La mayoría de los niños sufren enfermedad autolimitada, con duración inferior a 1 mes.
- El pronóstico a largo plazo depende del grado de afectación renal.

Tratamiento

- Los fármacos antiinflamatorios no esteroideos pueden ser útiles para aliviar las artralgias.
- Los corticosteroides sistémicos y los fármacos inmunosupresores pueden estar indicados en pacientes con complicaciones graves, renales y gastrointestinales.
- Se debe actuar con cuidado si esos fármacos se emplean para los síntomas gastrointestinales, puesto que pueden enmascarar los signos de perforación intestinal.

Consideraciones pediátricas

- Los niños con dolor abdominal intenso y signos de nefritis requieren la derivación rápida a los especialistas correspondientes.
- Los niños deben vigilarse cuidadosamente para una posible afectación renal, con medición de la tensión arterial y análisis de orina durante los 3 meses siguientes a la resolución de la púrpura.

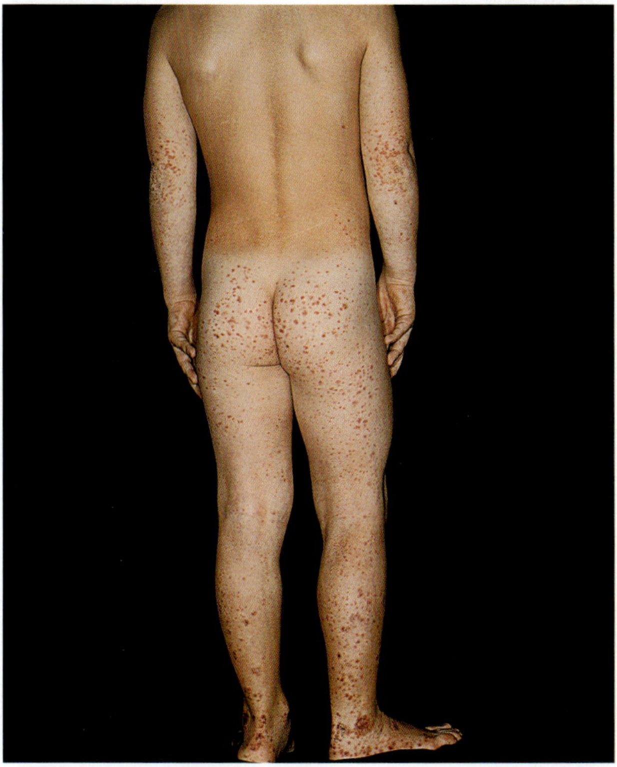

La púrpura de Henoch-Schönlein es una vasculitis sistémica caracterizada por púrpura palpable, dolor abdominal cólico, hemorragia gastrointestinal, artralgias y afectación renal. La púrpura palpable se ve con más frecuencia en las extremidades inferiores y las nalgas, pero también puede aparecer en la parte superior del cuerpo.

Enfermedad de Schamberg (púrpura de Schamberg)

Descripción

- La enfermedad de Schamberg, una forma de púrpura pigmentada progresiva, es una capilaritis linfocítica caracterizada por petequias y manchas purpúricas pardas, más frecuentes en las extremidades inferiores.

Historia clínica

- La enfermedad de Schamberg evoluciona con lentitud en las regiones distales de las extremidades inferiores y progresa en sentido proximal.
- Entre los adultos los hombres se afectan con más frecuencia que las mujeres. En los más pequeños es más común la afectación de las niñas.
- La enfermedad de Schamberg es una capilaritis linfocítica, lo que sugiere hipersensibilidad mediada por células.

Hallazgos cutáneos

- Los pacientes desarrollan múltiples máculas bien definidas, de color naranja-pardo y el tamaño de una cabeza de alfiler, con aspecto de granos de pimienta y numerosas petequias. Las lesiones se distribuyen de modo simétrico sobre las extremidades inferiores, y a veces en la parte superior del cuerpo.
- Las petequias nuevas son de color rojo brillante, se convierten en violáceas con el paso del tiempo, y dejan puntos pardos por depósito de hemosiderina.
- La enfermedad de Schamberg puede ser asimétrica, sobre todo en los adolescentes.
- Pueden existir eritema, descamación y prurito poco intensos.

Hallazgos extracutáneos

- La enfermedad de Schamberg sólo afecta a la piel.

Pruebas de laboratorio y biopsia

- No se necesitan pruebas de laboratorio.
- Se puede hacer una biopsia cutánea para excluir vasculitis leucocitoclástica.
- La microscopía cutánea muestra un infiltrado perivascular de células mononucleares con hematíes extravasados.

Diagnóstico diferencial

- Linfoma cutáneo de células T.
- Eccema numular.
- Escorbuto.
- Púrpura senil.
- Dermatitis de contacto.
- Púrpura inducida por fármacos.
- Dermatitis de estasis.
- Dermatitis facticia.

Evolución y pronóstico

- La enfermedad de Schamberg es un proceso crónico no relacionado con una enfermedad interna. La gran mayoría de los pacientes mejoran con el paso del tiempo.

Tratamiento

- La pigmentación se puede disimular con cremas cosméticas.
- No existe tratamiento de eficacia consistente, aunque se han empleado los siguientes fármacos:
  - Esteroides tópicos del grupo V.
  - Pentoxifilina, 300 mg diarios durante 8 semanas.
  - Rutósido (bioflavonoide oral), 50 mg dos veces al día, y ácido ascórbico, 500 mg dos veces al día durante 4 semanas.

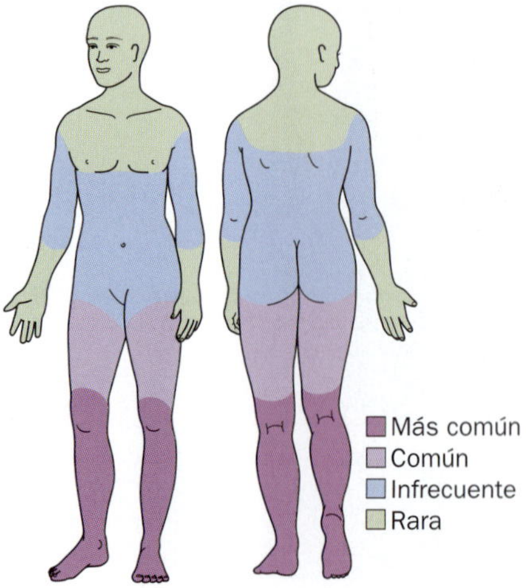

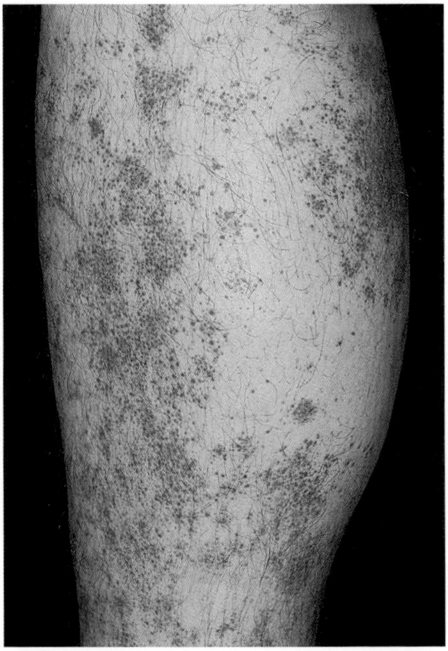

Aparecen manchas irregulares asintomáticas, de varios tamaños y formas, más frecuentes en las extremidades inferiores. Los datos más característicos son los puntos de color naranja pardo, similares a granos de pimienta.

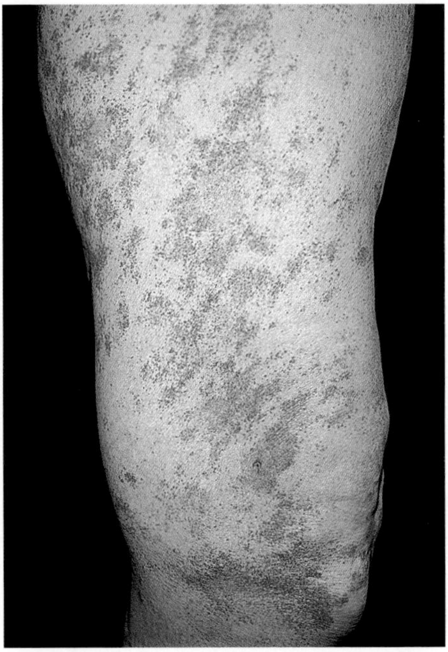

Las lesiones comienzan como áreas localizadas asintomáticas de hemorragia cutánea, que adquieren relieve y se convierten en palpables conforme la sangre se fuga hacia el exterior de los vasos dañados.

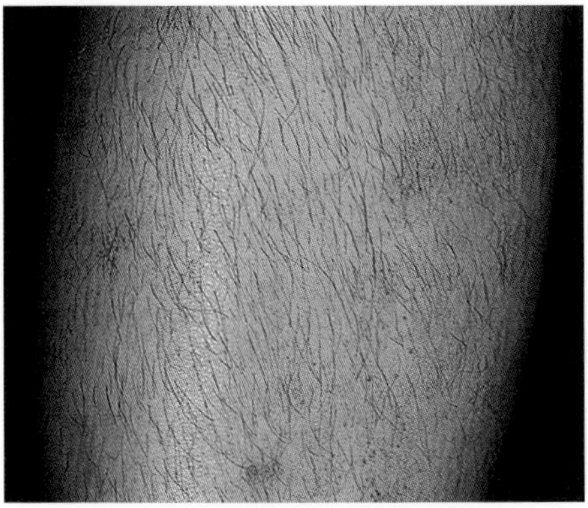

Estas lesiones son más sutiles y recuerdan a la hiperpigmentación de la dermatitis de estasis.

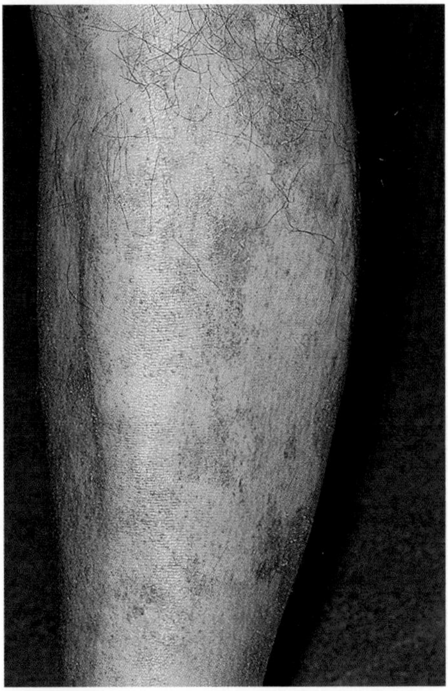

La distribución es aleatoria. Los «granos de pimienta» no son tan prominentes como en las figuras anteriores.

Síndrome de Sweet

Descripción

- El síndrome de Sweet es una erupción inflamatoria aguda caracterizada por múltiples placas dolorosas, de color entre rosa y rojo, asociadas a fiebre, malestar general y leucocitosis.

Historia clínica

- El síndrome de Sweet se encuentra en adultos de todas las edades (edad media 56 años), mientras que es infrecuente en los niños.
- El comienzo de la erupción está precedido por una infección respiratoria alta en muchos pacientes.
- El síndrome de Sweet tiene carácter paraneoplásico (neoplasias malignas hematológicas, tumores sólidos) en el 15-20% de los pacientes, y puede preceder a la neoformación maligna en hasta 6 años.
- El síndrome de Sweet paraneoplásico puede afectar a mucosas, tiende a ser recurrente y es más común en los hombres.
- Entre los demás procesos asociados se incluyen infección estreptocócica, enfermedad inflamatoria intestinal, trastornos autoinmunes (tiroiditis de Hashimoto, síndrome de Sjögren), síndrome mielodisplásico y leucemia mielomonocítica aguda.
- El síndrome de Sweet se ha asociado a embarazo.

Hallazgos cutáneos

- Las lesiones del síndrome de Sweet aparecen de forma aguda y pueden ser dolorosas. Tienen color ciruela y aspecto seudovesicular.
- Pueden aparecer en cualquier superficie cutánea, pero son más frecuentes en cabeza, cuello, piernas, brazos, dorso de las manos y dedos.

Hallazgos extracutáneos

- Los síntomas sistémicos incluyen fiebre superior a 38 °C (50%), malestar general, artralgias o artritis (62%), afectación ocular (conjuntivitis, epiescleritis, iridociclitis) (33%), y aftas orales (13%).
- Rara vez se producen infiltrados neutrófilos dentro del tracto respiratorio superior, los pulmones, el hígado, los riñones y el encéfalo.

Pruebas de laboratorio y biopsia

- Las anomalías analíticas frecuentes comprenden recuento de leucocitos > 8.000 células/ml con más del 70% de polimorfonucleares, aumento de la velocidad de sedimentación globular y elevación de la fosfatasa alcalina (40%).
- La biopsia cutánea muestra abundancia de neutrófilos en la dermis con marcado edema subepidérmico sin vasculitis.

Diagnóstico diferencial

- Eritema multiforme.
- Eritema nudoso.
- Toxicodermia.
- Urticaria.

Evolución y pronóstico

- El síndrome de Sweet puede tener carácter autolimitado en algunos pacientes.
- El síndrome de Sweet responde con rapidez a los corticosteroides sistémicos. En los casos típicos los resultados de laboratorio se normalizan en 72 horas y las lesiones cutáneas ceden en 3-9 días.
- Una minoría de pacientes (15%) continúan experimentando recidivas durante varios años.

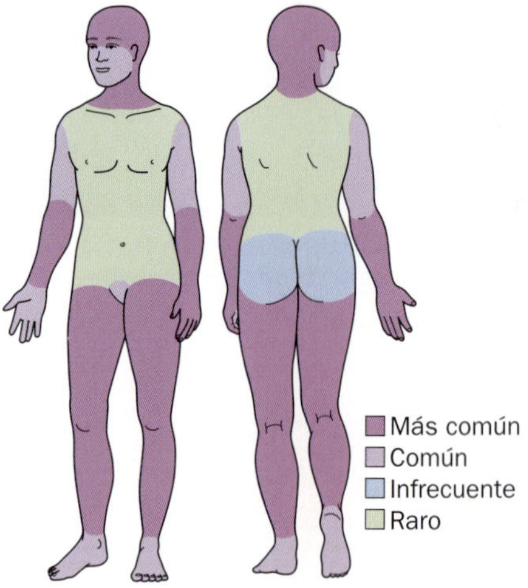

Tratamiento

- Los corticosteroides sistémicos (prednisona, 0,5-1,5 mg/kg/día) producen una rápida mejoría, y se pueden suspender gradualmente a lo largo de 2-6 semanas.
- Pueden ser efectivas la minociclina, 100 mg dos veces al día, o la doxiciclina, 100 mg dos veces al día.
- El yoduro de potasio oral, 15 mg/kg/día, inhibe la quimiotaxis neutrófila y tiene una efectividad similar a la de los corticosteroides sistémicos.
- También se han empleado colchicina, dapsona, clofazimina, fármacos antiinflamatorios no esteroideos y ciclosporina.

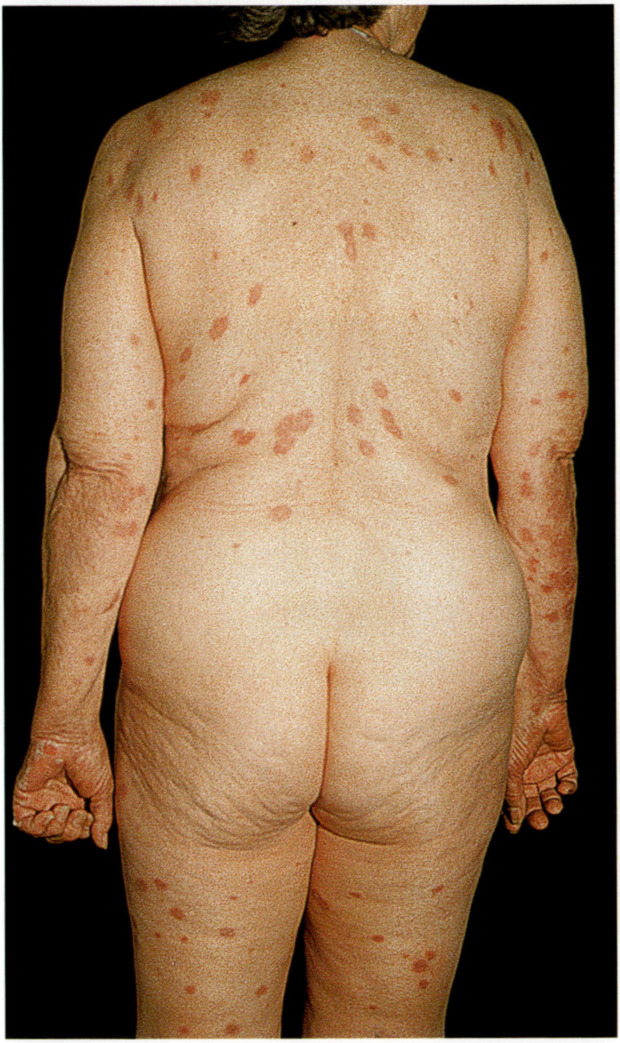

Aparecen placas y nódulos agudos, dolorosos y eritematosos, seudovesículas y en ocasiones ampollas, con un patrón anular o arciforme en las extremidades. El tronco se afecta a veces en los casos extensos.

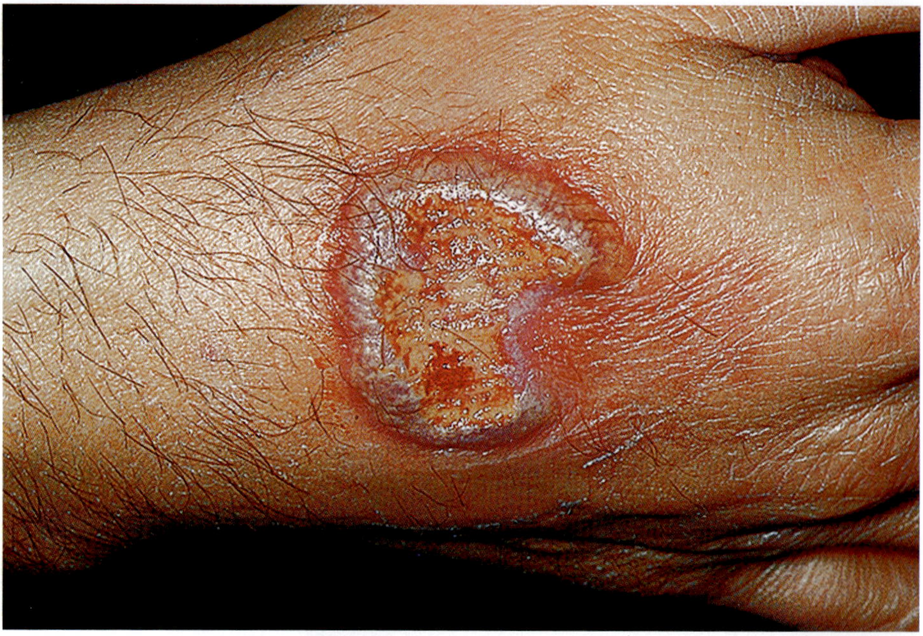

Las lesiones cutáneas son pápulas y placas eritematosas dolorosas, y también se pueden encontrar seudovesículas y pústulas. Las pústulas aparecen sobre las otras lesiones o junto a ellas. Las lesiones suelen ser múltiples, aunque en algunos casos se encuentran de forma aislada. En general las placas miden unos pocos centímetros, pero pueden ser más grandes, de hasta 20 cm de diámetro.

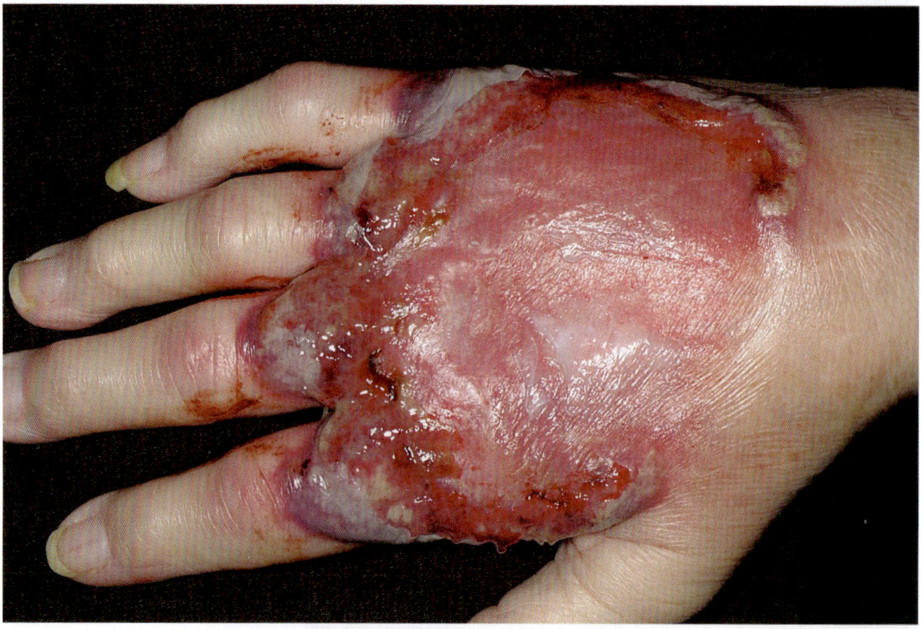

El síndrome de Sweet atípico (también conocido como dermatosis neutrófila del dorso de las manos) es un trastorno descrito recientemente. Aparecen nódulos y placas purulentos, muy dolorosos, de color púrpura, acompañados con frecuencia de ulceración, en el dorso de las manos. Los corticosteroides orales son efectivos pero los antibióticos carecen de utilidad.

Paniculitis

Descripción

- El término paniculitis designa un grupo de trastornos que causan inflamación de la grasa subcutánea.

Historia clínica

- En los casos típicos, la paniculitis se asocia a un trastorno sistémico subyacente o a una enfermedad cutánea. Rara vez la paniculitis aparece como un proceso idiopático primario.

Hallazgos cutáneos

- La paniculitis se manifiesta como nódulos y placas firmes, dolorosos, bien definidos y de color entre rosa y rojo oscuro.
- Algunas formas de paniculitis causan una necrosis cutánea extensa (calcifilaxis).

Hallazgos extracutáneos

- Los signos extracutáneos varían con el tipo de paniculitis.

Pruebas de laboratorio y biopsia

- La evaluación analítica debe guiarse por los resultados de la anamnesis y la exploración física.
- En la mayoría de los pacientes, la biopsia cutánea forma parte esencial de la evaluación diagnóstica por paniculitis. Se debe hacer biopsia de una lesión temprana suficientemente profunda como para incluir el grosor completo de la piel y grasa abundante. La biopsia profunda por escisión proporciona un espécimen adecuado.

Diagnóstico diferencial

A continuación se citan algunas formas seleccionadas de paniculitis:

- Eritema nudoso.
- Paniculitis con deficiencia de alfa 1-antitripsina.
- Paniculitis inducida por el frío.
- Necrosis grasa subcutánea neonatal.
- Paniculitis pancreática.
- Paniculitis lúpica.
- Sarcoidosis.
- Paniculitis calcificante de la insuficiencia renal (calcifilaxis).
- Paniculitis micótica y bacteriana.
- Poliarteritis nudosa.
- Lipodermatoesclerosis.
- Leucemia y linfoma.

Evolución y pronóstico

- La evolución y el pronóstico dependen del tipo de paniculitis.

Tratamiento

- La paniculitis relacionada con un proceso sistémico subyacente mejora con el tratamiento de ese proceso. Otras formas de paniculitis (eritema nudoso y paniculitis inducida por frío) son autolimitadas y no requieren más que terapia sintomática (véase sección 11.4, Eritema nudoso).

12 Infestaciones, picaduras y mordeduras

Sarna

Descripción

- La sarna es una infestación contagiosa intensamente pruriginosa.
- Está causada por el ácaro *Sarcoptes scabiei* var. *hominis*.
- Desde el punto de vista histórico, la sarna es la causa más probable del «picor de los siete años».

Historia clínica

- Los pacientes con sarna se quejan de prurito constante, y no pueden dejar de rascarse ni incluso durante la exploración por el médico.
- Es infrecuente que la sarna afecte a sólo un miembro de la familia. En general también presentan síntomas otros familiares, sobre todo las parejas de cama.
- Las lesiones nodulares son las que tardan más tiempo en curar.
- La sarna noruega (con cientos de ácaros) puede constituir el origen de epidemias de sarna o encontrarse en pacientes internados.
- El prurito persistente después del tratamiento adecuado se debe a una respuesta alérgica prolongada.

Hallazgos cutáneos

- El surco es la lesión clásica de la sarna, una vesícula o pápula lineal, curva o en forma de S, ligeramente elevada y de hasta 1-2 mm de ancho.
- Los surcos se encuentran con más frecuencia en los espacios interdigitales, las muñecas, los lados de las manos, el pene, las nalgas y el escroto, y las palmas de las manos y las plantas de los pies de los lactantes.
- La sarna también se puede presentar con pústulas inflamadas diseminadas, vesículas, pápulas e incluso nódulos mayores.
- Las lesiones individuales pueden estar excoriadas.
- La erupción de la sarna aparece 2-6 semanas después del contagio.
- Son localizaciones típicas las muñecas, los espacios interdigitales de las manos, los lados de las manos y los pies, el área genital, las regiones intertriginosas cálidas y el abdomen.
- En los lactantes se afectan con más frecuencia el cuero cabelludo, las palmas de las manos y las plantas de los pies.
- El eccema y el impétigo pueden aparecer como lesiones secundarias.
- Una variante clínica avanzada y peculiar es la sarna costrosa (noruega). Los pacientes afectos —en general individuos con demencia, síndrome de Down e inmunosupresión— presentan costras gruesas y dermatitis eccematosa, sobre todo en las manos y los pies. Estas lesiones contienen numerosos ácaros.

Pruebas de laboratorio

- Los ácaros, sus huevos o sus heces pueden identificarse en una preparación para sarna.
- El hidróxido de potasio y el calor facilitan la identificación de los ácaros, pero destruyen sus heces.
- Se aplica aceite mineral a un surco, vesícula o pápula para conservar las heces del ácaro. El surco se raspa con una hoja de bisturí del número 15, se frota sobre un porta de cristal y se tapa con un cubre.

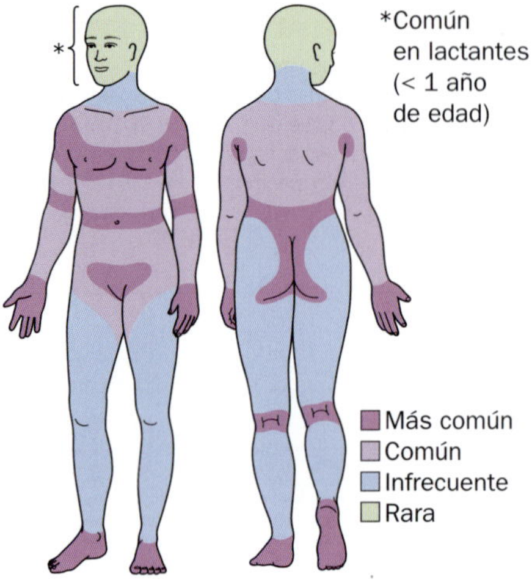

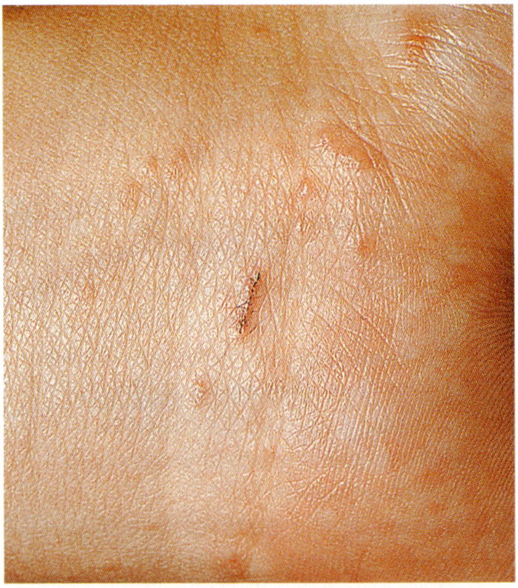

Surco acarino. Los surcos se encuentran con más frecuencia en los espacios interdigitales de las manos, las muñecas, los lados de las manos y los pies, el pene, las nalgas, el escroto y las palmas de las manos y las plantas de los pies de los lactantes.

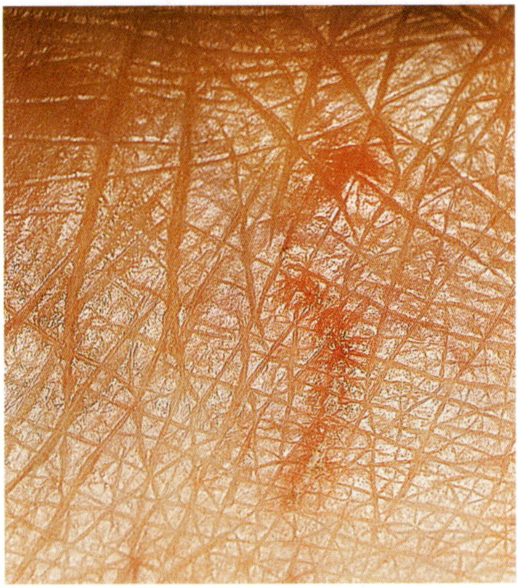

Surco. Los surcos lineales, curvos o en forma de S, son aproximadamente igual de anchos que el hilo de sutura del número 2, y miden 2-15 mm de longitud. Se pueden acentuar con una gota de tinta.

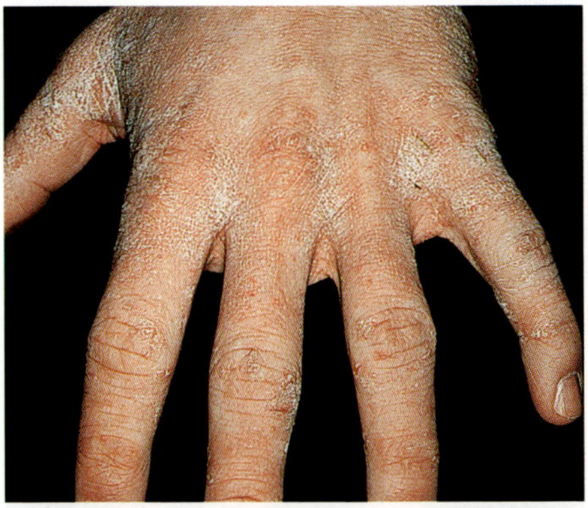

Vesículas y pápulas. Las vesículas son aisladas y puntiformes, y están llenas de líquido seroso en vez de purulento. El hecho de que permanezcan aisladas es un punto clave para diferenciar entre sarna y otras enfermedades vesiculares como la dermatitis por hiedra venenosa.

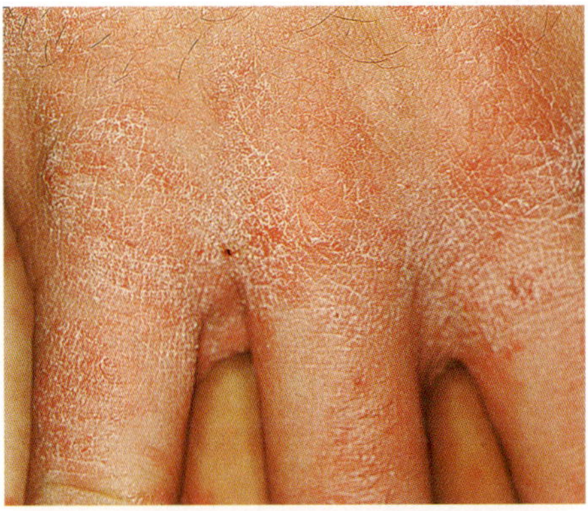

Las lesiones secundarias se deben a infección o rascado. Se encuentran descamación, eritema y todas las fases de la inflamación eccematosa, como una respuesta a la excoriación o la irritación causada por los intentos de automedicación.

Diagnóstico diferencial

- Picaduras de insectos.
- Eccema.
- Impétigo.
- Foliculitis.
- Papulosis linfomatoide.

Tratamiento

- Se aplica permetrina o lindano en toda la superficie cutánea, desde el cuello hacia abajo, incluyendo debajo de las uñas de las manos y los pies, y el ombligo. El paciente debe bañarse a las 12 horas. La aplicación se repite al cabo de 1 semana. El uso de lindano requiere precaución en los lactantes puesto que se han publicado casos de neurotoxicidad.
- La afectación de la cabeza y el cuello es infrecuente, pero si existen lesiones en estas áreas y es necesario tratarlas se debe tener cuidado para evitar los ojos y la boca.
- Todas las prendas de vestir y la ropa de cama se deben lavar con agua caliente o colocarse en una secadora por calor en el momento de la aplicación.
- No son necesarios procedimientos de fumigación o exterminación para la casa.
- Una sola dosis oral de ivermectina (200 µg/kg) también resulta eficaz y segura en la mayoría de los pacientes. La repetición de la dosis 2 semanas más tarde puede aumentar la tasa de curaciones. La combinación de ivermectina y tratamiento tópico proporciona una tasa más alta de curaciones.
- Puede existir una relación entre el uso de ivermectina y el riesgo aumentado de muerte en los ancianos. Por tanto, el empleo de ivermectina para tratar la sarna en los ancianos requiere precaución hasta que se aclare esa relación.
- Los esteroides tópicos se pueden usar para controlar el prurito y la inflamación después del tratamiento con un escabicida.
- Las lesiones nodulares persistentes se pueden tratar con esteroides intralesionales.

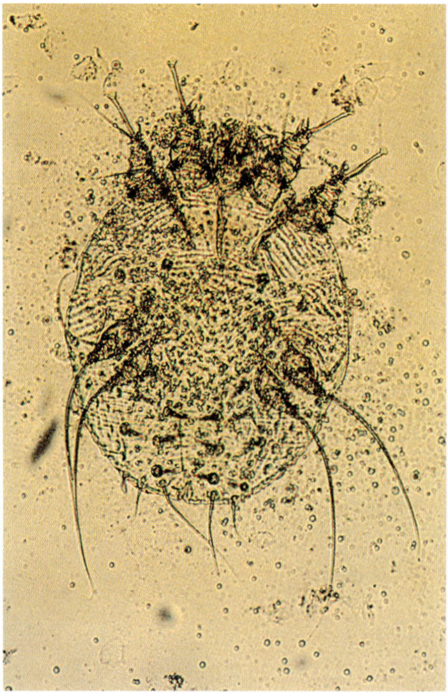

Sarcoptes scabiei en una preparación húmeda con hidróxido potásico (× 40).

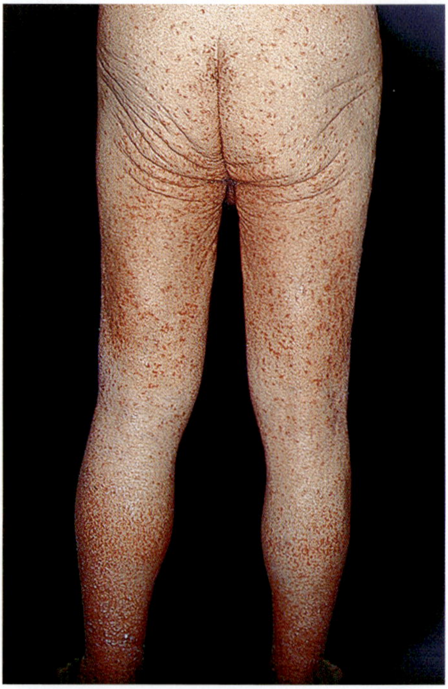

Anciano con sarna. La infestación empeoró mucho después de aplicar esteroides tópicos.

Claves clínicas

- La posibilidad de sarna se debe considerar ante cualquier erupción pruriginosa generalizada que no responda a la prednisona o que empeore con la administración de esteroides.
- El prurito que aumenta por la noche es un dato cardinal.
- El picor de la sarna puede continuar durante días o semanas después de un tratamiento eficaz, y no siempre requiere repetición del tratamiento. Se debe repetir el examen de raspados cutáneos.

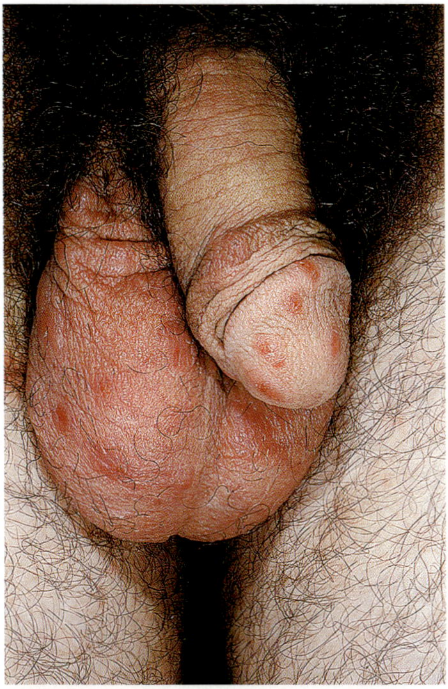

Lesiones secundarias. Los nódulos aparecen en áreas cubiertas, como las nalgas, las ingles, el escroto, el pene y las axilas. Los nódulos en el pene y el escroto son muy característicos de sarna.

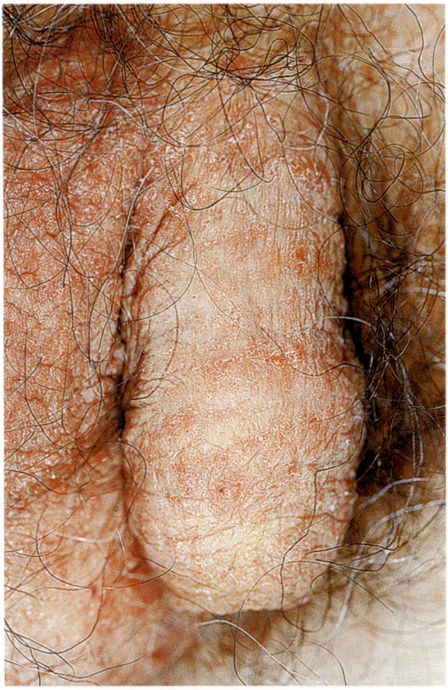

Las lesiones secundarias dominan el cuadro clínico en este caso. Las pústulas, la descamación y el eritema acompañan a esta infestación intensa por ácaros.

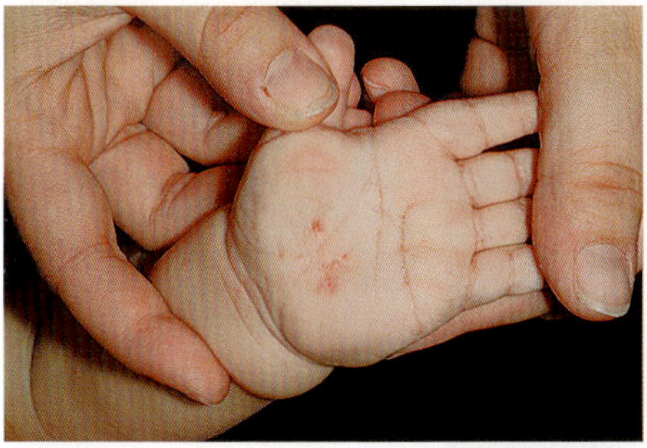

Los lactantes pueden desarrollar vesículas y pústulas en las palmas de las manos y las plantas de los pies.

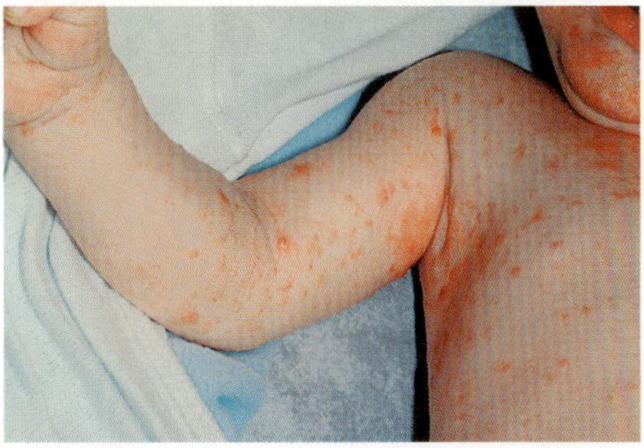

Este lactante había estado infectado durante más de 3 meses. Existen numerosas lesiones en todas las áreas.

Piojos (pediculosis)

Descripción

- Los piojos son insectos sin alas, aplanados, que infestan los pelos de la cabeza, el cuerpo y la región púbica.
- Cada variedad del parásito prefiere una región corporal específica.
- Los piojos tienen tres pares de patas localizados en la parte anterior del cuerpo, inmediatamente detrás de la cabeza. Las patas terminan en garras afiladas, adaptadas para facilitar la alimentación, y permiten al parásito sujetarse con firmeza a los pelos o a los vestidos.
- Los piojos se adhieren a la piel y se alimentan de sangre humana. Depositan los huevos en los tallos capilares.
- Los huevos o liendres son blancos, ovales y duros, y están adheridos a los pelos.
- Rara vez los piojos pueden transmitir enfermedades como el tifus epidémico y la fiebre recurrente.
- *Pediculus humanus* var. *capitis* es el piojo de la cabeza.
- *Pediculus corporis* es el piojo del cuerpo.
- *Phthirus pubis* se conoce como piojo del pubis.

Pediculosis de la cabeza

- La infestación de la cabeza es muy contagiosa.
- El contacto directo representa la fuente primaria de transmisión.
- El piojo aparece en el pelo de la cabeza más frecuentemente en los niños.
- Los piojos son parásitos humanos obligados, por lo que no pueden sobrevivir en otros animales ni en los muebles.
- El piojo de la cabeza no transmite ninguna enfermedad humana conocida.
- El piojo se alimenta de sangre cada 3-6 horas.
- Viven alrededor de 1 mes; las hembras depositan 7-10 huevos al día.
- Los huevos o liendres son duros y están adheridos al pelo, aproximadamente a 1 cm de la superficie del cuero cabelludo.
- Las liendres hacen eclosión a los 8-10 días.
- Se puede encontrar información adicional en la página web de la National Pediculosis Association (http://www.headlice.org).

Historia clínica

- La infestación por el piojo de la cabeza es diagnosticada en los casos típicos por un profesor del colegio o una enfermera escolar.
- Las niñas se afectan con más frecuencia que los niños.
- Es común la transmisión por fómites a través de sombreros, cepillos o auriculares.
- La infestación puede causar prurito leve en la nuca o no producir ningún síntoma.
- En ocasiones se encuentran adenopatías cervicales posteriores.
- La infestación es rara en las personas de raza negra.
- La infestación de las pestañas sólo se suele encontrar en niños.

Hallazgos cutáneos

- Las liendres son huevos blancos pequeños cementados con firmeza en el pelo.
- A veces es más fácil ver las liendres que los piojos.

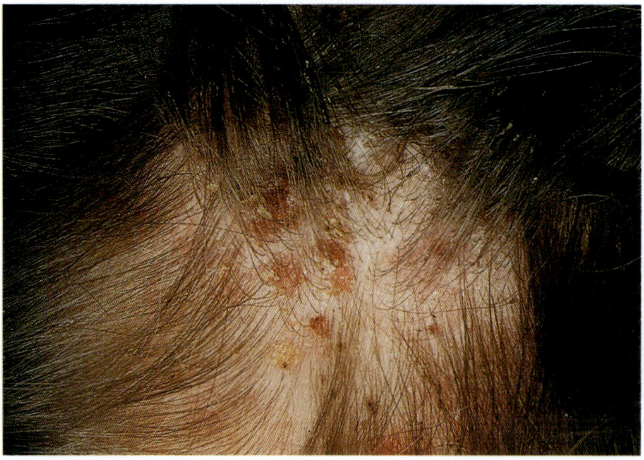

Pediculosis capitis. Los piojos de la cabeza se encuentran con más frecuencia en las áreas occipitales. Las liendres son depositadas en los pelos alrededor de 1 mm por encima de la superficie del cuero cabelludo. El prurito suele ser intenso en los niños. Empeora por las noches, cuando los parásitos se alimentan. Las lesiones excoriadas se pueden infectar. Después aparecen exudación serosa y costras con adenopatías regionales.

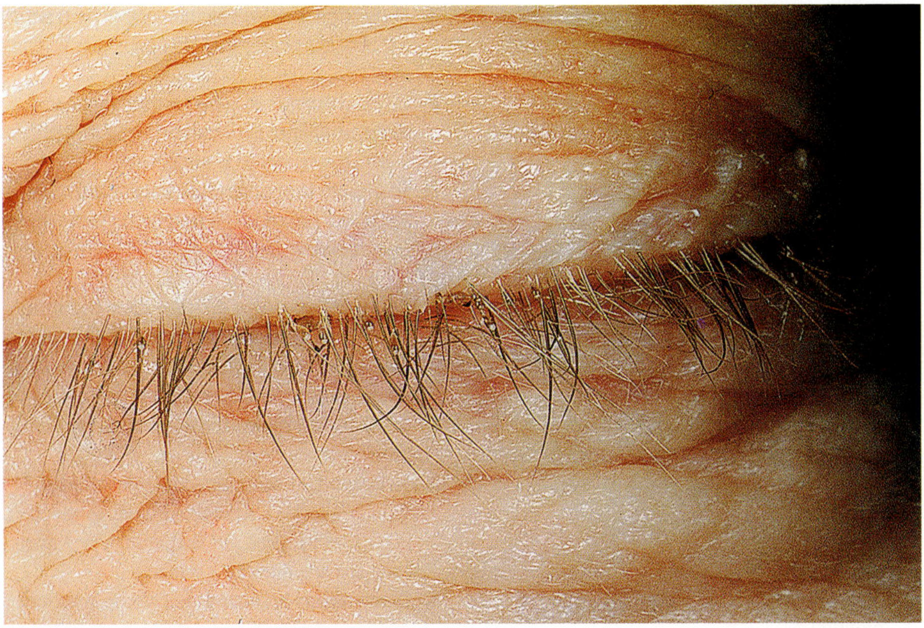

Infestación de las pestañas. La infestación de las pestañas se ve casi exclusivamente en los niños. Puede inducir blefaritis con prurito palpebral, descamación, costras y exudado purulento.

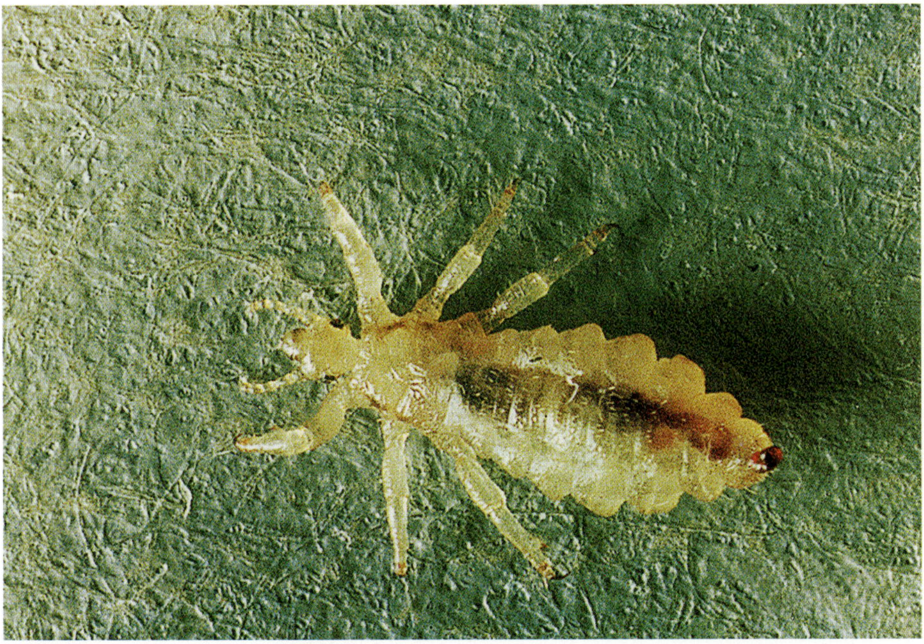

Piojo del cuerpo. Los humanos son infestados por tres clases de piojos. Los tres tienen características anatómicas similares. Son insectos pequeños (menos de 2 mm), planos, sin alas y con tres pares de patas localizadas en la parte anterior del cuerpo directamente detrás de la cabeza. Las patas terminan en garras afiladas, adaptadas para sujetar al insecto mientras se alimenta y permitirle adherirse con firmeza al pelo o a los vestidos. El piojo del cuerpo es el más largo de los tres, y tiene una forma similar a la del piojo de la cabeza.

- El piojo de la cabeza mide 3-4 mm de largo. Con una observación cuidadosa es posible verlo en los tallos capilares y sobre el cuero cabelludo.
- El diagnóstico no suele ser difícil, pero puede requerir exámenes repetidos.
- El piojo de la cabeza tiene un cuerpo alargado, similar al del piojo del cuerpo pero más pequeño.
- Si las pápulas se infectan pueden aparecer costras de color miel, impétigo secundario y adenopatías.
- La infestación puede inducir blefaritis, con prurito palpebral, descamación, costras y exudado purulento.
- Las liendres son fluorescentes. Las enfermeras escolares usan la luz de Wood para examinar a los niños.

Diagnóstico diferencial

- Dermatitis seborreica.
- Impétigo.
- Picaduras de insectos.

Tratamiento

Tratamiento tópico estándar

- La crema de permetrina al 1%, un preparado de venta libre, es con frecuencia el fármaco de primera elección.
- Las cremas y champúes de piretrina para uso sinérgico también se pueden comprar sin receta.
- La permetrina al 5% se emplea cuando fracasan los productos anteriores. Se deja aplicada durante la noche bajo un gorro de ducha.
- El champú de lindano se deja actuar durante 5 minutos, y después se enjuaga; el tratamiento se repite a la semana. Se usa cuando fracasan los productos de venta libre. Han emergido piojos resistentes al lindano.
- La loción de malatión al 0,5% tiene un efecto pediculicida y ovicida rápido. Es útil para tratar los casos resistentes a las piretrinas y la permetrina. La loción se aplica durante 8-12 horas, y la aplicación se repite a los 7-9 días si es necesario.
- Han emergido cepas resistentes a las piretrinas sinérgicas como la permetrina y el lindano.
- El uso de todos los productos se debe repetir a la semana puesto que los piojos más jóvenes quizá no se hayan erradicado.
- El uso de un peine especial para eliminar mecánicamente las liendres también es útil en la semana siguiente al tratamiento.
- Se discute la necesidad de tratar a todos los familiares próximos, pero muchas veces se recomienda.

Terapias alternativas o «remedios caseros»

- La vaselina, la mayonesa o la brillantina aplicadas en el cuero cabelludo durante la noche y cubiertas con un gorro de ducha asfixian a los piojos. Estos productos son difíciles de eliminar.
- Se deben aplicar cantidades copiosas para sofocar a todos los piojos. El tratamiento no mata a las liendres, por lo que se debe repetir cada semana durante 4 semanas.
- Como último recuso, el afeitado de la cabeza puede curar la infestación.

Tratamientos orales

- La ivermectina, 200 μg/kg (la dosis para el adulto típico es de 12 mg en una sola toma), se prescribe en una sola dosis oral que se repite a los 10 días. Ataca a las células nerviosas y musculares de los invertebrados, y causa parálisis y muerte. Tiene actividad selectiva contra los parásitos, sin efectos sistémicos sobre los mamíferos.
- La combinación trimetoprima-sulfametoxazol mata a las bacterias sinérgicas de los piojos. Puede ser necesario un ciclo prolongado.
- Los antibióticos se administran para la infección secundaria.

Eliminación de las liendres

- Es esencial eliminar las liendres.
- El uso especial de un peine para liendres (se puede adquirir en las farmacias) también es útil durante la semana siguiente al tratamiento tópico.
- La solución de vinagre en agua al 50%, que se aplica al pelo y más adelante se elimina a los 15 minutos, puede ayudar a «despegar» las liendres.

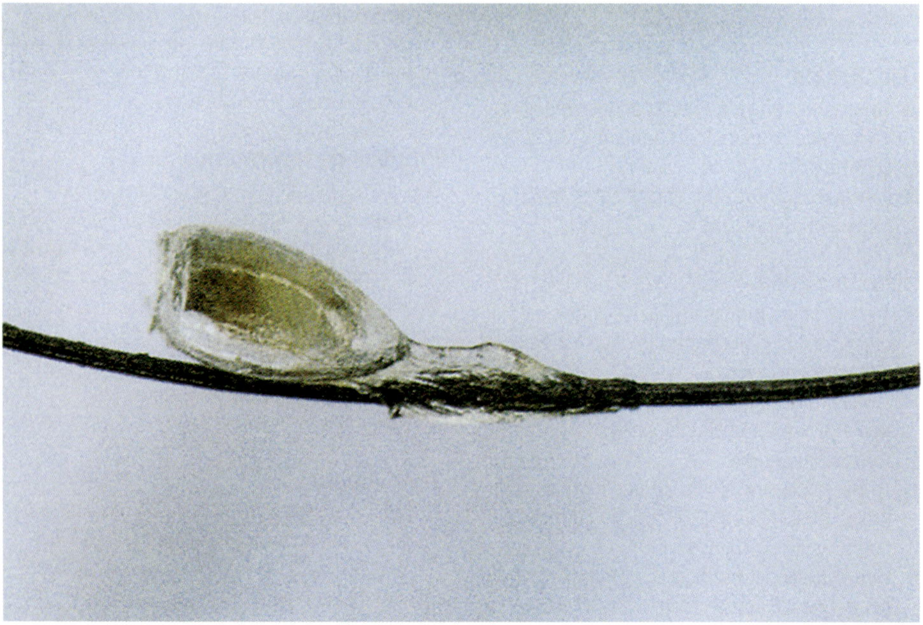

El huevo del piojo (liendre) está cementado al tallo de un pelo. Utiliza el calor corporal para su incubación, y por tanto se encuentra adherido cerca de la superficie del cuero cabelludo (aproximadamente 1 cm por encima).

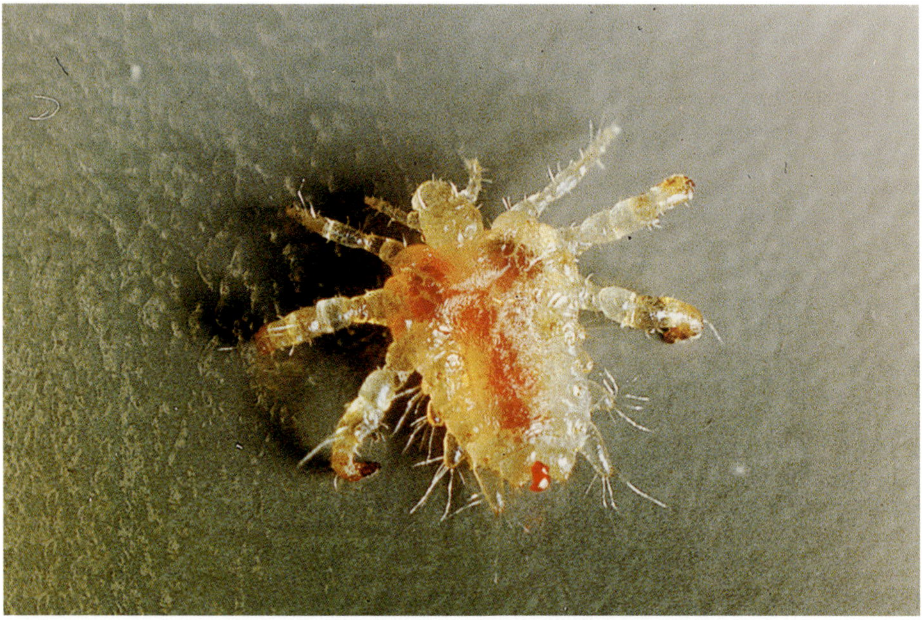

Phthirus pubis (piojo del pubis o ladilla). El piojo del pubis es el más pequeño, con un cuerpo oval y garras prominentes que recuerdan a las de los cangrejos de mar.

Miasis por moscardón

Descripción

- La miasis es una infestación de los tejidos corporales de animales o humanos por la fase larvaria de moscas no picadoras.
- *Dermatobia hominis* causa la infestación humana por moscardón.

Historia clínica

- La infestación humana por moscardón se encuentra en viajeros procedentes de América Central y Sudamérica.
- Las larvas de la mosca son depositadas en la piel y penetran en el tejido subcutáneo, donde maduran en cresas.
- La larva permanece viva en una pápula eritematosa o nódulo, que puede confundirse con un quiste inflamado.
- Dentro de la pápula existe un punto central de 1-2 mm consistente en el tubo respiratorio de la larva.
- Muchos pacientes comunican molestia y sensación de movimiento dentro de la piel.
- El ciclo vital de la mosca es peculiar: la hembra adhiere los huevos al abdomen de un mosquito o una garrapata, que deposita inadvertidamente las larvas mientras pica y se alimenta.
- Al madurar, la larva sale del cuerpo y cae al suelo donde se transforma en una mosca adulta.

Hallazgos cutáneos

- El nódulo rojizo y doloroso mide 2-5 mm de diámetro.
- Las lesiones se encuentran típicamente en el cuero cabelludo, la cara, los brazos o el tórax.
- El tubo respiratorio de la larva es móvil, y se puede ver cómo se abre y se cierra dentro de la piel aproximadamente una vez cada minuto.
- La estructura quistiforme inflamada aumenta de tamaño a lo largo de días o semanas, y se conoce como «gorgorito».
- Puede salir material seroso o seropurulento por la abertura.
- A menos que el nódulo sea objeto de una inspección cuidadosa, o que se sospeche la infestación por moscardón, puede diagnosticarse erróneamente.

Pruebas de laboratorio

- Una vez extraída, la larva de moscardón aparece como un gusano blanco, similar a una bolsa, con espículas negras circulares y el tubo respiratorio en un extremo.
- Sólo existe una larva en cada lesión.

Diagnóstico diferencial

- Quiste epidérmico inflamado o roto.
- Forúnculo.

Tratamiento

- La larva de moscardón necesita oxígeno, así que se puede forzar su salida a la superficie mediante aplicación de vaselina, pomada de bacitracina o grasa de tocino sobre la abertura.
- La larva experimenta sofocación, y entra en la trampa de grasa al intentar buscar aire. Las larvas se pueden eliminar con unas pinzas, a menudo al cabo de entre 30 minutos y 3 horas después de la aplicación.
- Otra técnica consiste en inyectar lidocaína debajo de la larva. La presión la fuerza a salir por el orificio.
- En ocasiones es necesario agrandar la abertura con una hoja del número 11 mediante una incisión en cruz que permite extraer con facilidad la larva.

Claves clínicas

- La mayoría de los casos de miasis por moscardón se pueden sospechar por el antecedente de un viaje reciente a América Central o Sudamérica.
- Otro tipo menos común de miasis es la tungiasis, causada por una pulga de la arena parda-rojiza llamada *Tunga penetrans*.
- La tungiasis se encuentra en las plantas de los pies, los espacios interdigitales del pie y los tobillos de los viajeros que vuelven de África, América Central o América del Sur.

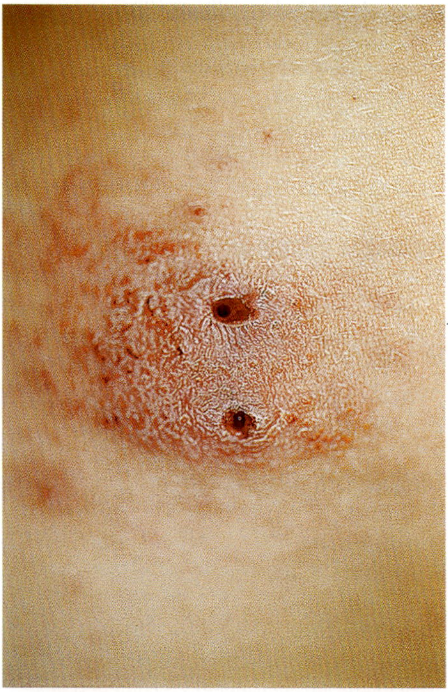

Aparece una pápula eritematosa de 2-4 mm de diámetro. Ocurre una reacción inflamatoria intensa en el tejido alrededor de las larvas.

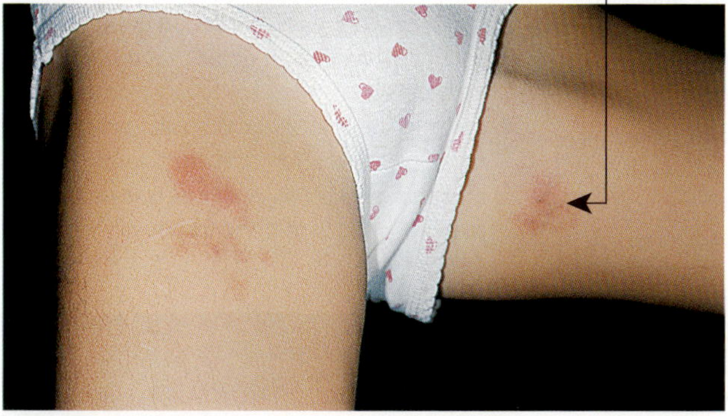

Miasis. Se encuentran lesiones en la cara, el cuero cabelludo, el tórax, los brazos o las piernas.

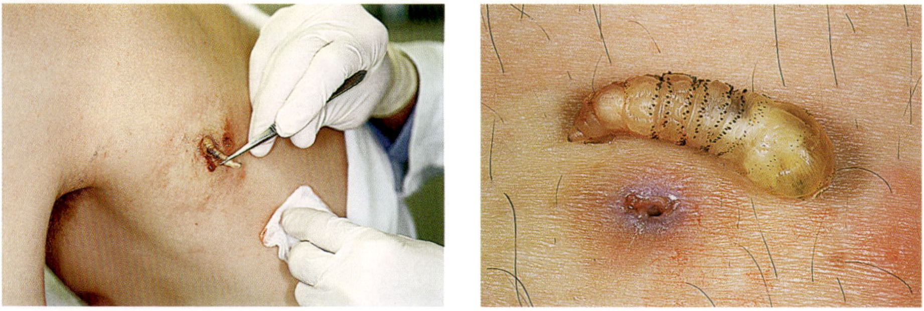

No suele ser necesario agrandar el orificio, pero en este caso se utilizó un bisturí del número 11 para agrandarlo y poder extraer con pinzas la cresa de gran tamaño. Se inyectó xilocaína en la cavidad para facilitar la extracción.

Abejas y avispas picadoras

Descripción

- Las abejas de la miel son la causa más común de picaduras por insectos, y pueden provocar reacciones alérgicas graves.
- El aguijón de la abeja melífera se separa del abdomen al picar, y permanece embebido en el tejido del vertebrado.
- Los aguijones de otras abejas y avispas no se desprenden. El aguijón separado proporciona un indicador diagnóstico útil para diferenciar entre las picaduras de abejas melíferas y las de otras abejas y avispas.

Historia clínica

- El dolor agudo inicial de la picadura dura unos minutos y deja paso a una sensación de quemazón moderada. Los síntomas se resuelven en pocos días.
- La mayoría de las reacciones son leves en los niños.
- Los niños con reacciones dérmicas más intensas también tienen un curso benigno, y no es probable que experimenten síntomas recurrentes.
- Las reacciones graves son más frecuentes en los adultos.
- Es posible una reacción alérgica localizada o sistémica.
- Los pacientes sensibilizados por picaduras previas pueden experimentar reacciones locales grandes, con formación de una tumefacción edematosa horas después de la picadura que se resuelve en unos cuantos días.
- El edema es más intenso en las picaduras de la cabeza y el cuello.
- Es posible una reacción sistémica tóxica horas después de la picadura.
- A veces se producen vómitos, diarrea, cefalea, fiebre, espasmos musculares y pérdida de conciencia.
- Las reacciones anafilácticas alérgicas conllevan prurito, habones, dificultad para respirar, sibilancias, náuseas y retortijones abdominales. Ocurren entre minutos y 1 hora después de la picadura.
- La mayoría de las picaduras fatales por abejas y avispas ocurren en individuos hipersensibles de más de 40 años de edad que han recibido una sola picadura en la cabeza o el cuello. La muerte está causada por disfunción respiratoria o anafilaxis.
- Los síntomas alérgicos tardíos (hasta 1 semana después de la picadura) oscilan desde la anafilaxis hasta la enfermedad del suero.
- Las picaduras múltiples pueden llegar a causar la muerte en personas no alérgicas.
- Se estima que la dosis letal media de veneno de abeja equivale a entre 500 y 1.500 picaduras.

Hallazgos cutáneos

- Un habón elevado de coloración rosada con un punto rojo central aparece minutos después de la picadura y dura alrededor de 20 minutos.
- Se puede producir angioedema, una reacción local empastada con edema duro que afecta a un área de hasta 10-50 cm.

Diagnóstico diferencial

- Urticaria.
- Angioedema.
- Picaduras de otros insectos.

Tratamiento

- El aguijón debe extraerse lo antes posible. El grado de envenenamiento no difiere si el aguijón se raspa o se comprime. El retraso de unos segundos en la extracción del aguijón conduce a suministro de una cantidad mayor de veneno.
- Las reacciones localizadas no alérgicas se tratan con aplicación de hielo y apósitos fríos, mientras que las reacciones alérgicas pueden requerir también antihistamínicos.

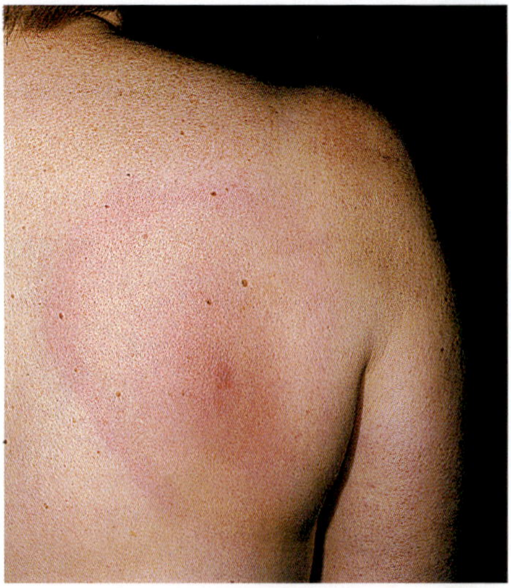

Reacción alérgica local grande, de más de 10 cm de diámetro.

- Las reacciones generalizadas graves se tratan con adrenalina al 1:1.000 (0,3-0,5 ml por vía subcutánea), que se repite a intervalos de 20 minutos si es necesario.
- El paciente con hipotensión puede recibir adrenalina intravenosa al 1:10.000.
- La metilprednisolona intravenosa se puede administrar para las reacciones generalizadas con el fin de reducir la liberación de sustancias vasoactivas.
- Se dispone de jeringuillas precargadas con adrenalina.
- Se puede administrar un antihistamínico (p. ej., difenhidramina), 25-50 mg, por vía oral o intramuscular.
- La inmunoterapia con veneno es muy efectiva en los casos con reacciones sistémicas.

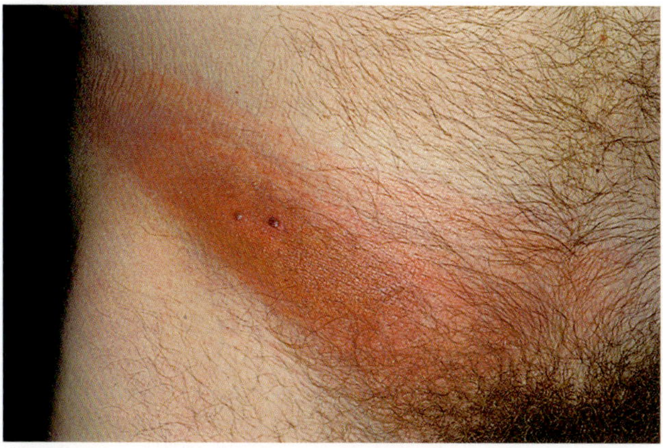

Se empezó a formar una placa urticarial grande minutos después de la picadura. El punto negro en el centro es el lugar de la picadura. La lesión era intensamente pruriginosa y se trató con compresas húmedas frías.

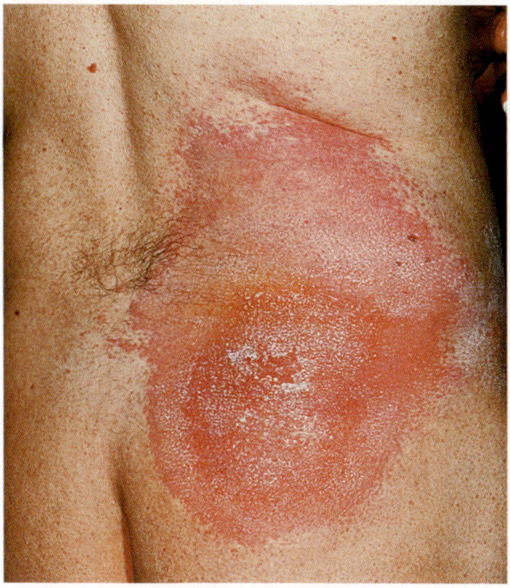

Enorme placa urticarial en un paciente con historia conocida de alergia a las picaduras de abeja.

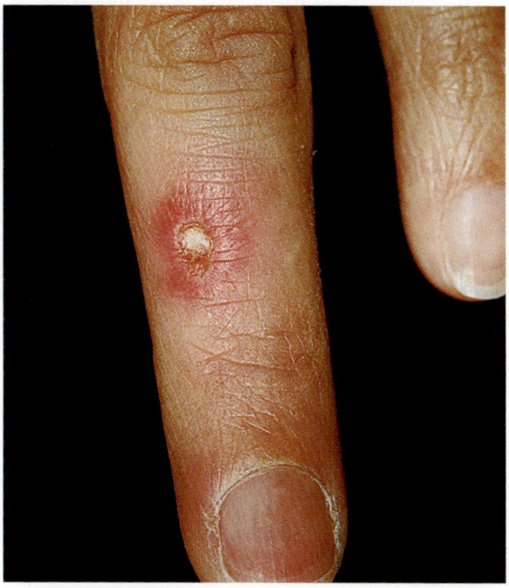

Reacción local intensa con necrosis y ulceración en el sitio de una picadura de abeja.

Picadura de araña viuda negra

Descripción

- La hembra adulta de la araña viuda negra (*Latrodectus mactans*) mide unos 3-4 cm de longitud y tiene un abdomen grueso y reluciente, que recuerda a una uva grande.
- La araña viuda negra tiene una marca con forma de reloj de arena en la superficie ventral del abdomen.
- *Latrodectus mactans* se encuentra desde el sur de Estados Unidos hasta el sur de Nueva Inglaterra, pero existen arañas similares en otras zonas de Estados Unidos y en el resto del mundo.
- La enfermedad sistémica se debe a envenenamiento por una neurotoxina. Sólo las hembras pueden causar envenenamiento.
- El componente proteínico del veneno (alfalatrotoxina) causa ausencia de acetilcolina en las terminaciones nerviosas motoras, y liberación de catecolaminas en las terminaciones nerviosas adrenérgicas, lo que explica los síntomas asociados.

Historia clínica

- En los casos típicos, la araña viuda negra pica a los humanos cerca de su telaraña, entre troncos o montones de leña, debajo de un madero, en una grieta del granero o dentro del calzado.
- La araña no es agresiva, pero ataca cuando se la molesta en su medio ambiente, o si es presionada o atrapada inadvertidamente contra la piel.
- La reacción inicial a la picadura puede ser sólo algo dolorosa.
- Los síntomas más comunes consisten en dolor abdominal (100%), hipertensión (92%), molestias musculares (75%), una lesión en diana (75%) e irritabilidad o agitación (66%).
- Pueden ocurrir calambres y espasmos musculares migratorios, cefalea, náuseas, vómitos, hipertensión, paresia, temblor, parestesias y, en último término, parálisis.
- Los retortijones abdominales son comunes y representan el síntoma inicial clásico; el dolor de carácter cólico puede imitar un abdomen agudo quirúrgico, y aparece entre minutos y horas después de la picadura.
- La intensidad de los síntomas puede aumentar durante hasta 24 horas, y después disminuye poco a poco, a lo largo de 2-7 días.
- La paresia residual, el hormigueo, el nerviosismo y los espasmos musculares pueden persistir durante semanas o meses.
- Los individuos jóvenes y los ancianos pueden experimentar convulsiones, parálisis y shock. La muerte es rara.
- El conjunto de los síntomas se conoce como *latrodectismo*.

Hallazgos cutáneos

- El aspecto clínico es variable; en los casos típicos aparece eritema leve o tumefacción en el sitio de la picadura.
- Se pueden ver las marcas rojo-pardas de los colmillos.
- Los ganglios que drenan la zona de la picadura pueden aparecer dolorosos y agrandados.

Diagnóstico diferencial

- Picadura de araña reclusa parda.
- Abdomen agudo quirúrgico.

Tratamiento

- Se debe aplicar hielo para limitar la difusión del veneno.
- El antídoto (específico para *L. mactans*) se administra por vía intramuscular o intravenosa. También puede ser útil días después de la picadura (hasta 90 horas) para los pacientes con síntomas persistentes (p. ej., debilidad, calambres musculares, taquicardia ortostática, hipertensión arterial). La gravedad de los síntomas suele ceder en las 3 horas siguientes a la administración. En ocasiones se considera indicado repetir el tratamiento.
- La administración intravenosa de gluconato de calcio actúa como un relajante muscular en los casos de abdomen agudo.
- El dolor se alivia con opioides y benzodiazepinas orales o intravenosos.
- También pueden ser útiles los relajantes musculares, como el diazepam y el metocarbamol.

Claves clínicas

- Los pacientes comunican picaduras por arañas, en especial por viudas negras y reclusas pardas, con frecuencia muy superior a la real.
- Cuando realmente existen, el diagnóstico clínico se basa en la constelación de síntomas.
- Las pruebas de laboratorio y la biopsia no son útiles para confirmar el diagnóstico.

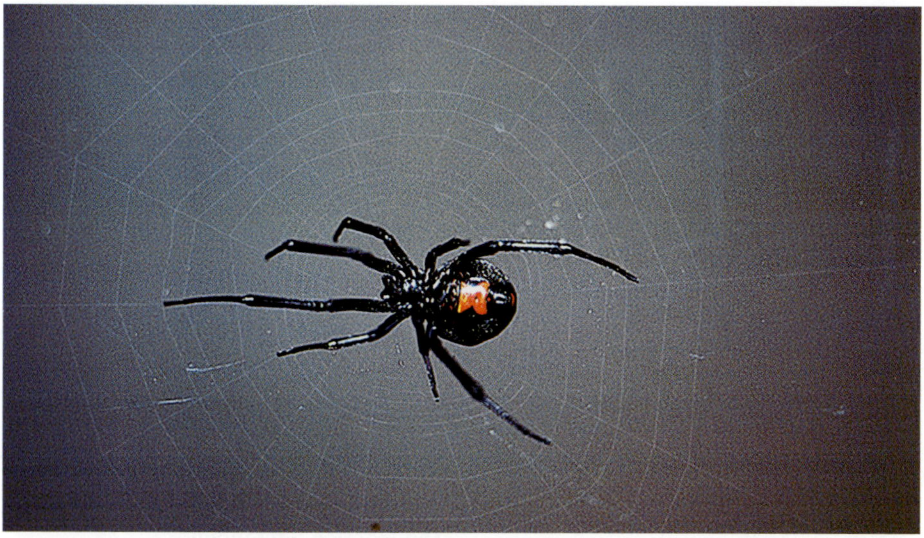

Araña viuda negra. Las hembras adultas tienen una longitud total de 4 cm y son las únicas arañas capaces de producir envenenamiento. La hembra tiene un cuerpo negro liso, un abdomen globuloso que recuerda a un corchete de zapato antiguo, patas largas delicadas y una marca roja con forma de reloj de arena en la superficie inferior del abdomen. Estas arañas tejen sus redes cerca del suelo en lugares protegidos, cerca de troncos, y en áreas resguardadas oscuras, como grietas de los pajares, montones de leña y letrinas. No suelen picar cuando están lejos de la telaraña debido a que son torpes y necesitan la red para soporte.

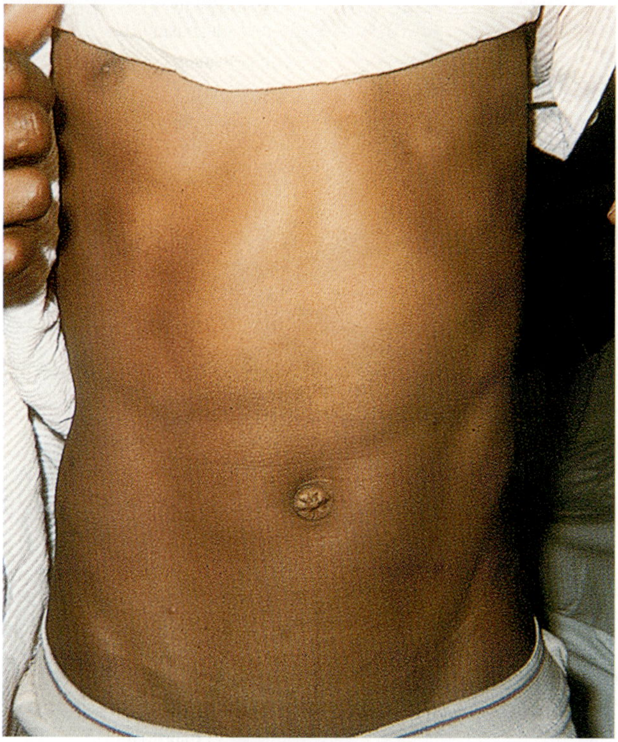

El dolor muscular intenso es un signo precoz de envenenamiento. El dolor comienza en los músculos próximos al lugar de la picadura, y después afecta a grandes grupos. Los calambres y las contracciones musculares pueden ocurrir en cualquier grupo muscular, pero son más intensos en el abdomen. El dolor puede imitar al de la apendicitis.

Picadura de araña reclusa parda

Descripción

- La picadura de la araña reclusa parda (*Loxosceles reclusa*) puede causar aracnoidismo necrótico o dermonecrótico.
- La araña es de color amarillo, bronce o pardo, y se puede identificar por una marca con forma de violín, de color pardo oscuro, en el cefalotórax (de aquí el nombre de araña violinista).
- El cuerpo mide 10-15 mm de longitud, y la envergadura de las patas es de unos 25 mm.
- La reclusa parda es una araña tímida, nocturna, no agresiva.
- Vive en áreas oscuras como las pilas de maderos, debajo de las rocas y las esquinas sombreadas de buhardillas, garajes y sótanos.
- Son más abundantes en la zona sur-central de Estados Unidos.

Historia clínica

- Los humanos entran en contacto con la araña accidentalmente.
- Es frecuente que la picadura pase desapercibida.
- El dolor localizado, el ardor y la sensación de punción ocurren en el sitio de la picadura 6-8 horas después, cuando el vasospasmo causa isquemia tisular local.
- Los síntomas sistémicos (fiebre, escalofríos, náuseas, vómitos, debilidad, dolores articulares y musculares) son infrecuentes; ocurren 12-24 horas después de la picadura y no guardan relación con la extensión de la reacción local.
- La esfingomielinasa D, la toxina responsable de la necrosis, es citotóxica y hemolítica.
- Rara vez se produce la muerte; la mayoría de los pacientes responden bien al tratamiento.

Hallazgos cutáneos

- El sitio de la picadura puede mostrar una reacción local similar al habón, con enrojecimiento y tumefacción mínimos al principio de la evolución.
- Alrededor del 10% de los pacientes exhiben una necrosis significativa.
- El color cianótico aparece en cuestión de días seguido por expansión de la necrosis de la piel.
- La reacción más intensa se observa en zonas grasas, como los muslos, el abdomen y las nalgas.
- La dermonecrosis puede ser intensa y en último término deja una úlcera que tarda semanas o meses en curar.
- Se ha descrito obstrucción de la vía respiratoria superior en sujetos que sufrieron picaduras de reclusa parda en el cuello.

Pruebas de laboratorio e histología

- La histología depende del momento en que se tome la biopsia.
- Al principio de la evolución se encuentran neutrófilos, seguidos de necrosis por coagulación y «momificación» de la epidermis, los anejos y la dermis.
- Es posible la vasculitis de vasos mayores, que recuerda a la poliarteritis nudosa y es responsable de la dermonecrosis.

Diagnóstico diferencial

- Ectima gangrenoso.
- Vasculitis necrotizante.
- Fascitis necrosante.
- Pioderma gangrenoso.
- Poliarteritis nudosa.

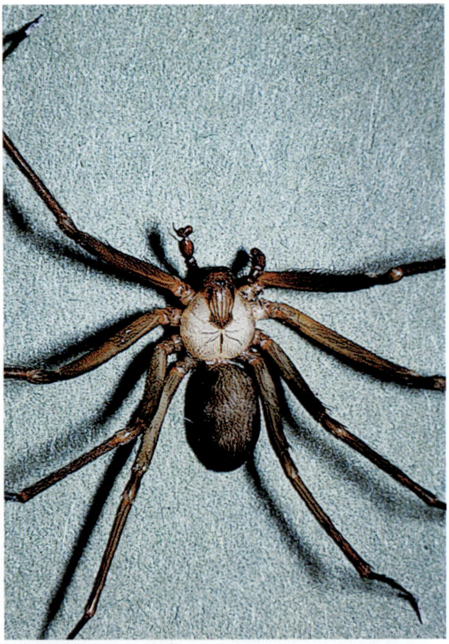

La araña reclusa parda *Loxosceles reclusa* (araña violinista) es pequeña, de aproximadamente 1,5 cm de longitud global. Su color varía desde amarillo o bronce hasta pardo oscuro.

Tratamiento

- La mayoría de las picaduras curan con sólo medidas de soporte.
- Las reacciones locales leves se tratan con hielo, apósitos húmedos fríos, elevación y analgésicos suaves. El frío limita la actividad de la esfingomielinasa D.
- La piel necrótica requiere el cuidado local de la herida y la úlcera. No suele ser necesario el desbridamiento quirúrgico.
- En los casos indicados se administran antibióticos y toxoide tetánico.
- La dapsona, 50-100 mg/día por vía oral, puede ser útil para prevenir la necrosis grave.
- Se discute la utilidad de los esteroides sistémicos.

Claves clínicas

- Se necesita un alto grado de sospecha para establecer el diagnóstico de picadura por araña reclusa parda.
- La picadura de esta araña puede producir una reacción dermonecrótica espectacular, que se puede confundir con otras enfermedades sistémicas.

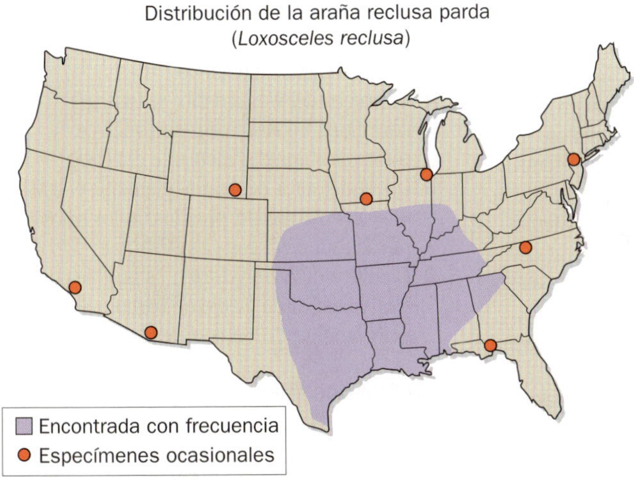

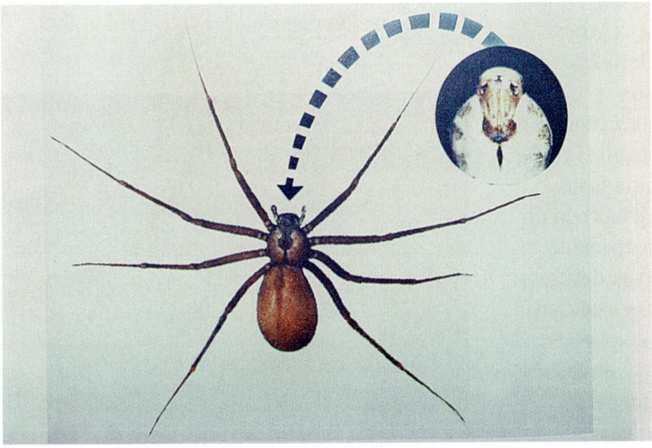

Marca característica, de color oscuro y forma de violín, en la espalda de la araña. La base ancha del violín está situada cerca de la cabeza, y el mástil del violín apunta hacia el abdomen.

Enfermedad de Lyme

Descripción

- La enfermedad de Lyme es transmitida por garrapatas y está causada por la espiroqueta *Borrelia burgdorferi*.
- *Borrelia* pasa por tres fases y puede afectar a casi todos los sistemas de órganos.
- La erupción cutánea de la enfermedad de Lyme se conoce como eritema crónico migrans.
- En Europa existen otras especies de *Borrelia* causantes de la enfermedad de Lyme.

Historia clínica

- Como la sífilis, la enfermedad de Lyme afecta a muchos sistemas de órganos, evoluciona por fases e imita a otras varias enfermedades.
- La enfermedad comienza entre 3 y 28 días después de la picadura de una garrapata infectada.
- Las tres fases se pueden superponer u ocurrir solas:
  - Fase 1: mácula con crecimiento progresivo y aspecto de diana (eritema crónico migrans) y síntomas de tipo gripal, entre ellos fiebre, cefalea y artralgias.
  - Fase 2: existen anomalías de los sistemas cardíaco y neurológico.
  - Fase 3: persisten la artritis y los problemas neurológicos crónicos.

Hallazgos cutáneos

- La picadura de la garrapata causa inicialmente una reacción inflamatoria local. La picadura puede ser indolora y pasar desapercibida.
- Para que se produzca la infección, la garrapata debe permanecer adherida por lo menos 24 horas.
- Las lesiones cutáneas (de las que el eritema crónico migrans es la más característica) no están presentes en todos los casos.
- El eritema crónico migrans es una erupción de color rojo brillante que ocurre en el punto de inoculación de las espiroquetas.
- Comienza como una pápula pequeña con un anillo de eritema que aumenta lentamente, y se desvanece a las 2-3 semanas para dejar una superficie de color entre normal y azul claro.
- La mácula eritematosa permanece plana, se blanquea bajo la presión y rara vez desarrolla vesículas. Puede alcanzar un diámetro de 10 cm o más.
- El borde de expansión del eritema migratorio puede ser ligeramente elevado.
- Entre el 20 y el 50% de los pacientes muestran múltiples anillos concéntricos en los sitios de diseminación hematógena subsiguiente.

Pruebas de laboratorio

- Es difícil establecer el diagnóstico de enfermedad de Lyme sin la confirmación clínica del eritema crónico migrans.
- Las pruebas de laboratorio habituales no son útiles.
- La prueba serológica representa la única técnica de laboratorio para diagnosticar la enfermedad de Lyme, pero la insensibilidad y la variación entre laboratorios son problemas frecuentes.
- Los resultados de la prueba serológica para anticuerpos contra *Borrelia* mediante ELISA, son positivos en el momento de la presentación en el 25% de los pacientes infectados, y la cifra aumenta al 75% 4-6 semanas más tarde, incluso con tratamiento antibiótico.
- La prueba del Western Blot se usa para corroborar los resultados equívocos o positivos obtenidos mediante el ELISA.
- Los títulos altos de inmunoglobulina G o M indican enfermedad, pero los títulos bajos pueden ser erróneos.
- El cultivo de *B. burgdorferi* es posible con biopsia tisular en medio de Barbour-Stoenner-Kelly modificado, pero no resulta práctico.

Diagnóstico diferencial

- Tiña.
- Picaduras de insectos.
- Granuloma anular.
- Urticaria.
- Celulitis.
- Eritema fijo pigmentario.

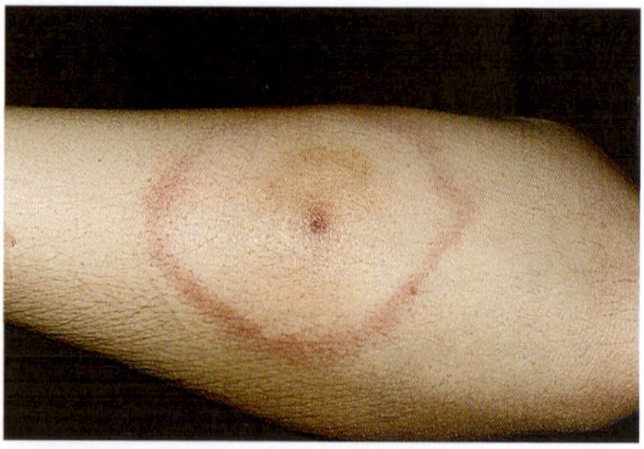

Eritema crónico migrans. Lesión en diana.

Tratamiento

- La prevención de las picaduras de garrapatas constituye la primera línea de defensa.
- El paciente debe usar prendas protectoras, introducir la parte final de los pantalones por dentro de los calcetines, y utilizar calzado con la puntera cerrada.
- Se puede emplear *N,N*-dietil-meta-toluamida en la piel, o permetrina sobre las prendas de vestir.
- Las garrapatas deben detectarse y eliminarse lo antes posible.
- Los adultos con enfermedad de Lyme precoz deben recibir tratamiento durante 21 días con doxiciclina, 100 mg dos veces al día, amoxicilina, 500 mg tres veces al día, o cefuroxima axetilo, 500 mg dos veces al día.
- En los niños de menos de 8 años de edad se utilizan amoxicilina, 25-50 mg/kg/día en tres dosis fraccionadas, o cefuroxima axetilo, 250 mg dos veces al día.
- Si la enfermedad ha progresado hasta la fase 2 o 3, puede requerir un tratamiento más intensivo.
- Dentro de las 72 horas siguientes al descubrimiento de una garrapata de ciervo obviamente ingurgitada, o que ha permanecido adherida durante más de 72 horas, en un adulto de un área con enfermedad de Lyme endémica administre una sola dosis de 200 mg de doxiciclina.
- Dentro de las 72 horas posteriores al descubrimiento de una garrapata de ciervo que ha estado adherida durante 36-72 horas, considere la administración de una sola dosis de 200 mg de doxiciclina.
- Si la garrapata ha permanecido adherida durante menos de 36 horas, no es necesario tratar la picadura; sin embargo, algunos pacientes y ciertos médicos prefieren administrar tratamiento profiláctico en todos los casos.
- La dosis y la eficacia del tratamiento profiláctico no se han evaluado en niños.
- No se han establecido normas para el tratamiento de los pacientes asintomáticos con títulos elevados de anticuerpos contra la enfermedad de Lyme.

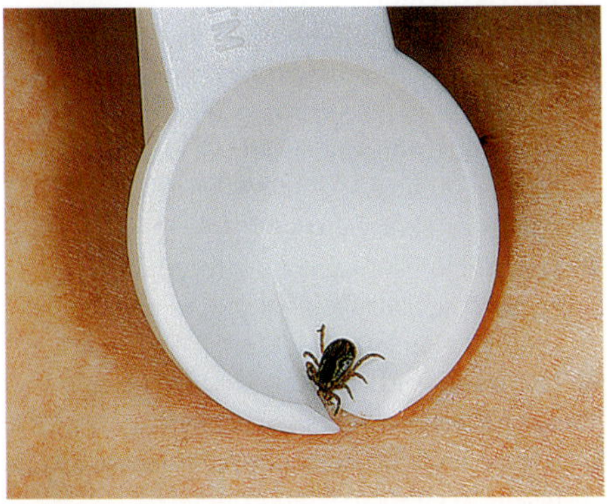

Un instrumento simple de plástico elimina las garrapatas, incluyendo las piezas bucales. Estos dispositivos baratos son fáciles de adquirir.

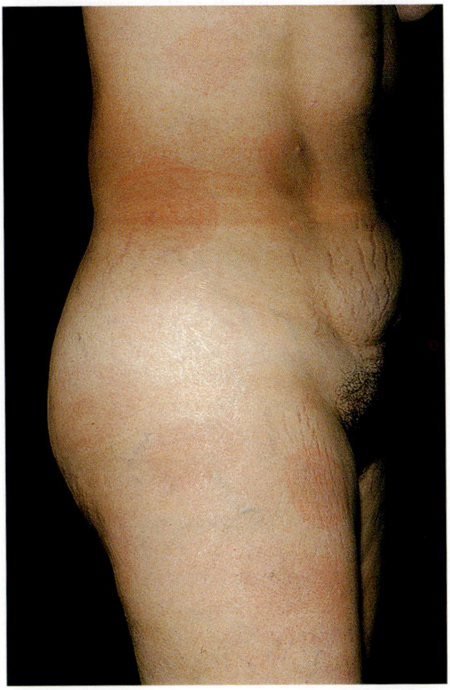

La configuración más común de la lesión es circular, pero al avanzar la migración sobre los pliegues cutáneos el contorno se distorsiona. Se pueden encontrar múltiples lesiones.

Fiebre maculosa de las Montañas Rocosas

Descripción

- La fiebre maculosa de las Montañas Rocosas es una enfermedad potencialmente letal causada por *Rickettsia rickettsii*, un microorganismo bacilar corto gramnegativo.
- La infección se caracteriza por la aparición aguda de fiebre, cefalea intensa, mialgias, vómitos y un exantema petequial.
- La enfermedad es transmitida por garrapatas, usualmente por especies *Dermacentor* o *Ixodes*.
- Los microorganismos se diseminan a través del torrente sanguíneo y se multiplican en las células endoteliales.
- La enfermedad es más común en las zonas sur-central y sureste de Estados Unidos y en Brasil durante el verano y principios de otoño.

Historia clínica

- La picadura de la garrapata es típicamente indolora, por lo que el pacientes quizá no recuerde haber sido picado.
- El viaje a un área endémica o las actividades al aire libre recientes son indicios útiles.
- El período de incubación medio es de 6-8 días a partir de la picadura de la garrapata.
- Se produce un comienzo brusco de fiebre (95%), cefalea intensa (90%), mialgia (85%) y vómitos (60%).

Hallazgos cutáneos

- Los signos cutáneos aparecen pocos días después de la fiebre. Quizá no se encuentren restos de la picadura de garrapata.
- El exantema es no confluente y macular, se blanquea con la presión y se convierte en petequial a los 2-4 días.
- Aparece primero en las muñecas y los tobillos, un dato característico.
- Horas más tarde el exantema afecta a las palmas de las manos y las plantas de los pies (75%), y después se convierte en generalizado.
- Alrededor del 15% de los pacientes no presentan ningún exantema. La enfermedad «sin manchas» es mucho más común en los adultos.
- El exantema es difícil de apreciar en pacientes de piel oscura.

Hallazgos extracutáneos

- En caso de enfermedad grave se afectan múltiples órganos.
- Existe hepatoesplenomegalia en el 25-50% de los casos.
- Los síntomas neurológicos incluyen convulsiones, meningitis, parálisis de pares craneales y paraparesia.
- Son posibles la dificultad respiratoria, el dolor abdominal, la diarrea, las mialgias intensas, la miocarditis, la trombosis de retina, y el edema y el dolor de las manos y los pies.

Evolución y pronóstico

- La fiebre cede en 2-3 semanas y el exantema se desvanece con hiperpigmentación residual.
- La tasa de mortalidad es del 4% con tratamiento, y del 20% en los pacientes no tratados.
- Muchos de los pacientes que fallecen tienen un curso fulminante, y mueren antes de 1 semana.

Pruebas de laboratorio

- El diagnóstico se debe basar en criterios clínicos (fiebre, exantema, cefalea, mialgia) y en la exposición a garrapatas, puesto que la confirmación de laboratorio no se puede obtener antes de 7-14 días después del comienzo de la enfermedad.
- La histología tiene una utilidad limitada para el diagnóstico; se usa la tinción de Giemsa, pero no siempre identifica los microorganismos presentes en los vasos.
- Las pruebas de anticuerpos fluorescentes indirectos en muestras de suero tomadas en la fase aguda y durante la convalecencia, son bastante exactas y se pueden usar para confirmar el diagnóstico.
- Los indicios serológicos aparecen en la segunda semana de infección. Se requiere un título por encima de 1:128.
- La cifra de leucocitos puede ser alta, baja o normal; muchas veces se encuentran trombocitopenia, aumento de las transaminasas hepáticas en suero e hiponatremia.

Diagnóstico diferencial

- Meningococemia.
- Mononucleosis, sarampión y otros exantemas víricos.
- Erupciones por fármacos.
- Síndrome de shock tóxico.
- Fiebre tifoidea.
- Vasculitis.
- Enfermedad de Kawasaki.

Tratamiento

- El tratamiento empírico se debe iniciar en cuanto se sospeche fiebre maculosa de las Montañas Rocosas.

- El fármaco de elección en la actualidad es la doxiciclina, 100 mg dos veces al día durante por lo menos 7 días, y como mínimo 48 horas después de la resolución de la fiebre.
- La doxiciclina es el fármaco más útil para los niños de menos de 9 años de edad.
- Se pueden administrar hasta cinco ciclos de doxiciclina, con riesgo mínimo de tinción dental.
- El cloranfenicol, 50 mg/kg/día, es una alternativa.

Claves clínicas

- Es característico el exantema petequial en las muñecas y los tobillos, seguido por afectación de las palmas de las manos y las plantas de los pies.
- Se puede considerar un ensayo terapéutico con doxiciclina o tetraciclina para cualquier adulto que haya estado en un área endémica durante los meses de verano, y presente fiebre, mialgias y cefalea, y en quien se sospeche la posibilidad de fiebre maculosa de las Montañas Rocosas.

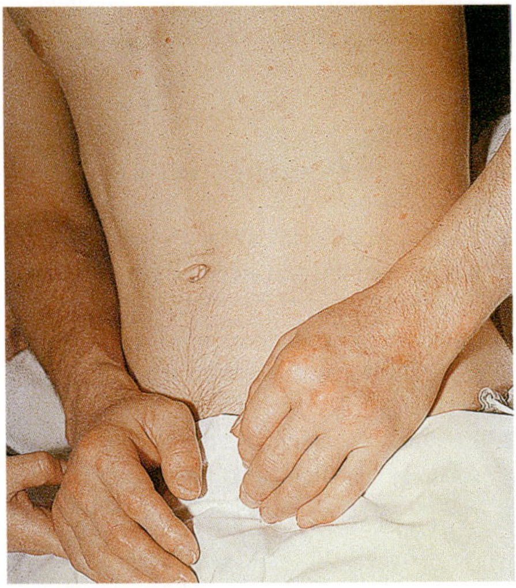

Se encuentra exantema en el 83% de los casos; típicamente comienza el cuarto día, y aparece primero en las muñecas y los tobillos. En cuestión de horas afecta a las palmas de las manos y las plantas de los pies (73%), y después se convierte en generalizado. El exantema es no confluente y macular, y al principio se blanquea con la presión; se hace petequial a los 2-4 días.

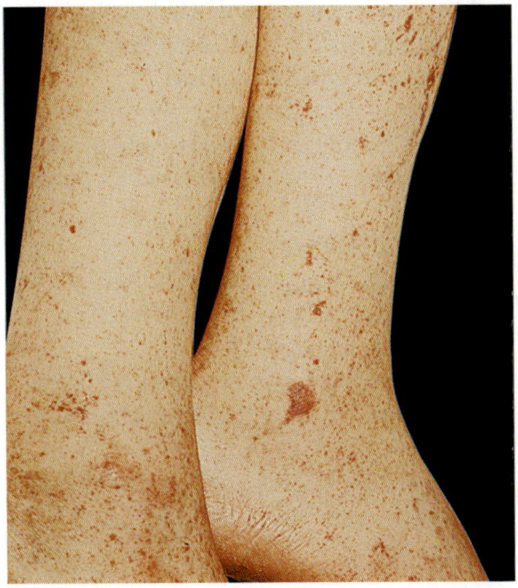

Erupción petequial generalizada que afecta a toda la superficie cutánea, incluyendo las palmas de las manos y las plantas de los pies.

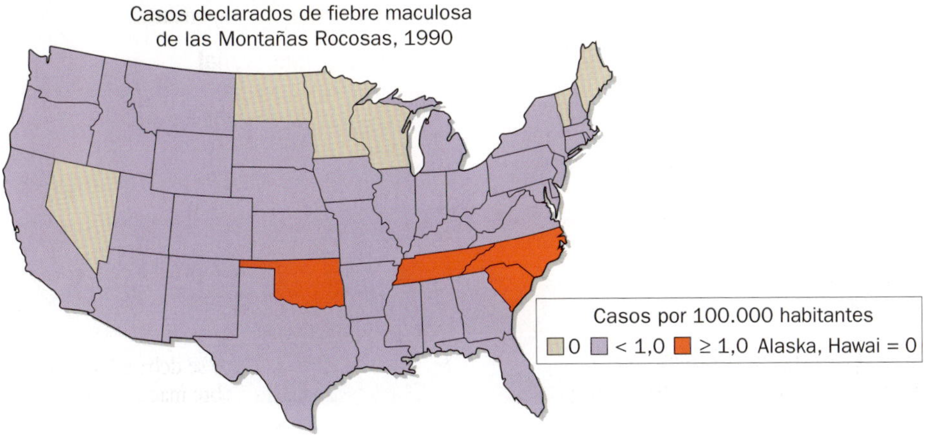

Picadura de pulga

Descripción

- La erupción pruriginosa con pápulas en las piernas es típica de picaduras de pulgas.

Historia clínica

- Aparecen grupos de pápulas pruriginosas eritematosas o purpúricas en las piernas; muchas veces se agrupan alrededor de los tobillos.
- Los pantalones y los calcetines ofrecen alguna protección.
- La erupción es pruriginosa y autolimitada. Dependiendo de la sensibilidad del paciente, puede ceder en días o semanas.
- Los huevos de pulga pueden permanecer latentes durante más de 1 año y reactivarse con las vibraciones originadas por los pasos.

Hallazgos cutáneos

- Inicialmente se pueden ver puntos rojos diminutos creados por las picaduras, con frecuencia en los tobillos.
- Es posible el desarrollo de grupos de pápulas pruriginosas, eritematosas o purpúricas en las piernas.
- En los sujetos hipersensibles, sobre todo en los niños, aparecen lesiones urticariales elevadas eritematosas, conocidas como urticaria papular.
- El prurito puede ser intenso en los individuos hipersensibles.
- El rascado persistente puede conducir a cicatrices blancas redondas después de la curación.
- El diagnóstico no suele ser difícil.

Descripción

- La pulga es un insecto sin alas, pequeño, de color rojo pardo y cuerpo duro.
- Tiene una forma aplanada en sentido lateral, lo que facilita la introducción entre los pelos del huésped.

Tratamiento

- Las picaduras se tratan con medidas sintomáticas.
- Pueden ser útiles los antipruriginosos tópicos.
- Las lesiones infectadas requieren antibióticos.
- Los esteroides tópicos suaves o con potencia moderada son útiles para tratar la urticaria papular.
- Las pulgas deben erradicarse. Se debe actuar sobre los animales infestados, las camas de los animales y las alfombras.

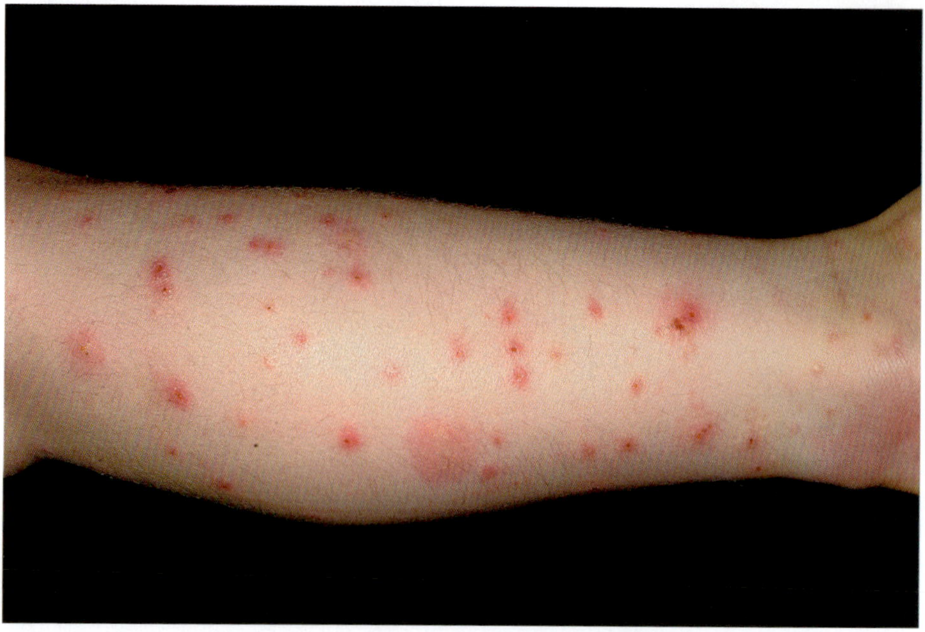

Picaduras de pulga en un niño, excoriadas e infectadas. Estas lesiones dejarán cicatrices.

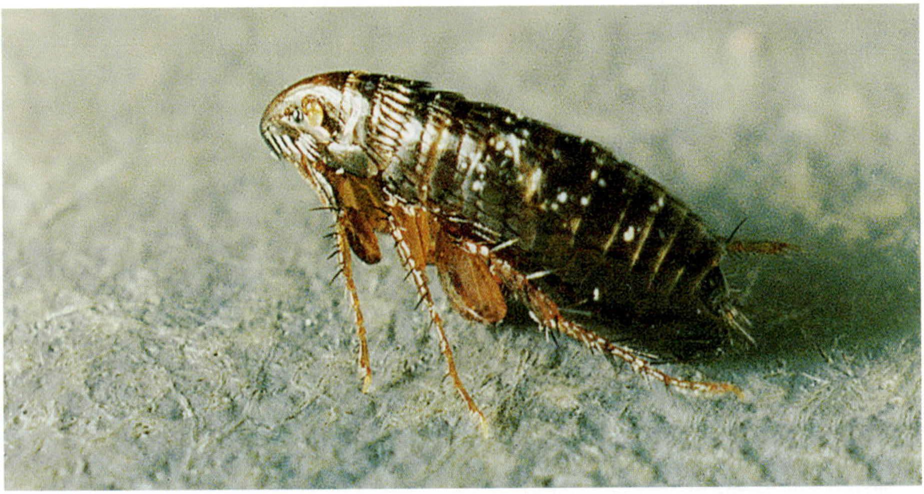

Las pulgas son insectos diminutos sin alas, de cuerpo duro y color rojo pardo, capaces de saltar aproximadamente 60 cm. El abdomen característico es aplanado en sentido lateral, lo que permite al insecto deslizarse entre los pelos del huésped. Las pulgas viven en las alfombras y los cuerpos de los animales, y pueden saltar a los humanos.

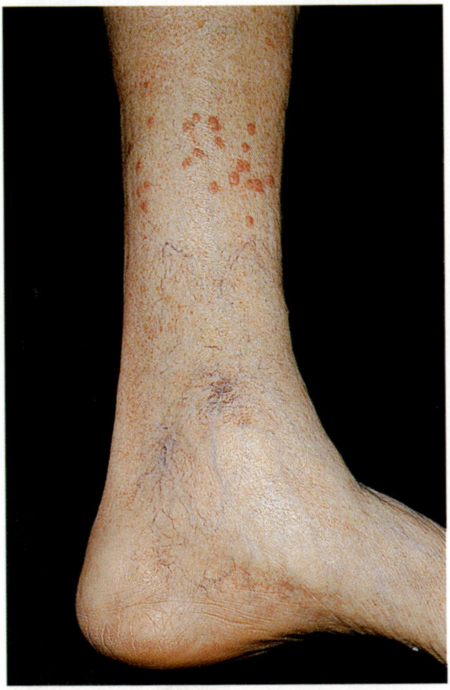

Las picaduras de pulgas aparecen en grupos.

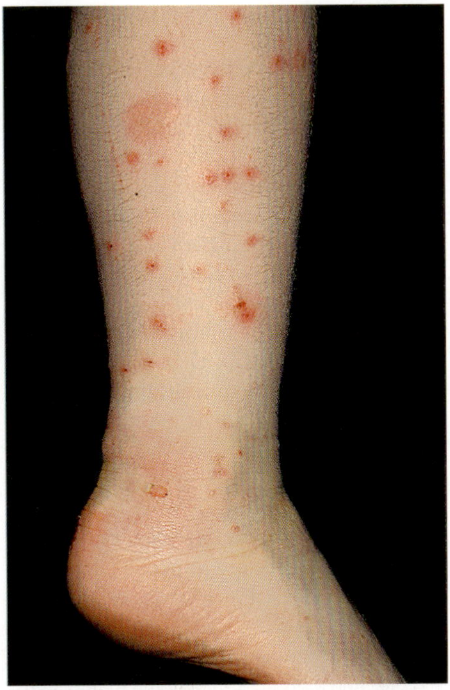

Las picaduras de pulgas se agrupan típicamente en las extremidades inferiores. Las pulgas saltan, pero no pueden llegar más arriba de las pantorrillas. Los niños se rascan las picaduras, lo que hace que persistan y se infecten.

Larva migratoria cutánea (erupción reptante)

Descripción

- La larva migratoria cutánea es una infestación que se observa con más frecuencia en los pies.
- Está causada por la migración sin rumbo de larvas de uncinarias dentro de la piel.
- *Ancylostoma braziliense* es la especie más común en Norteamérica.
- El proceso se conoce también como «erupción reptante».

Historia clínica

- En los casos típicos las lesiones comienzan alrededor de 3 semanas después de unas vacaciones en playas del Caribe, África, Sudamérica, sudeste asiático, e incluso el sudeste de Estados Unidos.
- La infección también se puede encontrar en niños que juegan en areneros, y en carpinteros y plomeros que trabajan en sótanos de casas.
- El paciente nota lesiones pruriginosas, inflamatorias y serpiginosas que migran como culebras.
- Las larvas actúan de forma indiscriminada, y pueden penetrar en la piel cuando los humanos pisan terreno húmedo contaminado con heces.
- En ausencia de tratamiento, las larvas mueren al cabo de 2-8 semanas, pero se ha descrito su persistencia durante hasta 1 año.
- Las larvas acaban por eliminarse conforme la epidermis madura.
- En los casos típicos, la migración y el prurito ceden a los 2-3 días de iniciar la terapia.
- La respuesta inflamatoria alérgica intensa puede tardar alrededor de 1 semana en resolverse.

Hallazgos cutáneos

- Dentro de las 3 semanas siguientes a la infección, aparece una respuesta inflamatoria pruriginosa local a las secreciones de la larva.
- Es característica una lesión serpiginosa, de color rojo o púrpura, con un tracto de 3 mm de ancho.
- Los pies y los tobillos son las zonas afectadas con más frecuencia, seguidas por las nalgas, los genitales y las manos.
- El prurito es entre moderado e intenso, y a veces se producen infección secundaria e inflamación eccematosa.
- El gusano migra alrededor de 2 cm diarios.

Hallazgos extracutáneos

- El síndrome de Loeffler es una posible complicación de la infección por *Ancylostoma braziliense*, e incluye infiltración pulmonar focal y eosinofilia.

Pruebas de laboratorio

- Se han descrito porcentajes de eosinófilos de hasta el 30% en sangre periférica.
- La radiografía de tórax puede mostrar una infiltración focal.

Tratamiento

- La congelación del borde de avance de la lesión con nitrógeno líquido es muchas veces ineficaz.
- La ivermectina, 200 µg/kg (dosis media 12 mg), en una sola dosis oral es eficaz.
- Las lesiones curan dentro de los 5 días siguientes al comienzo del tratamiento con ivermectina. Para las recidivas se administra un segundo ciclo de tratamiento a la misma dosis.
- El albendazol (400 mg una vez al día o 200 mg dos veces al día durante 7 días por vía oral) es efectivo y bien tolerado. Su efecto es rápido: el prurito cede en 3-5 días, y las lesiones cutáneas desaparecen a los 6-7 días de tratamiento.

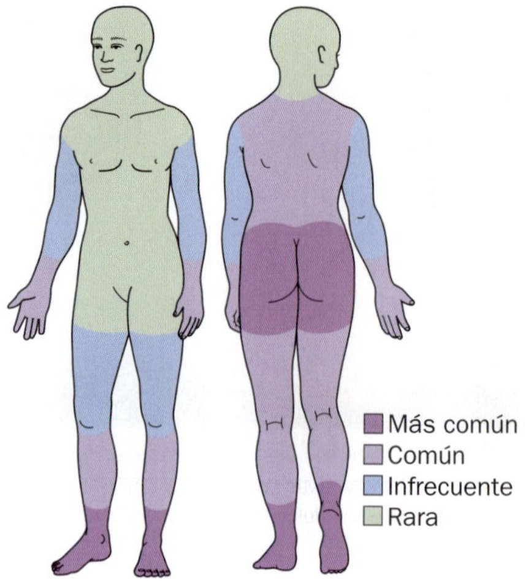

- El tiabendazol al 15% en forma de líquido o crema se aplica localmente tres veces al día durante 5 días. Se aplica en las áreas afectas y 2 cm por fuera del borde de avance, debido a que el parásito está localizado con frecuencia más allá de la lesión clínica. El preparado tópico suele ser difícil de obtener.
- Para la infección secundaria se usan antibióticos.
- Los esteroides tópicos o sistémicos pueden ser necesarios para tratar el prurito intenso.
- En los casos típicos, la migración y el prurito ceden dentro de los 2-3 días siguientes al comienzo de la terapia.
- La respuesta inflamatoria alérgica más intensa puede tardar alrededor de 1 semana en resolverse.

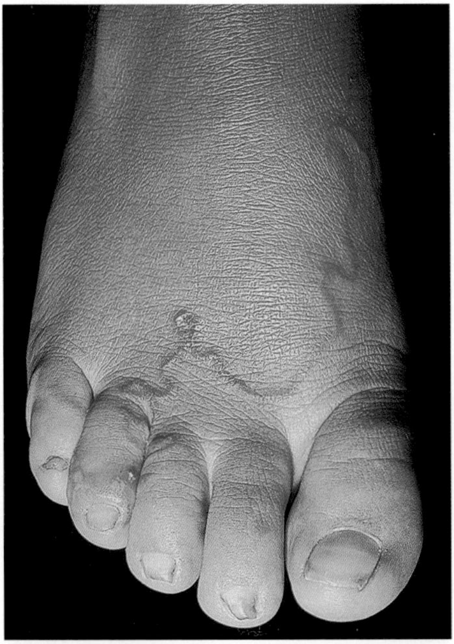

La larva atrapada se mueve entre unos pocos milímetros y varios centímetros al día, en sentido lateral a través de la epidermis, de un modo aleatorio, y crea un tracto que recuerda al rastro de un caracol de mar, que vaga sin rumbo por la arena de la playa durante la marea baja.

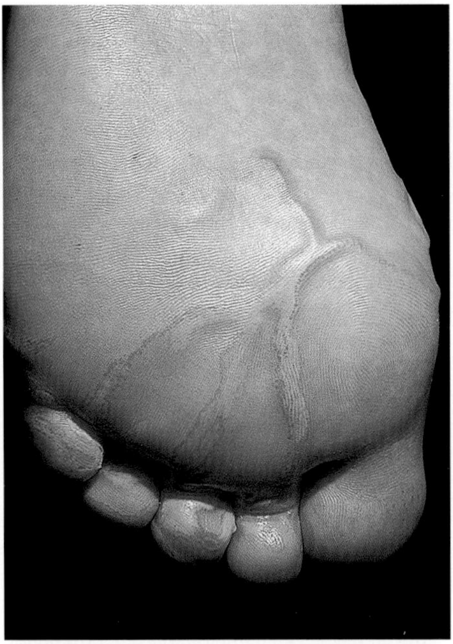

La larva de 1 cm permanece oculta directamente delante de la punta de avance del tracto ondulado, retorcido, de 3 mm, de color entre rojo y púrpura. Se puede afectar cualquier superficie cutánea.

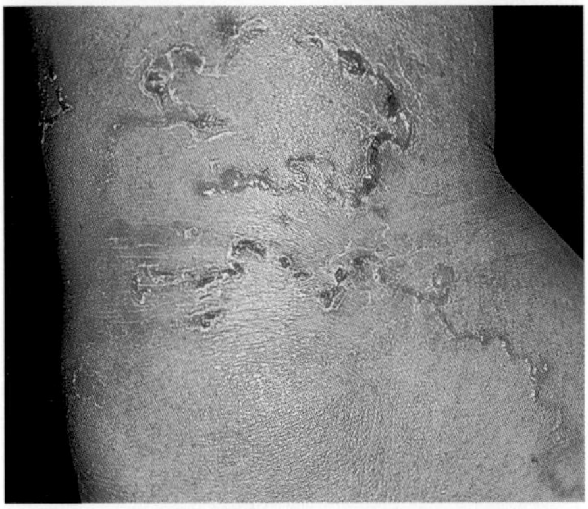

Pueden existir varias larvas en la misma zona, lo que origina varias líneas onduladas próximas unas a otras.

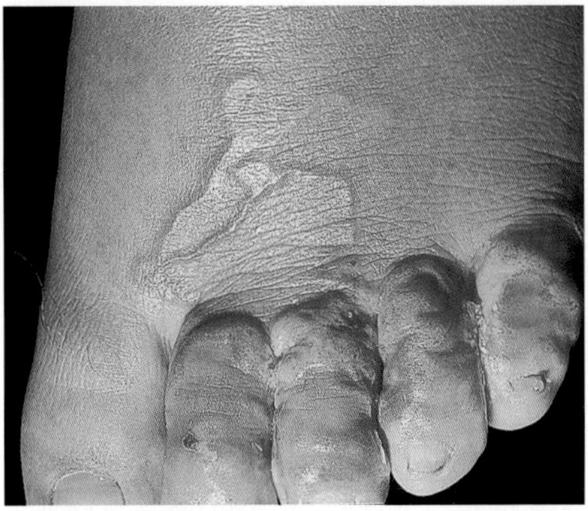

Durante la migración de la larva, sus secreciones provocan una respuesta inflamatoria local. El prurito puede ser moderado o intenso, y se produce infección secundaria o inflamación eccematosa.

Picadura de hormiga de fuego

Descripción

- Las hormigas de fuego importadas son pequeñas, de color entre amarillo y rojo o negro, y de cabezas grandes.
- Poseen mandíbulas prominentes, curvadas hacia dentro, y un aguijón en la cola.
- Fueron importadas desde Sudamérica, y ahora están establecidas en la zona sur-este de Estados Unidos.
- Forman grandes colonias con montículos gigantes.
- La picadura causa una lesión pustular dolorosa.
- Las reacciones a la picadura oscilan desde pústulas locales y lesiones tardías grandes, hasta anafilaxis en potencia letal.

Historia clínica

- Inicialmente aparecen ardor y dolor agudo en el sitio de la picadura. Una sola hormiga puede causar múltiples picaduras. La hormiga corre por la piel, dejando una línea de picaduras, o gira alrededor del punto donde se ha adherido con las mandíbulas, produciendo un anillo de picaduras.
- Los niños desconocedores del peligro son víctimas comunes, y muchas veces reciben picaduras en las piernas.
- La infestación de edificios por hormigas de fuego puede facilitar los ataques dentro de las casas.
- Se puede producir una reacción alérgica, que a veces conduce a la muerte por shock anafiláctico. Se han publicado casos en los que la muerte fue producida por una sola picadura.

Hallazgos cutáneos

- La lesión clásica consiste en dos puntos rojos (causados por las mandíbulas) rodeados por un anillo de pústulas (causadas por el aguijón).
- El edema y el prurito se acompañan de un habón de 5-10 mm. Las vesículas estériles se forman en alrededor de 4 horas, se transforman en pústulas a las 24 horas y se resuelven en 3-10 días. Las lesiones pueden dejar cicatrices.
- A veces se produce una gran reacción local tardía, que origina una placa eritematosa, edematosa, indurada y pruriginosa. Esta placa se resuelve en 24-72 horas.

Pruebas de laboratorio

- El *prick test* es el método diagnóstico más común para diagnosticar la alergia.
- El ELISA usando el veneno como antígeno permite confirmar la hipersensibilidad a la hormiga de fuego.
- Los anticuerpos inmunoglobulina E específicos contra el veneno de la hormiga de fuego importada se pueden medir mediante análisis de radioalergosorbencia (RAST) en los pacientes sospechosos de reacción alérgica.

Diagnóstico diferencial

- Picaduras de otros insectos.
- Foliculitis.

Tratamiento

- Los apósitos húmedos fríos son útiles para aliviar las molestias.
- En general sólo se necesitan antipruriginosos tópicos y antihistamínicos orales.
- Un ciclo breve de prednisona sólo se usa para las reacciones locales intensas.
- En los casos graves se debe considerar la inmunoterapia.

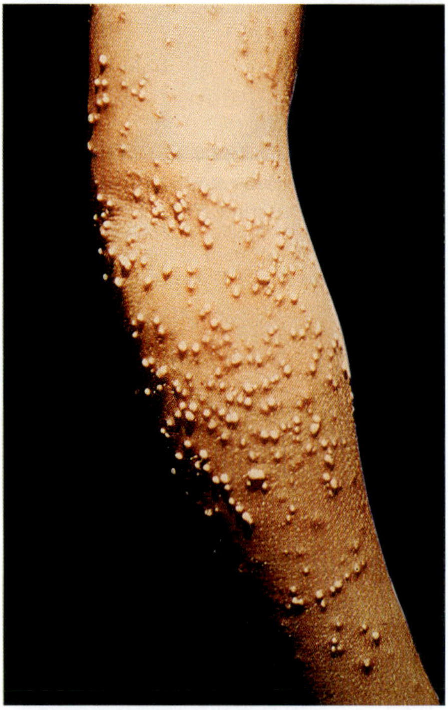

Picaduras de hormigas de fuego. Aparecieron numerosas pústulas después de que este niño fuese atacado por una gran colonia de hormigas.

Prurito del nadador

Descripción

- El prurito del nadador es una respuesta inflamatoria pruriginosa frente a la forma larvaria de esquistosomas no humanos adquiridos al nadar en lagos de agua dulce.
- El diagnóstico se pasa por alto muchas veces cuando el trastorno ocurre de forma esporádica, debido a sus características inespecíficas.
- La erupción ocurre en áreas no cubiertas por el traje de baño.
- Muchas veces se confunde con la erupción del baño de mar.

Historia clínica

- Las larvas inespecíficas (cercarias) liberadas por un caracol buscan un huésped de sangre caliente, como un ave o un roedor, pero pueden penetrar accidentalmente en la piel humana.
- Las larvas están limitadas de forma primaria al agua dulce.
- El trastorno ocurre en todo el mundo, y el área de los Grandes Lagos tiene la incidencia más alta en Estados Unidos.
- Las cercarias mueren después de penetrar en la piel, lo que conduce a una reacción cutánea inflamatoria.
- La intensidad de la erupción depende del grado de sensibilización.
- Los síntomas iniciales son leves después de la primera exposición.
- Las pápulas sólo aparecen tras la sensibilización, entre 5 y 13 días después de la penetración.
- Las exposiciones subsiguientes originan una erupción típica.
- La erupción comienza cuando el agua de la piel se evapora y las cercarias comienzan a penetrar.
- El prurito y el exantema alcanzan la máxima intensidad a los 2-3 días.
- El trastorno cede sin tratamiento en 2-3 semanas.

Hallazgos cutáneos

- El prurito comienza aproximadamente 1 hora después del baño.
- Horas más tarde aparecen pápulas bien definidas, muy pruriginosas, eritematoedematosas, similares a picaduras.
- En ocasiones, las pústulas están rodeadas por eritema.
- El individuo muy sensible puede desarrollar urticaria secundaria, vesículas o placas eccematosas.
- El dato más característico es la localización de la erupción en las áreas no cubiertas por el bañador.

Diagnóstico diferencial

- La erupción del baño de mar ocurre debajo del bañador después de nadar en agua salada.
- Foliculitis del *jacuzzi* (*Pseudomonas*).

Tratamiento

- La erupción es autolimitada.
- Los síntomas deben mejorar al desvanecerse la erupción.
- El prurito se controla con antihistamínicos y apósitos húmedos fríos.
- La inflamación intensa se suprime con esteroides tópicos de potencia media.
- Se pueden administrar antibióticos para la infección secundaria.
- El secado inmediato con una toalla puede ser efectivo si se anticipa la erupción, puesto que la mayoría de las larvas penetran en la piel mientras se evapora el agua.

Mordeduras de animales y humanos

Historia clínica

- Se deben determinar el tipo de animal y su conducta.
- Es necesario conocer el estado de salud del paciente, por ejemplo si sufre inmunosupresión.
- Los gatos tienen dientes largos y aguzados, que muchas veces puncionan y penetran hasta los tendones y el hueso.
- Se debe considerar la posibilidad de rabia en caso de ataque no provocado de un animal salvaje, o de un animal doméstico no vacunado.
- Las mordeduras aparentemente banales pueden conducir a complicaciones graves.
- Las mordeduras humanas causadas por un lactante o un niño pequeño se deben diferenciar de las causadas por un adulto, que pueden formar parte del abuso infantil.

Exploración física y signos cutáneos

- Se debe examinar la mordedura para determinar la profundidad y la lesión subyacente.
- Se evaluará la función de tendones y nervios, así como la integridad de los vasos.
- Se debe evaluar la posible penetración en cavidades corporales y articulaciones.
- Las mordeduras de personas adultas se pueden identificar por la anchura de la arcada dental, mayor que la de los preescolares (4 cm).
- La lesión por aplastamiento es más común en las mordeduras por animales.
- El dolor, el eritema, la purulencia y la tumefacción sugieren infección.

Pruebas de laboratorio

- Las especies *Pasteurella* son los gérmenes aislados con más frecuencia en las mordeduras de perros y gatos.
- Se deben tomar muestras de las heridas infectadas para cultivos aerobios y anaerobios.
- Las muestras para cultivos tomadas en el momento de la lesión tienen poco valor.
- Las lesiones por aplastamiento, las fracturas sospechadas y las penetraciones por cuerpos extraños deben someterse a examen radiográfico.

Tratamiento

- Los antibióticos se usan para prevenir la infección.
- Las mordeduras de gatos con una punción profunda, las heridas que requieren desbridamiento y las contaminadas, se tratan sistemáticamente con antibióticos.
- Los antibióticos también se usan de modo sistemático en sujetos con asplenia, inmunocompromiso, edad avanzada o diabetes.
- El tratamiento empírico para las mordeduras de perros y gatos se debe dirigir contra *Pasteurella*, estreptococos, estafilococos y anaerobios.
- El tratamiento empírico comprende un ciclo de 3-7 días con amoxicilina-ácido clavulánico; o una cefalosporina de segunda generación activa contra los anaerobios, como el cefprozilo; o la combinación de penicilina y una cefalosporina de primera generación, como el cefadroxilo; o clindamicina y fluoroquinolona. Para las heridas infectadas se emplean ciclos más largos.
- También pueden ser útiles la azitromicina, el trovafloxacino y los nuevos antibióticos cetólidos administrados solos.

- La decisión de cerrar o no la herida se basa en el riesgo aumentado de infección frente a los beneficios cosméticos.
- Los desgarros faciales por mordeduras de perros o gatos se suelen cerrar.
- Las heridas limpias, o las que se pueden limpiar con facilidad, se suturan inmediatamente.
- La rabia es la otra consideración importante ante las mordeduras animales.
- Las heridas se irrigan con solución salina normal o solución de povidona yodada al 1% a presión alta. La limpieza de una mordedura con jabón es tan efectiva como la limpieza con productos de amonio cuaternario para disminuir el riesgo de transmisión de la rabia.
- Un animal aparentemente sano debe confirmarse y observarse durante 10 días.
- Cualquier animal de comportamiento salvaje o errático después de morder a una persona debe sacrificarse y someterse a examen histológico para rabia.
- La profilaxis antirrábica está indicada si la evaluación de laboratorio demuestra rabia o si el animal no fue capturado.
- Los pacientes no vacunados previamente reciben vacuna antirrábica humana (una serie de cinco dosis administradas en el área deltoidea) e inmunoglobulina antirrábica (20 unidades internacionales/kg). La mayor cantidad posible de inmunoglobulina antirrábica debe infiltrarse en y alrededor de la herida, y el resto se debe administrar por vía intramuscular en un lugar distante del usado para administrar la vacuna.
- La vacunación es profiláctica; una vez que aparecen signos de rabia, la probabilidad de supervivencia disminuye.
- La inmunoglobulina antitetánica y el toxoide tetánico se administran a pacientes que han recibido dos o menos inmunizaciones primarias.
- El toxoide tetánico se administra sólo a los individuos que han completado una serie de vacunación primaria pero no han recibido una dosis de refuerzo hace más de 5 años.

13 Enfermedades ampollosas

Dermatitis herpetiforme

Descripción

- Dermatosis rara, crónica, intensamente pruriginosa, vesicular y ampollosa, asociada a enteropatía por sensibilidad al gluten.

Historia clínica

- Los hombres se afectan con dos veces más frecuencia que las mujeres.
- Es rara en los individuos de raza negra y los orientales.
- La incidencia aumenta en individuos con los antígenos leucocitarios humanos DRw3, B8 y DQw2.
- La prevalencia se estima en 11 a 39 por 100.000.
- La edad de comienzo más común corresponde al período comprendido entre las décadas segunda y quinta de la vida; la enfermedad es rara en los niños.

Hallazgos cutáneos

- Prurito y ardor intensos y constantes.
- Los grupos de vesículas o excoriaciones están distribuidos de forma simétrica en los codos, las rodillas, el sacro y la base del cuero cabelludo, pero pueden ser generalizados.
- Las vesículas intactas son destruidas con frecuencia por rascado, y resultan difíciles de identificar.
- Aunque las lesiones son habitualmente vesículas, pueden consistir en pápulas eritematosas o urticariales.
- Las lesiones orales son muy incomunes.

Hallazgos extracutáneos

- La afectación gastrointestinal suele ser asintomática.
- Se observan cambios en el intestino delgado, como amputación de las vellosidades intestinales.
- La biopsia del intestino delgado muestra atrofia de las vellosidades.
- Menos del 20% de los pacientes experimentan malabsorción de las grasas, la D-xilosa o el hierro.
- La intensidad de la enfermedad cutánea no guarda relación con el grado de afectación intestinal.
- Aumenta el riesgo de linfoma de intestino delgado y de linfoma no intestinal. El peligro disminuye con la dieta sin gluten.
- Pueden existir hipotiroidismo u otros trastornos del tiroides asociados.

Pruebas de laboratorio

- La biopsia cutánea muestra separación subepidérmica e infiltración de las puntas de las papilas dérmicas por neutrófilos y eosinófilos ocasionales.
- El infiltrado inflamatorio de neutrófilos y eosinófilos ocasionales es típico en la dermis superior.
- La inmunofluorescencia directa de la biopsia cutánea representa el *gold standar* para el diagnóstico.
- La biopsia se toma de la piel perilesional normal adyacente.
- Se encuentran depósitos granulares o fibrilares de inmunoglobulina A en las papilas dérmicas del 90% de los pacientes.

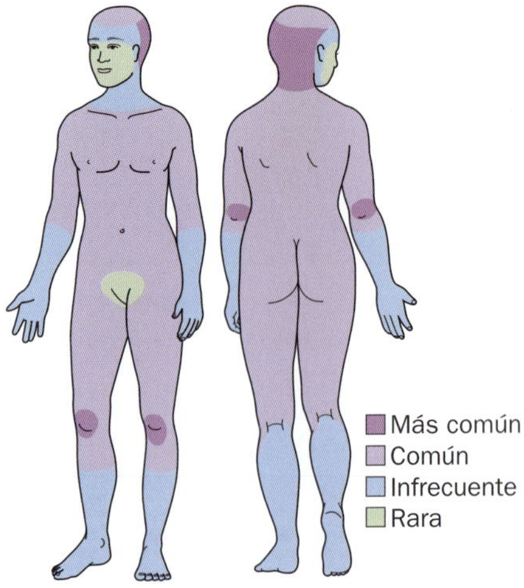

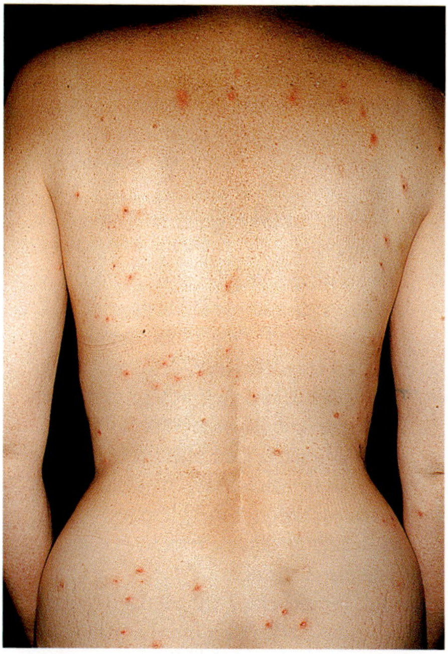

Las vesículas están distribuidas simétricamente y aparecen en los codos, las rodillas, el cuero cabelludo, la nuca, los hombros y las nalgas. La distribución puede ser más generalizada.

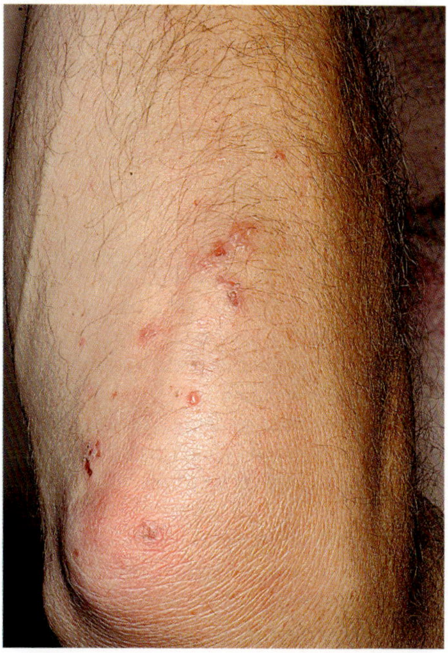

Las vesículas aparecen aisladas o en grupos y recuerdan al herpes simple. Los pacientes se rascan para aliviar el prurito, y por tanto suele ser difícil hallar una lesión intacta para la biopsia.

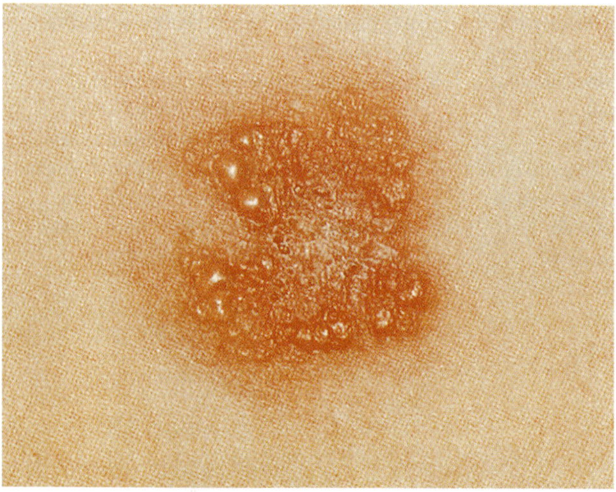

«Herpetiforme» se refiere al agrupamiento típico de las vesículas.

- Se encuentran anticuerpos IgA circulantes contra el endomisio en el 70% de los pacientes que no están recibiendo una dieta sin gluten.
- Los títulos de anticuerpos séricos contra el endomisio guardan relación con la gravedad de la atrofia yeyunal.

Evolución y pronóstico

- El curso es típicamente crónico, con remisión espontánea en alrededor de la tercera parte de los casos.
- Los yoduros sistémicos pueden agravar la dermatitis herpetiforme.
- La enfermedad es recurrente, pero se suele controlar bien con sulfonas orales, como dapsona, o con dieta sin gluten.

Diagnóstico diferencial

- Picaduras de insectos en los casos generalizados (en general, de corta duración).
- Sarna (escoriada, también es intensamente pruriginosa; busque surcos).
- Prurigo con dermatitis eccematosa.

Tratamiento

- La dieta sin gluten puede controlar la enfermedad por sí sola o disminuir la necesidad de medicación oral.
- Es necesario un cumplimiento estricto de la dieta sin gluten durante muchos meses para obtener un control efectivo de la enfermedad.
- El gluten está presente en todos los cereales excepto el arroz, la avena y el maíz.
- Se necesitan motivación e instrucción dietética para conseguir el cumplimiento de la dieta sin gluten. El Gluten Intolerance Group of North America ofrece un boletín de noticias y otros servicios: PO Box 23053, Seattle, WA 98102 0353; Tel: 1 206 325 6980.
- El tratamiento no altera la duración de la enfermedad, pero permite controlarla y obtener remisiones.
- La dapsona oral, 100-150 mg diarios, es el fármaco de elección, y en los casos típicos alivia el prurito y el ardor antes de 48-72 horas.
- La dosis de mantenimiento varía entre 25 y 200 mg diarios.
- Mida los niveles de glucosa-6-fosfato deshidrogenasa antes del tratamiento, dado el riesgo aumentado de hemólisis grave en los pacientes con deficiencia de la enzima.
- Se recomienda una vigilancia prudente del tratamiento con dapsona respecto a hemólisis, anemia y metahemoglobinemia, con recuentos hematológicos completos semanales durante 1 mes, después mensualmente durante 6 meses, y dos veces al año más adelante.
- La sulfapiridina, 1,0-1,5 g por día, es efectiva en algunos pacientes como alternativa a la dapsona.
- La tetraciclina, 500 mg una a cuatro veces al día, o la minociclina, 100 mg dos veces al día, y la nicotinamida, 500 mg dos o tres veces al día, han sido útiles en algunos casos.

Claves clínicas

- El prurito intenso persistente, sin respuesta a la prednisona, sugiere sarna o dermatitis herpetiforme.
- La inmunofluorescencia confirma el diagnóstico de dermatitis herpetiforme.
- Aunque la dermatitis herpetiforme es una enfermedad ampollosa, rara vez se observan vesículas; el prurito induce rascado, con eliminación de las vesículas y las ampollas pequeñas, para dejar sólo las pápulas costrosas.

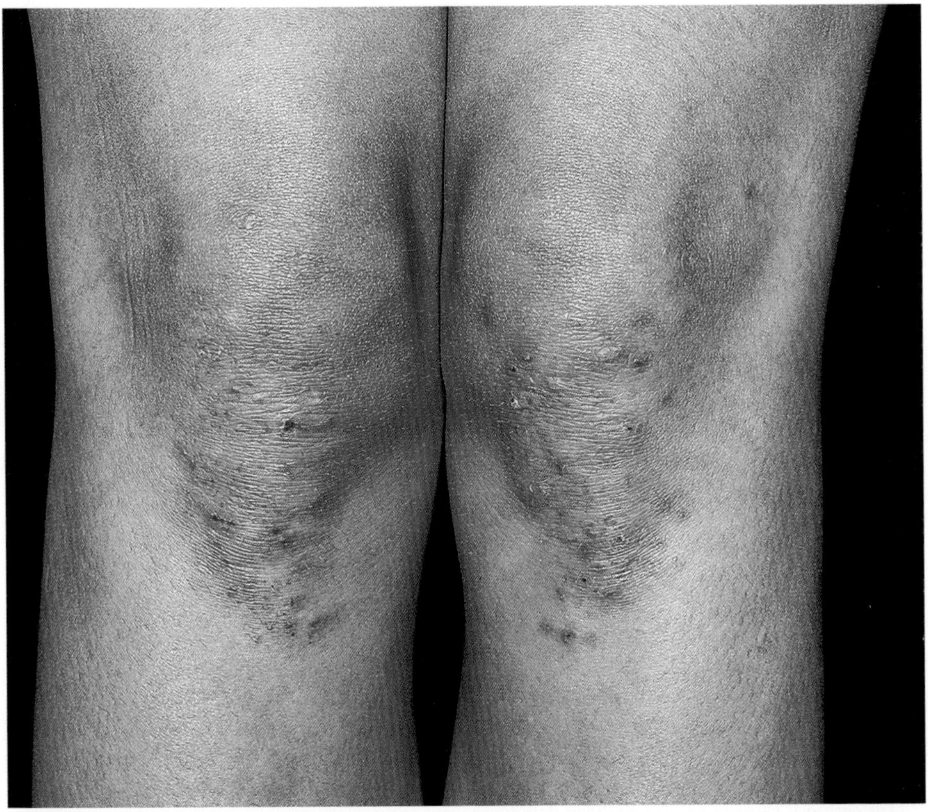

Distribución simétrica de las vesículas en la dermatitis herpetiforme.

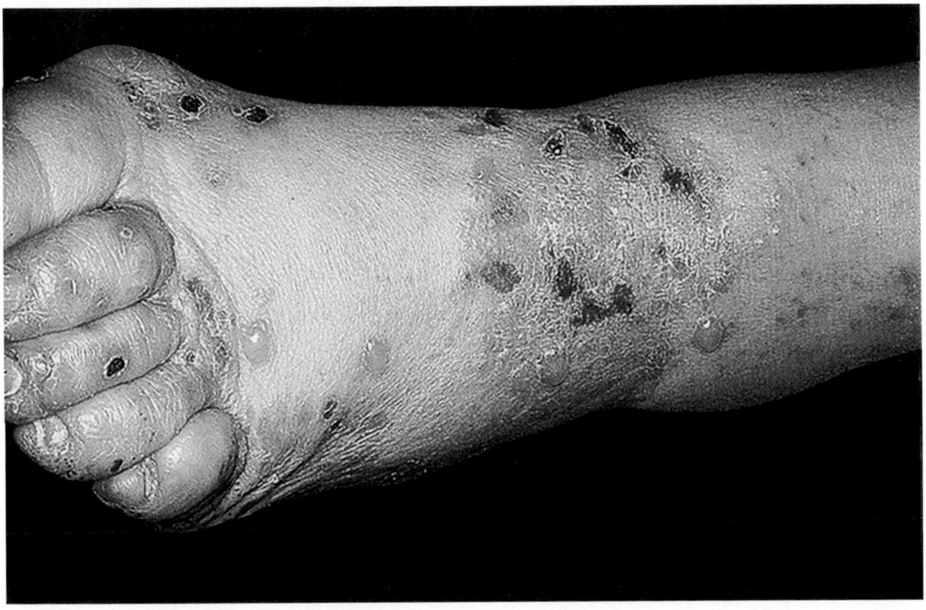

En esta erupción generalizada existen vesículas y ampollas.

Pénfigo vulgar

Descripción

- Enfermedad rara, en potencia letal, de origen autoinmune, que causa ampollas intraepidérmicas y afecta a la piel y las mucosas.

Historia clínica

- Edad media de comienzo: 60 años.
- No existe predilección de sexo.
- La incidencia se estima en 0,5-3,2 casos por millón.
- La incidencia es más alta en individuos de origen judío asquenazí.
- Las erosiones orales suelen preceder al comienzo de las ampollas cutáneas en semanas o meses.
- El prurito es mínimo; la mayoría de los pacientes describen hipersensibilidad al tacto o irritación.

Hallazgos cutáneos

- Las ampollas varían entre 1 y 3 cm de diámetro.
- Aparecen de forma gradual, y pueden permanecer localizadas durante un período de tiempo considerable, pero acaban por generalizarse si no se tratan.
- Las ampollas se rompen con facilidad debido a que su techo, formado por una porción fina de la epidermis superior, es muy frágil.
- La aplicación de presión a las ampollas intactas pequeñas hace que el líquido se abra camino hacia los lados en áreas de la porción media de la epidermis, alterada por la unión de inmunoglobulina G.
- La presión con tracción sobre la piel intacta causa la formación de ampollas (signo de Nikolsky).
- Las erosiones expuestas duran varias semanas antes de curar y dejar una hiperpigmentación parda, pero sin formación de cicatrices.
- Se producen erosiones orales dolorosas en el 50-70% de los pacientes, que típicamente preceden a las ampollas de la piel en semanas o meses.
- Pueden aparecer ampollas, erosiones y líneas de eritema en la faringe y el esófago.

Pruebas de laboratorio

- La biopsia cutánea muestra una ampolla intraepidérmica o acantólisis (separación de las células epidérmicas) y un infiltrado de eosinófilos entre leve y moderado.
- Se realiza la prueba de inmunofluorescencia directa en dos biopsias, una del borde de una lesión reciente y otra de la piel normal adyacente.
- Se encuentran inmunoglobulina G y, muchas veces, complemento C3 en zonas de la sustancia intercelular de la epidermis.
- La inmunofluorescencia indirecta confirma la presencia de anticuerpos IgG circulantes en el 80-90% de los pacientes con enfermedad activa.
- Los anticuerpos están dirigidos contra la desmogleína 3, una molécula intracelular de adherencia de los queratinocitos.
- El nivel de anticuerpos refleja la actividad de la enfermedad.
- Las pruebas séricas periódicas destinadas a detectar cambios en los títulos de anticuerpos son útiles para evaluar el curso clínico.

Evolución y pronóstico

- En el pasado fallecían todos los pacientes afectos, de modo habitual por infecciones cutáneas. Hoy día sólo fallecen el 5-15% de los casos, en general por complicaciones de la terapia esteroidea.
- Es indudable que los procesos coexistentes, como diabetes, osteoporosis e hipertensión, contribuyen al riesgo de muerte.

Diagnóstico diferencial

- El pénfigo foliáceo y el paraneoplásico (pénfigo asociado a una neoplasia) pueden ser difíciles de excluir sin inmunofluorescencia directa.
- Se recomiendan la prueba de inmunofluorescencia y la consulta con un dermatólogo para todas las enfermedades ampollosas.

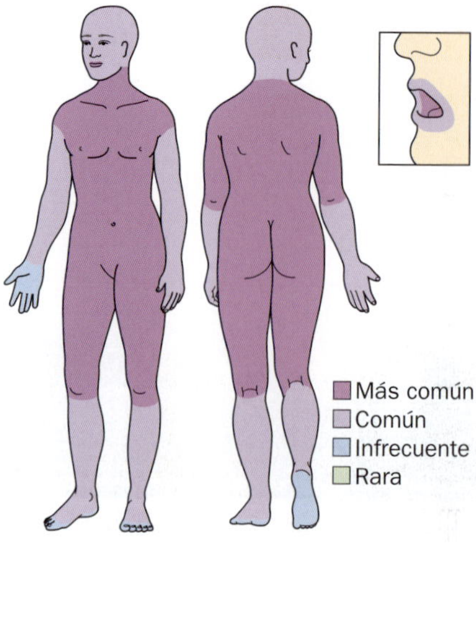

Tratamiento

- El tratamiento es muy complicado, y se aconseja la colaboración de profesionales especializados.
- El objetivo del tratamiento consiste en detener la formación de ampollas.
- El tratamiento estándar utiliza prednisona más un inmunosupresor adyuvante como la azatioprina o la ciclofosfamida.
- Los fármacos adyuvantes tienen un efecto ahorrador de esteroides.
- Las elecciones terapéuticas deben tener en cuenta la edad del paciente y el grado de afectación.
- La dosis inicial de prednisona varía típicamente entre 40 y 120 mg/día, y después se disminuye hasta una dosis mínima que controle la mayor parte de la actividad de la enfermedad.
- La ciclofosfamida (1,5-2,5 mg/kg/día) o la azatioprina (1,0-2,5 mg/kg/día) se inician al mismo tiempo o después que los corticosteroides.
- La plasmaféresis, los pulsos intravenosos de corticosteroides, el micofenolato mofetilo, las sales de oro, la dapsona y los esteroides intralesionales pueden ser más efectivos que los regímenes anteriores en pacientes seleccionados.
- Se debe realizar una inmunofluorescencia directa antes de suspender la terapia.
- La negatividad de la inmunofluorescencia directa proporciona un buen indicador de remisión.

Claves clínicas

- El pénfigo vulgar se puede presentar con sólo lesiones orales.
- Los signos cutáneos precoces del pénfigo vulgar pueden recordar al penfigoide ampolloso y otras enfermedades ampollosas autoinmunes.
- La mortalidad del pénfigo vulgar es significativa, y la enfermedad limitada precoz resulta más fácil de tratar con efectividad.
- Considere con fuerza la derivación al dermatólogo de los casos sospechosos, ya que tanto el diagnóstico como el tratamiento requieren una formación especializada.

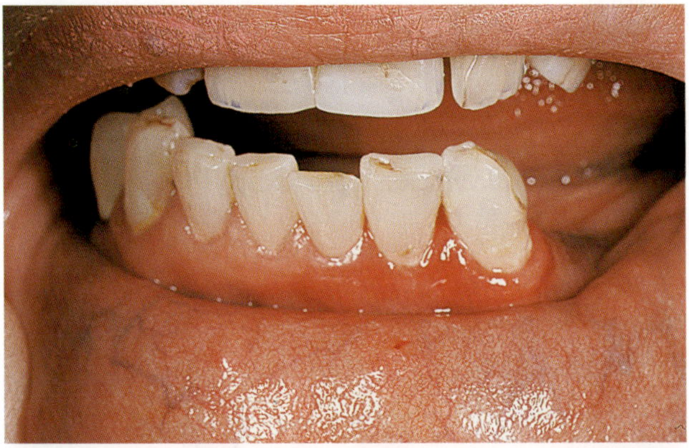

Las erosiones orales suelen preceder en semanas o meses al comienzo de las ampollas cutáneas.

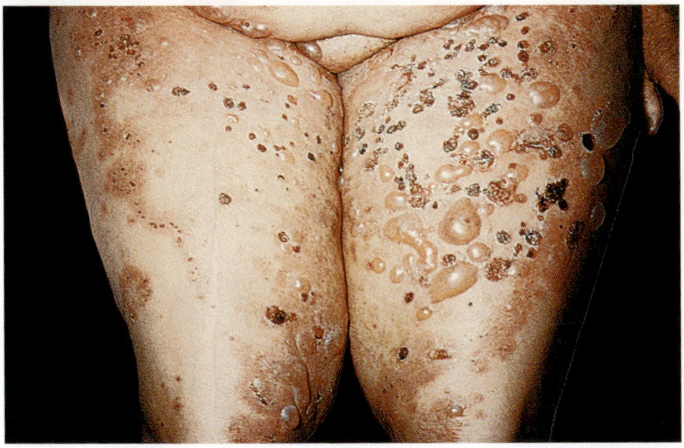

Las ampollas flácidas se rompen con facilidad debido a que el techo está formado por sólo una porción fina de la epidermis superior y es muy frágil. La curación deja una pigmentación parda pero no cicatriz.

Pénfigo foliáceo

Descripción

- El pénfigo foliáceo es una enfermedad ampollosa intraepidérmica de origen autoinmune caracterizada por placas y erosiones costrosas.
- Las ampollas tienen una localización más superficial en la epidermis que las del pénfigo vulgar.

Historia clínica

- La edad de comienzo es más variable que la del pénfigo vulgar.
- La enfermedad se encuentra en individuos de edad media y mayores.
- No exhibe predilección racial.
- El dolor y el ardor son más frecuentes que el prurito.
- La exposición al sol y el calor pueden empeorar los síntomas y signos.

Hallazgos cutáneos

- Las lesiones aparecen con una distribución «seborreica» en la cara, o comienzan en el cuero cabelludo, el tórax o la porción superior de la espalda.
- No se suelen ver ampollas intactas.
- El techo de la vesícula es tan fino que se rompe; el contenido seroso se vierte, y forma áreas localizadas o amplias de costras.
- Si se ven ampollas de paredes finas intactas, a veces están localizadas cerca del borde de las erosiones.
- La porción superior de la epidermis puede ser desplazada mediante presión lateral con un dedo.

Hallazgos extracutáneos

- Está aumentada la incidencia de timoma, miastenia gravis y otras enfermedades autoinmunes.

Pruebas de laboratorio

- La biopsia cutánea muestra una ampolla intraepidérmica o acantólisis (separación de las células epidérmicas) en la porción superior de la epidermis, e infiltración por eosinófilos entre leve y moderada.
- La inmunofluorescencia directa se realiza en dos biopsias, una del borde de una lesión reciente y otra de un área normal adyacente.
- Se encuentran inmunoglobulina G y muchas veces complemento C3 en la sustancia intercelular de áreas de la epidermis.
- La inmunofluorescencia indirecta en el suero confirma la presencia de anticuerpos IgG circulantes en alrededor del 75% de los pacientes con enfermedad activa.
- Los anticuerpos están dirigidos contra la desmogleína 1, una molécula intracelular de adherencia de los queratinocitos.
- El nivel de anticuerpos refleja la actividad de la enfermedad.
- Los anticuerpos del pénfigo vulgar pueden diferenciarse de los del pénfigo foliáceo mediante prueba en dos sustratos tisulares.

Diagnóstico diferencial

- Las lesiones están bien delimitadas y no se extienden en grandes áreas erosionadas como las del pénfigo vulgar.
- El impétigo puede adoptar un aspecto similar al del pénfigo foliáceo; las dos enfermedades pueden coexistir.
- La dermatitis seborreica con costras, que no cede de la forma esperada, debe plantear la sospecha de pénfigo foliáceo.
- Como en todas las enfermedades ampollosas, se recomiendan la biopsia cutánea y la prueba de inmunofluorescencia.

Evolución y pronóstico

- Puede permanecer localizado durante años o progresar con rapidez y convertirse en

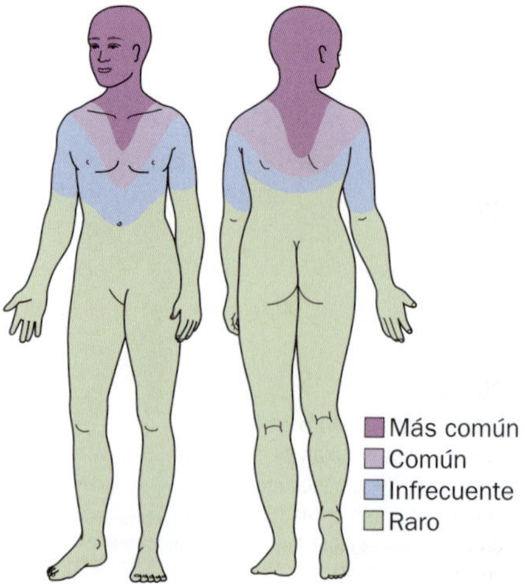

generalizado, para acabar transformándose en una eritrodermia exfoliativa.

- Puede durar años y resultar fatal si no se trata.

Discusión

- *Fogo selvagem* significa «fuego salvaje» en portugués. Es una forma endémica de pénfigo foliáceo, descrita en ciertas áreas rurales de Brasil y Colombia.
- El pénfigo eritematoso (síndrome de Senear-Usher) puede ser una combinación de pénfigo foliáceo localizado (cara y otras áreas seborreicas) y lupus eritematoso sistémico.
- Muchos de estos pacientes tienen anticuerpos antinucleares positivos, pero pocos presentan otros signos o síntomas de lupus.
- El pénfigo foliáceo se ha descrito en aproximadamente el 5% de los pacientes tratados con D-penicilamina o captopril.
- La mayoría de los casos son leves, y en muchos de ellos se observa una recuperación espontánea una vez suspendido el fármaco.
- Esta erupción por fármacos no siempre es limitada, y la mortalidad se aproxima al 10%.

Tratamiento

- La enfermedad localizada precoz puede controlarse mediante esteroides tópicos de los grupos I-III.
- La enfermedad generalizada activa se trata como el pénfigo vulgar.

Claves clínicas

- El pénfigo foliáceo precoz puede recordar a la dermatitis seborreica o a otras enfermedades papuloescamosas.

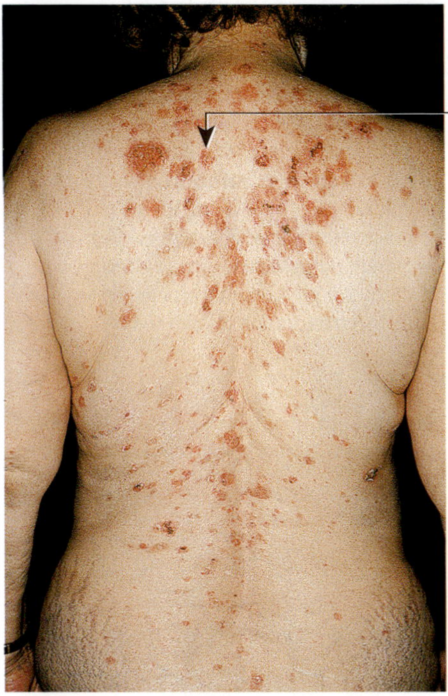

La enfermedad comienza gradualmente en la cara, con una distribución en «alas de mariposa», o aparece primero en el cuero cabelludo, el tórax o la parte superior de la espalda como áreas localizadas o amplias de eritema, descamación, costras o, en ocasiones, ampollas.

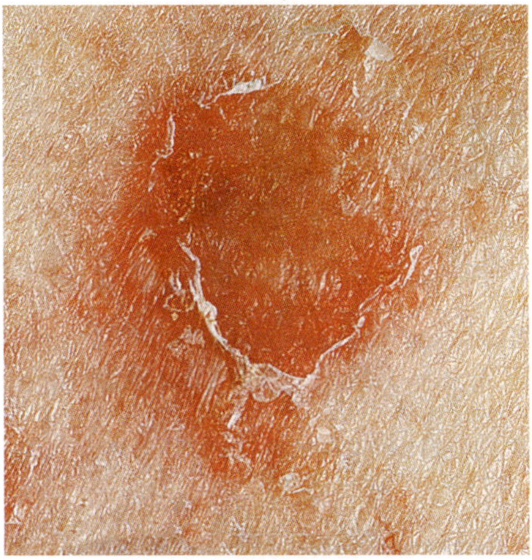

El techo de la vesícula es tan fino que se rompe. El contenido seroso se vierte y se seca para formar áreas localizadas o amplias de costras. A veces se observan vesículas intactas de paredes finas cerca del borde de las erosiones.

Penfigoide ampolloso

Descripción

- Una enfermedad ampollosa subepidérmica infrecuente de origen autoinmune que afecta sobre todo a personas ancianas.

Historia clínica

- La mayoría de los casos ocurren después de los 60 años.
- Se han descrito casos pediátricos, pero son raros.
- No existe preferencia racial ni de sexo.
- Existen autoanticuerpos IgG dirigidos contra proteínas hemidesmosomales.
- Se desconoce el factor que desencadena la formación de autoanticuerpos reactivos.
- Se han implicado diversos fármacos, como furosemida, captopril y algunos antiinflamatorios no esteroideos.

Hallazgos cutáneos

- La erupción suele ser generalizada, con predilección por los pliegues cutáneos, las áreas flexurales y las zonas independientes.
- Comienza con un área localizada de eritema o pápulas urticariales pruriginosas, que confluyen en placas.
- El diagnóstico de habones se hace con frecuencia en esta fase previa a las ampollas.
- Las placas adquieren un color rojo oscuro en 1-3 semanas conforme aparecen con rapidez vesículas y ampollas sobre su superficie.
- El prurito suele ser moderado o intenso.
- Las ampollas son tensas, con buena integridad estructural.
- La presión firme sobre las ampollas no conduce a extensión en la piel normal, como ocurre en el pénfigo.
- Las ampollas se rompen antes de 1 semana, para dejar una base erosionada que no se extiende ni cura con rapidez.

Hallazgos extracutáneos

- Algunos pacientes exhiben eosinofilia en sangre periférica.
- Las ampollas orales, si existen, son leves y transitorias.

Pruebas de laboratorio

- La biopsia cutánea muestra ampollas subepidérmicas, con un infiltrado de eosinófilos dentro de la dermis y la ampolla.
- La inmunofluorescencia directa de la piel tomada en la proximidad de una ampolla confirma la presencia de inmunoglobulina G y/o complemento C3 en una banda lineal en la zona de la membrana basal de aproximadamente el 90% de los casos.
- Los estudios de inmunofluorescencia directa pueden ser útiles para evaluar la respuesta al tratamiento.
- Conforme cede la enfermedad desaparecen los depósitos de complemento C3.
- La inmunofluorescencia indirecta demostrará anticuerpos IgG circulantes en el suero de aproximadamente el 70% de los pacientes.
- Los títulos de autoanticuerpos circulantes no guardan buena relación con la actividad de la enfermedad, a diferencia de lo que sucede en el pénfigo.

Diagnóstico diferencial

- El pénfigo vulgar también afecta a los ancianos, pero aún es más raro y se presenta con ampollas frágiles y/o lesiones orales.
- La dermatitis herpetiforme tiende a cursar con vesículas más pequeñas, y a localizarse en codos, rodillas, nalgas y la zona posterior del cuero cabelludo.
- Las erupciones ampollosas por fármacos prefieren las mismas áreas que el penfigoide ampolloso.
- Por tanto, la biopsia cutánea con inmunofluorescencia se recomienda en todas las enfermedades ampollosas.
- Algunas enfermedades ampollosas, como la epidermólisis bullosa adquirida y el penfigoide cicatricial, tienen patrones de inmunofluorescencia directa similares, y su distinción requiere más pruebas en secciones de piel tratadas con cloruro sódico.

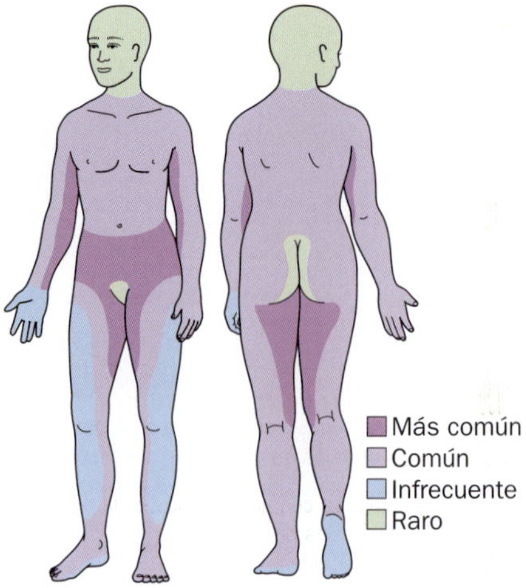

Evolución y pronóstico

- El penfigoide ampolloso no tratado puede permanecer localizado y experimentar una remisión espontánea, o generalizarse con rapidez.
- Las recidivas pueden ser menos graves que el episodio inicial.
- En los pacientes tratados, la duración varía entre 9 semanas y 17 años.
- La tasa de remisión es del 30% a los 2 años y del 50% a los 3 años.
- Se observan recidivas tardías después de intervalos sin enfermedad superiores a 5 años.
- La tasa de mortalidad al cabo de 1 año es del 19%, con frecuencia por efectos secundarios del tratamiento, además de por procesos coexistentes.

Discusión

- Los dermatólogos han recibido formación especializada en los trastornos ampollosos, las técnicas de biopsia y las pruebas necesarias para un diagnóstico exacto.
- Los ancianos afectos presentan con frecuencia enfermedades coexistentes, como diabetes, osteoporosis e hipertensión.
- La atención de estos pacientes requiere la colaboración en equipo de un dermatólogo, un médico de atención primaria y, en muchos casos, una enfermera visitadora.

Tratamiento

- El tratamiento se dirige a parar la formación de ampollas, disminuir el prurito, proteger la piel y limitar la infección secundaria.
- El prurito se controla con hidroxizina, 10-50 mg cada 4 horas si es necesario. La hidroxizina causa sedación y se debe usar con precaución en los ancianos.
- Los esteroides tópicos de clase I se pueden usar para controlar la enfermedad limitada; se aplican dos veces al día hasta que las lesiones curan, y 2 semanas después.
- La prednisona probablemente sea el fármaco de elección (1,0-1,5 mg/kg/día) hasta que cese la formación de ampollas.
- La mayoría de los pacientes están controlados a los 28 días, y la dosis se puede disminuir de forma gradual hasta 0,5 mg/kg/día a los 3 meses y 0,2 mg/kg/día a los 6 meses.
- Los fármacos ahorradores de esteroides comprenden tetraciclina, 1,0-2,5 g diarios, minociclina, 200 mg/día, y niacinamida, 1,5-2,5 g diarios.
- El 40% de los pacientes responden a la dapsona sola (100 mg diarios), y la adición de dapsona puede contribuir a corregir la remisión.
- Considere la terapia inmunosupresora adyuvante con ciclofosfamida o azatioprina si fracasan la dapsona y la prednisona.
- El tratamiento con inmunoglobulina intravenosa se ha usado en pacientes resistentes a las pautas inmunosupresoras convencionales.
- Los pacientes encamados se benefician del soporte del colchón de aire y otras medidas para proteger la piel.

Claves clínicas

- La remisión mantenida necesita una reducción gradual de la prednisona y los demás fármacos.

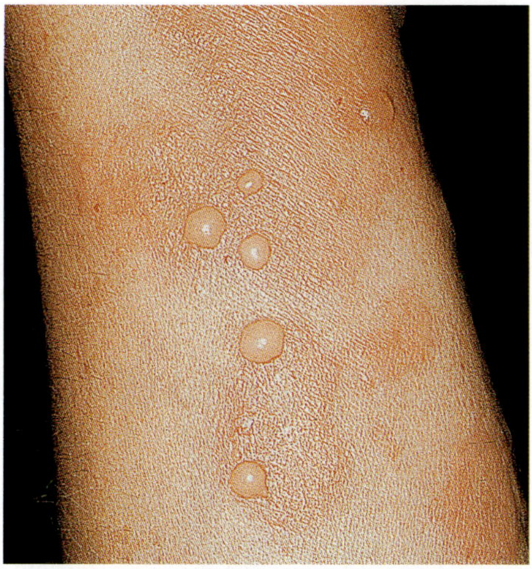

El penfigoide comienza con un área localizada de eritema, o con placas urticariales pruriginosas, que poco a poco se convierten en más edematosas y extensas.

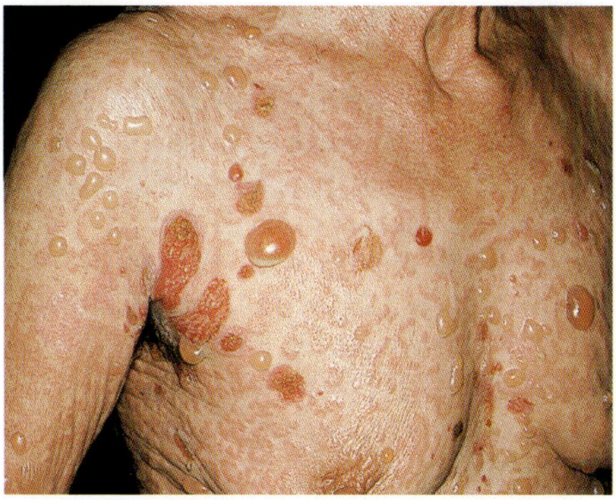

La erupción es generalizada con frecuencia, pero las localizaciones más comunes corresponden a la parte inferior del abdomen, las ingles y las superficies de flexión de los brazos y las piernas. Se afectan las palmas de las manos y las plantas de los pies. Las placas adquieren un color rojo oscuro o cianótico al cabo de 1-3 semanas, similar al del eritema multiforme, conforme aparecen con rapidez vesículas y ampollas sobre su superficie.

14 Enfermedades del tejido conjuntivo

Lupus eritematoso

Descripción general

- El lupus eritematoso cutáneo es una enfermedad con una amplia gama de manifestaciones, desde lesiones cutáneas crónicas solitarias en el lupus eritematoso crónico hasta lesiones polimorfas generalizadas en el lupus eritematoso cutáneo subagudo, y hasta la afectación de múltiples órganos en el lupus eritematoso sistémico. Se cree que el lupus se debe a una disregulación de las células T, que causa activación de las células B y origina la aparición de una variedad de autoanticuerpos dirigidos contra antígenos celulares, como el ADN, el ARN y los complejos ARN-proteínas.

Revisión del tratamiento

- Existen muchas opciones terapéuticas. El uso de un medicamento tópico solo, o con la adición de un fármaco sistémico, depende de la extensión y la gravedad de la enfermedad, y de las condiciones médicas subyacentes del individuo.
- El uso de filtros solares y la evitación del sol son elementos esenciales del tratamiento.
- Los corticosteroides tópicos o intralesionales, los retinoides y los antipalúdicos orales son tratamientos estándar.
- Se deben usar filtros solares de amplio espectro que bloqueen la luz ultravioleta A, en particular los que contienen avobenzona, y dióxido de titanio y óxido de cinc.
- Las prendas de vestir para protegerse del sol se pueden solicitar a Sun Precautions (2815 Wetmore Avenue, Everett, WA 98201; Tel.: 1-800-882-7860; http://sunprecautions.com) y a otros muchos proveedores.
- La abstinencia del tabaco proporciona un mejor control de la enfermedad.
- Los inmunomoduladores tópicos más nuevos, como la crema de pimecrolimus o la pomada de tacrolimus, pueden ser efectivos. Ambos productos se aplican dos veces al día en la piel con lesiones durante períodos prolongados, y pueden representar el tratamiento tópico de primera línea para las lesiones faciales.
- Uso cíclico de esteroides tópicos de los grupos I-II; se administran dos veces al día durante 2 semanas, y los hidratantes se usan durante 1 semana.
- Los esteroides, como la triamcinolona 10 mg/ml, se inyectan en lesiones de lupus eritematoso crónico.
- La cinta impregnada en corticosteroides se usa para las lesiones del lupus eritematoso crónico.
- La hidroxicloroquina, 200-400 mg una vez al día (menos de 6,5 mg/kg una vez al día) es un tratamiento oral efectivo en la mayoría de los casos; el comienzo del efecto requiere 4-8 semanas. Son necesarios exámenes oftalmológicos al inicio del tratamiento y cada 6 a 12 meses.

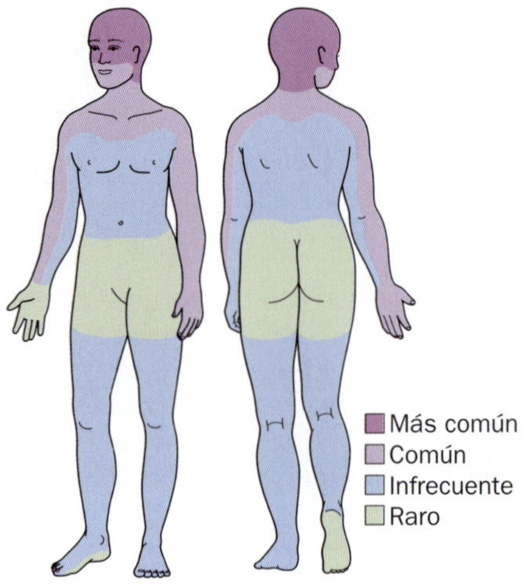

- Entre los demás fármacos que pueden tener utilidad para el lupus eritematoso cutáneo se incluyen: dapsona, 25-200 mg una vez al día (especialmente útil para el lupus eritematoso ampolloso, las lesiones vasculíticas del lupus eritematoso, la vasculitis urticarial asociada al lupus eritematoso cutáneo subagudo, y las ulceraciones orales); talidomida, 50-300 mg una vez al día, a la hora de acostarse; sulfasalazina, 1,5-2 g una vez al día; prednisona, 0,5-1,5 mg/kg una vez al día; retinoides, por ejemplo acitretina, 10-50 mg una vez al día, o isotretinoína, 1 mg/kg una vez al día; sales de oro, por vía oral o parenteral; azatioprina; metotrexato; micofenolato mofetilo, y ciclofosfamida.
- La inmunoglobulina G intravenosa (IGIV) a dosis altas, de 1 g/kg una vez al día 2 días consecutivos 1 mes, se puede usar cuando fracasan otras terapias; esta forma de tratamiento es cara, y la respuesta tiene una duración limitada.
- Las infusiones de anticuerpos monoclonales han proporcionado éxitos en el tratamiento de pacientes con lupus eritematoso cutáneo refractario grave.
- La enfermedad cutánea coexiste muchas veces con enfermedad sistémica en los pacientes con lupus eritematoso sistémico. Tales pacientes requieren terapia inmunosupresora sistémica para controlar el lupus.

Lupus cutáneo crónico (cuero cabelludo)

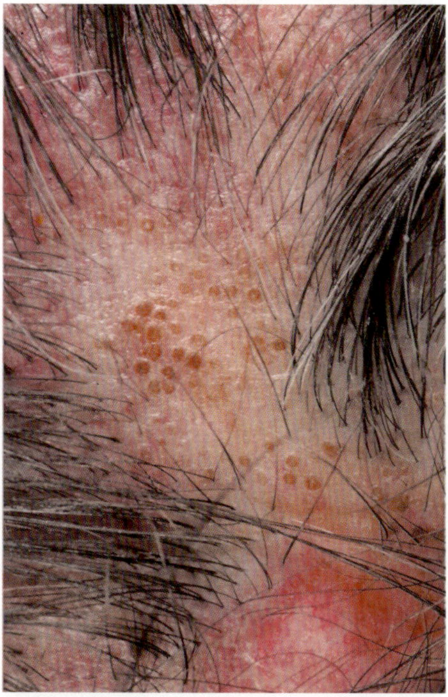

Lupus cutáneo crónico (LE discoide) del cuero cabelludo. Se producen hiperqueratosis e inflamación. Las lesiones más antiguas cicatrizan y muestran tapones foliculares. La queratina se acumula y dilata el orificio folicular para producir taponamiento folicular.

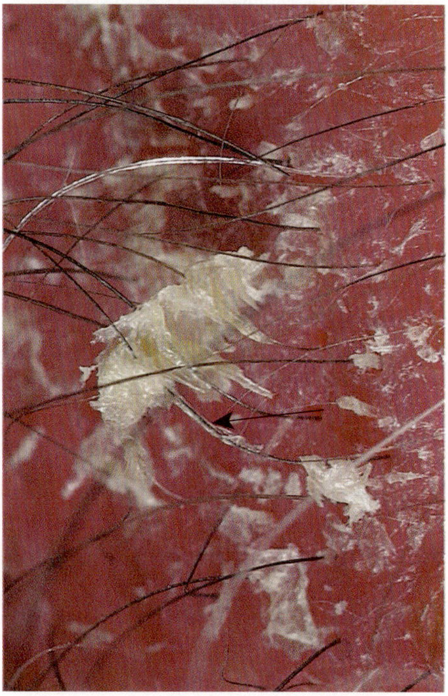

La queratina se acumula en la superficie para producir escamas. La queratina dilata el orificio folicular, se acumula alrededor del tallo capilar y llena el canal folicular. La elevación de la escama superficial con unas pinzas revela las columnas de material descamado que ocupan el canal folicular. Esas espiras de queratina recuerdan a chinchetas de moqueta, y de aquí el nombre «escama con chinchetas de moqueta».

Lupus cutáneo crónico

Descripción

- El lupus cutáneo crónico es la forma más común de lupus eritematoso cutáneo; las lesiones pueden ser localizadas o generalizadas, y consisten en pápulas y placas eritematosas con descamación, muchas veces con atrofia central y formación de cicatrices.
- Las lesiones del lupus cutáneo crónico no siempre son «discoides», y este término debe dejar de usarse.

Historia clínica

- El lupus eritematoso crónico es más común en las mujeres.
- Quizá sea más frecuente en personas de origen afroamericano.
- La incidencia máxima se encuentra en la cuarta década de la vida.
- El traumatismo y la luz ultravioleta pueden iniciar y agravar las lesiones.
- Existe fotosensibilidad en el 50% de los pacientes con lupus eritematoso discoide.
- Existe una incidencia más baja de enfermedad sistémica; entre el 1 y el 5% de los casos progresan hasta el lupus eritematoso sistémico. Los pacientes con enfermedad generalizada, no localizada, experimentan un mayor riesgo de progreso hasta la enfermedad sistémica.
- La alopecia cicatricial es irreversible.

Hallazgos cutáneos

- Las lesiones pueden ocurrir en cualquier superficie corporal, pero las áreas afectadas con más frecuencia son el cuero cabelludo, la cara y el pabellón auricular.
- El lupus eritematoso crónico comienza sin síntomas; existen placas bien definidas, elevadas, entre rojas y violáceas, de 1-2 cm, con la parte superior plana y escamas firmemente adheridas.
- Los tapones foliculares son prominentes; el desprendimiento de las escamas revela una superficie con aspecto de una moqueta atravesada por varias chinchetas.
- La atrofia epidérmica proporciona a la superficie un aspecto blanco liso o arrugado.
- Las lesiones pueden ser hipertróficas o verrugosas; pueden afectar a las palmas de las manos y las plantas de los pies, o a la mucosa oral.
- Las lesiones perduran durante meses; se resuelven espontáneamente o progresan con aumento de la atrofia, hasta que acaban formando cicatrices lisas, blancas o hiperpigmentadas, deprimidas, con telangiectasias y alopecia cicatricial.
- La afectación del cuero cabelludo comienza con eritema, descamación y taponamiento folicular.
- Los folículos pilosos son destruidos, lo que origina alopecia cicatricial irreversible. La pérdida de pelo tiene una distribución aleatoria.

Tratamiento

- Las opciones terapéuticas comprenden esteroides tópicos de los grupos I-III, esteroides intralesionales, antipalúdicos (p. ej., hidroxicloroquina, 200 mg dos veces al día), dapsona y corticosteroides orales. Los casos difíciles se tratan con metotrexato, azatioprina, talidomida o isotretinoína. Los filtros solares son un componente esencial del tratamiento. Algunos pacientes pueden responder a la pomada de tacrolimus. Se debe aplicar diariamente un filtro solar de amplio espectro y resistente al agua.

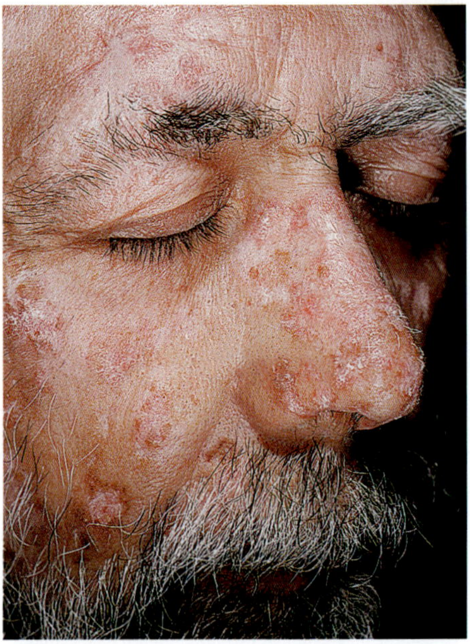

La cara es el área que se afecta con más frecuencia. La atrofia epidérmica ocurre pronto y proporciona una superficie lisa, de color blanquecino, o un aspecto arrugado.

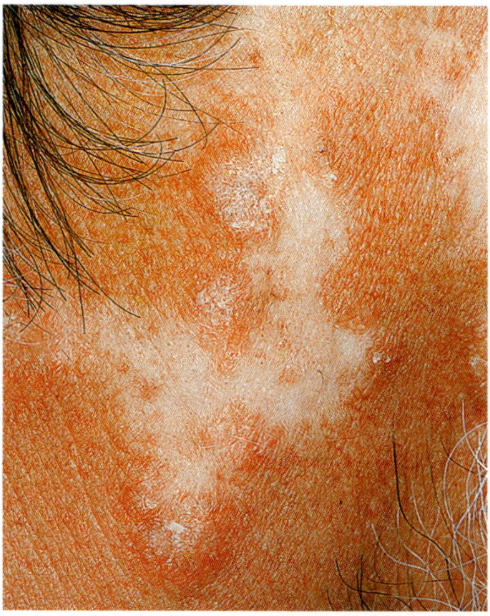

Los tapones foliculares pueden ser prominentes o no. No existen en este caso. Estas lesiones progresan y acaban por dejar cicatrices lisas, deprimidas, blancas o hiperpigmentadas, con telangiectasias y alopecia cicatricial.

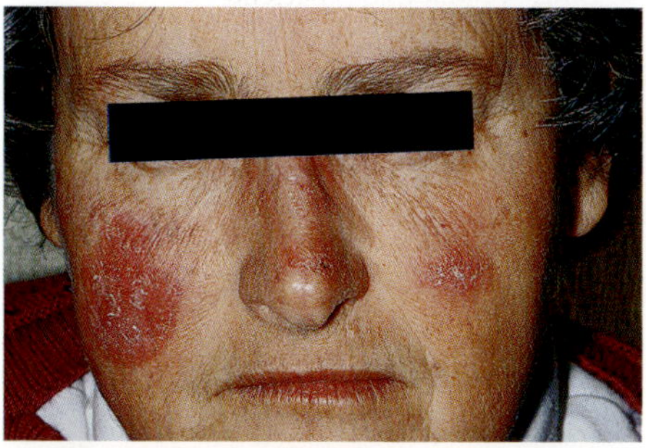

Lupus eritematoso discoide. Placas eritematosas y escamas. Todavía no se han producido cicatrices.

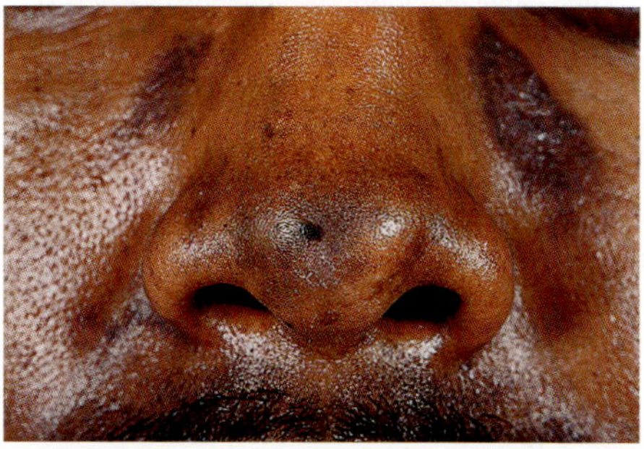

En los afroamericanos, las lesiones dejan cicatrices antiestéticas, hiperpigmentadas o blancas.

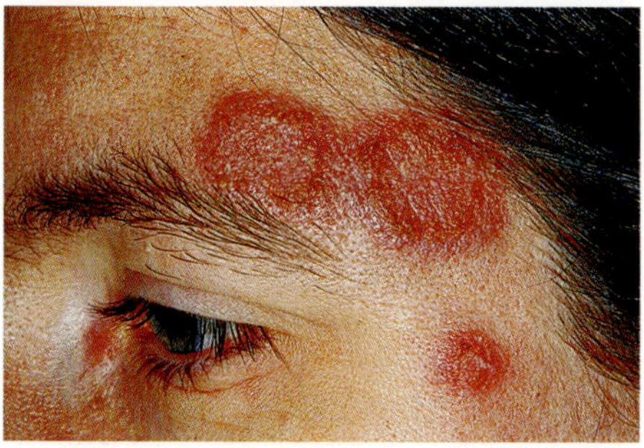

Las placas eritematosas con descamación habían estado presentes durante meses. Las placas tienen un aspecto similar a las de la psoriasis, pero muestran tapones foliculares.

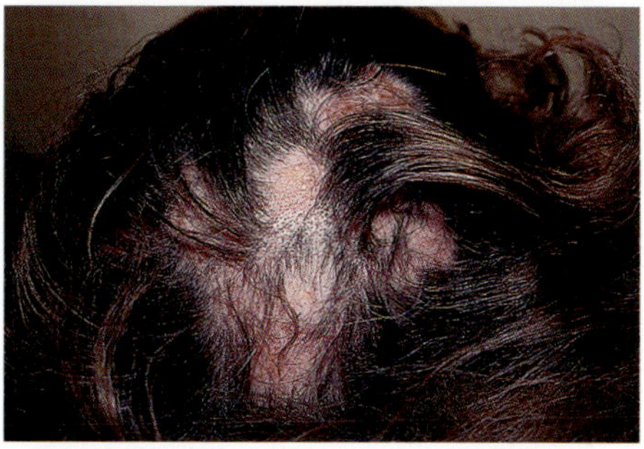

El lupus discoide es una causa común de alopecia cicatricial.

Lupus eritematoso cutáneo subagudo

Descripción

- El lupus eritematoso cutáneo subagudo es una forma de lupus eritematoso cutáneo caracterizada por lesiones psoriasiformes eritematosas no cicatriciales, o lesiones anulares cuya distribución está relacionada con la exposición al sol.
- Es más común en mujeres de raza blanca, jóvenes o de edad media.

Historia clínica

- Erupción súbita, con frecuencia después de la exposición al sol, pero que muchas veces progresa gradualmente para afectar a zonas más extensas conforme pasa el tiempo.
- Las lesiones ocurren en la parte superior del tronco, la nuca, la porción alta de la espalda y los hombros, la superficie de extensión de los brazos, la cara y el dorso de las manos.
- La afectación interna es limitada y menos grave que en el lupus eritematoso sistémico; puede no ser apreciable en absoluto.
- Las lesiones individuales pueden durar meses.
- Esta enfermedad tiende a ser crónica y recurrente, con reagudizaciones durante los meses de primavera y verano, o en épocas con mayor exposición a la luz solar.

Hallazgos cutáneos

- Existen dos patrones: papuloescamoso y policíclico anular. Las lesiones policíclicas anulares pueden presentar poca descamación.
- Las lesiones ocurren con más frecuencia en las zonas del tronco expuestas al sol; rara vez se ven por debajo de la cintura.
- Se observan telangiectasias e hipopigmentación grisácea sutil en el centro de las lesiones anulares; este aspecto se convierte en más obvio conforme se resuelven las lesiones. La hipopigmentación se desvanece al cabo de varios meses, pero las telangiectasias persisten.
- El taponamiento folicular, la hiperqueratosis adherente, la cicatrización y la atrofia dérmica no son manifestaciones prominentes; estas anomalías son más típicas de las lesiones discoides.
- Otros signos incluyen fotosensibilidad en el 70 a 90% de los casos, telangiectasias periungueales, lupus eritematoso discoide y vasculitis.

- Entre las variantes del lupus eritematoso cutáneo subagudo se incluyen la anular, la papuloescamosa, el lupus eritematoso neonatal, el síndrome similar al lupus eritematoso con deficiencia del componente C2 del sistema del complemento, el lupus eritematoso cutáneo subagudo inducido por fármacos, y el lupus *tumidus*.

Pruebas de laboratorio

- El título de anticuerpos antinucleares está elevado en el 50-72% de los casos.
- El título de anticuerpos anti-Ro (anti-SS-A) está alto en el 50-100% de los pacientes.
- Los anticuerpos anti-La (anti-SS-B) coexisten con los anti-Ro (anti-SS-A), y no se suelen presentar como anticuerpos únicos.
- Existe leucopenia en el 25-50% de los pacientes con lupus eritematoso cutáneo subagudo.

Diagnóstico diferencial

- Erupciones por fármacos, en particular tiazidas.
- Dermatomiositis.
- Sífilis secundaria.
- Psoriasis.
- Linfoma cutáneo de células T.
- Dermatitis seborreica.
- Tiña del cuerpo.

Discusión

- Los pacientes con lupus eritematoso cutáneo subagudo no cumplen los criterios para lupus eritematoso sistémico, aunque la afectación no sea estrictamente cutánea; algunos de ellos presentan afectación renal o neurológica y otras manifestaciones sistémicas, como cansancio y artralgia. También se pueden encontrar afectación hematológica con leucopenia, niveles disminuidos de complemento y linfopenia. El pronóstico global es mejor en el lupus eritematoso cutáneo subagudo que en el lupus eritematoso sistémico.
- Entre los fármacos relacionados con lupus eritematoso cutáneo subagudo se incluyen hidroclorotiazida, bloqueantes del canal del calcio y terbinafina.
- Las madres con anticuerpos anti-Ro pueden tener hijos afectados de lupus neonatal; en un estudio la incidencia fue del 7,6%.

Lupus neonatal

- El lupus neonatal se adquiere a través de anticuerpos maternos transplacentarios, en los casos típicos anti-Ro/SS-A. El lactante presenta lesiones de lupus cutáneo al nacer o en los primeros días o meses de vida, o bloqueo cardíaco congénito. Existe trombocitopenia en el 10-20%.

- Las lesiones cutáneas del lupus neonatal son placas anulares con descamación fina. Se resuelven de modo espontáneo al cabo de semanas o meses, y pueden dejar telangiectasias residuales, atrofia leve o alteración pigmentaria. La biopsia cutánea de la piel afectada muestra cambios típicos del lupus eritematoso, y los anticuerpos contra el antígeno Ro se encuentran presentes en la mayoría de los recién nacidos y en sus madres.
- Se produce bloqueo cardíaco completo e irreversible en aproximadamente la mitad de los lactantes con lupus neonatal, y puede causar morbilidad y mortalidad significativas.
- La madre de un hijo con lupus neonatal experimenta un riesgo alto de tener otros hijos con afectación similar; estos casos requieren consejo prenatal precoz y atención obstétrica para pacientes de alto riesgo.
- Las medidas para protegerse del sol son un componente esencial del tratamiento del lupus neonatal. Los esteroides tópicos de baja potencia y los inmunomoduladores tópicos tacrolimus o pimecrolimus, pueden acelerar la resolución de las lesiones.

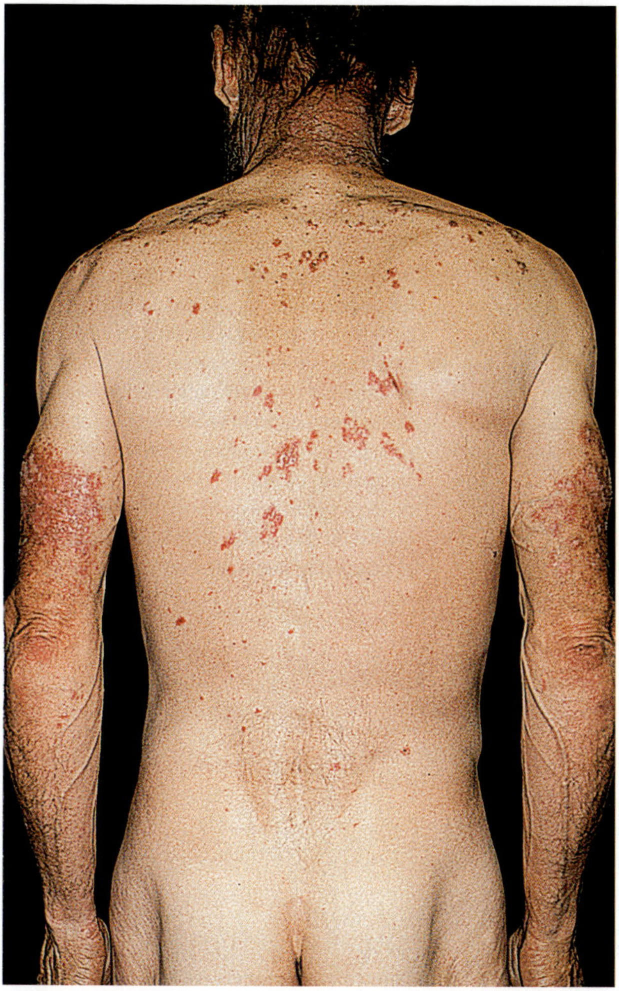

Lupus eritematoso cutáneo subagudo. Existen dos variedades morfológicas: un patrón papuloescamoso y un patrón policíclico anular. Ambos ocurren con más frecuencia en el tronco aunque suele predominar uno de ellos. Las lesiones son prominentes en las áreas expuestas al sol.

Lupus eritematoso cutáneo agudo

Descripción

- El lupus eritematoso cutáneo agudo es una enfermedad multisistémica grave.

Historia clínica

- Las mujeres se afectan con más frecuencia que los hombres, según una relación de 8 a 1.
- Ocurre con más frecuencia en personas de 30 a 40 años de edad.
- La luz solar exacerba el lupus eritematoso cutáneo agudo y puede inducirlo.
- El lupus eritematoso cutáneo agudo es una enfermedad multisistémica; pueden existir fiebre, artritis y afectación de los sistemas renal, cardíaco, pulmonar y nervioso central.

Hallazgos cutáneos

- Aparecen placas entre eritematosas y violáceas, no pruriginosas, superficiales e induradas en las zonas expuestas al sol del tórax, los hombros, las superficies de extensión de los brazos y los dorsos de las manos.
- Pueden existir descamación fina en la superficie y taponamiento folicular obvio.
- En el 10-50% de los pacientes aparece un exantema en alas de mariposa en las mejillas y el puente nasal.
- No se produce atrofia.
- La microscopía de los capilares de los pliegues ungueales revela asas capilares tortuosas, serpenteantes.
- Se pueden encontrar exceso de pelo velloso en el margen frontal (pelo del lupus) o adelgazamiento capilar difuso.
- Se produce alopecia (cicatricial y no cicatricial) en el 20% de los casos.

Diagnóstico diferencial

- Dermatitis de contacto.
- Rosácea.
- Erisipela.
- Dermatitis seborreica.
- Tiña.
- Fármacos (p. ej., la hidralazina, la procainamida y los anticonvulsivantes pueden causar un síndrome similar al lupus).
- Erupción polimorfa lumínica.
- Parvovirus B19.

Pruebas de laboratorio

- Se toma una biopsia de la piel lesionada para estudio histológico e inmunofluorescencia directa.
- La posibilidad de lupus eritematoso sistémico subyacente se evalúa mediante el título de anticuerpos antinucleares, hemograma completo, perfil bioquímico y análisis de orina.

Tratamiento

- Los filtros solares son una parte esencial del tratamiento. Se debe aplicar diariamente un filtro solar de amplio espectro y resistente al agua.

Claves clínicas

- El clásico exantema en alas de mariposa sobre las mejillas y la nariz se observa en el 10-50% de los pacientes con lupus eritematoso agudo, pero no es la presentación cutánea más común.
- La evaluación de los exantemas del lupus eritematoso y la clasificación del proceso como lupus cutáneo crónico, lupus cutáneo subagudo o lupus agudo, es vital para el tratamiento efectivo y apropiado. La atención de estos pacientes conlleva una observación cuidadosa de los síntomas sistémicos y evaluación hematológica, renal y serológica.

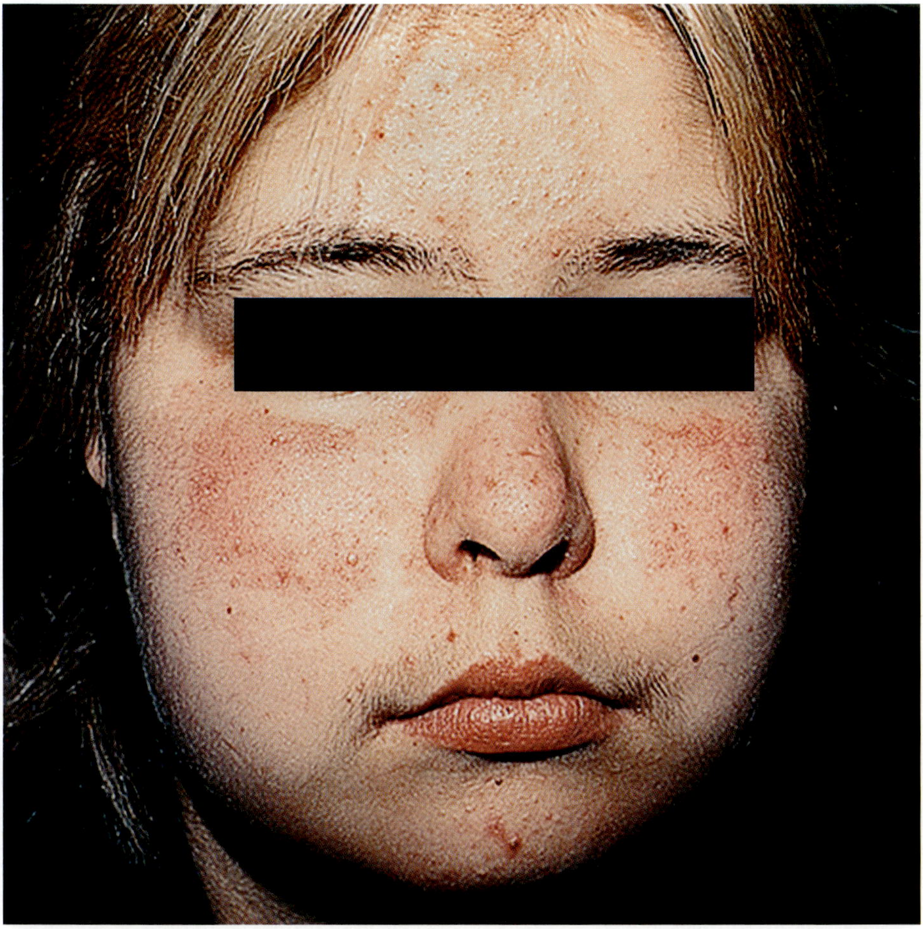

Lupus eritematoso agudo. Se producen placas eritematosas superficiales en las áreas expuestas al sol. Puede existir una descamación fina en la superficie, pero no se produce atrofia. Las placas duran días o semanas. Las placas induradas pueden durar meses.

Dermatomiositis

Descripción

- La dermatomiositis es una enfermedad adquirida idiopática del tejido conjuntivo caracterizada por debilidad de los músculos proximales y exantema cutáneo característico, de color violáceo, en los párpados, el cuero cabelludo y sobre las articulaciones metacarpofalángicas y las prominencias óseas.
- El proceso se puede asociar a una neoplasia maligna subyacente.
- No siempre existe debilidad muscular.

Historia clínica

- La incidencia es de 1:100.000, con una frecuencia dos veces mayor en las mujeres que en los hombres.
- Por lo menos el 15% de los casos ocurren en el grupo de edad pediátrica.
- La enfermedad se puede presentar con aparición gradual de los signos cutáneos típicos o con debilidad de los músculos proximales.
- Los pacientes con debilidad muscular experimentan muchas veces dificultad para peinarse, subir escaleras o levantarse de una silla sin usar los brazos. El interrogatorio sobre esos temas es útil para fines de cribado.
- Las lesiones cutáneas preceden a la afectación muscular en 3-6 meses.

Hallazgos cutáneos

- Aproximadamente el 10% de los pacientes presentan signos cutáneos característicos sin indicios de enfermedad muscular. El término «dermatomiositis amiopática» se aplica a la enfermedad cutánea sin afectación muscular durante más de 6 meses; se requieren 2 años para confirmar el diagnóstico de dermatomiositis amiopática.
- El eritema en heliotropo se refiere a un color violáceo de los párpados.
- Las pápulas de Gottron, consideradas patognomónicas, se localizan sobre las prominencias óseas, en particular las articulaciones interfalángicas proximales, las articulaciones interfalángicas distales y las articulaciones metacarpofalángicas. Las lesiones consisten en pápulas y placas violáceas. Otras localizaciones comprenden los codos, las rodillas y los maléolos mediales.
- El signo del chal se refiere al eritema violáceo sobre la parte posterior del cuello y los hombros.
- La poiquilodermia (eritema, telangiectasia, hipopigmentación e hiperpigmentación, y atrofia) también es un hallazgo típico en la piel afecta de la parte superior del tórax, la región posterior de los hombros, las nalgas y la espalda.
- Las alteraciones periungueales comprenden cutículas desgarradas, eritema y telangiectasia.
- Las manifestaciones en el cuero cabelludo son comunes y comprenden alopecia, prurito, eritema y descamación.
- Las lesiones cutáneas son con frecuencia pruriginosas.
- El término «manos de mecánico» se refiere a las fisuras descamativas y las alteraciones inflamatorias en ambas manos.
- La calcinosis es una lesión rara, pero grave, de los pacientes con dermatomiositis.

Hallazgos extracutáneos

- El cansancio representa una queja común; los pacientes pueden no reconocer la debilidad muscular.
- La afectación de los músculos es típicamente proximal y simétrica.
- Se produce disfagia en el 12-45% de los casos.
- La dermatomiositis puede ser una enfermedad paraneoplásica; el riesgo es mayor en los pacientes ancianos.

Pruebas de laboratorio

- La afectación cutánea es típica y puede confirmarse mediante una biopsia de la piel afecta.
- Elevación de las enzimas musculares séricas. La creatincinasa es útil para evaluar la actividad de la enfermedad.
- Se puede realizar una biopsia muscular; es posible el estudio incruento de los músculos mediante imagen de resonancia magnética.
- El electromiograma anormal es uno de los criterios diagnósticos.
- Los anticuerpos anti-Jo-1 son positivos en alrededor del 20% de los casos. Se asocian a neumopatía intersticial, artritis, enfermedad de Raynaud, y un aspecto de los dedos pulgares, índices y medios conocido como «manos de mecánico».
- Es prudente el cribado para neoplasias malignas, con revisión cuidadosa de los sistemas corporales, el recto, la posibilidad de hemorragias ocultas en heces, el examen pélvico y mamográfico, el recuento sanguíneo completo, la bioquímica sérica, la radiografía de tórax y, en las mujeres, la mamografía. Considere la conveniencia de resonancia magnética y

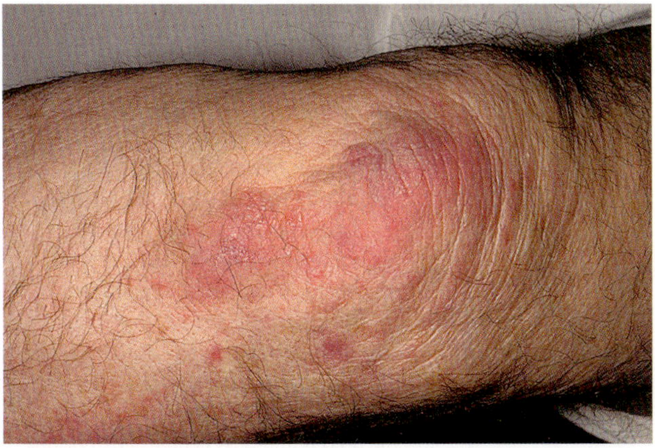

Aparecen eritema violáceo y escamas en las superficies de extensión de los codos. Las pápulas violáceas en esta zona se conocen como pápulas de Gottron.

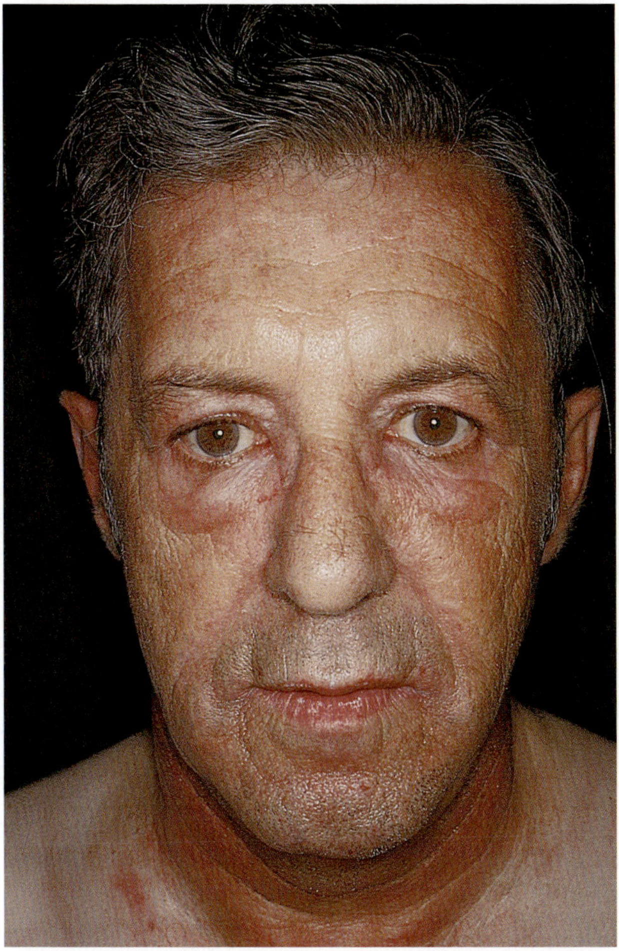

Eritema en heliotropo. El exantema violáceo o rojo pardusco afecta a la piel periorbitaria o sólo al margen palpebral. El color «púrpura» de la piel se puede acompañar de edema.

tomografía computarizada del tórax y el abdomen. Los síntomas y los antecedentes de neoplasias previas pueden sugerir la necesidad de otras pruebas. Descarte la presencia de cáncer de ovario en las mujeres mayores.

Complicaciones

- La enfermedad muscular no tratada puede conducir a complicaciones serias e incapacidad crónica.
- La enfermedad muscular grave puede causar la muerte por disfagia, aspiración e insuficiencia respiratoria.
- El lupus cutáneo y las vasculitis se pueden superponer en algunos pacientes con dermatomiositis.

Evolución y pronóstico

- La evolución de la enfermedad es variable; puede ser rápida y progresiva, o crónica y recidivante. También es posible la remisión espontánea.
- El tratamiento precoz con corticosteroides sistémicos mejora el pronóstico en los pacientes con enfermedad muscular.

Diagnóstico diferencial

- Dermatitis de contacto.
- Lupus eritematoso.

Consideraciones pediátricas

- La afectación vascular es más frecuente en los niños y puede conducir a ulceración cutánea.
- Las contracturas articulares y la atrofia son hallazgos más frecuentes en los niños afectos.
- La calcificación de los tejidos blandos, una causa de discapacidad sustancial, ocurre en aproximadamente el 40-70% de los niños con dermatomiositis; el tratamiento es difícil.
- El tratamiento con corticosteroides u otros inmunosupresores se asocia a reducción de la morbilidad y la mortalidad.
- Los niños con dermatomiositis deben ser tratados por un especialista en esta enfermedad.
- En los niños la dermatomiositis se asocia rara vez a enfermedad maligna.

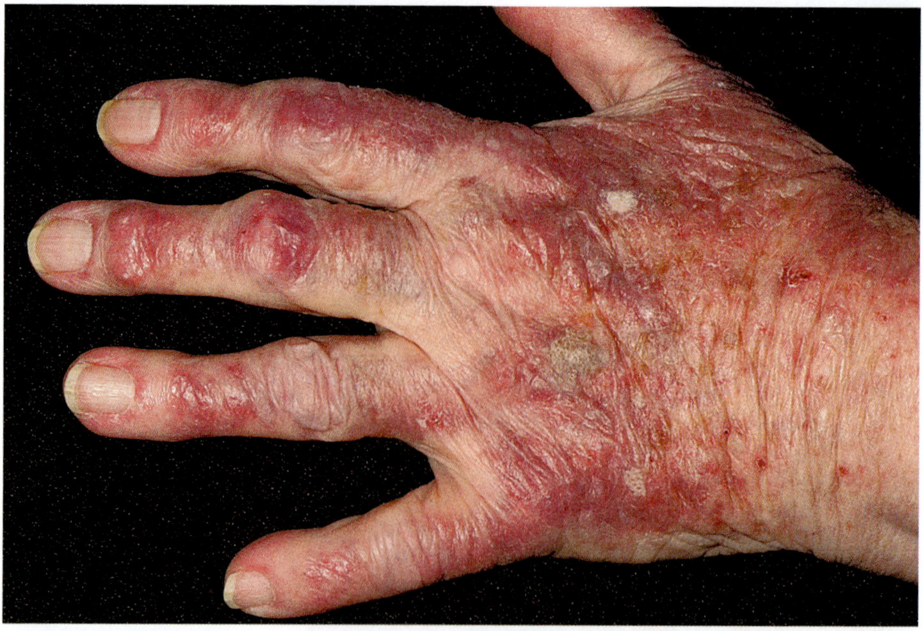

Las pápulas violáceas sobre las prominencias óseas de los dedos de las manos se conocen como pápulas de Gottron. También se pueden encontrar en los codos, las rodillas y los pies. Puede aparecer un exantema violáceo, con o sin descamación, en el dorso y las palmas de las manos.

- Psoriasis.
- Infección por parvovirus B19.

Tratamiento

- La protección con filtros solares, el uso de prendas de vestir protectoras y la modificación de la conducta constituyen medidas necesarias. El exantema suele ser agravado por la exposición a la luz solar.
- Los corticosteroides (prednisona, 0,5-1,5 mg/kg una vez al día) representan la clave del tratamiento, aunque cabe la posibilidad de que el exantema no responda.
- La hidroxicloroquina, 200-400 mg una vez al día, sola o combinada con quinacrina, 100-200 mg una vez al día, mejora la enfermedad cutánea pero la respuesta quizá no sea completa.
- Los fármacos ahorradores de esteroides útiles para la enfermedad cutánea comprenden el inmunosupresor metotrexato, 2,5-30 mg/semana, y la inmunoglobulina intravenosa, 2 g/kg durante 2 días consecutivos.
- Los antihistamínicos se utilizan para el prurito (no sedantes durante el día, sedantes por la noche).
- Los fármacos de segunda línea para la enfermedad muscular y como ahorradores de esteroides comprenden metotrexato, 25 a 50 mg/semana, azatioprina, 2 mg/kg una vez al día, ciclosporina, 5 mg/kg una vez al día, ciclosfosfamida, 2 mg/kg una vez al día, e inmunoglobulina intravenosa, 2 g/kg.
- Los ejercicios pasivos del arco de movimiento, el reposo, la nutrición correcta, la fisioterapia y la terapia ocupacional son intervenciones importantes.

Claves clínicas

- No existe correlación entre afectación y actividad de la enfermedad muscular y enfermedad cutánea.
- La dermatomiositis amiopática es más común en los adultos que en los niños.
- Los datos que apoyan el diagnóstico de dermatomiositis, en vez del de lupus, comprenden tono violáceo característico de las lesiones cutáneas, afectación palpebral, prurito frecuente y afectación de la piel sobre las articulaciones interfalángicas.

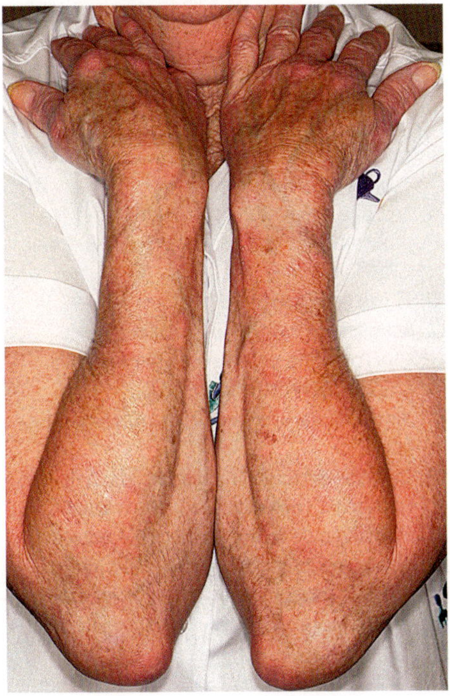

El eritema violáceo y la descamación pueden afectar a zonas extensas de la piel expuesta al sol.

Esclerodermia

Descripción

- La esclerosis sistémica progresiva es una enfermedad fibrosante idiopática que se puede presentar en forma difusa o limitada.
- La forma difusa puede afectar a toda la superficie cutánea, y se asocia con fibrosis de órganos internos y anomalías vasculares.
- Existe una variante localizada asociada al síndrome CREST (calcinosis, enfermedad de Raynaud, dismotilidad esofágica, esclerodactilia y telangiectasia).
- El síndrome CREST representa una variante localizada, que afecta con más frecuencia a las manos y la cara, y tiene un curso más indolente.

Historia clínica

- La esclerosis sistémica es rara; la incidencia en Estados Unidos oscila alrededor de 20 casos por millón de habitantes.
- Las mujeres se afectan con tres veces más frecuencia que los hombres.
- La edad de comienzo más frecuente es la comprendida entre los 30 y los 50 años.
- El pronóstico parece ser peor en los hombres, en los casos de comienzo tardío y en los individuos de raza negra.
- La enfermedad puede permanecer localizada en las manos durante muchos años.

Hallazgos cutáneos

- El fenómeno de Raynaud puede preceder al comienzo de la esclerosis sistémica progresiva, y constituye con frecuencia la primera manifestación.
- Algunos pacientes se quejan de prurito intenso al principio de la enfermedad.
- En fases precoces la piel afecta aparece eritematosa y tumefacta.
- Se produce esclerosis, y la piel es lisa, amarillenta y firme. Aparece tensa y adherida a los planos profundos.
- Los pliegues ungueales pueden mostrar dilatación capilar. En el 75% de los pacientes se aprecian capilares tortuosos dilatados.
- Las primeras anomalías pueden ser más notables alrededor de la boca y en las manos; se pierden las líneas de expresión faciales normales, se dificulta la abertura de la boca, y los labios aparecen finos, con pliegues radiales.
- Son posibles la ulceración trófica y la gangrena de las puntas de los dedos.
- Puede ocurrir calcificación dentro de la piel, visible en el examen radiográfico.
- Los cambios tardíos incluyen hiperpigmentación o despigmentación, sobre todo en la parte superior del tórax. Es frecuente que los folículos pilosos conserven el pigmento, mientras que la piel adyacente está hipopigmentada.
- En fases avanzadas se aprecia falta de pelo en las áreas afectas. La alopecia puede ser parcial o completa.

Hallazgos extracutáneos

- La forma limitada cursa con fenómeno de Raynaud, que puede preceder a la esclerosis en años.
- En la esclerosis sistémica progresiva se pueden afectar el corazón, el tracto gastrointestinal, los pulmones y los riñones.
- La crisis renal de la esclerodermia ocurre de forma típica dentro de los 5 primeros años de la enfermedad.

Pruebas de laboratorio

- Los patrones de anticuerpos antinucleares asociados a esclerosis sistémica incluyen los tipos homogéneo, moteado y nucleolar. Los anticuerpos antinucleares son positivos en más del 90% de los casos. El patrón nucleolar es el más específico.
- Los anticuerpos contra el antígeno Scl-70 se asocian a esclerodermia truncal y fibrosis pulmonar; la enfermedad renal es menos común en este subgrupo.
- Los anticuerpos anticentrómero (patrón moteado) son muy específicos del síndrome CREST.
- El patrón homogéneo se asocia a los anticuerpos PM-Scl y es un marcador de superposición polimiositis-esclerodermia.
- Los anticuerpos contra el ADN monocatenario se asocian a esclerodermia lineal.
- La forma difusa de la enfermedad puede conducir a complicaciones muy variables; la evaluación de la afectación de los órganos internos es esencial, y debe incluir los posibles efectos musculoesqueléticos, gastrointestinales, renales y pulmonares.

Diagnóstico diferencial

- Escleredema.
- Mixedema.
- Fascitis eosinofílica (típicamente respeta las manos y la cara).
- Enfermedad del injerto contra el huésped crónica.
- Exposición laboral a sustancias químicas (resinas de cloruro de polivinilo, resinas epoxi, sílice) y vibración crónica.

Complicaciones

- Se producen ulceraciones y gangrena digitales en alrededor de la tercera parte de los pacientes.
- Es frecuente la disfunción esofágica asintomática o sintomática.
- Gastroparesia.
- Son posibles la neumopatía intersticial y la hipertensión arterial pulmonar; la afectación pulmonar es la causa más común de muerte. La disnea y la tos seca constituyen presentaciones comunes.
- Los riñones se afectan en el 10-15% de los pacientes. La presión arterial se debe vigilar con regularidad.

Evolución y pronóstico

- La esclerosis sistémica progresiva tiene un curso variable e impredecible.
- La supervivencia se puede predecir aproximadamente por la extensión de la afectación cutánea 1 año después del diagnóstico.
- El mejor pronóstico corresponde a los pacientes con sólo esclerodactilia; la afectación del tronco anuncia el peor pronóstico, con únicamente un 21% de supervivencia a los 10 años.

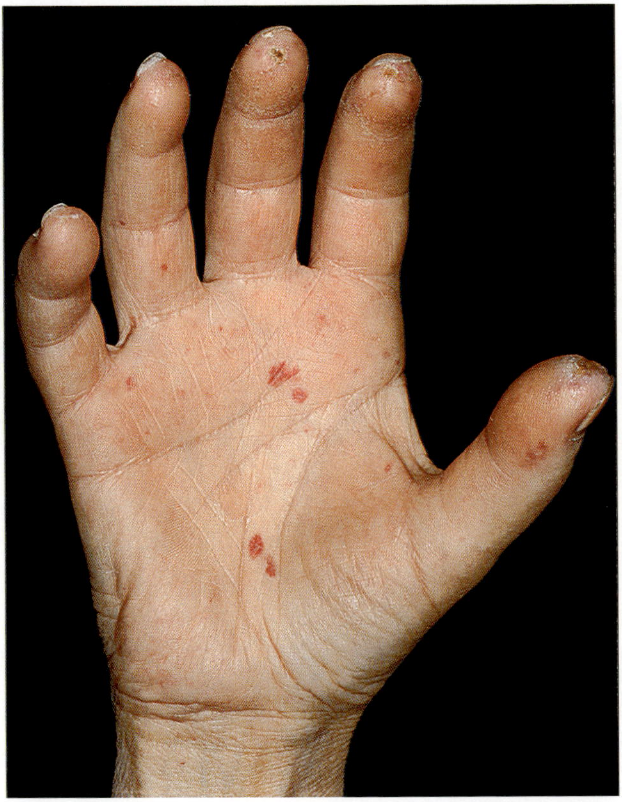

La piel está fuertemente adherida. Los dedos aparecen contraídos. Se aprecian telangiectasias planas en la palma de la mano. Existen ulceraciones en las puntas de los dedos.

Tratamiento

- No existe un tratamiento fiable y efectivo para anular o prevenir la fibrosis de la esclerosis sistémica; la enfermedad es típicamente refractaria al tratamiento, aunque los inhibidores de la enzima conversora de la angiotensina son efectivos para controlar la crisis renal de la esclerodermia.
- Es apropiada una estrategia multidisciplinaria para el tratamiento de esta enfermedad multisistémica. El fenómeno de Raynaud se puede controlar con modificaciones conductuales para evitar el frío, con la consideración de la posible utilidad de los bloqueantes del canal del calcio, como el nifedipino, 10 mg dos o tres veces al día, o el amlodipino, 2,5 mg una vez al día.
- La fisioterapia y la terapia ocupacional representan aspectos importantes del tratamiento.
- Para la afectación cutánea, la lubricación puede contribuir a mejorar el prurito. Se pueden ensayar lociones antipruriginosas.
- La abstinencia del tabaco y la prevención de traumatismos son fundamentales para evitar las ulceraciones digitales; los baños con agua templada durante 20 minutos tres veces al día pueden resultar útiles. El cuidado meticuloso de las ulceraciones es esencial.
- Se pueden solicitar materiales para instrucción de los pacientes a Scleroderma Foundation, 89 Newbury St, Suite 201, Danvers, MA 01923, o en http://www.scleroderma.org.

Claves clínicas

- La calcinosis puede conducir a lesiones cutáneas dolorosas y ulceración en pacientes con esclerodermia avanzada y síndrome CREST. El diltiazem puede ser efectivo en algunos pacientes.
- La abstinencia del tabaco es crítica, sobre todo en pacientes con fenómeno de Raynaud.
- Algunos pacientes con síndrome CREST progresan hasta la variante con afectación sistémica.

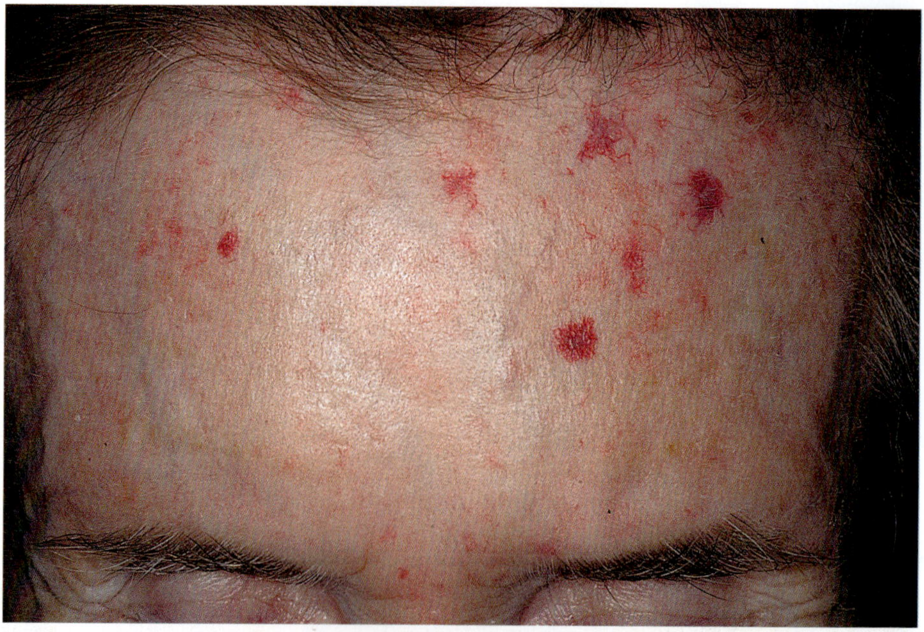

Esclerodermia (un caso avanzado). No existen pliegues en la frente, y el paciente no puede fruncirla. Existen telangiectasias planas. Estas máculas telangiectásicas perfectamente definidas, cuadradas o rectangulares, se encuentran en la cara, las palmas de las manos y los labios.

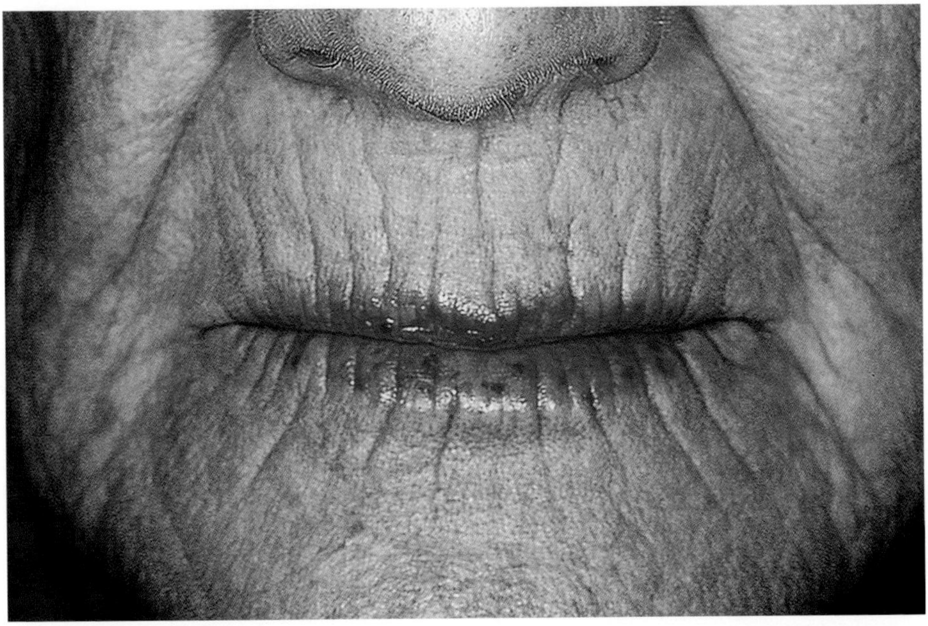

Las telangiectasias son más obvias en el área perioral y el cuello. La piel alrededor de la boca forma pliegues que se irradian desde los labios.

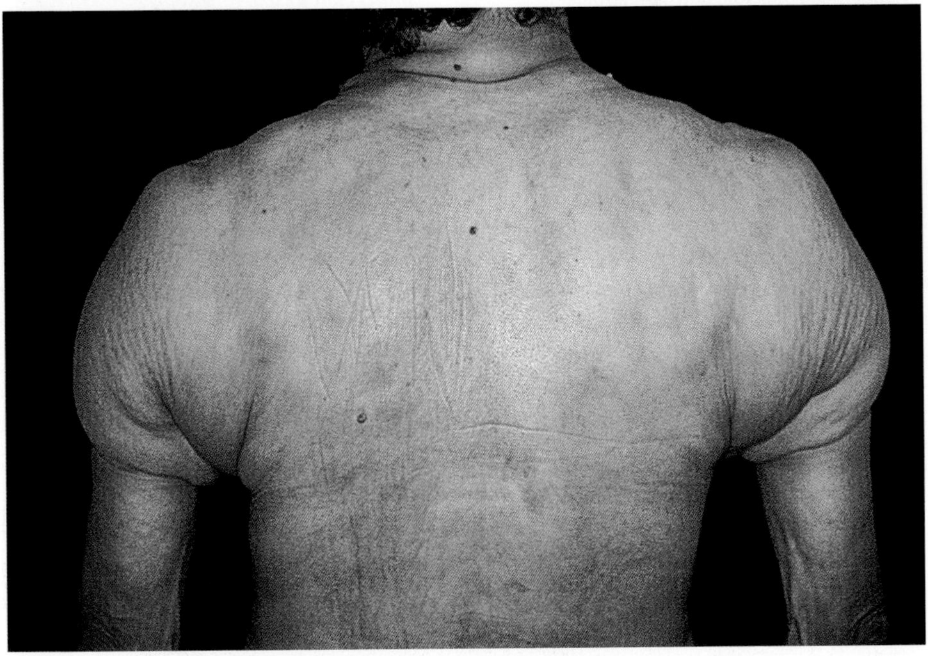

Esclerodermia. Esclerosis sistémica difusa. Esclerosis difusa de los miembros.

Morfea

Descripción
- Enfermedad idiopática que se manifiesta con placas dérmicas escleróticas con bordes violáceos e hipopigmentación central.
- El proceso puede ser localizado (no más de dos placas) o generalizado (más de tres placas).
- La forma generalizada se encuentra en el 15% de los pacientes con morfea.
- La esclerodermia lineal constituye el 20% de los casos de esclerodermia localizada.

Historia clínica
- La morfea es más frecuente en las mujeres que en los hombres, según una relación de 3,6 a 1.
- Se pueden afectar todas las edades, pero la edad media de comienzo corresponde a los 32 años.
- La incidencia es de 27 por millón por año, con una prevalencia aproximada de 540.000 casos en Estados Unidos.
- El comienzo puede ser lento e insidioso o rápido y progresivo.

Hallazgos cutáneos
- Las lesiones precoces son típicamente inflamatorias y, por tanto, violáceas. Las lesiones más tardías manifiestan hiperpigmentación, fibrosis y atrofia.
- En la morfea generalizada se puede afectar una gran área de piel; las lesiones asientan con frecuencia en el tronco, pero pueden asentar en las extremidades.
- La esclerodermia lineal es más común en las extremidades que en la cara.
- El término «golpe de sable» designa la esclerodermia lineal que afecta a la frente y el cuero cabelludo. En el síndrome de Parry-Romberg (hemiatrofia facial progresiva) existen también defectos de los tejidos blandos y los huesos.

Pruebas de laboratorio
- La biopsia cutánea contribuye a confirmar el diagnóstico clínico; puede ser necesaria una biopsia que llegue hasta la grasa o la fascia en caso de afectación profunda. Los signos incluyen un grado variable de inflamación (típico de las lesiones precoces) y esclerosis de la dermis.
- Hemograma completo con fórmula leucocitaria. Es común la eosinofilia.
- Los anticuerpos antinucleares suelen ser positivos en los pacientes con morfea generalizada.

Diagnóstico diferencial
- Esclerosis sistémica (esclerodermia).
- Dermopatía fibrosante nefrogénica.
- Granuloma anular.
- Reacción a la inyección intramuscular de fármacos (vitamina K, pentazocina).
- Fascitis eosinofílica.

Evolución y pronóstico
- La historia natural de la enfermedad es impredecible; las lesiones se pueden resolver espontáneamente después de varios años de inflamación y agrandamiento.
- Aunque las lesiones se pueden ablandar, la hiperpigmentación es con frecuencia crónica y afecta emocionalmente al paciente.
- Los pacientes con morfea generalizada pueden experimentar afectación asintomática de los órganos internos; la evaluación y la detección correcta de tales pacientes son en la actualidad inciertas e individualizadas.

Tratamiento
- Puesto que las lesiones se pueden oscurecer con la exposición al sol, se aconseja la protección solar.
- Los emolientes pueden aliviar las molestias de la piel.
- A veces sólo es necesario instruir al paciente sobre la enfermedad, puesto que no existe un tratamiento consistentemente eficaz. Informe al paciente de que la morfea es una enfermedad benigna, y que no afecta a órganos internos.
- Las cremas o pomadas con esteroides de potencia entre media y alta (grupos II-III) pueden ser útiles en algunos casos para ablandar las lesiones y disminuir el prurito.
- En las lesiones inflamatorias se puede inyectar triamcinolona intralesional, 5-10 mg/ml; es necesario actuar con precaución, puesto que los esteroides intralesionales pueden provocar una atrofia excesiva.
- La pomada de calcipotriol se puede aplicar dos veces al día en los adultos y los niños; es razonable ensayarla durante 8 semanas.
- Para la enfermedad sintomática rápidamente progresiva considere la prednisona, 20-40 mg una vez al día durante 6-8 semanas. Cuando mejoran las lesiones, la dosis se puede disminuir

10 mg a días alternos; este tratamiento no altera la historia natural de la enfermedad.

- Es razonable ensayar la hidroxicloroquina durante 4 meses a dosis de 400 mg una vez al día. Si se obtiene respuesta, se puede continuar con una dosis de mantenimiento de 200 mg diarios.
- Se puede considerar un ensayo de fármacos inmunosupresores, como el metotrexato o la ciclosporina, durante 3-6 meses, para la enfermedad inflamatoria, sintomática y/o progresiva. Tales fármacos requieren una vigilancia cuidadosa.
- Los pacientes con esclerodermia lineal se pueden beneficiar de la cirugía, si existen contracturas significativas o diferencia de longitud entre las piernas. La cirugía estética, con transferencia de grasa autóloga, puede ser útil para la atrofia facial.
- Las terapias con luz ultravioleta A1 (de la que no se dispone con facilidad en Estados Unidos), o luz ultravioleta A más psoraleno sistémico o en baño, se han mostrado efectivas en pequeños estudios prospectivos no controlados.

Claves clínicas

- La placa de morfea y la morfea generalizada son distintas de la esclerosis sistémica —el paciente debe ser informado de que la enfermedad es benigna, y de que las lesiones suelen mejorar con el paso del tiempo—.
- En la mitad de los pacientes las lesiones se ablandan durante los 4 primeros años.
- El fenómeno de Raynaud y la esclerodactilia se asocian a la esclerosis sistémica, y no a la morfea en placas.

Consideración pediátrica

- La esclerodermia lineal es más común en los niños.

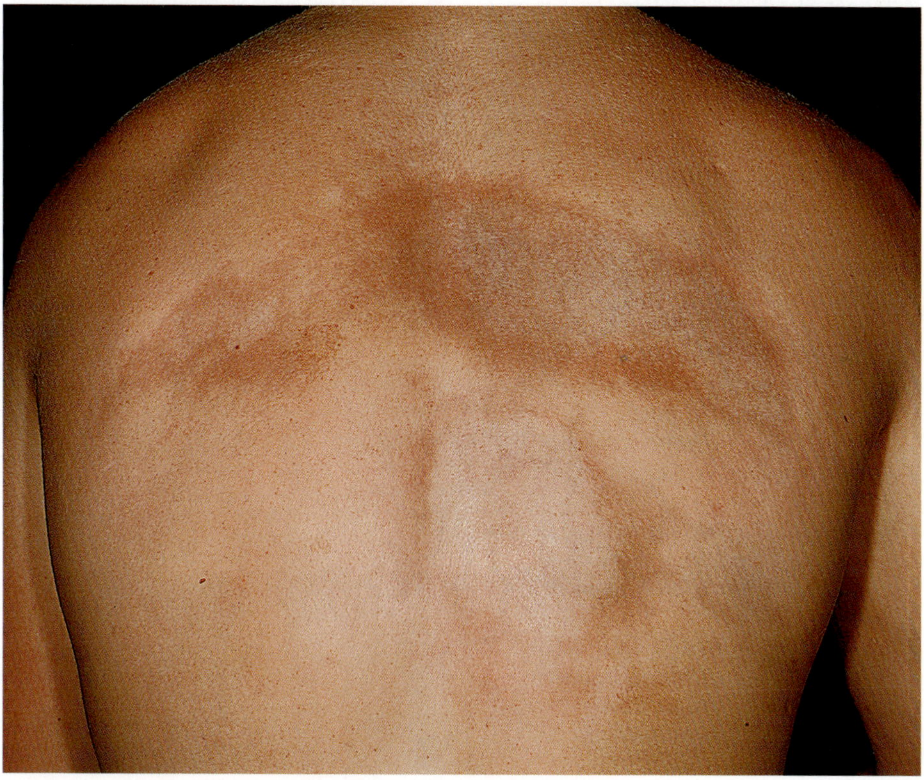

Morfea. Lesiones precoces con borde inflamatorio activo de color violáceo o lila.

15 Enfermedades fotoinducidas y trastornos de la pigmentación

Daño actínico, fotoenvejecimiento cutáneo

Descripción

- Cambios morfológicos reconocibles de la piel como resultado de años de exposición acumulada a la radiación ultravioleta.

Historia clínica

- En la actualidad parece que los hombres se afectan con más frecuencia que las mujeres.
- No existen diferencias congénitas conocidas de la susceptibilidad relacionadas con el sexo.
- Probablemente son responsables las diferencias de ocupación tradicionales.
- Las personas de piel clara (tipos I y II de piel) experimentan un mayor riesgo.
- Los signos de fotoenvejecimiento comienzan hacia los 40 años de edad.

Hallazgos cutáneos

- La cara, los lados del cuello y el dorso de las manos son las áreas con una afectación más intensa. La parte posterior del cuello se afecta igualmente en los hombres.
- La piel aparece más vieja de lo correspondiente a la edad cronológica, y se afectan todos los componentes cutáneos.
- La epidermis aparece fina y seca.
- Las áreas localizadas de eritema y descamación son queratosis actínicas.
- La pigmentación es desigual y manchada, con léntigos solares.
- Se forman arrugas finas a los lados de los ojos y pliegues profundos en la frente, las comisuras de la boca y la parte posterior del cuello.
- La piel aparece suelta y sin elasticidad.
- Se observan vasos telangiectásicos en el pabellón auricular y las mejillas.
- Aparecen hematomas en el dorso de las manos y los brazos con traumatismos mínimos.
- Las unidades pilosebáceas aparecen prominentes y dilatadas con queratina retenidas (comedones solares), especialmente en los lados de los ojos.
- El término *poiquilodermia* describe la combinación de atrofia epidérmica, hiperpigmentación, hipopigmentación y telangiectasias.
- Estas alteraciones poiquilodérmicas se ven en las áreas expuestas al sol de la cara y los lados del cuello, mientras que no se afecta la piel debajo del mentón.

Pruebas de laboratorio

- Existe hiperqueratosis del estrato córneo.
- Las crestas papilares están aplanadas.
- Se observan atipia de los queratinocitos y disqueratosis.
- Existen elastosis de la dermis y dilatación de los vasos cutáneos.

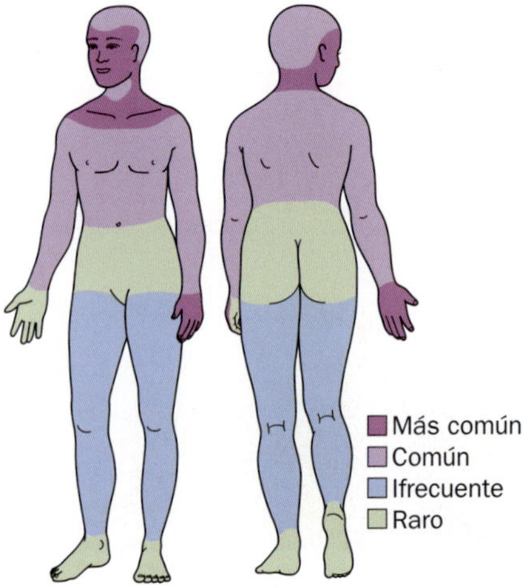

Diagnóstico diferencial

- Rosácea (telangiectasias en las mejillas; pueden coexistir con lesiones de fotoenvejecimiento).
- Lupus cutáneo (puede originar áreas de atrofia y telangiectasias, además de cicatrización).
- El uso crónico de esteroides tópicos en la cara causa envejecimiento prematuro de la piel.

Evolución y pronóstico

- El daño progresivo por años de exposición al sol continúa incluso después de tomar medidas apropiadas para evitar la luz solar.
- Algunas queratosis actínicas pueden regresar por completo con la protección solar y el paso del tiempo.

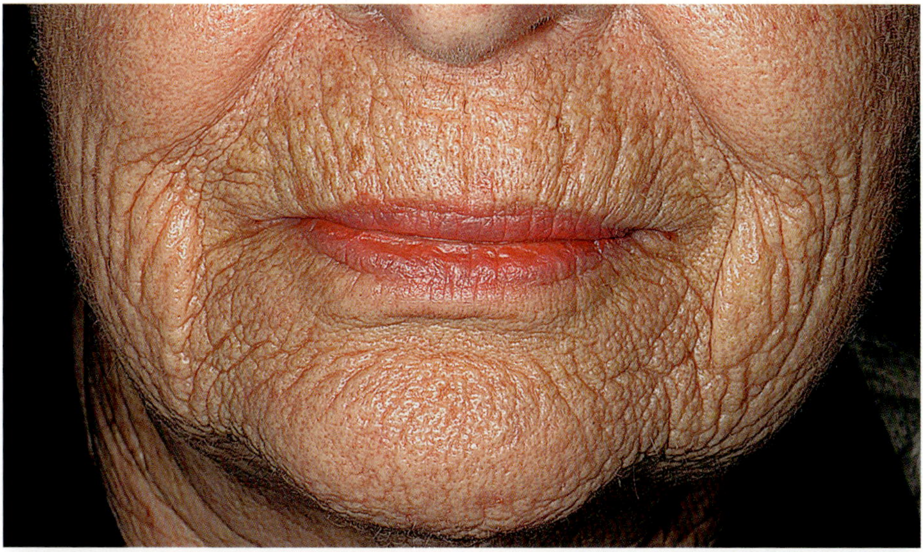

Se forman arrugas como consecuencia de la pérdida de tejido elástico y colágeno. La superficie cutánea es firme, lisa y amarillenta.

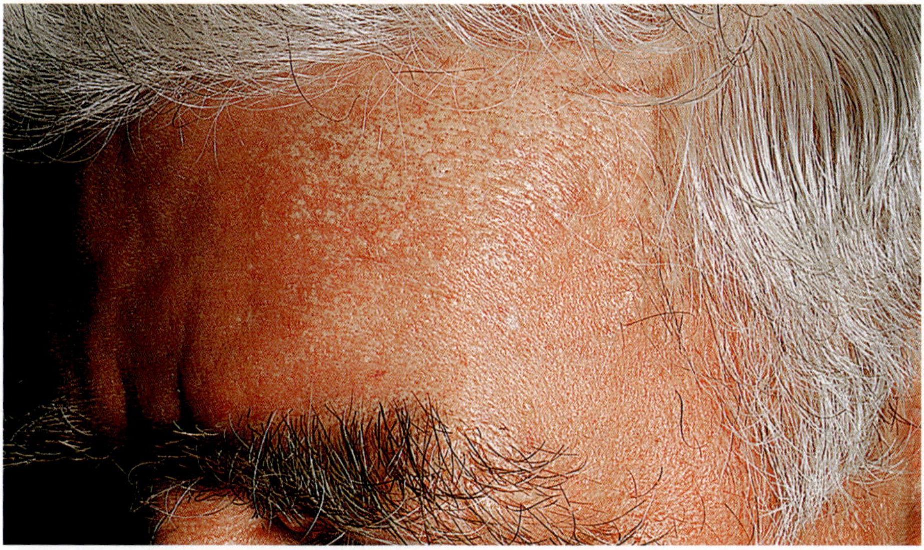

La elastosis solar es un signo muy característico de daño solar intenso. La piel aparece basta y amarillenta.

Discusión

- Se debe diferenciar entre envejecimiento intrínseco de la piel y fotoenvejecimiento cutáneo.

Tratamiento

- Se ha demostrado que los retinoides tópicos, como la tretinoína y el tazaroteno, eliminan los signos de fotoenvejecimiento al cabo de varios meses.
- Disminuye la hiperqueratosis epidérmica, la pigmentación se convierte en más uniforme y clara, y se deposita colágeno nuevo dentro de la dermis papilar.
- La mejoría depende de la dosis, y persiste en tanto que se continúen aplicando los retinoides.
- Varias sustancias exfoliantes también pueden mejorar la textura y el aspecto de la piel dañada por el sol.
- Los hidroxiácidos alfa reducen la hiperqueratosis y favorecen la hiperplasia epidérmica.
- También se produce formación de colágeno nuevo en la dermis papilar.
- Los productos exfoliantes más potentes, como el ácido tricloroacético (ATA) y el fenol, actúan sobre todo el grosor de la epidermis, con lesión intencionada de la dermis papilar.
- La lesión de la dermis papilar hace que se forme una zona de cicatriz fina (colágeno nuevo), reduciendo con efectividad las arrugas.
- La reparación superficial con láser tiene un efecto similar.
- La distinción entre «cosmético» y «farmacéutico» se ha difuminado con la aparición de nuevos productos, de los que se afirma que eliminan el daño actínico.
- Esas afirmaciones no se suelen basar en datos convincentes, y está justificado el escepticismo.

Claves clínicas

- Las medidas para protegerse del sol mejoran por sí solas el fotoenvejecimiento y evitan que aumente el daño.

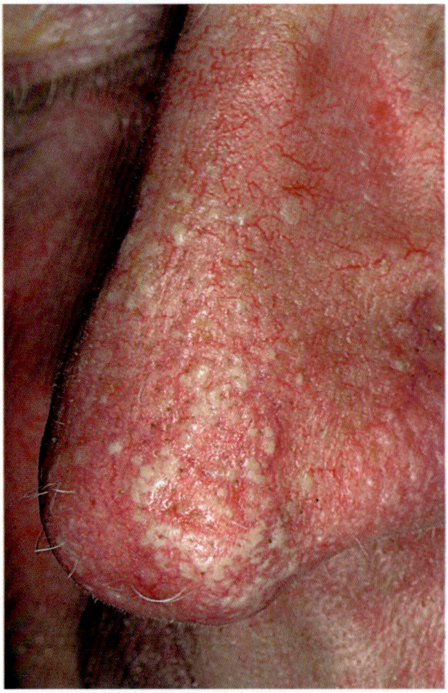

Aparecen pápulas blancas, redondas, de 2-3 mm (*quistes de milium*) y telangiectasias en la cara de individuos predispuestos con intenso daño solar de la piel.

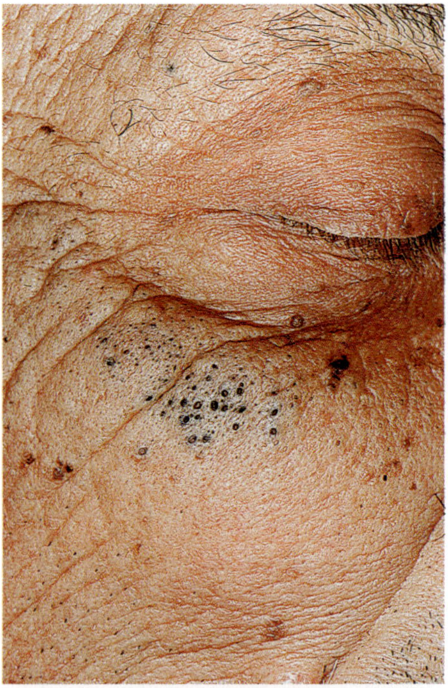

Las arrugas profundas, groseras, se irradian desde el margen lateral del ojo. El colágeno degradado no puede proporcionar soporte a los folículos pilosos. Los folículos se amplían, acumulan sebo y forman comedones.

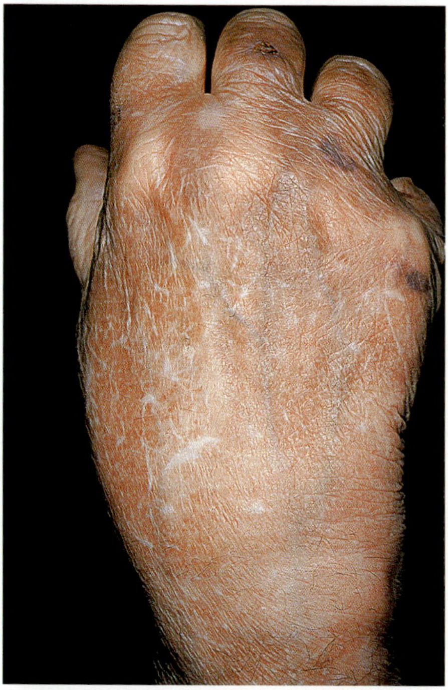

Se produce hemorragia con el traumatismo más ligero de las superficies dañadas por el sol en los antebrazos y las manos. La piel frágil se desgarra con facilidad, y cura con cicatrices en forma de cruz.

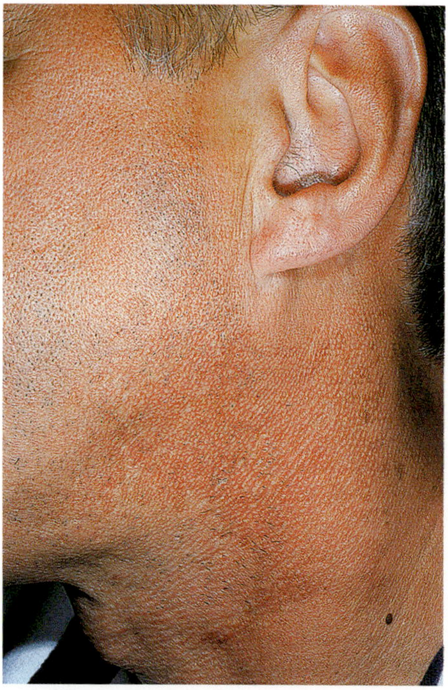

Poiquilodermia de Civatte. La exposición crónica a la luz solar puede causar pigmentación parda-rojiza, con telangiectasias y atrofia en los lados del cuello de los individuos predispuestos. El área debajo del mentón es respetada.

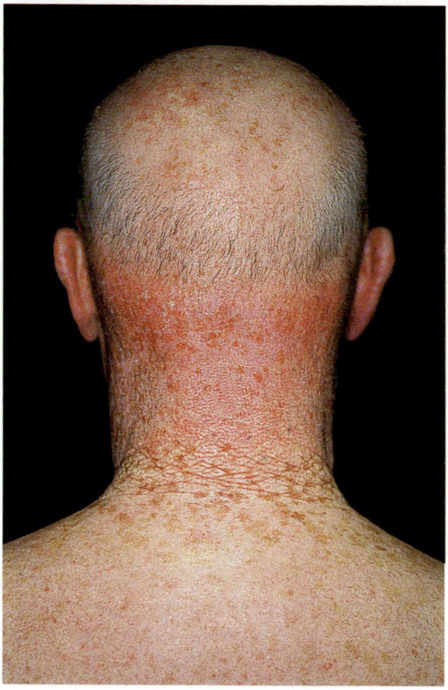

Las arrugas inducidas por la luz solar en el dorso del cuello muestran una serie de líneas cruzadas. La hiperplasia reactiva de los melanocitos causa lentigos. El eritema persistente difuso es prominente en las personas de piel blanca.

Erupción polimorfa lumínica

Descripción

- Fotodermatitis recurrente idiopática que comienza de forma aguda, de modo habitual en primavera, con la primera exposición al sol.

Historia clínica

- Conocida frecuentemente como «alergia al sol».
- Ocurre en todas las razas y a cualquier edad, pero es más común en las mujeres jóvenes.
- La incidencia puede ser tan alta como del 10% de la población.
- Ocurre en climas norteños, donde la intensidad de la luz solar aumenta en primavera, y durante las vacaciones de verano, cuando se visitan regiones más soleadas.
- Los síntomas pueden incluir prurito, malestar general, escalofríos, cefalea y náuseas.
- Puede aparecer con la primera o las dos primeras exposiciones al sol en primavera.

Hallazgos cutáneos

- Las lesiones aparecen entre 2 horas y 5 días después de la exposición al sol.
- Los síntomas iniciales comprenden ardor, prurito y eritema de las zonas expuestas, como la parte superior del tórax, el dorso de las manos, las superficies de extensión de los antebrazos y la región inferior de las piernas.
- La erupción tiende a respetar la cara (excepto en la forma hereditaria).
- Existen varios tipos clínicos de erupción polimorfa lumínica:
  - El tipo papular es más común, con pequeñas pápulas dérmicas rojas, diseminadas o densamente agrupadas, sobre manchas de eritema.
  - El tipo en placas es el segundo más común, con placas superficiales o urticariales.
  - El tipo papulovesicular es menos frecuente, y comienza con placas urticariales sobre las que se forman grupos de vesículas.

Pruebas de laboratorio

- Las alteraciones histopatológicas no son específicas en la erupción polimorfa lumínica.
- Los anticuerpos antinucleares, los anticuerpos anti-Ro/La y la inmunofluorescencia directa e indirecta ayudan a diferenciar entre erupción polimorfa lumínica y lupus cutáneo.

Diagnóstico diferencial

- En el lupus eritematoso suelen ser positivos los anticuerpos antinucleares y la inmunofluorescencia.
- Las reacciones fotoinducidas por fármacos puede tener un aspecto similar; existe el antecedente de tratamiento con fármacos fotosensibilizantes.

Evolución y pronóstico

- Las lesiones persisten durante 7-10 días.
- La sensibilidad a la luz solar disminuye con la exposición repetida durante el verano, y reaparece a la primavera siguiente.
- Los pacientes desarrollan cada año el mismo tipo clínico de erupción polimorfa lumínica.
- Lo más frecuente es que las personas afectas presenten exacerbaciones cada verano durante muchos años.

Discusión

- La luz ultravioleta A es responsable de la mayoría de los casos, aunque varía la intensidad de la exposición necesaria para desencadenar una reagudización.

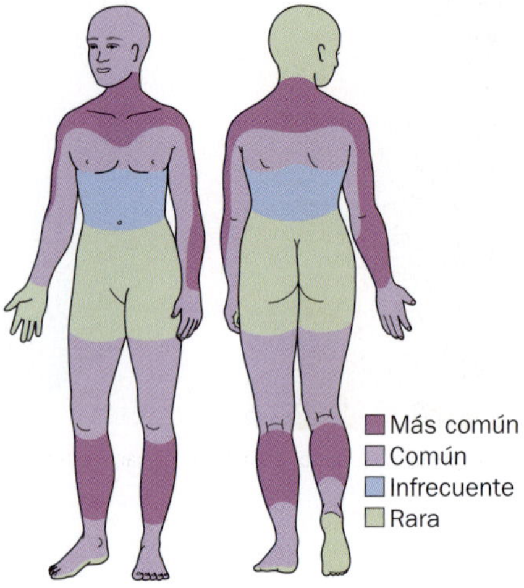

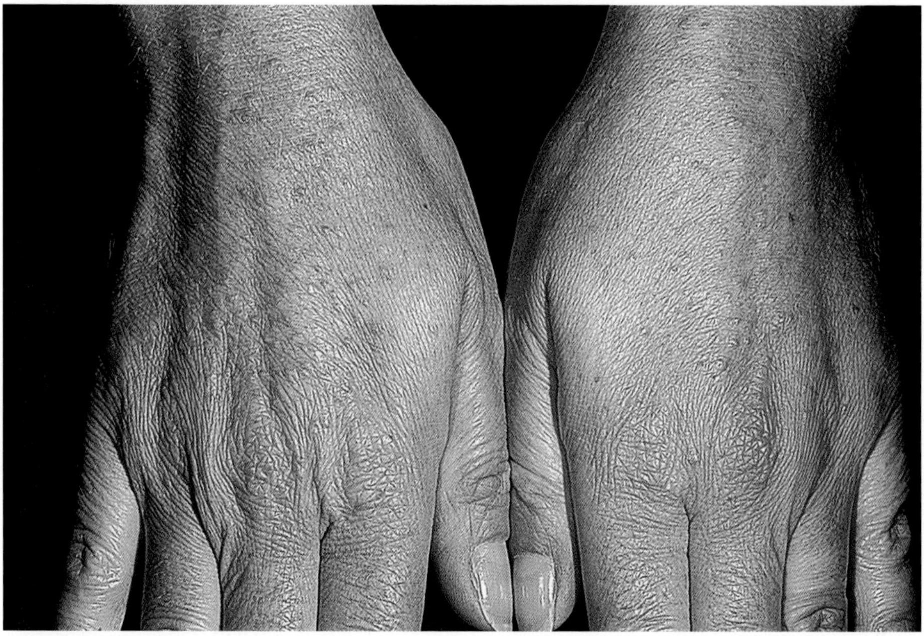

El tipo papular es la forma más común. Las pápulas pequeñas están densamente agregadas. El dorso de las manos es una localización común. El exantema produce prurito y en ocasiones dolor. Las lesiones persisten 7-10 días.

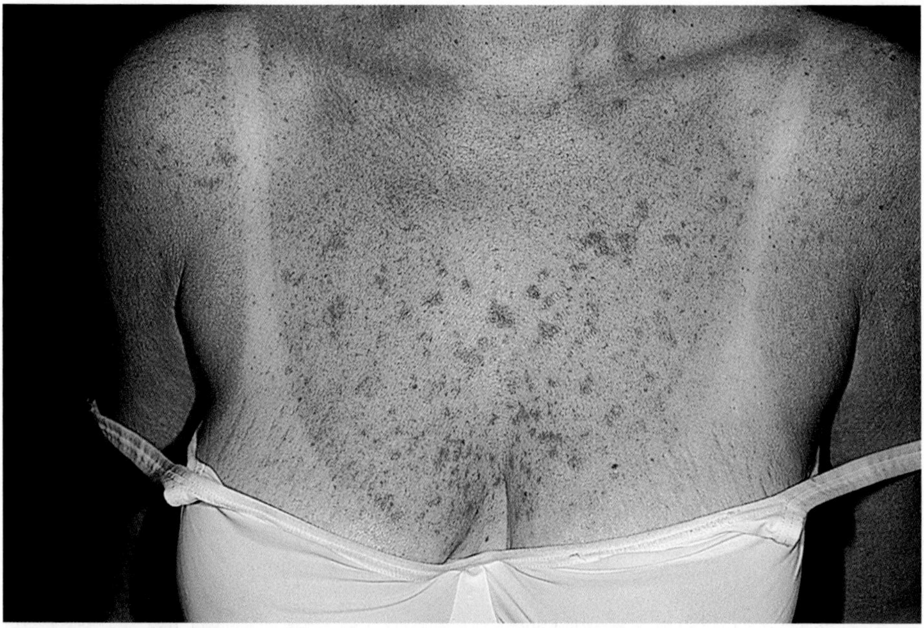

El tipo papulovesicular comienza con placas urticariales en las que se forman grupos de vesículas.

- La erupción polimorfa lumínica hereditaria se observa en los esquimales y los indios norteamericanos.
- La herencia es autosómica dominante, con penetrancia incompleta y expresividad variable.

Tratamiento

- Minimice la exposición al sol, sobre todo entre las 10 de la mañana y las 2 de la tarde.
- Se pueden solicitar prendas protectoras contra el sol a Sun Precautions (www.sunprecautions.com) y a otros proveedores.
- Filtros solares de amplio espectro, capaces de bloquear la luz ultravioleta A, en especial los que contienen avobenzona, dióxido de titanio y óxido de cinc.
- La aplicación de esteroides tópicos de los grupos II-V durante 3-14 días alivia el prurito y desvanece las lesiones.
- Los esteroides orales, con una pauta descendente a lo largo de 2 semanas, son útiles en los casos graves.
- La exposición gradual controlada a la luz solar, la luz ultravioleta B o la A, puede «endurecer» la piel y aumentar la tolerancia del sujeto.
- Para los casos difíciles se emplea la hidroxicloroquina, 400 mg/día durante el primer mes y 200 mg/día más adelante.

Claves clínicas

- Una vez establecido el diagnóstico, planee las medidas para evitar la reagudización la próxima primavera.

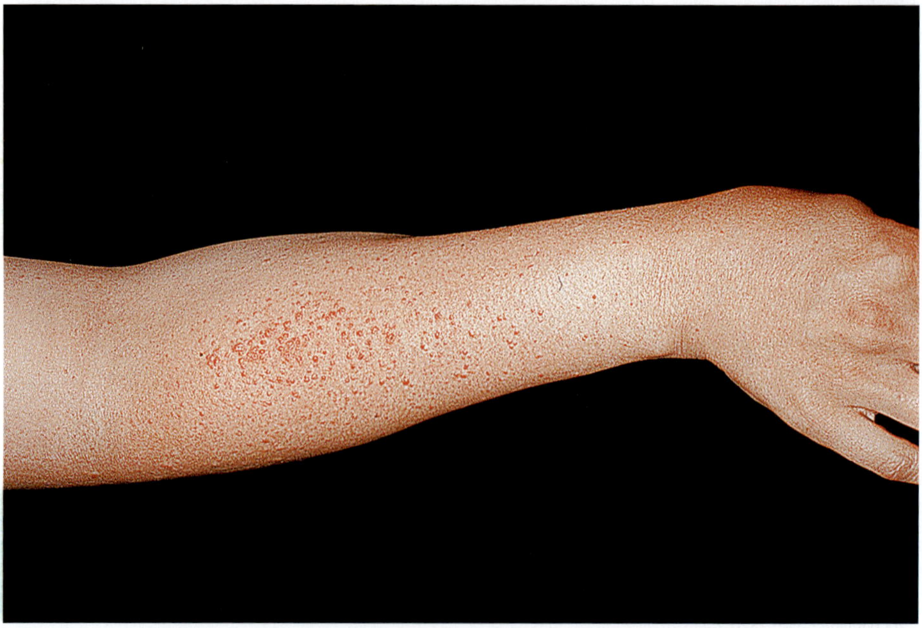

Las pápulas pequeñas aparecen diseminadas o densamente agregadas sobre manchas de eritema.

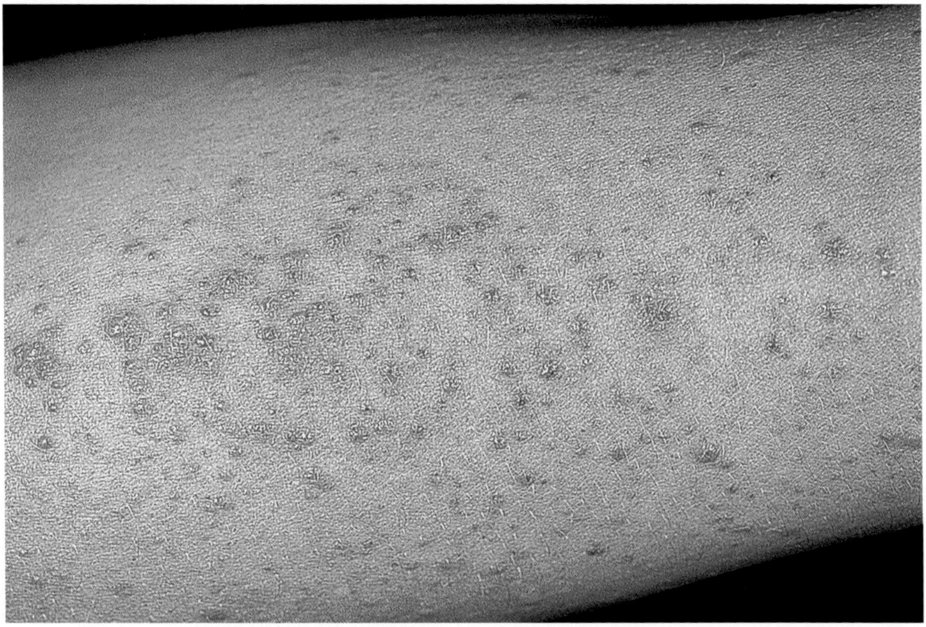

El tipo papulovesicular ocurre de forma primaria en los brazos, los miembros inferiores y el área en V del tórax.

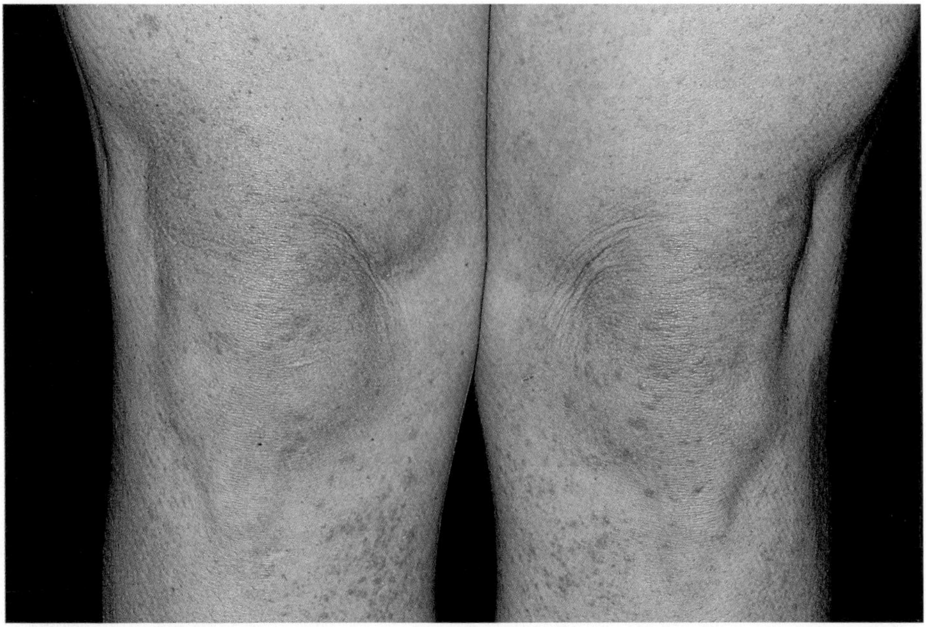

Las pápulas están localizadas y distribuidas de forma simétrica. No aparecen en todas las áreas expuestas al sol. El prurito no es un dato constante.

Porfiria cutánea tarda

Descripción

- Las porfirias son anomalías en la vía de síntesis del grupo hem.
- Las deficiencias enzimáticas a lo largo de esta vía conducen a una formación aumentada de metabolitos intermedios (porfirinas) justo antes del defecto enzimático específico.
- Cada tipo de porfiria se caracteriza por una deficiencia enzimática específica y manifestaciones clínicas distintas.
- Las porfirias se dividen en trastornos de la síntesis del grupo hem en la médula ósea (porfirias eritropoyéticas) y trastornos de la síntesis hepática del grupo hem (porfirias hepáticas).
- La porfiria cutánea tarda es la forma más común de porfiria.
- Se debe a deficiencia de actividad uroporfirinógeno descarboxilasa hepática.
- Existen formas tanto adquiridas como familiares.
- La porfiria cutánea tarda ocurre cuando la vía de biosíntesis del grupo hem se ve comprometida por un factor exógeno.
- La forma adquirida «esporádica» aparece como una complicación de la disfunción hepática, o es inducida por alcohol, fármacos u hormonas.
- Se producen lesiones cutáneas específicas en áreas expuestas al sol.

Historia clínica

- Se afectan sobre todo hombres y mujeres de edad media, y mujeres más jóvenes que están recibiendo anticonceptivos orales.
- La porfiria cutánea tarda familiar se hereda con carácter autosómico dominante.
- La porfiria cutánea tarda «esporádica» puede ser en realidad un rasgo autosómico recesivo.
- La prevalencia estimada es de 1/25.000 en Norteamérica.
- Más del 80% de los casos guardan relación con el alcohol y los estrógenos.

Hallazgos cutáneos

- Los cambios precoces incluyen eritema, edema y vesículas.
- Aparecen ampollas en las áreas expuestas al sol, como la cara y el cuello, los dorsos de las manos y los brazos.
- Las ampollas se rompen para dejar erosiones y úlceras que curan con cicatrices.
- Se forman *quistes de milium* en las zonas de las manos con ampollas previas.
- Las alteraciones crónicas comprenden hipertricosis facial, sobre todo en las sienes y la piel periorbitaria.
- Se desarrolla hiperpigmentación en la cara, el cuello y las manos.
- Las lesiones escleróticas y el aumento de la fragilidad cutánea en las mejillas, la región posterior del cuello, las orejas y los dedos constituyen el patrón esclerodermiforme.

Hallazgos extracutáneos

- La enfermedad hepática guarda relación con consumo de alcohol, estrógenos o hidrocarburos aromáticos; tumores benignos, malignos o metastásicos; insuficiencia renal crónica con diálisis; sarcoidosis; hepatitis C, hepatitis B e infección por el virus de la inmunodeficiencia humana.

Pruebas de laboratorio

- La histopatología confirma la separación subepidérmica y el engrosamiento del endotelio vascular de la dermis superficial.

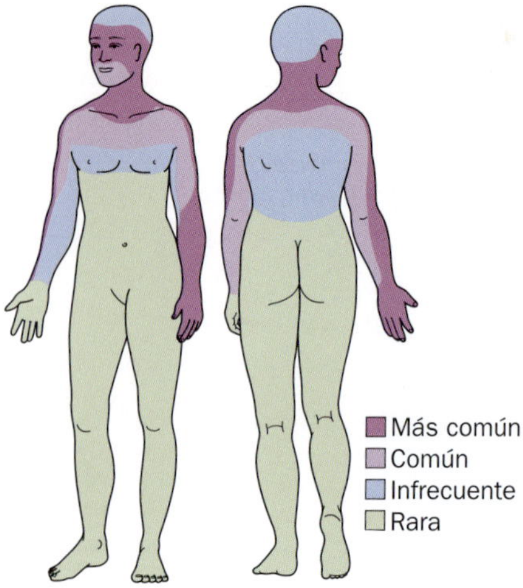

- La inmunofluorescencia directa muestra depósito de inmunoglobulina G, inmunoglobulina M y complemento C3 alrededor de los vasos sanguíneos en la dermis papilar.
- El análisis de heces muestra aumento de coproporfirinas.
- Análisis cuantitativo de porfirinas en heces, orina y hematíes.
- La orina de 24 horas contiene uroporfirinas en una relación de aproximadamente 4:1 respecto a la fracción de coproporfirinas.
- La orina puede tener una coloración parda-rojiza, la llamada orina de color vino tinto, por los niveles altos de pigmentos porfirínicos, y puede mostrar fluorescencia rosa brillante bajo la luz de Wood.
- Solicite pruebas de función hepática, estudios del hierro, pruebas de función renal y serología para el virus de la inmunodeficiencia humana y de las hepatitis.
- Considere la tomografía computarizada o la ecografía del hígado, en busca de tumores.

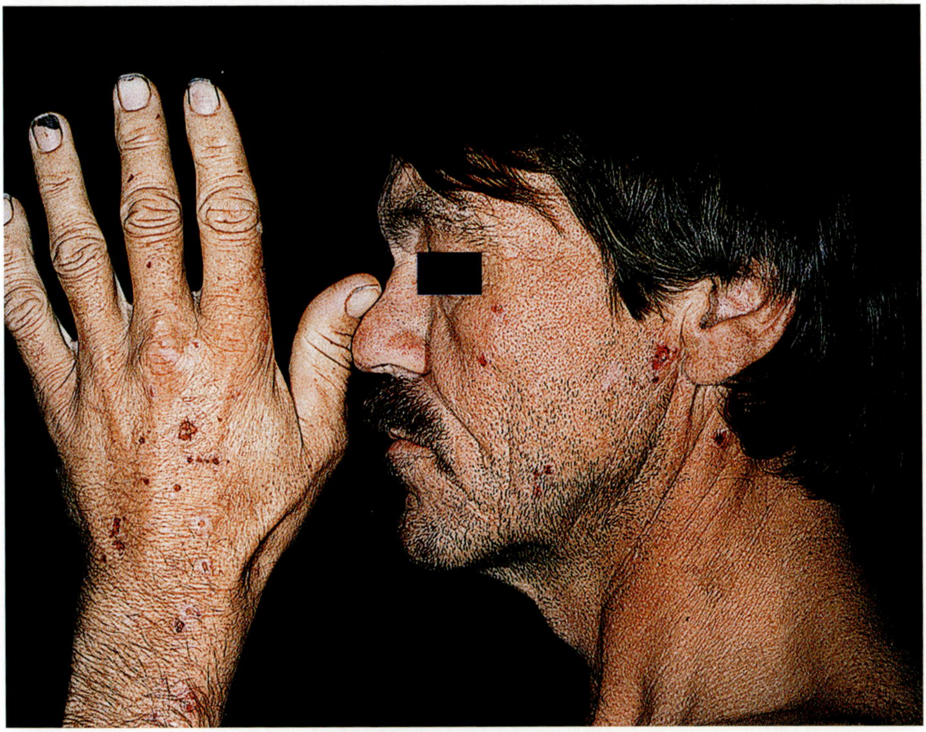

Las manifestaciones clínicas son, por orden de frecuencia, formación de ampollas en las áreas expuestas al sol, hipertricosis facial, hiperpigmentación y alteraciones similares a las de la esclerodermia.

Diagnóstico diferencial

- Seudoporfiria (habitualmente se debe a fármacos antiinflamatorios no esteroideos, y es clínicamente indistinguible de la porfiria cutánea tarda).
- Las determinaciones de porfirinas son negativas.
- Porfiria variegata (los signos cutáneos de porfiria cutánea tarda coexisten con los dolores abdominales y los síntomas neuropsiquiátricos de la porfiria intermitente aguda).
- Porfiria intermitente aguda (faltan las manifestaciones cutáneas).
- Protoporfirinas y coproporfirinas en heces.
- Niveles urinarios elevados de ácido gammaaminolevulínico y porfobilinógeno durante las crisis.

Evolución y pronóstico

- La porfiria cutánea tarda relacionada con el abuso de alcohol tiende a ser crónica y recidivante hasta que se controla el alcoholismo.

Tratamiento

- La eliminación completa del alcohol y otras hepatotoxinas conduce a la desaparición total de las ampollas y la fragilidad cutánea al cabo de entre 2 meses y 2 años.
- La eliminación de hierro mediante flebotomía proporciona el tratamiento de elección.
- La flebotomía disminuye las reservas hepáticas de hierro y produce remisiones con varios años de duración.
- Se debe extraer una unidad de sangre cada 2-4 semanas hasta que la hemoglobina caiga a 10 g/dl, o hasta que el hierro sérico disminuya a 50 mg/dl.
- El número medio de unidades de sangre necesarias para obtener la remisión varía entre 8 y 14.
- También se puede usar cloroquina a dosis muy bajas.
- La cloroquina causa liberación de las uroporfirinas unidas al tejido hepático, que después pasan con rapidez al plasma y son eliminadas con la orina.
- Una liberación demasiado rápida de porfirinas puede dañar gravemente la función hepática.
- Se han obtenido respuestas clínicas y bioquímicas completas mediante la administración de 125 mg de cloroquina dos veces por semana durante 8-18 meses.
- En la mayoría de los pacientes la remisión ha durado más de 4 años.
- La medición de la uroporfirina plasmática es un parámetro efectivo para vigilar la evolución de los pacientes con porfiria cutánea tarda.
- El tratamiento debe continuar hasta que la uroporfirina plasmática caiga por debajo de 10 mmol/l.
- El tratamiento combinado con sangrías repetidas y cloroquina proporciona la remisión en una media de 3,5 meses.
- La cloroquina sola tarda 10,2 meses en conseguir la remisión.
- La flebotomía sola tarda 12,5 meses en conseguir la remisión.
- Se deben usar filtros solares con arobenzona para bloquear la luz ultravioleta A.
- Las barreras solares físicas que contienen dióxido de titanio son moderadamente efectivas.

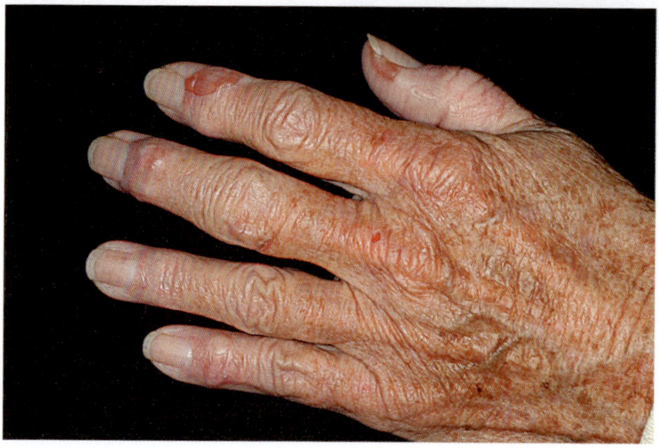

Porfiria cutánea tarda. Ampollas sobre una base no inflamada tras la exposición a la luz solar.

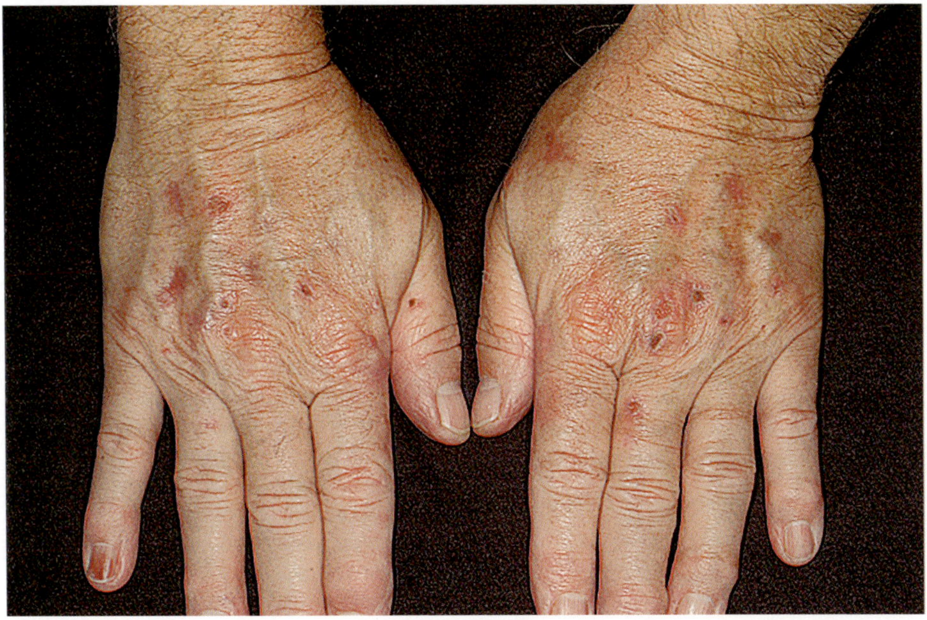

Porfiria cutánea tarda. Presentación clásica con erosiones, vesículas y ampollas en los dorsos de las manos.

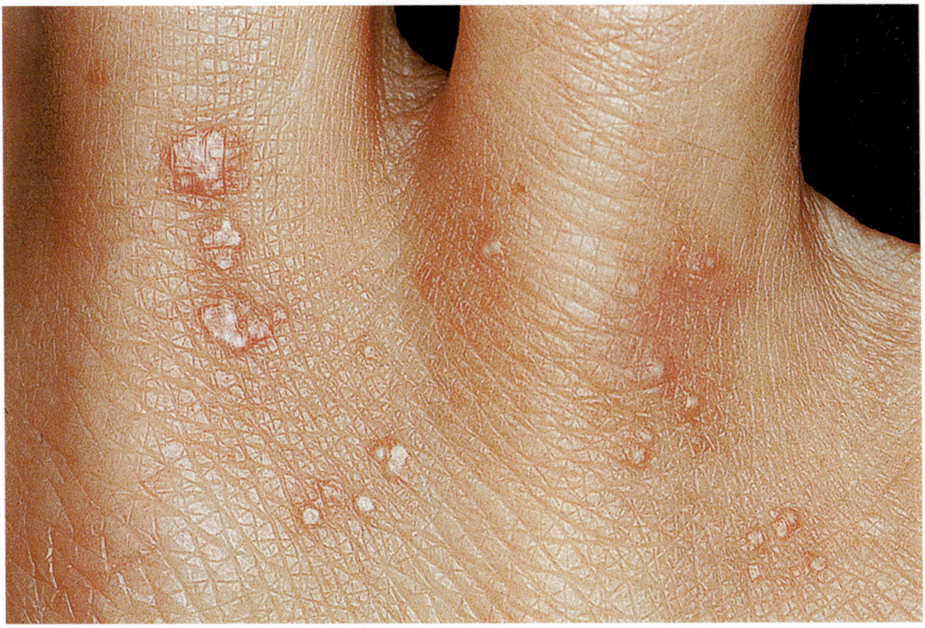

Los quistes de *milium* blancos se forman durante el proceso de curación y son permanentes.

Vitíligo

Descripción
- Enfermedad de origen desconocido que causa destrucción de los melanocitos con pérdida de pigmentación y desfiguración.

Historia clínica
- Se afecta el 1% de la población, y el 50% de los casos comienzan antes de los 20 años.
- Los dos sexos se afectan por igual.
- Existe una historia familiar positiva en el 30% de los casos.
- Los pacientes relacionan el comienzo de las lesiones con estrés emocional, enfermedad o traumatismo cutáneo, como la quemadura solar.

Hallazgos cutáneos
- Existen dos tipos clínicos: A y B.
- El tipo A es el patrón más común; se caracteriza por máculas despigmentadas blancas de 0,5-5,0 cm, bastante simétricas y con bordes bien definidos.
- El tipo B se conoce como vitíligo segmentario; se limita a un segmento del cuerpo, por ejemplo una extremidad.
- El tipo B es más común en la niñez.
- Los bordes de las lesiones del tipo A pueden tener un halo rojo de inflamación o un reborde de hiperpigmentación.
- La pérdida de pigmentación no es tan obvia en las personas rubias, mientras que se aprecia con facilidad en los individuos de piel oscura.
- Las localizaciones comunes de las lesiones del tipo A comprenden el dorso de las manos y los dedos, la cara, los pliegues corporales, las axilas y los genitales.
- El tipo A muestra predilección por los orificios, entre ellos los ojos, los orificios nasales, la boca, los pezones, el ombligo y el ano.
- El vitíligo aparece en lugares de traumatismo (fenómeno de Koebner).
- La luz de Wood resalta las áreas hipopigmentadas.

Hallazgos extracutáneos
- En el tipo A está aumentada la incidencia de enfermedad tiroidea autoinmune.

Pruebas de laboratorio
- La biopsia cutánea muestra ausencia de melanocitos y una ligera inflamación linfocítica.

Diagnóstico diferencial
- Lupus eritematoso (tiende a producir cicatrices y despigmentación en los individuos de piel más oscura).
- Pitiriasis alba (hipopigmentación, descamación y curso autolimitado).
- Piebaldismo (usualmente se manifiesta antes y tiende a localizarse en sólo las superficies ventrales).
- Pitiriasis versicolor (descamación y positividad del examen con hidróxido de potasio).

Evolución y pronóstico
- Progresa con lentitud a lo largo de años, aunque el curso es muy variable.
- Algunos pacientes presentan enfermedad muy estable, mientras que otros progresan con una rapidez alarmante.
- El vitíligo segmentario avanza con rapidez, después se estabiliza y rara vez se extiende.
- Las áreas despigmentadas experimentan un riesgo aumentado de quemadura solar y cáncer de piel subsiguiente.

Discusión
- El vitíligo puede ser devastador en personas de piel oscura, en especial si existen implicaciones culturales.
- Se debe hacer todo lo posible por comprender las preocupaciones del paciente y procurar resolverlas.

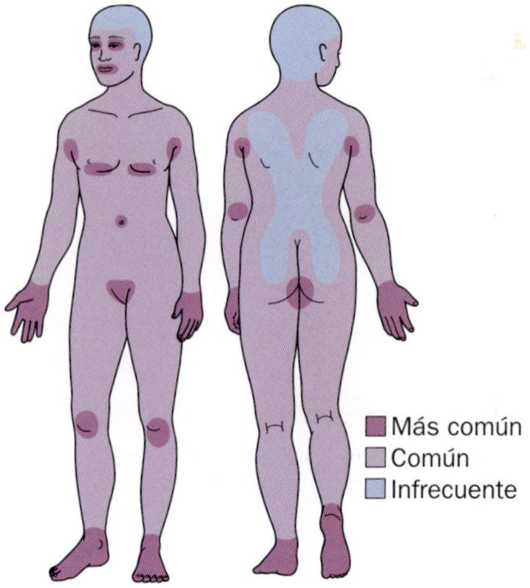

Tratamiento

- Filtros solares de amplio espectro que contengan avobenzona y/o dióxido de titanio u óxido de cinc.
- Se pueden solicitar prendas de vestir para protegerse del sol a Sun Precautions (http://www.sunprecautions.com) y proveedores similares.
- Los productos para ocultar y camuflar las lesiones, son efectivos pero su aplicación requiere alguna práctica para obtener un buen efecto cosmético.
- Sugiera un consultor de estética cualificado local para consejo sobre el color del camuflaje.
- Las lociones autobronceadoras oscurecen la piel mediante tinción, y funcionan mejor en los fototipos de piel II y III.
- Las pomadas de esteroides tópicos de los grupos I-V son seguras y efectivas para la enfermedad limitada.
- Aplique dos veces al día durante 6 semanas, pare durante 2 semanas; repita dos ciclos más si no se producen efectos secundarios.
- La cara y el cuello responden mejor que otras áreas, pero evite los esteroides del grupo I en la cara.
- La pomada de tacrolimus al 0,1% puede ser efectiva en algunos casos. Este medicamento tópico seguro se puede utilizar de forma continua.
- Los esteroides sistémicos en dosis pulsátiles pueden detener o frenar la progresión rápida observada en algunos casos, pero tienen efectos secundarios y riesgos potenciales.
- La fotoquimioterapia tópica o sistémica, con psoraleno más luz ultravioleta A, tiene alguna eficacia, pero este tratamiento aplicado en la consulta requiere revisión por un dermatólogo.

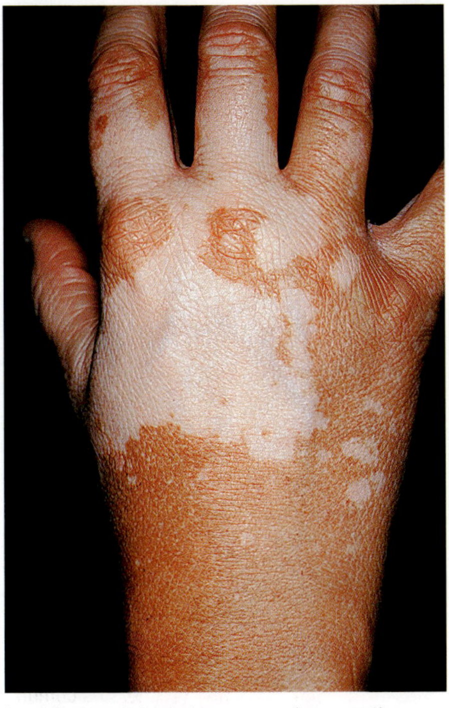

Los márgenes de las lesiones se pueden convertir en más hiperpigmentados. Los bordes están definidos con nitidez.

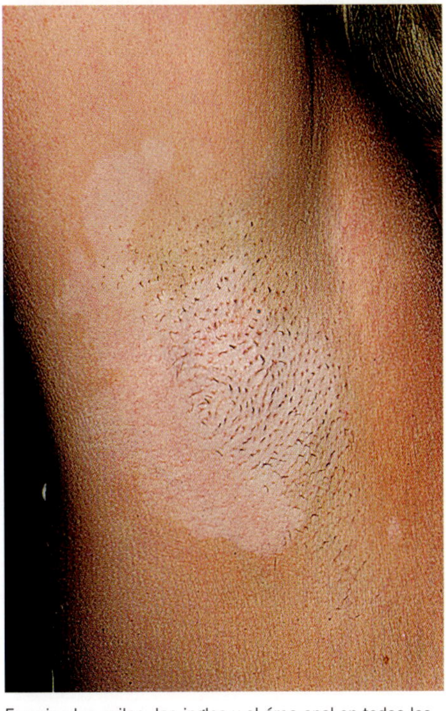

Examine las axilas, las ingles y el área anal en todos los pacientes sospechosos de vitíligo. Estas zonas se afectan con frecuencia, y pueden ser las únicas afectadas.

- Los efectos secundarios potenciales, el coste y la inconveniencia limitan la utilidad del tratamiento con psoraleno más luz ultravioleta A.
- El tratamiento con luz ultravioleta B de banda estrecha puede ser efectivo.
- Se han publicado casos de repigmentación conseguida con láser, pero esta terapia todavía está en fase de desarrollo y no se encuentra disponible con facilidad.
- Los pacientes con afectación de más del 40% de la superficie corporal pueden elegir la eliminación del pigmento normal restante con crema de monobenzona al 20%.
- Aplique la monobenzona dos veces al día durante 6-18 meses para destruir químicamente todos los melanocitos de la piel.
- La despigmentación es irreversible, por lo que requiere el consentimiento informado del paciente y la subsiguiente atención cuidadosa a la protección solar.

Claves clínicas

- El tratamiento correcto requiere una discusión franca de los objetivos del paciente, las expectativas razonables y los riesgos y beneficios del tratamiento.

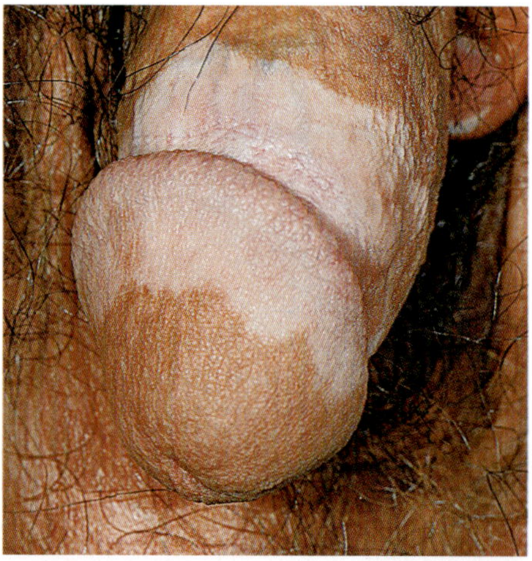

Los genitales, las axilas y el área anal pueden ser las primeras o las únicas zonas afectadas. Estas regiones deben inspeccionarse en todos los pacientes sospechosos de vitíligo.

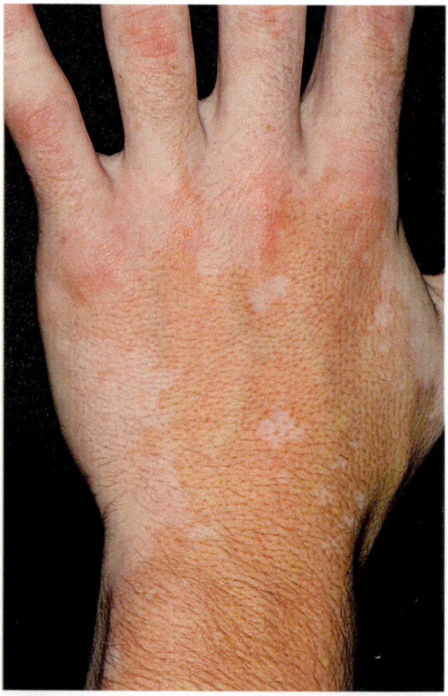

Vitíligo en el dorso de la mano. Esta zona se muestra resistente a todas las formas de tratamiento.

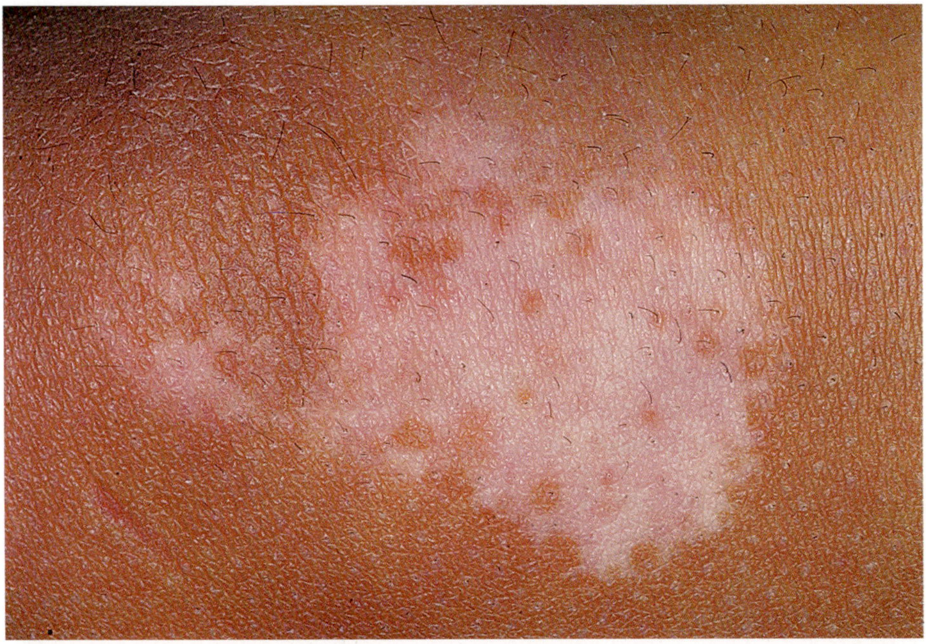

El tratamiento con PUVA o esteroides tópicos estimula la repigmentación desde las áreas perifoliculares. Las zonas de repigmentación crecen y se funden para producir repigmentación confluente.

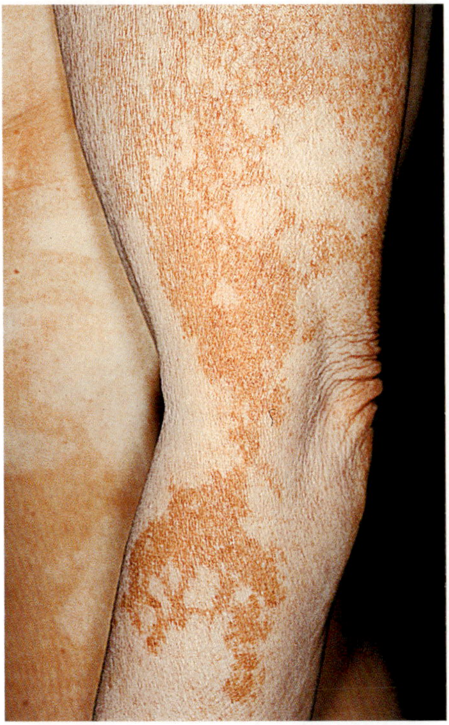

La pérdida de pigmento puede ser parcial o completa. Son típicos los patrones complejos.

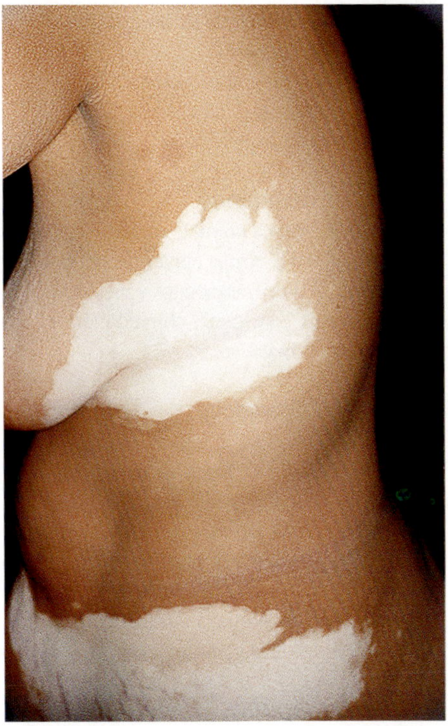

Varias zonas de despigmentación se han fundido para formar grandes áreas con pérdida de pigmento.

Hipomelanosis *guttata* idiopática

Descripción

- La hipomelanosis *guttata* idiopática es una dermatosis común de etiología desconocida, consistente en máculas blancas pequeñas en las zonas expuestas al sol de las extremidades superiores e inferiores.

Historia clínica

- La hipomelanosis *guttata* idiopática ocurre en personas de edad media y avanzada.
- Es más común en las mujeres.
- Existe una prevalencia más alta en los miembros de la familia; es probable una predisposición genética.
- Ocurre en el 50-70% de las personas de más de 50 años de edad.
- Las lesiones son asintomáticas.

Hallazgos cutáneos

- Las máculas son blancas e hipopigmentadas, de 2-5 mm y con bordes irregulares.
- Existe descamación xerótica entre suave y ligera.
- Las máculas están diseminadas por las superficies descubiertas de las extremidades superiores e inferiores.
- Los pacientes presentan signos de fotoenvejecimiento, como atrofia, lentigos y xerosis en las mismas áreas.

Pruebas de laboratorio

- La biopsia cutánea no suele ser necesaria, pero confirma la atrofia epidérmica, con ausencia focal de melanocitos y melanina.
- El examen de las escamas con hidróxido de potasio es negativo.

Diagnóstico diferencial

- Vitíligo (tiende a ser simétrico, con máculas que se extienden en forma de manchas).
- Pitiriasis versicolor (tiende a localizarse en la porción superior del tronco, y el examen con hidróxido de potasio es positivo).
- Hipomelanosis inducida químicamente por exposición laboral a fármacos decolorantes (más común en las manos y los antebrazos).
- Esclerosis tuberosa (se presenta en la niñez y la adolescencia, junto con signos neurológicos asociados).
- Pitiriasis alba (se debe probablemente a hipopigmentación postinflamatoria; tiende a resolverse a lo largo de varios años).

Evolución y pronóstico

- Las lesiones son estables en cuanto a tamaño y localización.
- El número de lesiones aumenta con la edad.

Discusión

- El aspecto y la posibilidad de malignidad son los principales motivos de preocupación para los pacientes.
- El daño actínico se ha incriminado como principal causa, pero puede interpretar un papel el fenómeno de degeneración senil.

Tratamiento

- La mayoría de los pacientes sólo necesitan información tranquilizadora.
- Las máculas blancas pueden ser camufladas con maquillaje coloreado.
- Las cremas autobronceadoras que contienen dihidroxiacetona oscurecen las lesiones, pero el aspecto es moteado y no agradable.
- La pulverización ligera de nitrógeno líquido puede desvanecer en parte las lesiones, aunque existe la posibilidad de empeoramiento de la despigmentación.
- La infiltración de triamcinolona (2,5 mg/ml) en lesiones individuales puede proporcionar

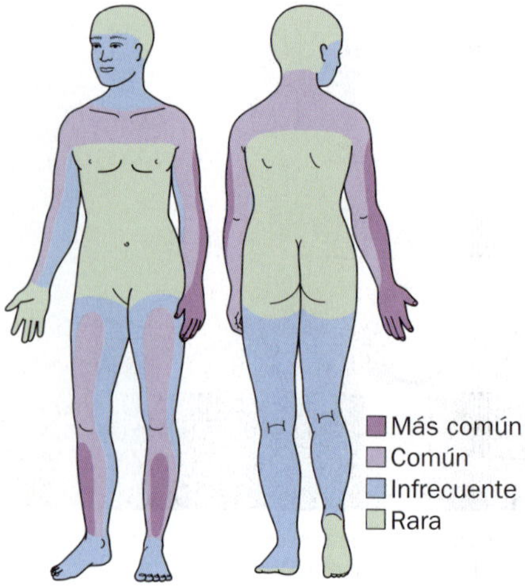

una repigmentación parcial de las lesiones, aunque existe riesgo de atrofia.

- Aconseje la protección contra la luz del sol con prendas de vestir, que son más efectivas que los filtros solares.

Claves clínicas

- Se debe advertir a los pacientes de la posibilidad de que cualquier tratamiento empeore la despigmentación, y que sólo debe ser aplicado por profesionales expertos.

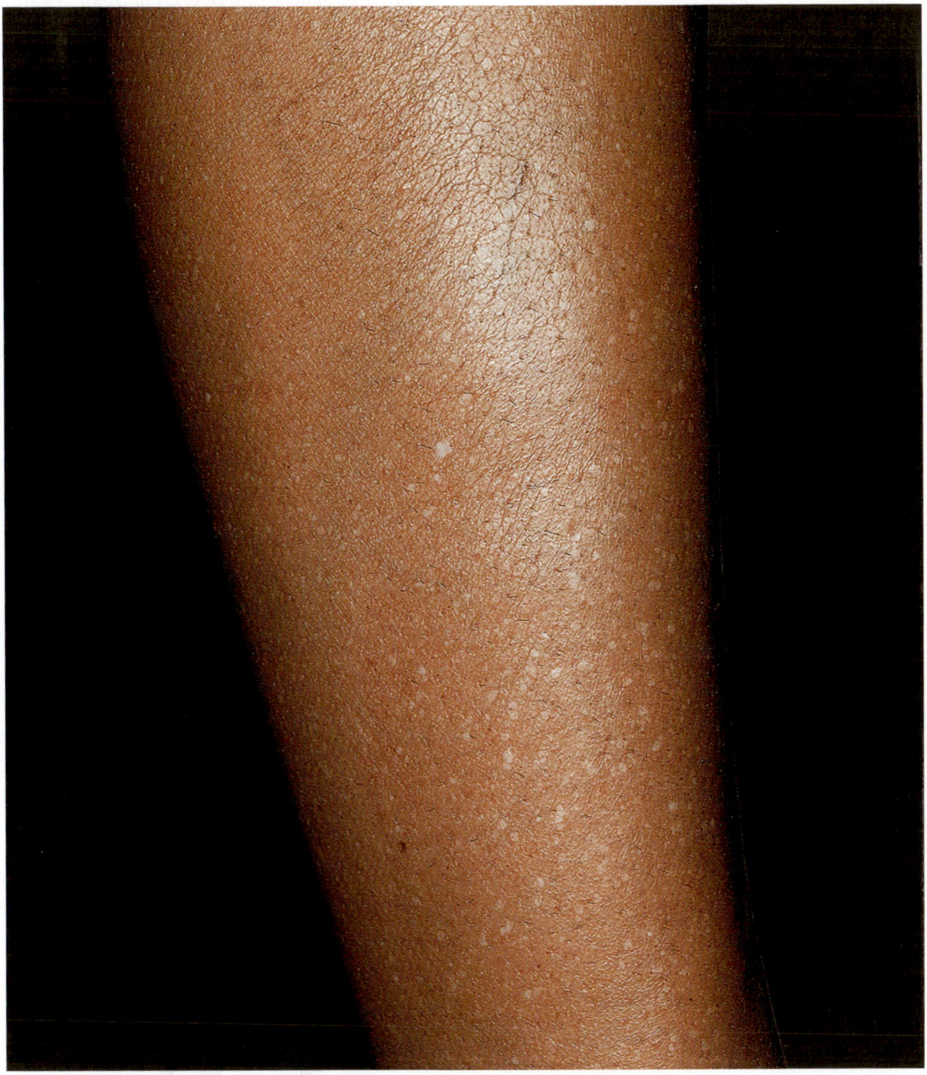

La hipomelanosis *guttata* idiopática se caracteriza por manchas blancas de 2-5 mm con bordes netamente demarcados. Constituye un signo de daño actínico.

Lentigo, lentigo juvenil, lentigo solar

Descripción

- Máculas pardas, comunes y benignas, que ocurren en la piel expuesta al sol de las personas de raza blanca.

Historia clínica

- En las personas de raza blanca se encuentran tres lesiones localizadas con hiperpigmentación.
- Estas lesiones son las pecas (efélides), el lentigo juvenil y el lentigo solar.
- Las tres son similares en cuanto a tamaño, distribución y aspecto clínico.
- Difieren en edad de comienzo, evolución clínica y relación con la exposición al sol.

Pecas

- Las pecas aparecen en la niñez como un rasgo autosómico dominante.
- Se suelen confinar a la cara, los brazos y la parte superior del tronco.
- Aumentan en número e intensidad de color en respuesta a la exposición solar.
- El color de las pecas se aclara en ausencia de exposición a la luz solar.
- Muchas veces se desvanecen por completo en invierno.

Lentigos juveniles

- Los lentigos son extremadamente comunes en la raza blanca.
- Los lentigos juveniles aparecen durante la niñez, con un número medio de 30 lentigos en cada niño prepuberal.
- Las lesiones no aumentan de número ni de tamaño, ni se oscurecen en respuesta a la luz solar.
- Los lentigos juveniles no se desvanecen en ausencia de luz solar.
- Los lentigos juveniles también aparecen como un dato característico de ciertos síndromes hereditarios.

Lentigos solares

- Los lentigos solares ocurren comúnmente en individuos de raza blanca expuestos a la luz solar.
- Aumentan de número y tamaño con la edad avanzada.
- Aproximadamente el 75% de las personas blancas de más de 60 años tienen una o más lesiones.
- Las lesiones aparecen en respuesta al daño actínico.

Hallazgos cutáneos

- Las pecas son máculas bien definidas, de 1-2 mm y color uniforme.
- El color de las pecas varía desde rojo o bronce hasta pardo claro.
- El número varía desde unas cuantas lesiones en la nariz y las mejillas hasta varios cientos en las zonas de la piel expuestas al sol.
- Se suelen limitar a la cara, los brazos y la parte superior del tronco.
- Los lentigos juveniles son máculas redondas u ovales de 2-10 mm de diámetro.
- Suelen ser más oscuros que las pecas, de color uniformemente bronce, pardo o negro.
- El color es uniforme, aunque el pigmento puede mostrar un patrón en encaje o granular fino.
- La aplicación de una gota de aceite mineral a la lesión reduce el brillo superficial y permite evaluar mejor el patrón de pigmentación de la unión dermoepidérmica.
- Los lentigos solares tienden a ser máculas más grandes, de 2-20 mm y forma entre oval y geométrica.
- El color es con más frecuencia uniforme, aunque el pigmento puede aparecer como granos finos.

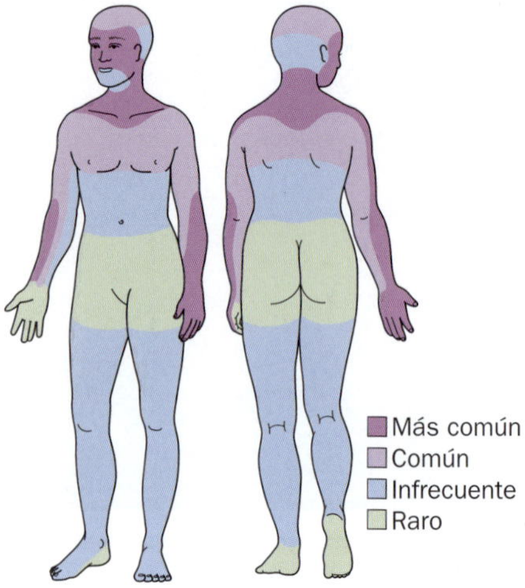

- Los lentigos pueden tener un aspecto manchado, aunque los márgenes deben estar definidos con nitidez.
- La piel adyacente muestra daño actínico.

Hallazgos extracutáneos

- Los lentigos forman parte de síndromes autosómicos dominantes raros.
- El síndrome de Peutz-Jeghers consiste en lentigos múltiples de la mucosa oral, con poliposis intestinal asociada.
- El síndrome LEOPARD consiste en Lentigos múltiples, anomalías del Electrocardiograma, trastornos Oculares, estenosis Pulmonar, Alteraciones de los genitales, Retraso del crecimiento y sordera (*Deafness*).
- Un tercer síndrome, descrito por Carney, se conoce como LAMB o NAME. Consiste en Lentigos, mixomas Auriculares y/o mucocutáneos, neurofibromas Mixoides, efélides y nevus azules (*Blue nevi*).

Pruebas de laboratorio

- Las pecas muestran aumento de la melanina dentro de los queratinocitos de la capa basal.
- Las crestas papilares no están alargadas.
- Los melanocitos de la unión dermoepidérmica son mayores pero su número no está aumentado.
- En el lentigo juvenil está aumentado el número de melanocitos sin formar nidos a lo largo de la unión dermoepidérmica.

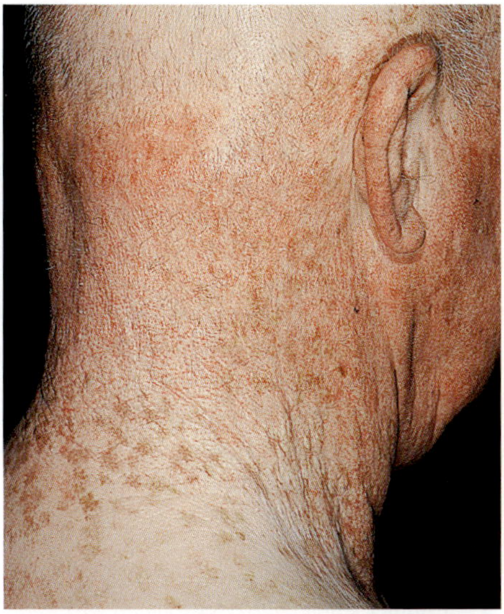

La hiperplasia reactiva de los melanocitos causa una pigmentación persistente en forma de lentigos sobre el cuello y la parte superior de la espalda. Estas lesiones permanentes pueden aparecer después de un episodio de quemadura solar.

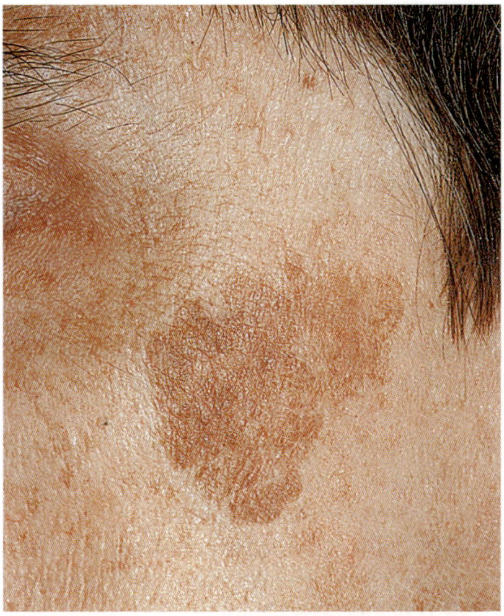

El tamaño de las lesiones varía entre 0,2 y 2 cm, y su número aumenta con la edad. La lesión se debe examinar cuidadosamente. La queratosis seborreica y el melanoma tienen un aspecto similar.

- Las crestas papilares aparecen alargadas.
- La melanina está aumentada dentro de los queratinocitos de la capa basal.
- Los lentigos solares también muestran elongación irregular de las crestas papilares, hiperpigmentación de los queratinocitos de la capa basal, y un número aumentado de melanocitos en la unión dermoepidérmica.
- Pueden existir melanófagos en la dermis papilar.
- Desde el punto de vista histológico, se encuentran lesiones similares en la mucosa del labio inferior y en los lechos ungueales.

Diagnóstico diferencial

- Las queratosis seborreicas planas tienden a presentar alguna hiperqueratosis superficial.
- La queratosis actínica pigmentada progresiva también tiene hiperqueratosis epidérmica y un borde definido.
- El lentigo maligno se diagnostica mejor mediante biopsia cutánea y una revisión histológica cuidadosa.
- Si existen numerosos lentigos considere la posibilidad de un síndrome asociado, como el de Peutz-Jeghers, el LEOPARD o el LAMB.

Evolución y pronóstico

- Las pecas aparecen al principio del verano y se suelen desvanecer al comienzo del invierno.
- El lentigo juvenil persiste durante todo el año, cambia poco con el paso del tiempo y se puede resolver espontáneamente.
- El lentigo solar suele ser persistente; pueden aparecer lesiones adicionales en otros lugares de la piel expuesta al sol.
- Las lesiones son asintomáticas, pero pueden suponer un problema cosmético para el paciente.

Discusión

- Es difícil diferenciar entre pecas y lentigos juveniles similares.
- Las pecas se oscurecen y después se desvanecen con el paso de las estaciones, mientras que los lentigos no experimentan esos cambios.
- Los nevus junturales de tamaño similar tienen un aspecto también similar.
- La biopsia de piel confirmará los nidos de melanocitos a lo largo de la unión dermoepidérmica en el nevus juntural.

Tratamiento

- Las pecas no requieren tratamiento y tienden a desaparecer en los meses de invierno.
- Los filtros solares parecen prevenir la aparición de pecas nuevas y el oscurecimiento estacional.
- De modo similar, los lentigos juveniles tampoco requieren tratamiento.
- Los lentigos solares se previenen mejor con medidas de protección contra la luz solar, lo que incluye evitación de la luz y uso de sombrero, prendas de vestir y filtros solares.
- Vigile las lesiones existentes para posibles cambios. Las lesiones estables no requieren tratamiento, aunque puede solicitarse por razones cosméticas.
- Las soluciones de hidroquinona, la tretinoína, la crema de ácido azelaico, los exfoliantes y las cremas de ácido glicólico tienen todos ellos valor para reducir la hiperpigmentación a lo largo de semanas o meses.
- La criocirugía también es efectiva pero requiere alguna experiencia.

Claves clínicas

- Cualquier lentigo que desarrolle un área localizada de hiperpigmentación o hipopigmentación, un contorno irregular o engrosamiento localizado debe biopsiarse.

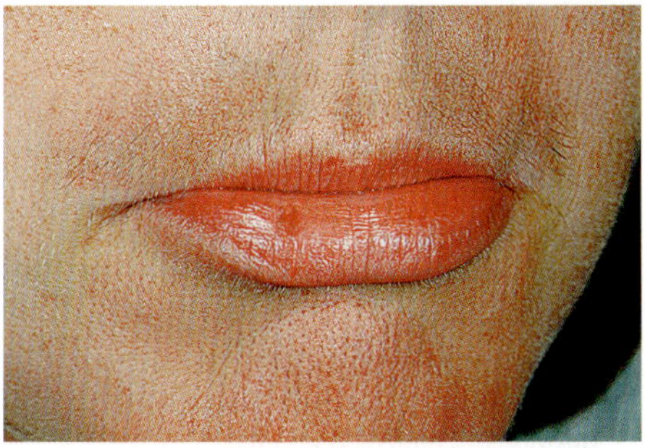

Los lentigos labiales (mácula melanótica labial) aparecen en el borde bermellón del labio inferior. Estas máculas pardas tienen un margen liso y son benignas.

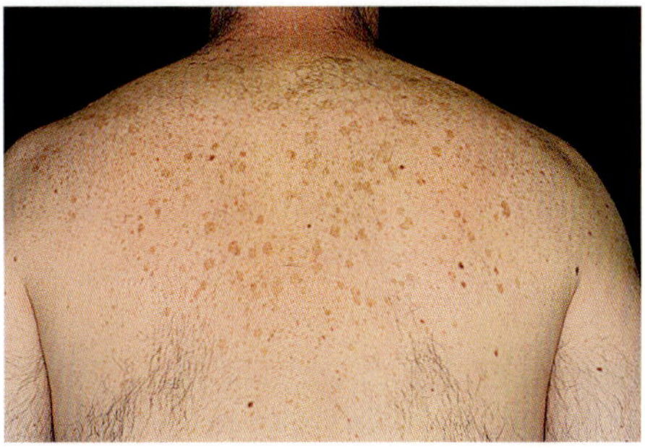

El lentigo solar aparece en la cara, los brazos, el dorso de las manos y la parte superior del tronco después de un solo episodio de quemadura solar, o tras años de exposición a la luz solar. Las máculas pardas planas aumentan de número y tamaño.

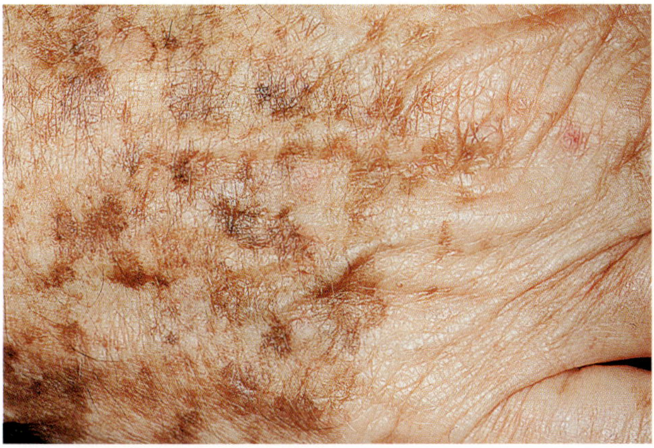

Los lentigos aparecen en las áreas expuestas al sol de la cara, los brazos y las manos.

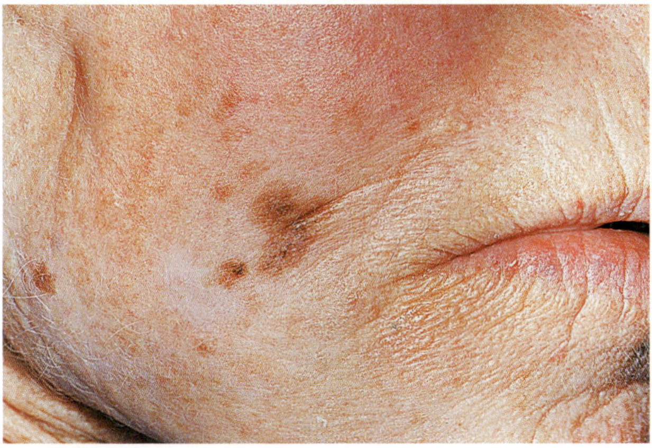

Se debe hacer una biopsia de cualquier lentigo que desarrolle un borde muy irregular, o cuando haya un aumento localizado de la pigmentación o el grosor, para descartar un melanoma.

Melasma (cloasma, máscara del embarazo)

Descripción

- Hiperpigmentación parda adquirida de la cara y el cuello en mujeres genéticamente predispuestas.

Historia clínica

- Un motivo de queja común en las mujeres con piel más oscura.
- Alrededor del 10% de los casos ocurren en hombres.
- Se afectan con frecuencia la frente, las eminencias malares, el labio superior y el mentón.
- La pigmentación se desarrolla lentamente, y es más prevalente después de la exposición a la luz solar.
- Ocurre durante los trimestres segundo o tercero del embarazo, y en algunas mujeres que toman anticonceptivos orales.

Hallazgos cutáneos

- Erupción macular simétrica con hiperpigmentación parda.
- La intensidad del color varía, con una pigmentación más profunda en personas de piel oscura.
- El color suele ser uniforme, pero tiene un carácter variable.
- Los bordes de las lesiones pueden ser irregulares pero bien definidos.
- No existen signos de inflamación.

Diagnóstico diferencial

- Hiperpigmentación postinflamatoria (pigmentación similar, pero no se suele limitar a la parte superior de la cara).
- Lentigos (se pueden agrupar en la parte superior de las mejillas).

Evolución y pronóstico

- En general, la pigmentación se desvanece con lentitud a lo largo de meses después del embarazo o al suspender los anticonceptivos.

Tratamiento

- Minimice la exposición al sol durante las horas centrales del día y aconseje el uso de sombrero.
- Filtros solares capaces de bloquear la luz ultravioleta tanto A como B.
- Despigmentación con cremas blanqueadoras que contengan hidroquinona.
- La hidroquinona puede tener un efecto irritante y sensibilizador.
- Las cremas de tretinoína al 0,025, el 0,05 o el 0,1%, y la crema emoliente de tretinoína al 0,05%, potencian la efectividad de las hidroquinonas.
- La tretinoína también es efectiva como monoterapia.
- Los productos combinados con tretinoína, hidroquinona y fluocinolona, pueden ser más efectivos y convenientes. La combinación se aplica una vez al día durante un máximo de 6 meses.
- El ácido azelaico, con o sin tretinoína, es seguro durante el embarazo.
- Los exfoliantes superficiales con ácido glicólico aceleran los efectos de la tretinoína y la hidroquinona.

Claves clínicas

- La evitación del sol es imprescindible para prevenir y reducir el melasma.
- Los pacientes deben saber que el tratamiento dura varias semanas y requiere una protección estricta contra la luz solar.

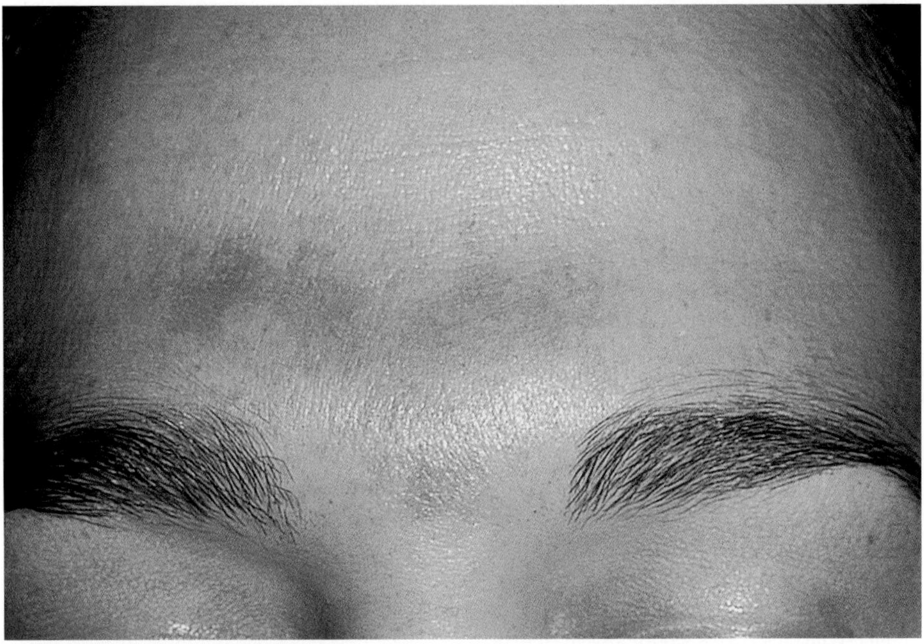

La pigmentación aparece lentamente sin signos de inflamación, y puede ser ligera o intensa.

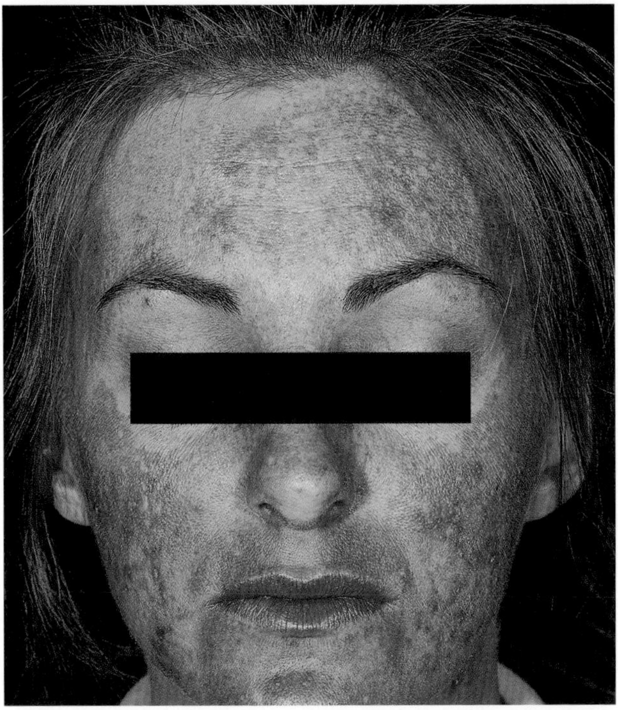

La frente, las eminencias malares, el labio superior y el mentón son las zonas afectadas con más frecuencia.

16 Tumores cutáneos benignos

Queratosis seborreica

Descripción

- La queratosis seborreica es una lesión epidérmica persistente benigna con aspecto clínico variable.
- Es una de las neoformaciones benignas más comunes observadas en la piel, y se puede confundir con enfermedades cutáneas malignas.

Historia clínica

- Las queratosis seborreicas son inusuales antes de los 30 años.
- La mayoría de las personas desarrollan por lo menos una queratosis seborreica a lo largo de la vida.
- Los hombres y las mujeres se afectan por igual.
- Las lesiones se pueden localizar en la areola, tanto de los hombres como de las mujeres.
- La tendencia a la formación de queratosis seborreicas múltiples puede ser hereditaria.
- El trastorno suele ser asintomático, pero a veces plantea un problema estético.
- Dependiendo de la localización la lesión puede estar expuesta a irritación.

Hallazgos cutáneos

- Suelen existir múltiples lesiones, que pueden originarse en cualquier sitio excepto en los labios, las palmas de las manos y las plantas de los pies.
- El tamaño y el aspecto superficial de las lesiones varían considerablemente.
- La mayoría miden 0,2-2,0 cm, aunque se encuentran lesiones mayores.
- Las lesiones pueden ser planas o elevadas.
- La superficie puede ser lisa, aterciopelada o verrugosa.
- Se pueden ver quistes de queratina retenida justo debajo de la superficie dentro de las hendiduras.
- El color de las lesiones es extremadamente variable, y puede incluir blanco, rosa, pardo y negro; el color puede variar dentro de una misma lesión.
- Las lesiones tienden a ser bien demarcadas, ovales, y muchas veces orientadas a lo largo de las líneas de tensión de la piel.
- La mayoría tienen un aspecto «adherido» y una textura cérea.
- La superficie tiende a desmenuzarse cuando se pinza.
- El término *dermatosis papulosa nigra* describe las queratosis seborreicas de la cara, que se ven con más frecuencia en los afroamericanos.
- Las lesiones de la *dermatosis papulosa nigra* son pápulas queratósicas de 1-2 mm, de color pardo oscuro y concentradas alrededor de los ojos y la región superior de las mejillas, con una incidencia del 30-35% en las personas afroamericanas.
- Las queratosis estuco son pequeñas queratosis seborreicas blanquecinas, encontradas con más frecuencia en la región inferior de las piernas y los tobillos de ancianos de raza blanca.

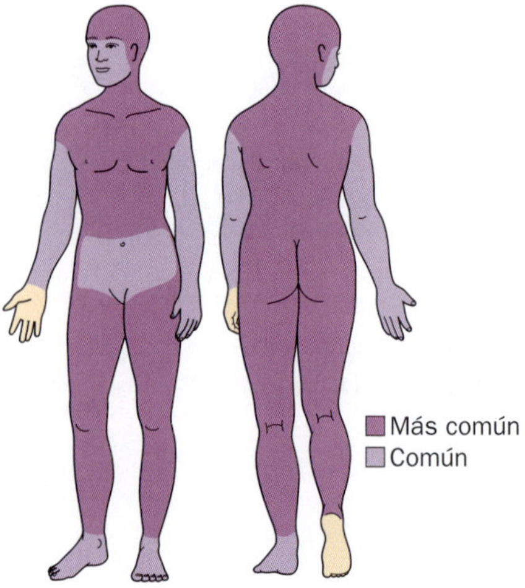

- *Queratosis seborreica inflamada* es una descripción clínica de la queratosis seborreica con inflamación obvia; pueden existir edema, eritema y hemorragia.

Hallazgos extracutáneos

- El signo de Leser-Trélat consiste en la aparición súbita y explosiva de numerosas queratosis seborreicas en asociación con una neoplasia maligna interna.

Pruebas de laboratorio

- Se reconocen varios subtipos histológicos de queratosis seborreica.
- La acantosis, la hiperqueratosis y la papilomatosis son hallazgos universales.
- El grado en que se desarrollan estas anomalías varía de forma considerable dentro de las lesiones individuales y entre los distintos subtipos.
- Suelen existir tapones córneos y seudotapones córneos.
- La cantidad de melanina varía entre casi ninguna (queratosis estuco) y extrema (melanoacantoma).
- Las queratosis seborreicas inflamadas muestran una marcada inflamación de la dermis, que a veces dificulta el diagnóstico.

Evolución y pronóstico

- A menos que sean irritadas de alguna forma, las queratosis seborreicas tienden a persistir y crecen lentamente.
- Algunas queratosis pueden eliminarse por un traumatismo.

Discusión

- Las queratosis seborreicas elevadas o pedunculadas pueden ser indistinguibles de los acrocordones y los nevus melanocíticos compuestos.
- Las queratosis seborreicas planas pueden imitar a las queratosis actínicas pigmentadas progresivas o al melanoma de extensión superficial. En caso de duda se debe realizar una biopsia cutánea.
- Aunque las queratosis seborreicas no tienen un potencial maligno, se han descrito casos raros de melanoma, epitelioma basocelular y carcinoma espinocelular aparecidos dentro de una queratosis seborreica. Se debe realizar una biopsia si la queratosis seborreica experimenta cualquier cambio significativo.

Tratamiento

- El tratamiento puede estar indicado para las lesiones sintomáticas.
- Las lesiones en áreas de fricción y traumatismo frecuentes suelen experimentar irritación y causar molestias.
- Muchas veces se solicita la eliminación por razones estéticas.
- Los pacientes deben ser informados de que la eliminación estética de una queratosis seborreica no suele estar cubierta por el seguro médico.
- La criocirugía es efectiva para las lesiones planas o mínimamente elevadas.
- Las lesiones más gruesas se eliminan mejor con el cauterio y el curetaje bajo anestesia local.
- La cicatriz residual, si queda, es mínima. La aplicación de presión suave en la piel adyacente proporciona con frecuencia una tensión suficiente para permitir el curetaje fácil de las lesiones.
- La hipopigmentación o la hiperpigmentación son efectos secundarios posibles de la crioterapia y de cualquier método de eliminación.

Claves clínicas

- Las queratosis seborreicas son neoformaciones benignas comunes con múltiples variantes, que pueden imitar a otros tumores cutáneos más serios.
- La eliminación no está justificada a menos que las lesiones se conviertan en inflamadas y sintomáticas.
- Algunas queratosis están intensamente pigmentadas, recuerdan a un melanoma y, por tanto, deben biopsiarse.
- Cuando los dermatólogos eliminan melanomas inadvertidamente, se cree que desde el punto de vista clínico son queratosis seborreicas en el 85% de los casos.

Queratosis superficiales rugosas

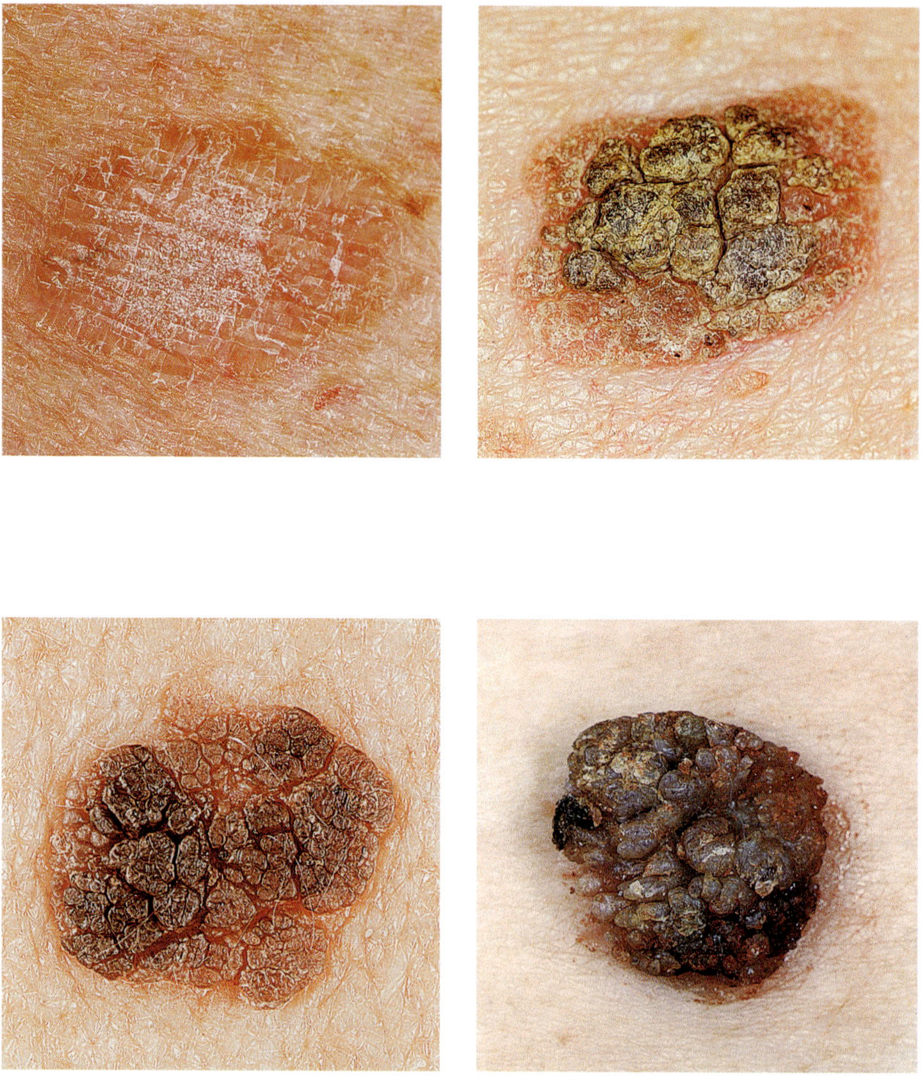

Las queratosis seborreicas de superficie rugosa representan el tumor cutáneo benigno más común. Aparecen como neoformaciones en cúpula aplanada, ovales o redondas, con una superficie granular o irregular que se desmenuza al ser pellizcada. Las lesiones más planas se encuentran en los brazos y las piernas. Los pacientes suelen llamar «verrugas» a estas lesiones debido a que tienen un aspecto similar.

Queratosis superficiales lisas

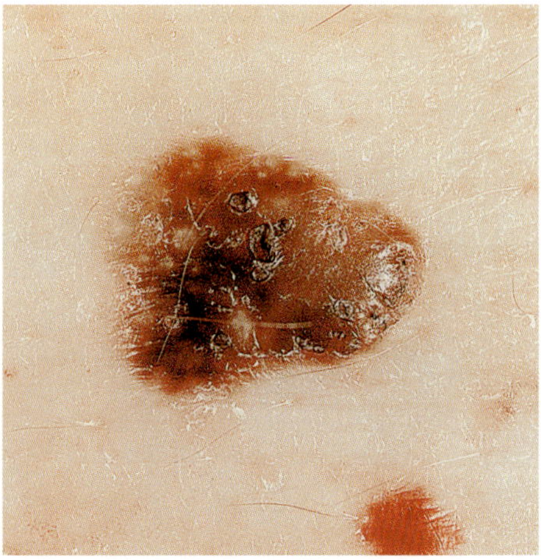

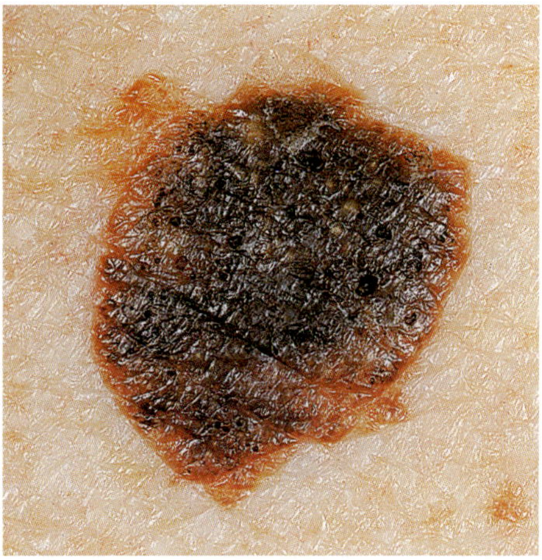

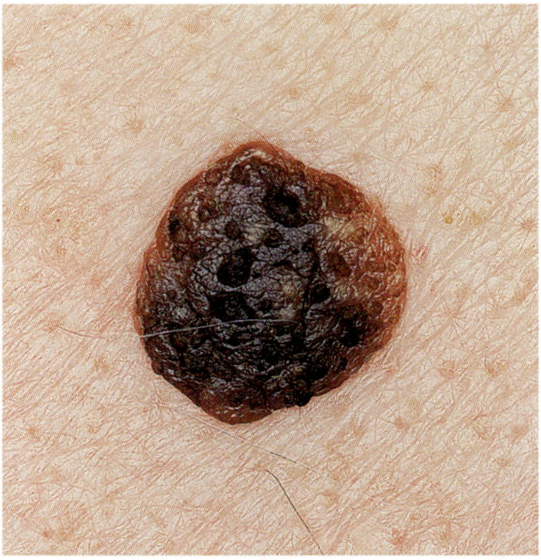

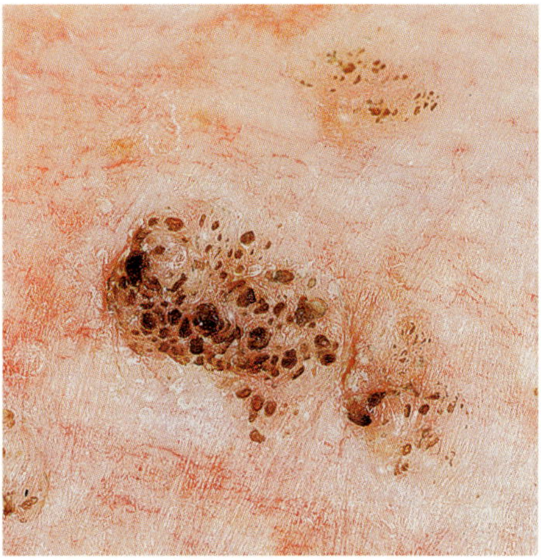

Estos tumores con forma de cúpula y superficie lisa tienen tapones blancos o negros de queratina, de alrededor de 1 mm de diámetro, embebidas en la superficie. Los tapones córneos se ven con facilidad mediante una lupa. Los melanomas no contienen tapones córneos.

Queratosis similares a melanomas

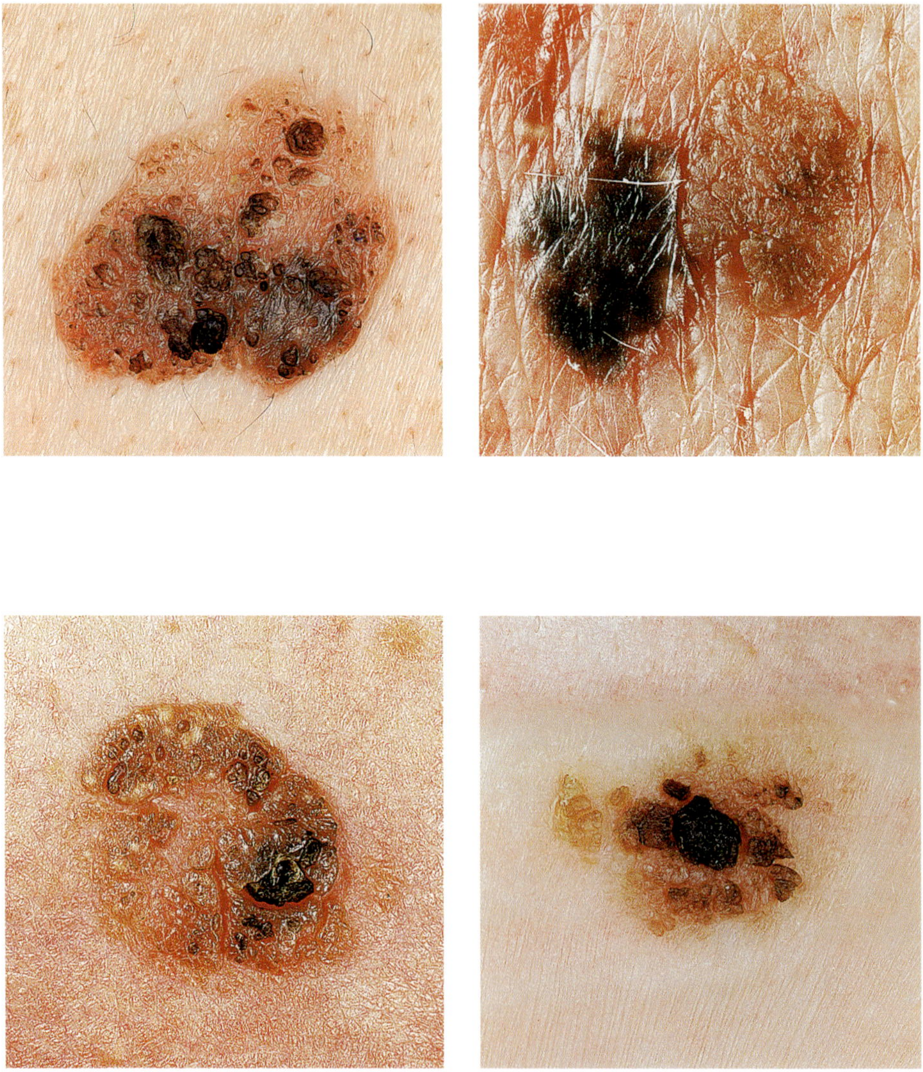

Algunas queratosis seborreicas pueden presentar muchas características del melanoma con extensión superficial y nodular. El color es variable y las zonas blancas aparecen como áreas de regresión tumoral. Una imagen ampliada muestra varios tapones córneos, típicos de las queratosis seborreicas y raros en el melanoma. Siempre se debe realizar una biopsia si se sospecha un melanoma.

Queratosis seborreicas irritadas

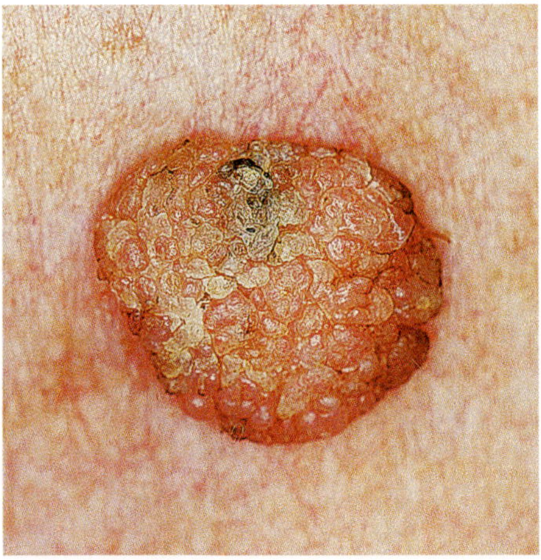

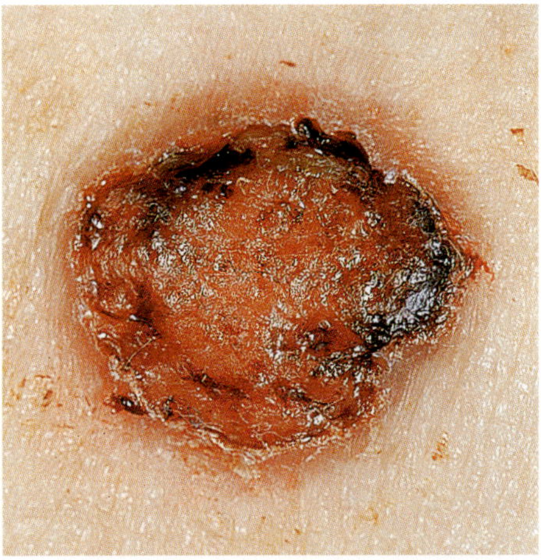

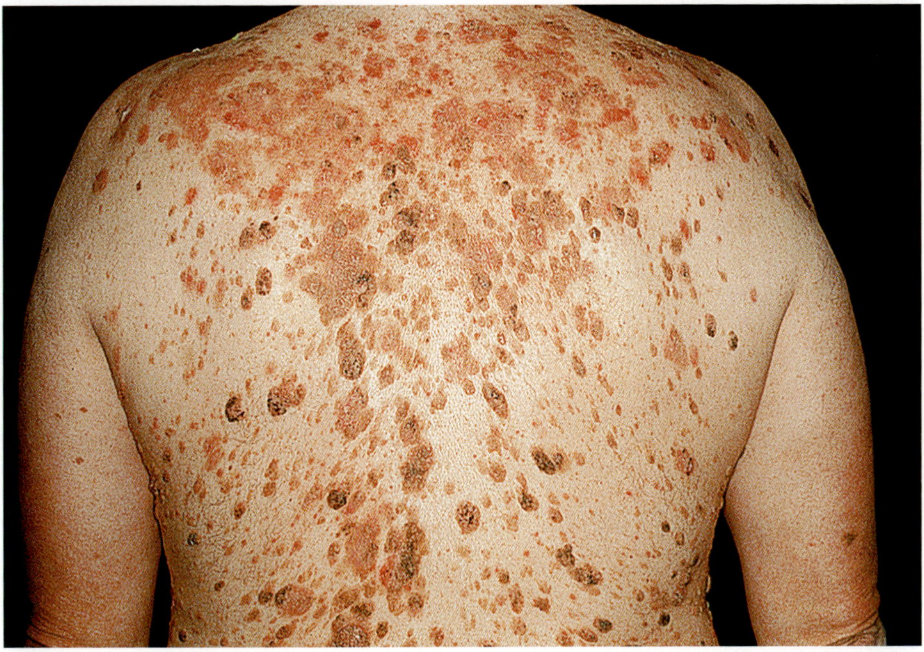

Las queratosis seborreicas irritadas se convierten en ligeramente tumefactas y desarrollan un reborde irregular eritematoso en la piel adyacente. Pueden formar una masa rezumante, de color rojo brillante, con superficie friable, que recuerda a un melanoma avanzado o un granuloma piogénico.

Queratosis seborreicas

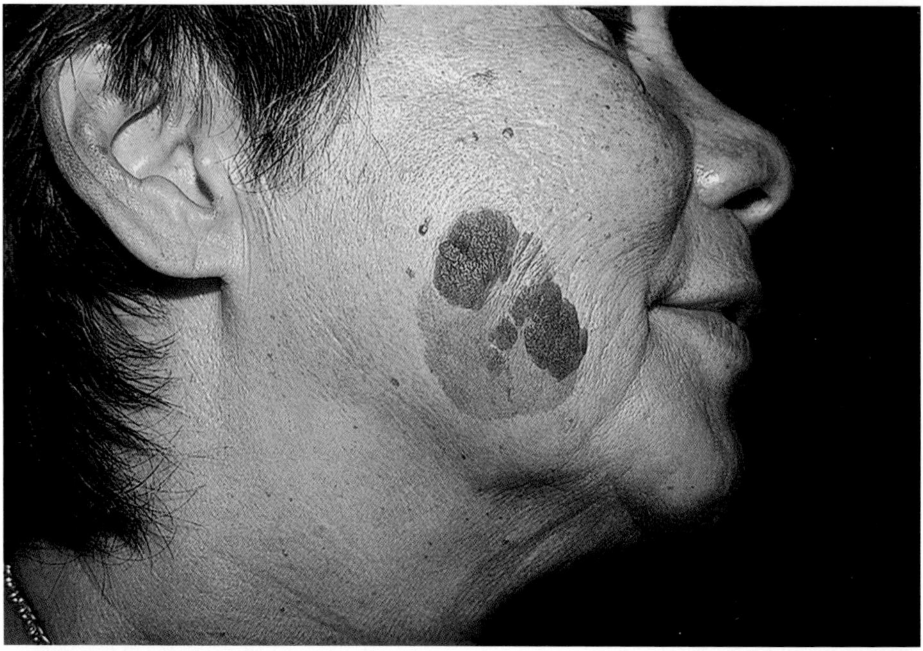

Las lesiones se pueden convertir en grandes y antiestéticas, y recordar a un melanoma. Inspeccione la superficie de forma cuidadosa con una lupa. Busque tapones córneos, que sólo se encuentran en las queratosis seborreicas.

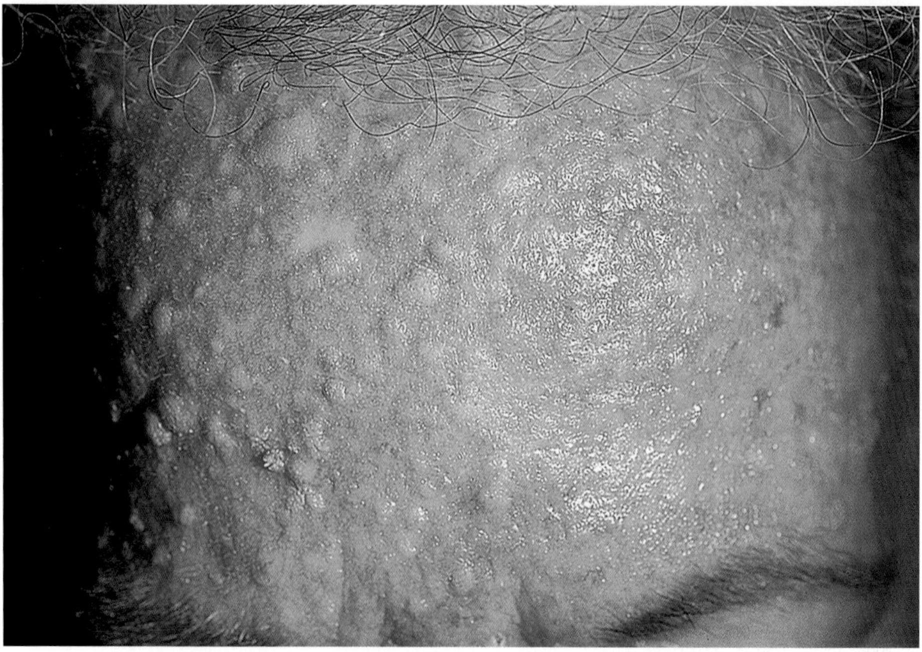

Pueden aparecer numerosas lesiones en la cara de las personas predispuestas.

Queratosis seborreicas

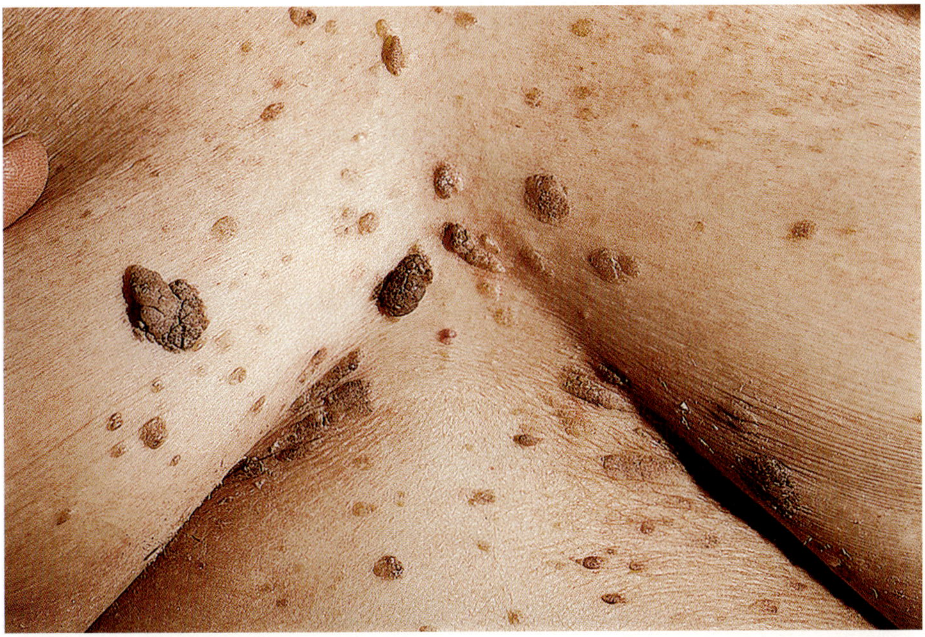

Las lesiones se concentran con frecuencia en el área preesternal y debajo de las mamas. El roce con las prendas de vestir o la maceración en esta zona intertriginosa pueden iniciar la irritación.

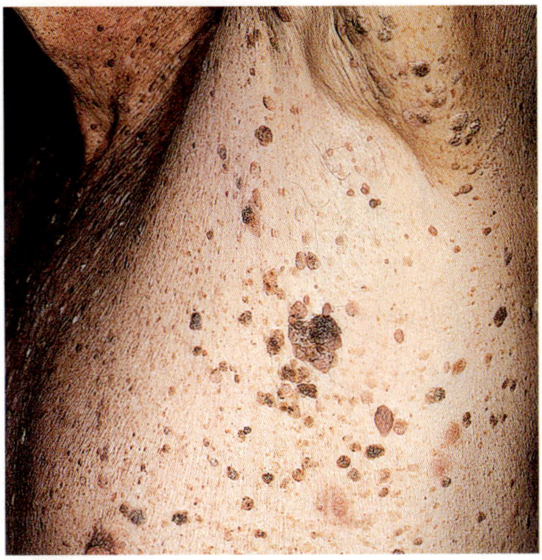

El número de lesiones varía entre menos de 20 en la mayoría de las personas hasta muy abundantes en la cara o el tronco.

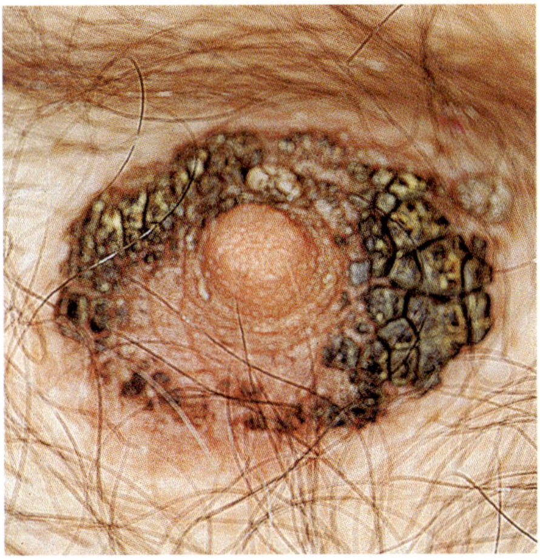

Las lesiones se pueden localizar en la areola, tanto en los hombres como en las mujeres.

Queratosis estuco

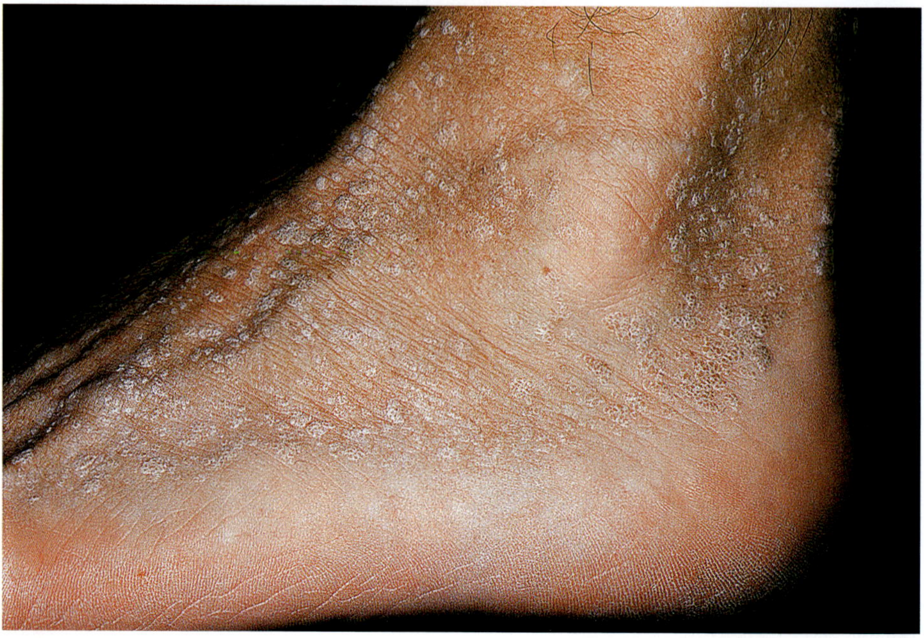

Las queratosis estuco son lesiones verrugosas papulosas blancas que ocurren en la porción inferior de las piernas, sobre todo en la zona del tendón de Aquiles, y el dorso del pie. Las lesiones miden 1-10 mm, son redondas, muy secas y como adheridas, y la mayoría de los pacientes las consideran manifestaciones simples de sequedad de la piel. La escama superficial seca se separa intacta con facilidad de la piel, sin sangrar, pero recidiva poco después. La criocirugía puede producir una hiperpigmentación excesiva en esta zona. El curetaje de las lesiones individuales puede representar la mejor opción para los pocos pacientes que solicitan su eliminación.

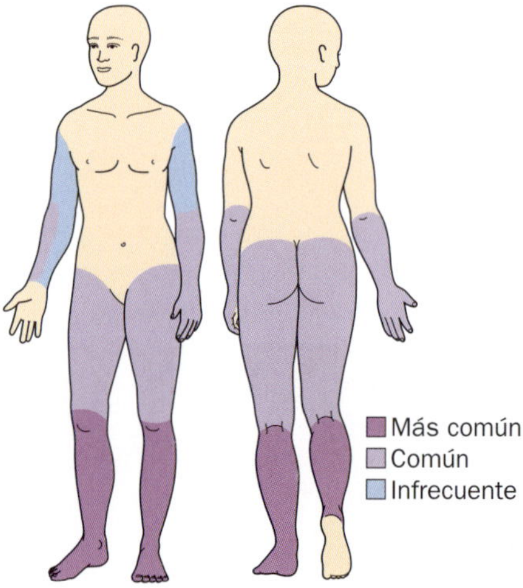

Queratosis estuco

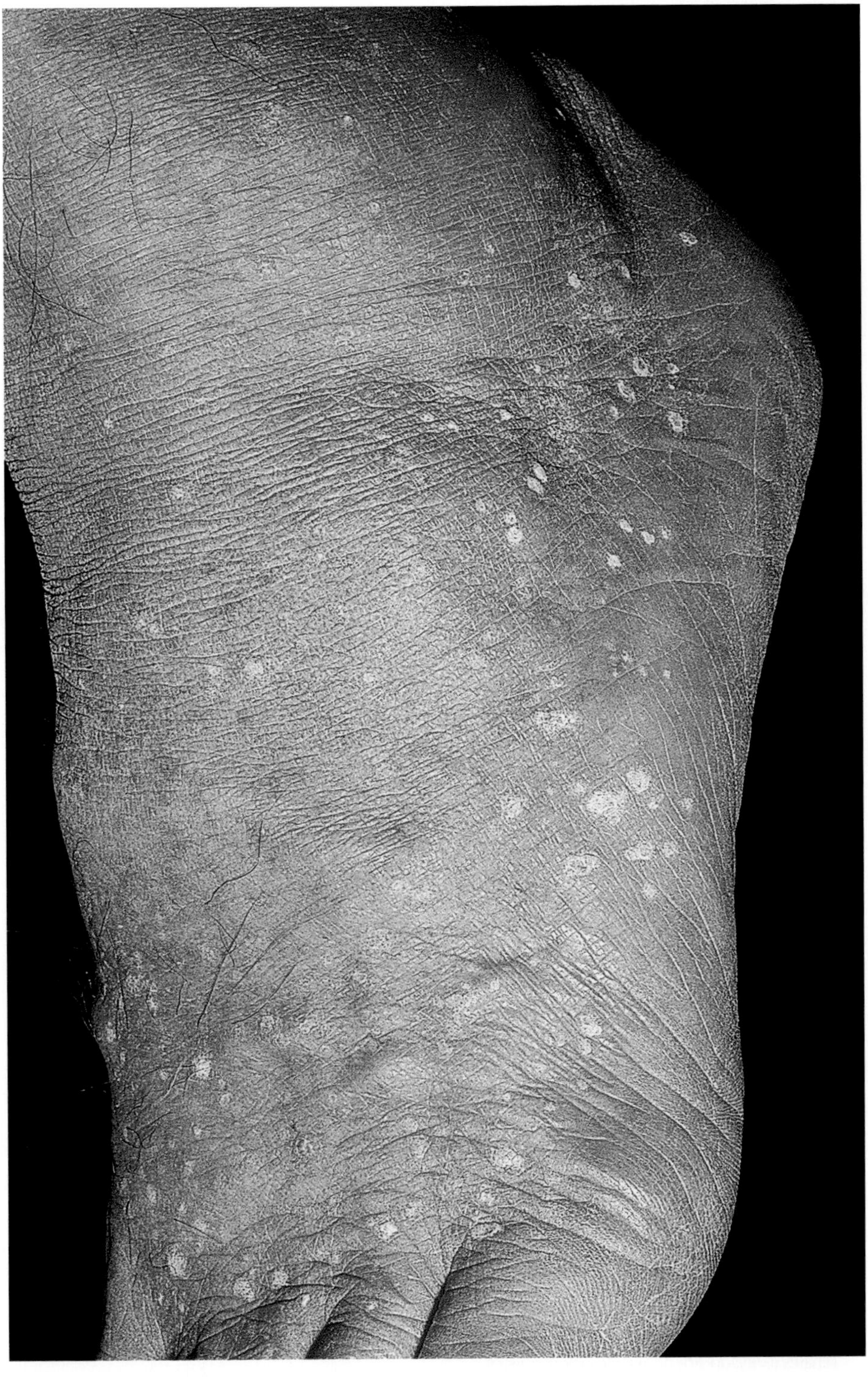

Acrocordones

Descripción
- Los acrocordones son neoformaciones carnosas benignas que ocurren en los pliegues cutáneos.

Historia clínica
- Los acrocordones son infrecuentes antes de los 30 años de edad, pero resultan frecuentes más adelante.
- Las mujeres se afectan con más frecuencia que los hombres.
- Aproximadamente el 25% de los adultos tienen por lo menos un acrocordón.
- La mayoría de los pacientes con acrocordones tienen sólo unas cuantas lesiones.
- Son más frecuentes en personas con sobrepeso.
- Puede existir una tendencia familiar a la formación de múltiples acrocordones.
- Las lesiones no irritadas suelen ser asintomáticas.
- Como consecuencia de su localización, los acrocordones pueden ser irritados por fricción, joyas o prendas de vestir.
- Se pueden convertir en dolorosos si experimentan traumatismo, retorcimiento, desgarro o trombosis.

Hallazgos cutáneos
- El acrocordón es una pápula de 1-5 mm, parda o del color de la piel normal.
- Las pápulas pueden ser planas o filiformes, aunque la mayoría son blandas, carnosas y pedunculadas sobre un tallo fino.
- Las axilas constituyen la localización más común seguida por el cuello.
- También ocurren lesiones en los párpados, así como en otras áreas intertriginosas, por ejemplo los pliegues inframamarios e inguinales.

Hallazgos extracutáneos
- La asociación comunicada previamente entre acrocordones y pólipos del colon no ha sido confirmada por nuevos estudios.
- Los acrocordones forman parte del síndrome de Birt-Hogg-Dube, que también incluye tricodiscomas y fibrofoliculomas de la cara, el cuello y el tórax. Los pacientes con este síndrome pueden tener un carcinoma de células renales asociado, adenomas de colon, quistes pulmonares y carcinoma medular de tiroides.

Pruebas de laboratorio
- La biopsia cutánea confirma la presencia de una pápula con epidermis fina característica, y una estroma fibrosa suelta con capilares.

Evolución y pronóstico
- En ausencia de irritación, los acrocordones persisten por tiempo indefinido.
- Con la torsión, el acrocordoma puede experimentar trombosis y convertirse en doloroso.
- Cuando se produce este cambio agudo, es frecuente que el paciente solicite atención médica, preocupado por la posibilidad de una neoplasia maligna cutánea.
- Los acrocordones trombosados suelen aparecer negros y/o hemorrágicos.
- Si se retrasa la petición de ayuda médica, el papiloma residual tiene tiempo de caerse por sí solo, y no se suele observar lesión residual.

Diagnóstico diferencial
- Verrugas.
- Nevus.
- Queratosis seborreicas.

Tratamiento
- Los acrocordones asintomáticos no requieren tratamiento.
- Los pacientes solicitan con frecuencia eliminación de los acrocordones debido a las molestias en caso de irritación o por razones estéticas.

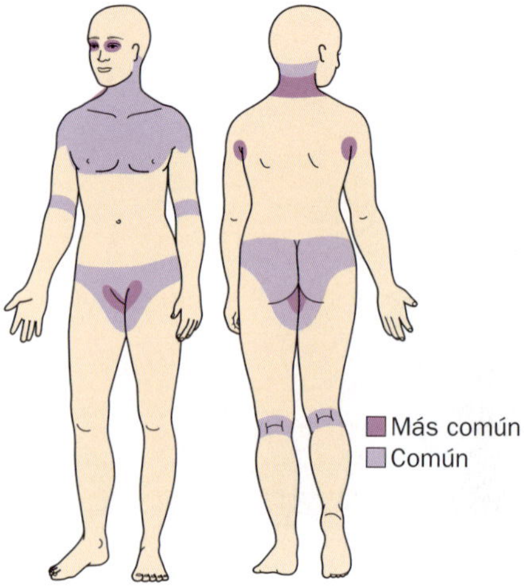

- Los pacientes deben ser informados de que la eliminación innecesaria de los acrocordones, no suele estar cubierta por el seguro médico.
- Los acrocordones se pueden eliminar mediante escisión con tijeras, con o sin anestesia local.
- También se pueden emplear el electrocauterio y la criocirugía.
- La necesidad de derivar todos los acrocordones para revisión histológica ha sido tema de debate en años recientes.
- Muchos dermatólogos creen que la confirmación histológica no suele ser necesaria.

Claves clínicas

- Los acrocordones no plantean un dilema diagnóstico.
- Los acrocordones localizados alrededor de los párpados pueden recordar a otros tumores cutáneos, y quizá necesiten una biopsia para confirmación.

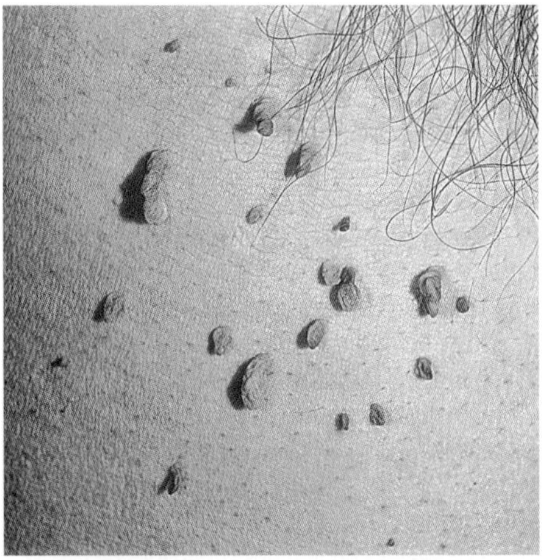

Los acrocordones comienzan como excrecencias diminutas, ovales, pardas o del color de la piel normal, y conectadas por un tallo corto, ancho o estrecho.

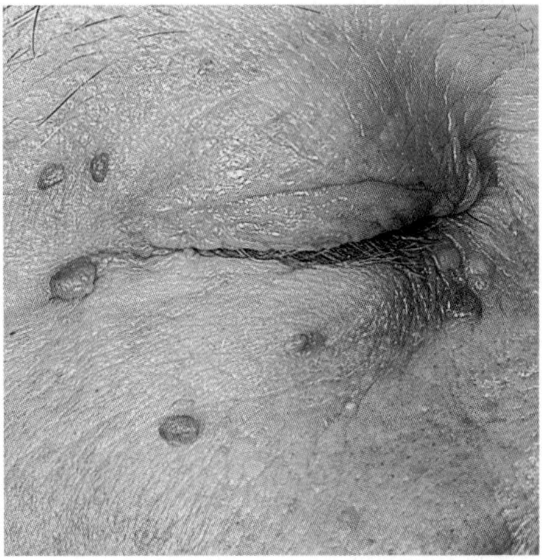

Los acrocordones ocurren alrededor de los ojos y pueden recordar a verrugas.

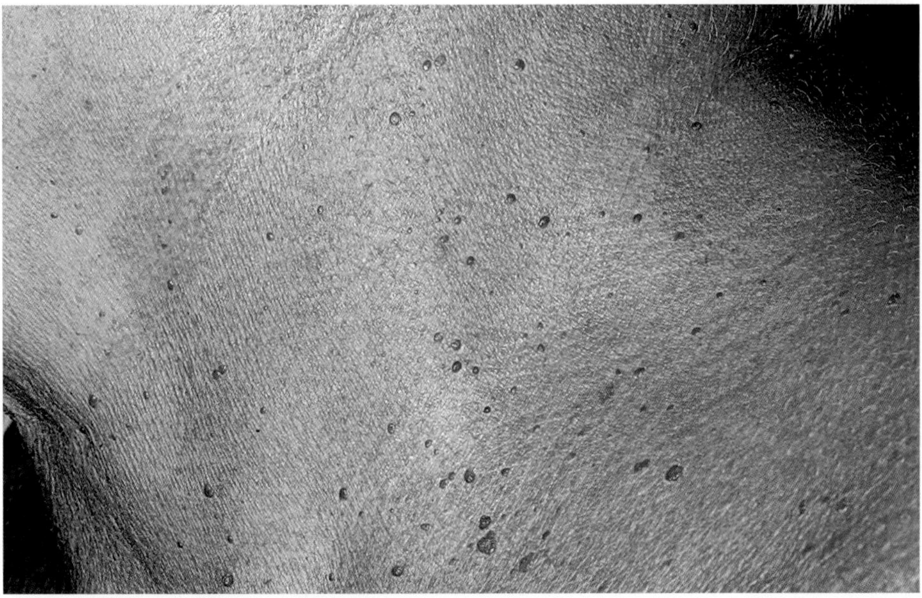

Los acrocordones comienzan como pápulas pequeñas, pardas o de color carne. Se convierten en elevadas con el tiempo, y acaban por ser polipoides y sobresalir desde una base estrecha.

Dermatofibroma

Descripción

- El dermatofibroma es una pápula dérmica común, benigna e indolente, más frecuente en las piernas de los adultos.

Historia clínica

- Los dermatofibromas aparecen de forma espontánea en los adultos y a veces en los niños.
- Son más frecuentes en las mujeres.
- Las lesiones de las piernas de las mujeres son sometidas a un traumatismo repetido por afeitado y pueden constituir una molestia.
- La mayoría de los dermatofibromas son asintomáticos, pero pueden existir prurito e hipersensibilidad.
- Se desconoce la etiología.
- Se discute si la lesión representa un proceso neoplásico benigno espontáneo o una hiperplasia reactiva en respuesta a una lesión.
- La mayoría de los pacientes no recuerdan un traumatismo específico del área.
- Algunos pacientes notan prurito cuando aparece la lesión, y la atribuyen a la picadura de un insecto.
- Los dermatofibromas tienden a persistir por tiempo indefinido, con estabilidad del tamaño y el aspecto.

Hallazgos cutáneos

- Son típicas las pápulas dérmicas rosadas firmes y bien delimitadas de 3-7 mm de diámetro.
- En ocasiones se ven lesiones de tamaño superior a 3,0 cm.
- La mayoría de los dermatofibromas tienen forma de cúpula, aunque algunos aparecen deprimidos por debajo de la superficie cutánea adyacente.
- La lesión está fija dentro de la piel, pero es movible sobre la grasa subcutánea subyacente.
- A la palpación la lesión se nota como un botón firme.
- El pinzamiento entre dos dedos de un dermatofibroma con forma de cúpula hace que la lesión se umbilique y retraiga por debajo del nivel de la piel adyacente.
- En los casos típicos, los dermatofibromas son de color carne o rosados con un reborde mal definido de pigmentación entre bronceada y parda.
- Rara vez las lesiones pueden ser azules o negras como consecuencia del depósito de hemosiderina, y pueden recordar al melanoma.
- La superficie puede ser lisa y brillante, escamosa o excoriada.
- Aunque los dermatofibromas pueden nacer en cualquier superficie cutánea, la mayoría se encuentran distribuidos al azar sobre las extremidades.
- Las lesiones suelen ser solitarias, aunque también existen lesiones múltiples.

Pruebas de laboratorio

- La biopsia cutánea muestra una proliferación focal no encapsulada de células fusiformes que recuerdan a fibroblastos, histiocitos y colágeno.

Evolución y pronóstico

- Los dermatofibromas obtienen su tamaño máximo a lo largo de meses o años, y después persisten por tiempo indefinido.
- La involución espontánea es rara.
- En función de la localización, las lesiones pueden ser sometidas a un traumatismo repetido por afeitado o fricción con el calzado.

Discusión

- Las lesiones con grandes cantidades de hemosiderina en la profundidad del tumor pueden ser entre azules y negras, y sugerir un melanoma nodular o un *dermatofibrosarcoma protuberans* pigmentado. En tales casos está justificada la biopsia.
- El dermatofibroma puede imitar clínicamente a un melanoma, con un nódulo rosado central y pigmentación a su alrededor.

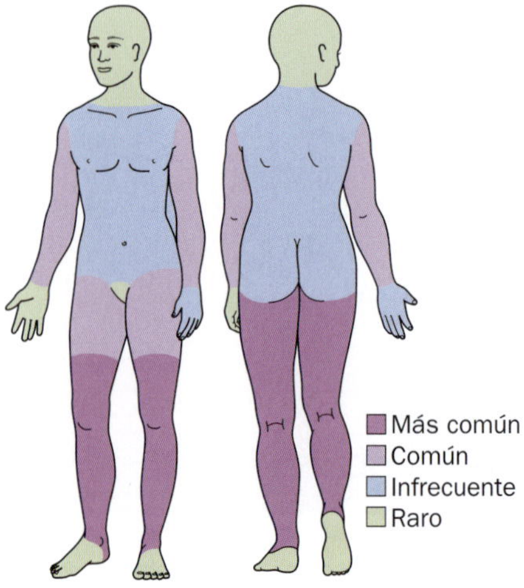

- El *dermatofibrosarcoma protuberans* recuerda al dermatofibroma desde el punto de vista histológico, y con menos frecuencia desde el punto de vista clínico.
- Esta neoplasia maligna insidiosa suele ocurrir en el tronco, y se presenta como un nódulo o placa de color rojo-púrpura, mal definido, con frecuencia recurrente y de crecimiento lento.
- En conjunto, los hallazgos histológicos son similares a los del dermatofibroma, por lo que una biopsia superficial puede resultar falsamente tranquilizadora.
- La biopsia profunda con *punch* o escisional que incluya grasa subcutánea confirma que el *dermatofibrosarcoma protuberans* es más celular que la mayoría de los dermatofibromas.
- Las células malignas se extienden en la grasa subcutánea.

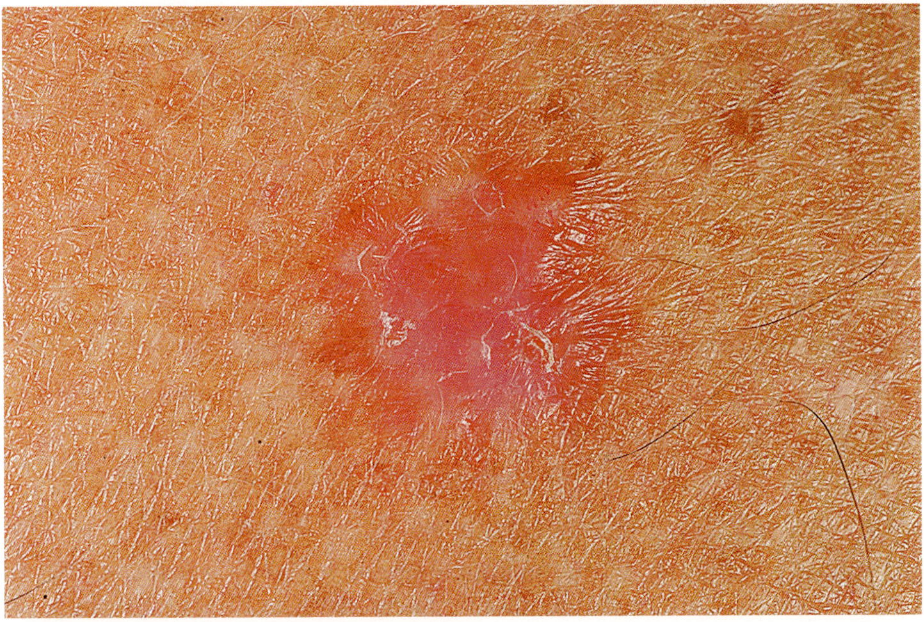

Las lesiones precoces son elevadas, duras y de tono rosado.

Tratamiento

- Los dermatofibromas son tumores cutáneos benignos que no requieren tratamiento a menos que produzcan síntomas, experimenten traumatismos frecuentes o se consideren inaceptables desde el punto de vista estético. El paciente debe saber que la lesión es benigna.
- La escisión quirúrgica con cierre primario representa el tratamiento de elección para las lesiones sintomáticas.
- Se debe tener precaución cuando se planea eliminar lesiones por razones estéticas, ya que el aspecto final puede ser peor que el de la lesión original.
- Si la lesión se extirpa de forma incompleta mediante afeitado, el paciente debe ser informado de la posibilidad de recidiva.
- La inyección intralesional de corticosteroides se ha usado para aplanar las lesiones elevadas. Esta forma de tratamiento produce resultados impredecibles, y en general no se recomienda.

Claves clínicas

- Los dermatofibromas deben permanecer estables en cuanto a tamaño, aspecto y color. En caso contrario deben biopsiarse.
- Las lesiones pigmentadas posiblemente traumatizadas deben biopsiarse.
- La biopsia por afeitado no es apropiada cuando existen dudas diagnósticas. La escisión es óptima para poder evaluar histológicamente la lesión completa, incluyendo el componente dérmico profundo.

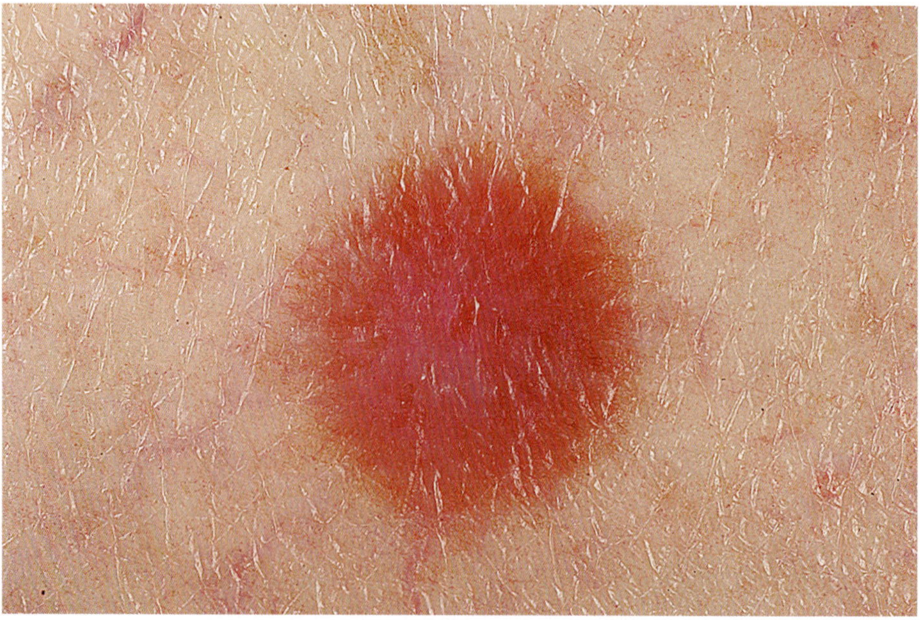

Las lesiones nuevas son rosadas y elevadas. Al cabo de meses el borde se convierte en pardo, y el centro conserva el color rosa.

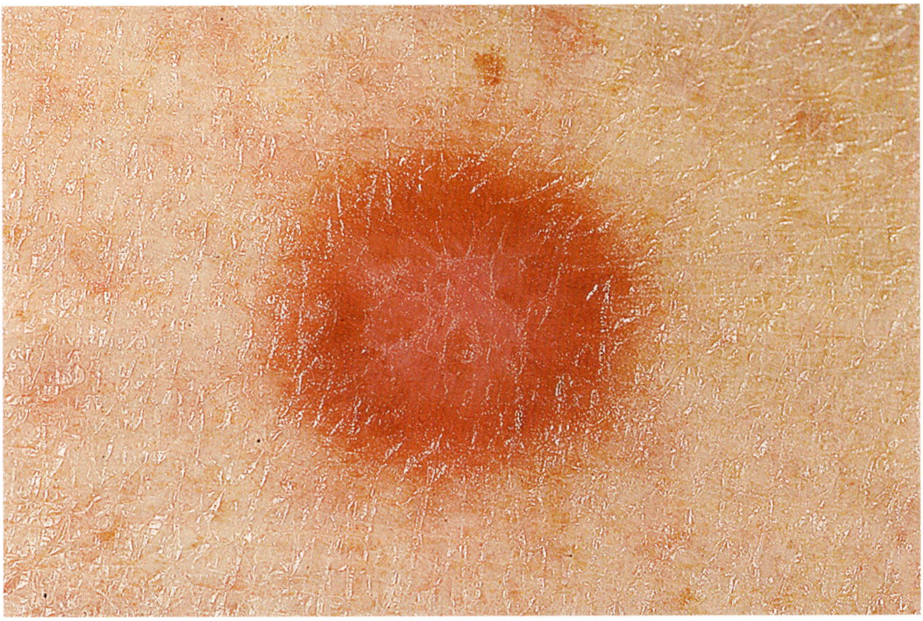

La densidad de la pigmentación parda aumenta con el tiempo, y la distinción entre el borde y la zona rosada se hace más aparente. Al aumentar la densidad de la pigmentación, a los pacientes les suele preocupar la posibilidad de un melanoma.

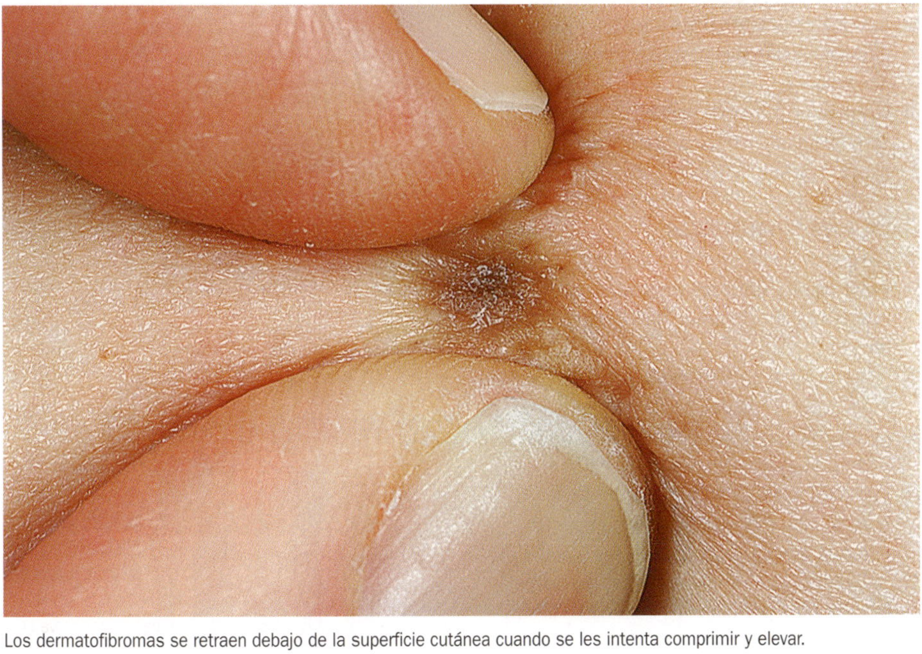

Los dermatofibromas se retraen debajo de la superficie cutánea cuando se les intenta comprimir y elevar.

Queloides y cicatrices hipertróficas

Descripción
- El queloide es una cicatriz exuberante que se extiende más allá del área de traumatismo o lesión.
- La cicatriz hipertrófica representa una respuesta reparadora excesiva frente a un traumatismo o lesión, que ocurre en una persona predispuesta.

Historia clínica
- Los hombres y las mujeres se afectan con igual frecuencia.
- Los queloides pueden ocurrir a cualquier edad, pero suelen hacerlo antes de los 30 años.
- Los queloides son más comunes en la raza negra que en la blanca.
- Las cicatrices hipertróficas y los queloides se pueden formar en cualquier zona de la piel. La mayoría ocurren en el tórax, la cabeza y el cuello. El lóbulo de la oreja es otra localización común.
- Las cicatrices hipertróficas y los queloides ocurren en lugares de traumatismo y tras lesiones, lo que incluye cirugía, quemaduras, perforación, acné y zonas de inflamación.

Hallazgos cutáneos
- Las cicatrices normales suelen ser rojas y firmes durante las primeras semanas de evolución.
- El prurito y la hipersensibilidad al tacto son comunes, tanto en las cicatrices normales como en las hipertróficas y en los queloides.

Cicatrices hipertróficas
- Las cicatrices hipertróficas tienen un color y una textura similares a los de las cicatrices normales, pero persisten más tiempo, durante meses.
- Son más largas y más elevadas de lo que cabría esperar por la naturaleza de la lesión inicial.
- La superficie es lisa, con forma de cúpula y brillante, con vasos prominentes.
- Una parte de la cicatriz puede aparecer normal, mientras que otra porción puede tener un aspecto hipertrófico.
- A diferencia de los queloides, las cicatrices hipertróficas permanecen confinadas al sitio de la lesión.

Queloides
- Por definición los queloides se extienden más allá del área de traumatismo o lesión.
- Los queloides son nódulos firmes, entre rojos y violáceos, grandes e hipersensibles al tacto.
- Los queloides suelen ser hiperpigmentados en los individuos de raza negra, y de color entre rojo y púrpura en la raza blanca.
- Algunos queloides son enormes y miden 10-20 cm o más.
- En función del tipo de lesión original, el queloide puede ser lineal o nodular.
- En raros casos los queloides aparecen de forma espontánea, sin un traumatismo precedente. Estos queloides se suelen encontrar en el tórax y los hombros.

Pruebas de laboratorio
- No suele ser necesaria una biopsia cutánea para establecer el diagnóstico.
- La biopsia puede provocar más cicatrización, y sólo se debe hacer si se considera realmente necesaria.
- Las cicatrices hipertróficas contienen fibroblastos dispersos al azar y fascículos espirales de colágeno nuevo.
- Los queloides se extienden más allá de los márgenes de la herida y contienen bandas gruesas de colágeno eosinófilo con menos fibroblastos.

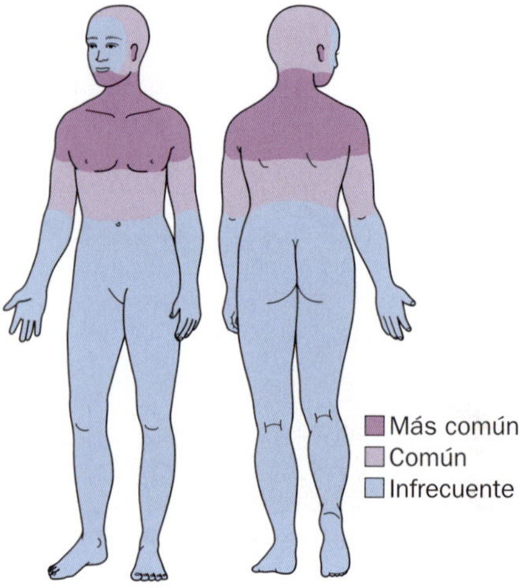

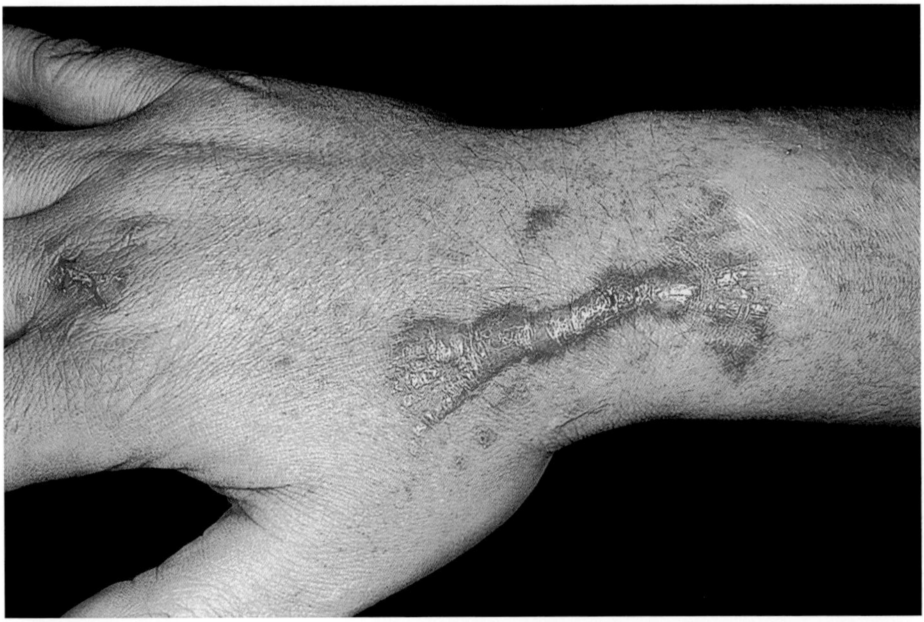

El queloide se extiende más allá del margen de la lesión original, y en general se muestra estable y constante, sin tendencia alguna a desaparecer.

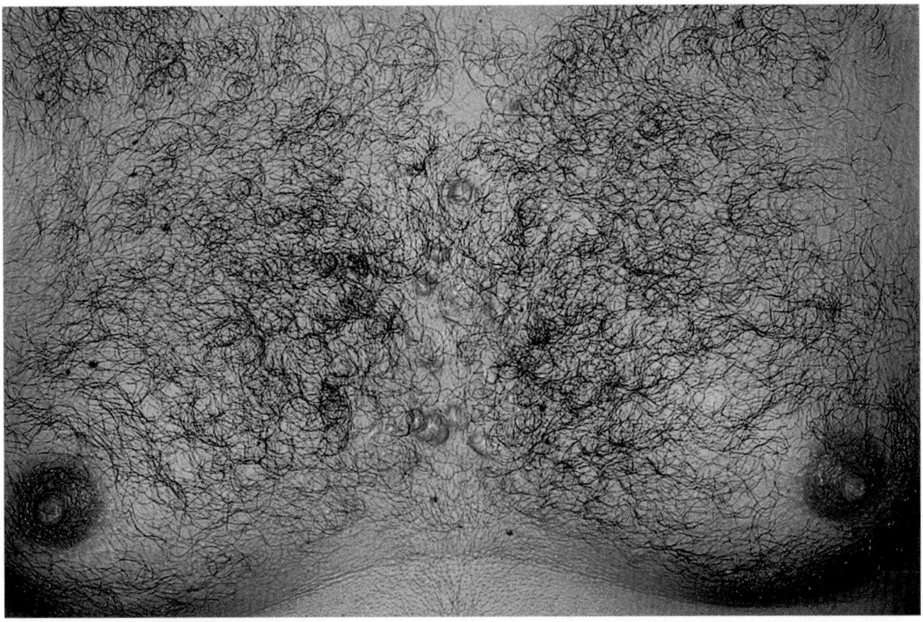

En las personas predispuestas se forman múltiples cicatrices hipertróficas y queloides pequeños a consecuencia del acné quístico.

Evolución y pronóstico

- Las cicatrices hipertróficas tienden a regresar incluso sin tratamiento, aunque pueden tardar varios años en alcanzar su estado final.
- Las cicatrices queloideas no muestran tendencia a la regresión y suelen aumentar de tamaño con el paso del tiempo.

Diagnóstico diferencial

- *Dermatofibrosarcoma protuberans.*
- Sarcoidosis (en especial los queloides faciales).
- Recidiva del tumor original (como los originados en cicatrices quirúrgicas de extirpación de un cáncer).

Discusión

- El diagnóstico de los queloides y las cicatrices hipertróficas suele ser evidente.
- Existe el antecedente de un traumatismo local, y la zona de la lesión aparece intacta.
- El antecedente de lesión previa falta en el *dermatofibrosarcoma protuberans.*
- En caso de duda está justificada la biopsia.

Tratamiento

- La cirugía estética y las intervenciones de perforación son desaconsejables en las personas con antecedentes de cicatrices hipertróficas o queloides.
- Ambos tipos de cicatrices se explican mejor como formas de cicatrización impredecible.
- Los pacientes que requieren intervenciones quirúrgicas en áreas con riesgo aumentado de cicatrización anormal, deben ser informados de esa posibilidad por adelantado, y esta información se debe repetir en el momento de quitar las suturas.
- Los queloides y las cicatrices hipertróficas pueden aparecer a pesar de un cuidado quirúrgico y posquirúrgico meticuloso. La tendencia está determinada genéticamente.
- Cuando una intervención conduce a cicatrización hipertrófica o queloidea en un niño, los padres deben recibir la información pertinente, y se establecerá un plan de actuación.
- En los casos típicos la cicatrización anormal temprana responde mejor que la más antigua y menos activa; se aconseja la actuación precoz.
- La inyección intralesional de corticosteroides representa el tratamiento de elección.
- Se administran inyecciones de triamcinolona a concentraciones entre 5 y 20 mg/ml, con intervalos de 2-4 semanas.
- Las concentraciones más altas requieren vigilancia estrecha para minimizar el riesgo de sobredosis y atrofia permanente.
- La radioterapia y, más recientemente, la terapia con láser decolorante pulsado se han usado para las cicatrices hipertróficas y los queloides.
- El tratamiento de compresión y las láminas de silicona son útiles pero inconvenientes.
- Se han comercializado geles tópicos más nuevos que contienen silicona para el tratamiento de las cicatrices hipertróficas, aunque su eficacia en un determinado paciente es cuestionable.
- La corrección quirúrgica de las cicatrices hipertróficas y los queloides requiere una experiencia y vigilancia cuidadosa. Estas cicatrices tienden a recurrir, a veces con mayor tamaño, después de la eliminación quirúrgica.
- Se debe considerar la derivación a un dermatólogo o cirujano plástico especializado en la eliminación de cicatrices.

Claves clínicas

- Las cicatrices hipertróficas y los queloides son difíciles de erradicar, cualquiera que sea el procedimiento empleado.
- El paciente con antecedentes personales o familiares de cicatrices hipertróficas y queloides debe evitar cualquier intervención quirúrgica no imprescindible y las operaciones de perforación.

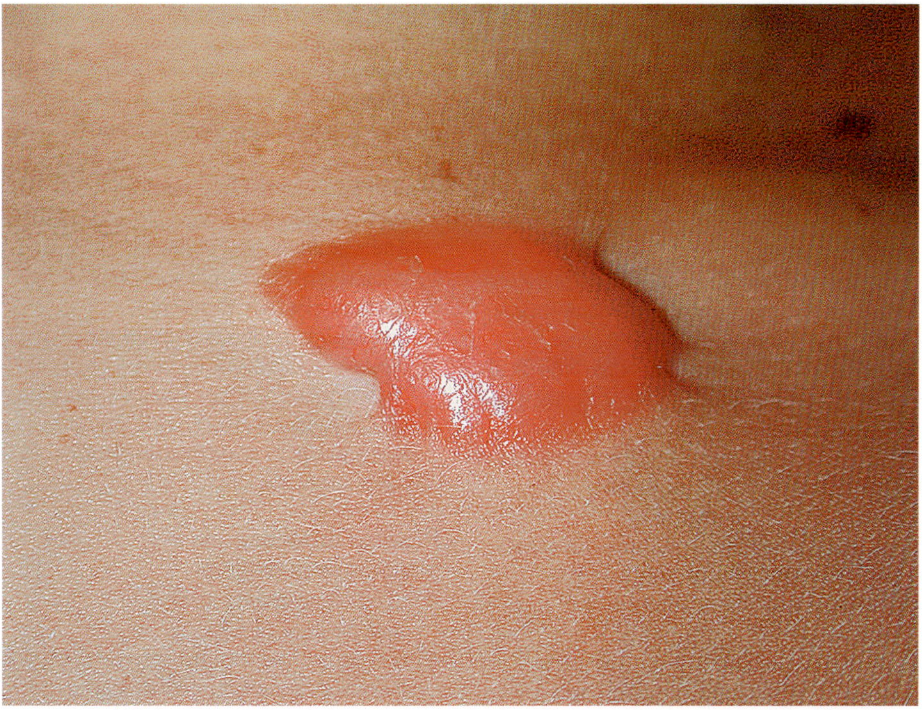

Queloide consecutivo a un traumatismo. Se procedió a la inyección intralesional de triamcinolona, 10 mg/cc, a intervalos de 4 semanas. La lesión se había aplanado después de cuatro tratamientos. Las lesiones precoces responden mejor que las antiguas.

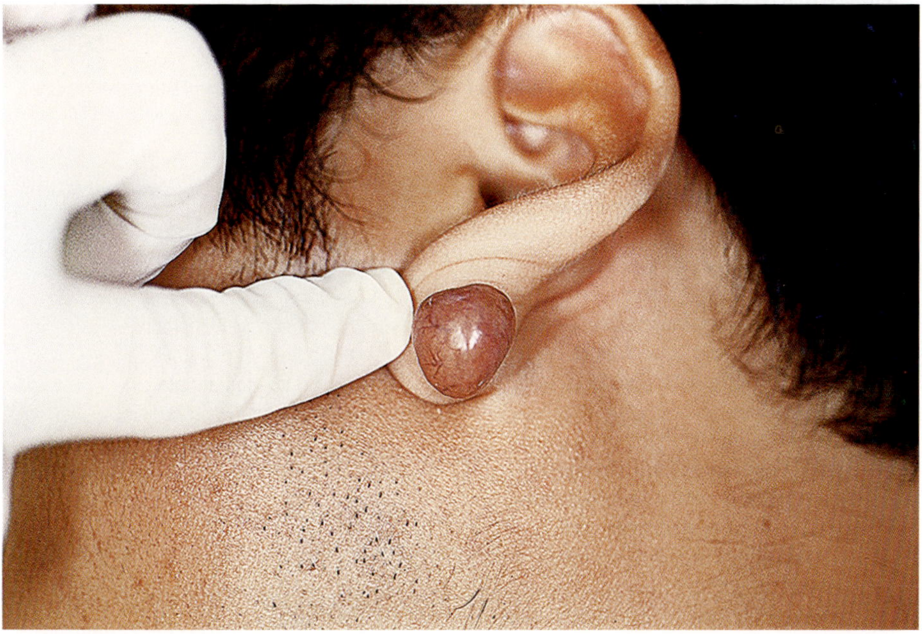

Se pueden formar queloides muy grandes en el lóbulo auricular después de la perforación. Los afroamericanos están predispuestos a este efecto adverso.

Queratoacantoma

Descripción

- El queratoacantoma es un nódulo crateriforme de crecimiento rápido y aspecto clínico característico que debe considerarse un carcinoma espinocelular de grado bajo.

Historia clínica

- La incidencia máxima del queratoacantoma se encuentra entre los 50 y los 70 años de edad. El tumor es raro antes de los 40 años.
- Las personas de raza blanca, sobre todo las de piel clara (tipos de piel I y II), se afectan con más frecuencia.
- Las localizaciones típicas incluyen la cara, el cuello, el dorso de las manos y las extremidades expuestas al sol.
- El queratoacantoma no ocurre en las palmas de las manos o las plantas de los pies.
- La lesión brota con rapidez y muchas veces es dolorosa.
- La exposición química y el papilomavirus humano se han implicado como una causa en modelos animales, aunque el papel de los papilomavirus en los humanos es discutible.

Hallazgos cutáneos

- Nódulos crateriformes solitarios, de color carne o rojo oscuro, de tamaño de 0,5-2,0 cm.
- Un tapón queratósico o depresión central oculta una cavidad queratinizada profunda.
- Este tapón o depresión proporciona al nódulo su característica forma de volcán.
- El nódulo es firme, doloroso a la palpación o la presión, y puede crecer con rapidez.
- El queratoacantoma casi siempre aparece en la piel dañada por el sol.
- Se describen tres fases de crecimiento:
  - En la fase proliferativa aparece súbitamente una pápula solitaria, que después crece con rapidez hasta alcanzar su tamaño máximo al cabo de 2-4 semanas.
  - En la fase madura la lesión es estable en tamaño y aspecto durante semanas o meses; puede tener un aspecto de cráter si el núcleo se ha eliminado en parte.
  - En la fase de resolución la base se convierte en indurada, el núcleo central es expulsado y la base se reabsorbe, dejando una cicatriz piqueteada. La resolución puede tardar varios meses.

Hallazgos extracutáneos

- Se han publicado casos raros de queratoacantomas múltiples, tanto de la forma eruptiva (Grzybowski) como de la forma adolescente familiar (Ferguson-Smith).
- Los pacientes con síndrome de Muir-Torre desarrollan adenomas sebáceos. A veces existen queratoacantomas. Tales pacientes deben evaluarse para posibles neoplasias malignas viscerales y gastrointestinales.
- Los pacientes bajo tratamiento inmunosupresor después del trasplante de órganos experimentan un riesgo aumentado de desarrollar queratoacantomas y carcinoma espinocelular invasivo. En estos pacientes siempre se debe realizar una exploración en busca de adenopatías.

Pruebas de laboratorio y anatomía patológica

- La epidermis está expandida con queratinocitos atípicos.
- El centro de queratina se compone de células eosinófilas, de aspecto vidrioso, atípicas y prematuramente queratinizadas.

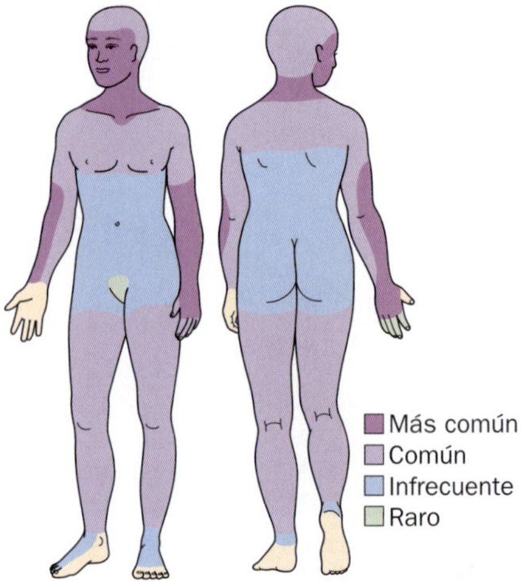

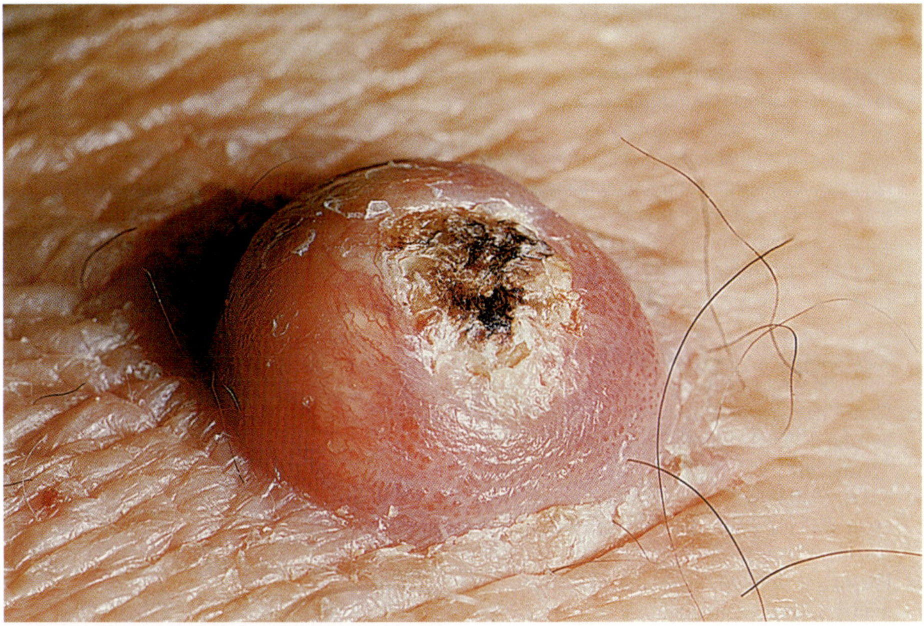

El queratoacantoma comienza como una pápula lisa, eritematosa, en forma de cúpula, que puede desarrollar en poco tiempo un cráter central lleno de queratina. Las lesiones crecen con rapidez. Los epiteliomas espinocelulares suelen ser tumores de crecimiento lento.

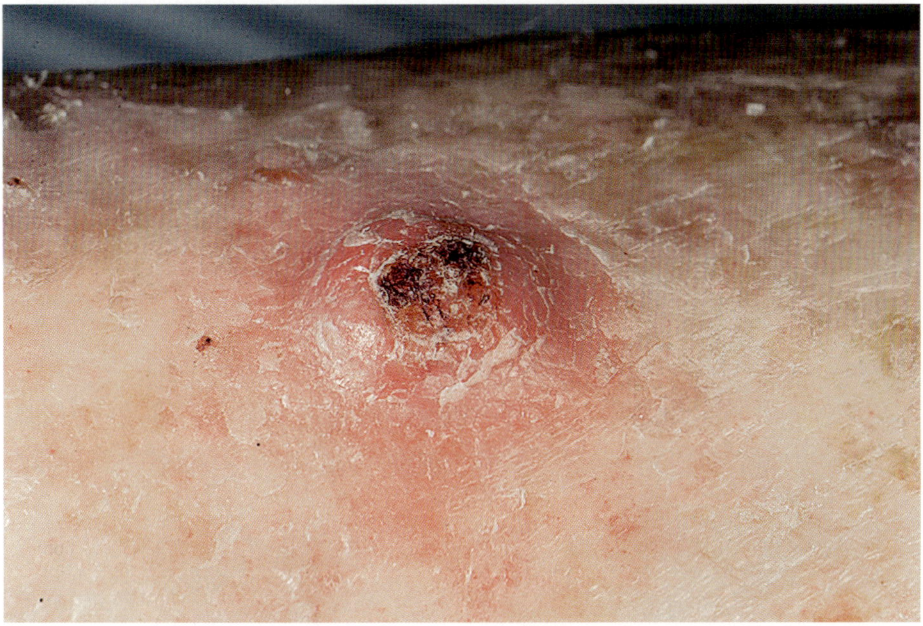

Esta lesión recuerda a un queratoacantoma y a un epitelioma espinocelular. El anatomopatólogo encontró características de ambos tumores. Por tanto, la lesión se trató como un epitelioma espinocelular, con amplia escisión.

Evolución y pronóstico

- En ausencia de irritación los queratoacantomas se pueden resolver de forma espontánea o progresar hacia el carcinoma espinocelular invasivo.
- Aunque el queratoacantoma se ha descrito en el pasado como una lesión con tendencia a la regresión o la reabsorción, la mayoría de los autores aceptan hoy día que debe tratarse como un carcinoma espinocelular.
- Dependiendo de la localización, la cicatriz deprimida resultante después de la resolución espontánea puede ser inaceptable desde el punto de vista estético.
- Rara vez los queratoacantomas obtienen un tamaño de hasta 10 cm y producen destrucción local.
- Los queratoacantomas subungueales son especialmente dolorosos y con tendencia a la destrucción local.
- Puesto que no todos los queratoacantomas regresan, deben considerarse carcinomas espinocelulares.

Diagnóstico diferencial

- Carcinoma espinocelular.
- *Molluscum contagiosum* gigante.
- Verrugas.

Discusión

- No es posible diferenciar de modo fiable entre queratoacantoma y carcinoma espinocelular invasivo por la clínica ni por la histología.

Tratamiento

- Es preferible presumir un diagnóstico de carcinoma espinocelular en espera de los resultados de la biopsia y la vigilancia clínica.
- Se debe realizar una biopsia por escisión o afeitado.
- Es importante tomar una biopsia suficientemente profunda para evaluar la posible invasión de la dermis.
- Las opciones terapéuticas incluyen escisión completa con márgenes, y la electrocoagulación y curetaje.

Claves clínicas

- En los casos típicos, el queratoacantoma crece con rapidez y recuerda al cráter de un volcán.
- La radioterapia se considera para los tumores en áreas donde la extirpación quirúrgica podría conducir a deformidad.
- El metotrexato intralesional y el 5-fluorouracilo tópico han proporcionado éxitos.

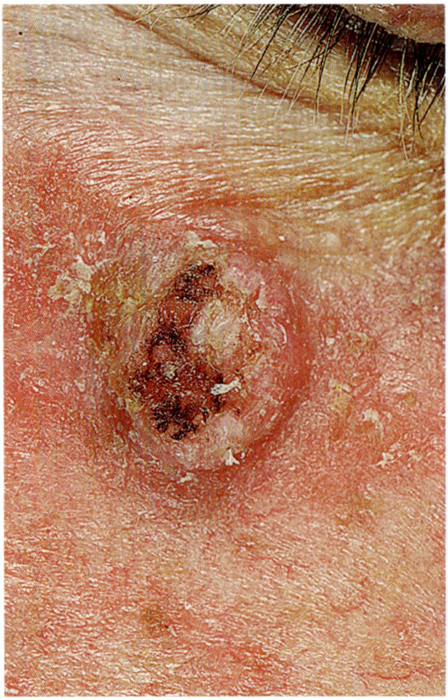

Los queratoacantomas son tumores con forma de cúpula y una costra central. El antecedente de aparición súbita y crecimiento rápido apoya el diagnóstico. El carcinoma espinocelular puede tener un aspecto similar, pero suele crecer con lentitud a lo largo de muchos meses.

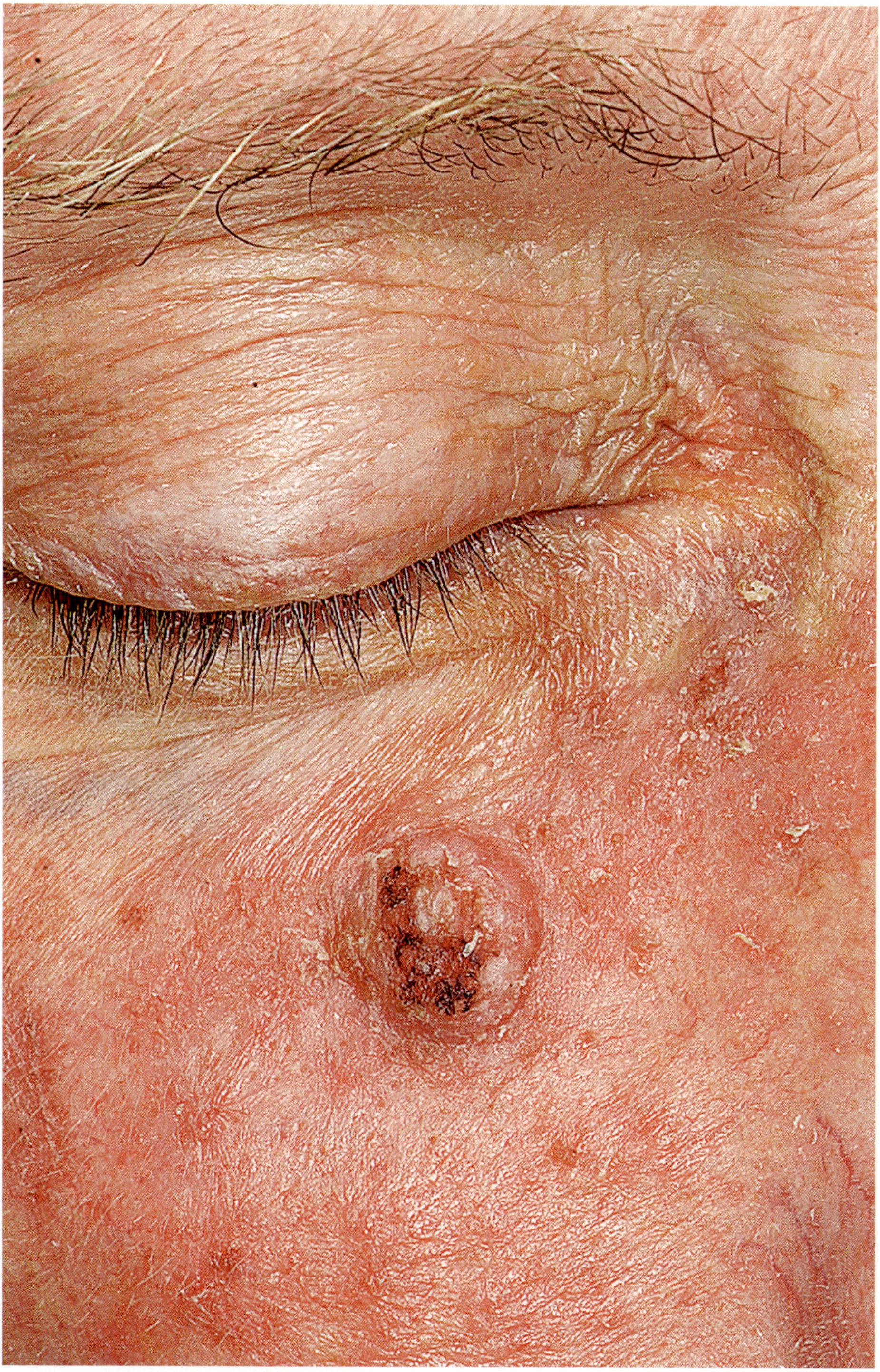

Esta lesión grande existía desde hacía meses. Creció con rapidez, formó la típica costra central y dejó de aumentar de tamaño.

Nevus sebáceo

Descripción

- El nevus sebáceo es una lesión congénita distintiva de la cabeza (usualmente del cuero cabelludo), compuesta de piel y apéndices cutáneos.

Historia clínica

- Casi todos los nevus sebáceos están presentes al nacer o aparecen en la niñez temprana.
- Las lesiones cambian histológica y clínicamente con la edad.
- No todas las lesiones pueden ser apreciables al nacer.
- En la pubertad los nevus sebáceos tienden a crecer, y quizá se aprecien por primera vez en esa época.

Hallazgos cutáneos

- Los nevus sebáceos son más frecuentes en el cuero cabelludo, la frente o las áreas retroauriculares.
- De modo habitual sólo existe una lesión.
- Aparece una placa lineal u oval, entre amarillenta y de color carne, que suele medir 1-3 cm de diámetro.
- La lesión evoluciona en tres fases, correspondientes a la maduración de las glándulas sebáceas a lo largo de la niñez, la pubertad y la vida adulta.
- En la niñez la placa apenas está elevada, de superficie aterciopelada, sin pelos, de color entre rosado y bronceado, y asintomática.
- Hacia la pubertad la placa tiende a engrosar, se hace más grande y más verrugosa, y tiene un aspecto moteado, blanco-amarillento y rosado. En esta fase las lesiones son traumatizadas con facilidad y pueden ser dolorosas.
- La tercera fase de la evolución ocurre durante la vida adulta. Alrededor del 20% de las lesiones experimentan cambios neoplásicos y pueden desarrollar tumores benignos o malignos de la piel. Tal cambio aparece como un nódulo nuevo o una erosión dentro de un nevus sebáceo previamente estable.
- Las neoplasias malignas son de grado bajo y muestran poca tendencia a convertirse en invasivas.

Hallazgos extracutáneos

- Existe una tríada de nevus sebáceo, epilepsia y retraso mental, pero es muy rara.
- Al parecer, se superpone clínicamente con el síndrome de nevus epidérmico lineal.

Pruebas de laboratorio

- Los hallazgos histopatológicos varían en función de la edad del paciente cuando se hace la biopsia.
- En los primeros meses de vida, las glándulas sebáceas están bien desarrolladas como consecuencia de la estimulación por las hormonas maternas, aunque las estructuras pilosas adyacentes aparecen incompletamente diferenciadas.
- Más adelante, a lo largo de la niñez, las glándulas son pequeñas y poco numerosas; se pueden ver estructuras pilosas con desarrollo incompleto.
- Con la pubertad las influencias hormonales inducen cambios diagnósticos. Las glándulas sebáceas maduran y aumentan de tamaño y número. Las estructuras pilosas permanecen indiferenciadas, y se desarrolla hiperplasia epidérmica papilomatosa. También se pueden encontrar glándulas apocrinas ectópicas profundas dentro de la dermis subyacente.

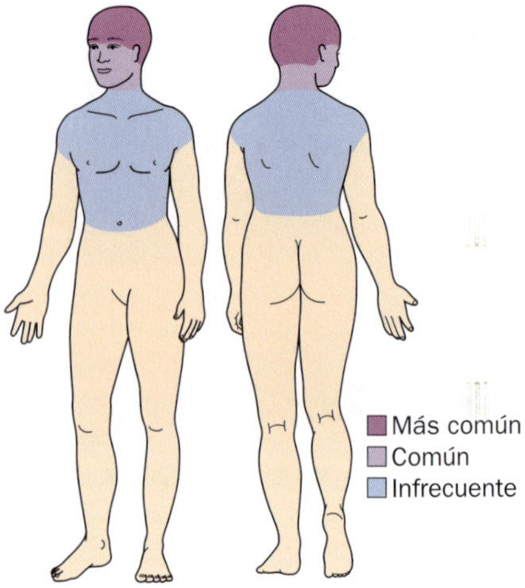

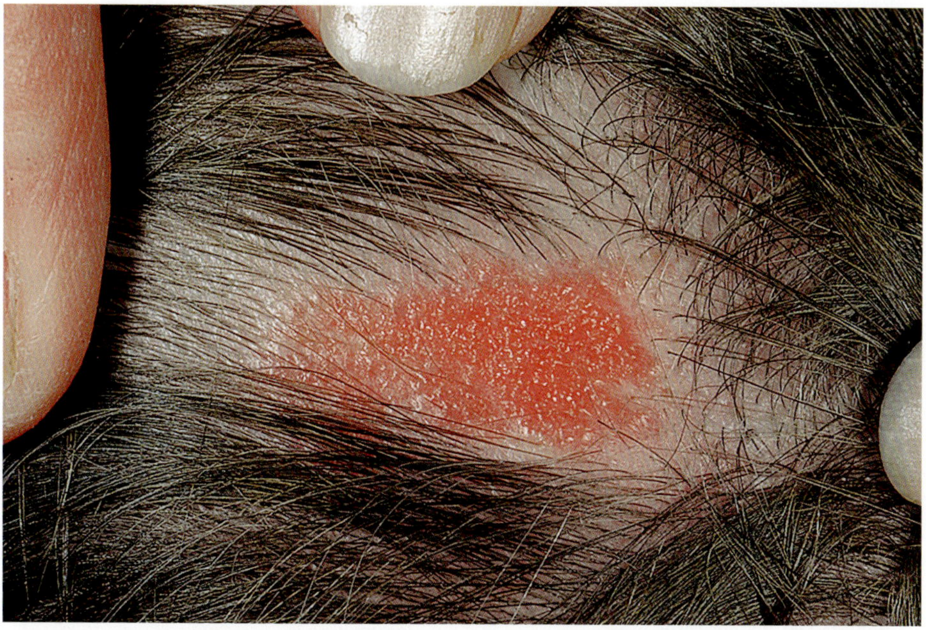

Este chico de 12 años había llegado a la pubertad y la lesión se convirtió en más gruesa. Al llegar la pubertad cabe esperar este cambio, que se debe en parte a hiperplasia epidérmica y de las glándulas sebáceas.

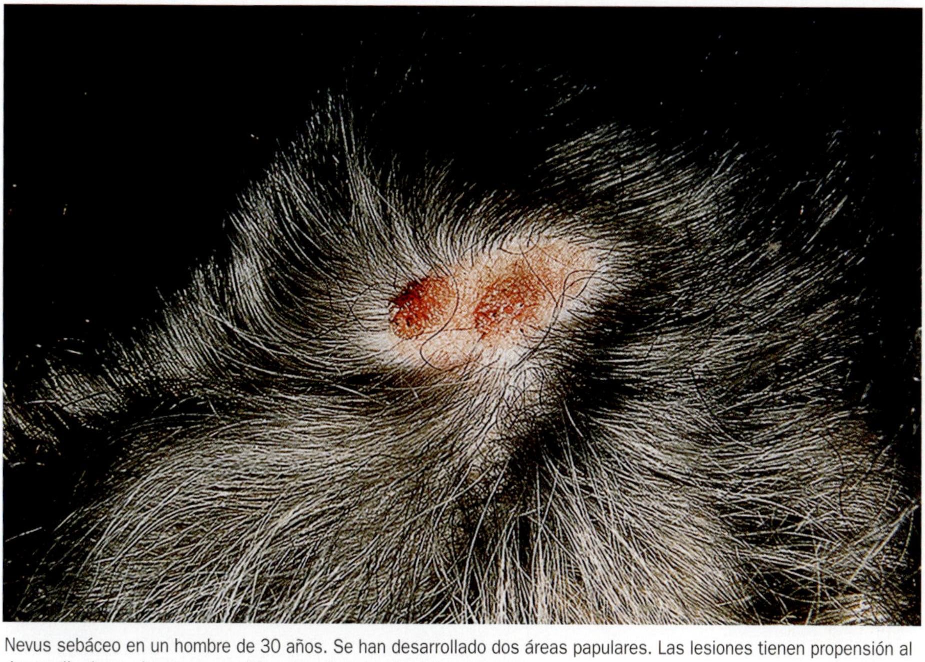

Nevus sebáceo en un hombre de 30 años. Se han desarrollado dos áreas papulares. Las lesiones tienen propensión al desarrollo de muchos tumores diferentes. Esta lesión debe extirparse.

- En épocas posteriores de la vida se pueden desarrollar tumores apendiculares dentro del nevus sebáceo. Cada uno de tales tumores tiene su propio patrón histológico. El más común es el siringocistoadenoma papilífero, un tumor apocrino benigno presente en hasta el 20% de las lesiones. El carcinoma basocelular es el segundo tumor más común, y la neoplasia maligna que se desarrolla con más frecuencia en el nevus sebáceo; ocurre en alrededor del 7% de las lesiones.

Evolución y pronóstico

- El nevus sebáceo permanece estable durante la niñez y experimenta cambios predecibles en la pubertad.
- Dependiendo de la localización, el nevus sebáceo puede causar desfiguración.
- La degeneración neoplásica ocurre durante la vida adulta, con frecuencia suficiente para justificar la escisión profiláctica durante la pubertad en algunos casos.

Diagnóstico diferencial

- Nevus epidérmico lineal (puede compartir algunas características histológicas).

Tratamiento

- Se recomienda la escisión de la lesión completa.

Claves clínicas

- Durante la pubertad se produce una proliferación masiva de las glándulas sebáceas.
- El nevus desarrolla irregularidad de la superficie, de tipo verrugoso o aterciopelado.
- El nevus sebáceo tiene tendencia al desarrollo de un carcinoma basocelular después de la pubertad.
- La eliminación quirúrgica de los nevus sebáceos se debe considerar durante la lactancia en ciertos casos (p. ej., nevus sebáceos grandes del cuero cabelludo).
- Una lesión grande se puede extirpar por partes, sin temor alguno a la inducción de cambios malignos.
- Los defectos grandes en el cuero cabelludo son más fáciles de reparar durante la lactancia.

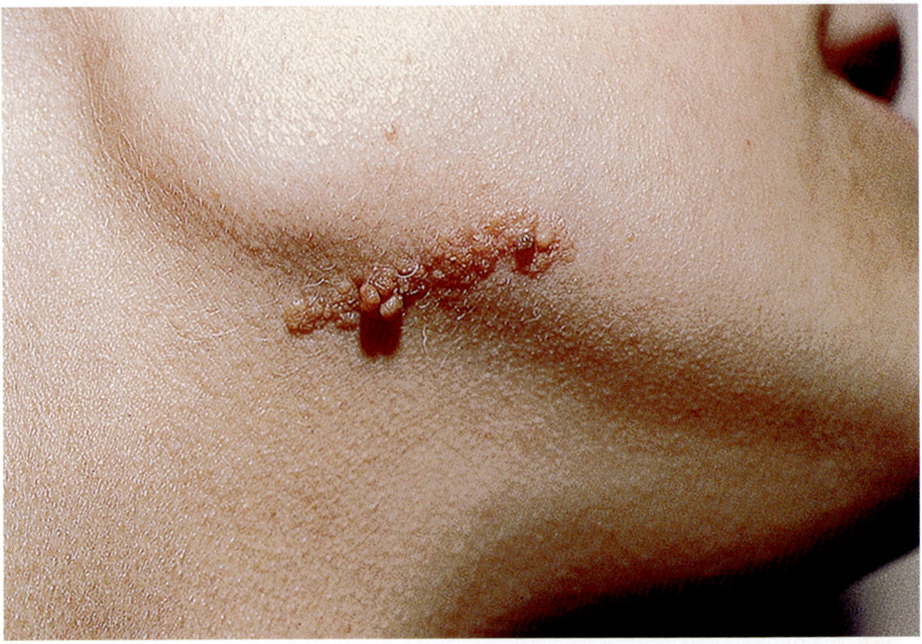

El nevus sebáceo es más frecuente en el cuero cabelludo. También se puede encontrar en la cara, el cuello y el tronco.

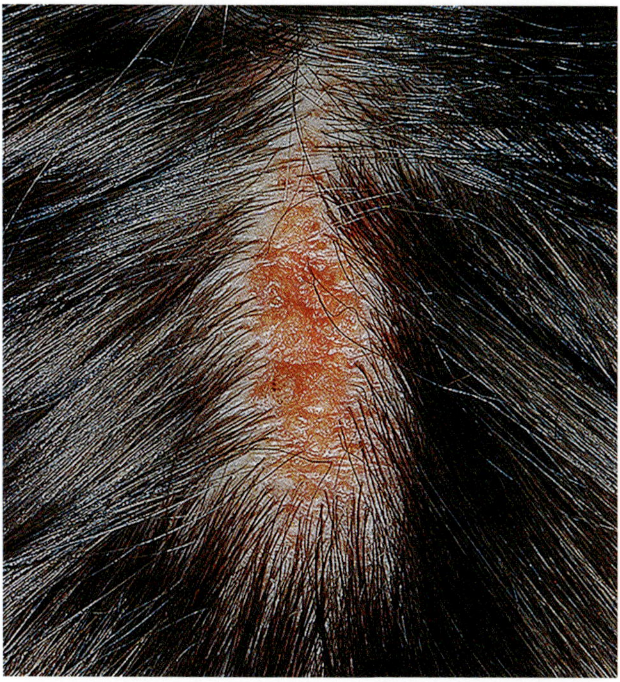

Los cambios hormonales durante la pubertad estimulan el crecimiento de las glándulas sebáceas. Como consecuencia, la superficie lisa aterciopelada se convierte en verrugosa y nodular.

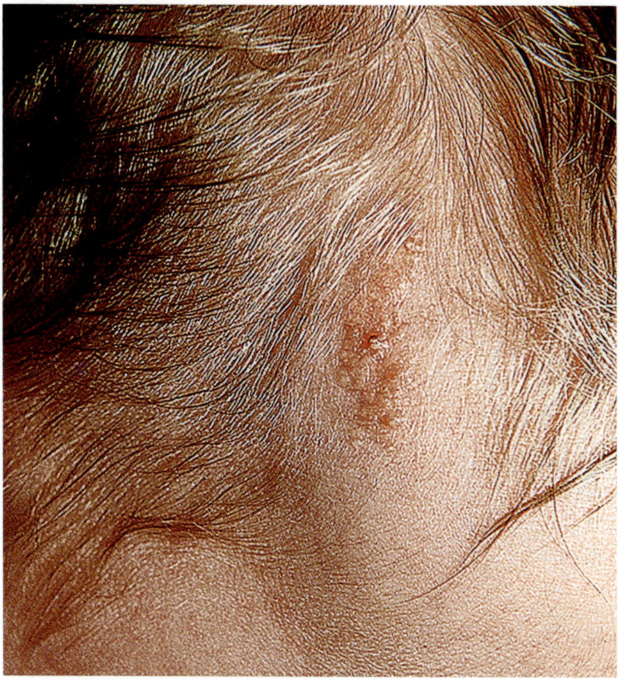

Las lesiones se encuentran en el cuero cabelludo, la cara, detrás de lel pabellón auricular, en el cuello y en el tronco.

Condrodermatitis nodular del *hélix*

Descripción

- La condrodermatitis nodular del *hélix* es un trastorno inflamatorio del cartílago helicoidal del pabellón auricular.
- Consiste en una pápula exquisitamente dolorosa en el borde más lateral del *hélix* o el *antihélix*.

Historia clínica

- Usualmente se encuentra en individuos de más de 40 años, y la incidencia aumenta con la edad.
- Los hombres se afectan con más frecuencia que las mujeres.
- El *hélix* se afecta con más frecuencia en los hombres.
- Las lesiones del *antihélix* son más comunes en las mujeres.
- Estas diferencias pueden guardar relación en parte con variaciones históricas entre los hombres y las mujeres en cuanto a los patrones de exposición al sol, la ocupación, las actividades recreativas y los estilos de peinado.
- Es posible que también interpreten un papel las diferencias de sexo en la estructura del pabellón auricular.
- Como regla la mayoría de los pacientes tienen la costumbre de dormir sobre el lado afecto.
- La presión del apoyo sobre la almohada causa dolor y obliga a cambiar la postura del sueño, lo que afecta a la capacidad para dormir confortablemente.
- El trastorno origina menos molestias durante las horas diurnas.

Hallazgos cutáneos

- La lesión primaria es una pápula firme, dolorosa, entre roja y rosa, de 2-4 mm y con un punto queratósico central.
- El punto tiene una costra o escama adherida firme parecida a un pequeño cuerno cutáneo.
- La piel adyacente muestra daño actínico, con atrofia y telangiectasia.
- En ocasiones existe más de una lesión, y rara vez se encuentran lesiones bilaterales.
- El síntoma universal es el dolor, descrito como punzante y aguzado. Las pápulas son muy dolorosas a la palpación.
- La lesión se encuentra clásicamente en la porción más prominente y lateral del pabellón auricular.

Pruebas de laboratorio

- La biopsia cutánea revela inflamación aguda y crónica.
- La epidermis está delgada, con descamación paraqueratósica compacta, y muchas veces muestra erosión central o ulceración.
- Existe necrosis dérmica con tejido de granulación adyacente.
- Una biopsia profunda puede contener cartílago degenerado subyacente.

Evolución y pronóstico

- La etiología de la condrodermatitis nodular del *hélix* no está clara, aunque se considera relacionada con necrosis dérmica focal debida a traumatismo repetido.
- A lo largo de muchos años la lesión dérmica puede deberse a daño actínico, presión física o una combinación de ambos.
- Este tejido tiene una vascularización escasa, y el daño tarda mucho en curar.
- La inflamación y el tejido de granulación reflejan los intentos de curación del colágeno dañado.
- Sin tratamiento las lesiones persisten por tiempo indefinido.
- Las recidivas son comunes, incluso después del tratamiento agresivo.

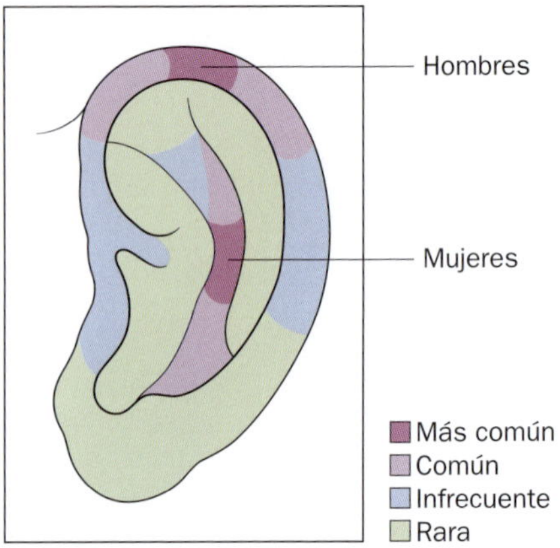

Diagnóstico diferencial

- Carcinoma espinocelular (recuerda fuertemente a la condrodermatitis nodular del *hélix*).
- Carcinoma basocelular (recuerda fuertemente a la condrodermatitis nodular del *hélix*).

Discusión

- La lesión de la condrodermatitis nodular del *hélix* tiende a ser dolorosa, de color rojo oscuro y con borde mal definido.
- El carcinoma basocelular tiende a estar mejor definido, y tiene un aspecto translúcido o perlado.
- Como regla el carcinoma espinocelular tiende a ser más grande, más necrótico y menos doloroso que la condrodermatitis nodular del *hélix*.
- Se debe realizar una biopsia cutánea, que proporcionará el diagnóstico.

Tratamiento

- Cualquier tratamiento debe incluir esfuerzos para aliviar la presión en el área afecta para permitir la curación.
- A los pacientes capaces de dormir de espalda, se les debe aconsejar que lo hagan.
- Las almohadas se colocan para minimizar la presión sobre el pabellón auricular.
- El tratamiento tópico rara vez tiene éxito.
- Los esteroides intralesionales pueden ser efectivos en una minoría de casos.
- Los pacientes deben esperar alguna molestia residual después de la inyección.
- La eliminación quirúrgica de la lesión junto con el cartílago inflamado puede ser curativa.
- La escisión por afeitado se dirige a eliminar todo el tejido inflamado para descubrir así el cartílago subyacente.
- Se realizan curetaje y electrocoagulación ligera de la base, y se deja que la herida cicatrice por segunda intención.
- El tratamiento definitivo conlleva la resección quirúrgica del cartílago afectado del pabellón auricular.
- Las recidivas son comunes después de cualquiera de los tratamientos anteriores.

Claves clínicas

- El carcinoma espinocelular recuerda fuertemente a la condrodermatitis nodular del *hélix*, y se debe realizar una biopsia para diferenciar entre los dos procesos.
- La biopsia con eliminación mediante afeitado profundo puede ser diagnóstica y curativa.

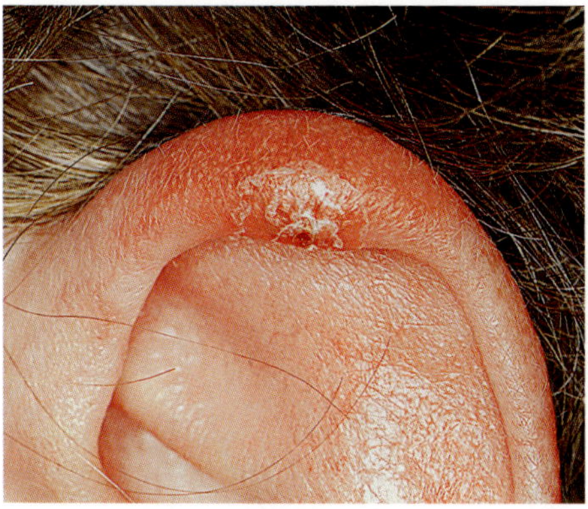

Durante la fase activa, la base se puede convertir en roja y tumefacta; el dolor es un dato constante.

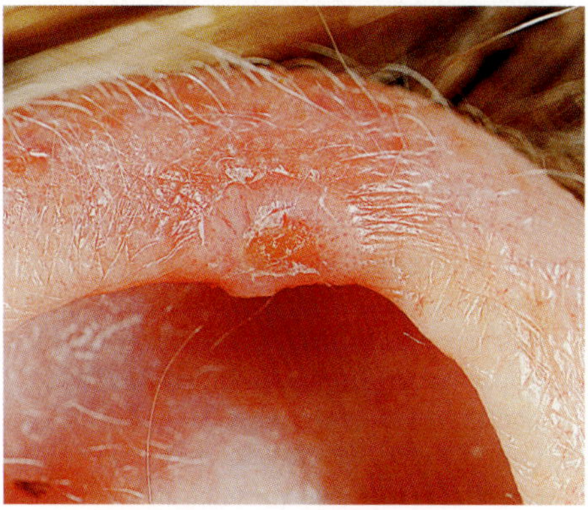

La escama central carece del tapón de queratina típico del queratoacantoma. La eliminación de la escama revela una pequeña erosión central.

Quiste epidérmico

Descripción

- El quiste epidérmico es un quiste subcutáneo firme, lleno de queratina, originado en la epidermis verdadera, la mayoría de las veces desde un folículo piloso.

Historia clínica

- Los quistes epidérmicos se forman espontáneamente, en general después de la pubertad.
- Son más comunes en el tronco, el pliegue retroauricular y la región posterior del cuello.
- Es frecuente que los quistes se desarrollen en áreas de fricción.
- Las lesiones suelen ser solitarias.
- A diferencia de los quistes triquilémicos, la pared del quiste epidérmico es muy delicada y con tendencia a la rotura.
- La rotura da paso a una reacción aguda de cuerpo extraño frente a la queratina expulsada en la dermis, junto con inflamación aguda. Tales lesiones parecen estar infectadas.
- Aunque se pueden aislar bacterias en las muestras de los quistes, en general pertenecen a la flora normal de la piel.

Hallazgos cutáneos

- Nódulos quísticos firmes, intradérmicos o subcutáneos, con forma de cúpula, de color amarillento pálido y tamaño entre 0,5 y 5,0 cm.
- Los quistes son algo móviles, pero se encuentran adheridos a la piel suprayacente a través de un punto pequeño que muchas veces tiene el aspecto de un comedón.
- Este punto representa el folículo a partir del cual se desarrolló el quiste.
- Los quistes epidérmicos inflamados aparecen calientes, rojos y tumefactos, y dolorosos a la palpación. Los forúnculos tienen un aspecto similar.
- Es frecuente que el material purulento estéril y los restos de queratina alcancen la superficie y drenen a través de ella.
- Si la respuesta inflamatoria es suficientemente viva para destruir la pared del quiste, no es probable que el quiste recidive.
- La mayoría de las veces, sin embargo, la inflamación cede y el quiste reaparece.
- Con frecuencia se produce fibrosis, que dificulta la eliminación del quiste.

Hallazgos extracutáneos

- La presencia de múltiples quistes epidérmicos en la cara, el cuero cabelludo y la espalda debe plantear la sospecha de síndrome de Gardner. Este raro trastorno autosómico dominante se asocia con poliposis y adenocarcinoma de colon.

Pruebas de laboratorio

- El quiste epidérmico está tapizado por epitelio escamoso, que aparece fino y aplanado.
- La cavidad del quiste está llena de capas características de queratina lamelar cornificada.

Evolución y pronóstico

- Los quistes epidérmicos crecen con lentitud hasta un tamaño máximo, y después tienden a persistir por tiempo indefinido.
- Dependiendo de la localización, los quistes epidérmicos pueden someterse a traumatismo externo repetido, cambios inflamatorios y rotura.

Tratamiento

- Los quistes epidérmicos de la cara se pueden romper y dejar cicatrices. El resultado estético de la escisión quirúrgica electiva se debe sopesar frente a la cicatriz causada por la rotura.
- Estas lesiones son mucho más difíciles de eliminar una vez que se han roto.
- Los quistes epidérmicos asintomáticos localizados en otras zonas no requieren tratamiento.

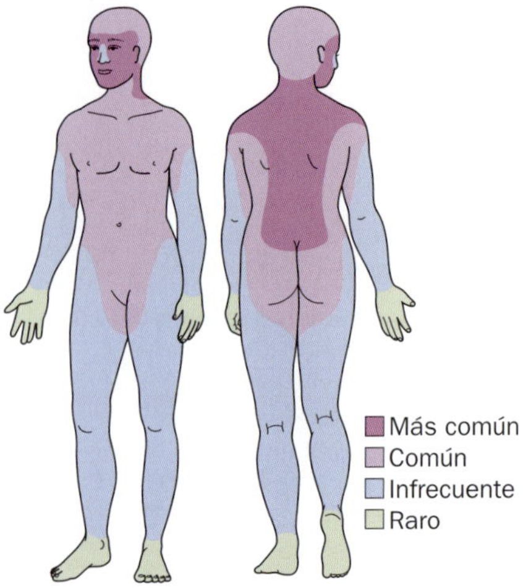

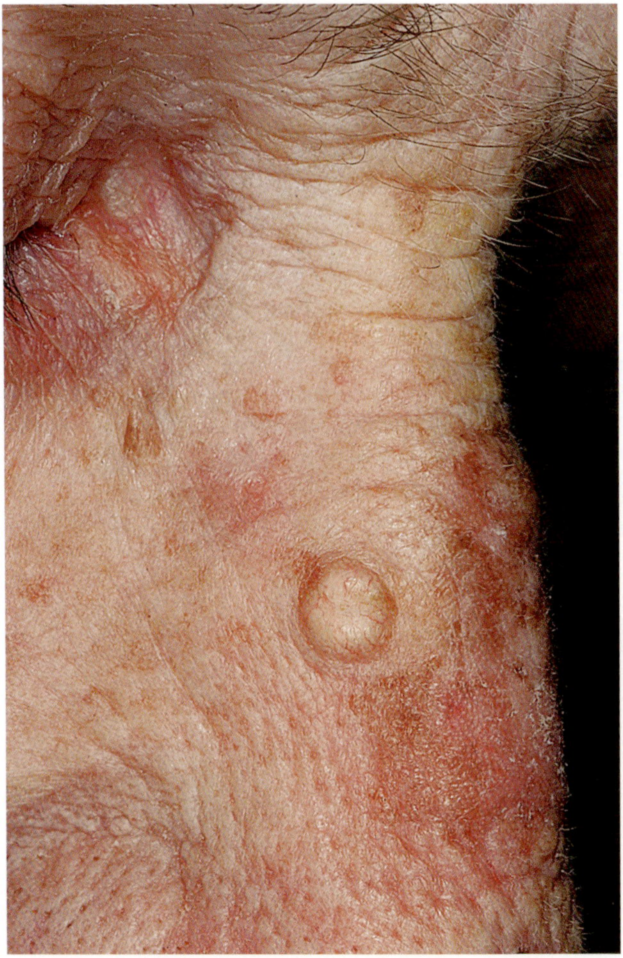

Los quistes epidérmicos varían de tamaño. Las lesiones de este tamaño tienen poca tendencia a romperse.

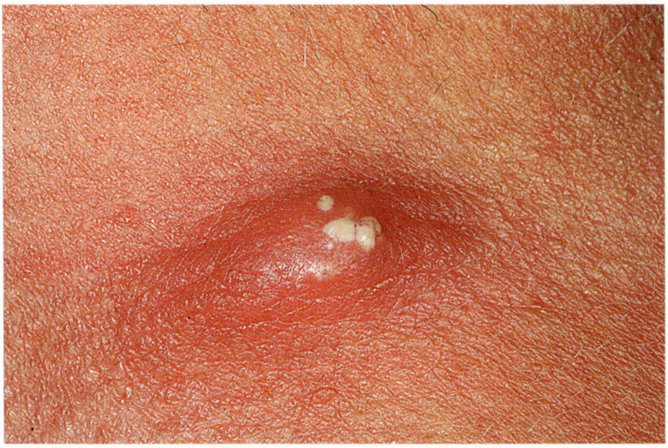

Los quistes rotos situados cerca de la superficie cutánea «afloran», y el contenido acaba por salir a la superficie de la piel.

- Los quistes epidérmicos sintomáticos o recurrentes se deben eliminar.
- Los quistes epidérmicos inflamados rotos se deben incidir y drenar bajo anestesia local.
- Se intentará eliminar el tapizado del quiste mediante curetaje o disección roma con tijeras o pinzas.
- Si la cavidad quística es muy grande, se puede empacar con mecha para favorecer el drenaje más completo.
- Los quistes epidérmicos que no se han roto previamente se pueden extirpar con facilidad y de forma completa bajo anestesia local.
- Los quistes epidérmicos recurrentes, que se han roto previamente y han experimentado fibrosis cicatricial, se deben extirpar junto con la cicatriz adyacente una vez que haya cedido la inflamación.

Claves clínicas

- La inflamación después de la rotura de un quiste epidérmico se suele atribuir erróneamente a infección, pero los cultivos suelen ser estériles.
- Los quistes epidérmicos se forman en áreas donde las glándulas sebáceas son grandes y numerosas, como los labios mayores y la parte posterior del pabellón auricular.
- La incisión y el drenaje con curetaje no siempre erradican por completo los quistes epidérmicos.
- La escisión quirúrgica completa con márgenes estrechos es curativa.

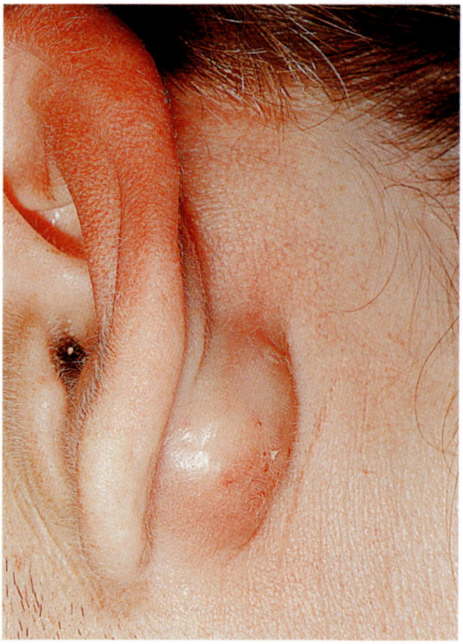

La rotura espontánea de la pared conduce a descarga de la queratina amarilla blanda en la dermis. Se produce una tremenda respuesta inflamatoria.

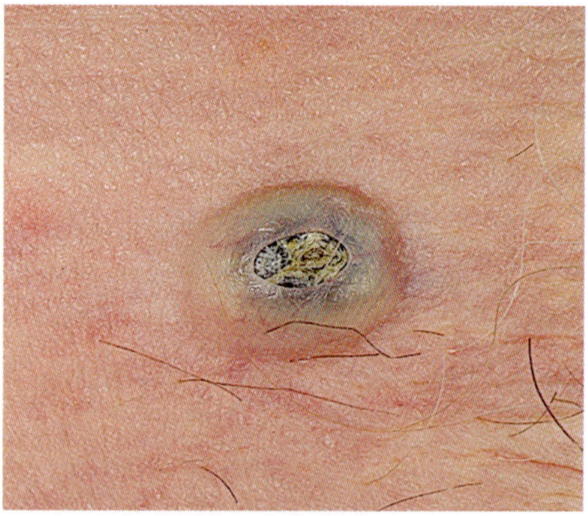

Los comedones gigantes son variantes de quistes epidérmicos. Tienen un orificio grande y se eliminan con facilidad mediante incisión y drenaje. Se debe eliminar la pared del quiste para asegurar que la lesión no recidivará.

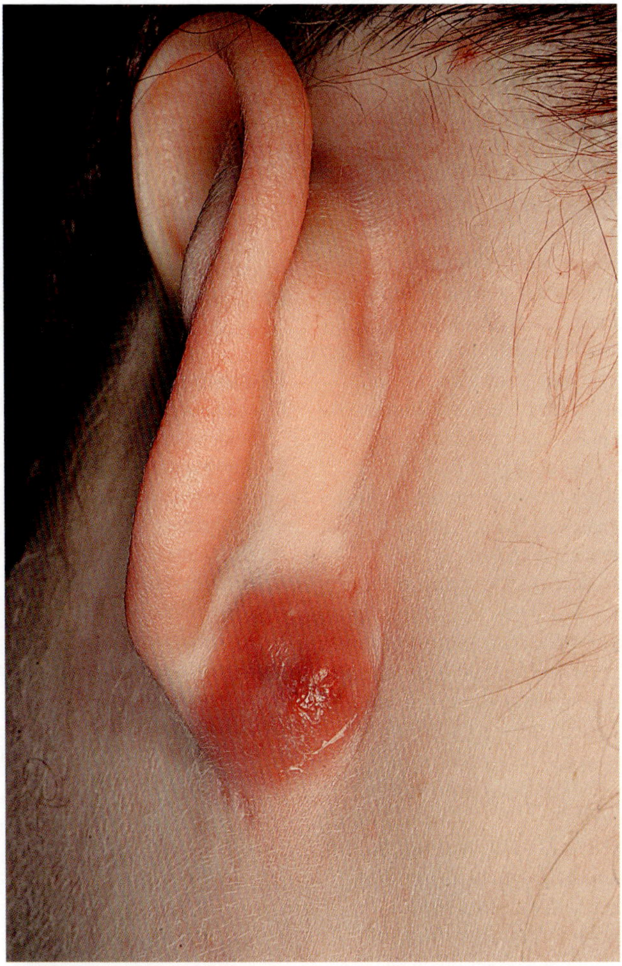

Los quistes epidérmicos se localizan con frecuencia en el dorso del pabellón auricular. Este quiste se rompió espontáneamente, y provocó una intensa reacción inflamatoria. La incisión y el drenaje alivian el dolor y aceleran la curación. El quiste parece infectado, pero la inflamación es en realidad una reacción tipo cuerpo extraño frente al contenido del quiste.

Quiste triquilémico (quiste pilar)

Descripción

- El quiste triquilémico o pilar es un quiste subcutáneo firme, lleno de queratina, originado a partir de la vaina radicular externa del folículo piloso. Se encuentra con más frecuencia en el cuero cabelludo.

Historia clínica

- Los quistes triquilémicos son menos comunes que los epidérmicos, pero por lo demás similares a ellos.
- Aproximadamente el 90% de los quistes triquilémicos se encuentran en el cuero cabelludo, y el 10% restante asientan en la cara, el cuello, la espalda y el escroto.
- Los quistes triquilémicos se desarrollan a partir de las células epiteliales de la vaina radicular externa del folículo piloso.
- Este epitelio experimenta una forma de queratinización distinta a la del epitelio cutáneo.
- Los quistes triquilémicos casi siempre se desarrollan después de la pubertad.
- La tendencia al desarrollo de quistes triquilémicos tiene con frecuencia una herencia autosómica dominante.
- Los quistes triquilémicos son múltiples en el 70% de los casos.
- Los quistes triquilémicos persisten por tiempo indefinido, y crecen con lentitud hasta alcanzar un tamaño estable a menos que se rompan.
- Los quistes triquilémicos se rompen con menos frecuencia que los epidérmicos, presumiblemente debido a que poseen una pared más gruesa.
- La rotura se suele deber a un traumatismo externo en la cabeza, y conduce a liberación del contenido en la dermis adyacente.
- Sigue una reacción inflamatoria viva tipo cuerpo extraño, que puede ser dolorosa y simular un forúnculo.

Hallazgos cutáneos

- Los quistes triquilémicos son clínicamente indistinguibles de los epidérmicos, y sólo difieren en el patrón de distribución.
- Ambos se presentan como un nódulo firme subcutáneo, móvil, de tamaño variable entre 0,5 y 5,0 cm.
- En los quistes triquilémicos no se ve un punto central, que sí se suele observar en el quiste epidérmico.
- Cuando se procede a la disección quirúrgica del quiste, el triquilémico posee una pared fuerte, gris blanquecina, más resistente al desgarro que la del quiste epidérmico.
- La pared del quiste triquilémico se puede separar con facilidad y limpiamente de la dermis adyacente.
- Si un quiste triquilémico se rompe, el área aparece inflamada, eritematosa, dolorosa y tumefacta a la palpación.

Pruebas de laboratorio

- Las características histológicas del quiste triquilémico son distintas a las del quiste epidérmico.
- La pared celular muestra una disposición en empalizada de las células epiteliales, con citoplasma pálido pero sin capa granulosa.
- El quiste contiene capas concéntricas de queratina eosinófila homogénea.

Discusión

- Los quistes grandes pueden ser estéticamente desagradables.
- Algunos quistes son tan grandes e hipersensibles que interfieren con el uso de sombreros y cascos.
- La inflamación aguda consecutiva a la rotura se diagnostica erróneamente con frecuencia como infección.
- Los antibióticos tienen poco valor en tales casos.
- La incisión y el drenaje bajo anestesia local alivian las molestias y limitan la fibrosis cicatricial.
- La escisión electiva antes de la rotura evita esta complicación.

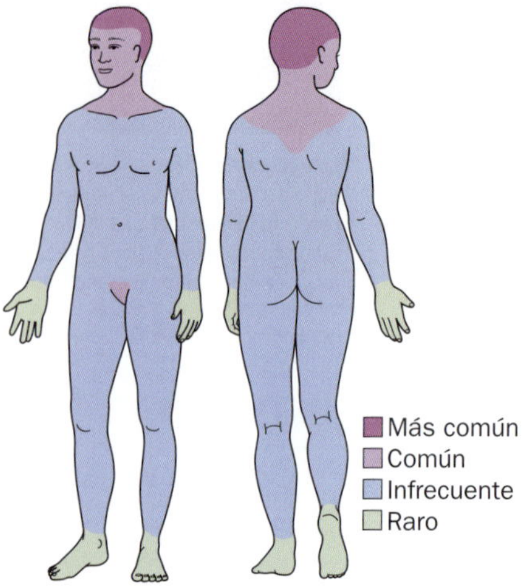

Tratamiento

- Los quistes triquilémicos se eliminan con facilidad bajo anestesia local.
- Se hace una incisión sobre el quiste para descubrir la superficie externa blanca reluciente.
- La pared del quiste se libera con facilidad respecto al tejido conectivo adyacente mediante disección roma.
- En esta fase, los quistes menores pueden exprimirse intactos a través de la incisión mediante presión firme y mantenida sobre cada lado de la incisión.
- Los quistes mayores, que no pueden exprimirse de esa forma, deben incidirse, y su contenido se elimina mediante curetaje.
- La pared incidida se pinza y el quiste, ahora más pequeño y parcialmente vacío, se extrae a través de la incisión mediante una combinación de tracción suave y presión sobre ambos lados de la incisión.
- Se procede a la sutura, si es necesaria, y los puntos se quitan a los 7-10 días.

Claves clínicas

- El término «quiste sebáceo» se ha aplicado incorrectamente a esta lesión común.
- Los quistes triquilémicos suelen ser múltiples y estar localizados en el cuero cabelludo.
- Se eliminan con facilidad mediante escisión quirúrgica.

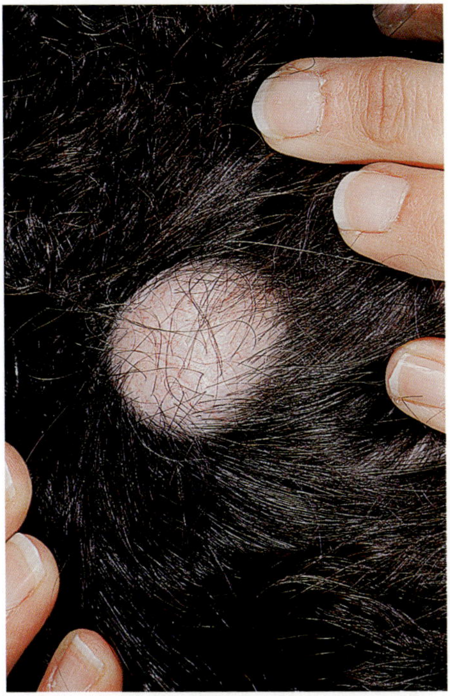

Los quistes triquilémicos ocurren en el cuero cabelludo y se pueden mover libremente.

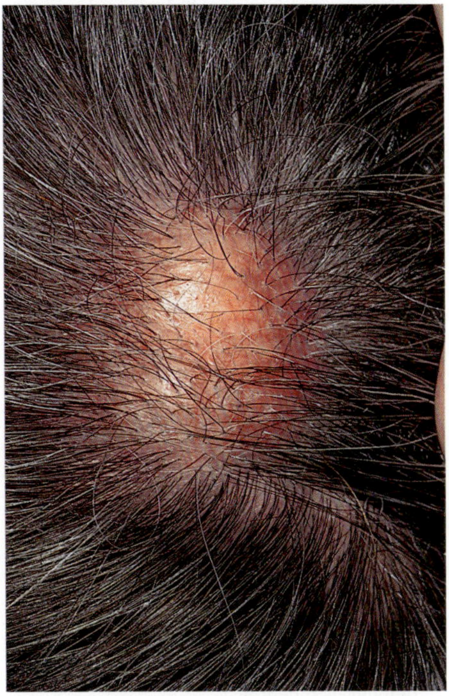

Este gran quiste triquilémico ha ejercido presión contra la piel y ha destruido los folículos pilosos.

Hiperplasia sebácea

Descripción

- La hiperplasia sebácea es una anomalía benigna común caracterizada por agrandamiento prominente de las glándulas sebáceas de la cara.

Historia clínica

- La hiperplasia sebácea ocurre tanto en los hombres como en las mujeres.
- Las pápulas aparecen rara vez antes de los 30 años, mientras que se hacen cada vez más comunes con la edad avanzada.
- Aproximadamente el 80% de los pacientes de más de 70 años tienen al menos una de tales lesiones.
- La mayoría de las lesiones corresponden a una sola glándula sebácea hipertrofiada, con múltiples lóbulos dispuestos alrededor de un conducto sebáceo central agrandado.
- Las lesiones se encuentran en todos los tipos de piel, pero se ven con más facilidad en la piel más clara.
- Se desconoce la etiología de la hiperplasia sebácea. Es casi seguro que la herencia genética interpreta un papel.
- Se ha sugerido que el daño solar es un factor contribuyente.
- Las lesiones son por completo asintomáticas pero persistentes.
- Las pápulas pueden llegar a causar desfiguración, y su mayor problema es el estético.
- Al paciente mayor típico le suele preocupar que las lesiones se deban a un carcinoma basocelular.

Hallazgos cutáneos

- La lesión comienza como una pápula mínimamente elevada, de color entre amarillo pálido y el de la piel normal, blanda y de 1-2 mm.
- Con el tiempo la lesión alcanza un tamaño máximo de 3-4 mm y desarrolla una umbilicación central.
- Las pápulas maduras poseen un color amarillo-naranja peculiar, y aparecen mejor definidas respecto a la piel adyacente.
- Las pápulas pueden ser solitarias, pero con más frecuencia son múltiples y diseminadas al azar por la frente, la nariz y las mejillas.
- Un grupo ordenado de telangiectasias finas se pueden irradiar hacia fuera y entre las pápulas, desde la umbilicación hacia la periferia de la lesión.
- Debido a la superficie lisa, las pápulas de la hiperplasia sebácea se pueden diagnosticar erróneamente de carcinoma basocelular.

Pruebas de laboratorio

- La biopsia cutánea confirma la presencia de múltiples lóbulos de una sola glándula sebácea dispuestos alrededor de un conducto central.
- Este conducto corresponde a la umbilicación central observada en la inspección.

Discusión

- Las lesiones individuales se pueden confundir con un carcinoma basocelular, un queratoacantoma pequeño o un *Molluscum contagiosum*.
- Las lesiones de hiperplasia sebácea presentan una disposición radial ordenada de las telangiectasias, en contraste con la distribución aleatoria de las telangiectasias sobre la superficie del carcinoma basocelular.

Tratamiento

- El tratamiento es innecesario, pero puede ser solicitado por razones estéticas.
- El láser de dióxido de carbono, la escisión por afeitado, la electrocoagulación y curetaje y el

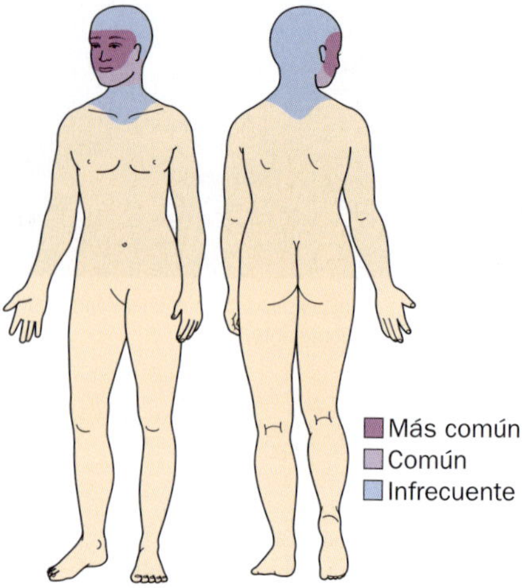

ácido tricloroacético son procedimientos de ablación efectivos.

- Los lóbulos sebáceos localizados dentro de la dermis superficial deben destruirse para que el tratamiento tenga éxito.
- El tratamiento excesivo causa fibrosis cicatricial.
- Muchas veces sólo es necesaria la información tranquilizadora.

Claves clínicas

- Las pápulas de la hiperplasia sebácea se pueden confundir con el carcinoma basocelular.
- Los indicios para el diagnóstico de hiperplasia sebácea comprenden el centro umbilicado, la disposición radial ordenada de las telangiectasias y la presencia de múltiples lesiones.

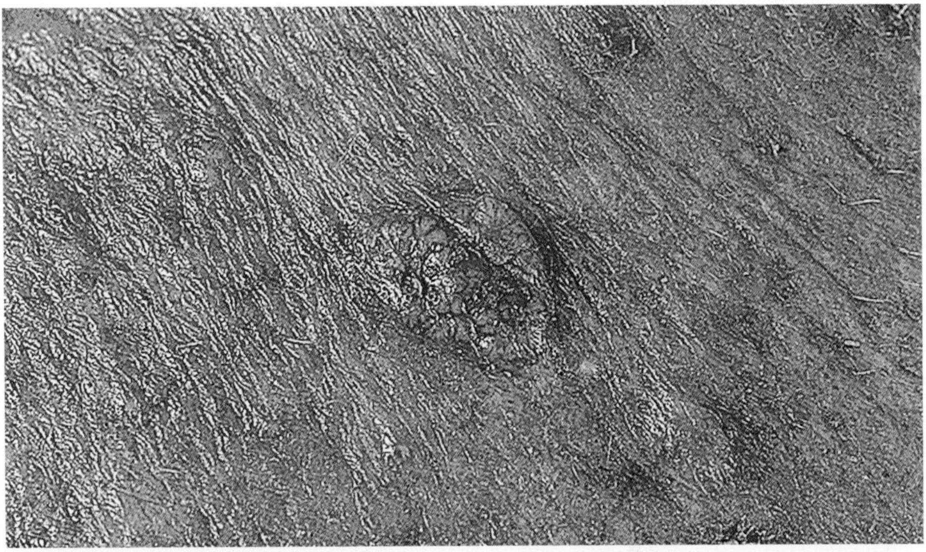

Las lesiones individuales están constituidas por un grupo de glóbulos blanco-amarillentos. Puede existir o no un poro central deprimido. Se encuentran vasos pequeños en los valles entre los glóbulos.

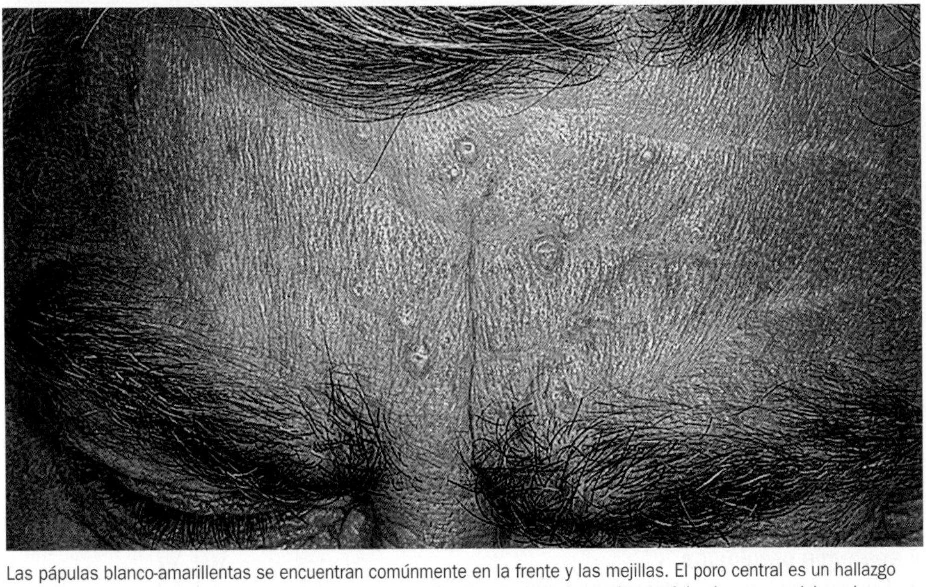

Las pápulas blanco-amarillentas se encuentran comúnmente en la frente y las mejillas. El poro central es un hallazgo casi constante. Las lesiones individuales se pueden confundir con el carcinoma basocelular. Los vasos del carcinoma basocelular cursan al azar sobre la superficie.

Siringoma

Descripción

- Los siringomas son pápulas pequeñas, firmes, del color de la piel normal, que se encuentran con más frecuencia en las mujeres alrededor de los párpados, la parte superior del tórax y la vulva.

Historia clínica

- Los siringomas constituyen el tumor más común de las glándulas sudoríparas ecrinas intraepidérmicas.
- Los tumores apendiculares benignos pequeños se desarrollan después de la pubertad, y aumentan de número en la primera parte de la vida adulta.
- Las mujeres se afectan con más frecuencia que los hombres.
- Los siringomas se presentan más frecuentemente como múltiples pápulas pequeñas alrededor de los ojos.
- Las lesiones son asintomáticas, estables en tamaño y aspecto, y persistentes.
- Está bien comprobada la herencia autosómica dominante de los siringomas múltiples.
- La frecuencia de siringomas está aumentada en las personas con síndrome de Down o trisomía 21.
- Las lesiones faciales pueden representar un problema cosmético, y la mayoría de los pacientes solicitan la eliminación de las lesiones más grandes.
- Es posible que al paciente le preocupe la posibilidad de que las lesiones sean cancerosas.
- A las mujeres que solicitan evaluación de lesiones vulvares les suele preocupar la posibilidad de que sean verrugas genitales.

Hallazgos cutáneos

- Múltiples pápulas apenas elevadas, de 1-2 mm y color entre amarillo y el de la piel normal.
- Las pápulas son más frecuentes en los párpados inferiores.
- También se encuentran en las mejillas, las axilas, el tórax anterior, el abdomen, el ombligo y la vulva.
- Las pápulas suelen ser asintomáticas y estar distribuidas de forma simétrica.

Pruebas de laboratorio y anatomía patológica

- Los conductos ecrinos tapizados por epitelio, aumentados en número y dilatados, se encuentran encajonados en una estroma fibrosa.
- Estos conductos recuerdan a «renacuajos» cuando son cortados en sección transversal.

Evolución y pronóstico

- Los siringomas persisten por tiempo indefinido, pero no tienden a aumentar de tamaño.
- No tienen potencial de malignidad.

Diagnóstico diferencial

- Queratosis seborreica.
- Hiperplasia sebácea.
- Verrugas comunes.
- Verrugas planas.
- Xantelasma.
- Sarcoidosis.
- Otros tumores de los apéndices cutáneos (como el tricoepitelioma).

Discusión

- El tricoepitelioma es un tumor apendicular benigno con diferenciación hacia el folículo piloso.
- Como los siringomas, los tricoepiteliomas también aparecen después de la pubertad y son más comunes en la cara.
- Las lesiones múltiples pueden tener carácter hereditario, con herencia autosómica dominante.
- La hiperplasia sebácea tiende a ser umbilicada y amarillenta, y se distribuye por la cara en vez de agruparse alrededor de los ojos.

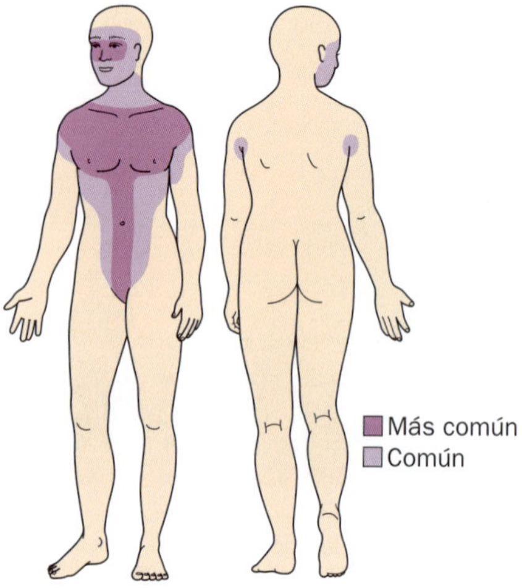

- Las verrugas planas pueden aparecer en la cara como pápulas pequeñas, aplanadas, del mismo color que la piel normal o con un tono rosado.
- El xantelasma aparece en la piel de los párpados, sobre todo en la de los superiores, y se debe al depósito de colesterol dentro de los macrófagos dérmicos.
- En caso de duda se debe realizar una biopsia.

Tratamiento

- Los siringomas pueden eliminarse por razones estéticas.
- Se pueden emplear la electrocoagulación y curetaje, la cirugía láser y el ácido tricloroacético.
- La disección con un instrumento afilado o la extirpación con tijeras de las lesiones se realizan sin dificultad bajo anestesia local.
- Todos estos procedimientos pueden conducir a fibrosis cicatricial, por lo que exigen cuidado y precisión.
- No se recomienda la criocirugía puesto que rara vez es efectiva.

Claves clínicas

- Los siringomas son clínicamente sutiles, y se pueden confundir al principio con otras lesiones; puede ser necesaria la biopsia para confirmar el diagnóstico.
- La eliminación, cualquiera que sea el procedimiento empleado, se debe sopesar frente al riesgo de fibrosis cicatricial.

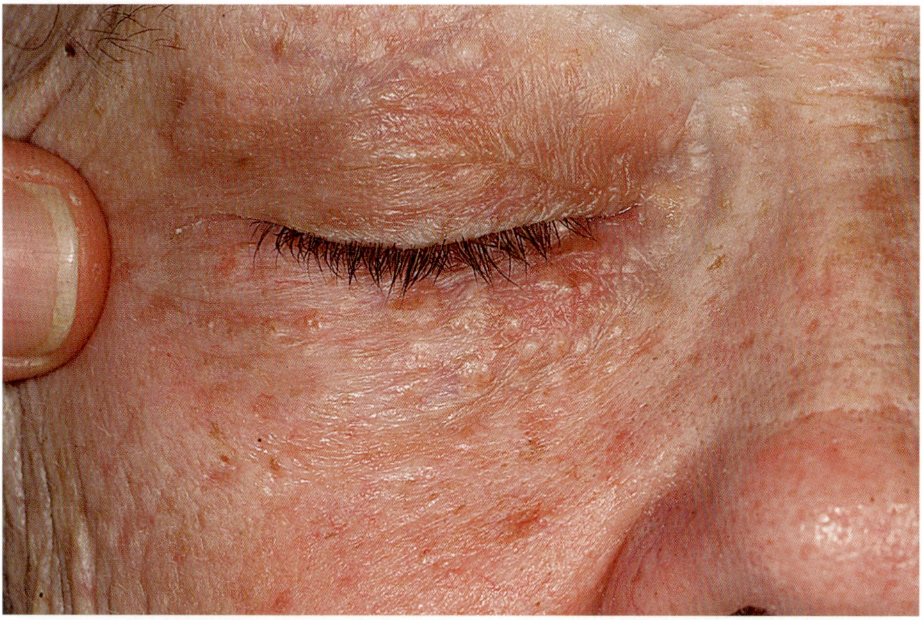

Los párpados inferiores son el área más común de este tumor apendicular. Las glándulas sebáceas prominentes pueden tener el mismo aspecto. Las lesiones se pueden eliminar con tijeras curvas por razones estéticas.

17 Tumores cutáneos premalignos y malignos distintos del melanoma

Carcinoma basocelular

Descripción

- El carcinoma basocelular es la neoplasia maligna cutánea más común en los humanos.
- Produce invasión y destrucción locales, suele crecer con lentitud y rara vez produce metástasis.

Historia clínica

- Puede ocurrir a cualquier edad, pero es más común después de los 40 años.
- La incidencia más alta se encuentra en personas de piel clara (tipos I y II). Es menos común en los orientales y raro en los negros.
- La exposición acumulada a la luz solar y la radiación ionizante previa son factores de riesgo.
- Los tumores son más comunes en la piel expuesta al sol de la cara, el cuero cabelludo, el pabellón auricular y el cuello, menos frecuentes en el tronco y las extremidades, y raros en el dorso de las manos.
- Se conocen diversas variantes clínicas del carcinoma basocelular; entre ellas se incluyen carcinoma basocelular nodular, carcinoma basocelular pigmentado, carcinoma basocelular superficial, carcinoma basocelular micronodular, y carcinoma basocelular morfeiforme. Todas ellas son distintas en cuanto al aspecto clínico, la histología y la agresividad.

Hallazgos cutáneos

- El carcinoma basocelular nodular es la variante más común.
- La lesión es una pápula con forma de cúpula, de color blanco perlado, casi translúcida y con telangiectasias suprayacentes.
- La pápula o el nódulo crece lentamente, se puede aplanar en el centro y puede desarrollar un borde elevado, arrollado y translúcido.
- Es frecuente que el tumor se ulcere, sangre y forme una costra en el centro.
- Los carcinomas basocelulares pueden contener melanina, que proporciona un color pardo, negro o azulado, a toda la lesión o a parte de ella.
- Se puede presentar como una pápula o un nódulo en la oreja que recuerda al carcinoma espinocelular.
- El curetaje demuestra la textura blanda característica del tumor en comparación con la piel normal adyacente.

Carcinoma basocelular nodular

- La lesión comienza como una pápula con forma de cúpula de color blanco perla o rosa.
- Es frecuente que el centro se ulcere y sangre, con la formación subsiguiente de costra y escamas.
- Los vasos telangiectásicos se hacen prominentes conforme la lesión crece. El patrón de crecimiento es irregular, con formación de una masa multilobular oval.

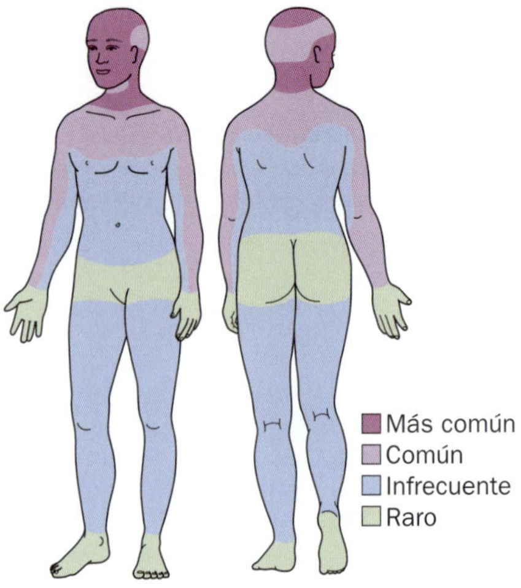

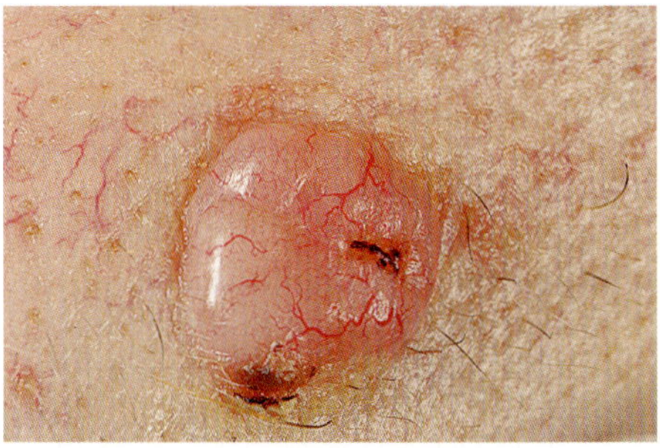

Presentación clásica del carcinoma basocelular nodular. Tumor perlado en forma de cúpula con telangiectasias que cursan al azar sobre la superficie.

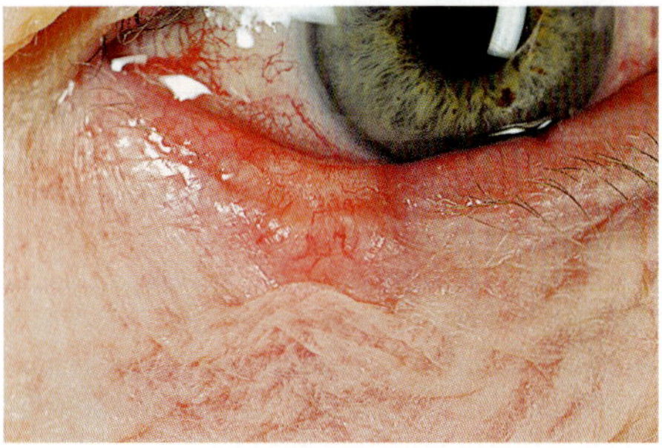

Carcinoma basocelular nodular, diagnosticado inicialmente de *nevus*. La lesión aumentó de tamaño y se ulceró. La biopsia confirmó el diagnóstico, y se procedió a la extirpación mediante cirugía micrográfica de Mohs.

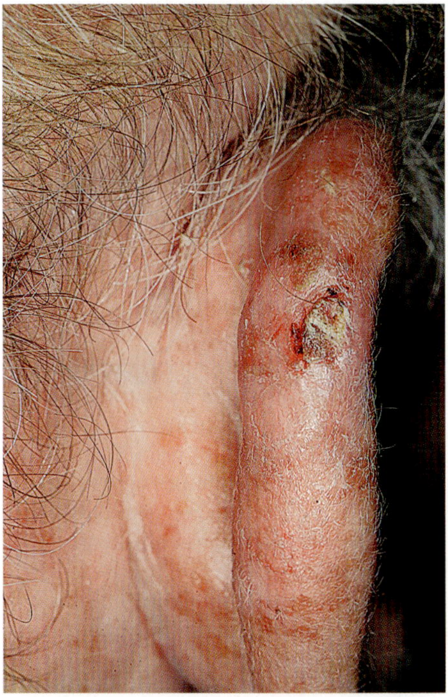

El carcinoma basocelular puede aparecer en el pabellón auricular. Estas lesiones están embebidas con frecuencia en la piel, y no se aprecian hasta que se convierten en grandes. El carcinoma espinocelular puede tener un aspecto idéntico.

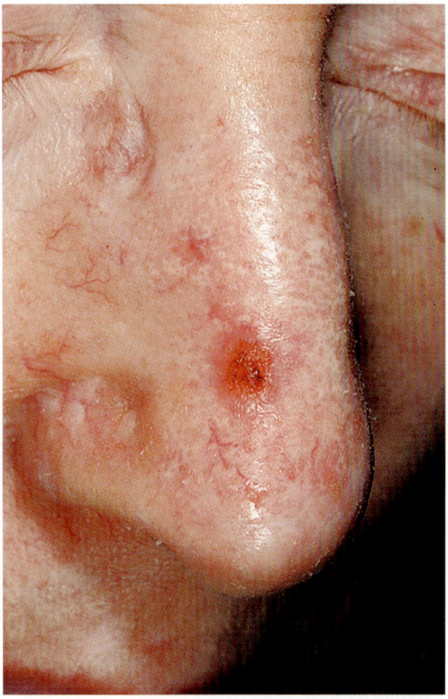

Los carcinomas basocelulares nodulares son comunes en la nariz. Esta lesión se ulceró y después comenzó a curar. Los tumores nasales se tratan mejor mediante cirugía micrográfica de Mohs.

Carcinoma basocelular pigmentado

- Es equivalente al carcinoma basocelular nodular excepto por la presencia adicional de pigmento melanina.
- Puede recordar al melanoma maligno, y por tanto debe biopsiarse.

Carcinoma basocelular superficial

- Ésta es la forma menos agresiva de carcinoma basocelular; se encuentra con más frecuencia en el tronco y las extremidades.
- Pueden existir múltiples lesiones; estos tumores suelen aparecer en épocas más tempranas de la vida que el carcinoma basocelular nodular.
- Las lesiones son más planas y no tan invasivas como las del carcinoma basocelular nodular. Los bordes están peor definidos pero tienen la misma calidad perlada. El estiramiento de la piel puede acentuar el borde elevado.
- El tumor se extiende en dirección periférica, a veces varios centímetros, y causa invasión después de un tiempo considerable.
- Algunas áreas dentro del tumor pueden mostrar curación con cicatrización.
- Las placas descamativas, circunscritas, redondas u ovales y eritematosas, recuerdan a las del eccema, la psoriasis, la enfermedad de Paget extramamaria o la enfermedad de Bowen (carcinoma espinocelular in situ).

Carcinoma basocelular micronodular

- El carcinoma basocelular micronodular recuerda clínicamente al basocelular nodular, pero el examen microscópico revela islotes de células tumorales que se extienden más allá de los márgenes clínicos.
- Puesto que esta variante histológica se extiende fuera de los bordes clínicos sospechados, recidiva con más frecuencia después del tratamiento convencional.

Carcinoma basocelular morfeiforme y esclerosante

- El carcinoma basocelular morfeiforme y esclerosante, es la variante más sutil y menos común de carcinoma basocelular; también es el más difícil de erradicar.
- Las lesiones recuerdan clínicamente al tejido cicatricial; son entre pálidas-blancas y amarillas, y de consistencia cérea a la palpación.
- Debido al aspecto inocuo de esta variante, la biopsia y el diagnóstico se retrasan con frecuencia.
- Los márgenes están mal delimitados y las células tumorales se pueden extender más de 7 mm por fuera de la lesión clínica; así pues, a diferencia de la variante nodular, es probable que recidive después de la escisión con margen estrecho.
- Tanto la forma morfeiforme como la esclerosante son más agresivas, tienden a recidivar con más frecuencia y requieren un seguimiento más estrecho.

Hallazgos extracutáneos

- El síndrome del nevus basocelular es una enfermedad autosómica dominante caracterizada por múltiples epiteliomas basocelulares y múltiples posibles anomalías asociadas del esqueleto, la piel y el sistema nervioso central.
- Las anomalías esqueléticas incluyen quistes odontogénicos, abombamiento frontal, hipertelorismo, costillas bífidas, cifoescoliosis y cuartos metacarpianos cortos.
- Las anomalías cutáneas comprenden múltiples carcinomas basocelulares que aparecen en la niñez, y *pitting* palmoplantar.
- Las anomalías del sistema nervioso central incluyen la calcificación de la hoz del cerebro y el meduloblastoma.

Pruebas de laboratorio y anatomía patológica

- Los nidos de las células tumorales basaloides se encuentran en íntima proximidad a una estroma característica, en los carcinomas basocelulares nodulares y pigmentados.
- Los carcinomas basocelulares superficiales aparecen como extensiones multifocales de la capa basal de la epidermis en la dermis superficial.
- En los carcinomas basocelulares nodulares existen islotes más grandes de células tumorales dentro de la dermis; los islotes tumorales pueden ser sólidos o contener cavidades quísticas.
- El carcinoma basocelular pigmentado es similar al carcinoma basocelular nodular, pero difiere en que los islotes tumorales contienen pigmento melanina.
- En los carcinomas basocelulares del tipo morfeiforme o esclerosante, innumerables hebras finas diseminadas de células tumorales están embebidas dentro de una estroma fibrosa.

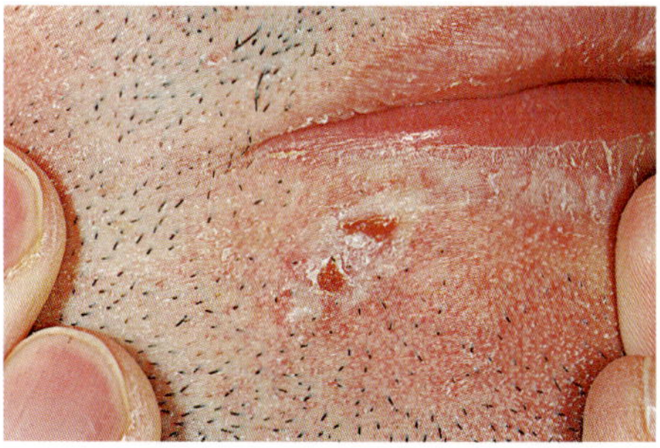

El carcinoma basocelular nodular puede ser profundo y sutil. El estiramiento de la piel acentúa el tumor nodular perlado.

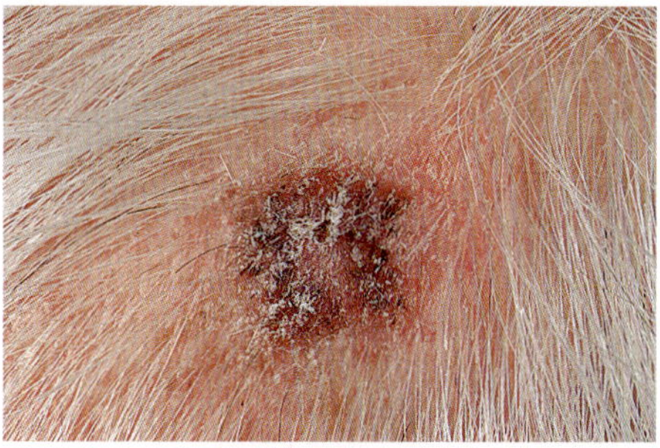

El carcinoma basocelular pigmentado es un carcinoma basocelular nodular que contiene melanina. Tiene el aspecto perlado típico con telangiectasias superficiales hallado en el carcinoma basocelular nodular. El melanoma forma parte del diagnóstico diferencial.

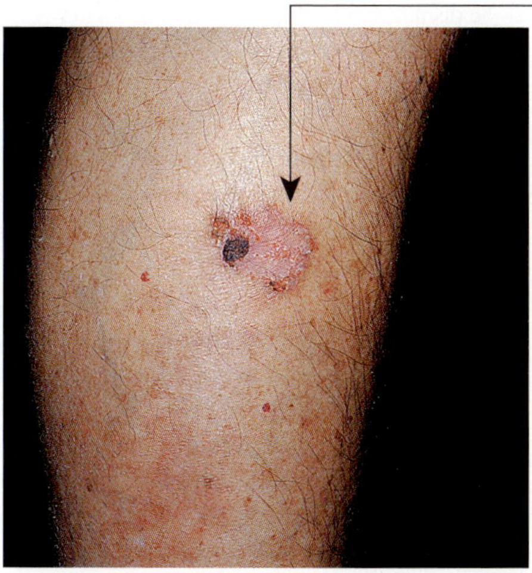

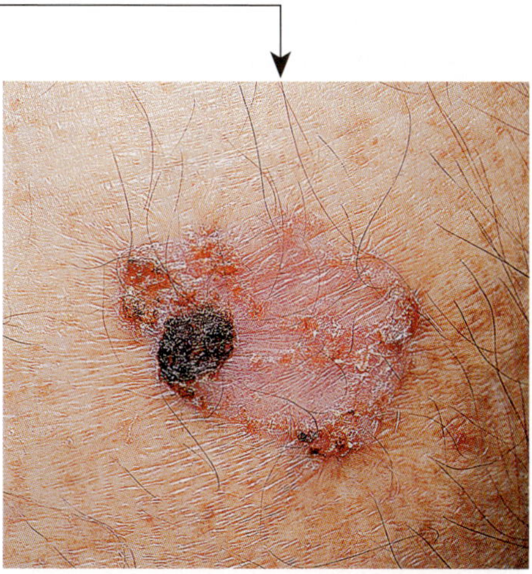

Carcinoma basocelular superficial. La placa circunscrita descamativa eritematosa, entre redonda y oval, recuerda a una placa de eccema, psoriasis, enfermedad de Paget extramamaria o enfermedad de Bowen. El carcinoma basocelular superficial se extiende en sentido periférico, a veces varios centímetros, y causa invasión local después de un tiempo considerable.

Evolución y pronóstico

- Sin tratamiento el carcinoma basocelular persiste, aumenta de tamaño, se ulcera e invade y destruye las estructuras adyacentes.
- En las lesiones grandes pueden aparecer áreas focales de curación espontánea con cicatrización.
- El carcinoma basocelular tratado de forma incorrecta recidiva, muchas veces debajo de áreas de cicatrización —lo que conduce a retraso en la detección—.
- En los pacientes que desarrollan un carcinoma basocelular el riesgo anual de presentar otro carcinoma basocelular es del 5-8%.

Discusión

- Los carcinomas basocelulares rara vez o nunca ponen en peligro la vida del paciente; prácticamente nunca producen metástasis, a menos que el paciente sufra inmunocompromiso.
- Dependiendo de la situación del tumor, la destrucción del tejido normal local por la neoplasia puede conducir a una afectación significativa. Los tumores sometidos a tratamiento inadecuado se pueden extender sin detectarse para destruir amplias áreas de la cara.

Tratamiento

- El objetivo del tratamiento consiste en erradicar el tumor y recuperar la forma anatómica y la función normales.
- El tratamiento del carcinoma basocelular está determinado por el tamaño y la localización del tumor, la variante histológica y los deseos del paciente.
- La agresividad clínica guarda relación con el patrón histológico.
- La electrocirugía conlleva electrocoagulación y curetaje del tumor obvio.
- Usualmente se emplea para los carcinomas basocelulares nodulares pequeños bien definidos, y para los carcinomas basocelulares superficiales.
- Las tasas de curación a los 5 años con el curetaje se pueden aproximar al 92% para los tumores primarios, y son de sólo el 60% para los tumores recurrentes.
- La escisión en la consulta se prefiere para los carcinomas basocelulares nodulares bien definidos.
- La escisión en la consulta permite confirmar los márgenes quirúrgicos, y puede proporcionar una cicatrización más aceptable que la causada por la electrocirugía.
- La tasa de curaciones a los 5 años se aproxima al 90% para los tumores primarios y al 83% para los recurrentes.
- La cirugía micrográfica de Mohs es un método altamente especializado de escisión con máxima conservación tisular, usado para los tumores difíciles con crecimiento por contigüidad, en particular para los carcinomas basocelulares.
- La cirugía micrográfica de Mohs se emplea para los carcinomas basocelulares recurrentes, para las formas histológicamente invasivas de carcinoma basocelular, para los tumores situados en lugares anatómicamente delicados (alrededor de los ojos, alas de la nariz, boca y pabellón auricular), y para las neoplasias con alto riesgo de recurrencia. Es el tratamiento de elección para el carcinoma basocelular morfeiforme.
- Se disminuye el volumen de tumor obvio y después se procede a la escisión por etapas. La extirpación es guiada mediante un mapa en tres dimensiones de cortes congelados secuenciales.
- Esta técnica permite la eliminación del tumor confirmada histológicamente con los márgenes y el defecto quirúrgico más pequeños posibles.
- La tasa de curación a los 5 años con la escisión de Mohs se aproxima al 99% para los tumores primarios y al 96% para los recurrentes.
- La cirugía micrográfica de Mohs tiene utilidad cuando se considera necesario conservar la máxima cantidad posible de tejido, a causa de la localización anatómica, en los tumores recurrentes y para los carcinomas basocelulares con bordes mal definidos.
- Están aumentando las opciones no quirúrgicas. Entre ellas se incluyen radioterapia, terapia fotodinámica y moduladores inmunes tópicos.
- La radioterapia puede ser útil para los tumores difíciles de tratar quirúrgicamente, como los localizados en los párpados, y para los pacientes que no desean o no pueden tolerar la cirugía.
- La mejoría de los modelos de tratamiento computarizados permite ahora al radioterapeuta tratar con precisión un tumor localizado con dosis altas de radiación en dosis fraccionadas a lo largo de varias semanas.
- La tasa de curación a los 5 años es de aproximadamente el 90% para los tumores primarios y recurrentes.

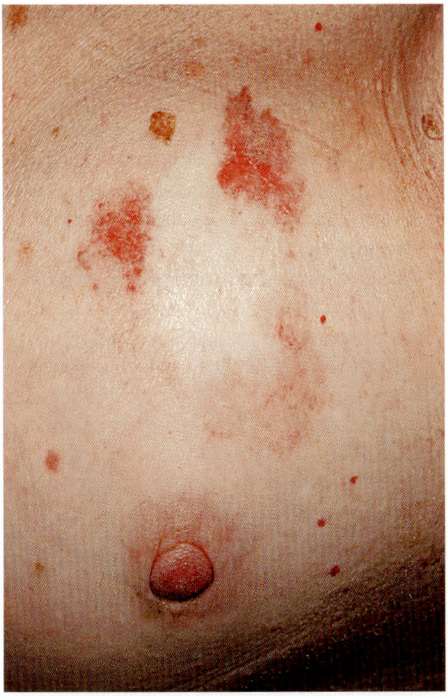

Este carcinoma basocelular superficial se ha tratado previamente mediante electrocoagulación y curetaje. Meses más tarde recidivó en la periferia.

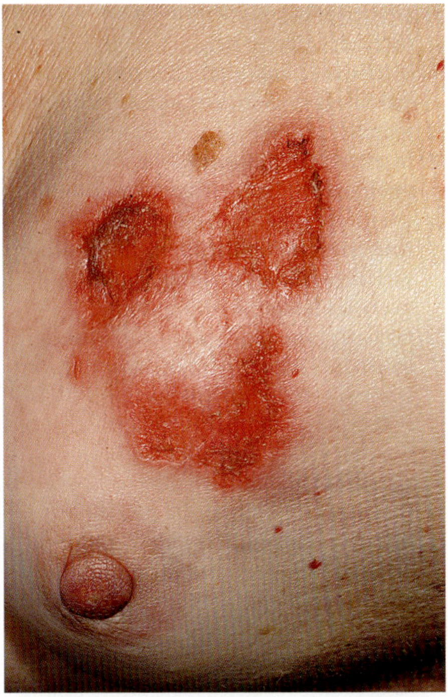

El carcinoma basocelular superficial de la izquierda se trató con crema de imiquimod aplicada a días alternos. Se produjo una inflamación intensa y el tratamiento se interrumpió. La lesión cicatrizó y no se han producido recurrencias.

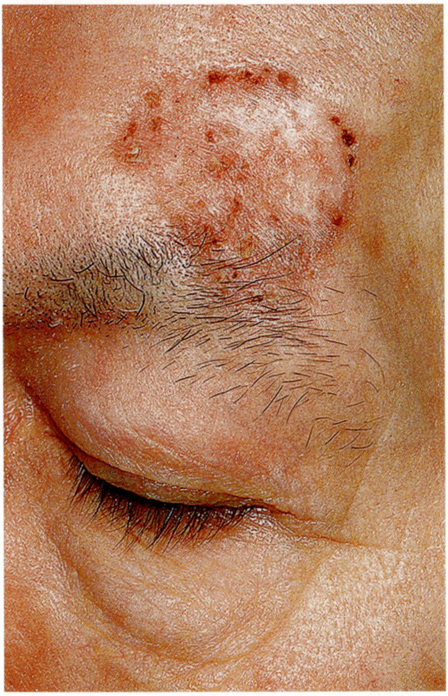

El carcinoma basocelular superficial se puede confundir con eccema, psoriasis o tiña. Sangra y cura por ciclos, igual que la forma nodular. La lesión puede aumentar de tamaño para cubrir áreas muy amplias antes de establecerse el diagnóstico. Las lesiones tienden a permanecer superficiales, pero pueden acabar penetrando en la profundidad de la dermis o el tejido subcutáneo. Una biopsia demostró que las células tumorales eran superficiales, y la lesión desapareció con la aplicación a días alternos de crema de imiquimod.

- Los resultados estéticos pueden ser excelentes, aunque los cambios inducidos por la radiación a largo plazo en la piel tratada pueden limitar el uso de esta modalidad en los pacientes ancianos.
- La crema de imiquimod al 5% es un modificador tópico de la respuesta inmune que ha demostrado una efectividad del 85% o superior para los carcinomas basocelulares superficiales. Todavía no está aprobado para esa indicación por la Food and Drug Administration. La aplicación diaria por el propio paciente en su hogar, durante 6 semanas, conduce a la erradicación completa en la mayoría de los casos. La inflamación de la zona tratada limita su uso; pueden ser necesarios períodos de reposo.
- El uso del imiquimod tópico para el carcinoma basocelular nodular es objeto de controversia; resulta menos eficaz para el carcinoma basocelular nodular que para el superficial.
- Todos los pacientes con carcinomas basocelulares requieren seguimiento para vigilar el posible desarrollo de nuevos tumores y la recidiva en el sitio tratado, cualquiera que sea el tratamiento empleado.

Claves clínicas

- El paciente debe ser informado de que el carcinoma basocelular no supone un peligro para la vida pero que tampoco es un proceso banal. Es necesaria la vigilancia después del tratamiento.
- El carcinoma basocelular se puede presentar como una úlcera sin tendencia a la cicatrización en cualquier zona de la superficie corporal, incluyendo los genitales y las piernas.
- El carcinoma basocelular morfeiforme es una pápula firme, plana o ligeramente elevada, pálida o blanquecina, que puede recordar a una cicatriz; quizá no se detecte por la clínica, mientras que el estudio histológico confirma su presencia. Este tipo es más agresivo que otras variantes del carcinoma basocelular, y muchas veces recidiva si no recibe el tratamiento adecuado. Cuando asienta en la cara o es una recidiva, se recomienda la derivación para cirugía de Mohs.

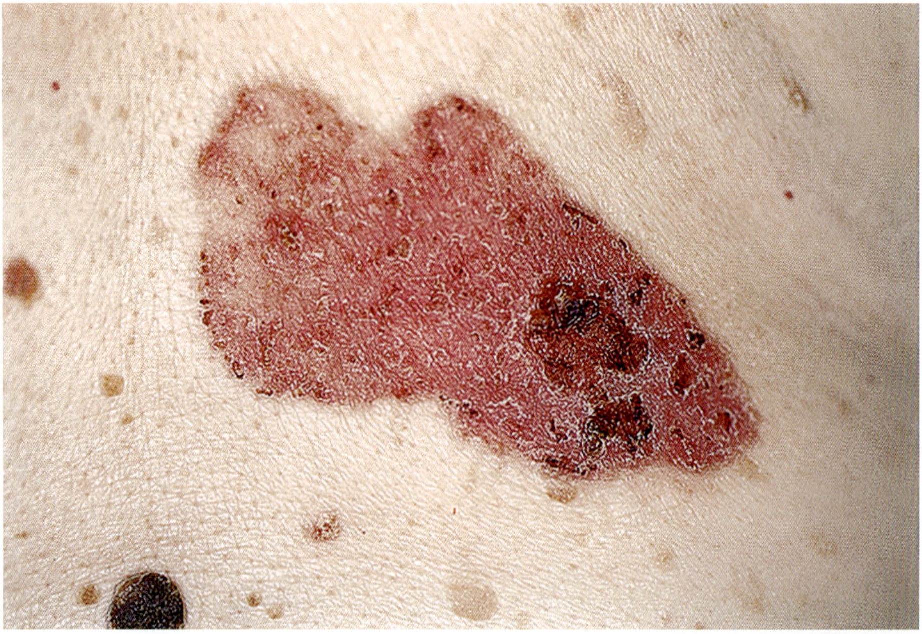

La espalda es una localización común del carcinoma basocelular superficial. El paciente no se había dado cuenta de la lesión. El borde nítido es característico. El eccema tiene un borde menos demarcado. Esta lesión carece de la escama plateada de la psoriasis. La superficie de estos tumores presenta costras con frecuencia. Esta lesión se trató con crema de imiquimod.

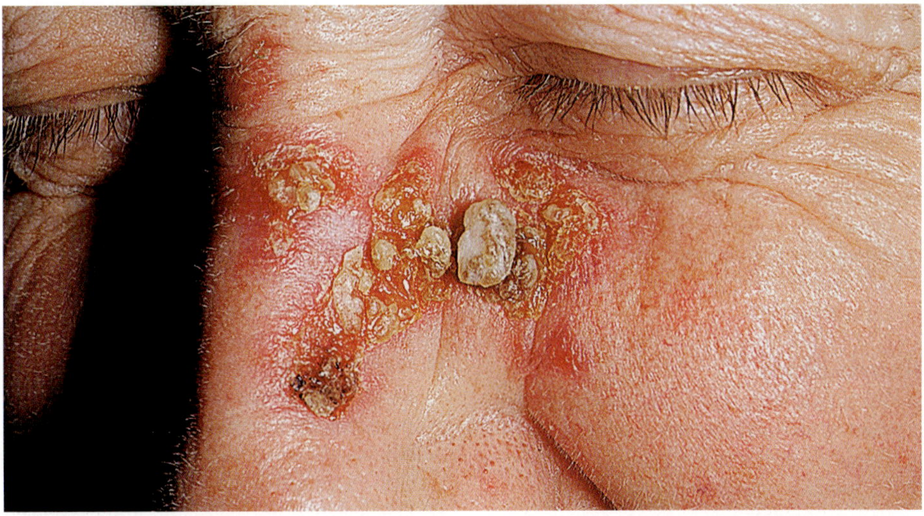

El ciclo de crecimiento, ulceración y curación continúa mientras la masa se extiende hacia la periferia y se convierte en más profunda. Las lesiones pueden alcanzar un tamaño enorme.

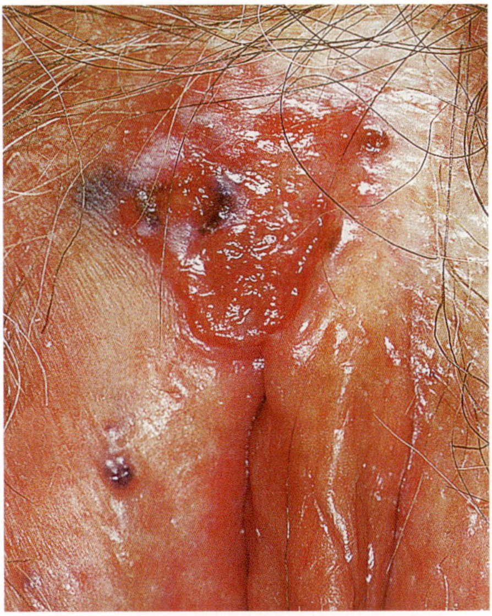

Los carcinomas basocelulares se pueden presentar como úlceras sin tendencia a la curación, y pueden aparecer en cualquier parte de la superficie corporal, incluyendo la vulva.

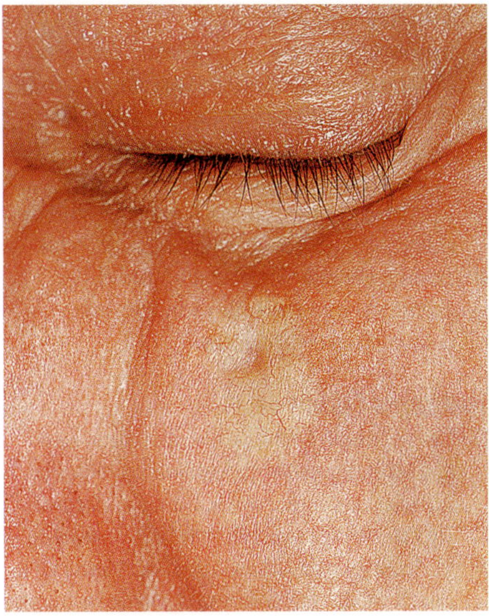

El carcinoma basocelular morfeiforme es céreo, firme, plano o ligeramente elevado, pálido o amarillento, y recuerda a la esclerodermia localizada.

Queratosis actínica

Descripción

- Las queratosis actínicas son lesiones queratósicas persistentes comunes con potencial maligno.
- Las lesiones se localizan con más frecuencia en las áreas expuestas al sol de pacientes ancianos de piel clara que han experimentado una exposición significativa a la luz solar durante sus vidas.

Historia clínica

- Los años de exposición solar acumulada y el daño en los queratinocitos conducen a la formación de queratosis actínicas.
- Las lesiones individuales se hacen progresivamente más comunes después de los 40 años de edad.
- Las lesiones múltiples son frecuentes en personas de piel de los fototipos I y II.
- La ligera variación en la distribución de las lesiones entre los hombres y las mujeres puede guardar relación con la ausencia de pelo o el estilo de peinado.
- Es posible la regresión espontánea, aunque la mayoría de las lesiones persisten sin tratamiento.
- Alrededor del 10-20% de las queratosis actínicas progresan hasta el carcinoma espinocelular invasivo a lo largo de varios años.
- Los pacientes trasplantados con queratosis actínicas requieren una vigilancia estrecha.
- La progresión de las lesiones hasta el carcinoma espinocelular es mucho más común en estos pacientes.

Hallazgos cutáneos

- Las queratosis actínicas se encuentran junto con otros signos de exposición crónica a la luz solar, como pigmentación no uniforme, atrofia o adelgazamiento y telangiectasias.
- Las lesiones asientan predominantemente en la cara, la cabeza, el cuello y el dorso de las manos.
- Inicialmente, las queratosis actínicas se presentan como un área mal definida de enrojecimiento o telangiectasias.
- Con el paso del tiempo la lesión se convierte en más definida y desarrolla una escama fina, adherida, amarilla o transparente. En esta fase las lesiones son a veces más fáciles de detectar mediante palpación que por observación. Se puede encontrar un cambio definido en la textura de la piel asociado con eritema mínimo. Es frecuente que el paciente señale estas zonas al médico.
- Con el tiempo la escama adherida se convierte en cada vez más gruesa y más amarilla.
- La escama retenida puede formar una estructura queratinizada alargada o un cuerno cutáneo.
- Tales lesiones avanzadas pueden ser difíciles de diferenciar respecto al carcinoma espinocelular invasivo sin biopsia cutánea, y probablemente se deban tratar como esa forma de carcinoma.
- El término «queratosis actínica pigmentada progresiva» describe queratosis actínicas con pigmentación reticulada fina y descamación mínima, que pueden imitar a un lentigo solar o un melanoma in situ.
- El lentigo maligno (melanoma in situ) también ocurre con más frecuencia en la piel dañada por el sol. La biopsia cutánea establecerá el diagnóstico correcto.
- La queilitis actínica se caracteriza por atipia de los queratinocitos del labio inferior inducida por el sol. Existen descamación y formación de costra focales junto con borrado del borde bermellón, que aparece blanquecino o grisáceo.
- Las lesiones actínicas en esta localización pueden ser muy sutiles desde el punto de vista clínico y tener un comportamiento agresivo.
- Como su equivalente cutáneo, la queilitis actínica puede progresar hasta el carcinoma espinocelular franco del labio.

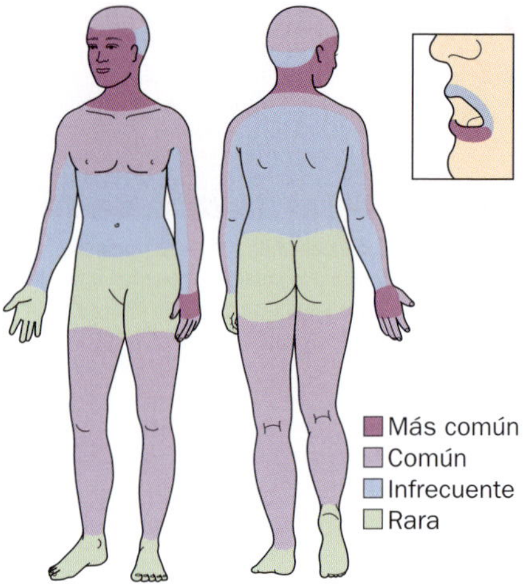

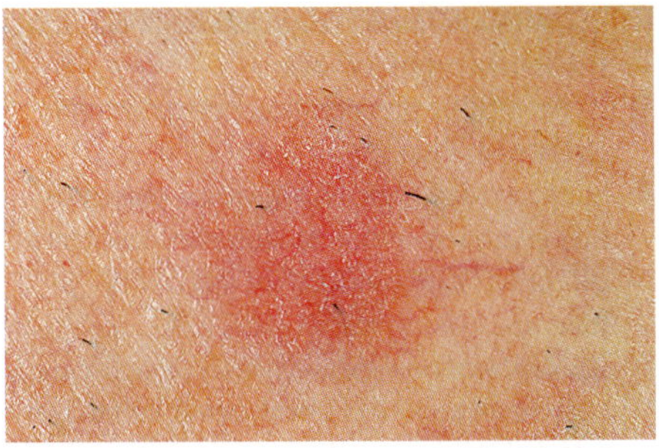

Queratosis actínica. Lesión precoz con vasos dilatados y escama mínima.

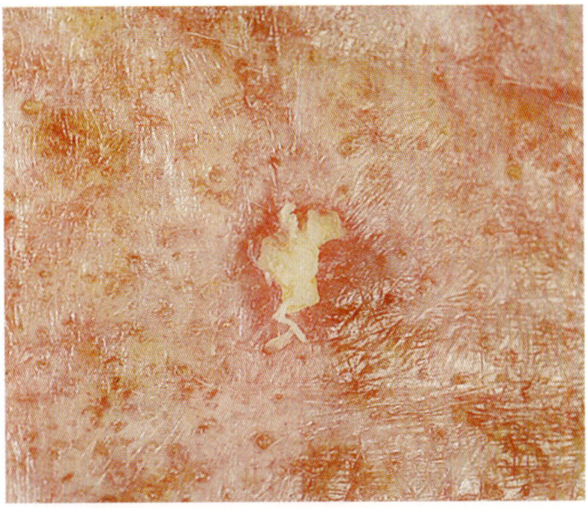

Queratosis actínica. Lesión precoz. La escama es amarilla y nítida y está muy adherida.

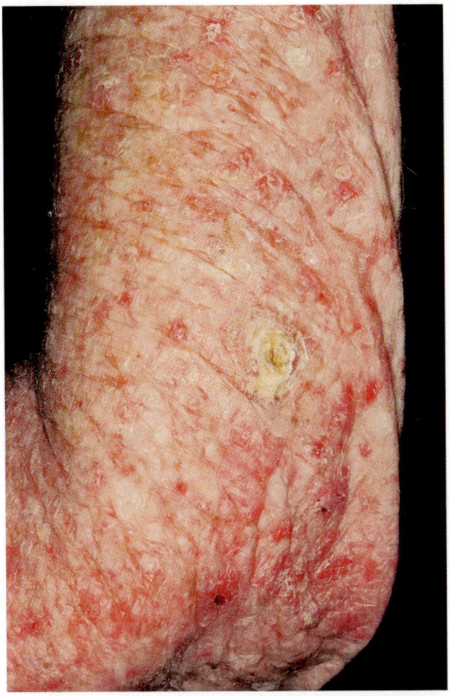

Queratosis actínica. Existen numerosas lesiones en el brazo. La lesión densa única se extirpó. Las otras lesiones cedieron tras un curso de 7 semanas de 5-fluorouracilo tópico.

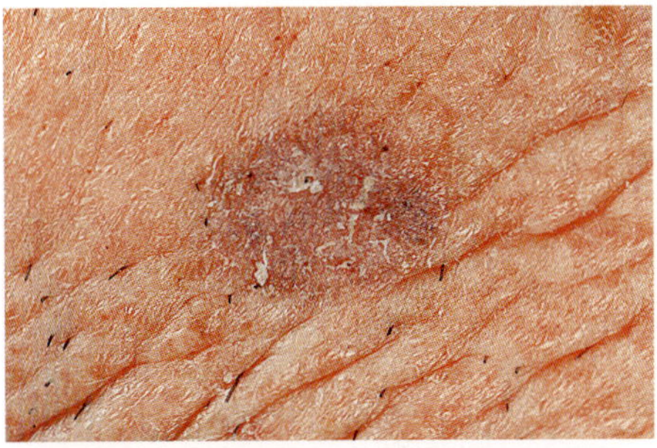

La queratosis actínica pigmentada tiene todas las características de la queratosis actínica. Existen una escama superficial adherida nítida y pigmentación parda entre sutil y densa.

Pruebas de laboratorio y anatomía patológica

- La biopsia suele ser útil para diferenciar entre queratosis actínica avanzada y queilitis actínica por un lado, y carcinoma espinocelular por el otro.
- El dato histológico característico es una epidermis desordenada con atipia de los queratinocitos.
- Por definición la invasión de la dermis por queratinocitos atípicos no se observa en las queratosis actínicas.
- De modo similar, las lesiones de la queratosis actínica pigmentada progresiva muestran atipia de los queratinocitos con pigmentación aumentada, mientras que los melanocitos atípicos se ven en el lentigo maligno.

Evolución y pronóstico

- Como regla las queratosis actínicas no tratadas persisten y crecen lentamente.
- Un porcentaje pequeño de lesiones regresan espontáneamente con la protección solar continuada. Sin embargo, otras poblaciones de queratosis actínicas progresan hasta el carcinoma espinocelular.
- No es posible predecir la conducta de una lesión individual.
- Se ha estimado que el 20% de los pacientes con queratosis actínicas múltiples desarrollan carcinoma espinocelular en una o más lesiones.
- Los carcinomas espinocelulares de la oreja, el cuero cabelludo o el borde bermellón tienen más tendencia a producir metástasis que los localizados en otras zonas de la piel.

Discusión

- Los procesos inflamatorios que afectan a la cabeza y al cuello, como la dermatitis seborreica y la rosácea, pueden dificultar la detección de queratosis actínicas. El control adecuado de estos trastornos ayuda a favorecer el reconocimiento y el tratamiento de queratosis actínicas.
- Las queratosis actínicas de las piernas son con frecuencia múltiples e hiperqueratósicas, y se distribuyen sobre un área grande.

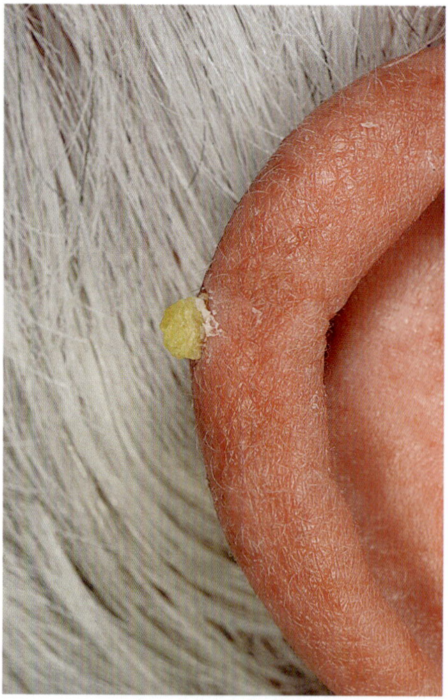

La queratosis actínica puede acumular escama densa en la superficie y convertirse en un cuerno cutáneo. Estas lesiones se extirpan. El carcinoma espinocelular tiene un aspecto idéntico.

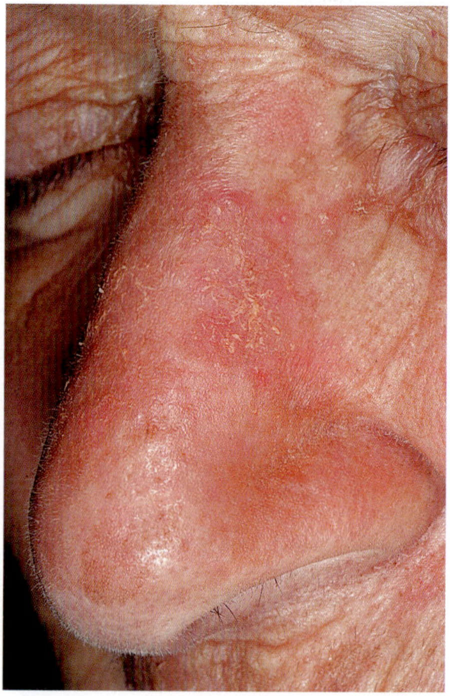

Casi toda la superficie de la nariz está cubierta por escama. La queratosis actínica de base ancha se trata mejor con 5-fluorouracilo tópico.

- En el dorso de la mano se pueden formar numerosas lesiones, que se pueden transformar en un carcinoma espinocelular.

Tratamiento

- El paciente con múltiples queratosis actínicas requiere por lo menos una visita de vigilancia anual.
- Las lesiones visibles o detectables representan una fracción del número total de queratinocitos atípicos existentes en realidad.
- La mayoría de las atipias se diseminan dentro de la piel dañada, debajo del nivel de detección clínica.
- Estos pacientes desarrollarán casi con certeza más lesiones clínicamente aparentes con el paso del tiempo.
- La evitación adecuada de la luz solar con prendas protectoras y filtros solares es importante para limitar el aumento de las lesiones.
- La aplicación de nitrógeno líquido (crioterapia) en las lesiones superficiales solitarias es el método más común de eliminación.

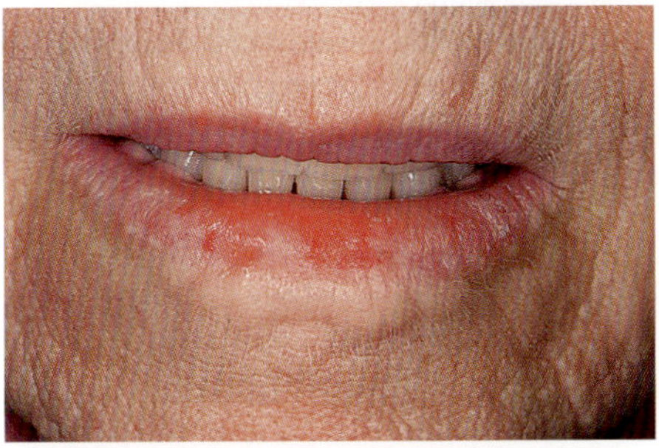

La queilitis actínica se presenta con eritema y descamación. Existe pérdida de líneas de los labios, y la piel se convierte en lisa y erosionada.

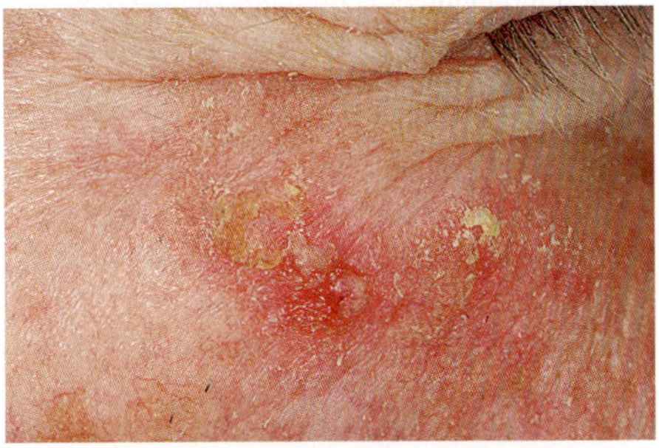

Esta queratosis actínica ha estado presente durante más de 3 años. El área central se ha erosionado y ha degenerado en un carcinoma espinocelular invasivo. Las características típicas de una queratosis actínica se encuentran en la periferia.

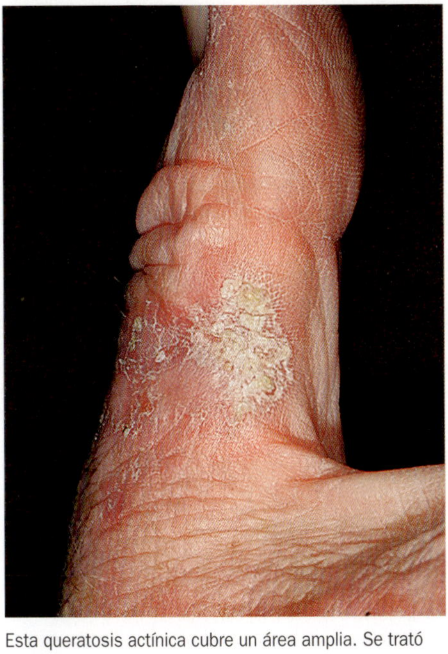

Esta queratosis actínica cubre un área amplia. Se trató por segmentos y cedió después de tres sesiones de crioterapia mediante pulverización.

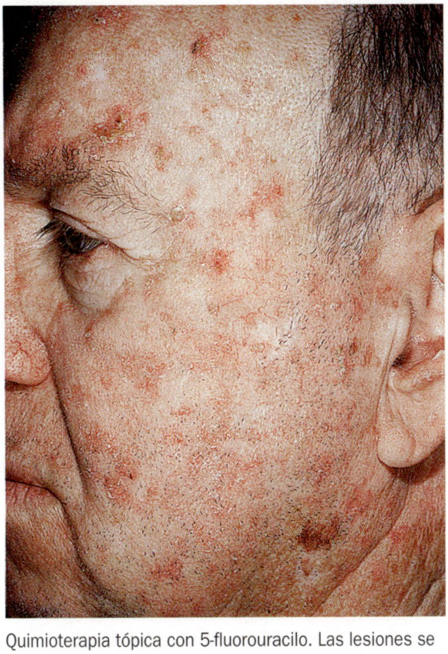

Quimioterapia tópica con 5-fluorouracilo. Las lesiones se inflaman durante la primera semana de tratamiento.

- Los pacientes con daño actínico significativo, o las lesiones múltiples y recurrentes, presentan problemas de tratamiento difíciles.
- La crema o la solución tópicas de 5-fluorouracilo al 5% son útiles para reducir el número de queratinocitos atípicos, y han proporcionado el tratamiento tópico, no quirúrgico, estándar para las queratosis actínicas. En años recientes han aumentado otras opciones no quirúrgicas.
- El tratamiento se debe adaptar a las áreas específicas de la piel en lo que respecta a la concentración de la crema, el número diario de aplicaciones y la duración del tratamiento.
- El 5-fluorouracilo se encuentra disponible en forma de crema al 0,5, el 1 y el 5%, y como solución al 1 y el 2%.
- Aunque el tratamiento de todas las áreas dañadas por el sol puede ser apropiado, rara vez resulta práctico tratar áreas grandes de una vez. Por el contrario, puede ser conveniente tratar áreas limitadas por orden rotatorio.
- El tratamiento con 5-fluorouracilo conlleva la aplicación de la medicación dos veces al día durante 3-5 semanas, o más.
- Aparecerá eritema si existen queratosis actínicas. Después siguen ardor y exudación. El tratamiento se puede detener antes de completar el ciclo de 3 semanas si produce inflamación, costras o molestias intensas.
- Los pacientes deben evaluarse durante el período de tratamiento en busca de molestias y otras complicaciones.
- La crema de imiquimod al 5% se ha mostrado eficaz para tratar múltiples queratosis actínicas cuando se aplica de tres a cinco veces a la semana durante hasta 4 semanas.
- El imiquimod provoca cambios inflamatorios similares a los observados con el 5-fluorouracilo.
- La electrocoagulación y curetaje también son efectivos para las lesiones hipertróficas.
- Todos los métodos destructivos eliminan la epidermis con mínimo efecto sobre la dermis. Todos conllevan algún riesgo de hipopigmentación y formación de cicatrices, sobre todo en personas de piel más oscura. Esta posibilidad debe explicarse con claridad al paciente antes del tratamiento.
- La bermellectomía con láser de dióxido de carbono es el tratamiento preferido para la queilitis actínica extensa, pero el 5-fluorouracilo y el imiquimod también se pueden aplicar en las mucosas (con extrema precaución). La aplicación de 5-fluorouracilo e imiquimod en la mucosa oral debe ser menos frecuente y más breve.
- Algunos preparados de 5-fluorouracilo se aplican diariamente, mientras que otros dos veces al día.

Claves clínicas

- El carcinoma espinocelular invasivo se puede desarrollar a partir de queratosis actínicas, sobre todo en las lesiones más gruesas, en las que no responden al tratamiento, o en las localizadas en el labio inferior.
- La biopsia se debe considerar en cualquier paciente que no responda apropiadamente al tratamiento, y en las queratosis actínicas recurrentes o hipertróficas.
- Algunos pacientes pueden necesitar dos o tres visitas al año para tratar de forma adecuada las numerosas queratosis actínicas presentes, y prevenir la progresión hasta el carcinoma espinocelular.

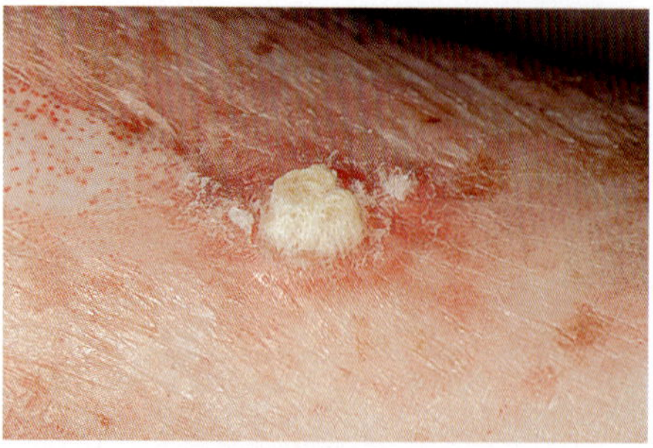

Esta lesión gruesa se diagnosticó clínicamente de carcinoma espinocelular. La biopsia, sin embargo, demostró una queratosis actínica con todas las células atípicas confinadas en la epidermis.

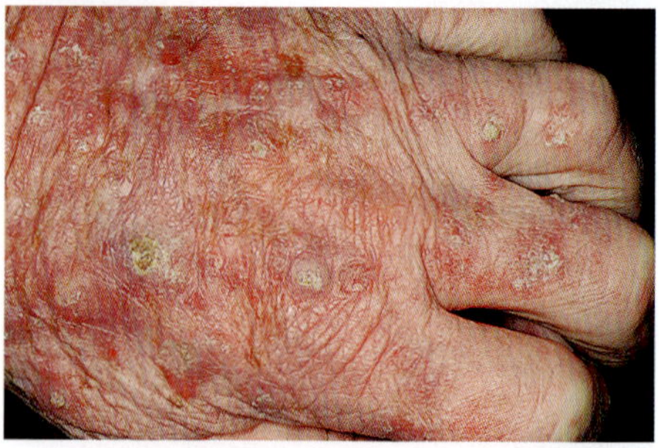

La queratosis actínica del dorso de las manos y los antebrazos es con frecuencia muy gruesa. Puede ser difícil diferenciar por la inspección entre queratosis actínica y carcinoma espinocelular invasivo.

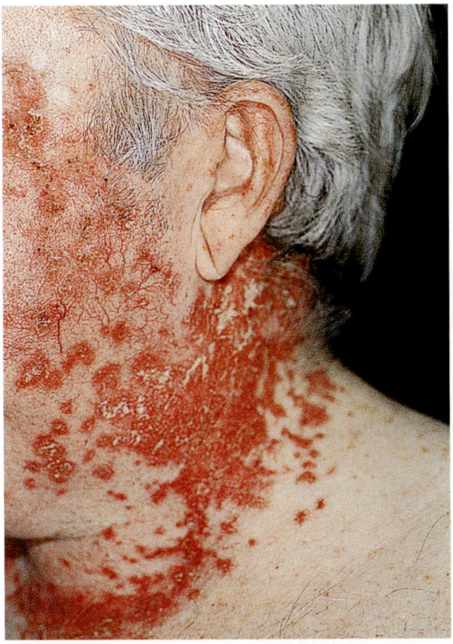

Quimioterapia tópica con 5-fluorouracilo. Se produce una inflamación intensa. Las lesiones induradas gruesas se convierten en inflamadas.

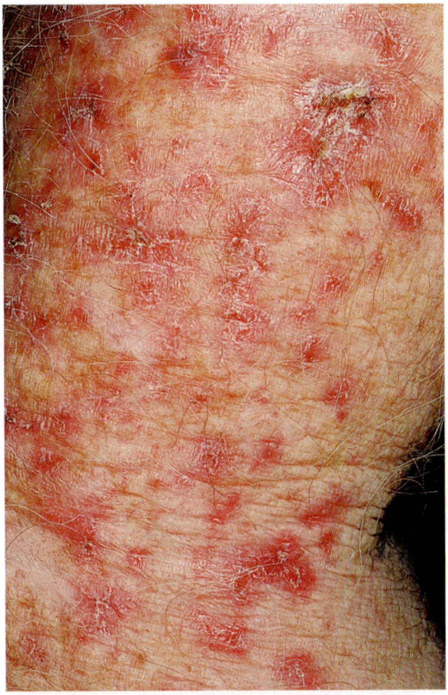

Queratosis actínica 3 semanas después de iniciar el tratamiento con crema de 5-fluorouracilo. Las lesiones están inflamadas pero no han llegado a la fase de desintegración. El tratamiento se detuvo 1 semana después por erosión de las lesiones.

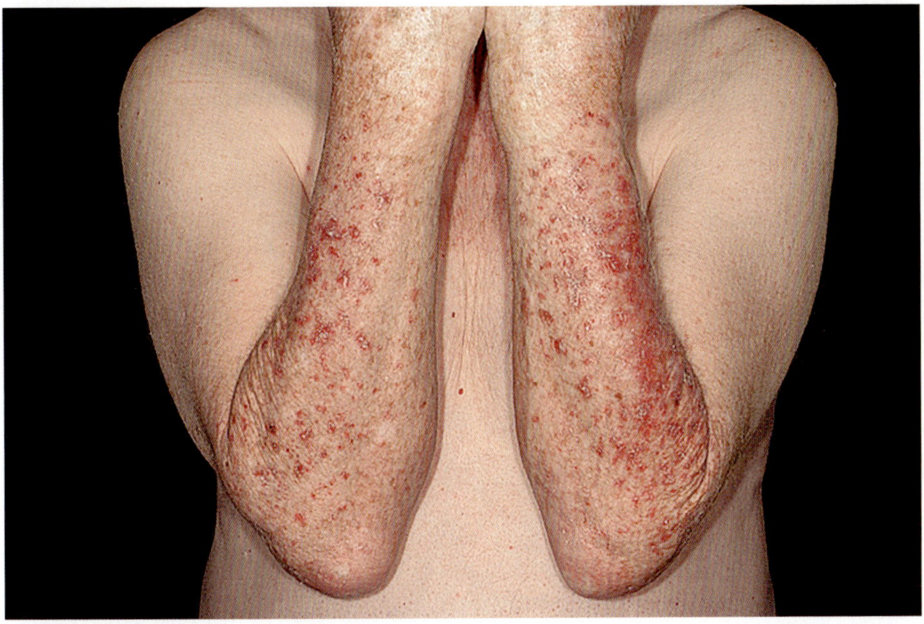

Queratosis actínica 4 semanas después de iniciar el tratamiento con crema de 5-fluorouracilo. Las lesiones de los brazos suelen ser más gruesas y más resistentes al tratamiento. Se pueden necesitar 6-7 semanas de tratamiento para llegar a la fase de desintegración de la lesión.

Carcinoma espinocelular

Descripción

- El carcinoma espinocelular es una neoplasia maligna primaria invasiva originada en los queratinocitos de la piel o las superficies mucosas.
- Se encuentra con más frecuencia en la cabeza, el cuello o las manos de los pacientes ancianos.
- Las lesiones se pueden formar sobre queratosis actínicas precursoras o aparecer de novo.

Historia clínica

- El carcinoma espinocelular es la segunda forma más común de cáncer de la piel.
- Representa el 20% de todas las neoplasias malignas cutáneas primarias.
- El riesgo a lo largo de la vida de desarrollar un carcinoma espinocelular cutáneo se estima entre el 4 y el 14%.
- Cada año se diagnostican en Estados Unidos más de 100.000 casos nuevos de carcinoma espinocelular cutáneo primario.
- Se producen aproximadamente 2.500 muertes anuales por carcinomas espinocelulares originados en la piel.
- La incidencia de carcinomas espinocelulares aumenta al doble por cada 8 a 10° de disminución de la latitud.
- El carcinoma espinocelular cutáneo primario suele aparecer en la piel expuesta al sol después de años de daño actínico acumulado.
- Casi el 90% de los carcinomas espinocelulares cutáneos de los hombres y alrededor del 80% de los de las mujeres se localizan en la cabeza, el cuello y las manos.
- El carcinoma espinocelular de la pierna es más frecuente en las mujeres que en los hombres.
- Las personas de raza blanca de piel clara (fototipos cutáneos I y II) experimentan mayor riesgo.
- Aunque la mayoría de los carcinomas espinocelulares están causados por exposición a la luz ultravioleta, también pueden interpretar un papel otros factores extrínsecos.
- Entre estos factores se incluyen otras formas de radiación; sustancias químicas como los hidrocarburos y el arsénico; tabaco; infecciones crónicas como la osteomielitis; inflamación crónica; quemaduras (úlcera de Marjolin), e infección por papilomavirus humanos.
- Desde un punto de vista histórico, el carcinoma espinocelular se ha considerado un tumor de bajo grado, con una tasa de metástasis inferior al 1%.
- La actual epidemia de todas las clases de neoplasias malignas cutáneas primarias y la reciente atención epidemiológica, han dejado claro que el carcinoma espinocelular es mucho más agresivo de lo que antes se creía.
- El término «extensión por conducto» designa la extensión perivascular o perineural de células tumorales.
- En último término los tumores pueden producir metástasis, en general a través de los linfáticos, a los ganglios linfáticos locales.

Hallazgos cutáneos

- Como las queratosis actínicas, los carcinomas espinocelulares ocurren típicamente en las áreas expuestas al sol.
- Los tumores se encuentran dentro de un fondo de piel dañada por el sol, con atrofia, telangiectasias y manchas de hiperpigmentación.
- Las queratosis actínicas son agregados de queratinocitos atípicos contenidos dentro de la epidermis.
- Como mínimo las queratosis actínicas contienen atipia escamosa, si no carcinoma espinocelular in situ.
- A diferencia de las lesiones de la enfermedad de Bowen, que muestran una afectación de grosor completo, las queratosis actínicas presentan una atipia celular epidérmica parcial.

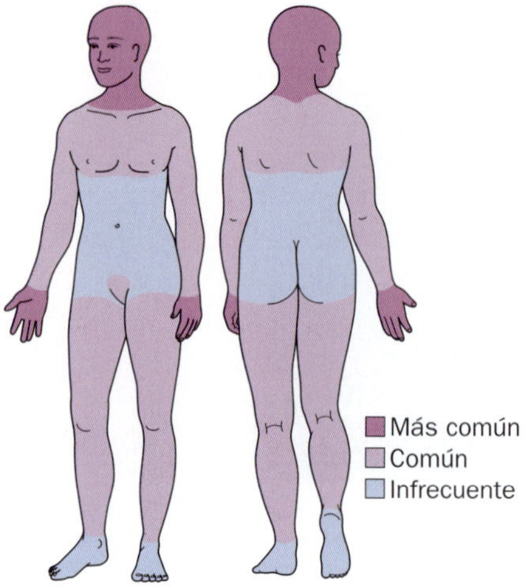

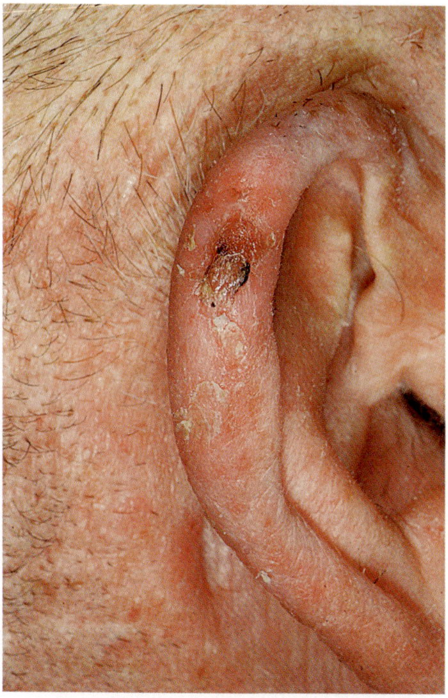

El carcinoma espinocelular se encuentra con frecuencia en el pabellón auricular. La masa lisa gruesa ha estado presente a lo largo de años. El paciente buscó ayuda cuando la superficie se erosionó.

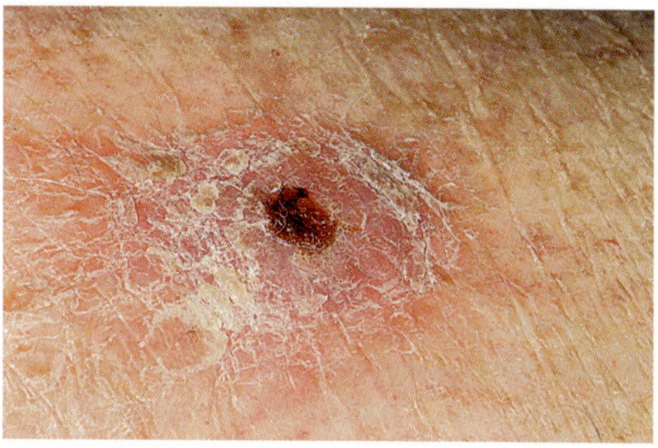

Puede ser difícil diferenciar entre queratosis actínica y carcinoma espinocelular. La biopsia por escisión demostró invasión de células escamosas atípicas en la dermis, y probó el diagnóstico de carcinoma espinocelular.

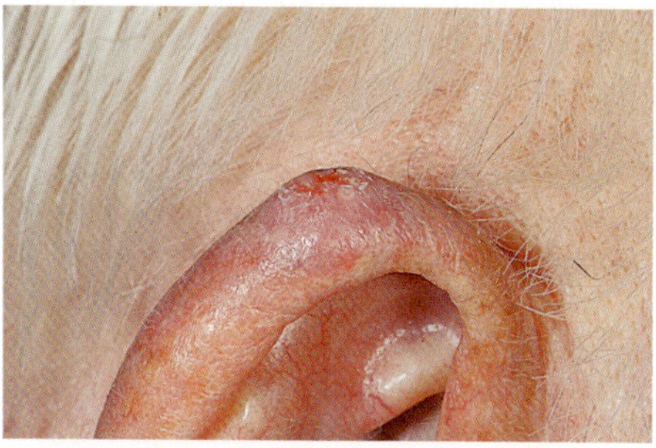

La masa grande ha estado creciendo lentamente durante 2 años. Es frecuente que el paciente no se preocupe hasta que la piel se rompe y se forma una úlcera. El carcinoma basocelular puede tener un aspecto idéntico.

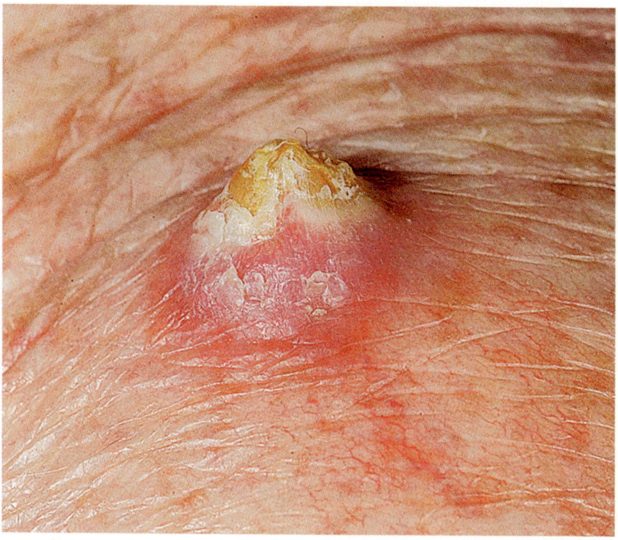

El carcinoma espinocelular conserva la escama superficial. La lesión se conoce como cuerno cutáneo si acumula una gran cantidad de escama.

- El carcinoma espinocelular invasivo precoz puede tener el aspecto de una queratosis actínica hipertrófica.
- La lesión tiene una base eritematosa, mal definida, y una escama blanca amarillenta adherida.
- El diagnóstico se establece mediante biopsia cutánea.
- La lesión no tratada se convierte en más grande y más elevada, y se transforma en un nódulo firme rojo con un centro necrótico costroso.
- El carcinoma espinocelular puede aparecer de novo como un nódulo netamente definido, liso, de color rojo oscuro, firme, con forma de cúpula y un centro costroso.
- La eliminación de la costra revela una cavidad central llena de residuos necróticos de queratina, muchas veces de mal olor.
- El queratoacantoma se considera ahora una variante del carcinoma basocelular escamoso invasivo. La mayoría de los autores consideran que el queratoacantoma es un carcinoma espinocelular de bajo grado.
- El diagnóstico se basa en la histología.
- La enfermedad de Bowen constituye un carcinoma espinocelular de grosor completo in situ.
- Aparece una placa eritematosa de crecimiento lento y apenas elevada con una escama seca adherida.
- En ausencia de tratamiento acaba por producirse invasión dentro de la lesión de la enfermedad de Bowen.
- En este caso, el área de invasión da lugar al engrosamiento nodular rojo oscuro del carcinoma espinocelular.
- De modo similar, la eritroplasia de Queyrat (carcinoma espinocelular in situ del pene) también se puede convertir en invasiva.
- Las áreas nodulares o ulceradas deben sugerir invasión, y por tanto justifican la biopsia.
- Pueden aparecer muchas lesiones en las zonas del cuero cabelludo sin pelos expuestas al sol.
- Los carcinomas espinocelulares originados en queratosis actínicas pueden tener una escama gruesa adherente.
- La queratosis actínica se puede convertir en gruesa, lo que indica progresión al carcinoma espinocelular.
- Los cuernos cutáneos pueden comenzar como queratosis actínicas y progresar hasta transformarse en un carcinoma espinocelular.

Hallazgos extracutáneos

- Como ya se ha dicho, los carcinomas espinocelulares pueden producir metástasis.
- Las metástasis suelen asentar en los ganglios linfáticos regionales y descubrirse al cabo de 2 o 3 años.
- Las adenopatías regionales palpables sugieren enfermedad metastásica.

Pruebas de laboratorio

- Se deben biopsiar todos los carcinomas espinocelulares sospechados.
- La biopsia debe incluir la dermis para poder evaluar la invasión.
- Los queratinocitos malignos se limitan a la epidermis, tanto en las queratosis actínicas como en la enfermedad de Bowen.
- En las queratosis actínicas, las células malignas suelen ser poco numerosas, aparecen bien demarcadas y están cubiertas por paraqueratosis.
- En la enfermedad de Bowen las células malignas son más numerosas, se encuentran en todos los niveles de la epidermis, y se extienden en el epitelio de las estructuras anexiales.
- En el carcinoma espinocelular invasivo las células malignas rompen la unión dermoepidérmica e invaden la dermis.
- Las células tumorales varían en cuanto al grado de diferenciación.
- Se deben examinar cuidadosamente los márgenes quirúrgicos de las lesiones extirpadas para asegurar la escisión completa.
- Las lesiones se deben clasificar de acuerdo con el grado de diferenciación, la profundidad de la invasión y la presencia de invasión perineural.

Evolución y pronóstico

- El pronóstico a largo plazo es excelente para el carcinoma espinocelular de la piel, sin metástasis y tratado correctamente.
- Estos pacientes sufren un riesgo aumentado de nuevas neoplasias malignas cutáneas primarias, por lo que está justificado el seguimiento periódico en todos los pacientes.
- La tasa de metástasis de los carcinomas espinocelulares originados en la piel expuesta al sol se estima ahora entre el 2 y el 6%.

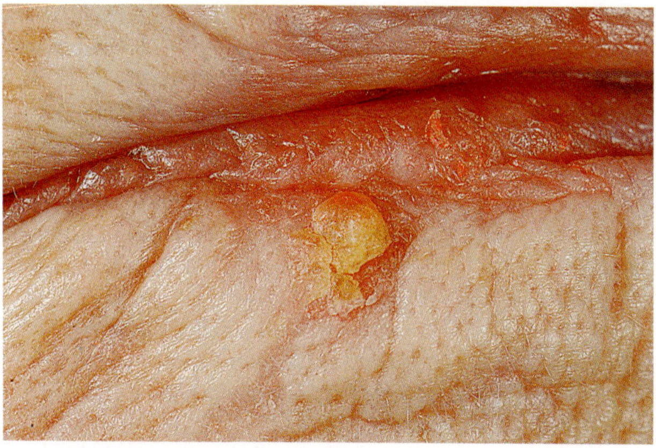

Este tumor del labio inferior parece ser una queratosis actínica superficial. La palpación reveló una masa firme grande en la dermis. La biopsia demostró un carcinoma espinocelular.

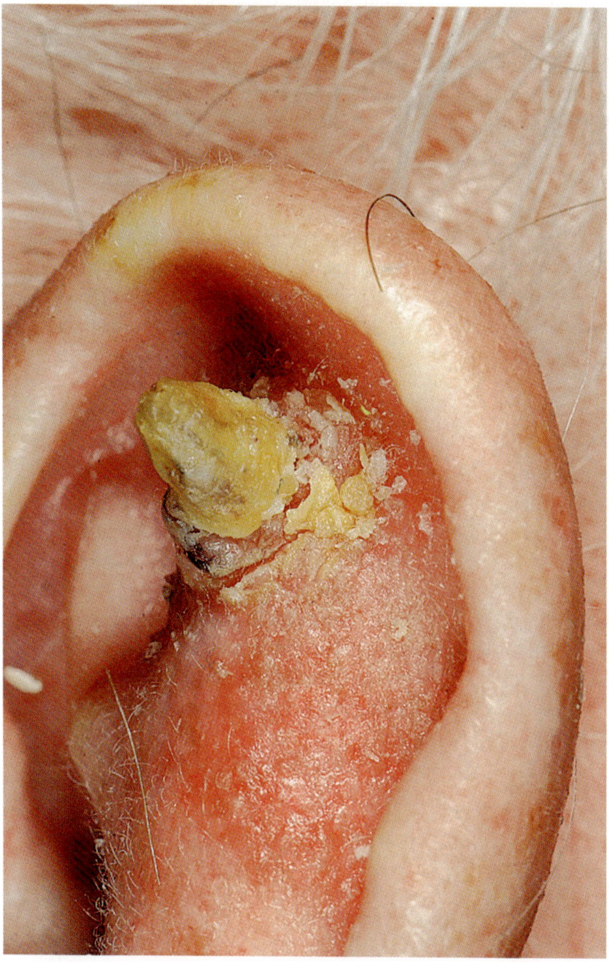

El diagnóstico clínico de cuerno cutáneo se aplica a cualquier lesión que ha acumulado una escama gruesa. El diagnóstico diferencial incluye queratosis actínica, carcinoma espinocelular y verruga. La biopsia demostró que la lesión era un carcinoma escamocelular.

- Los factores de riesgo para metástasis incluyen:
  - Tumor de diámetro superior a 2,0 cm y/o invasión a profundidad superior a 0,4 cm.
  - Menor grado de diferenciación de las células tumorales.
  - Lesiones recurrentes.
  - Invasión perineural.
  - Carcinoma espinocelular de la variante productora de mucina o de estructuras glandulares.
  - Huésped inmunosuprimido.
  - Tumor originado en una cicatriz o en una herida crónica.
- El riesgo de metástasis también es mayor en los tumores de lugares anatómicos específicos.
- La tasa de metástasis de los carcinomas espinocelulares originados en los labios o las orejas se estima del 10 al 20%.
- La tasa de mortalidad a los 5 años es similar a la de otros tumores de cabeza y cuello.
- La mitad de tales pacientes acaban falleciendo a consecuencia de la enfermedad metastásica.
- La tasa de mortalidad alcanza el 30% en los tumores originados dentro de tejido cicatricial.

Complicaciones

- Los pacientes con tratamiento inmunosupresor después de un trasplante de órgano experimentan un riesgo más alto de neoplasias malignas cutáneas, entre ellas el carcinoma espinocelular.
- La frecuencia de tumores aumenta entre 5 y 10 años después del trasplante.
- Tales pacientes necesitan un seguimiento estrecho, y sus tumores deben tratarse de forma agresiva.

Tratamiento

- El tratamiento del carcinoma espinocelular primario de la piel conlleva una escisión local amplia, con confirmación histológica de los márgenes.
- La cirugía micrográfica de Mohs puede ser útil para zonas específicas donde la conservación de tejido tiene especial importancia.
- La curación mediante la técnica de Mohs requiere que el tumor crezca por contigüidad, como sucede en el carcinoma basocelular.
- El carcinoma espinocelular puede tener áreas salteadas (crecimiento no contiguo), lo que convierte la técnica de Mohs en algo menos efectiva.
- La palpación de los ganglios linfáticos regionales es obligatoria para todos los pacientes con carcinoma espinocelular invasivo.
- La biopsia de ganglio linfático está indicada para la enfermedad ganglionar sospechada.
- En la actualidad se está investigando el papel de la disección ganglionar electiva para las lesiones de alto riesgo.
- Los estudios de diagnóstico por imagen pueden estar justificados en los tumores de alto riesgo.
- La radioterapia se puede considerar cuando no es posible la resección quirúrgica.
- Se recomienda el seguimiento cuidadoso a intervalos regulares para todos los carcinomas espinocelulares. El seguimiento debe incluir lo siguiente:
  - Examen de la piel y biopsia de las lesiones nuevas sospechosas de malignidad.
  - Inspección visual y palpación de la cicatriz de la escisión en busca de nodularidad y otros signos de recidiva cutánea.
  - Examen cuidadoso de los ganglios linfáticos regionales, con biopsia ganglionar si está indicada, para detectar la enfermedad metastásica precoz.
- El labio inferior expuesto al sol es una localización común. La palpación puede revelar una masa nodular profunda. Los carcinomas espinocelulares originados en el labio, el pabellón auricular y el cuero cabelludo tienden a ser más agresivos y a producir metástasis en los ganglios linfáticos regionales y estructuras más distantes.

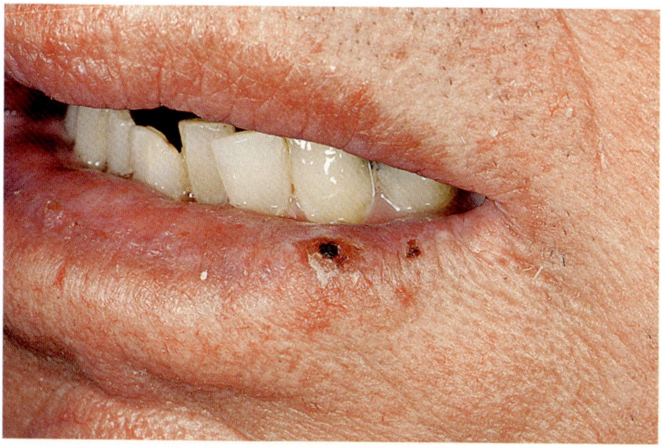

El diagnóstico de queratosis actínica se basó en la observación de una escama superficial mínima. Después se palpó una masa firme grande debajo de la escama superficial. La biopsia demostró carcinoma espinocelular.

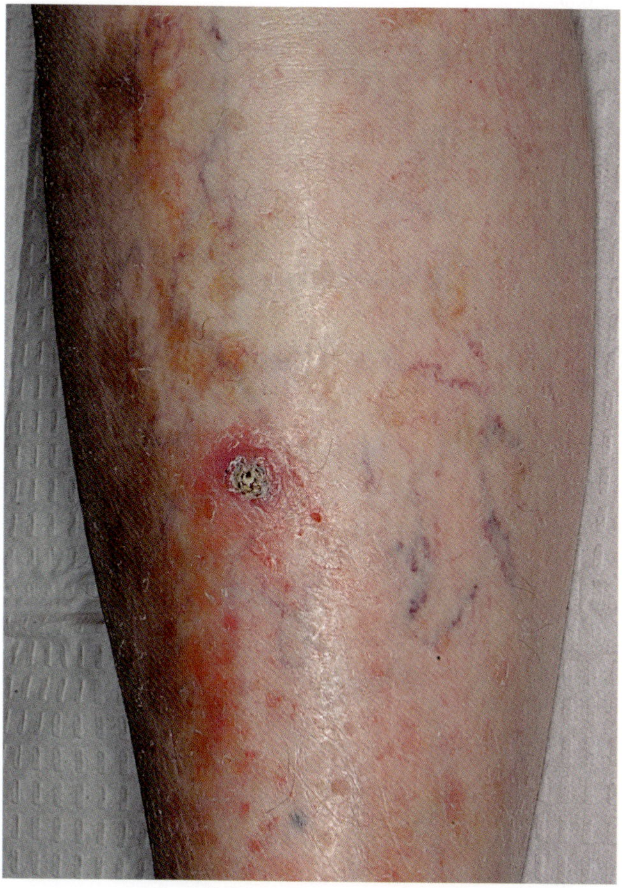

Carcinoma espinocelular de la parte inferior de la pierna. Esta lesión evolucionó desde una queratosis actínica no tratada adecuadamente con criocirugía.

Enfermedad de Bowen

Descripción

- La enfermedad de Bowen es una neoplasia maligna cutánea intraepidérmica (in situ) originada en los queratinocitos de la piel y las superficies mucosas.
- Es una variante superficial del carcinoma espinocelular.

Historia clínica

- La enfermedad de Bowen puede aparecer en áreas expuestas al sol o en zonas protegidas.
- Existen múltiples etiologías posibles, entre ellas luz ultravioleta (actínica), otras formas de radiación, sustancias químicas (arsénico) y papilomavirus humano.
- Las lesiones dentro de áreas protegidas del sol sugieren una historia pasada de exposición al arsénico o relación con papilomavirus humano.
- El comienzo es insidioso; las lesiones son persistentes y crecen con lentitud a lo largo de meses o años. En último término, la progresión lenta puede conducir a invasión.
- Las lesiones producen síntomas mínimos, y es frecuente que los pacientes tarden en solicitar atención médica.

Hallazgos cutáneos

- Aparece una placa eritematosa solitaria, apenas elevada, con escamas secas adheridas.
- A primera vista la placa sugiere psoriasis o eccema.
- A la inspección más próxima la superficie descamada es irregular y adherente y está fisurada.
- Con frecuencia existen áreas focales de pigmentación, que sugieren carcinoma basocelular superficial.
- El borde es ligeramente elevado, pero en general no tiene aspecto enrollado.
- La inflamación es escasa o nula.
- En ausencia de tratamiento, la placa se extiende en sentido lateral a lo largo de muchos años, para acabar convirtiéndose en un carcinoma espinocelular invasivo.
- A diferencia de las queratosis actínicas (grosor parcial), la enfermedad de Bowen conlleva la sustitución del grosor total de la epidermis por células tumorales.
- La eritroplasia de Queyrat (enfermedad de Bowen del pene) también es un carcinoma espinocelular in situ localizado en el glande bajo el prepucio de pacientes no circuncidados. Estas lesiones son placas rojas netamente definidas con una superficie húmeda reluciente.
- Se encuentran lesiones análogas en la vulva.

Hallazgos extracutáneos

- Los pacientes con placas en áreas protegidas del sol pueden tener antecedentes de exposición al arsénico.
- Aquellos con historia confirmada de exposición al arsénico experimentan un riesgo aumentado de neoplasias malignas linfoproliferativas y gastrointestinales.

Pruebas de laboratorio y anatomía patológica

- Se ven queratinocitos malignos en todos los niveles dentro de la epidermis (grosor completo) con un patrón de «dispersados por el viento».
- Las células atípicas se extienden a lo largo del epitelio de los anejos, bastante por debajo de la superficie cutánea.
- Las células atípicas no rompen la unión dermoepidérmica.

Evolución y pronóstico

- La enfermedad de Bowen es similar a la queratosis actínica en el sentido de que ambas son lesiones intraepidérmicas que contienen queratinocitos malignos. Sin embargo, la enfermedad de Bowen es una lesión menos común y en potencia más agresiva.

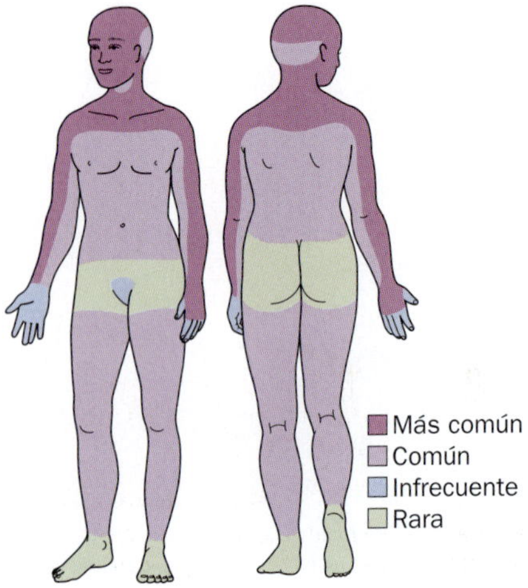

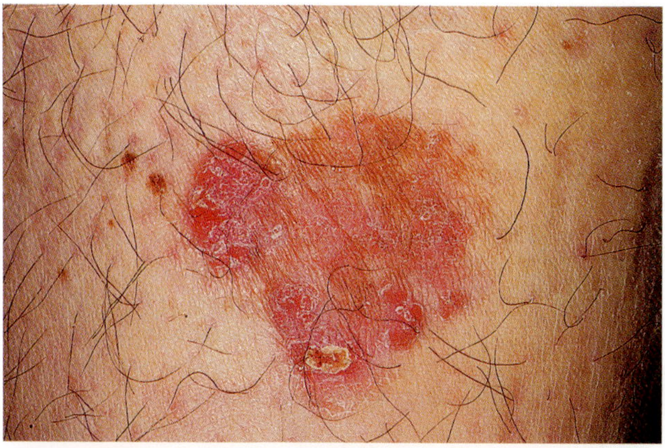

La enfermedad de Bowen es una lesión de crecimiento lento con células escamosas atípicas intraepidérmicas. Esta placa tiene aspecto de psoriasis.

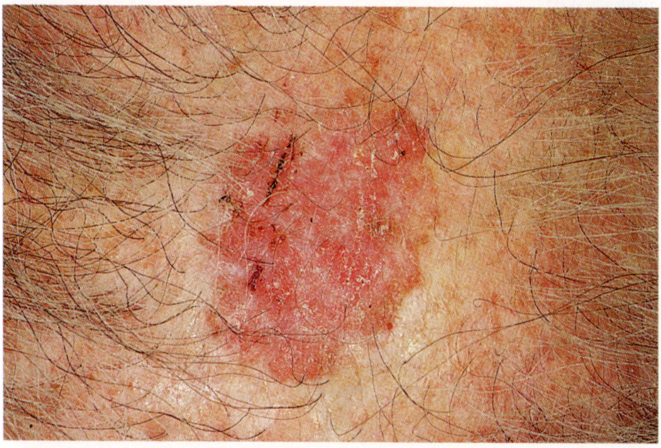

El diagnóstico de enfermedad de Bowen no se suele establecer hasta después de la biopsia. Esta placa tiene el aspecto de una queratosis actínica.

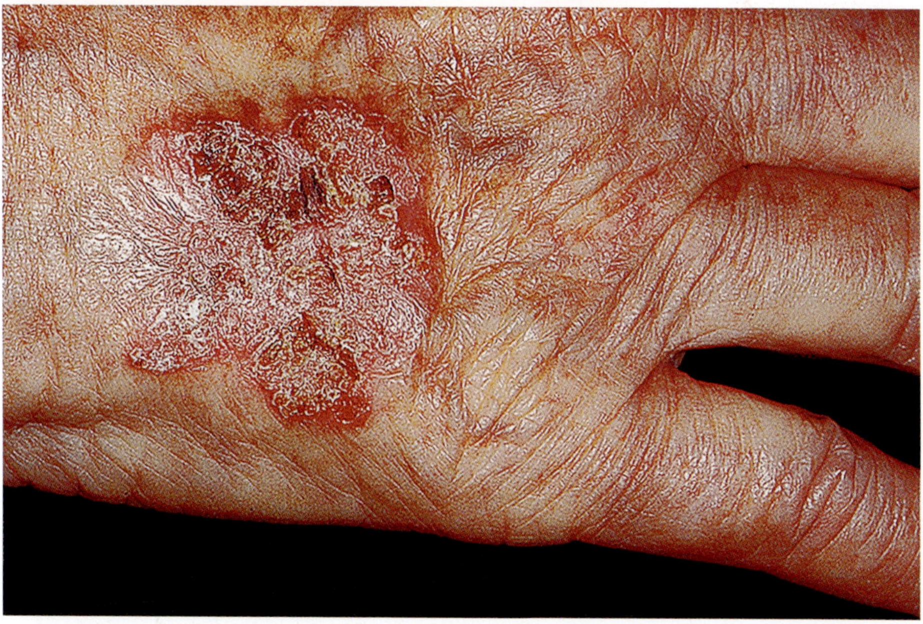

La placa de la enfermedad de Bowen ha estado presente durante años. La lesión recurrió después de la crioterapia, y se ha transformado en un carcinoma espinocelular invasivo.

- Las lesiones son de grosor completo, se extienden por contigüidad en el epitelio de las estructuras anexiales, y cabe esperar que se conviertan en invasivas.
- La eritroplasia de Queyrat tiene mayor tendencia a la invasión y las metástasis, con una frecuencia estimada del 10 al 30%.

Diagnóstico diferencial

Clínico

- Psoriasis.
- Dermatitis eccematosa crónica localizada.
- Carcinoma basocelular superficial.
- Queratosis seborreica.

Histológico

- Enfermedad de Paget mamaria y extramamaria.
- Melanoma amelanótico.

Discusión

- La biopsia cutánea puede ser necesaria para confirmar el diagnóstico clínico.
- Quizá sean necesarias tinciones especiales para distinguir entre los posibles diagnósticos histológicos.

Tratamiento

- Para el tratamiento se emplean la escisión, el curetaje, la criocirugía, el 5-fluorouracilo tópico o el imiquimod.
- Es necesario el tratamiento regular después del tratamiento.
- Las recidivas se producen a partir de células profundas en estructuras foliculares y en los márgenes laterales mal definidos.
- Cualquier área sospechosa de recidiva debe biopsiarse o extirparse sin retraso.
- Se debe proceder a la biopsia o escisión de las áreas sospechosas de recidiva.

Claves clínicas

- Las lesiones de la enfermedad de Bowen tienen bordes bien definidos, y recuerdan íntimamente a las de la psoriasis, el eccema crónico y la queratosis seborreica.
- Algunas manchas de enfermedad de Bowen quizá se traten con esteroides por sospecha de dermatitis eccematosa. Por tanto, el «eccema» que no responde a los esteroides puede ser enfermedad de Bowen.
- La enfermedad de Bowen del pene (eritroplasia de Queyrat) es una placa húmeda, ligeramente elevada, bien definida, eritematosa y lisa o aterciopelada.

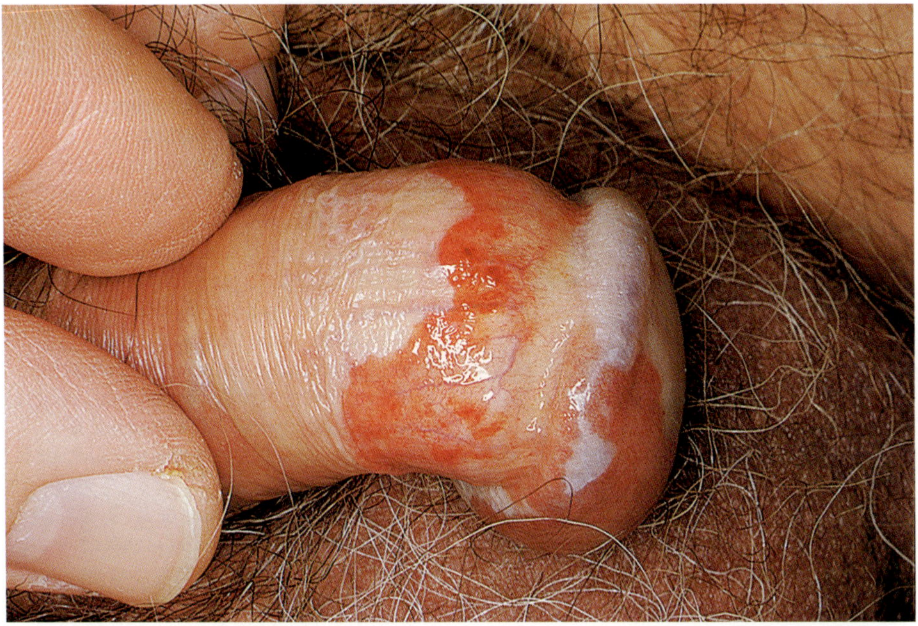

La enfermedad de Bowen del pene (eritroplasia de Queyrat) es una placa húmeda, ligeramente elevada, bien definida, roja, lisa o aterciopelada.

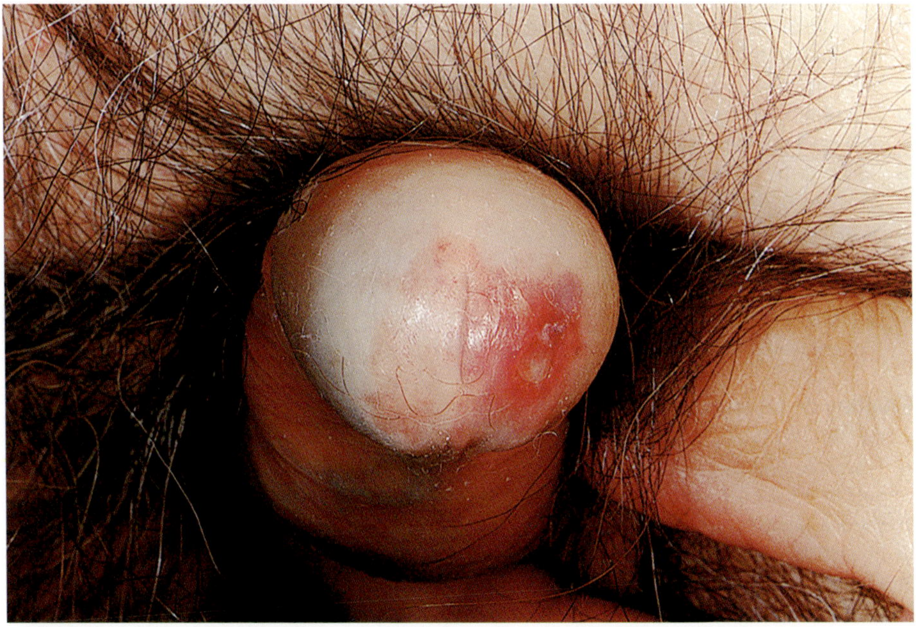

De forma similar a la enfermedad de Bowen de la piel, la eritroplasia de Queyrat crece muy lentamente y puede degenerar en un carcinoma espinocelular.

Leucoplasia

Descripción

- «Leucoplasia» es un término clínico descriptivo aplicado a las máculas o placas blancas que ocurren en las superficies mucosas pendientes del diagnóstico definitivo.
- Las posibilidades diagnósticas oscilan desde la hiperqueratosis benigna hasta el carcinoma espinocelular.

Historia clínica

- La leucoplasia es una lesión común, a veces crónica, de la mucosa oral.
- Ocurre con más frecuencia en los hombres que en las mujeres.
- Suele aparecer después de los 40 años de edad, y la prevalencia se aproxima al 8% después de los 70 años.
- La mayoría de las lesiones son asintomáticas.
- Más del 80% de las personas con leucoplasias consumen alguna forma de tabaco.

Hallazgos cutáneos

- La leucoplasia comienza como una pápula pequeña y única, bien definida, entre translúcida y blanca y ligeramente elevada.
- Las lesiones individuales se pueden resolver por completo, recidivar o progresar.
- Con el paso del tiempo múltiples pápulas pueden confluir para formar placas mayores.
- Es posible el desarrollo de hiperqueratosis no uniformes o erosiones pequeñas.
- Dentro de las placas se pueden desarrollar áreas eritematosas focales o pápulas bien delimitadas, conocidas como *eritroplasias*, que producen un aspecto moteado.
- Las lesiones pueden aparecer en cualquier lugar de la mucosa oral, pero son más frecuentes en la mucosa bucal y el labio inferior.

Pruebas de laboratorio y anatomía patológica

- El aspecto clínico es con frecuencia más notable que las características histológicas.
- Pueden aparecer grados variables de hiperplasia e hiperqueratosis en la mucosa.
- Existe un infiltrado inflamatorio mixto escaso en la submucosa.
- El carcinoma espinocelular in situ es la neoplasia maligna más común observada.

Evolución y pronóstico

- «Leucoplasia» es un término clínico descriptivo, no un diagnóstico definitivo. Muchas veces se usa incorrectamente para designar una lesión premaligna.
- «Premaligno» implica displasia epitelial y conversión inminente en una verdadera neoplasia maligna.
- Así pues, es preferible usar «leucoplasia» para describir una placa oral blanquecina crónica en la que todavía no se ha demostrado la displasia mediante biopsia.
- Siempre existe un riesgo de transformación maligna con el paso del tiempo. Este concepto se aplica en especial a las lesiones de la superficie ventral de la lengua y el suelo de la boca.
- Los factores favorecedores de la transformación maligna comprenden tabaco, alcohol, luz ultravioleta e infección por algunos papilomavirus humanos.
- Cuando la histología demuestra el cambio maligno, se establece un diagnóstico definitivo de carcinoma espinocelular.
- El carcinoma escamoso invasivo de la mucosa conlleva un riesgo mucho mayor de metástasis que el carcinoma espinocelular de la piel.

Diagnóstico diferencial

- Candidiasis (muguet).
- Leucoplasia oral vellosa.
- Hiperqueratosis por fricción.
- Liquen plano.
- Nevus esponjoso blanco.
- Carcinoma espinocelular.

Discusión

- Las lesiones de candidiasis oral son menos adherentes; el diagnóstico se confirma mediante examen con hidróxido potásico.

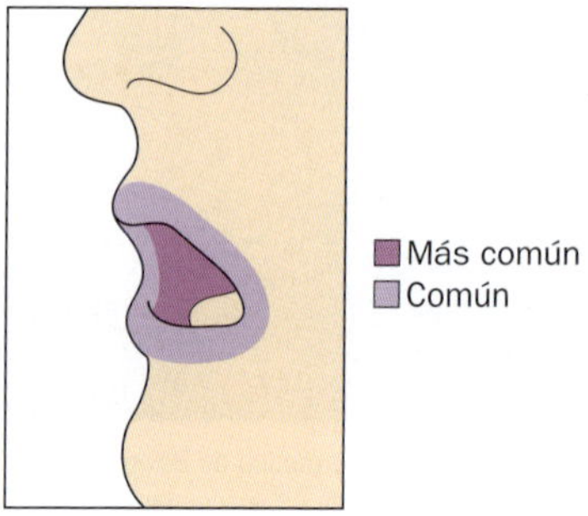

- La presencia de *Candida* no excluye la posibilidad de un proceso subyacente.
- La leucoplasia oral vellosa se encuentra en pacientes con enfermedad avanzada causada por el virus de la inmunodeficiencia humana. Las manchas blancas son más comunes en la superficie lateral de la lengua. El agente causal es el virus de Epstein-Barr.
- La hiperqueratosis por fricción se debe a traumatismo superficial, dispositivos dentales o anomalías de la mordida.
- La localización de la lesión guarda relación con la causa del traumatismo.

Tratamiento

- Los pacientes que consumen productos con tabaco deben dejar de hacerlo.
- Cualquier área de cambio, en especial las zonas de eritroplasia, debe biopsiarse.
- Las zonas localizadas de displasia epitelial pueden tratarse con criocirugía, electrocauterio o 5-fluorouracilo tópico. A veces se utilizan combinaciones de estas terapias.
- Las zonas que muestran carcinoma espinocelular, in situ o invasivo, se tratan preferiblemente con escisión quirúrgica. Es necesaria una vigilancia clínica cuidadosa, incluyendo examen de los ganglios linfáticos.
- Después del tratamiento es necesario el seguimiento clínico por tiempo indefinido para detectar posibles recurrencias. La vigilancia incluye inspección de otras zonas de la mucosa oral, así como palpación de los ganglios linfáticos regionales.

Claves clínicas

- Nunca se resaltará demasiado la importancia del seguimiento clínico cuidadoso y la biopsia oral.

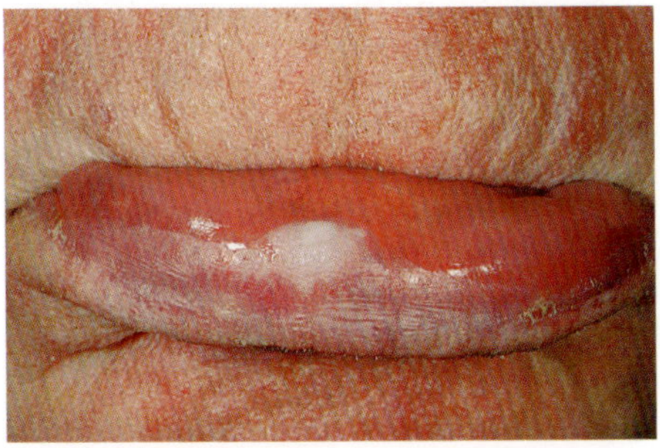

Leucoplasia. Las pápulas blancas son ligeramente elevadas y bien demarcadas, y muestran poca tendencia a la extensión periférica.

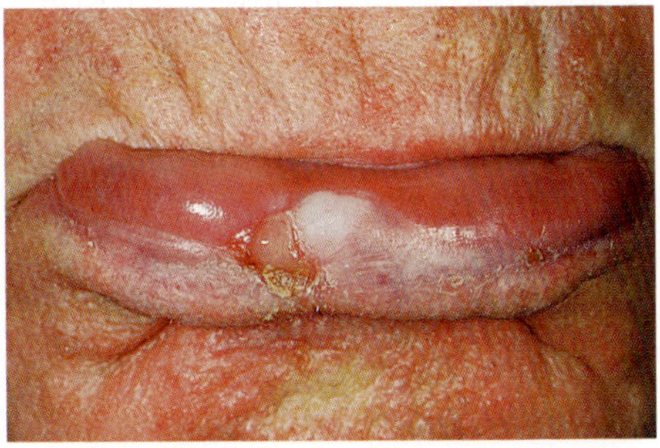

Leucoplasia después de 2 semanas de tratamiento con 5-fluorouracilo tópico.

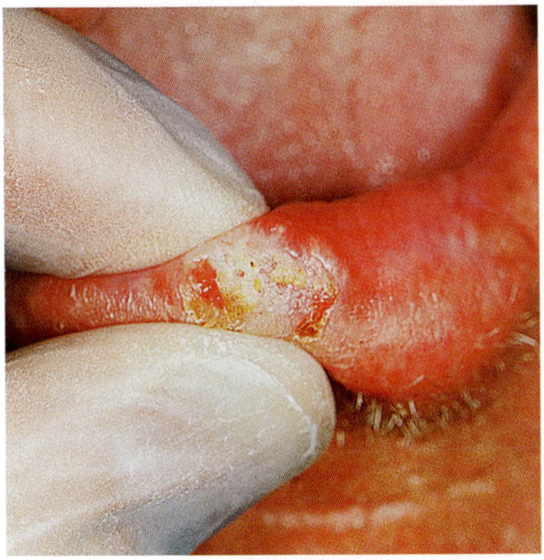

La degeneración hasta el carcinoma se produce en menos del 20% de todos los pacientes con leucoplasia, y tarda en producirse entre 1 y 20 años. Se deben palpar todas las lesiones; una masa firme indica carcinoma espinocelular.

Linfoma cutáneo de células T

Descripción

- El linfoma cutáneo de células T, conocido también como micosis fungoide, es un linfoma cutáneo peculiar de células T facilitadoras.
- Puede acabar invadiendo los ganglios linfáticos, la sangre periférica y los órganos internos.
- La enfermedad pasa con frecuencia a través de varias fases: micosis fungoide precoz o premicosis fungoide, mancha, placa y tumor. Algunos pacientes presentan sólo una fase, y otros pueden mostrar las cuatro fases simultáneamente en el momento del diagnóstico.
- El síndrome de Sézary es la forma leucémica del linfoma cutáneo de células T; aparece de novo o a partir de la forma clásica de placa/mácula del linfoma cutáneo de células T, o de lo que parece ser un eccema crónico.

Historia clínica

- Se producen 0,5 casos por cada 100.000 personas.
- Los hombres se afectan con una frecuencia dos veces mayor que las mujeres.
- La mayoría de los casos se diagnostican durante las décadas quinta y sexta de la vida.

Hallazgos cutáneos

- El término «parapsoriasis» es usado por algunos autores para describir la fase premicosis fungoide del linfoma cutáneo de células T. Desde el punto de vista clínico, esta entidad parece similar a la fase de mácula del linfoma cutáneo de células T, pero no es histológicamente diagnóstica de linfoma cutáneo de células T. Algunos piensan que es una fase previa del linfoma cutáneo de células T. Esta fase precoz o premicosis fungoide puede no responder a los ciclos repetidos de esteroides tópicos y puede persistir durante meses o años.
- La fase de mácula del linfoma cutáneo de células T se puede confundir con eccema, pero se observa una lesión bien demarcada, entre roja y rosa, escamosa, atrófica, moteada o telangiectásica.
- En la fase de placa se observan máculas y placas ligeramente elevadas, de color rojo pardusco o pardo. Esta forma de la enfermedad se localiza con frecuencia en el área del bañador: las nalgas, las caderas y las partes superiores de los muslos. También es frecuente la afectación de las superficies internas de los brazos y las piernas. La forma de las placas individuales es variable: redonda, oval, arciforme o serpiginosa, en ocasiones con aclaramiento central. La extensión varía desde unas pocas áreas aisladas hasta una parte importante de la piel.
- En la fase de tumor proliferan nódulos crecientes de color rojo pardo; son variables en cuanto a tamaño, y pueden aparecer úlceras.
- En el síndrome de Sézary aparecen eritrodermia y descamación generalizadas; la piel de las palmas de las manos y las plantas de los pies pueden ser gruesas; la alopecia y el ectropión son comunes. La infiltración de la piel completa produce enrojecimiento y aumento de su grosor, con descamación aumentada (dermatitis exfoliativa) o sin descamación (eritrodermia). El agrandamiento de los ganglios periféricos y el picor generalizado también son comunes en el síndrome de Sézary.

Hallazgos extracutáneos

- La evaluación inicial debe incluir la exploración clínica en busca de adenopatías periféricas y hepatoesplenomegalia.

Pruebas de laboratorio

- A pesar de los métodos de diagnóstico nuevos y mejorados, el reconocimiento de los signos físicos de la enfermedad por parte del clínico sigue siendo el método de detección más sensible.

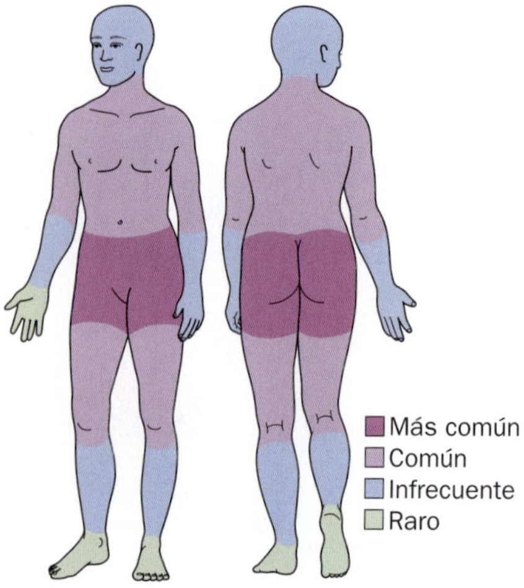

- Las pruebas de laboratorio basales comprenden el recuento hematológico completo, con examen de la extensión de sangre periférica para células de Sézary, pruebas de función hepática, nitrógeno ureico sanguíneo, nivel de creatinina y radiografía de tórax. Los resultados suelen ser normales en las fases de mácula y placa. El recuento y la relación de células CD4/CD8 se hace en la fase de mácula/placa generalizada y en las fases posteriores de la enfermedad.

- Desde el punto de vista histológico, las lesiones del linfoma cutáneo de células T exhiben un infiltrado linfocítico superficial y profundo, en forma de banda y perivascular, con colecciones de linfocitos (microabscesos de Pautrier) dentro de una epidermis engrosada. El infiltrado se convierte en mixto, con linfocitos, eosinófilos y células plasmáticas, conforme progresa la fase de placa. Algunos linfocitos son atípicos, con núcleo grande, hipercontorneado o cerebriforme (células de Sézary).

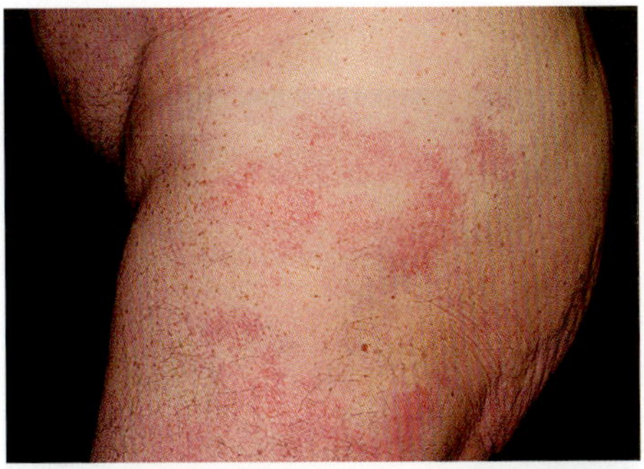

Las lesiones tempranas son eritematosas, escamas sutiles o arrugas finas. Persisten durante meses con poca extensión periférica; se diagnostican con frecuencia como eccema y se tratan con esteroides tópicos.

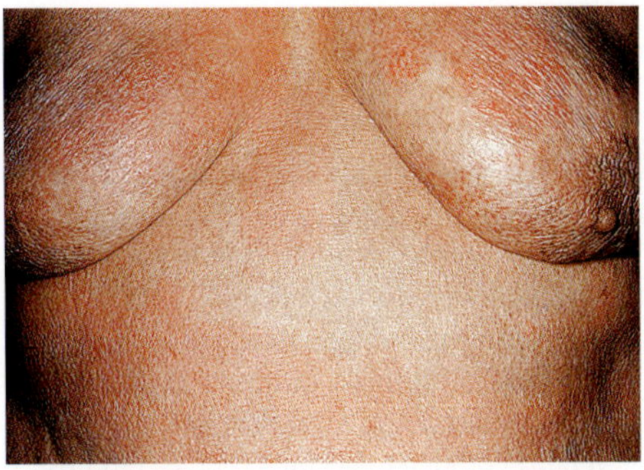

La infiltración de la piel completa produce una superficie eritematosa y engrosada, con descamación (dermatitis exfoliativa) o sin descamación (eritrodermia).

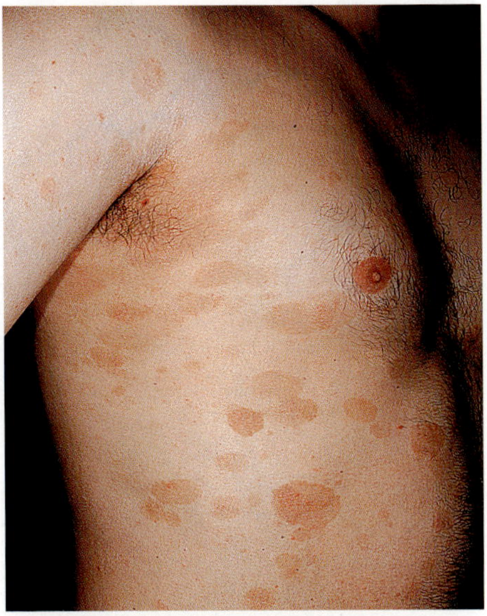

Las lesiones tienden a permanecer fijas en cuanto a localización y tamaño, y los márgenes están perfectamente delimitados.

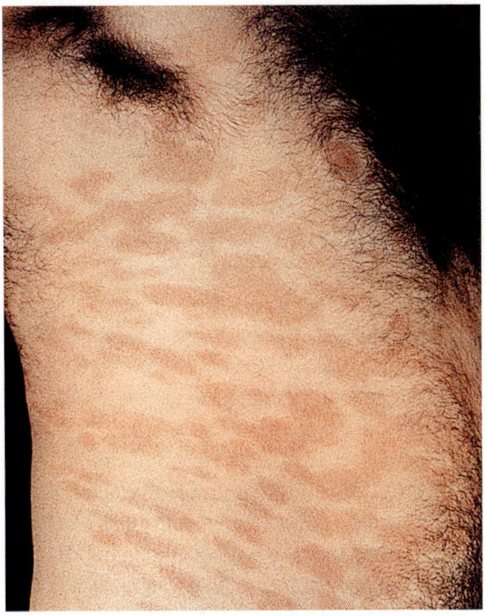

Se produce una erupción eritematosa similar a la psoriasis, con superficie telangiectásica, moteada, atrófica, designada como parapsoriasis con manchas grandes, o poiquilodermia vascular atrófica.

- Pueden ser necesarias múltiples biopsias grandes.
- Los estudios moleculares pueden tener utilidad diagnóstica en las fases tempranas o en los casos clínicamente atípicos; la reacción en cadena con polimerasa y el *Southern Blot* pueden revelar reordenamiento del gen del receptor de las células T, que indica una población clonal de células.

Diagnóstico diferencial

- Dermatitis atópica.
- Dermatitis eccematosa.
- Dermatitis alérgica de contacto.
- Psoriasis.
- Toxicodermia.

Tratamiento

- El tratamiento guarda relación con la fase.
- Se recomienda la derivación al dermatólogo o el oncólogo para estadificación y tratamiento.
- En las fases de mácula y placa se usan esteroides tópicos, quimioterapia tópica (mostaza nitrogenada, carmustina), psoraleno más luz ultravioleta A, luz ultravioleta B, terapia corporal total con haz de electrones, interferón, denileucina, retinoides tópicos u orales, o una combinación de estas terapias.
- En la fase de tumor pueden ser efectivos la radiación focal y el interferón, y las combinaciones de los tratamientos anteriores.
- En la eritrodermia o el síndrome de Sézary se emplean fotoféresis extracorpórea, interferón, retinoides orales, metotrexato, prednisona y ciclofosfamida o combinaciones de estas terapias, junto con medidas sintomáticas si son necesarias.

Evolución y pronóstico

- En general, el curso y el pronóstico guardan relación con la fase de la enfermedad.
- El linfoma cutáneo de células T precoz y la fase de mácula pueden durar muchos años sin progresar hasta el desarrollo del tumor, las adenopatías o la afectación de los órganos internos.
- Algunos pacientes experimentan simplemente ligeros cambios inflamatorios que recuerdan al eccema y se mantienen controlados con esteroides tópicos; en el otro extremo del espectro se encuentra progresión hasta la fase de placa y tumor, y hasta la infiltración de órganos viscerales.
- La necrosis y la ulceración de las placas y los tumores son comunes en los casos progresivos.
- El linfoma cutáneo de células T puede acabar infiltrando los ganglios linfáticos y las vísceras; si no responde al tratamiento, el linfoma cutáneo de células T puede ser fatal.

Claves clínicas

- La fase precoz (o premicosis fungoide) y la fase de mácula del linfoma cutáneo de células T recuerdan íntimamente al eccema.
- La dermatitis eccematosa que no responde al tratamiento tradicional o que recidiva puede no ser eccema sino micosis fungoide precoz o premicosis fungoide.

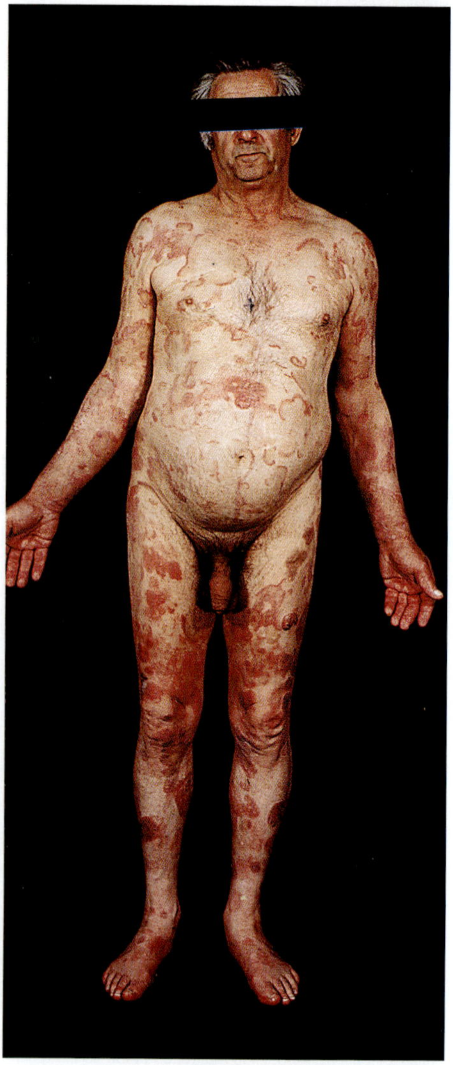

Son frecuentes la necrosis y la ulceración de las placas y los tumores.

- La biopsia puede establecer el diagnóstico de linfoma cutáneo de células T con un cuadro clínico compatible. Sin embargo, pueden ser necesarias múltiples biopsias (tres a seis) a lo largo de varios meses para confirmar el diagnóstico.

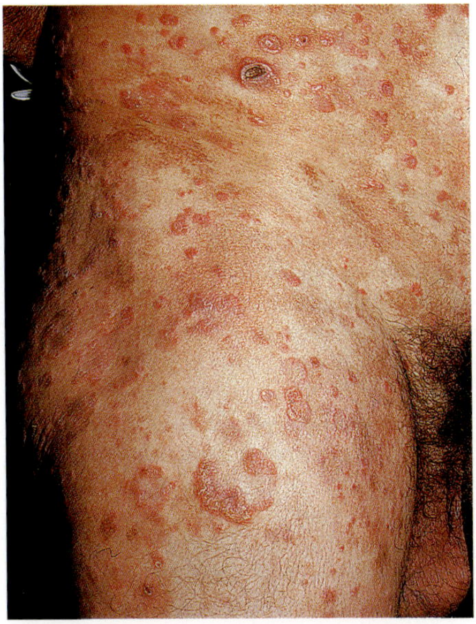

Los tumores se pueden desarrollar sobre placas o eritrodermia preexistentes, o aparecen en la piel eritematosa o normal.

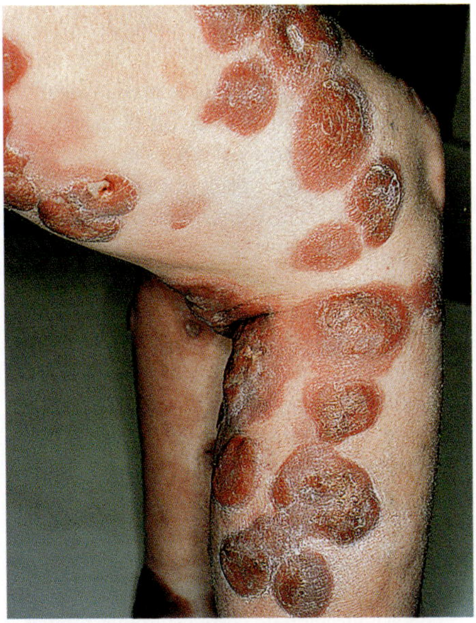

Los tumores varían de tamaño. Algunos son enormes.

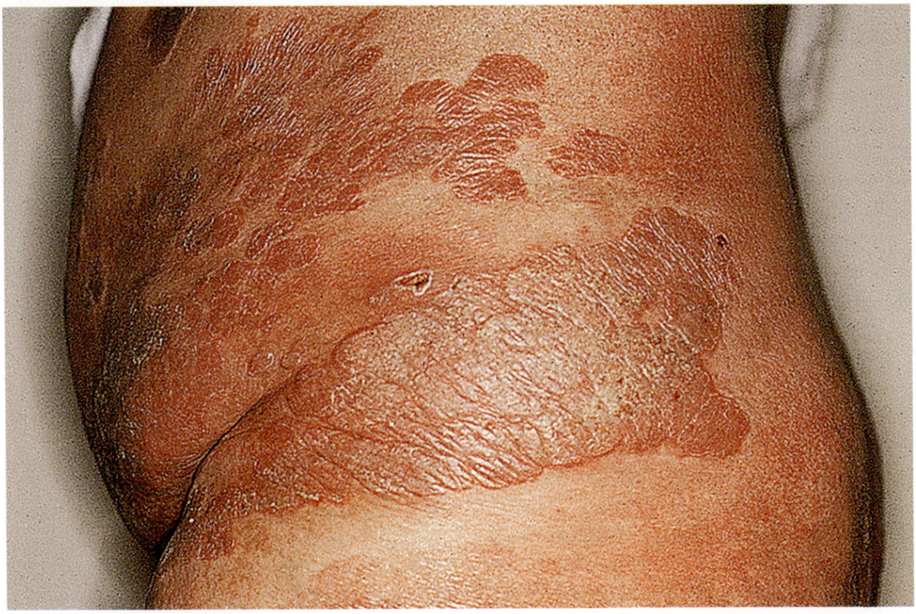

Las placas varían de forma, y la extensión de la afectación oscila desde unas pocas áreas aisladas hasta una parte importante de la piel.

Enfermedad de Paget de la mama

Descripción

- La enfermedad de Paget de la mama es una presentación peculiar rara del carcinoma intraductal de la mama.

Historia clínica

- La enfermedad de Paget es la presentación cutánea más común del cáncer de mama.
- Sin embargo, representa menos del 5% de todos los casos de cáncer de mama.
- Ocurre casi exclusivamente en las mujeres.
- La incidencia aumenta con la edad como reflejo de la incidencia del cáncer de mama.
- Tiene un comienzo insidioso, con duración de meses a años, usualmente en las décadas cuarta a sexta de la vida.
- Puede ser asintomática, y cuando es sintomática produce prurito, irritación y molestias locales.
- Muchas veces es diagnosticada erróneamente como «eccema del pezón».
- Se debe sospechar enfermedad de Paget en casos de «eccema del pezón» que no mejoran con la aplicación de corticosteroides tópicos.
- El hecho de que el paciente no acepte o retrase la aceptación médica conduce a retraso en la biopsia, diagnóstico y tratamiento.

Hallazgos cutáneos

- La lesión es una mácula o placa escamosa, de forma irregular, netamente demarcada y de color entre rosa y rojo.
- La lesión parece eccematosa, pero no responde a los esteroides tópicos. La placa es indurada y tiene márgenes netos, que permanecen relativamente fijos durante semanas.
- Las células malignas migran a través de la epidermis, y la enfermedad se hace aparente inicialmente en la areola, y mucho más tarde en la piel adyacente.
- Se pueden afectar el pezón, la areola y la piel adyacente.
- La mayoría de las veces es unilateral, pero puede ser bilateral.
- Inicialmente, la induración es mínima.
- Con el paso del tiempo se desarrollan induración, infiltración y nodularidad.
- En alrededor del 50% de los casos se palpa una masa mamaria subyacente.
- A veces se produce destrucción local del pezón y la areola con retracción.

Hallazgos extracutáneos

- Se encuentra carcinoma intraductal subyacente en la mama afecta.
- Se debe explorar la mama contralateral.
- El riesgo de cáncer en la otra mama está aumentado en las pacientes que ya tienen un cáncer de mama.
- Los ganglios linfáticos regionales rara vez son palpables a menos que exista una masa palpable en la mama o ulceración superficial.

Pruebas de laboratorio y anatomía patológica

- La biopsia cutánea confirma la presencia de células de Paget, que son grandes, redondas, pálidas y productoras de mucina, dentro de la epidermis.
- Las células de Paget están diseminadas entre los queratinocitos con aspecto normal, y muchas veces desplazan las células a lo largo de la capa basal.
- A diferencia de los queratinocitos, las células de Paget carecen de puentes intracelulares y son positivas para el ácido peryódico de Schiff y el antígeno carcinoembrionario.
- Estas tinciones especiales contribuyen a diferenciar entre enfermedad de Paget mamaria y melanoma o enfermedad de Bowen.
- La biopsia profunda puede mostrar continuidad con un carcinoma intraductal subyacente.

Evolución y pronóstico

- La enfermedad de Paget mamaria está causada por la diseminación intraepidérmica de células malignas desde un carcinoma intraductal de la mama subyacente.
- El pronóstico está determinado por el estadio y el tratamiento del cáncer de mama.
- La tasa de supervivencia a los 5 años supera el 90%, cuando no se palpan masa mamaria ni ganglios linfáticos regionales.
- La tasa de supervivencia a los 5 años es de aproximadamente el 40% cuando se palpa una masa mamaria subyacente.

Diagnóstico diferencial

- Eccema del pezón.
- Adenomatosis erosiva del pezón.
- Enfermedad de Bowen.
- Carcinoma basocelular superficial.
- Tiña y candidiasis.
- Dermatitis de contacto y otras causas de dermatitis eccematosa.

Discusión

- La dermatitis eccematosa suele ser pruriginosa y debe responder a los corticosteroides tópicos.
- La adenomatosis del pezón es una lesión benigna que se debe confirmar mediante biopsia.
- Las infecciones por hongos se deben confirmar mediante examen con hidróxido potásico, y deben mejorar con terapia antimicótica tópica.
- La presencia de hongos no excluye la posibilidad de enfermedad de Paget.
- Se debe hacer biopsia cutánea de las lesiones del pezón y la areola que no responden al tratamiento tópico.

Tratamiento

- La exploración de la mama y los ganglios está indicada en todos los pacientes con enfermedad de Paget de la mama.
- Se debe realizar una biopsia cutánea para confirmar el diagnóstico.
- Se debe realizar una mamografía.
- Está indicada la derivación a un especialista en cáncer de mama para más evaluación de cualquier masa mamaria palpable.

Claves clínicas

- Se debe realizar una biopsia cutánea en todas las dermatosis que afectan al pezón y no responden al tratamiento tópico, o que persisten durante más de 1 mes.

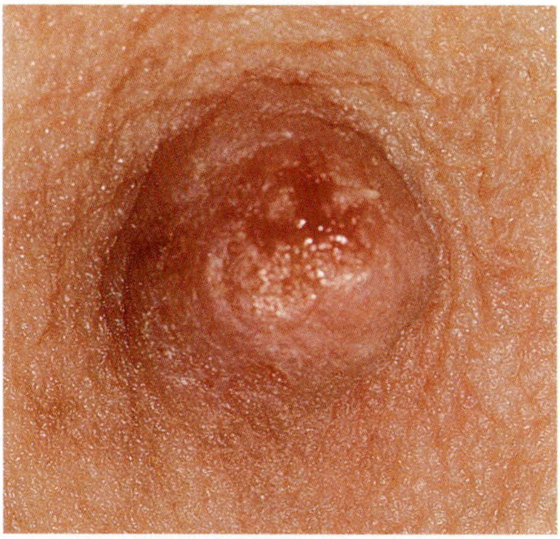

La enfermedad comienza de forma insidiosa en una mama, con un área pequeña de eritema en el pezón que drena líquido seroso y forma una costra.

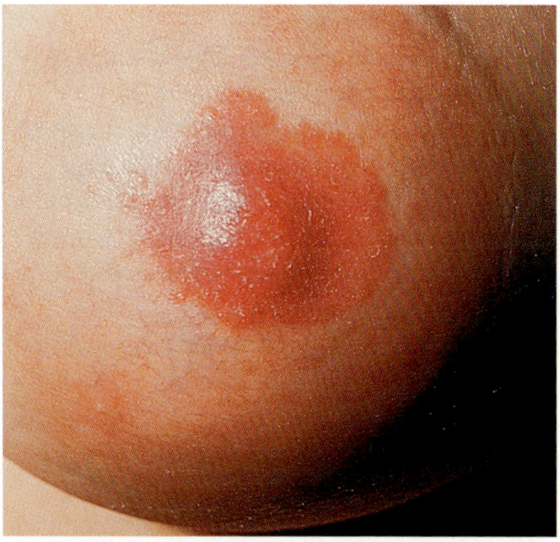

Las células malignas migran a través de la epidermis, y la enfermedad se hace aparente inicialmente en la areola y, mucho más adelante, en la piel adyacente.

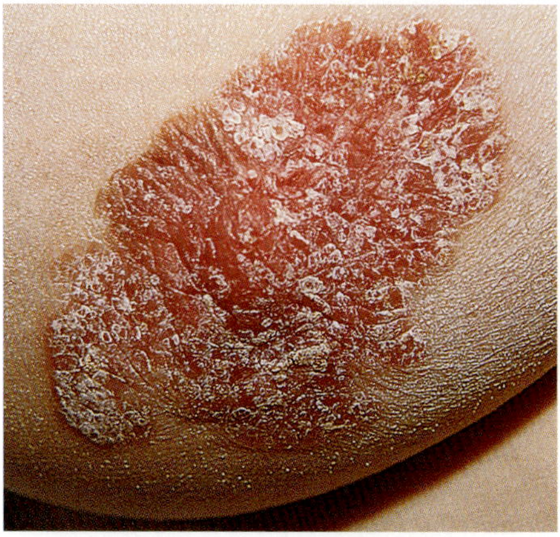

El proceso parece eccematoso, pero la placa es indurada y tiene márgenes netos, que permanecen relativamente fijos durante semanas.

Enfermedad de Paget extramamaria

Descripción

- La enfermedad de Paget extramamaria es una neoplasia maligna intraepidérmica rara, fácil de pasar por alto, que afecta a la piel anogenital o axilar.

Historia clínica

- La enfermedad de Paget extramamaria es un adenocarcinoma intraepidérmico.
- Ocurre en áreas donde existen glándulas apocrinas.
- Se puede dividir en dos grupos basados en el origen del adenocarcinoma primario subyacente.
- La mayoría de los casos corresponden a un adenocarcinoma in situ con extensión del adenocarcinoma primario local desde estructuras anexiales.
- Una minoría de casos reflejan la diseminación intraepidérmica de células tumorales procedentes de adenocarcinomas no cutáneos, a través de extensión local o linfática.
- Los carcinomas urogenitales y rectales son los orígenes más comunes de adenocarcinomas no cutáneos asociados con enfermedad de Paget extramamaria.
- Entre estas neoplasias se incluyen cáncer de células transicionales de la uretra y la vejiga, y carcinomas del cérvix, la vagina, las glándulas de Bartholin y la próstata.
- La diseminación de estos carcinomas, por contigüidad local o linfática regional, conduce a invasión intraepidérmica.
- La enfermedad de Paget extramamaria es rara antes de los 40 años de edad.
- Resulta más frecuente en las mujeres que en los hombres.
- La localización más común corresponde a la vulva y el periné en las mujeres ancianas.
- El escroto, el pene y la piel anal y perianal son las zonas afectadas con más frecuencia en los hombres.
- La neoplasia se puede extender para afectar al abdomen inferior, los pliegues inguinales, las nalgas y los muslos.
- Entre las demás localizaciones raras se incluyen las axilas, las orejas y los párpados.
- El paciente se puede quejar de prurito e irritación, pero rara vez de dolor.
- La lesión aumenta de tamaño lenta pero continuamente.

Hallazgos cutáneos

- La lesión típica es una placa entre roja y gris blanquecina de superficie aterciopelada o escamosa.
- La placa está netamente demarcada y tiene bordes irregulares.
- La lesión puede tener un aspecto eccematoso o liquenificado.
- Se pueden observar descamación, erosión y exudación serosa.
- La mayoría de las veces es unilateral.

Hallazgos extracutáneos

- Dependiendo del lugar de origen, el adenocarcinoma primario no cutáneo puede ser visible y palpable.
- Los ganglios linfáticos regionales no suelen ser palpables en fases tempranas de la enfermedad.

Pruebas de laboratorio y anatomía patológica

- Las manifestaciones histológicas de la enfermedad de Paget extramamaria son idénticas a las de la enfermedad de Paget mamaria.
- La biopsia profunda revela un adenocarcinoma anexial subyacente o células de Paget dentro de los linfáticos.
- Al igual que la enfermedad de Paget mamaria, la extramamaria muestra positividad de las tinciones con ácido peryódico de Schiff y para antígeno carcinogénico.

Evolución y pronóstico

- A diferencia de la enfermedad de Bowen, en la enfermedad de Paget extramamaria la invasión dérmica y las metástasis regionales parecen ocurrir en fases más tempranas de la enfermedad.
- Por tanto, una vez establecido el diagnóstico, están indicados el tratamiento agresivo y la vigilancia estrecha.
- Menos del 25% de todos los pacientes con enfermedad de Paget extramamaria tienen una neoplasia maligna no cutánea subyacente.
- Entre los pacientes con enfermedad de Paget extramamaria y neoplasia maligna subyacente, el 25% acaban sucumbiendo al tumor maligno.
- Las localizaciones más comunes de las metástasis corresponden a los ganglios linfáticos inguinales y pélvicos, seguidos por el hígado, los huesos, los pulmones, el encéfalo, la vejiga, la próstata y las glándulas

suprarrenales. Se pueden producir metástasis regionales y generalizadas desde cualquiera de las localizaciones primarias.

- El pronóstico depende de la localización del adenocarcinoma primario, de su fase clínica y del tratamiento aplicado.

Diagnóstico diferencial

Clínico

- Dermatitis eccematosa.
- Liquen simple crónico.
- Intertrigo.
- Candidiasis.
- Tiña.
- Enfermedad de Bowen.

Histológico

- Enfermedad de Bowen.
- Melanoma.

Tratamiento

- La piel adyacente, de aspecto clínico normal, también puede estar afectada.
- La escisión local de las áreas afectas, con márgenes limpios obvios, es el tratamiento estándar.
- Aunque la lesión parece estar claramente definida desde el punto de vista clínico, la confirmación histológica de los márgenes es indispensable.
- Existe una alta tasa de recidivas, incluso después de la escisión con márgenes en apariencia apropiados.
- Se pueden obtener beneficios con la escisión micrográfica de Mohs, como intervención inicial o para las recidivas.
- Puede estar justificada la disección de los ganglios linfáticos regionales palpables.
- La radioterapia también es una opción para los casos difíciles o la enfermedad recurrente.

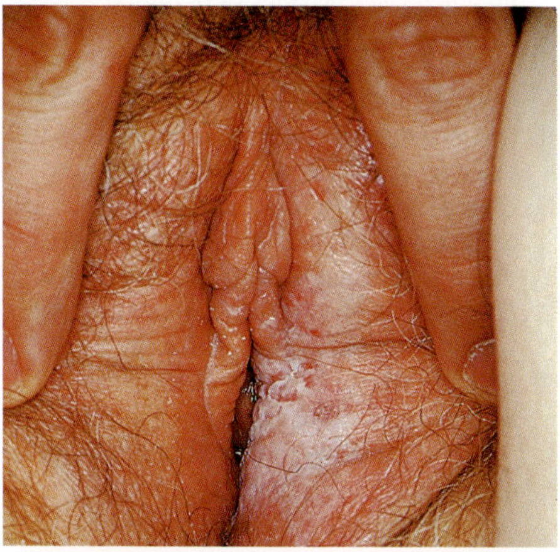

Placa erosionada blanca con bordes mal definidos en los labios vulvares.

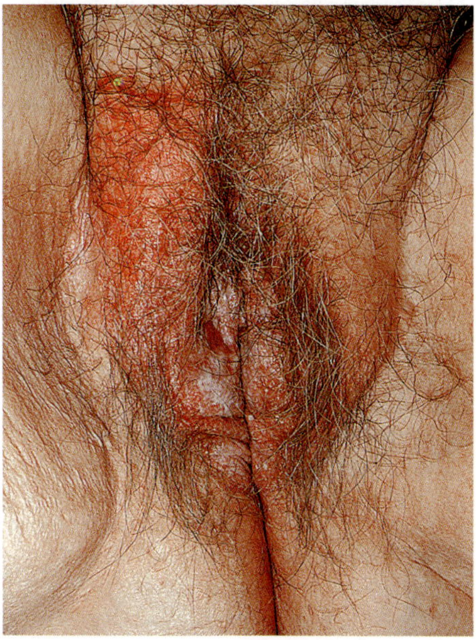

La enfermedad aparece como una placa entre blanca y roja, descamativa o macerada, infiltrada, erosionada o ulcerada, localizada con más frecuencia en los labios mayores y el escroto.

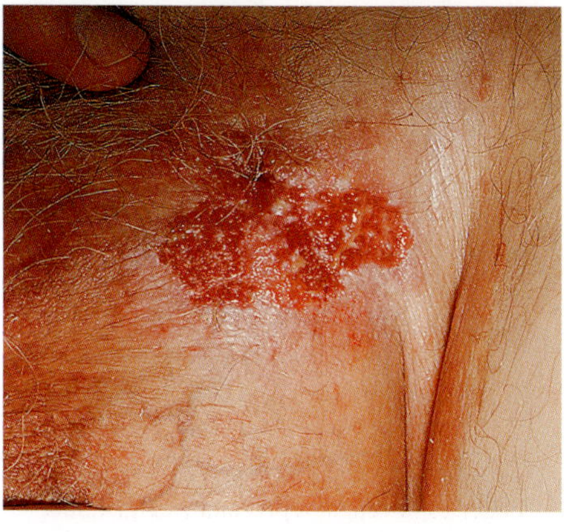

Se tomaron tres biopsias antes de demostrar la presencia de células malignas en la periferia de esta úlcera crónica en la base del escroto.

Metástasis cutáneas

Descripción

- La metástasis cutánea es un signo infrecuente, normalmente ignorado, de la enfermedad maligna subyacente.

Historia clínica

- Se producen metástasis cutáneas en el 0,7 a 9,0% de todos los pacientes con cánceres.
- La detección de metástasis cutáneas puede cambiar el estadio de la enfermedad y el plan de tratamiento.
- Es raro que las metástasis cutáneas constituyan el primer signo de una neoplasia maligna subyacente, pero esta posibilidad se encuentra con más frecuencia en pacientes con tumores de pulmón, riñón y ovario.
- La mayoría de las veces las metástasis cutáneas son un signo de enfermedad extraganglionar en personas con enfermedad maligna subyacente conocida.
- Las metástasis cutáneas pueden anunciar la recidiva en pacientes con antecedentes de tumor maligno previo.
- A excepción de los linfomas, el origen de los tumores primarios que producen metástasis en la piel refleja las diferencias entre sexos de los tumores primarios.
- En la tabla de la página opuesta se muestran las localizaciones primarias comunes en los hombres y las mujeres con metástasis cutáneas. Las metástasis cutáneas se producen por vía linfática o hematógena.

Hallazgos cutáneos

- Alrededor del 75% de las metástasis cutáneas de los hombres se localizan en cabeza y cuello, región anterior del tórax y abdomen.
- Alrededor del 75% de las metástasis cutáneas de las mujeres se localizan en el plano anterior del tórax o en el abdomen.
- La pared abdominal es la localización más común de los tumores que se presentan en forma de enfermedad metastásica.
- Las metástasis del cuero cabelludo de los hombres suelen proceder del pulmón o el riñón, y aparecen pronto en el curso de la enfermedad.
- Las metástasis del cuero cabelludo de las mujeres suelen proceder de la mama y presentarse tarde en la evolución de la enfermedad.
- Las metástasis faciales tienden a proceder de carcinomas escamosos orales, carcinomas de células renales, y cánceres de pulmón y mama.
- Las metástasis de los párpados suelen proceder de la mama o de un melanoma.
- Las metástasis cervicales tienden a representar una extensión directa de ganglios profundos desde un cáncer de pulmón, un carcinoma escamoso oral o un carcinoma de mama.
- La mayoría de las metástasis cutáneas no tienen un aspecto clínico peculiar.
- Muchas se presentan como grupos de nódulos discretos, firmes e indoloros.

Cáncer de mama

- Alrededor del 70% de todas las metástasis cutáneas de las mujeres guardan relación con un cáncer de mama.
- Se produce afectación cutánea en el 24% de los cánceres de mama.
- Constituye el signo de presentación en el 3,5% de las ocasiones.
- La presentación más común de las metástasis cutáneas de un cáncer de mama es un agregado de nódulos bien delimitados, firmes, no dolorosos y de color carne, que aparecen de forma súbita, crecen con rapidez, obtienen cierto tamaño (con frecuencia 2 cm) y después permanecen estacionarios.
- Se reconocen otros varios patrones clínicos distintos del cáncer de mama metastásico.
- El carcinoma metastásico inflamatorio recuerda a la erisipela en la superficie anterior del tórax, pero sin fiebre ni hipersensibilidad. El enrojecimiento está causado por congestión capilar; no existe infiltrado inflamatorio.
- El carcinoma metastásico *en coraza* es una induración difusa de la piel, morfeiforme (como la coraza de una armadura), que comienza en forma de papulonódulos

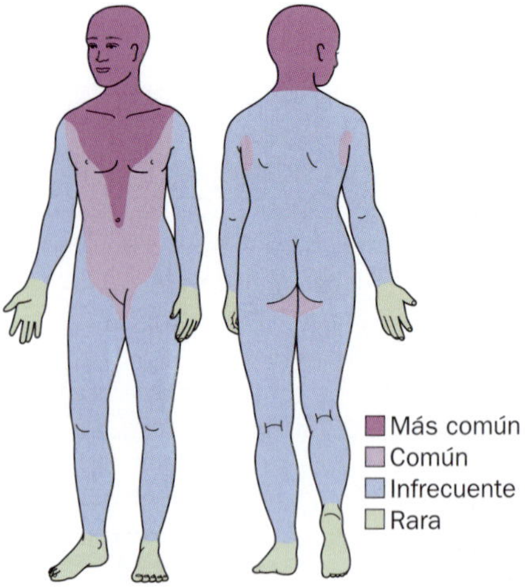

diseminados, firmes, lenticulares, con tendencia a confluir. Es posible la diseminación linfática local.

- En el carcinoma metastásico telangiectásico las papulovesículas violáceas recuerdan al linfangioma circunscrito; existe diseminación linfática local. Puede ser pruriginoso y recordar a la vasculitis.
- En el carcinoma metastásico nodular aparecen múltiples pápulas o nódulos firmes sobre el tórax anterior. Se pueden ulcerar, y pueden sugerir un melanoma o un carcinoma basocelular pigmentado.
- La alopecia neoplásica se caracteriza por áreas circulares de alopecia asintomáticas y sin signos de inflamación. Se produce diseminación hematógena distante.
- En la enfermedad de Paget de la mama existe un placa perfectamente definida de eritema y descamación en la mama, sugestiva de eccema, pero la erupción tiene carácter persistente. Suele ser unilateral pero puede ser bilateral. Representa la diseminación directa desde un cáncer de mama subyacente.

Carcinoma de colon y recto

- El carcinoma de colon y recto es la segunda causa más común de metástasis cutáneas en ambos sexos.
- Suele aparecer tarde en el curso de la enfermedad.
- El abdomen y el periné son las localizaciones más comunes.
- Se puede presentar como un carcinoma metastásico inflamatorio de los pliegues inguinales o como una fístula cutánea crónica.

Melanoma

- El melanoma es la tercera causa más común de metástasis cutáneas.
- En los casos típicos el melanoma invade el hígado, los pulmones y el encéfalo, pero también puede aparecer en lugares cutáneos distantes.
- La piel representa la localización primaria más común del melanoma, seguida por estructuras oculares y mucosas.
- Existen casos de melanoma sistémico o metastásico sin un melanoma cutáneo primario.

Localizaciones comunes de los tumores primarios en los hombres y las mujeres con metástasis cutáneas

Lugar de origen	Porcentaje de metástasis	
	Mujeres	**Hombres**
Mama	69%	2%
Colon	9%	19%
Melanoma	5%	13%
Pulmón	4%	24%
Sarcoma	2%	3%
Cérvix	2%	3%
Páncreas	2%	2%
Carcinoma escamoso de la cavidad oral	1%	12%
Vejiga	1%	2%
Ovario	4%	—
Próstata	—	1%
Glándulas salivales	2%	2%
Carcinoma espinocelular de la piel	—	1%
Riñón	—	6%
Tiroides	—	1%
Estómago	—	6%
Hígado	—	1%

Carcinoma pulmonar

- Históricamente, el carcinoma de pulmón ha sido más frecuente en los hombres que en las mujeres.
- Existe un grupo localizado de nódulos cutáneos inespecíficos, la mayoría de las veces en el tórax anterior o el abdomen.

Carcinoma de células renales

- El carcinoma de células renales es responsable del 6,8% de todas las metástasis cutáneas.
- La localización más frecuente corresponde a la región de cabeza y cuello.
- Aparece un nódulo bien circunscrito, azulado, con vascularización prominente.

Carcinoma escamoso oral

- El carcinoma escamoso oral se suele encontrar en hombres con un tumor primario conocido.
- Se presenta como múltiples nódulos en la región de cabeza y cuello.
- Puede ser difícil diferenciar entre enfermedad metastásica y carcinoma espinocelular cutáneo primario.

Neuroblastoma

- El neuroblastoma es el tumor neonatal más común.
- Alrededor del 30% de los pacientes con neuroblastomas congénitos tienen metástasis subcutáneas y cutáneas.
- Se presenta en la piel como múltiples nódulos firmes, móviles, de color azulado y situación subcutánea, que pueden presentar un aspecto de «pastel de arándanos».
- La neoplasia también puede producir metástasis en el hígado, los ganglios linfáticos y la médula ósea.

Linfomas

- Se producen metástasis cutáneas en el 6,6% de todos los pacientes con linfoma.
- La lesión cutánea es el signo de presentación en el 5% de los pacientes, y el primer signo de enfermedad extraganglionar en el 7,6% de los pacientes.
- Estas metástasis son nódulos y placas firmes, elevados, lisos, de color entre rojo y violáceo, que se pueden ulcerar.
- Puede ser difícil diferenciar entre linfoma primario originado en la piel y enfermedad metastásica.

Leucemia cutánea

- La leucemia cutánea aparece como máculas, pápulas, equimosis, púrpura palpable o úlceras.
- Muchas veces precede al diagnóstico de leucemia sistémica o coincide con él.
- Se observan lesiones cutáneas en el 25-30% de los lactantes con leucemias congénitas, y pueden preceder a otras manifestaciones de leucemia en hasta 4 meses.
- Los mieloblastomas pueden aparecer en la leucemia mielocítica aguda. El color verdoso de los cloromas se debe a la presencia de mieloperoxidasa dentro de las lesiones.
- La afectación mucocutánea es más común en las leucemias monocíticas, con afectación variable entre pápulas y nódulos de color ciruela e infiltrados gingivales.
- La leucemia de células T del adulto afecta a la piel en el 75% de los pacientes.

Hallazgos extracutáneos

- En general, los estudios de diagnóstico por imagen detectan la localización del tumor primario y de las posibles metástasis no cutáneas.

Pruebas de laboratorio

- La biopsia cutánea confirma la presencia de células malignas del tumor primario.
- Las tinciones inmunohistoquímicas para tejidos específicos pueden tener valor cuando el tumor primario no es obvio.
- Las muestras frescas, sin fijar, son óptimas para los estudios especializados de inmunohistoquímica y moleculares.

Evolución y pronóstico

- El pronóstico está determinado por el tipo de tumor, la extensión de la enfermedad y los tratamientos disponibles para el tumor primario.
- En general, la enfermedad metastásica tiene un pronóstico desfavorable.

Discusión

- En algunos casos la extirpación de metástasis cutáneas causantes de síntomas o de desfiguración puede mejorar de forma significativa la calidad de vida del paciente.

Tratamiento

- El tratamiento se dirige a la neoplasia maligna subyacente.

Claves clínicas

- Se debe hacer una biopsia de cualquier nódulo nuevo en una cicatriz antigua o en una cicatriz reciente si procede de la extirpación de una lesión maligna.
- Además de las placas y los nódulos bien definidos, la segunda forma más común de metástasis cutánea es la inflamación con eritema, edema, calor e hipersensibilidad.

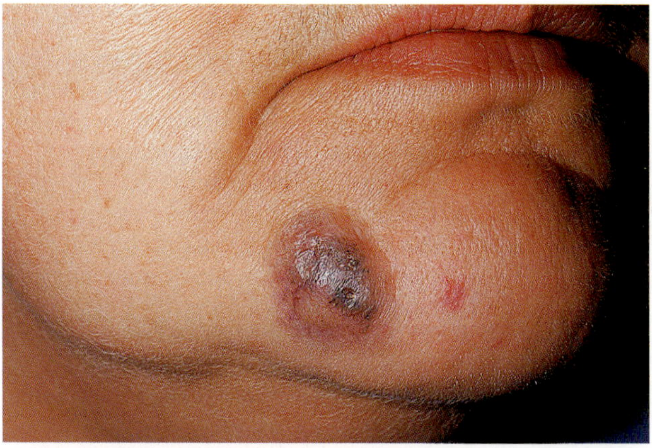

La presentación más común de las metástasis cutáneas es un agregado de nódulos bien delimitados, firmes, no dolorosos y de color rosado, que aparecen de forma súbita, crecen con rapidez, alcanzan cierto tamaño (con frecuencia unos 2 cm), y después permanecen estacionarios.

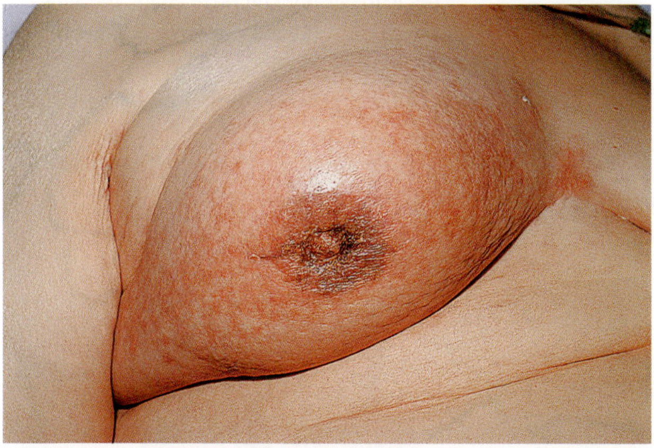

El segundo patrón más común de metástasis cutáneas es la inflamación con eritema, edema, calor e hipersensibilidad.

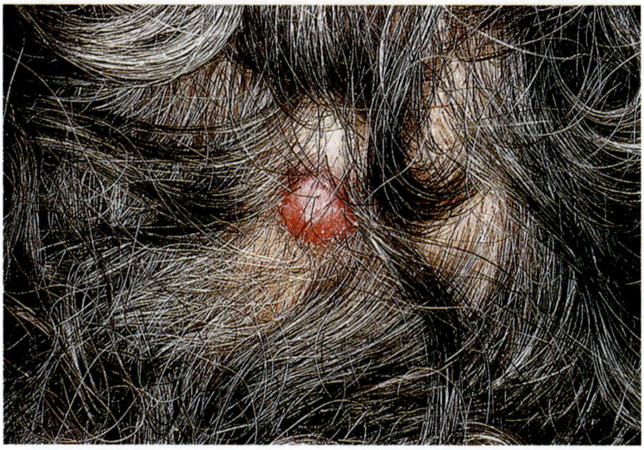

La biopsia de este nódulo duro demostró adenocarcinoma metastásico.

18 Nevus y melanoma

Nevus, nevus melanocíticos, lunares

Descripción

- Los nevus son tumores cutáneos benignos compuestos de células névicas derivadas de melanocitos, y clasificados por la edad de comienzo y la disposición de las células névicas.

Historia clínica

- Los nevus son ubicuos en los humanos, e igualmente comunes en los hombres y las mujeres.
- Los presentes al nacer o aparecidos en la infancia temprana se denominan nevus congénitos.
- La incidencia de nevus adquiridos alcanza una incidencia máxima durante la adolescencia; pocos nevus se adquieren después de los 30 años.
- Los nevus que aparecen o cambian después de los 30 años se deben considerar sospechosos.
- La exposición al sol parece ser un estímulo para el crecimiento de las células de los nevus.
- La mayoría de los nevus adquiridos aparecen en la piel expuesta al sol.
- Los nevus adquiridos que aparecen en áreas protegidas frente al sol se deben considerar sospechosos.
- La mayoría de los adultos tienen entre 12 y 20 nevus; un número mayor de nevus puede constituir un rasgo familiar.
- Los nevus existentes pueden aumentar de tamaño y de pigmentación durante la pubertad y el embarazo.
- Los nevus suelen ser asintomáticos, aunque en ocasiones experimentan irritación por vestidos o traumatismo externo.

Evolución de las lesiones

- Los nevus adquiridos aparecen primero como pápulas planas, redondas y de color uniforme.
- Durante esta fase de crecimiento, los nevus se expanden en sentido lateral, mientras permanecen planos y simétricos.
- Los nevus pueden ser de color ligeramente más oscuro y algo elevados en el centro, y permanecen estables durante varios años en cuanto a tamaño y aspecto.
- A lo largo de muchos años los nevus continúan haciéndose más elevados y de color uniformemente más claro.
- Con el paso del tiempo el nevus aparece como una pápula de color rosado, o puede desaparecer por completo en los ancianos.
- Los nevus residuales son raros después de los 70 años.

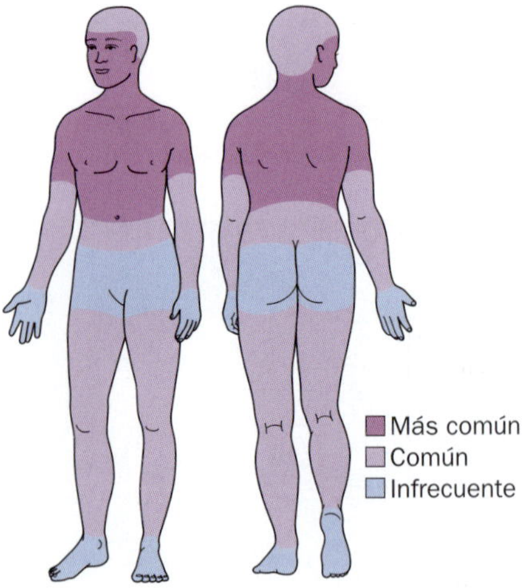

Hallazgos cutáneos

- Los nevus melanocíticos se componen de grupos organizados de células névicas dispuestas a varios niveles en la piel.
- Los nevus se clasifican por la localización y la disposición de las células névicas dentro de la piel.

Nevus junturales

- Los nevus junturales son máculas planas o ligeramente elevadas de color pardo o bronceado.
- Las líneas de la piel están conservadas en la superficie del nevus.
- Se encuentran con más frecuencia en los niños.
- Los nidos de células névicas se agrupan en la unión dermoepidérmica.
- Los nevus de las palmas de las manos, las plantas de los pies, los genitales y la mucosa suelen ser nevus junturales.

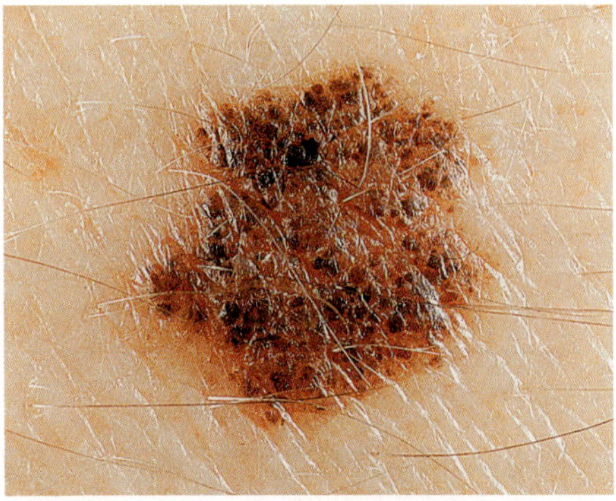

Nevus compuestos

- Los nevus compuestos son pápulas pigmentadas ligeras o marcadamente elevadas.
- Los nidos de células névicas se encuentran en la unión dermoepidérmica y dentro de la dermis.
- Los nevus compuestos pueden tener un borde irregular, pero son simétricos.
- La superficie puede ser lisa o ligeramente papilomatosa.
- La pigmentación tiende a ser más intensa en el centro que en la periferia.
- Los nevus compuestos tienden a aumentar de grosor y pigmentación al final de la niñez y la adolescencia.

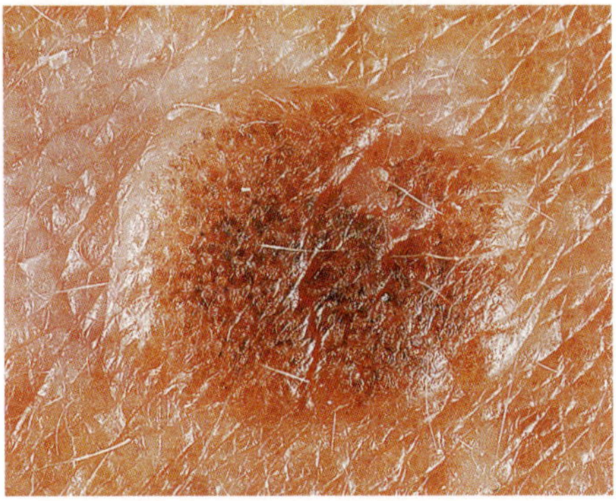

Nevus intradérmicos

- Los nevus intradérmicos son pápulas, la mayoría de las veces elevadas, carnosas y ligera o moderadamente pigmentadas.
- El color varía desde pardo oscuro hasta el tono de la piel normal.
- La pigmentación puede estar distribuida en motas.
- En el nevus pueden nacer pelos terminales oscuros.
- Los nevus intradérmicos se pueden ver principalmente después de la adolescencia.
- Se encuentran nidos y cordones de células névicas dentro de la dermis; se pueden extender en la grasa subcutánea.
- Las células melanocíticas son pálidas y de tamaño bastante uniforme, y están en cordones o grupos rodeados por haces de colágeno.

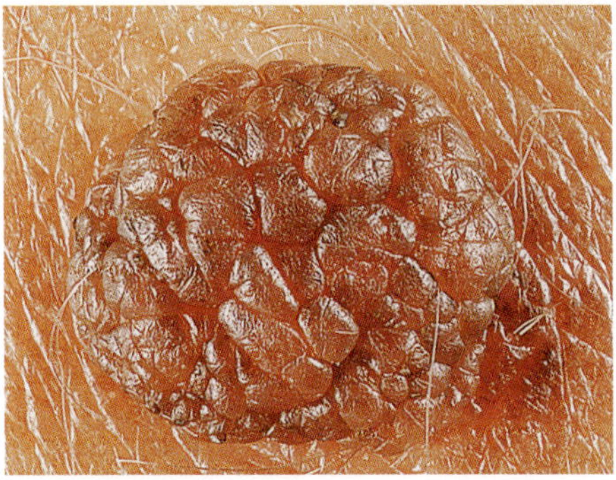

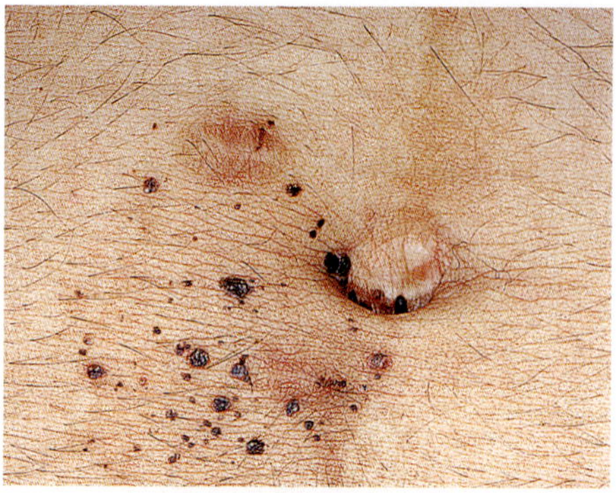

Nevus spilus

- El nevus *spilus* es una mácula perfectamente definida, de tono entre moreno y pardo, similar a una mancha café con leche; también contiene varios nevus pequeños monomorfos, ligeramente elevados y de color pardo oscuro.
- En el nevus *spilus* no está aumentado el número de pelos gruesos.
- La exposición al sol no parece interpretar un papel en el desarrollo.
- Las lesiones se suelen desarrollar antes de la vida adulta, y siguen un curso persistente benigno.

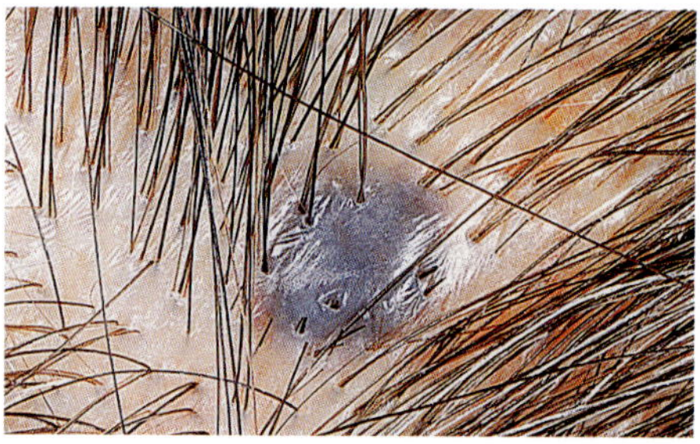

Nevus azul

- Los nevus azules son máculas o pápulas azuladas solitarias, localizadas con más frecuencia en la cabeza y el cuello o en las nalgas.
- La coloración se atribuye a melanocitos intensamente pigmentados en la dermis profunda.
- Suelen aparecer al nacer o durante la niñez precoz.
- Tienden a crecer lentamente, y persisten 10-15 años.
- Las células névicas, con forma de huso e intensamente pigmentadas, están localizadas en las porciones media a inferior de la dermis.

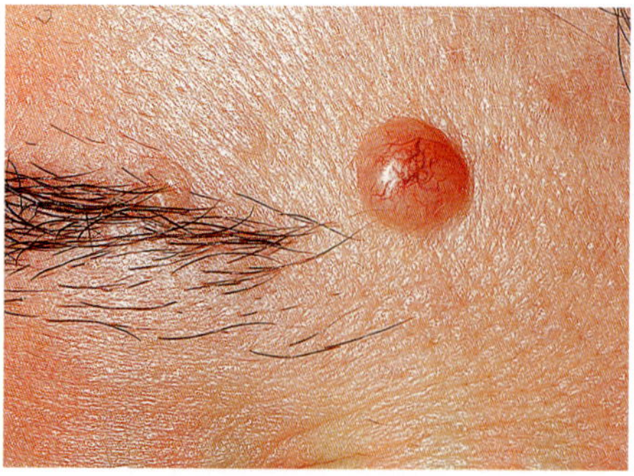

Nevus de Spitz

- El nevus de Spitz o nevus de células fusiformes suele ser una pápula lisa, con forma de cúpula y color rosa rojizo.
- Se localiza con más frecuencia en la cara, el cuero cabelludo o las piernas de niños preadolescentes.
- La biopsia cutánea revela un orden arquitectural global, con nidos de células névicas fusiformes y áreas con células névicas pleomórficas grandes.
- Tales cambios se deben considerar preocupantes en el melanoma de un adulto.
- La lesión y su curso biológico son benignos.
- La mayoría de los dermatólogos aconsejan la escisión completa de los nevus de Spitz para minimizar el riesgo de recidiva y el pleomorfismo asociado.

Halo nevus

- Los halo nevus aparecen sobre todo durante la adolescencia.
- Un nevus preexistente desarrolla un reborde de hipopigmentación, que anuncia la desaparición gradual del nevus a lo largo de varios meses.
- La biopsia cutánea muestra un nevus de la unión o compuesto, rodeado por un infiltrado denso de linfocitos.
- Los halo nevus parecen representar una respuesta del huésped dirigida contra las células névicas.
- Se pueden ver focos de células névicas atípicas, aunque la mayoría de los nevus preexistentes son benignos.
- El halo suele acabar por recuperar la pigmentación al cabo de unos pocos años.
- La luz de Wood acentúa el halo.
- Los halo nevus también ocurren en el contexto del vitíligo, y se pueden desarrollar en pacientes con melanoma.
- Los individuos con halo nevus requieren un examen completo de la piel para buscar vitíligo y posibles melanomas.

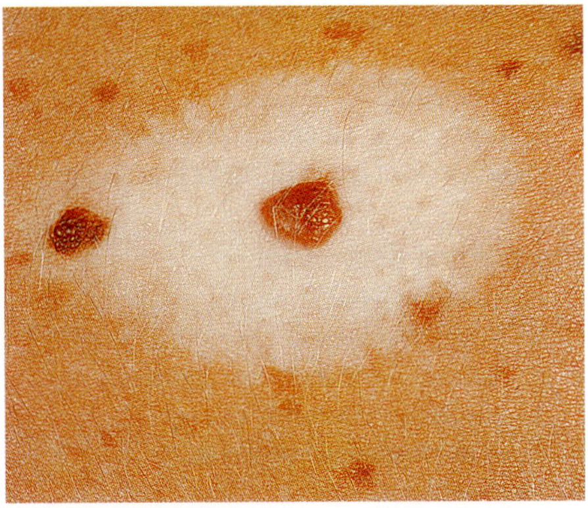

Nevus recurrentes

- Los nevus recurrentes pueden aparecer en la zona de un nevo extirpado de forma parcial.
- La pigmentación distribuida al azar a lo largo de la cicatriz puede ser muy sospechosa de melanoma.
- La histología también puede ser indistinguible de la del melanoma.
- El antecedente de biopsia previa y la revisión de la pieza original tienen una importancia crítica para establecer el diagnóstico correcto.

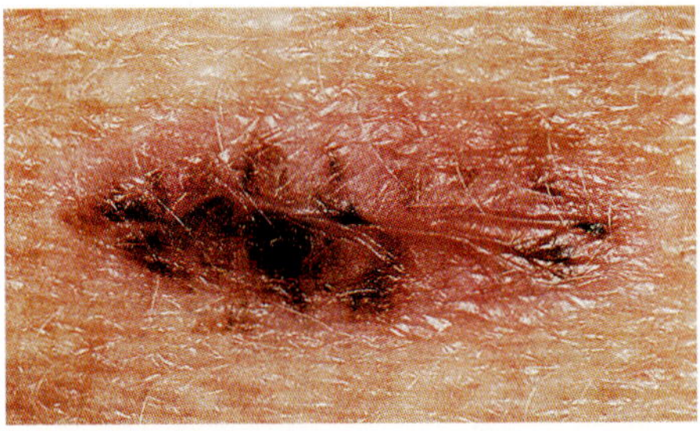

Pruebas de laboratorio

- Las células névicas tienden a agruparse o formar nidos en áreas bien delimitadas de la piel.
- Los nevus junturales presentan nidos de células névicas en la unión dermoepidérmica.
- Los nevus intradérmicos contienen nidos y cordones de células névicas dentro de la dermis, que a veces se extienden en la grasa.
- Los nevus compuestos tienen nidos de células névicas en la unión y también en la dermis.
- El término «nevus combinado» designa un nevus benigno con características típicas de nevus compuesto o juntural y un componente de nevus azul más profundo.

Evolución y pronóstico

- La gran mayoría de los nevus melanocíticos son benignos y siguen el curso de maduración a lo largo de años, según lo descrito anteriormente.
- Los nevus que se desvían de este patrón son sospechosos y justifican la biopsia.

- Los nevus junturales son raros en los adultos.
- A menos que se conozca su presencia desde la niñez, cualquier lesión melanocítica juntural biopsiada en un adulto se debe considerar atípica, y quizá como un melanoma in situ.

Diagnóstico diferencial

- Nevus melanocíticos:
  - Nevus displásicos.
  - Melanoma (necesita una revisión histológica cuidadosa por un dermatopatólogo experto).
- Nevus de Spitz:
  - Hemangioma.
  - Granuloma piógeno.
  - Xantogranuloma juvenil.

Discusión

- Se debe tener mucho cuidado para minimizar el riesgo de errores diagnósticos en las lesiones melanocíticas.
- El clínico debe informar al dermatopatólogo de la edad del paciente, la localización y la historia clínica de la lesión, cualquier biopsia previa y el diagnóstico diferencial clínico.
- Se debe enviar una pieza de biopsia adecuada.
- De modo similar, el clínico tiene la responsabilidad de relacionar los hallazgos del anatomopatólogo con el diagnóstico clínico.

Tratamiento

- Todos los nevus deben evaluarse.
- Con la excepción del síndrome del nevus displásico, los nevus de la mayoría de las personas tienen un patrón y un aspecto bastante uniformes.
- Existe poca variación de un nevus a otro en el mismo individuo.
- Los ABCD del melanoma proporcionan una guía útil (véase tabla de la pág. 472).
- La mayoría de los nevus benignos son simétricos, con un borde regular bien definido y un color uniforme (posiblemente con una variación sutil de tonos del color dominante), con un diámetro máximo inferior a 6 mm.
- Los nevus con aspecto diferente de los demás nevus del mismo paciente se deben considerar sospechosos.
- Los nevus sospechosos deben biopsiarse.
- Considere la derivación a un dermatólogo.
- La actual epidemia de cáncer cutáneo ha hecho que muchos pacientes soliciten examen preventivo.
- No se debe desaprovechar esa oportunidad para detección y tratamiento precoces, así como para instrucción del paciente.
- Se debe aconsejar el examen completo de toda la superficie cutánea.
- Los pacientes deben instruirse sobre la forma de realizar el autoexamen de la piel, y deben ser animados a practicarlo con regularidad.
- Combine la enseñanza de las técnicas de autoexamen con la exploración preventiva de la piel.
- Revise con el paciente los cambios que se deben buscar, como prurito e hipersensibilidad al contacto.
- El paciente debe ser animado para que solicite consulta si en el futuro nota cambios o le preocupa cualquier tema.
- También se informará sobre los peligros de la luz solar, y se aconsejará el uso habitual de filtros solares y prendas protectoras.

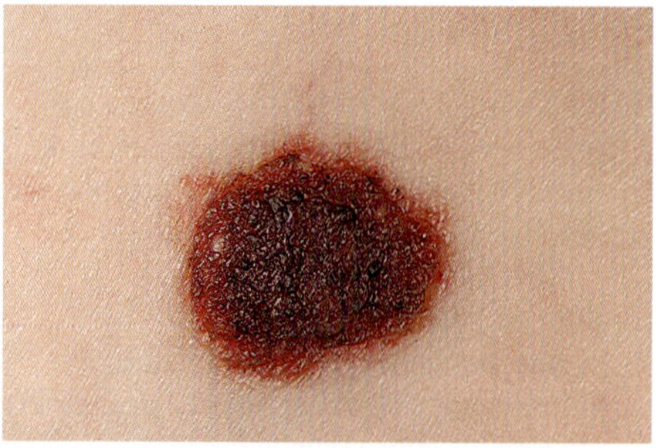

Nevus dérmico con tapones córneos sobre la superficie. Aparece como adherido sobre la superficie, y tiene la consistencia de una queratosis seborreica. Se puede eliminar con facilidad mediante curetaje.

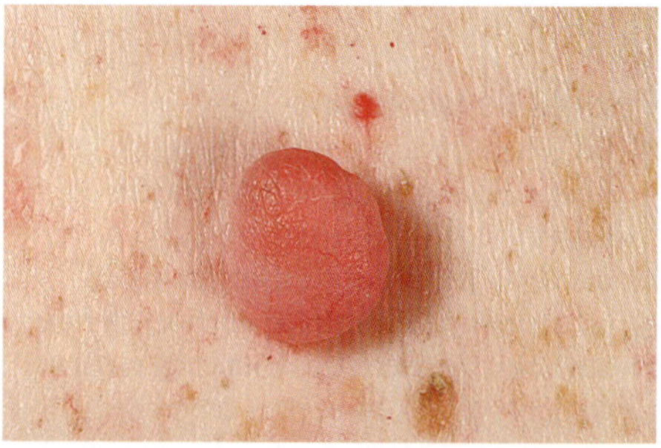

Pápula con forma de cúpula y superficie lisa. Esta presentación común del nevus dérmico se encuentra en la cara y el tronco. A los pacientes les suelen preocupar más las lesiones elevadas que las oscuras planas.

Claves clínicas

- Los nevus benignos tienen un aspecto uniforme y una evolución a largo plazo predecible.
- Los nevus que se desvían de este patrón son sospechosos y deben biopsiarse.
- La dermatoscopia puede ser útil para la evaluación de los patrones de nevus. Este examen requiere familiaridad y experiencia con la técnica y los hallazgos.

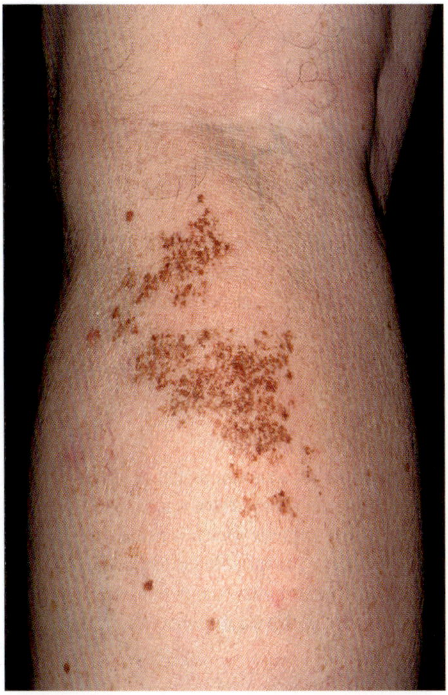

Los nevus *spilus* son lesiones pardas sin pelos comunes con motas de color entre pardo oscuro y negro. Esta forma especial de nevus es benigna.

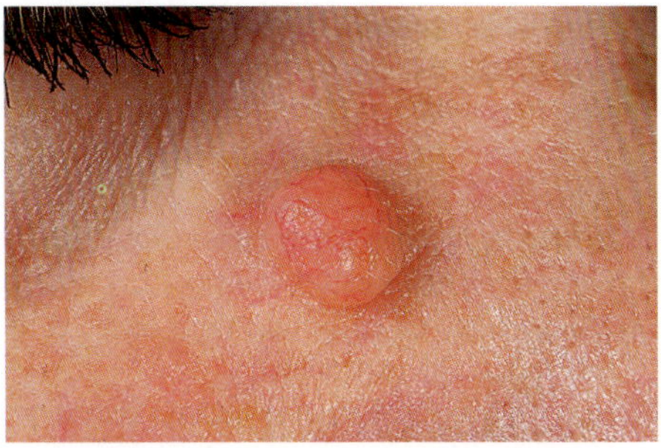

Una presentación común del nevus dérmico en la cara. La pápula con forma de cúpula tiene telangiectasias en la superficie, y recuerda a un carcinoma basocelular. La lesión ha permanecido estable durante años.

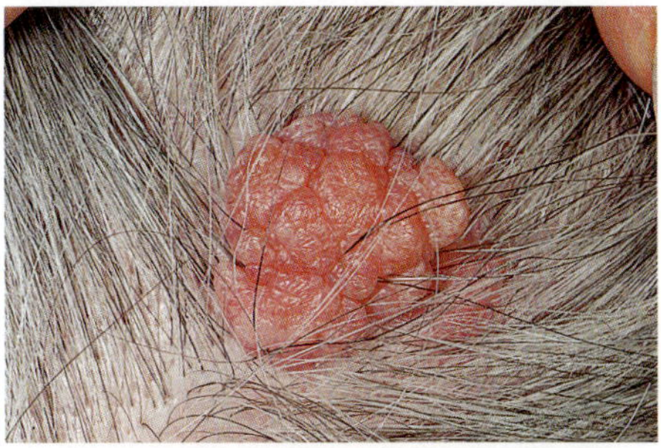

Presentación común de los nevus del cuero cabelludo. No existe pigmento y la superficie es lobulada.

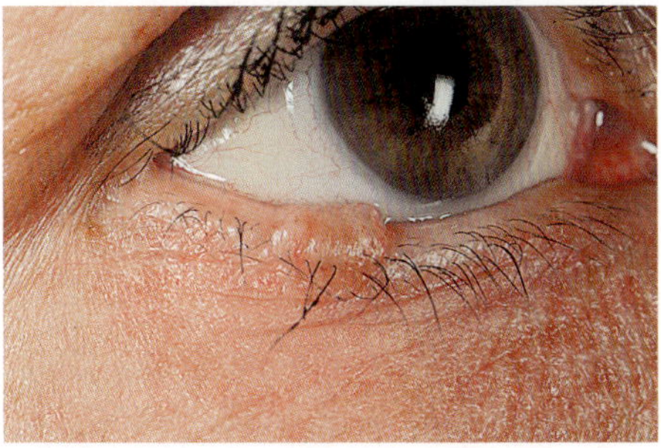

Nevus dérmico sin pigmento. Los pacientes suelen pensar que todos los nevus son pigmentados. Esta pápula blanca lisa ha permanecido sin cambios durante años.

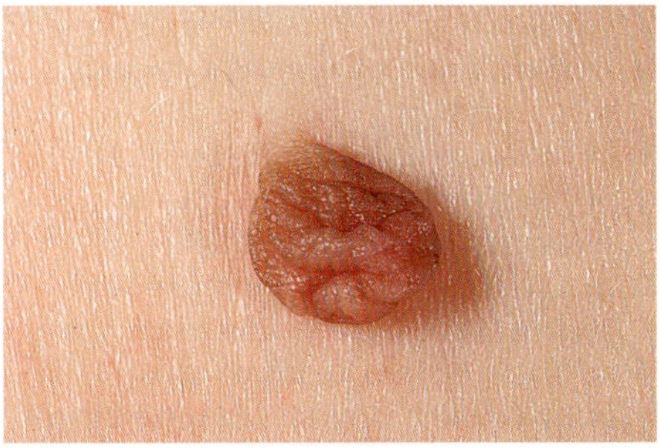

Este nevus dérmico tiene la consistencia de un saco arrugado. La biopsia demostró abundancia de tejido conectivo y muy pocos melanocitos.

Síndrome del nevus displásico, síndrome del nevus atípico

Descripción

- El síndrome del nevus displásico consiste en múltiples nevus clínicamente atípicos junto con un riesgo aumentado de melanoma. Adopta la forma de un síndrome familiar, pero también se encuentran casos esporádicos.

Historia clínica

- Descrito por primera vez en 1978 por Clark y colaboradores como síndrome de lunares B-K.
- Existen grandes nevus irregulares de color abigarrado y un componente dérmico palpable.
- El número de estos nevus estaba aumentado en las seis familias estudiadas por Clark en 1978, muchos de cuyos miembros tenían el antecedente de melanoma.
- Se consideró que los nevus eran un marcador fenotípico observado en miembros de familias con riesgo aumentado de melanoma.
- La entidad se conoce ahora como síndrome familiar de nevus atípicos y melanoma.
- Se cree que la herencia es autosómica dominante con expresividad variable.
- Estos nevus melanocíticos clínica e histológicamente distintivos aparecen como lesiones solitarias, como lesiones múltiples en casos esporádicos, y también como lesiones múltiples en el síndrome familiar.
- En los tres contextos se considera que los nevus atípicos son precursores del melanoma, la mayoría de las veces del tipo con extensión superficial.
- Más del 90% de los pacientes con melanomas familiares tienen nevus atípicos.
- La nomenclatura y los criterios han evolucionado con el paso del tiempo y son confusos.
- En la actualidad se prefiere el término de nevus atípico.
- Dependiendo de los criterios usados, los nevus atípicos son comunes, con una prevalencia estimada del 5 al 20%.
- Aunque los nevus atípicos solitarios son comunes, el síndrome familiar resulta raro.
- Se desconoce la incidencia de casos esporádicos (no familiares) de nevus atípicos múltiples.
- Los hombres y las mujeres se afectan por igual.
- Los nevus atípicos no existen al nacer, y comienzan a verse durante la niñez precoz.
- Los datos característicos de los nevus atípicos se observan en la época de la pubertad.
- A diferencia de los nevus melanocíticos adquiridos comunes, que dejan de aparecer después de los 30 años, los nevus atípicos continúan apareciendo bien entrada la vida adulta.
- Aunque la exposición al sol no parece favorecer la aparición de nevus atípicos, las lesiones se observan tanto en las áreas expuestas como en las protegidas de la luz solar.
- Los nevus atípicos deben considerarse parte de un espectro entre los nevus benignos y el melanoma.
- El número total de nevus varía en los pacientes con múltiples nevus atípicos.
- La mayor parte de las personas afectas tienen más de 50 nevus melanocíticos, algunos de los cuales exhiben un aspecto atípico.
- Existe una variabilidad notable entre unos nevus y otros.
- Los nevus suelen ser asintomáticos.

Hallazgos cutáneos

- Los nevus atípicos son diferentes de los nevus melanocíticos adquiridos comunes.
- Los nevus atípicos suelen ser más grandes, de un diámetro variable entre 6 y 15 mm.
- El borde es irregular, mal definido, y se desvanece de forma imperceptible en la piel adyacente.

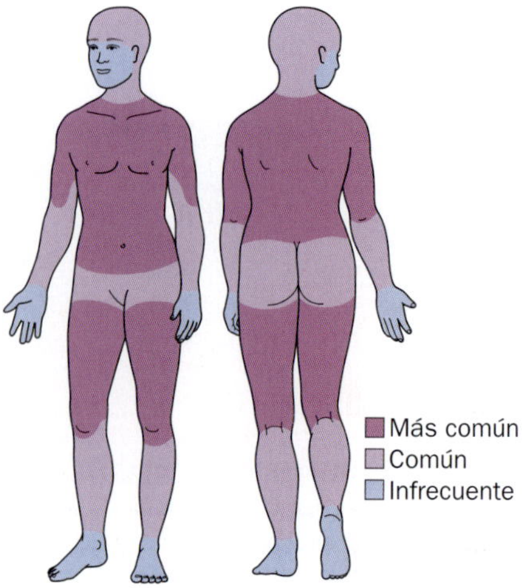

- El color es abigarrado, con una mezcla de rosa, moreno, pardo y negro.
- La superficie es irregular, muchas veces con una pápula central o excéntrica rodeada por un componente macular destacado.
- Los nevus atípicos pueden aparecer en cualquier lugar de la piel, pero son más comunes en el tronco y las extremidades superiores.
- Las personas afectadas presentan con frecuencia nevus en las áreas protegidas frente a la luz solar, como el cuero cabelludo, las ingles, las nalgas, las mamas en las mujeres y las palmas de las manos y las plantas de los pies.
- La presencia de nevus en estos lugares inusuales en los niños prepuberales puede constituir el primer signo clínico del síndrome.

Hallazgos extracutáneos

- Las personas afectas pueden experimentar un riesgo aumentado de melanoma ocular.

Pruebas de laboratorio

- Se siguen discutiendo la nomenclatura y los criterios histológicos para el diagnóstico de los nevus atípicos.

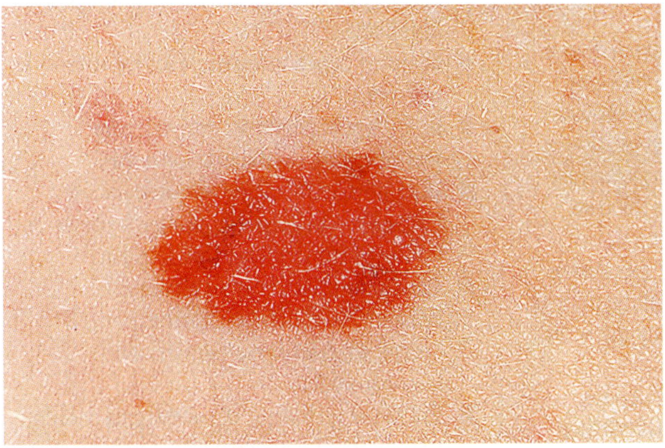

Los nevus atípicos tienen variaciones de pigmentación con componentes papulares y maculares. Puede ser difícil la diferenciación respecto a un melanoma.

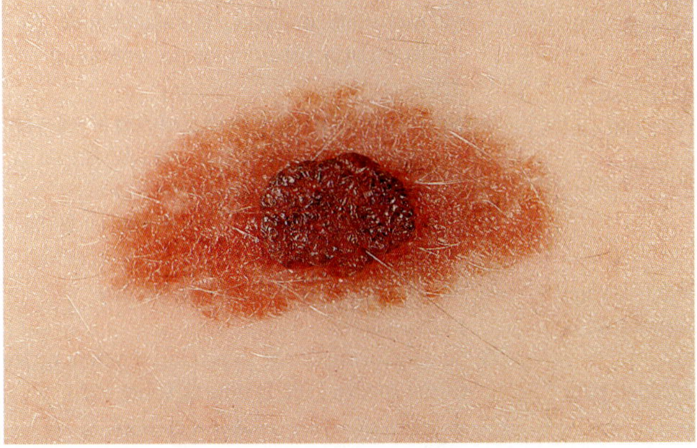

Patrón «en huevo frito» de un nevus atípico. El centro es oscuro y está elevado. La pigmentación de la periferia macular se desvanece para fundirse con la piel adyacente.

- Existe un acuerdo general sobre las siguientes características:
  - Trastorno arquitectural con asimetría.
  - Los melanocitos intraepidérmicos se extienden más allá del componente dérmico principal de fibroplasia subepidérmica.
  - Hiperplasia melanocítica lentiginosa con melanocitos fusiformes o epitelioides.
  - Los nidos de células névicas tienen un tamaño variable y forman puentes entre papilas adyacentes.
  - Grados variables de atipia melanocítica.

Diagnóstico diferencial

- Los nevus atípicos deben considerarse parte de un continuo entre neoplasias melanocíticas benignas y malignas.

Evolución y pronóstico

- No se puede estimar la probabilidad de que un nevus atípico individual se transforme en un melanoma, pero sí se puede estimar el riesgo de una persona con nevus atípicos.
- El riesgo a lo largo de la vida de melanoma en los individuos nacidos el año 2000 se estima en el 1,3%.
- El riesgo a lo largo de la vida de melanoma para las personas con nevus atípicos, pero sin antecedentes familiares de melanoma, se ha estimado en el 6%.
- Este riesgo aumenta hasta el 15% en los sujetos con nevus atípicos y antecedentes familiares de melanoma.
- Las personas con el síndrome familiar de nevus atípicos y melanoma experimentan un riesgo 150 veces mayor de haber desarrollado un melanoma a los 70 años de edad en comparación con la población general.
- El riesgo aumenta hasta 500 veces más si el paciente ya ha tenido un melanoma.
- Así pues, el riesgo a lo largo de la vida se aproxima al 100% a los 70 años de edad en los pacientes con síndrome familiar de nevus atípicos y melanoma.

Tratamiento

- Los pacientes con nevus atípicos requieren exámenes periódicos de la piel a partir de la pubertad.
- Considere la derivación al dermatólogo para vigilancia periódica de los nevus.
- Tenga en cuenta la derivación a una clínica de lesiones pigmentadas en los pacientes con numerosos nevus atípicos e historia familiar de melanoma.
- La frecuencia de exámenes de vigilancia depende de los antecedentes personales o familiares de melanoma, y del número de nevus atípicos.
- Los exámenes de vigilancia se suelen realizar cada 3-12 meses.
- La exploración no se debe limitar a las áreas descubiertas, y debe incluir una inspección cuidadosa del cuero cabelludo, los genitales y las regiones acras.
- Se debe realizar un examen oftalmológico inicial, puesto que también puede estar aumentado el riesgo de melanomas intraoculares.
- Está justificada la vigilancia oftalmológica apropiada.
- También deben examinarse los miembros de la familia.
- La fotografía puede ser muy útil para identificar los cambios de los nevus.
- Durante la exploración inicial se hacen fotografías cutáneas con primeros planos de los nevus clínicamente más displásicos.
- Cualquier lesión con un cambio documentado debe eliminarse por completo y derivarse para examen histopatológico.
- Los nevus en los que el paciente ha notado cambios también deben eliminarse.
- Nunca se resaltará demasiado la importancia de la instrucción del paciente.
- Los pacientes deben comenzar por familiarizarse con su propia piel y realizar autoexámenes mensuales.
- La luz solar se ha implicado en la patogenia del melanoma maligno y la inducción de nevus melanocíticos en los pacientes con nevus atípicos.
- Se recomienda evitar la exposición al sol y el uso de prendas protectoras para minimizar la exposición a la luz ultravioleta.
- Los pacientes también deben usar cada día filtros solares con un factor de protección de 15 o superior, incluso en los días nublados.
- Se debe aconsejar la aplicación repetida de los filtros solares cada 2-3 horas, sobre todo después de nadar o hacer ejercicio.

Claves clínicas

- El síndrome del nevus displásico representa un fenotipo clínico peculiar y fácilmente reconocible que aumenta el riesgo de melanoma, sobre todo si existen antecedentes familiares de esta neoplasia.
- La atención prestada a tales pacientes se debe centrar en la instrucción, la autoexploración y los exámenes periódicos de la piel completa.

Nevus displásicos

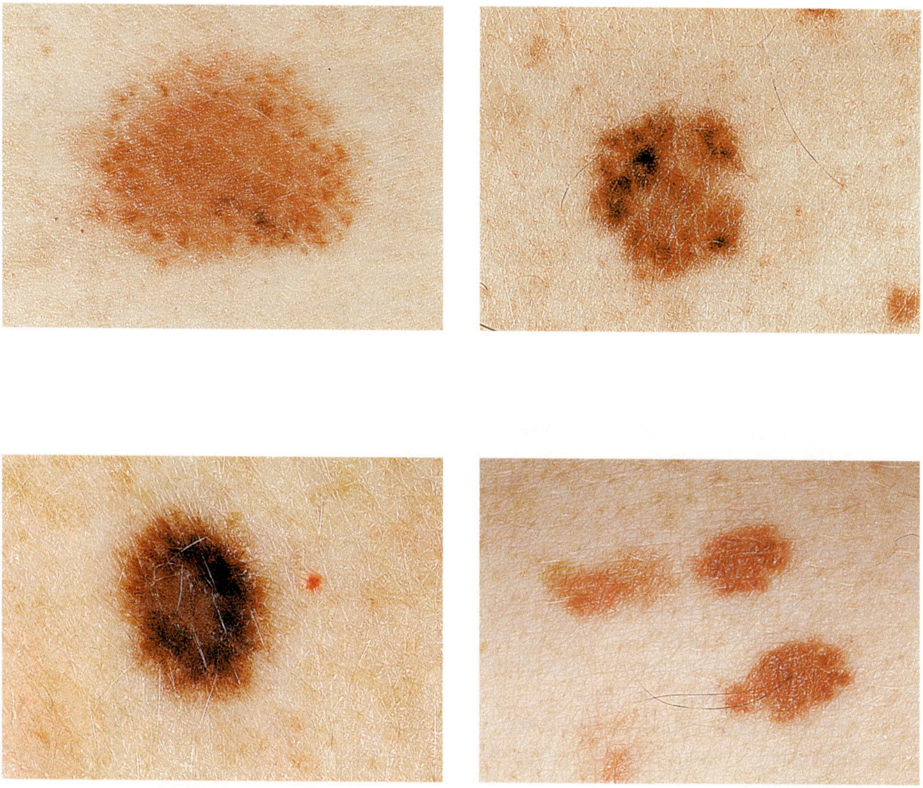

Estos nevus son mayores que los comunes. Presentan una mezcla de colores, incluyendo bronceado, pardo, rosa y negro. El borde es irregular y mal definido, y muchas veces se difumina en la piel adyacente. La superficie es compleja y variable, con componentes maculares y papulares. La presentación característica es una pápula pigmentada, rodeada de un collar macular de pigmentación (lesión «en huevo frito»).

Melanoma, lentigo maligno

Descripción

- El melanoma es una neoplasia maligna cada vez más frecuente de los melanocitos, que la mayoría de las veces se origina en la piel.
- Es potencialmente curable con detección y tratamiento precoces.
- El retraso del diagnóstico de melanoma conlleva un pronóstico desfavorable.

Historia clínica

- El melanoma representa el 4% de todos los cánceres en los hombres y el 3% en las mujeres.
- Actualmente es la neoplasia maligna más común entre las mujeres de 25-29 años de edad, y la segunda, después del cáncer de mama, en las mujeres de 30-35 años.
- La incidencia de melanoma sigue aumentando a mayor velocidad que la de cualquier otro cáncer humano, y el aumento de su mortalidad sólo es inferior al de la mortalidad del cáncer de pulmón.
- Se estima que durante 2003 se produjeron unos 92.000 casos nuevos en Estados Unidos, con 7.600 muertes por melanoma.
- El riesgo proyectado a lo largo de la vida de melanoma para los americanos nacidos el año 2000 es de 1:75.
- Los factores que aumentan el riesgo de desarrollar melanoma comprenden:
  - Piel clara (fototipos I y II).
  - Presencia de nevus atípicos en áreas tanto expuestas al sol como protegidas.
  - Antecedentes personales de melanoma.
  - Antecedentes familiares de nevus atípicos o melanomas.
  - Antecedentes de quemaduras solares con formación de ampollas.
  - Nevus congénitos (el riesgo aumenta en proporción directa con el tamaño progresivo).
- Los signos precoces más comunes incluyen aumento del tamaño y cambio del color o la forma.
- El síntoma precoz más común es el prurito, pero la mayoría de las lesiones son asintomáticas.
- Los síntomas más tardíos comprenden hipersensibilidad al tacto, hemorragia y ulceración.
- Las lesiones pigmentadas pueden cambiar lentamente, a lo largo de meses o años, o de forma brusca.

Hallazgos cutáneos

- Nunca se resaltará demasiado el hecho de que los melanomas varían mucho en su aspecto; ningún color o cambio específico se puede considerar diagnóstico.
- Por fortuna, existen indicios clínicos que aumentan el índice de sospecha y justifican la biopsia.
- El 30% de los melanomas se desarrollan dentro de un nevus preexistente, mientras que el 70% restante aparece de novo.

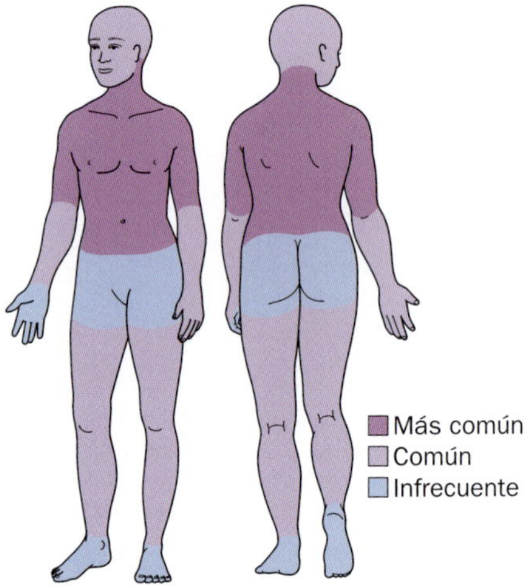

Los ABCD para el reconocimiento del melanoma maligno	
Asimetría	Una mitad de la lesión no tiene el mismo aspecto que la otra mitad
Borde irregular	Los bordes son festoneados o tienen extensiones focales como seudópodos en la piel adyacente
Color abigarrado	Varios tonos, varios colores
Diámetro > 6 mm	Se mide el eje más largo de la lesión

- Las siguientes normas, bien conocidas, son útiles para identificar las lesiones sospechosas de transformación maligna.
- Cuando el melanoma se desarrolla en una lesión preexistente, se suele apreciar un área focal de cambio de color.
- El indicio clínico radica en la diferencia de color respecto al resto de la lesión, no necesariamente en el color mismo.
- Ningún color específico es diagnóstico por sí mismo, pero debe aumentar el índice de sospecha.
- El gris pizarra, el negro o el azul oscuro pueden indicar la presencia de pigmento melanina en la profundidad de la dermis.
- El rosa o el rojo pueden indicar una inflamación localizada.
- El blanco puede evidenciar regresión o cicatrización.

Principales subtipos de melanoma

- Se reconocen cuatro subtipos clínicos principales, definidos por el aspecto clínico, la progresión, la localización anatómica y el aspecto histológico.

Melanoma de extensión superficial

- Es el subtipo más común; representa el 70-80% de todos los melanomas.
- Entre los melanomas originados en una lesión preexistente, la mayoría son del tipo melanoma de extensión superficial.
- Ligeramente más común en las mujeres que en los hombres, suele afectar a individuos de raza blanca.
- Puede asentar en cualquier zona de la piel, pero es más frecuente en el tronco y las extremidades.
- Las lesiones tienden a medir más de 6 mm de diámetro y a ser planas y asimétricas, con una coloración variable.

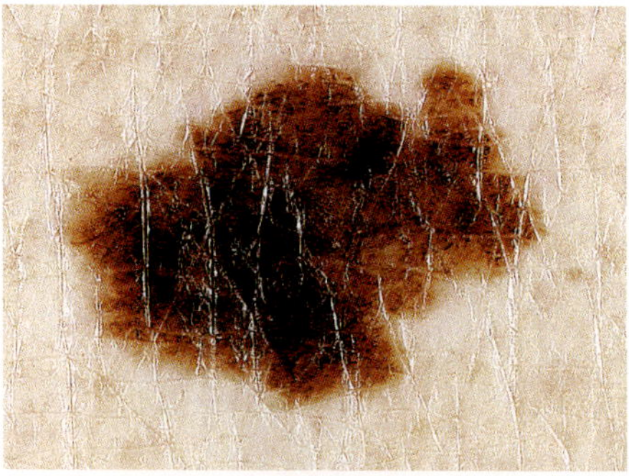

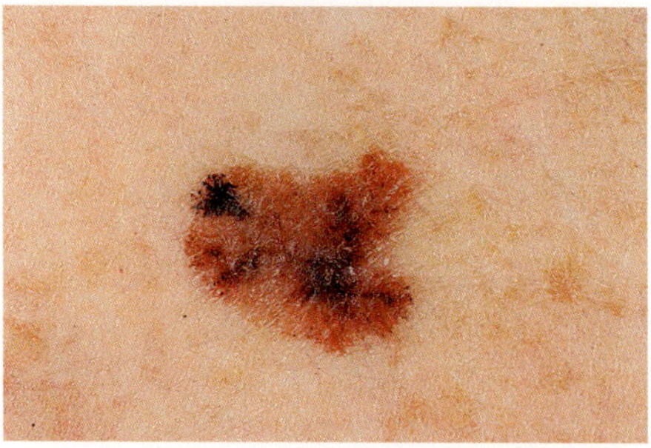

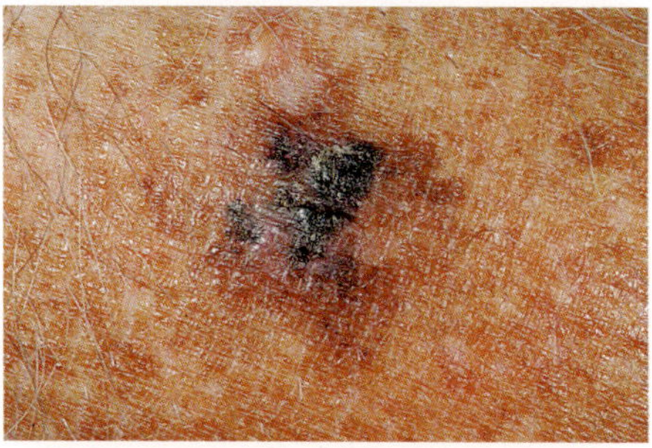

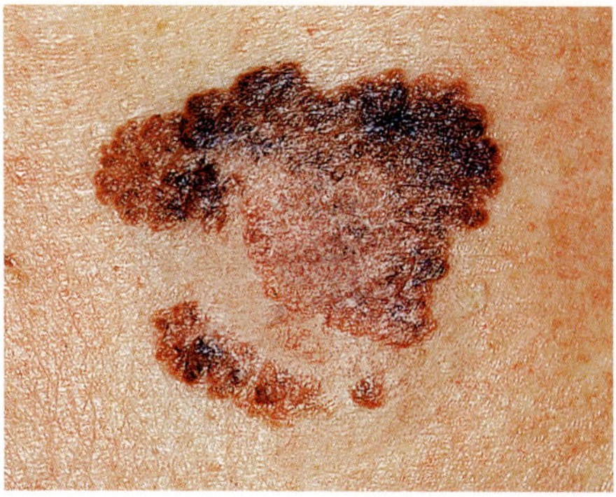

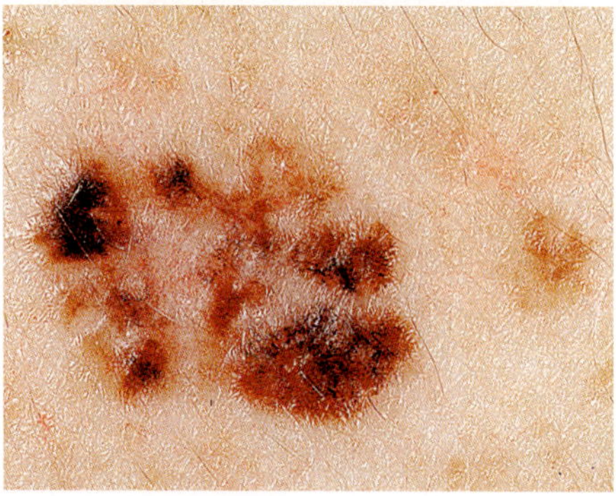

Melanoma de extensión superficial

- Las lesiones tienden a extenderse en sentido lateral dentro de la piel, a lo largo de unos pocos años, antes de formarse nódulos dentro de la lesión.

Melanoma nodular

- Representan aproximadamente el 10-15% de todos los melanomas.
- Son igualmente comunes en los hombres y las mujeres.
- Afectan a cualquier zona de la piel, pero son más frecuentes en las extremidades.
- Las lesiones tienden a ser elevadas, entre pardas y negras, con rápida aparición de pápulas que crecen con rapidez.
- El aspecto clínico puede sugerir una lesión vascular; es posible la presencia de hemorragia focal.
- Las lesiones aparecen y evolucionan a lo largo de meses, y tienden a extenderse verticalmente en la piel.

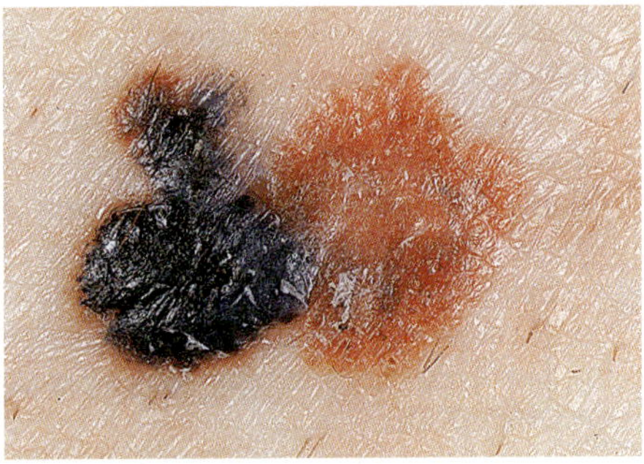

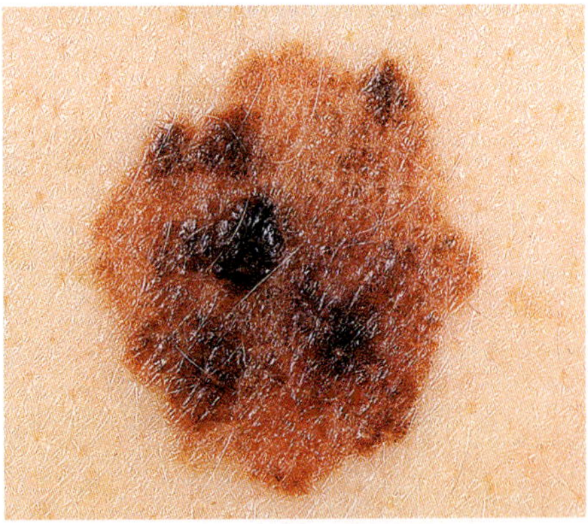

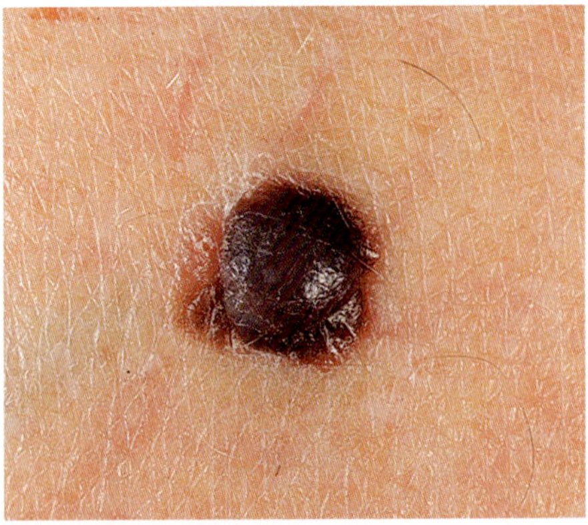

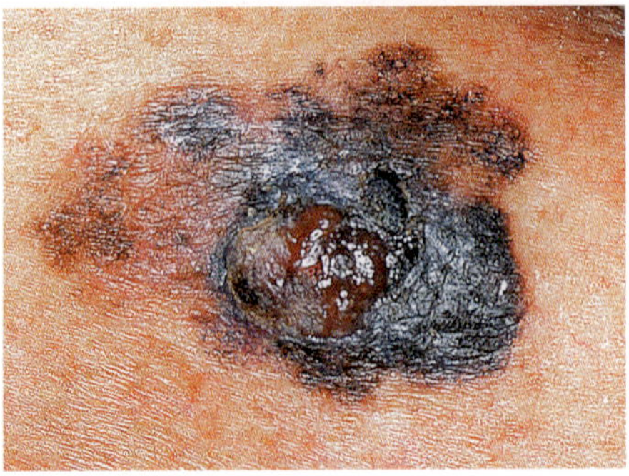

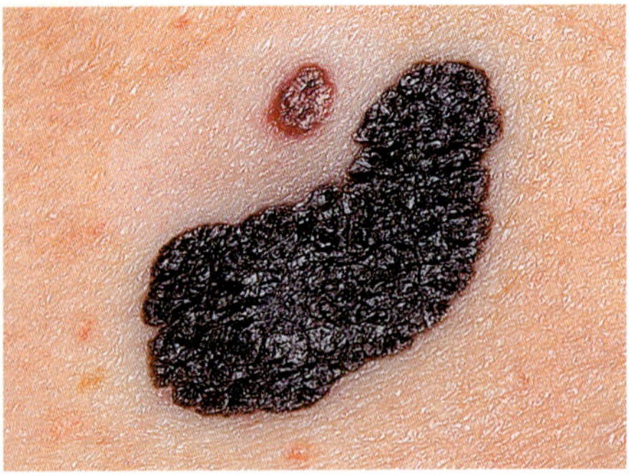

Melanoma nodular

Lentigo maligno y lentigo maligno melanoma

- Estas formas representan el 5-10% de todos los melanomas.
- El lentigo maligno constituye un melanoma in situ (intraepidérmico).
- La progresión hasta el lentigo maligno melanoma invasivo ocurre en el 5% de los pacientes.
- Estas formas se encuentran con la misma frecuencia en los hombres y las mujeres, generalmente en personas mayores.
- Se desarrolla a lo largo de años o décadas en la piel blanca expuesta al sol, sobre todo en la cara, el cuello o el dorso de las manos.
- Las lesiones tienden a ser planas y de contornos irregulares.
- El color suele ser pardo, con alguna variación en la densidad de pigmento epidérmico.
- Las lesiones tienden a tener un aspecto moteado o como lavado, y pueden contener áreas de pigmentación normal.
- La luz de Wood revela muchas veces una pigmentación irregular, que se extiende bastante más allá de la lesión clínica.
- Los nódulos y la ulceración pueden indicar invasión local.

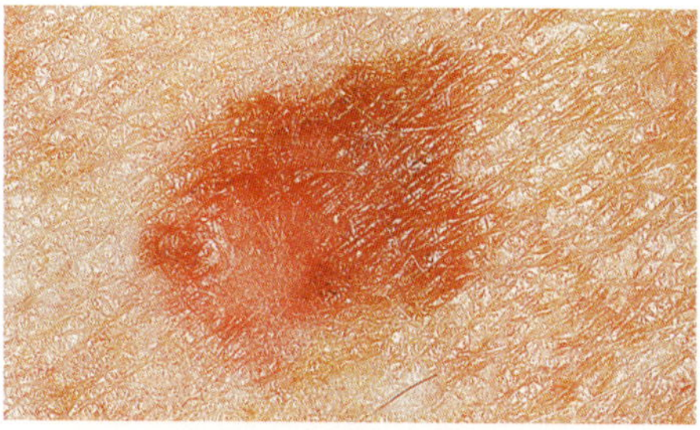

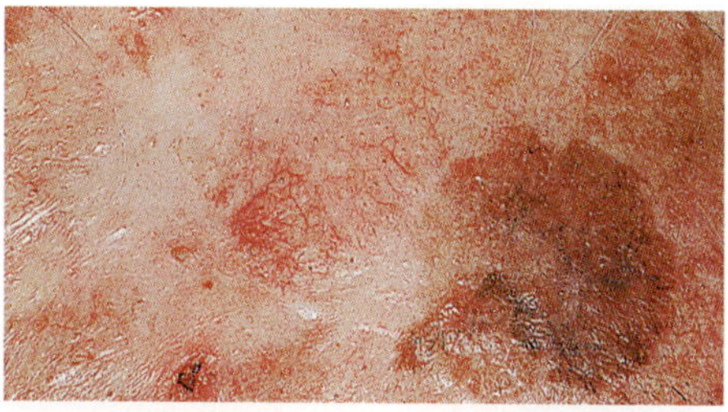

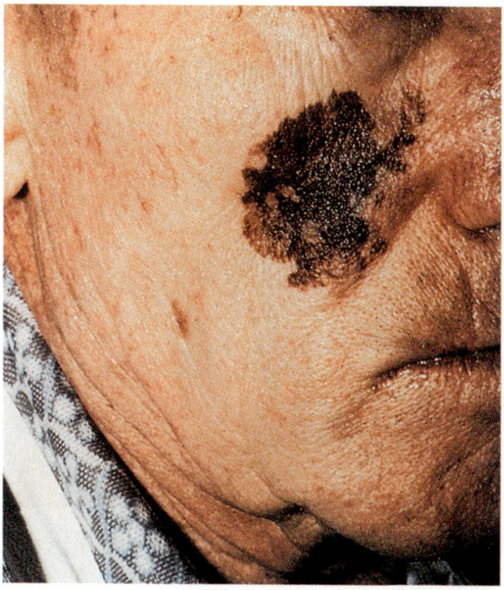

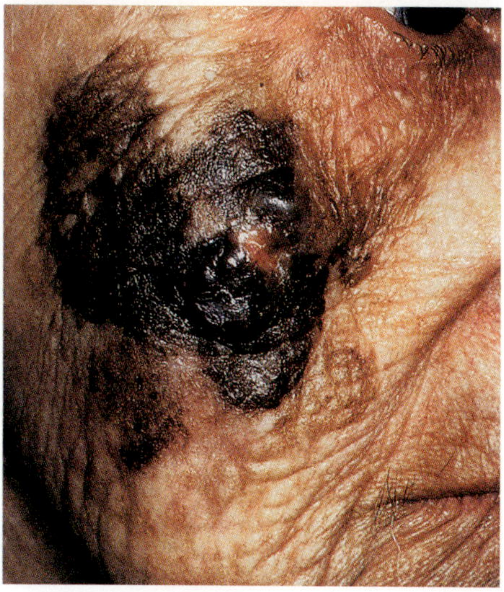

Lentigo maligno y lentigo maligno melanoma

Melanoma lentiginoso acral

- Representa el 7% de todos los melanomas.
- Es más común en los hombres que en las mujeres, y se suele encontrar en personas mayores.
- Se localiza sobre todo en las manos y los pies, incluyendo las uñas de personas de piel más oscura (fototipos IV-VI).
- También se encuentran lesiones similares alrededor de la boca, el ano y los genitales.
- Ésta es la forma más común de melanoma en los orientales y los individuos de raza negra, y representa más de la mitad de todos los melanomas en estos grupos étnicos.
- Es la forma menos común de melanoma en la raza blanca.
- Aparte de la localización, la lesión tiene un aspecto similar al lentigo maligno y el lentigo maligno melanoma, una mácula plana con expansión lenta y coloración moteada bastante uniforme.
- Aparece y evoluciona a lo largo de años.
- El término «melanoma amelanótico» describe un melanoma no pigmentado; todos los subtipos pueden ser amelanóticos.
- El 2% de todos los melanomas son amelanóticos.
- Muchas veces se retrasan la biopsia y el diagnóstico.
- Las células malignas producen poco o ningún pigmento melanina.
- La lesión tiene un aspecto inocente, de pápula rosa-roja creciente, similar a una picadura de insecto.

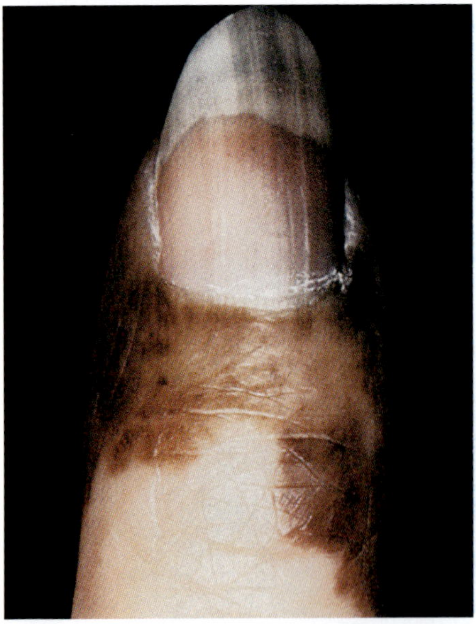

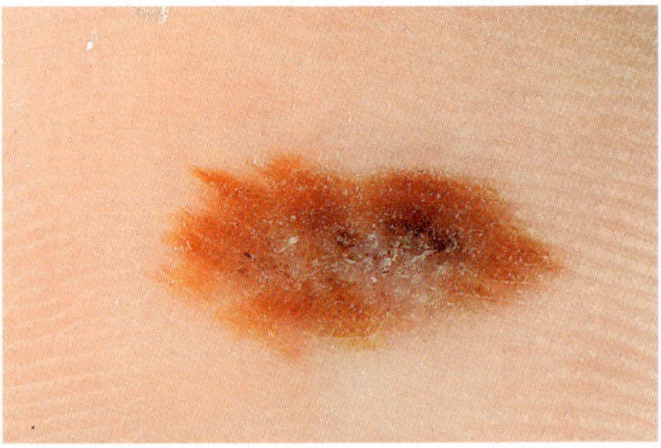

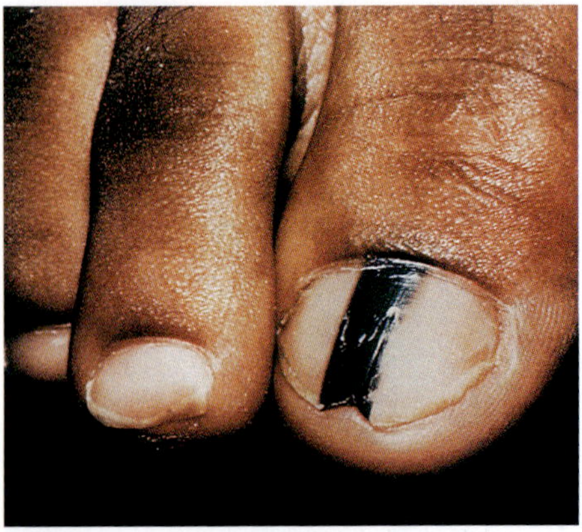

Melanoma lentiginoso acral

Hallazgos extracutáneos

- Palpe los ganglios regionales antes de la biopsia y documente las observaciones.
- La inflamación consecutiva a la biopsia puede agrandar temporalmente los ganglios regionales.
- Todos los ganglios sospechosos se deben evaluar mediante biopsia ganglionar.
- La biopsia ganglionar se puede realizar en el momento de la exéresis del melanoma primario, con o sin mapeado linfático.

Pruebas de laboratorio y anatomía patológica

- Todas las lesiones sospechosas justifican la biopsia para confirmar la presencia de melanocitos malignos.
- El informe de la biopsia debe especificar el diagnóstico, la localización anatómica, el nivel de Breslow, y si están afectados los márgenes.
- El nivel de Breslow es el grosor vertical medido del melanoma, y representa el factor pronóstico más importante por sí solo.
- La ulceración o la regresión, si existen, plantean la posibilidad de subestimación del nivel de Breslow.
- El nivel de Clark, o nivel de invasión anatómica, también es útil, sobre todo para los melanomas finos que ocurren en áreas de piel delgada como los párpados, las orejas y los genitales.

Biopsia

- Considere la biopsia del ganglio centinela.

Diagnóstico diferencial

- Melanoma de extensión superficial:
  - Nevus benignos (lunares).
  - Nevus atípico (displásico).
  - Queratosis seborreica.
  - Lentigo solar.
- Melanoma nodular:
  - Carcinoma basocelular pigmentado.
  - Angioqueratoma.
  - Hemangioma.
  - Nevus o acrocordón traumatizado.
  - Granuloma piógeno.
- Lentigo maligno:
  - Queratosis actínica pigmentada expansiva.
  - Enfermedad de Bowen.
  - Lentigo solar.
- La biopsia y la revisión histológica diferencian entre melanoma y otros tumores.
- Todos los nevus eliminados por razones diagnósticas o estéticas deben derivarse para estudio histológico.
- La escisión incompleta o la biopsia de los nevus pueden conducir a recidiva, con hiperplasia epidérmica de melanocitos de aspecto atípico.
- Esta entidad de nevus recurrente puede ser clínica e histológicamente indistinguible del melanoma de extensión superficial.
- Se debe disponer de la pieza original de escisión o biopsia para poder excluir el diagnóstico de melanoma.

Evolución y pronóstico

- En general, cuanto más fino es el melanoma mejor es su pronóstico.
- La enfermedad localizada tiene mucho mejor pronóstico que la metastásica.
- El pronóstico tiende a ser más favorable en las mujeres y en los pacientes más jóvenes.
- El melanoma de una extremidad tiene un pronóstico más favorable que el del tronco, la cabeza o el cuello.
- El melanoma del cuero cabelludo presenta un pronóstico peor que los localizados en otros lugares de la cabeza o el cuello.

Discusión

- Los ABCD son útiles para apoyar la sospecha clínica.
- No pase por alto los síntomas descritos por el paciente, sobre todo el prurito.
- El riesgo de la biopsia es mucho menor que el riesgo de pasar por alto un melanoma.
- Se debe considerar la derivación al dermatólogo.
- Todas las lesiones pigmentadas deben ser examinadas a intervalos periódicos por el paciente y por el médico.
- Esta norma se aplica en especial a los pacientes con riesgo aumentado de melanoma.
- Se debe tomar nota de la localización, el color, el tamaño y el patrón exactos.
- La fotografía puede ser muy útil como instrumento para registrar tales datos, aunque su utilidad siempre depende de la resolución de la imagen.
- La microscopía con epiluminiscencia permite examinar los patrones de pigmentación dérmica dentro de las lesiones, pero su valor depende de la pericia del observador.

Tratamiento

- Todas las lesiones sospechosas justifican la biopsia.
- Recuerde palpar los ganglios regionales antes de la biopsia y documentar las observaciones.
- La única técnica de biopsia «perfecta» es la escisión de la lesión completa con la grasa subcutánea.
- Esta técnica permite medir con exactitud la profundidad de la invasión del melanoma (Breslow) y evita el error de muestreo (resultado falso negativo).
- La biopsia por afeitado no se recomienda para el melanoma sospechado.
- La pieza de la biopsia por afeitado puede no mostrar la profundidad completa de la lesión —el dato más importante para decidir el tratamiento y establecer el pronóstico—.
- La biopsia por afeitado también está expuesta al error de muestreo.
- Se puede considerar una biopsia mediante un *punch*, con extensión en la grasa subcutánea cuando la sospecha clínica es baja, para las lesiones grandes y para las que asientan en áreas importantes desde el punto de vista estético.
- La biopsia debe incluir la mayoría de las áreas clínicamente sospechosas.
- La biopsia con *punch* también está expuesta al error de muestreo, y son posibles los resultados falsos negativos.
- Más importante es el hecho de que la profundidad de invasión de Breslow máxima no se pierde permanentemente, aunque no quede incluida en la biopsia con *punch*.
- La biopsia incisional con *punch* no parece aumentar el riesgo de metástasis.
- Cuando la lesión es muy sospechosa de melanoma, se prefiere la biopsia escisional.
- Es necesaria la escisión repetida del melanoma confirmado por biopsia con márgenes apropiados determinados por la profundidad del Breslow.
- El melanoma in situ requiere un margen de reescisión de 0,5 cm.

Tasas de supervivencia

Estadio	Características de la enfermedad	Tasa de supervivencia a los 5 años
IA	Breslow ≤ 1,0 mm, Clark II/III, sin ulceración	95%
IB	Breslow ≤ 1,0 mm, Clark IV/V, con ulceración Breslow 1,01-2,0 mm sin ulceración	89–91%
IIA	Breslow 1,01-2,0 mm con ulceración Breslow 2,01-4,0 mm sin ulceración	77–79%
IIB	Breslow 2,01-4,0 mm sin ulceración Breslow > 4,0 mm sin ulceración	63–67%
IIC	Breslow > 4,0 mm con ulceración	45%
IIIA	Tumor de cualquier grosor sin ulceración y 1-3 ganglios linfáticos positivos con micrometástasis	63–70%
IIIB	Tumor de cualquier grosor con ulceración y 1-3 ganglios linfáticos positivos con micrometástasis Tumor de cualquier grosor sin ulceración y 1-3 ganglios linfáticos positivos con macrometástasis Tumor de cualquier grosor con ulceración y metástasis en tránsito o satélites sin ganglios linfáticos regionales afectos	46–59%
IIIC	Tumor de cualquier grosor con ulceración y 1-3 ganglios linfáticos positivos con macrometástasis Tumor de cualquier grosor y ≥ 4 ganglios linfáticos regionales afectos, ganglios empastados, o metástasis en tránsito o satélites con ganglios linfáticos regionales afectos	24–29%
IV	Presencia de metástasis a distancia con independencia del grosor del tumor o del estado de los ganglios linfáticos regionales	7–19%

- El lentigo maligno se suele extender microscópicamente más allá de la lesión clínica, incluso bajo luz de Wood.
- Para la enfermedad en estadio IA la intervención quirúrgica puede ser el único tratamiento necesario, con un margen de 1,0 cm.
- La escisión repetida con un margen de 1,0 cm se recomienda para los tumores de hasta 2,0 mm de grosor, mientras que se recomienda un margen de 2,0 cm para los tumores de hasta 4,0 mm de grosor.
- La ulceración aumenta el riesgo de subestimar el nivel de Breslow de la lesión.
- La biopsia del ganglio centinela se debe considerar para el estadio IB y para todos los estadios II.
- El número de ganglios regionales afectos es un predictor más fuerte de la supervivencia que el tamaño de esos ganglios.
- El estado del ganglio linfático centinela predice el riesgo de recidiva y la mortalidad, como muestra la tabla de la página 478.
- En la actualidad se está estudiando el beneficio terapéutico de la biopsia de ganglio linfático, y la consiguiente eliminación de las metástasis microscópicas.
- Para los estadios IIB, IIC y III se suele recomendar el tratamiento adyuvante con dosis altas de interferón-2α.
- Las dosis bajas de interferón-2α no han proporcionado una mejoría significativa del tiempo hasta la recidiva ni de la supervivencia global.
- Se debe considerar la derivación a oncología y/o la revisión por el comité de tumores.
- Se están realizando ensayos clínicos con vacunas en casos de melanoma extracutáneo.
- Se debe realizar un examen de vigilancia a intervalos regulares, que incluirá lo siguiente:
  - Inspección visual y palpación del sitio de escisión y la piel adyacente.
  - Examen visual de toda la superficie cutánea.
  - Palpación de los ganglios regionales y distantes.
  - Palpación del hígado.
  - Radiografía de tórax inicial y tomografía computarizada inicial de cabeza, tórax y abdomen.
- Las pruebas de función hepática rara vez proporcionan datos útiles, pero se suelen llevar a cabo al principio del seguimiento.
- A los familiares de primer grado se les debe ofrecer un examen de la piel completa con fines de prevención e instrucción.

Claves clínicas

- El examen de la piel completa a intervalos periódicos, sobre todo de los individuos con riesgo aumentado de melanoma, contribuye a la detección y el tratamiento precoces de este grave problema sanitario.
- Cuanto más fino es el melanoma en el momento del diagnóstico (profundidad del Breslow), mejor es el pronóstico. Cuando la profundidad histológica (profundidad del Breslow) es superior a 1 mm se debe considerar la biopsia del ganglio centinela.

Normas para la vigilancia (en meses)

Año desde el diagnóstico	Grosor del tumor primario			
	< 0,76 mm	0,76–1,5 mm	1,5–4,0 mm	> 4,0 mm
Primero	12	6	3	2
Segundo	12	6	3	2
Tercero	12	6	4	3
Cuarto	12	12	4	3
Quinto	12	12	6	6
Posteriores	12	12	12	12

Imitadores del melanoma

Descripción

- Diversas lesiones cutáneas melanocíticas y no melanocíticas pueden tener un parecido clínico y/o histológico con el melanoma.

Historia clínica

- Ciertos subtipos específicos de nevus melanocíticos benignos pueden sugerir melanoma.
- Los nevus melanocíticos benignos se clasifican como junturales, compuestos o intradérmicos, sobre la base de la localización de las células névicas dentro de la piel.
- La mayoría de los nevus benignos son simétricos, bien definidos, de menos de 6 mm de diámetro mayor, en general de un color dominante y de modo habitual asintomáticos.
- Aproximadamente el 30-50% de los melanomas se originan en lesiones melanocíticas preexistentes.
- Los nevus que desarrollan síntomas y cambian de aspecto son sospechosos.
- Los nevus atípicos miden con frecuencia más de 6 mm de diámetro mayor, suelen tener bordes mal definidos y presentan una pigmentación abigarrada.
- Quizá no sea posible distinguir por la inspección entre nevus atípico y melanoma.
- La presente exposición se centra no en los nevus con cambios o displásicos, sino en los subtipos específicos de nevus benignos que pueden imitar un melanoma.

Hallazgos cutáneos

Nevus azules

- Los nevus azules son nevus melanocíticos benignos con células névicas situadas en la profundidad de la dermis.
- Su color entre azul y negro puede sugerir melanoma.
- Los nevus azules están definidos con nitidez, son de un color uniforme, y permanecen estables en cuanto a tamaño y aspecto a lo largo de muchos años.

Nevus combinados

- El término nevus combinado se refiere a la combinación de un nevus azul en la profundidad de la dermis con un nevus juntural benigno sobreyacente, compuesto o intradérmico.

- Los nevus combinados suelen ser solitarios y muchas veces asimétricos, con pigmentación focal oscura.
- Esta presentación sugiere melanoma aunque el paciente no haya notado ningún cambio en el aspecto de la lesión.

Nevus traumatizados

- Los nevus traumatizados pueden arrancarse parcialmente y/o presentar costras hemorrágicas sugestivas de ulceración.
- Los pacientes suelen haberse dado cuenta del traumatismo.
- Los nevus eliminados en parte previamente, por traumatismo o biopsia, pueden desarrollar un fenómeno de nevus recurrente a lo largo de varias semanas o meses.
- Se produce hiperplasia de los melanocitos superficial a la cicatriz, lo que conduce a una pigmentación heterogénea y contornos irregulares conforme el pigmento se extiende en la piel adyacente, un dato muy sugestivo de melanoma.
- El fenómeno de nevus recurrente también puede recordar al melanoma desde el punto de vista histológico.
- La historia de traumatismo o biopsia junto con la revisión de la biopsia original ayuda a excluir el diagnóstico de melanoma.

Carcinoma basocelular pigmentado

- El carcinoma basocelular pigmentado contiene pigmento melanina, pero por lo demás es equivalente al carcinoma basocelular nodular.
- La cantidad de melanina y su distribución son variables.
- El carcinoma basocelular pigmentado puede ser principalmente rosa, con focos entre azules y grises o trazos negros.
- La superficie tiene una calidad perlada, pero se puede ulcerar.
- El aspecto puede sugerir un melanoma nodular.

Queratosis seborreica

- Las queratosis seborreicas son tumores de queratinocitos benignos que también contienen cantidades variables de melanina.
- La pigmentación puede ser heterogénea y asimétrica dentro de una sola lesión.
- Las queratosis seborreicas aparecen después de los 30 años de edad y pueden crecer con mucha rapidez.
- Las lesiones varían desde planas hasta verrugosas, y desde blancas a rosadas o negras.

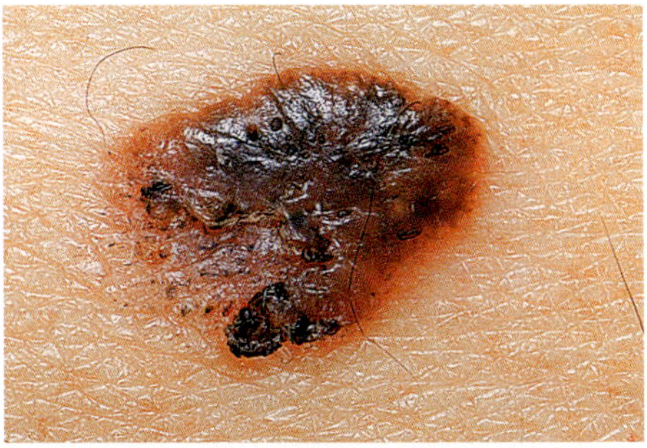

Queratosis seborreica de superficie lisa y pigmentación oscura, con tapones córneos embebidos en la masa.

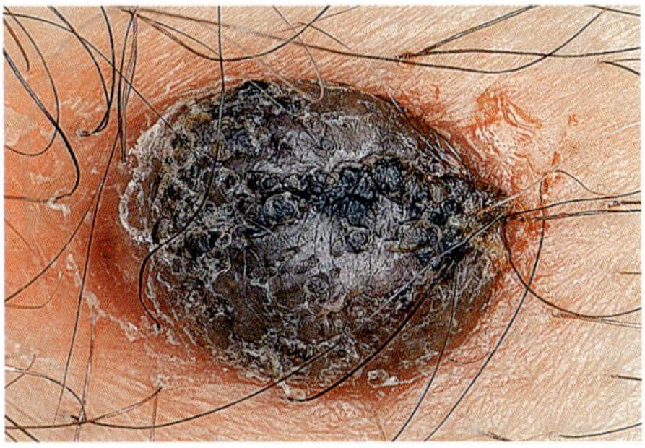

Queratosis seborreica inflamada de superficie costrosa y borde eritematoso.

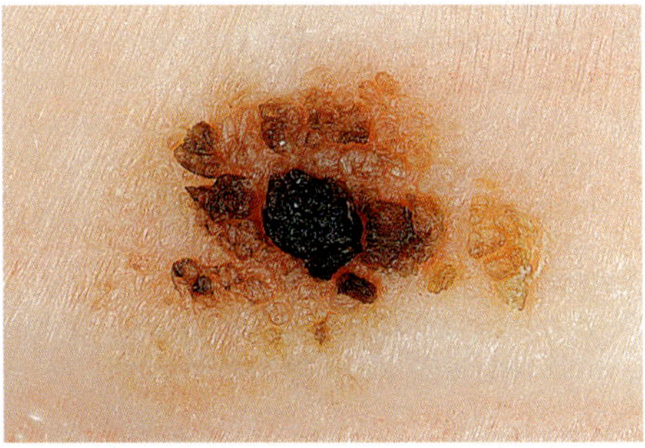

Queratosis seborreica de superficie rugosa y borde irregular.

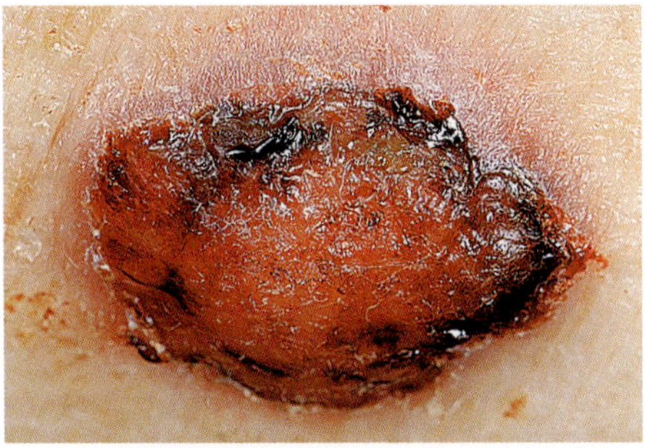

Queratosis seborreica inflamada de superficie costrosa y borde eritematoso.

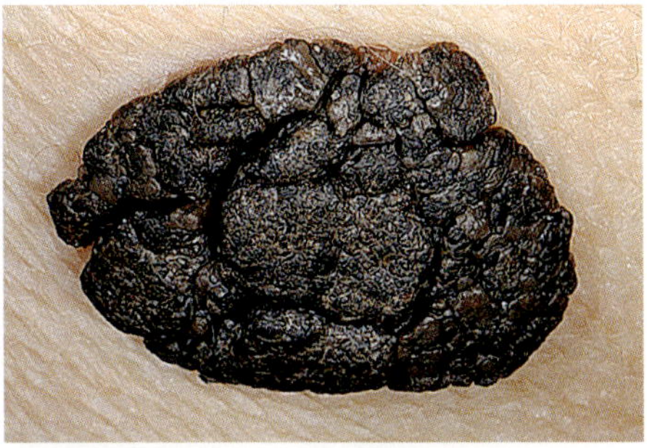

Queratosis seborreica de superficie rugosa y pigmentación oscura.

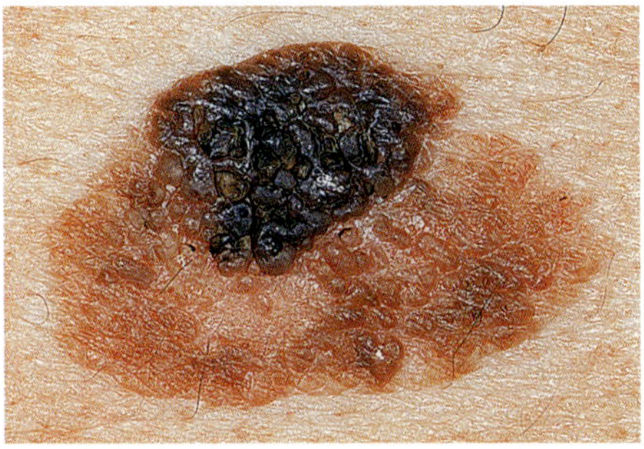

Queratosis seborreica de superficie rugosa y borde asimétrico.

- Las queratosis seborreicas planas pueden recordar al lentigo maligno.
- Las lesiones elevadas pueden sugerir melanoma con extensión superficial.

Queratosis actínica pigmentada progresiva

- Las queratosis actínicas pigmentadas expansivas exhiben una pigmentación reticulada fina y una descamación también fina.
- Las lesiones aparecen en la piel dañada por el sol y simulan un lentigo maligno melanoma.

Hemangiomas

- Los hemangiomas maduros son con frecuencia de color púrpura oscuro y pueden imitar al melanoma nodular.

Angioqueratoma

- El angioqueratoma solitario puede ser desde negro hasta rojo.
- El traumatismo, como la lesión por fricción en el talón (talón negro) o la lesión de una unidad ungueal pueden producir hemorragia.
- Es posible la presencia de hemosiderina en estas lesiones, que se puede confundir con pigmento melanina.

Dermatofibromas

- Los dermatofibromas contienen con frecuencia hemosiderina, a veces producen prurito o hipersensibilidad al contacto, y pueden recordar al melanoma.
- Cualquier lesión cuestionable debe biopsiarse para confirmar el diagnóstico.

Pruebas de laboratorio y anatomía patológica

- Las lesiones que pueden imitar al melanoma desde el punto de vista clínico suelen ser distintas del melanoma en el examen histológico.
- Los procesos que imitan histológicamente al melanoma pueden requerir el uso de tinciones especiales para un diagnóstico exacto.
- El melanoma y las enfermedades de Bowen y Paget pueden mostrar células malignas dentro de la epidermis.
- Las tinciones especiales revelan el tejido de origen de las células malignas en cada caso: melanocito en el melanoma, célula escamosa en la enfermedad de Bowen y adenocarcinoma en la enfermedad de Paget.
- De modo similar, las tinciones especiales son útiles en los tumores de células fusiformes para confirmar el origen de las células malignas.
- Las células del nevus de Spitz pueden ser pleomorfas y prácticamente indistinguibles de las células de melanoma por el aspecto histológico.
- La arquitectura global de la lesión y la edad del paciente ayudan a distinguir entre nevus de Spitz y melanoma.
- De modo similar, el fenómeno de nevus recurrente puede mostrar células altamente pleomorfas compatibles con melanoma.
- El antecedente de biopsia previa y la revisión de la pieza original establecen el diagnóstico.
- El lentigo maligno puede ser muy sutil, y puede recordar al nevus juntural benigno desde el punto de vista histológico.
- Como regla los nevus junturales son lesiones de la niñez.
- Cualquier lesión melanocítica de un adulto interpretada como nevus juntural se debe considerar sospechosa.

Evolución y pronóstico

- El curso clínico y las complicaciones guardan relación con el diagnóstico individual.

Discusión

- Las lesiones sospechosas y displásicas deben biopsiarse.
- La histología suele distinguir entre melanoma y lesiones clínicamente sospechosas de melanoma.

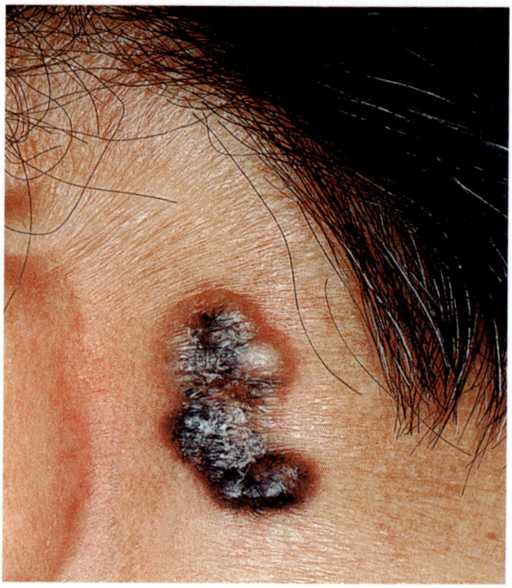

Carcinoma basocelular pigmentado de superficie lobular y un borde irregular.

- Los imitadores histológicos del melanoma incluyen neoplasias malignas derivadas de células no melanocíticas.
- Las tinciones especiales revelan el origen de las células malignas.
- Las lesiones melanocíticas que imitan histológicamente al melanoma, como el nevus de Spitz o el nevus recurrente, requieren una correlación clinicopatológica.

Tratamiento

- El tratamiento y la vigilancia dependen del diagnóstico.

Claves clínicas

- El clínico tiene la responsabilidad de correlacionar las observaciones histológicas con el cuadro clínico.

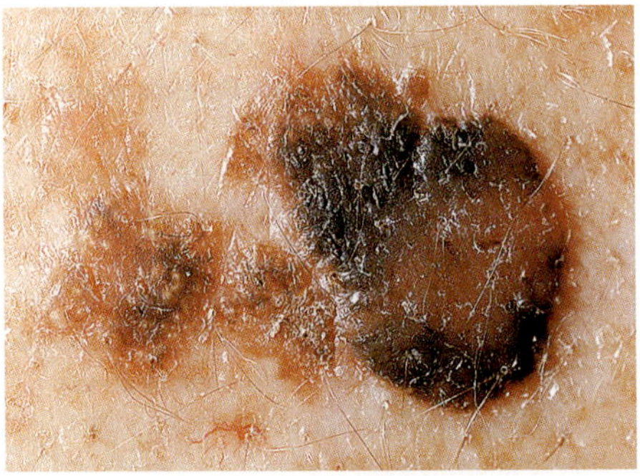

Queratosis seborreica lisa con variación de la pigmentación y un borde irregular.

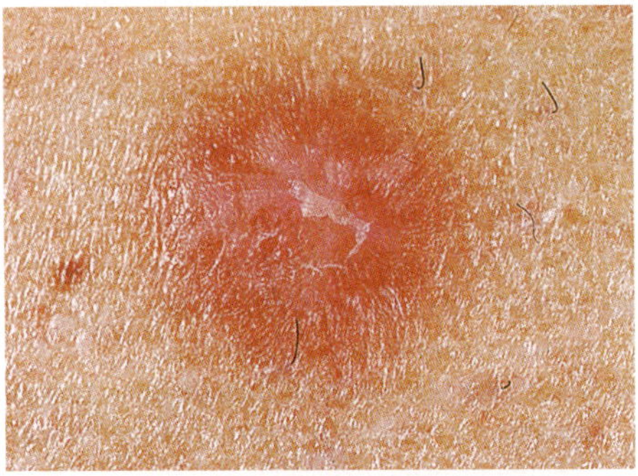

Dermatofibroma de borde irregular pardo y aclaramiento central.

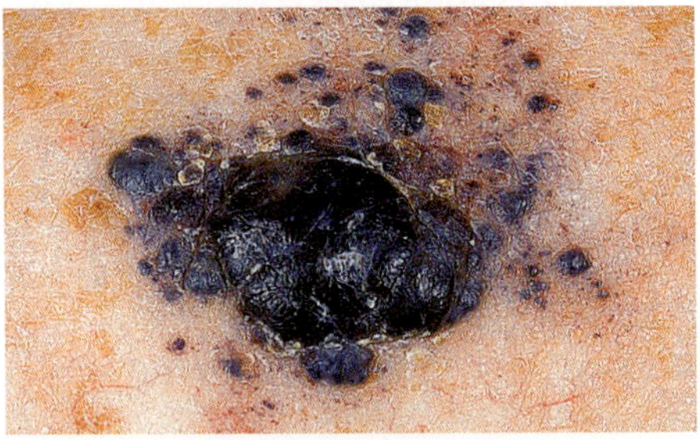

Los hemangiomas varían en cuanto a tamaño y color. Esta lesión compleja recuerda a un melanoma nodular.

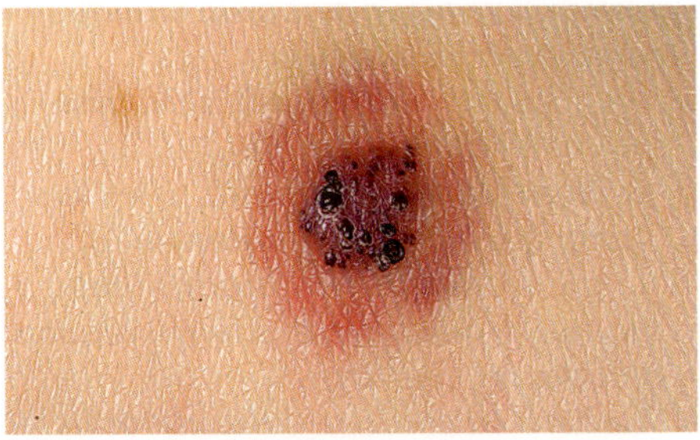

En este hemangioma apareció un patrón de superficie bizarra tras el infarto de algunos vasos. Las pápulas superficiales negras recuerdan a un melanoma nodular.

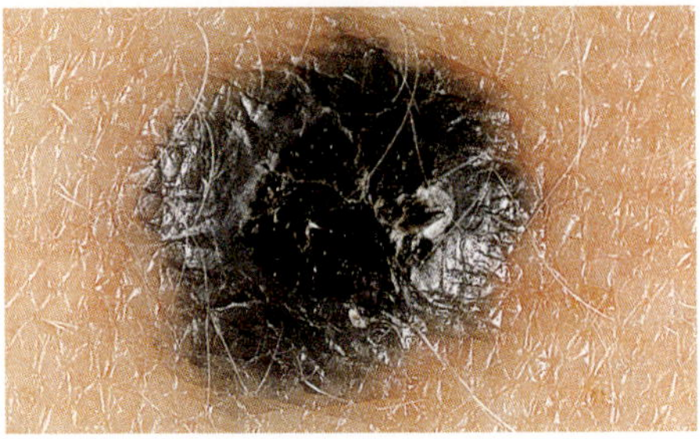

Nevus azul.

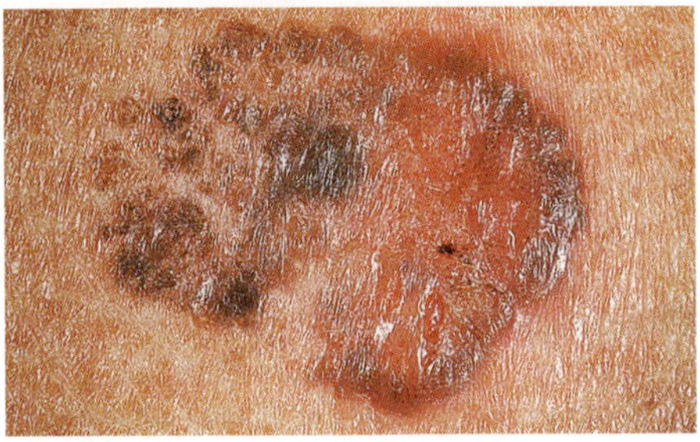

Carcinoma basocelular pigmentado con áreas de regresión.

Nevus melanocíticos congénitos

Descripción

- Los nevus congénitos son tumores cutáneos benignos compuestos de células névicas derivadas de los melanocitos, presentes al nacer o aparecidos hacia los 2 años de edad.
- Se consideran un tipo de marca de nacimiento, de las que existen muchas variantes.

Historia clínica

- Cualquier nevus melanocítico presente al nacer o aparecido en la infancia temprana se considera un nevus melanocítico congénito.
- Alrededor del 1% de los recién nacidos tienen por lo menos un nevus melanocítico.
- Pueden aumentar de tamaño y de pigmentación durante la pubertad.
- Suelen ser asintomáticos, aunque en ocasiones pueden ser irritados por las prendas de vestir o el traumatismo externo.

Hallazgos cutáneos

- Los nevus melanocíticos congénitos suelen ser de color pardo oscuro y elevados, con una superficie verrugosa irregular. La mayoría contienen pelos terminales.
- Los nevus melanocíticos congénitos varían mucho de tamaño.
- Dependiendo de su localización, las lesiones grandes pueden causar desfiguración.
- La melanocitosis dérmica congénita (mancha mongólica) consiste en máculas mal definidas de color azul-negro o gris.
- Los nevus melanocíticos congénitos de los recién nacidos de razas de piel oscura se ven con más frecuencia en la región sacra.

Hallazgos extracutáneos

- A veces se encuentran células de nevus benignas dentro de los ganglios linfáticos regionales, que drenan las áreas con nevus melanocíticos congénitos o melanocitosis dérmica congénita.
- Tales hallazgos son inusuales, pero no indican necesariamente la presencia de un melanoma.

Pruebas de laboratorio

- Los nevus congénitos suelen ser nevus compuestos, con nidos de células névicas en la unión dermoepidérmica y también en la dermis.
- Las células névicas se pueden extender en la grasa y recubrir las estructuras anexiales y los vasos sanguíneos.
- La melanocitosis dérmica congénita es equivalente a los nevus azules desde el punto de vista histológico, con células névicas fusiformes intensamente pigmentadas localizadas en la profundidad de la dermis.

Evolución y pronóstico

- La gran mayoría de los nevus melanocíticos congénitos son benignos y siguen el curso de la maduración a lo largo de los años, según lo descrito anteriormente.
- Los nevus que se desvían de este patrón son sospechosos y justifican la biopsia.
- La melanocitosis dérmica congénita se desvanece con frecuencia durante la niñez temprana, pero puede persistir en la vida adulta.
- Se cree que tales lesiones representan una migración incompleta de los melanocitos hasta la epidermis.
- El riesgo de degeneración maligna de los nevus melanocíticos congénitos es objeto de controversia.
- En general se acepta que el riesgo de cambio maligno es mayor en los nevus melanocíticos congénitos gigantes, con un diámetro superior a 20 cm. El riesgo a lo largo de la vida se estima en un 5-8%.
- No está claro el riesgo durante toda la vida de desarrollo de melanoma en los nevus congénitos menores, pero quizás aumente en los que miden más de 2 cm.
- Es frecuente que las células de los nevus congénitos se extiendan en la grasa subcutánea, de forma que quizá no sea fácil detectar el cambio maligno.
- Por esta razón algunos dermatólogos aconsejan la escisión electiva de los nevus congénitos cuando es posible, en general hacia la pubertad.

Discusión

- El clínico debe proporcionar al dermatopatólogo la edad del paciente, la localización y la historia clínica de la lesión, cualquier muestra de biopsia previa, y el diagnóstico clínico diferencial.
- Se debe enviar una muestra de biopsia adecuada.
- De modo similar, el clínico tiene la responsabilidad de correlacionar las observaciones del patólogo con el diagnóstico clínico.

Tratamiento

- Se deben evaluar todos los nevus de un paciente.
- La mayoría de los nevus benignos son simétricos, con un borde regular bien definido y de color uniforme (quizá con una variación sutil en los tonos del color dominante).
- Los nevus congénitos deben aumentar de tamaño proporcionalmente al crecimiento del paciente a lo largo de la adolescencia.
- El patrón de pigmentación debe permanecer uniforme.
- La fotografía es útil para la vigilancia de los nevus durante el tiempo.
- Los nevus sospechosos deben biopsiarse.
- Considere la derivación a un dermatólogo.
- Los grandes nevus congénitos pueden causar desfiguración dependiendo de la localización, y su eliminación quizá sea técnicamente posible.
- Se debe considerar la derivación para cirugía plástica de los pacientes con nevus congénitos gigantes.
- La eliminación puede requerir operaciones seriadas con expansores tisulares.
- La actual epidemia de cáncer cutáneo ha hecho que muchos pacientes soliciten un examen preventivo.
- No se debe desaprovechar esa oportunidad para detección y tratamiento precoces así como para la instrucción del paciente.
- Se debe aconsejar el examen completo de toda la superficie cutánea.
- Los pacientes y sus padres deben ser instruidos sobre la forma de realizar el autoexamen de la piel, y deben ser animados a que lo practiquen con regularidad.
- Combine la enseñanza de las técnicas de autoexamen con la exploración preventiva de la piel.
- Revise con el paciente los cambios que se deben buscar, como prurito e hipersensibilidad al contacto.
- El paciente y sus padres deben ser animados para que soliciten consulta si en el futuro notan cambios o les preocupa cualquier tema.
- También se informará sobre los peligros de la luz solar, y se aconsejará el uso habitual de filtros solares y prendas protectoras.

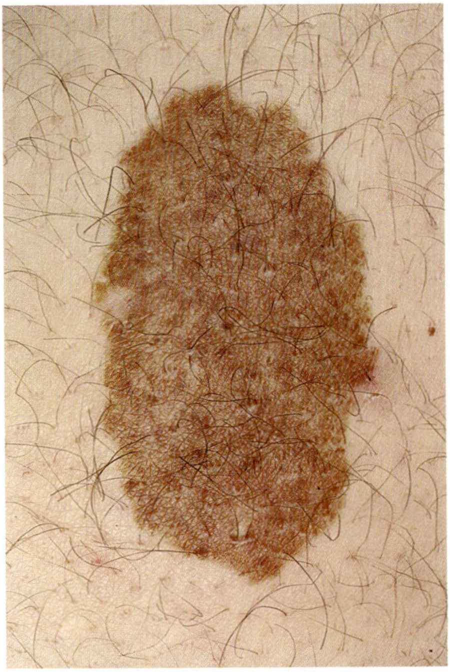

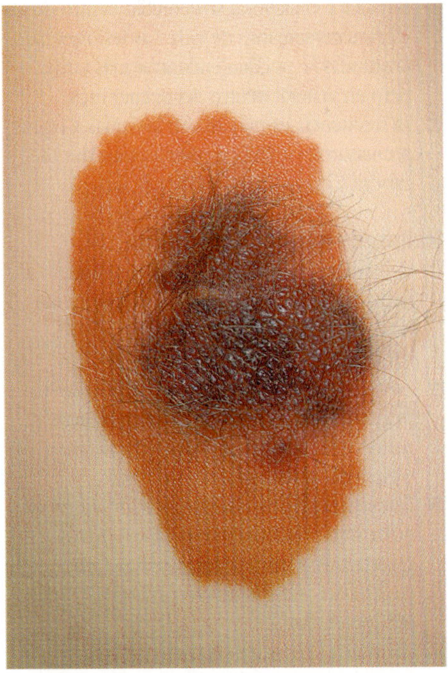

Los nevus congénitos de superficie uniforme y pigmentación clara conllevan poco riesgo de degeneración en melanoma. La escisión se considera en aquellos con pigmentación densa o irregular, como la lesión de la derecha.

19 Tumores y malformaciones vasculares

Hemangiomas del lactante

Descripción

- Los hemangiomas del lactante son neoplasias vasculares benignas, de color rojo, púrpura o azul, que se encuentran dentro del primer año de vida; exhiben hiperplasia de células endoteliales.
- Se deben desechar términos como hemangioma en fresa y hemangioma cavernoso, puesto que se han usado para designar tanto neoformaciones como malformaciones vasculares.

Historia clínica

- Los hemangiomas del lactante son los tumores vasculares más comunes hallados durante la lactancia; se encuentran en el 1-3% de los recién nacidos y en el 10% de los niños de 1 año de edad.
- El 30% de estos hemangiomas son apreciables al nacer, y la mayoría se detectan dentro de las 3 primeras semanas de vida. Las lesiones más profundas se pueden encontrar más tarde, pero en general dentro del primer mes.
- La frecuencia es más alta en las niñas y en los prematuros, y exhiben predilección por la cabeza y el cuello.

Hallazgos cutáneos

- El comienzo y la velocidad de crecimiento así como la profundidad en la piel determinan el momento en el que los hemangiomas se hacen apreciables.
- Los hemangiomas incipientes de la lactancia pueden tener un aspecto plano y blanco pálido, con unas cuantas telangiectasias y grandes vasos sanguíneos dilatados.
- Durante la fase de crecimiento adquieren un color rojo brillante (superficiales) o azul (profundos), con una consistencia firme y elástica. Las lesiones más profundas pueden ser apenas visibles.
- Cuando los hemangiomas del lactante comienzan a involucionar se convierten en blandos y de color gris pizarra.
- Un pequeño porcentaje de hemangiomas del lactante se ulceran y sangran. Las ulceraciones son dolorosas y pueden conducir a infección.
- Los hemangiomas del lactante aparecen en cualquier zona anatómica, incluso en la mucosa oral y en la genital.
- La mayoría de los lactantes tienen una sola lesión; entre el 15 y el 20% presentan múltiples hemangiomas.
- Los hemangiomas cutáneos múltiples se pueden asociar a hemangiomas viscerales (hemangiomatosis neonatal difusa); sin embargo, algunos lactantes tienen hemangiomas viscerales sin afectación cutánea.

Hallazgos extracutáneos

- Los hemangiomas del lactante cerca de los ojos, el pabellón auricular o la boca, pueden amenazar la función de esos órganos.
- Los hemangiomas del lactante localizados cerca o sobre la mandíbula inferior (en la zona de «la barba») se pueden asociar a hemangiomas glóticos.
- Los hemangiomas del lactante localizados en la línea media se pueden asociar a anomalías craneales o vertebrales subyacentes.
- Los hemangiomas faciales segmentarios grandes del lactante se pueden asociar a malformaciones

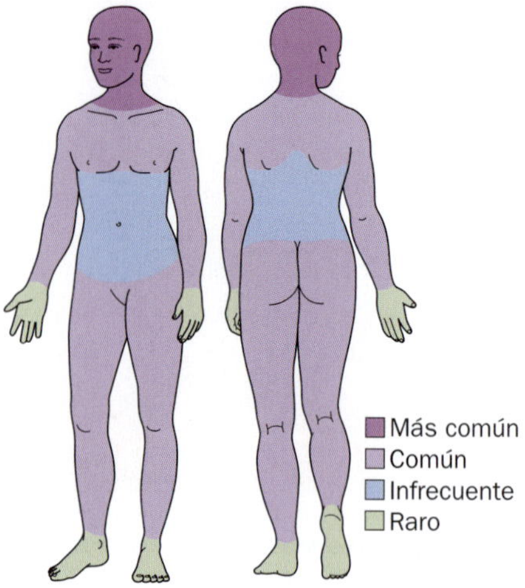

de otros órganos (el síndrome PHACES es una constelación de malformaciones de la fosa **p**osterior, **h**emangioma, anomalías **a**rteriales, **c**oartación aórtica y defectos cardíacos, alteraciones oculares [***e****ye anomalies*] y defectos esternales [***s****ternal defects*]).

Pruebas de laboratorio y anatomía patológica

- La biopsia cutánea no suele ser necesaria para establecer el diagnóstico de hemangioma del lactante.
- La biopsia cutánea puede tener utilidad en las lesiones más difíciles de identificar.
- Bajo el microscopio, las lesiones proliferantes exhiben masas bien definidas de células endoteliales rechonchas y pericitos, que forman luces pequeñas con hematíes; las lesiones en regresión muestran células endoteliales aplanadas en una estroma de tejido conectivo.
- Los hemangiomas del lactante expresan transportador 1 de glucosa, considerado un marcador específico de esa neoformación.
- Se debe hacer un estudio de imagen (ecografía, tomografía computarizada o imagen de resonancia magnética) en los lactantes con hemangiomas faciales segmentarios y lumbares de la línea media, puesto que se pueden asociar a malformación de Dandy-Walker y médula trabada, respectivamente.
- En los lactantes con múltiples hemangiomas y signos físicos de afectación visceral

Hemangioma superficial

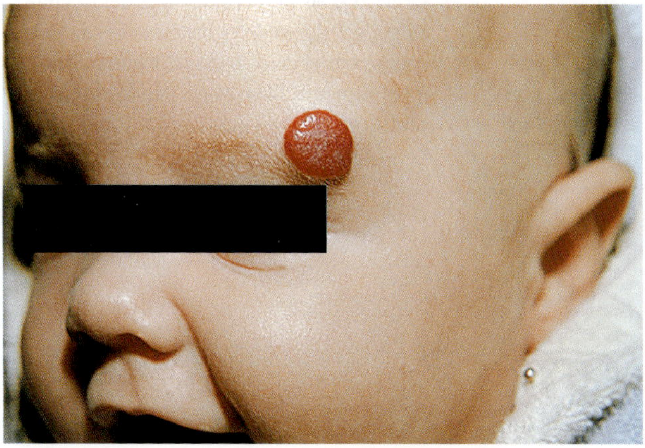

La mayoría son marcas de nacimiento pequeñas e inocuas que proliferan durante 8-18 meses y después regresan con lentitud a lo largo de los 5-8 meses siguientes.

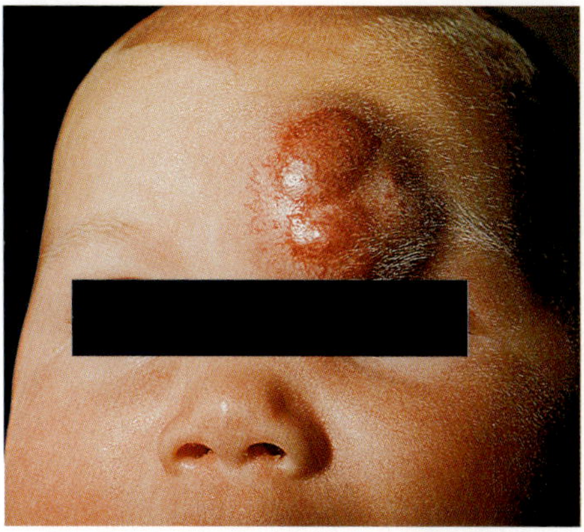

Hemangioma superficial y profundo. Es posible la compresión de estructuras vitales, y las áreas de crecimiento rápido se pueden ulcerar.

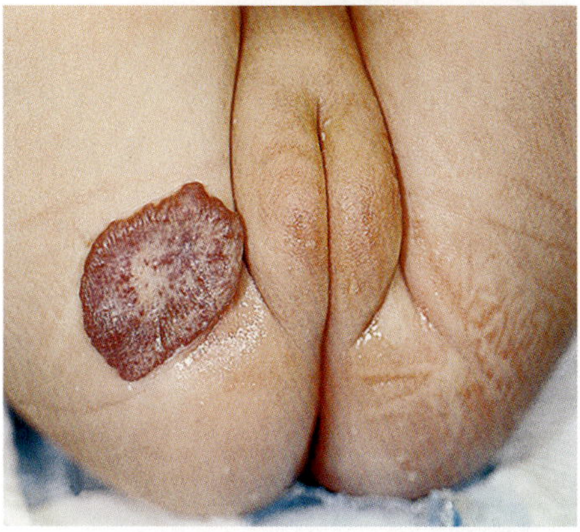

Este hemangioma está experimentando una involución espontánea.

(hepatoesplenomegalia, palidez, taquicardia), se deben hacer recuentos hematológicos completos, con plaquetas, ecografía abdominal y/o tomografía computarizada.

Diagnóstico diferencial

- Neoformaciones vasculares (granuloma piogénico y angioma cereza).
- Tumores raros de la lactancia (fibrosarcoma, angioma en penacho).
- Malformaciones vasculares.
- Los hemangiomas congénitos involucionan con rapidez y no dan tinción positiva para el transportador 1 de glucosa.

Evolución y pronóstico

- Los hemangiomas tienen un curso clínico predecible, con crecimiento durante 6 a 12 meses. Después se estabilizan e involucionan a una tasa del 10% anual.
- El crecimiento es rápido durante las primeras semanas, y después sigue una fase estable con duración de meses; a continuación se produce involución, con fibrosis residual y aclaramiento del color durante años.
- El tamaño, la profundidad y la localización de la lesión tienen poca influencia sobre su tasa de involución.
- La lesión que no muestra signos de regresión a los 6 años de edad, no es probable que se resuelva por completo.
- Se produce ulceración en el 5-13% de las lesiones, que causa hemorragia y dolor recurrentes.
- Es posible la infección superficial, pero rara vez supone un problema serio.
- Después de la involución la piel sobreyacente puede parecer normal, pero a veces existe algún grado de atrofia o fibrosis residual.

Tratamiento

- La mayoría de los hemangiomas del lactante deben ser objeto de vigilancia estrecha para comprobar el curso benigno y tranquilizar repetidamente a los padres (sin intervención activa).

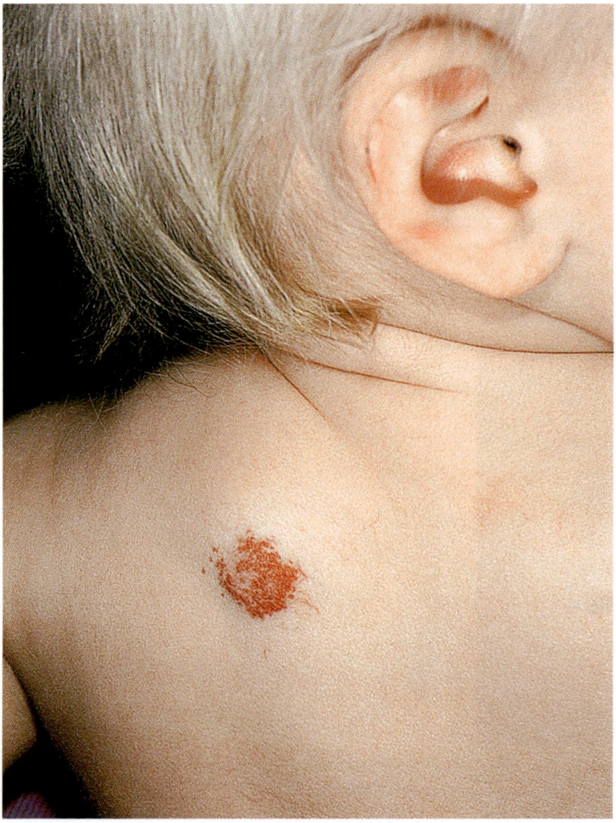

Las lesiones más profundas son masas de color rosado, rojas o azules, mal definidas.

- Los hemangiomas del lactante requieren tratamiento activo si llegan a poner en peligro la vida del paciente, comprometen funciones vitales o pueden provocar desfiguración permanente (hemangiomas de la punta de la nariz). Si es posible, se deben evitar las intervenciones causantes de cicatrices.
- Para las ulceraciones se deben utilizar medidas locales junto con eliminación del tejido necrótico a fin de mantener la herida húmeda y prevenir la infección.
- La herida se debe limpiar suavemente con jabón suave y un paño blando.
- Se debe aplicar una capa fina de un antibiótico tópico, como pomada de mupirocina al 2%, gel de metronidazol o pomada de bacitracina.
- La herida se debe cubrir con un apósito barrera permeable al aire, como la película de poliuretano.
- Las cremas barrera como la pomada de óxido de cinc al 20% se pueden utilizar en el periné y otros lugares no asequibles a los apósitos tópicos.

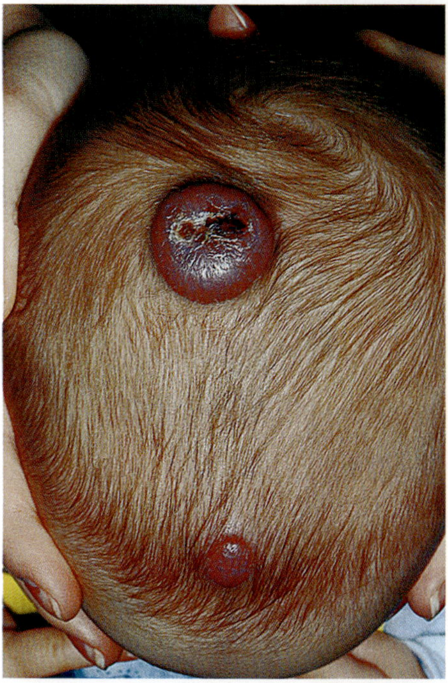

Esta lesión está creciendo con rapidez. La superficie está ulcerada y tiene costras.

- El láser colorante pulsado se ha usado con éxito para las ulceraciones, pero en un pequeño porcentaje de casos puede ser perjudicial y empeorar la situación.
- La prednisona o la prednisolona por vía sistémica, como 2-3 mg/kg por vía oral en una sola dosis matinal, proporcionan una terapia ampliamente usada para las lesiones complicadas.
- Otros tratamientos tópicos comprenden corticosteroides intralesionales y tópicos, interferón-α (aunque su uso es limitado debido a diplejía espástica en el 10-20%), vincristina y ciclofosfamida.
- A veces se usan la embolización, la resección quirúrgica y la radioterapia para los hemangiomas complicados.

Derivación al especialista

- El tratamiento de las lesiones complicadas se debe hacer en colaboración con especialistas. Algunos centros cuentan con clínicas multidisciplinarias, dotadas de dermatólogos, cirujanos pediátricos, oncólogos y radiólogos especializados en el tratamiento de los hemangiomas.

Claves clínicas

- La documentación fotográfica es útil para seguir el curso de los hemangiomas del lactante, y tranquilizadora para los padres.
- La derivación temprana a un especialista es esencial para todos los hemangiomas complicados de la lactancia.

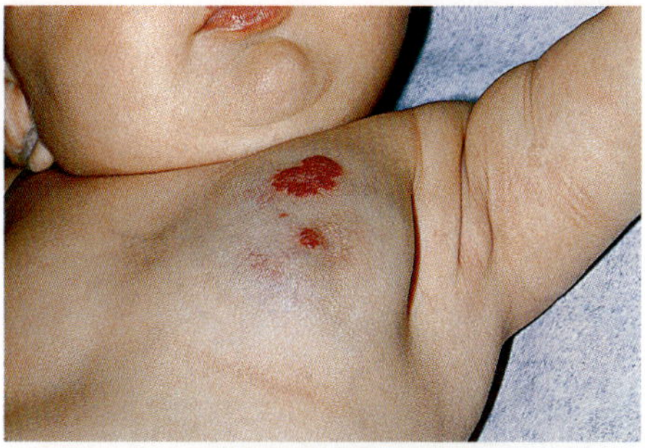

Hemangioma profundo muy grande.

Malformaciones vasculares

Descripción

- Las malformaciones vasculares son anomalías de los vasos sanguíneos y linfáticos debidas al desarrollo y la morfogénesis anormales. A diferencia de los hemangiomas, exhiben renovación normal de las células endoteliales.

Historia clínica

- Por definición, las malformaciones vasculares cutáneas existen al nacer, pero quizá no sean apreciables durante meses, y en ocasiones durante años.
- Las malformaciones vasculares se clasifican por el tipo de vasos (capilares, venosas, arteriales, linfáticas, mixtas [comunes] y arteriovenosas) y las características del flujo (lento o rápido).
- La mayoría de las malformaciones vasculares crecen en proporción al paciente.
- La mayoría de las malformaciones vasculares son esporádicas y no hereditarias. Las malformaciones venosas pueden ser hereditarias, como la glomangiomatosis múltiple y el síndrome del nevus azul en tetina de goma (ambos autosómicos dominantes).

Hallazgos cutáneos

Malformaciones capilares (flujo lento)

- Se produce tinción macular, comúnmente en los párpados («beso de ángel»), la frente y el área de la nuca («picotazo de cigüeña»). Esas manchas tienden a resolverse durante la niñez temprana. Sin embargo, muchas de ellas persisten hasta la vida adulta.
- Las malformaciones capilares pueden ser más serias y afectar a segmentos de la piel inervados por el trigémino (V1-V3).

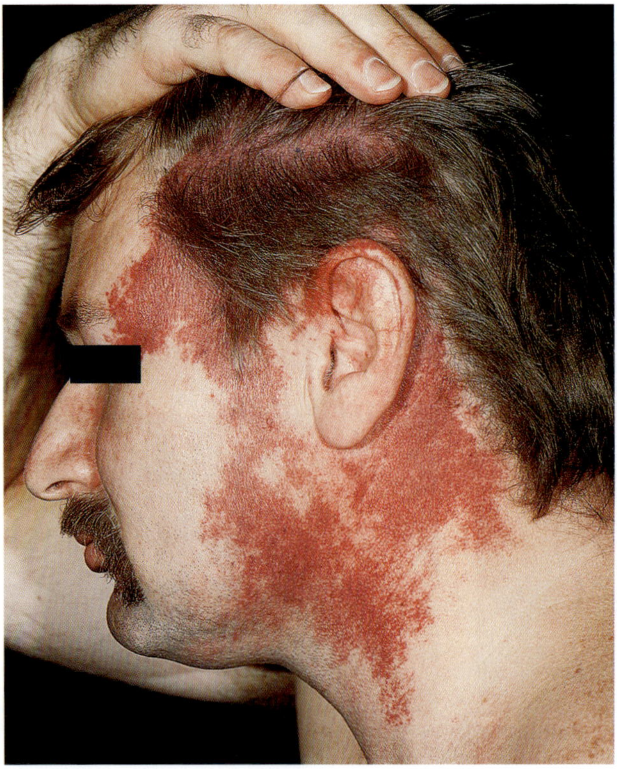

Las malformaciones venosas aparecen al nacer como manchas planas, irregulares y de color entre rojo y púrpura. Más adelante se pueden convertir en papulares, con superficie de aspecto empedrado.

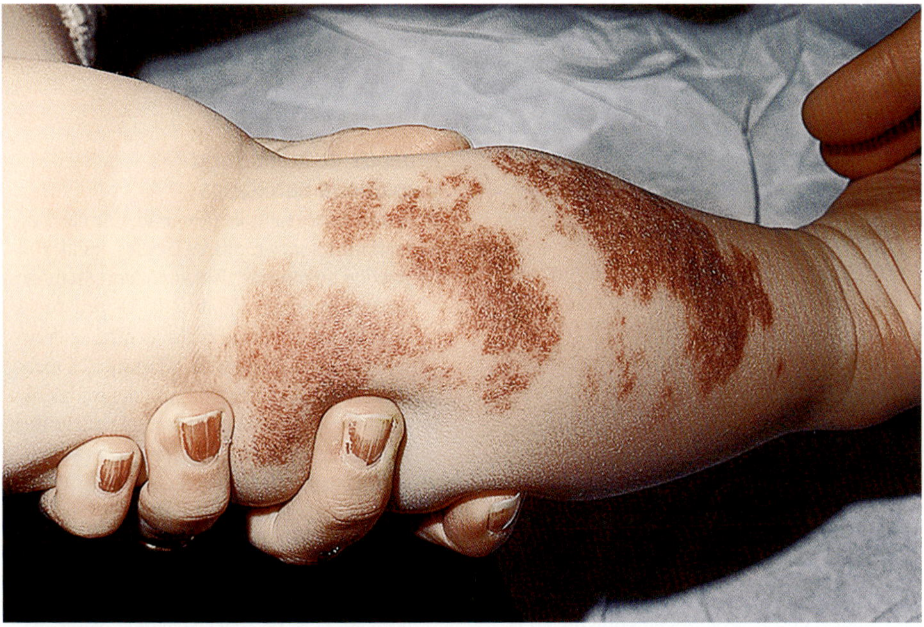

Una malformación venosa cubre gran parte de la extremidad inferior.

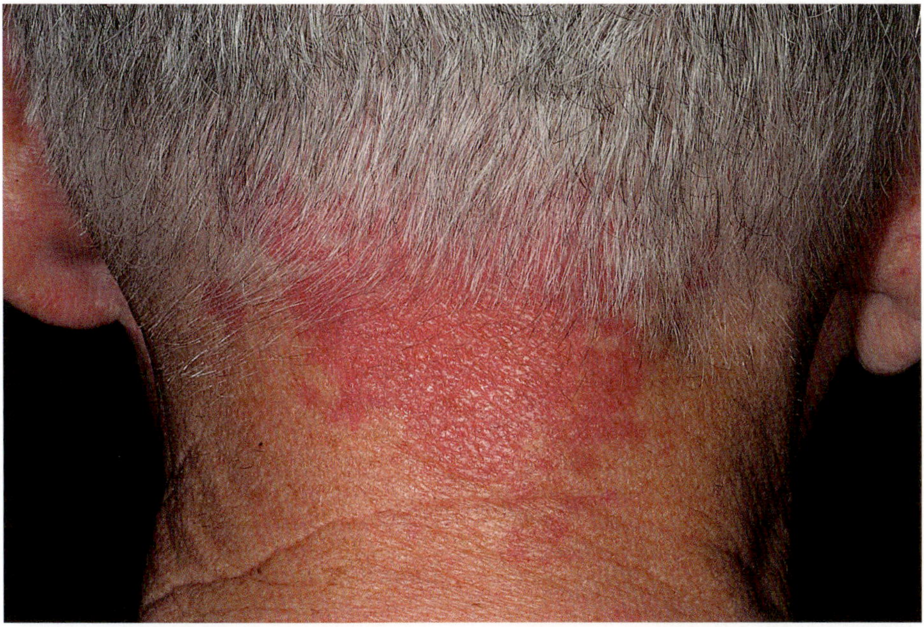

Este hemangioma capilar ha permanecido estable durante años. Las lesiones son comunes en el área de la nuca, donde se conocen como «picotazos de cigüeña».

Malformaciones venosas (flujo lento)

- Las malformaciones venosas suelen ser azules y con aspecto esponjoso; muchas veces aumentan de tamaño con la maniobra de Valsalva y pueden ser dolorosas.
- Es frecuente la formación de flebolitos (pequeños nódulos calcificados), que se palpan como nódulos duros.

Malformaciones linfáticas (flujo lento)

- Las malformaciones linfáticas se componen de canales pequeños (microquísticas) o grandes (macroquísticas), y pueden ser localizadas o difusas.
- El linfangioma circunscrito es una malformación linfática microquística consistente en pápulas pequeñas (1-5 mm) discretas, entre claras y de color sangre, con aspecto de vesículas («huevos de rana»).
- El higroma quístico es una malformación linfática macroquística (canales linfáticos grandes) que se localiza comúnmente en la región cervicofacial.

Malformaciones arteriales (flujo rápido)

- Las malformaciones arteriales (aneurismas, estenosis, malformaciones arteriovenosas) pueden causar signos cutáneos mínimos (tinción rosada), o producir tumefacción masiva, ulceración y necrosis.
- Las malformaciones arteriovenosas pueden permanecer quiescentes durante años, y causar incapacidad por cortocircuito de sangre en la pubertad.
- Las malformaciones arteriovenosas son más comunes en la región de cabeza y cuello.

Hallazgos extracutáneos

- El 10% de los lactantes con malformaciones capilares faciales grandes, sobre todo si afectan a la rama del V1 del trigémino (frente y párpado superior), experimentan riesgo de afectación del ojo y el sistema nervioso central subyacentes; esta tríada se conoce como síndrome de Sturge-Weber.
- Los pacientes con síndrome de Sturge-Weber pueden desarrollar glaucoma (30-70%), convulsiones (70-80%) y crecimiento excesivo de los huesos faciales subyacentes.
- Las malformaciones linfáticas cervicofaciales grandes pueden causar compromisos de las vías aéreas.
- Las malformaciones arteriovenosas pueden causar insuficiencia cardíaca por cortocircuito; las malformaciones arteriovenosas de cabeza y cuello pueden causar convulsiones y defectos neurológicos focales.

Pruebas de laboratorio y anatomía patológica

- Los lactantes neurológicamente normales con malformaciones capilares faciales grandes pueden no mostrar afectación leptomeníngea durante el primer año de vida. Las pruebas de imagen del sistema nervioso central se deben retrasar hasta después de la lactancia, a menos que el niño presente síntomas neurológicos.
- La biopsia cutánea puede ser útil para evaluar lesiones difíciles de caracterizar, y mostrará la arquitectura y el tipo celular de la malformación correspondiente.

Diagnóstico diferencial

- Tinción macular transitoria (se debe diferenciar de las malformaciones capilares).
- Hemangiomas profundos del lactante (pero las malformaciones venosas no tienen el patrón de crecimiento característico).
- Nevus anémico (mácula de contornos irregulares, habitualmente localizado en la parte superior del tórax, debido a vasoconstricción local de los vasos sanguíneos; el borde puede ser oscurecido con la diascopia).

Evolución y pronóstico

- Las malformaciones capilares se pueden oscurecer con la edad y desarrollar un aspecto de empedrado.
- Las malformaciones venosas y arteriales extensas pueden afectar a estructuras más profundas, como el músculo, y pueden constituir una fuente de coagulopatía local o diseminada.
- Las malformaciones vasculares pueden causar alteraciones en el hueso y los tejidos blandos subyacentes, que conducen a pérdida de capacidad funcional.
- Las malformaciones linfáticas se pueden complicar con dolor, tumefacción, hemorragia intralesional e infección.

Tratamiento

- Las malformaciones capilares que afectan a la frente y la región lateral del cuello suelen responder bien al láser colorante pulsado,

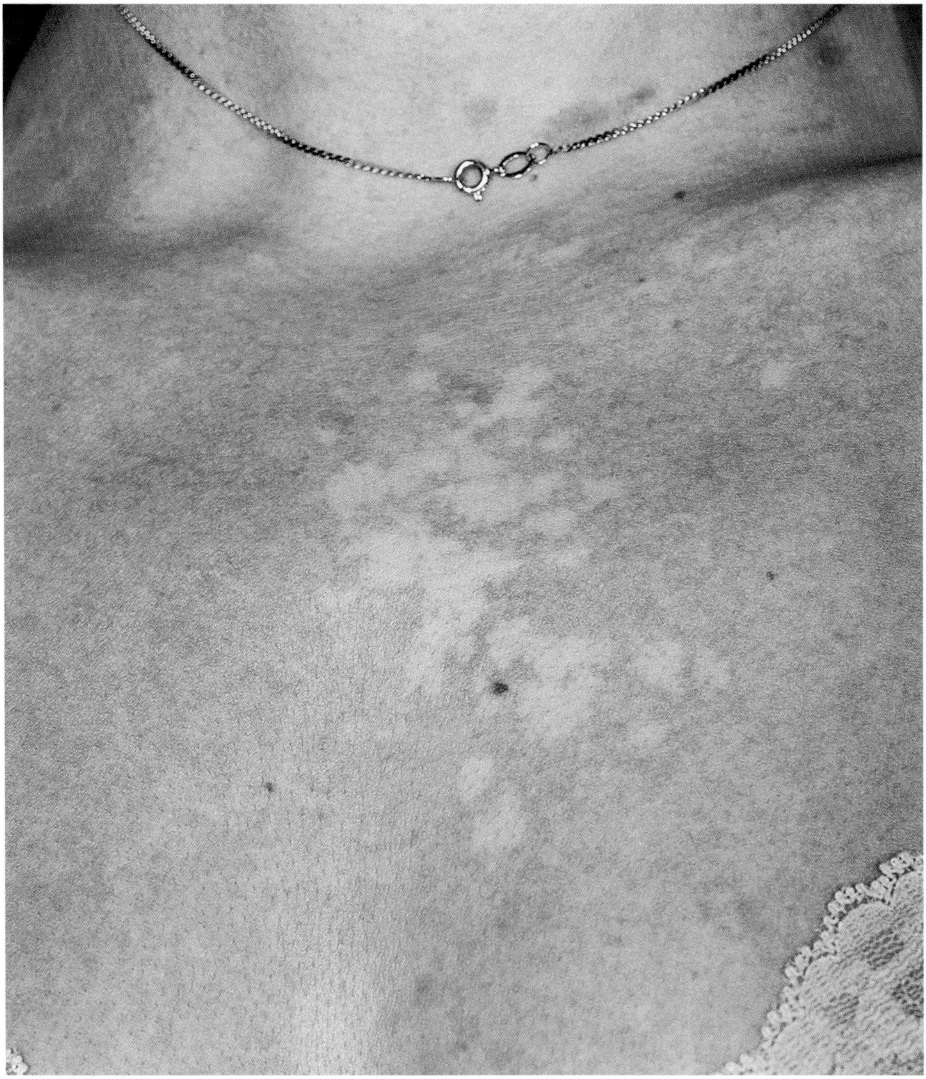

El nevus anémico es una lesión congénita rara, más frecuente en el tórax y la espalda de las mujeres. Suele consistir en una mácula blanca bien definida de borde irregular, muchas veces rodeada por máculas blancas más pequeñas, por fuera del borde de la lesión mayor. Véase el diagnóstico diferencial en la pág. 492.

mientras que las lesiones de la región central de la cara, la rama V2 del trigémino y las extremidades pueden ser más difíciles de tratar.

- Las coagulopatías asociadas a malformaciones venosas se han tratado con medias de compresión, heparina de bajo peso molecular, hidroterapia, masaje y fisioterapia.
- La cirugía láser, la resección quirúrgica, la embolización y la esclerosis se usan solas o en combinación para tratar las malformaciones vasculares complicadas.

Derivación al especialista

- Los lactantes con grandes malformaciones capilares faciales deben ser evaluados por un dermatólogo, un oftalmólogo y un neurólogo.
- El tratamiento se debe realizar en un contexto multidisciplinario, por médicos expertos en malformaciones vasculares.

Consideraciones pediátricas

- Los hemangiomas precoces del lactante y las malformaciones vasculares tienen un aspecto similar al nacer.
- Las malformaciones vasculares se pueden convertir en más pronunciadas durante la pubertad.

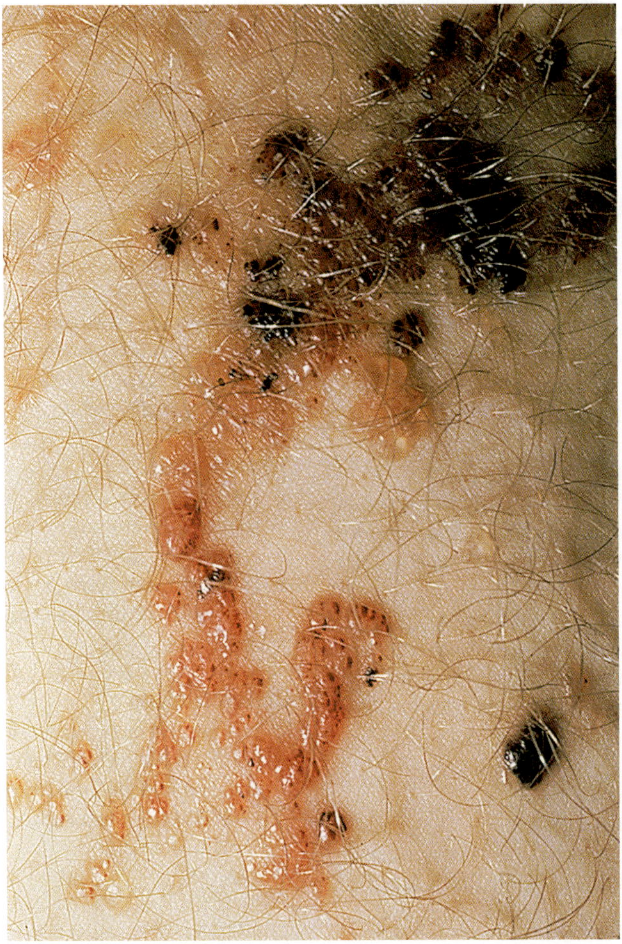

Linfangioma circunscrito. Estas malformaciones hamartomatosas consisten en grupos de vesículas translúcidas o hemorrágicas sobre una base roja oscura o parda. Su aspecto se ha comparado con el de una masa de huevos de rana.

Angioma en cereza (punto «rubí»)

Descripción

- El angioma en cereza es una neoplasia vascular benigna distintiva presente en casi todas las personas de más de 30 años.

Historia clínica

- Las lesiones aparecen de forma gradual durante la vida adulta y son asintomáticas.

Hallazgos cutáneos

- Las lesiones son pápulas bien definidas, lisas, de 0,5 a 5,0 mm, con forma de cúpula o polipoides.
- Las lesiones precoces más pequeñas son de color rojo cereza, y las más grandes y profundas marrones.
- La mayor parte ocurren en el tronco, pero se pueden encontrar en la cabeza, el cuello y las extremidades.
- El número de lesiones puede oscilar desde unas cuantas hasta cientos.

Hallazgos extracutáneos

- La aparición de múltiples angiomas en cereza se ha relacionado con exposición a bromuros, gas mostaza sulfurado y el solvente glicol éter 2-butoxietanol.
- La aparición brusca de tales lesiones puede justificar la búsqueda de neoplasias ocultas, en especial tumores pequeños capaces de producir hormonas (páncreas, intestino delgado y sistema respiratorio).

Pruebas de laboratorio y anatomía patológica

- La biopsia cutánea rara vez es necesaria, pero muestra proliferación benigna, bien definida, de capilares dilatados y vénulas poscapilares dentro de la dermis papilar.
- Las lesiones más grandes muestran aplanamiento de la epidermis sobreyacente y un collarete de epitelio en la periferia.

Diagnóstico diferencial

- Telangiectasia.
- Melanoma.
- Granuloma piógeno.
- Angiomatosis bacilar.

Evolución y pronóstico

- En ausencia de intervención externa, los angiomas en cereza persisten por tiempo indefinido.
- El traumatismo superficial puede producir hemorragia.
- Casos aislados de pacientes con cientos de angiomas en cereza, aparecidos en asociación con la gestación, y también en pacientes con niveles elevados de prolactina, sugieren un posible papel de los factores hormonales.

Tratamiento

- Los angiomas en cereza se pueden eliminar mediante electrocauterio, cirugía láser, criocirugía o simplemente con tijeras.
- Existe un riesgo ligero de cicatrización y alteración de la pigmentación con el tratamiento.

Claves clínicas

- La *presencia* de numerosas lesiones no justifica la búsqueda de tumores malignos, pero la *aparición explosiva* de tales lesiones es un motivo de preocupación.

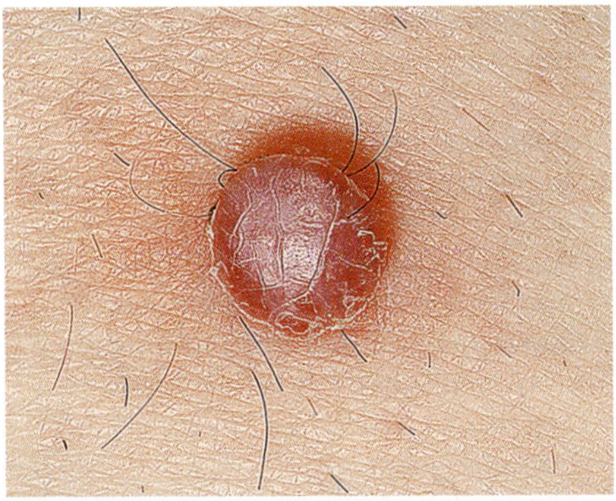

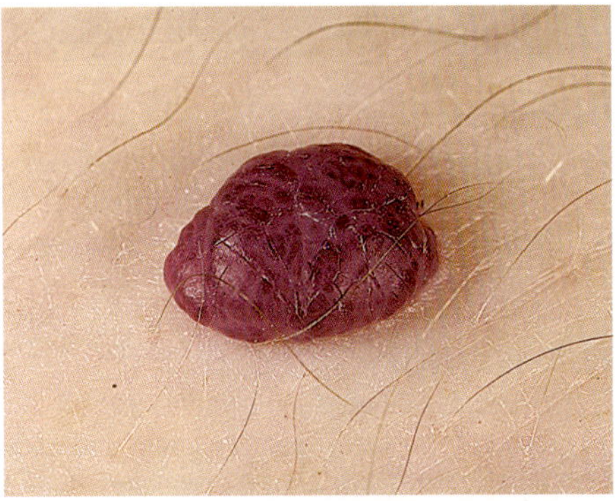

Angioma en cereza. Estas pápulas lisas, firmes, de color rojo oscuro y 0,5-5 mm, existen en prácticamente todas las personas después de los 30 años, y su número aumenta con la edad.

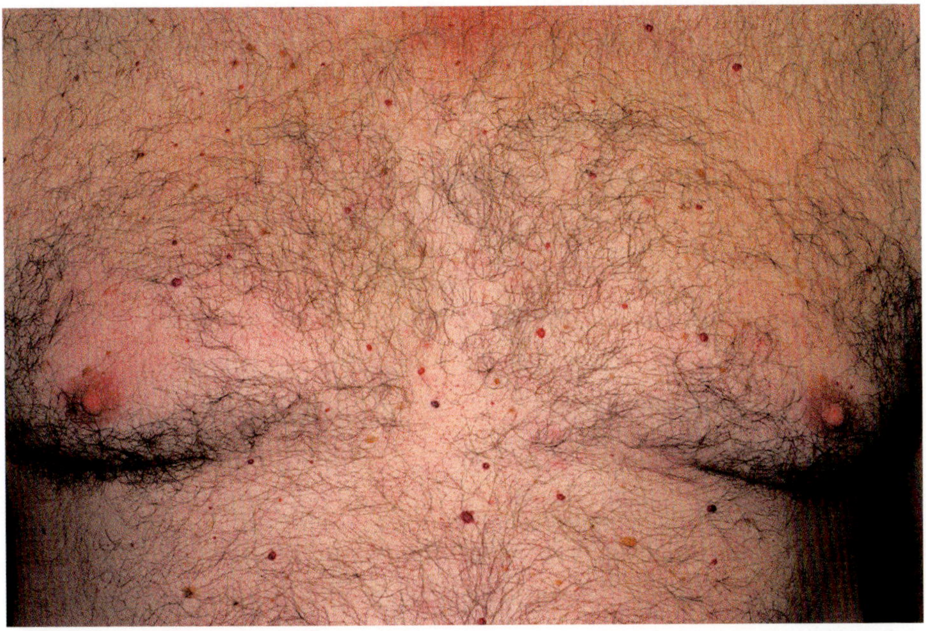

El número de angiomas en cereza aumenta con la edad. Se ven con frecuencia en el tronco, pero pueden ocurrir en cualquier lugar de la piel. Se presentan como máculas y pápulas rojas pequeñas. Algunas personas tienen cientos de lesiones. Son benignas y se pueden eliminar por fines estéticos.

Angioqueratoma

Descripción

- Los angioqueratomas son pápulas escamosas, de color entre rojo y púrpura, formadas por dilatación de vasos sanguíneos superficiales y engrosamiento epidérmico.

Historia clínica

- Los angioqueratomas son comunes y la mayoría de las veces aparecen como múltiples lesiones restringidas a sitios corporales específicos.
- Existen cuatro variantes clínicas determinadas por la localización y la edad de comienzo.

Angioqueratoma de Fordyce (más común)

- Múltiples angioqueratomas asintomáticos con distribución simétrica en el escroto o la vulva.
- Aparecen en la época media de la vida y persisten por tiempo indefinido.
- Los angioqueratomas escrotales se pueden asociar con hernia inguinal, varices de las piernas o varicocele, por lo que se cree que el aumento de la presión venosa interpreta un papel.
- Los angioqueratomas vulvares pueden aparecer a una edad más joven en mujeres embarazadas o que toman anticonceptivos orales.

Angioqueratomas solitarios o papulares

- Los angioqueratomas solitarios o papulares se encuentran con la misma frecuencia en los dos sexos.
- Habitualmente aparecen como lesiones únicas en las piernas de adultos jóvenes; pueden ser múltiples y presentarse en cualquier localización.
- Los angioqueratomas papulares son mayores que las otras variantes y se traumatizan con facilidad.

Angioqueratoma de Mibelli

- Los angioqueratomas de Mibelli son simétricos, agrupados y se encuentran en el dorso de los dedos de las manos y de los pies.
- Aparecen durante la niñez y la adolescencia, y siguen aumentando en número.
- Debido a su localización, experimentan traumatismo y producen dolor con frecuencia.
- Son más comunes en las mujeres y pueden aparecer junto con sabañones o eritema pernio.
- Los angioqueratomas de Mibelli se heredan con carácter autosómico dominante.

Angioqueratoma corporal difuso

- La enfermedad de Fabry es un error congénito del metabolismo que se hereda con carácter recesivo ligado al cromosoma X, causado por una deficiencia de la enzima lisosomal α-galactosidasa A; el defecto provoca depósito de glucofosfolípidos en la piel (y en otros órganos), lo que conduce a formación de angioqueratomas.
- Otras deficiencias de enzimas lisosomales (galactosidasa β1-fucosidasa, β-manosidasa y neuraminidasa) pueden producir síntomas similares a los de la enfermedad de Fabry.
- La afectación es más grave en los chicos que en las chicas.
- Alrededor de la pubertad se forman múltiples angioqueratomas simétricamente en el área del bañador.

Hallazgos cutáneos

- El angioqueratoma es una pápula netamente definida, de color entre rojo oscuro y marrón, o entre azul y negro, de 0,5 a 1,0 cm.

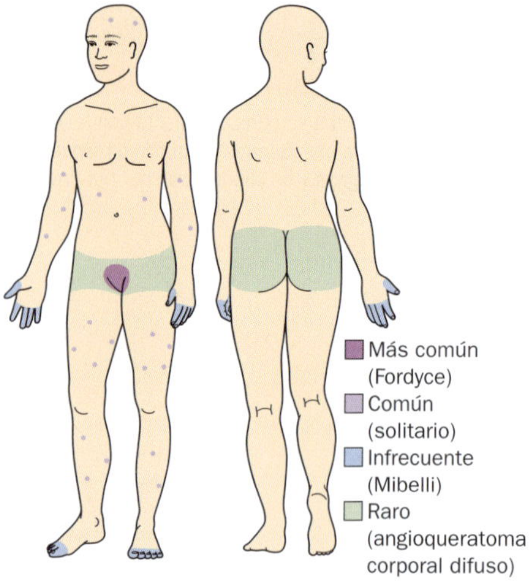

Angioqueratoma de Fordyce

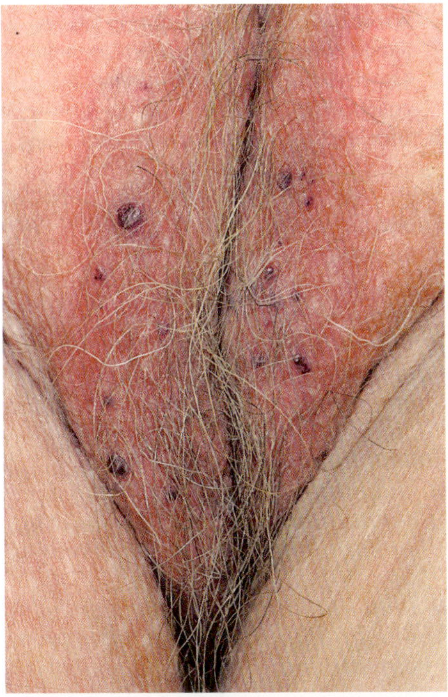

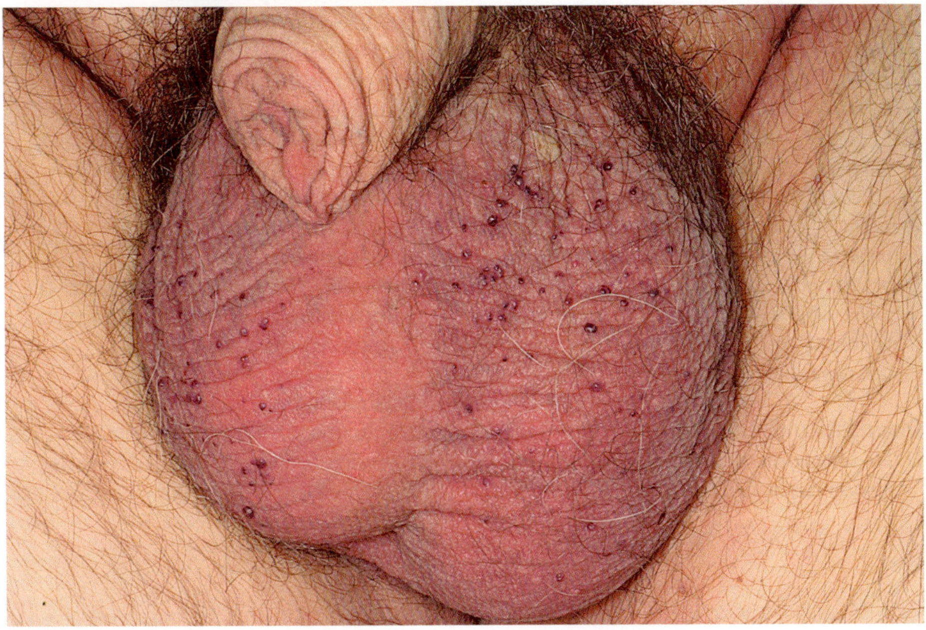

Los angioqueratomas de Fordyce aparecen en la vulva y el escroto. Es posible que participe el aumento de la presión venosa, por ejemplo durante el embarazo y en presencia de hemorroides.

- Las lesiones tempranas son de color más claro, blandas y más fáciles de comprimir.
- Las lesiones antiguas son más oscuras, más firmes y más elevadas, con una superficie escamosa.

Hallazgos extracutáneos

- Angioqueratoma corporal difuso (enfermedad de Fabry).
- Durante la niñez y la adolescencia, los hombres afectos desarrollan episodios de fiebre junto con dolor intenso en las extremidades y el abdomen; esas crisis pueden preceder a los angioqueratomas, y son provocadas por el ejercicio y los cambios de temperatura.
- Las niñas pueden experimentar signos menores.
- Es posible la afectación del encéfalo (crisis isquémicas transitorias e ictus), el corazón (infarto de miocardio) y el riñón (insuficiencia renal).
- Los hombres afectos suelen fallecer hacia los 50 años de edad.
- La mayoría de los hombres afectos y muchas mujeres portadoras desarrollan opacidades corneales peculiares; ese signo puede ser útil para detectar a los hombres con afectación ligera y las mujeres portadoras.

Pruebas de laboratorio y anatomía patológica

- La biopsia cutánea muestra vasos sanguíneos dilatados en la dermis superficial, con hiperqueratosis sobreyacente.
- Todos los subtipos de angioqueratomas tienen un aspecto similar al microscopio.
- Se dispone de pruebas bioquímicas, moleculares y prenatales para la enfermedad de Fabry y para otras enfermedades similares con depósito lisosomal.

Diagnóstico diferencial

- Los angioqueratomas solitarios pueden parecer melanomas malignos.
- Entre las demás lesiones que pueden recordar al angioqueratoma solitario se incluyen las verrugas comunes trombosadas, el sarcoma de Kaposi, el granuloma piógeno, el carcinoma basocelular pigmentado y el carcinoma espinocelular.
- Otras formas de tesaurismosis pueden imitar a la enfermedad de Fabry.

Evolución y pronóstico

- En ausencia de intervención externa, los angioqueratomas persisten por tiempo indefinido.
- El traumatismo superficial conduce con frecuencia a hemorragia, pero no a resolución de las lesiones.

Tratamiento

- Las lesiones con importancia estética o susceptibles al traumatismo se pueden tratar mediante escisión, electrocirugía o cirugía láser.
- La consulta oftalmológica y neurológica se debe considerar en casos de angioqueratoma corporal difuso.

Derivación al especialista

- Los niños con síntomas de enfermedad de Fabry deben derivarse a un dermatólogo y un genetista para diagnóstico, tratamiento y consejo genético.
- Los pacientes con enfermedad de Fabry deben ser vistos por un oftalmólogo y un neurólogo; también puede ser necesaria la consulta con otros especialistas, como el cardiólogo y el nefrólogo.
- Las mujeres con antecedentes familiares de enfermedad de Fabry deben derivarse para diagnóstico prenatal.

Claves clínicas

- Los pacientes con angioqueratomas de Fordyce deben ser informados de que las lesiones no se transmiten por contacto sexual.

Angioqueratoma corporal difuso

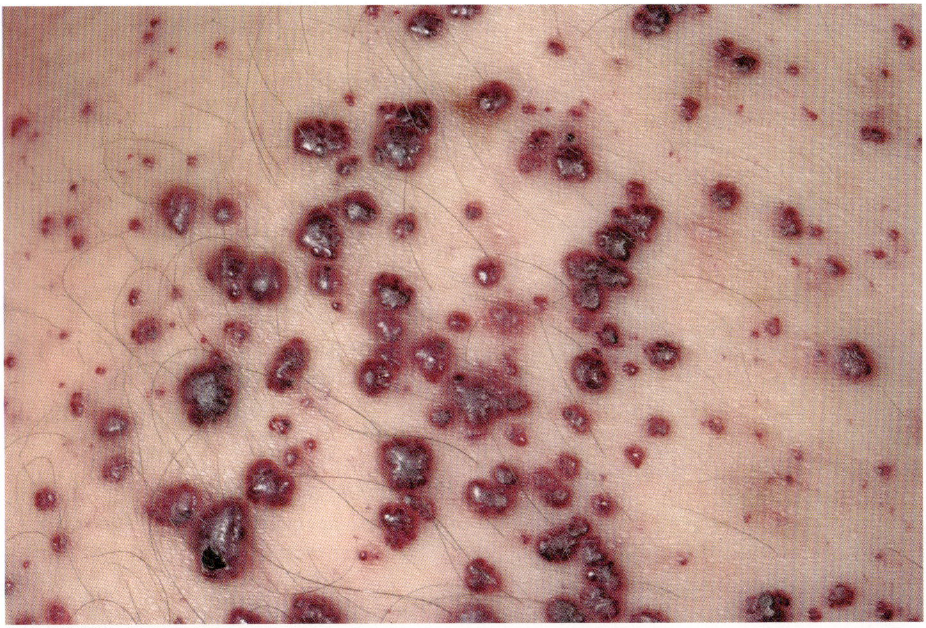

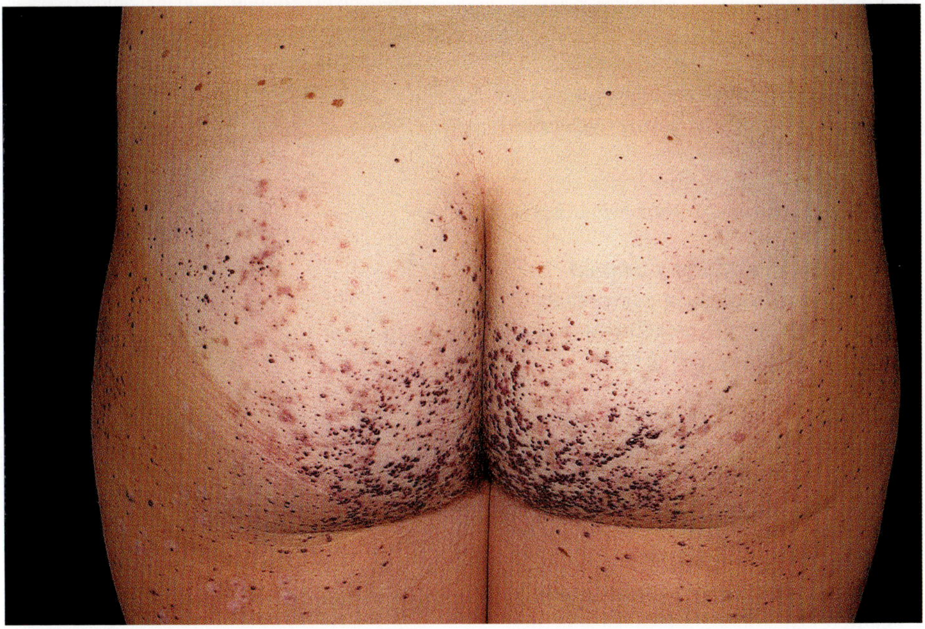

El angioqueratoma corporal difuso (enfermedad de Fabry) es un trastorno ligado al cromosoma X causado por deficiencia de alfagalactosidasa A, una enzima lisosomal. El déficit conduce a la acumulación de glucoesfingolípidos en la mayoría de los tejidos. Los pacientes tienen angioqueratomas cutáneos, dolor intenso en las extremidades, parestesias, opacidades corneales, insuficiencia renal y, en muchos casos, anomalías del corazón, el tracto gastrointestinal y el sistema nervioso central.

Lago venoso

Descripción

- El lago venoso es una vena dilatada que aparece en la piel dañada por el sol como una pequeña pápula de color entre azul oscuro y púrpura que se blanquea bajo la presión.

Historia clínica

- Los lagos venosos son comunes en la piel expuesta al sol de los sujetos ancianos, sobre todo en los hombres de raza blanca.
- El daño solar adquirido y la pérdida subsiguiente de elasticidad dérmica (elastosis solar) pueden causar lagos venosos.

Hallazgos cutáneos

- El lago venoso es una pápula blanda, asintomática, de color entre azul oscuro y púrpura, que mide de 2 a 10 mm y se blanquea bajo presión.
- Se pueden encontrar múltiples lesiones en la superficie mucosa de los labios, sobre todo en la parte lateral del bermellón inferior.
- También se pueden encontrar lesiones en los pabellones auriculares.
- Las lesiones elevadas y las sometidas a traumatismo (como la superficie mucosa del labio) pueden ser pruriginosas y dolorosas, lo que sugiere trombosis.
- Las lesiones traumatizadas sangran con facilidad y forman una costra hemorrágica.

Pruebas de laboratorio y biopsia

- La biopsia cutánea muestra una vénula dilatada con paredes finas situada en la porción alta de la dermis o en la submucosa.

Diagnóstico diferencial

- Los lagos venosos pueden recordar a lesiones pigmentadas, como los nevus azules y el melanoma; los lagos venosos se blanquean totalmente con la diascopia.
- Los lagos venosos traumatizados se pueden convertir en costrosos y recordar al herpes labial.
- Los pacientes con sarcoma de Kaposi relacionado con el virus de la inmunodeficiencia humana pueden desarrollar múltiples nódulos de color entre azul y púrpura en las superficies mucosas, que recuerdan a los lagos venosos.

Evolución y pronóstico

- Los lagos venosos son persistentes y pueden aumentar de tamaño con el paso del tiempo.

Tratamiento

- Muchos pacientes con lagos venosos sólo necesitan ser informados sobre la naturaleza del proceso.
- Las lesiones expuestas a traumatismo frecuente, las que tienen importancia estética y las que interfieren con la comida o el habla deben tratarse, aunque la recidiva es común.
- Bajo anestesia local o regional se elimina el techo del lago venoso con unas tijeras de iris, y se cauteriza la lesión.
- Los láseres también son efectivos para eliminar los lagos venosos.

Derivación al especialista

- Las lesiones que exhiben un cambio rápido requieren derivación al dermatólogo.

Claves clínicas

- A muchos pacientes con lagos venosos les preocupa la posibilidad de malignidad.
- Los lagos venosos con trombosis pueden ser dolorosos.
- Las lesiones recuerdan a una variz en la piel dañada por el sol.

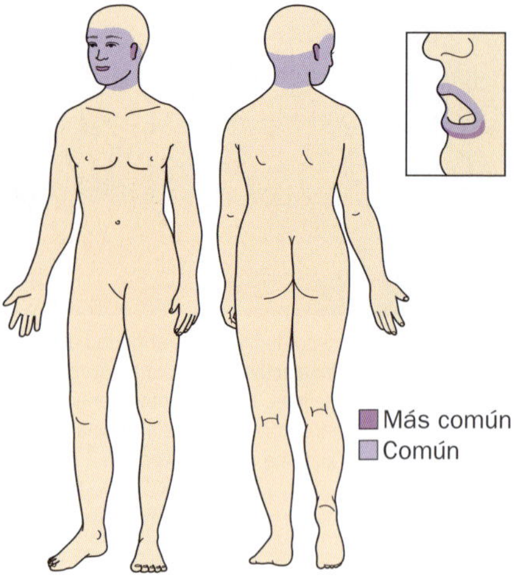

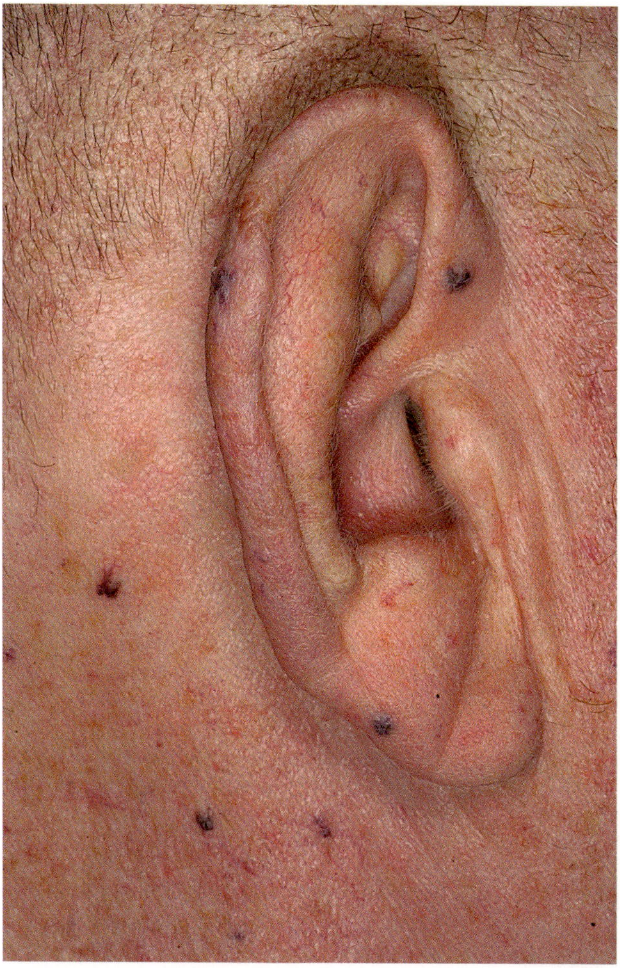

Los lagos venosos ocurren en las superficies expuestas al sol del pabellón auricular, la cara, el cuello y los labios.

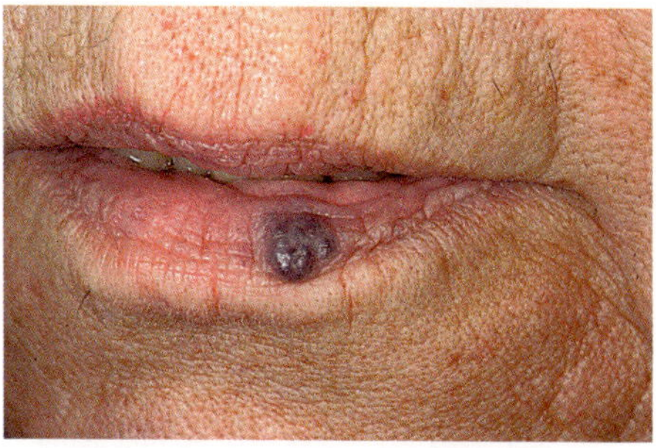

Los lagos venosos son oscuros, y a los pacientes les suele preocupar la posibilidad de malignidad. Es necesario presionar con firmeza la lesión para expulsar la sangre y conseguir blanquearla.

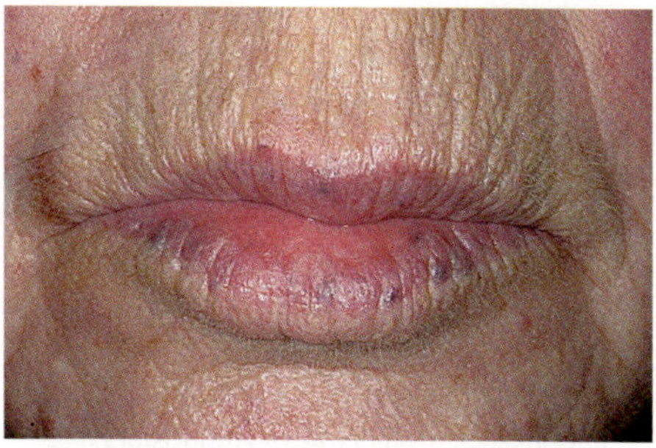

Los lagos venosos son comunes en las superficies expuestas al sol del bermellón del labio. Tienen color azul oscuro, forma de cúpula ligeramente elevada, de 0,2-1 cm, y se componen de un canal vascular dilatado lleno de sangre. Pueden existir varias lesiones.

Granuloma piógeno

Descripción
- El granuloma piógeno es una pápula exofítica con forma de cúpula constituida por capilares en proliferación, separados por bandas fibrosas gruesas y rodeados por un collarete epitelial.
- El término «granuloma piógeno» es erróneo, ya que la lesión no tiene origen infeccioso ni es de naturaleza granulomatosa; muchos anatomopatólogos emplean la designación «hemangioma capilar lobular».

Historia clínica
- Los granulomas piógenos son más frecuentes en los niños y los adultos jóvenes, y menos frecuentes en los ancianos.
- Se desconoce la causa; se cree que el traumatismo cutáneo y las hormonas son factores importantes, puesto que las lesiones pueden ocurrir en zonas de traumatismo y durante la gestación.
- Se pueden encontrar lesiones similares al granuloma piógeno en pacientes con acné tratados con isotretinoína.

Hallazgos cutáneos
- Los granulomas piógenos son pápulas de color entre amarillo y rojo oscuro, relucientes, con forma de cúpula o polipoide, y de 3 a 10 mm.
- Las lesiones crecen con rapidez, sangran abundantemente, pueden estar cubiertas por una costra amarillenta, y a veces aparecen rodeadas por un collar de descamación.
- En general, las lesiones no superan el tamaño de 1 cm. Pueden «caerse» y volver a crecer.
- Las lesiones gingivales aparecidas durante la gestación se conocen como épulis del embarazo.
- Las lesiones son más comunes en la cabeza y el cuello y en los dedos de las manos.

Pruebas de laboratorio y anatomía patológica
- Se debe enviar una muestra de la lesión para histología sistemática en todos los granulomas piógenos sometidos a tratamiento quirúrgico.
- La biopsia cutánea muestra lóbulos de células endoteliales proliferantes, cruzados por tabiques fibrosos densos y rodeados por un collarete epitelial.
- Muchas veces la epidermis aparece fina, con erosiones superficiales y capilares expuestos; son comunes las alteraciones inflamatorias secundarias.

Diagnóstico diferencial
- El diagnóstico suele ser claro, sobre todo el de las lesiones únicas.
- Nevus de Spitz (en los niños).
- Melanoma amelanótico, carcinoma espinocelular y carcinoma basocelular (en los adultos; se pueden presentar como un nódulo de crecimiento rápido).
- Angiosarcoma (en los ancianos, sobre todo si se localiza en la cabeza y el cuello; esta neoplasia ocurre también en el contexto del linfedema crónico [síndrome de Stewart-Treves] y después de la radioterapia).
- Angiomatosis bacilar y sarcoma de Kaposi (en pacientes con infección por el virus de la inmunodeficiencia humana).

Evolución y pronóstico
- Los granulomas piógenos aparecen bruscamente, obtienen un tamaño estable y persisten en ausencia de tratamiento, aunque algunas lesiones regresan de modo espontáneo antes de 6 meses.
- Las lesiones mayores y de asiento profundo pueden recurrir después del tratamiento.
- Rara vez se encuentran múltiples lesiones satélite.

Tratamiento
- Los granulomas piógenos se tratan mejor mediante biopsia seguida por electrocoagulación y legrado de la base y el borde de la lesión.

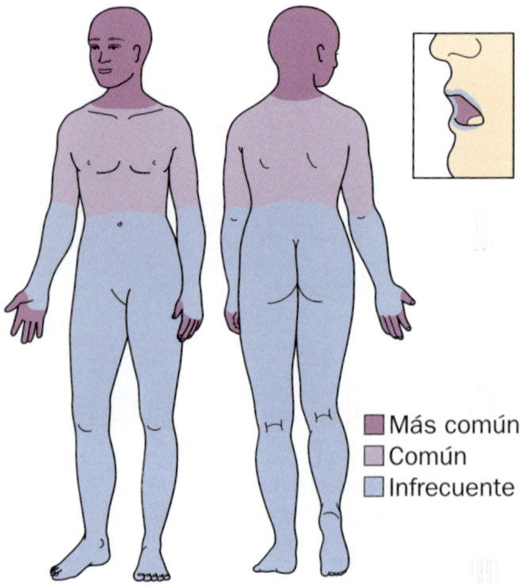

- La mayoría de las lesiones se resuelven con una sola cicatriz crateriforme; algunos pacientes experimentan recidivas.
- Rara vez aparecen múltiples lesiones satélite en y alrededor del sitio de un granuloma piógeno tratado previamente. Esta ocurrencia es más común en los hombros y el tronco de los pacientes más jóvenes.

Derivación al especialista

- Los pacientes con granulomas piógenos recurrentes o múltiples deben derivarse al dermatólogo para tratamiento.
- Los lactantes y los niños pequeños deben derivarse a un especialista, sobre todo si el médico de cabecera no tiene experiencia en el diagnóstico y tratamiento del granuloma piógeno en la infancia.

Claves clínicas

- Los pacientes y los padres deben ser informados sobre la posibilidad de recidiva después del tratamiento.
- En los casos típicos las lesiones nuevas de los niños estarán cubiertas con un apósito (signo de la «tirita») debido a la hemorragia.

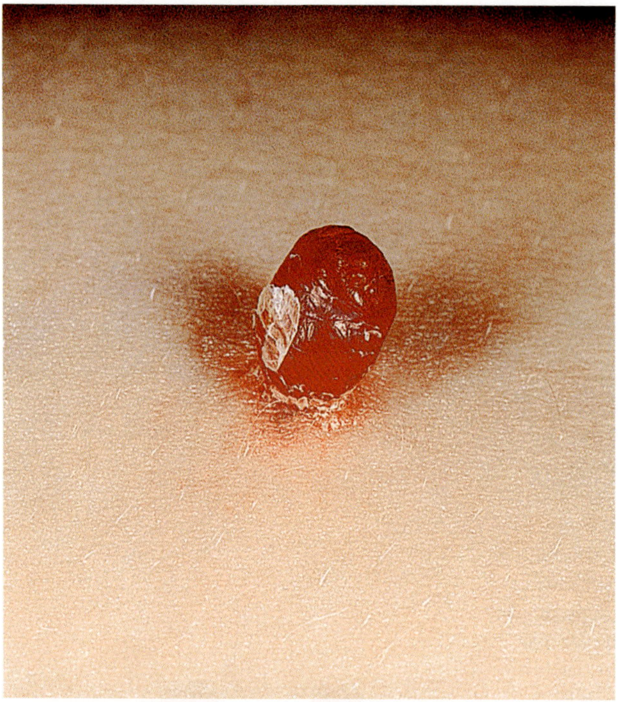

El granuloma piógeno es una protrusión pequeña, de crecimiento rápido, color entre amarillo y rojo brillante, forma de cúpula y frágil, con una superficie reluciente, húmeda o escamosa.

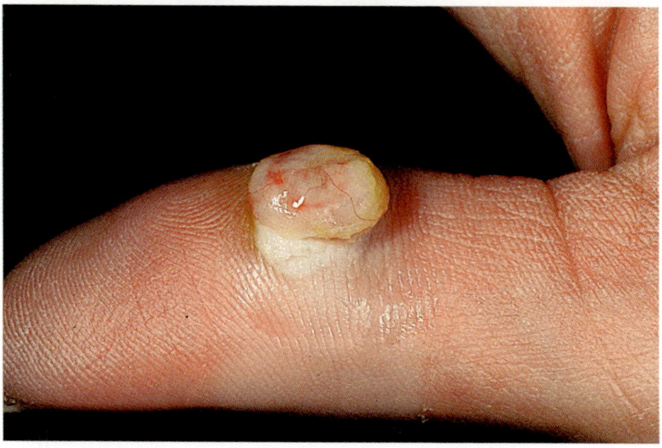

El granuloma piógeno puede sangrar con profusión en caso de traumatismo. La pápula lisa con forma de cúpula y superficie reluciente es muy característica.

Sarcoma de Kaposi

Descripción

- El sarcoma de Kaposi es una enfermedad maligna de las células endoteliales linfáticas asociada a un herpesvirus gamma, el herpesvirus humano 8 (virus del herpes asociado al sarcoma de Kaposi).
- El sarcoma de Kaposi se puede dividir en cuatro tipos clínicos y epidemiológicos: clásico, endémico, asociado a inmunosupresión o trasplante, y epidémico o asociado al sida.

Historia clínica

- El sarcoma de Kaposi clásico es esporádico y lentamente progresivo, y afecta de forma predominante a hombres de 50 a 70 años procedentes de Europa Oriental o la región mediterránea.
- En las regiones endémicas (sobre todo el este y el sur de África), hasta el 50% de los tumores de tejidos blandos de los niños son sarcomas de Kaposi, y los pacientes pediátricos pueden desarrollar una forma linfadenopática agresiva.
- Las personas sometidas a tratamiento inmunosupresor por diversos procesos, en especial los receptores de trasplantes de órganos, experimentan riesgo de sarcoma de Kaposi.
- Los individuos procedentes de la zona mediterránea y Europa Oriental parecen experimentar riesgo aumentado de sarcoma de Kaposi asociado con inmunosupresión, lo que apoya la teoría de una predisposición genética.
- El sarcoma de Kaposi epidémico es la neoplasia maligna asociada con el sida más común, y resulta 20 veces más frecuente en los hombres homosexuales que en los que adquieren el virus de la inmunodeficiencia humana por otros medios (p. ej., en los hemofílicos).

Hallazgos cutáneos

- Las lesiones cutáneas del sarcoma de Kaposi pueden tener una variedad de morfologías (máculas, pápulas/placas, nódulos), y pueden variar de acuerdo con la forma clínica.
- El sarcoma de Kaposi clásico comienza con máculas purpúricas en la porción distal de las extremidades inferiores, que progresan en dirección proximal y se convierten en multifocales; las lesiones individuales se hacen más oscuras y más gruesas, hasta que acaban por ser pardas y verrugosas.
- Las lesiones de la región inferior de las piernas pueden tener un aspecto eccematoso y ulcerarse.
- Los nódulos precoces del sarcoma de Kaposi pueden ser blandos, mientras que los más antiguos son firmes.
- El sarcoma de Kaposi endémico (dentro de África) afecta a los ganglios linfáticos en pacientes con lesiones nodulares localizadas. Es más común en los hombres y en los niños.
- El sarcoma de Kaposi asociado a inmunosupresión es morfológicamente similar al clásico; en los casos típicos, las lesiones mejoran, y a veces se resuelven, al interrumpir el tratamiento inmunosupresor.
- Las lesiones del sarcoma de Kaposi asociado al sida muestran predilección por la cara (en particular la nariz, los párpados y las orejas), el torso y la mucosa oral (sobre todo el paladar duro).

Hallazgos extracutáneos

- Además de la piel, los órganos afectados con más frecuencia son los ganglios linfáticos, el tracto gastrointestinal y los pulmones.

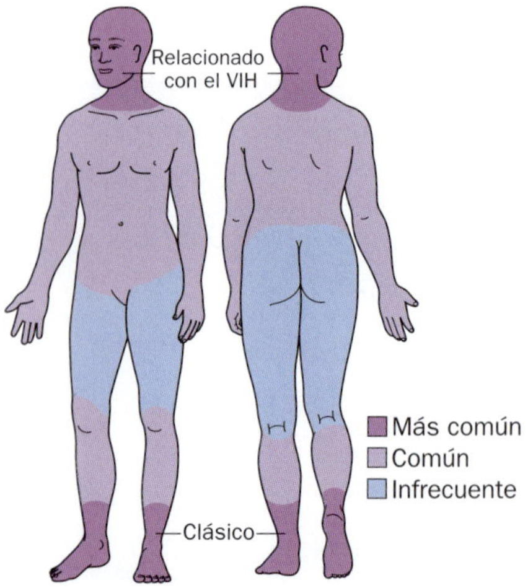

- Los pacientes con sarcoma de Kaposi asociado al sida presentan con frecuencia afectación sistémica, sobre todo del tracto gastrointestinal (estómago y duodeno).
- Se pueden encontrar fiebre, sudoración nocturna y pérdida de peso.

Pruebas de laboratorio y biopsia

- La biopsia cutánea está indicada para confirmar el diagnóstico, y muestra células fusiformes neoplásicas que forman hendiduras y canales vasculares.
- El recuento de células CD4 en los casos relacionados con el sida es muchas veces inferior a 200 células/ml.

Diagnóstico diferencial

- Las lesiones aisladas tempranas pueden recordar al granuloma piógeno, el melanoma o la angiomatosis bacilar.
- Las lesiones múltiples pueden recordar a la dermatitis de estasis, la púrpura pigmentada progresiva y el linfoma cutáneo de células T.

Tratamiento

Sarcoma de Kaposi clásico

- La escisión quirúrgica puede ser adecuada para las lesiones únicas.
- La radioterapia es el tratamiento de elección para las lesiones múltiples localizadas en un área.

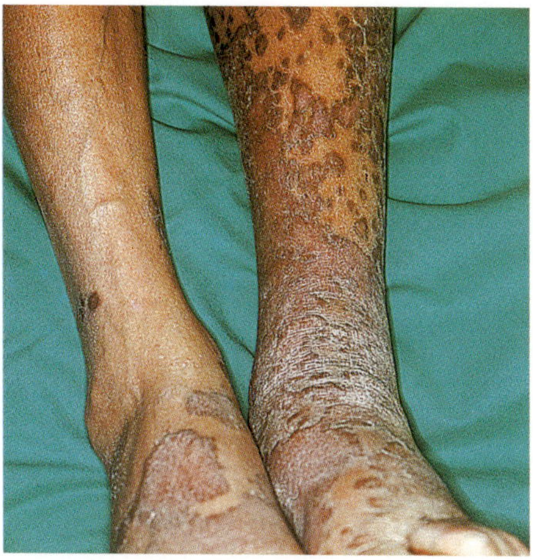

El sarcoma de Kaposi relacionado con el síndrome de inmunodeficiencia adquirida aparece como una enfermedad multifocal y generalizada. Comienza con máculas y pápulas violáceas, y progresa hacia la formación de placas con múltiples nódulos eritematosos o purpúricos.

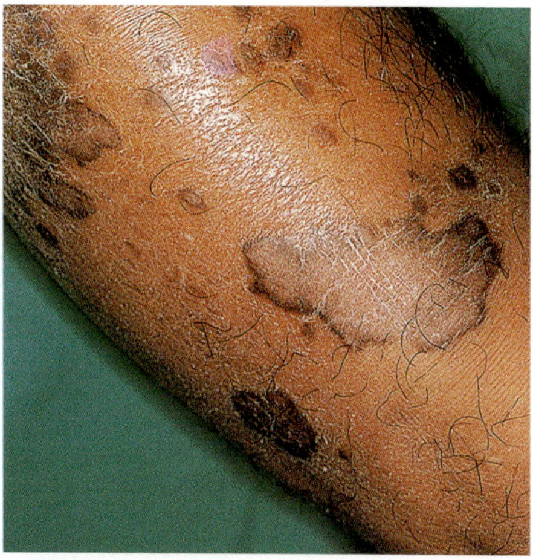

El sarcoma de Kaposi clásico comienza como máculas y placas de color púrpura que afectan a las extremidades inferiores.

- En las lesiones extensas o recurrentes, muchas veces es necesario el tratamiento combinado, con cirugía, radioterapia y quimioterapia.

Sarcoma endémico de Kaposi

- Se emplean la radioterapia y la quimioterapia.

Sarcoma de Kaposi asociado a inmunosupresión

- En general, la modificación o la interrupción del tratamiento inmunosupresor produce regresión del sarcoma de Kaposi.
- La radioterapia y la quimioterapia son útiles cuando el sarcoma de Kaposi no se resuelve al cambiar los fármacos inmunosupresores.

Sarcoma de Kaposi asociado al sida

- La radioterapia es muy efectiva, sobre todo para las lesiones grandes, localizadas y/o ulceradas.
- La criocirugía aplicada a intervalos de 3 semanas mejora el sarcoma de Kaposi superficial y es un tratamiento favorable desde el punto de vista estético.
- Se ha usado con éxito la vincristina intralesional.
- Se puede utilizar el tratamiento antirretrovírico, solo o en combinación con radioterapia o tratamiento sistémico, como los fármacos citotóxicos y el interferón-α, dirigido contra el sarcoma de Kaposi.

Claves clínicas

- El sarcoma de Kaposi asociado al sida, en especial las lesiones faciales, causa sufrimiento intenso en la mayoría de los pacientes.
- El sarcoma de Kaposi oral no es infrecuente en los pacientes con sida, y puede constituir el signo de presentación de la infección por virus de la inmunodeficiencia humana.

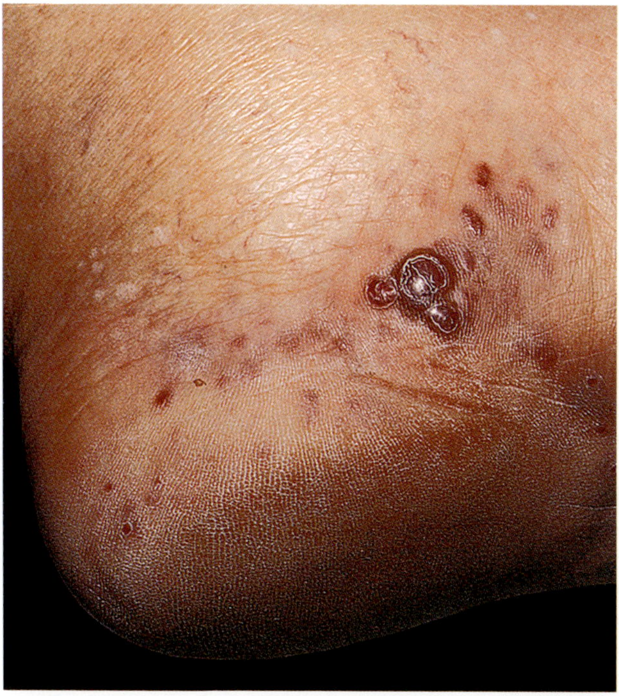

El sarcoma de Kaposi clásico aparece típicamente como nódulos en la región inferior de las piernas. Las lesiones aumentan hasta transformarse en tumores con forma de cúpulas.

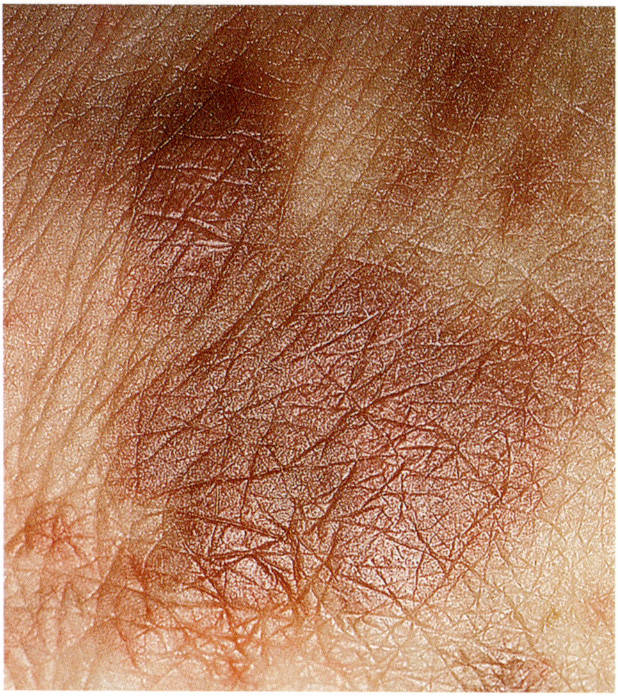

Sarcoma de Kaposi relacionado con el sida. Las manchas de color púrpura oscuro constituyen la presentación inicial. Más adelante se convierten en lesiones elevadas y después en nódulos.

Telangiectasias

Descripción

- Las telangiectasias son dilataciones comunes y asintomáticas de los capilares, las vénulas y las arteriolas dentro del plexo subpapilar.

Historia clínica

- Las telangiectasias ocurren en una variedad de contextos clínicos.
- Aunque existe poca variación en el aspecto de las telangiectasias individuales entre los distintos procesos, sí varían la edad de comienzo, la distribución y la progresión.
- El reconocimiento de esas diferencias junto con otros signos clínicos asociados ayudan a diferenciar entre los diversos procesos asociados a telangiectasias.
- Es útil diferenciar entre procesos en los que las telangiectasias son una característica anatomopatológica primaria, y aquellos en los que las telangiectasias tienen carácter secundario.

Telangiectasias primarias

Telangiectasia hemorrágica hereditaria (síndrome de Osler-Rendu-Weber)

- La telangiectasia hemorrágica hereditaria es un trastorno autosómico dominante caracterizado por la presencia de telangiectasias en las mucosas, la piel y los órganos internos.
- El signo más temprano del trastorno es la epistaxis recurrente en la niñez.
- Las telangiectasias características no aparecen hasta el comienzo de la vida adulta.
- Las telangiectasias son prominentes en la lengua, el paladar, la mucosa nasal, las palmas de las manos, las plantas de los pies y los lechos ungueales.
- La mayoría de las personas afectas tienen una esperanza de vida normal, pero experimentan riesgo de hemorragias letales.

Telangiectasia benigna hereditaria

- La telangiectasia benigna hereditaria es un trastorno autosómico dominante.
- Se encuentran telangiectasias generalizadas en la piel, pero no en las mucosas ni en los órganos internos.
- No existe diátesis hemorrágica asociada.

Ataxia-telangiectasia (síndrome de Louis-Bar)

- La ataxia-telangiectasia es un trastorno autosómico recesivo caracterizado por ataxia cerebelosa progresiva, telangiectasias e inmunodeficiencia.
- El signo más temprano —la ataxia— aparece cuando el niño comienza a caminar, usualmente hacia los 3 años de edad.
- Las telangiectasias aparecen en las conjuntivas, la cara, el cuello y la porción superior del tronco hacia los 5 años de edad.
- También se pueden encontrar manchas café con leche, úlceras cutáneas, poiquilodermia, canicie prematura, piel seca, lesiones cutáneas esclerodermiformes, eccema e hirsutismo.
- Las personas con ataxia-telangiectasia exhiben reparación defectuosa del ADN de las roturas cromosómicas, sarcoma de Kaposi y sensibilidad aumentada a la radiación ionizante.

Telangiectasia esencial generalizada

- Las mujeres se afectan con más frecuencia que los hombres.
- Las telangiectasias aparecen primero en las piernas y después se extienden gradual, progresiva y simétricamente para afectar al tronco y los brazos.
- Se desconoce la patogenia.

Telangiectasia nevoide unilateral

- Telangiectasias finas con distribución dermatómica unilateral.
- Los territorios inervados por el trigémino y los nervios cervicales III y IV son los dermatomas afectados con más frecuencia.
- El trastorno puede ser congénito o adquirido.
- La forma congénita es más frecuente en los hombres, mientras que la adquirida es más común en las mujeres.
- Es posible que los estrógenos interpreten un papel en la forma adquirida, puesto que las lesiones pueden comenzar durante la pubertad y el embarazo, y resolverse en la vida adulta y después del parto.

Telangiectasias secundarias

- Las telangiectasias se ven en el carcinoma basocelular, la rosácea, las enfermedades colágeno-vasculares, la atrofia por corticosteroides y la enfermedad del injerto contra el huésped crónica.
- Se encuentran telangiectasias secundarias en pacientes con tejido conectivo dérmico

alterado a consecuencia de traumatismo o inflamación crónica.

- El daño se puede deber a radiación ultravioleta (daño actínico), radiación ionizante o tratamiento con corticosteroides tópicos o intralesionales.
- Se encuentran telangiectasias en la esclerodermia y el síndrome CREST.
- Las telangiectasias de la esclerodermia y el síndrome CREST aparecen como grupos de máculas bien definidas, de unos 5 mm (telangiectasias planas o «en alfombrilla») en la cara, los labios, el cuello, la porción superior del tronco y las superficies dorsales y palmares de las manos.
- La piel de los dedos de las manos tiene una consistencia cérea, y se pueden encontrar fenómeno de Raynaud, calcinosis cutánea y ulceración.

Hallazgos cutáneos

- La lesión es un vaso dérmico dilatado con diámetro de 1 mm o menos. No se aprecia a la palpación y se blanquea fácilmente mediante diascopia.
- Las lesiones pueden aparecer como vasos individuales o agrupadas en forma de «alfombrillas» telangiectásicas.
- La distribución de las lesiones varía de acuerdo con el proceso subyacente.

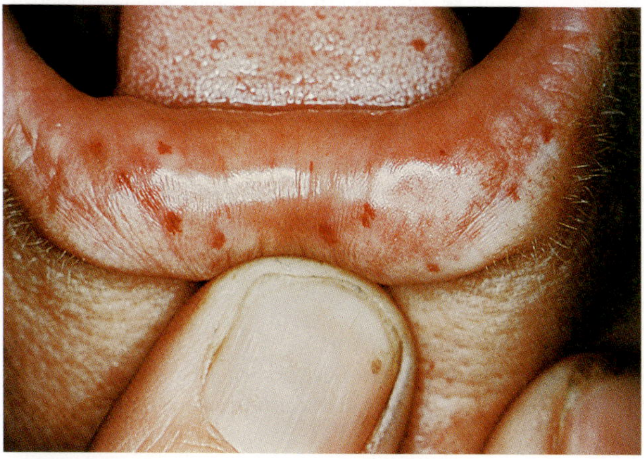

La telangiectasia hemorrágica hereditaria es una malformación de los vasos sanguíneos que se hereda con carácter autosómico dominante. Un número variable de lesiones aparecen sobre todo en los labios, la lengua, la mucosa nasal, los antebrazos, las manos y los dedos, y a lo largo del tracto gastrointestinal.

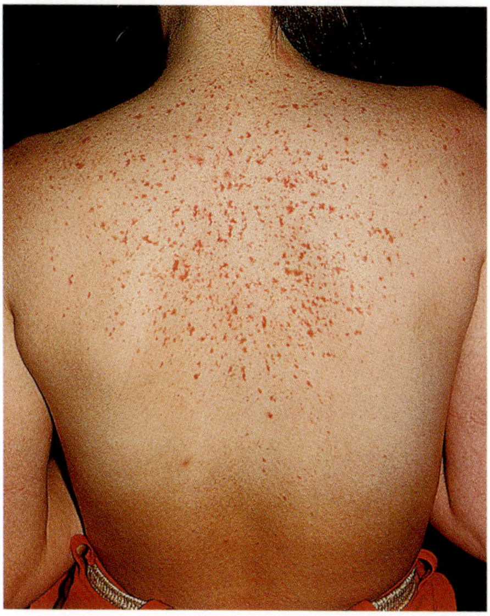

Las telangiectasias esenciales generalizadas se ven sobre todo en mujeres. Las lesiones progresan a lo largo de años y no se acompañan de anomalías sistémicas.

Hallazgos extracutáneos

- En el síndrome de telangiectasia hemorrágica hereditaria, las telangiectasias y las fístulas arteriovenosas pueden afectar al tracto gastrointestinal, el hígado, el encéfalo y los pulmones; la hemorragia del tracto gastrointestinal se puede presentar como melena o, de forma más insidiosa, como anemia.
- Los pacientes con ataxia-telangiectasia desarrollan ataxia cerebelosa progresiva e infecciones graves del tracto respiratorio, y experimentan riesgo de enfermedad maligna linforreticular.
- Las telangiectasias pueden aparecer en pacientes con hepatopatía oculta.

Pruebas de laboratorio y anatomía patológica

- La biopsia cutánea revela un vaso de pared fina en proximidad íntima a la epidermis sobreyacente.
- Muchas veces se observa un infiltrado escaso de linfocitos alrededor de los vasos en la telangiectasia hemorrágica hereditaria.
- Dependiendo de la sospecha y del contexto clínico pueden estar indicadas pruebas para diagnósticos específicos.
- Los estudios de diagnóstico por imagen del encéfalo y otros órganos se deben considerar en los pacientes con telangiectasia hemorrágica hereditaria.
- Cuando se sospecha esclerodermia, están indicadas pruebas serológicas específicas.
- Se encuentran autoanticuerpos contra proteínas del centrómero en una alta proporción de pacientes con síndrome CREST; en la esclerodermia difusa son comunes los autoanticuerpos contra la ADN topoisomerasa tipo I.

Diagnóstico diferencial

- El diagnóstico suele ser claro.
- Las petequias pueden simular telangiectasias pequeñas.

Discusión

- Las telangiectasias son pasadas por alto con facilidad; se pueden encontrar en una amplia variedad de procesos.
- La distinción entre lesiones primarias y secundarias estrecha el diagnóstico diferencial.

Tratamiento

- Las telangiectasias con importancia estética se pueden eliminar con cirugía láser o electrocoagulación puntiforme.
- Las lesiones individuales pueden requerir varios tratamientos.

Claves clínicas

- Las telangiectasias requieren una atención cuidadosa a la distribución, la edad de comienzo y la evolución clínica, puesto que estos datos pueden proporcionar indicios diagnósticos útiles sobre la enfermedad subyacente.

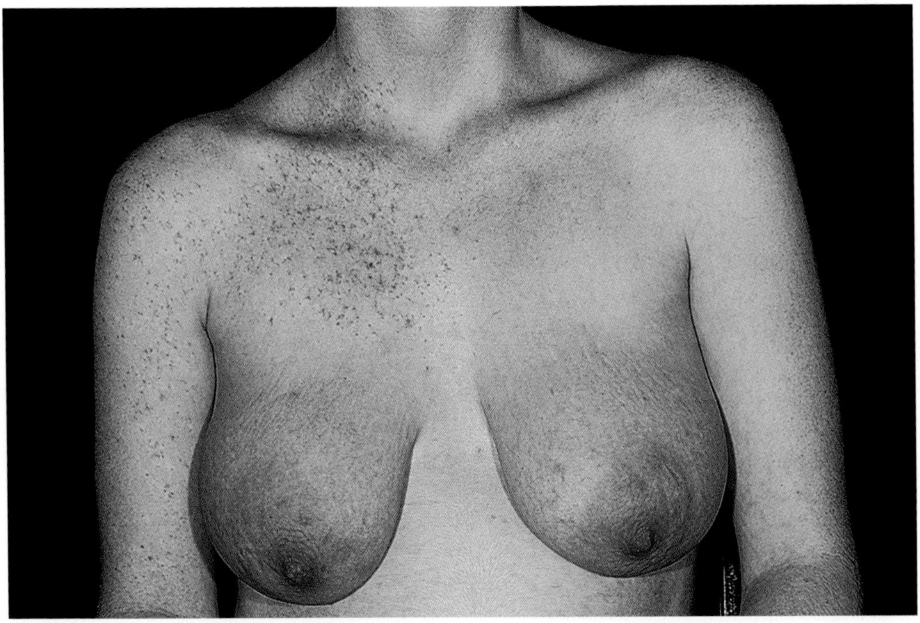

Síndrome de telangiectasia nevoide unilateral. Las telangiectasias aparecen con una distribución segmentaria. La forma adquirida comienza en presencia de niveles sanguíneos elevados de estrógenos: 1) durante la pubertad en las chicas, 2) durante el embarazo, o 3) en pacientes con cirrosis alcohólica.

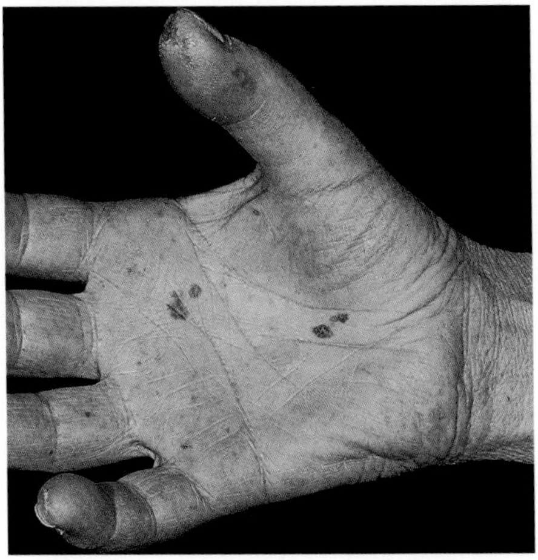

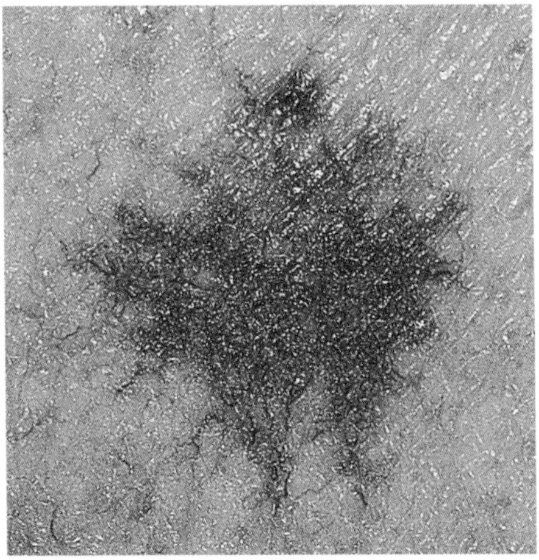

Las telangiectasias del síndrome CREST y las de la esclerodermia aparecen como colecciones planas (maculares) rectangulares de unos 0,5 cm, de vasos diminutos uniformes, las llamadas alfombrillas telangiectásicas.

Angioma aracniforme («araña» vascular)

Descripción

- La araña vascular es una pápula rosa blanqueable asintomática con una arterial central dilatada y ramas radiales muy finas.

Historia clínica

- Los angiomas aracniformes se encuentran en el 10-15% de los adultos y los niños normales.
- Las lesiones representan dilataciones de un vaso existente previo y no una neoplasia.

Hallazgos cutáneos

- Existe una pápula vascular central, ligeramente elevada y de color rojo brillante, desde la que se irradian vasos finos.
- La presión firme blanquea con facilidad los vasos radiales, pero es más difícil blanquear la pápula central.
- La pulsación de la pápula central bajo compresión confirma su naturaleza arteriolar.
- Las arañas arteriales son más comunes en la cara, y también se pueden encontrar en la región superior del cuello, el tronco superior y los brazos de los adultos.
- En los niños se ven con frecuencia lesiones en las manos y los dedos.

Hallazgos extracutáneos

- Los angiomas aracniformes ocurren con mayor frecuencia durante el embarazo y en pacientes con hepatopatía crónica.
- Se ha sugerido que las arañas vasculares aparecen en un estado de relativo exceso de estrógenos.
- Las lesiones aparecidas durante el embarazo tienden a resolverse después del parto.
- Las halladas en pacientes con enfermedad hepática son persistentes. Quizás existan otros estigmas de hepatopatía crónica, como ginecomastia, atrofia testicular, eritema palmar, ascitis e ictericia.

Pruebas de laboratorio y biopsia

- La biopsia cutánea rara vez está indicada, pero muestra una arteriola central que asciende por la dermis papilar para dar lugar a una dilatación subepidérmica.
- Las arteriolas de paredes finas se irradian hacia fuera en la dermis papilar adyacente y se ramifican en capilares delicados.
- Si la exploración clínica sugiere enfermedad crónica del hígado, pueden estar justificados estudios de laboratorio para evaluar la función hepática, entre ellos la serología para hepatitis vírica.

Diagnóstico diferencial

- Carcinoma basocelular (en los adultos).
- Telangiectasias (aunque similares en color y tamaño, carecen de la pápula central y los vasos radiales de las arañas vasculares).

Evolución y pronóstico

- Los angiomas aracniformes aparecidos durante la gestación y los de los niños tienden a desaparecer espontáneamente a lo largo de 3-4 años.

Tratamiento

- El paciente debe ser informado de que las arañas vasculares son lesiones benignas comunes que usualmente se resuelven sin tratamiento.
- Si la lesión es persistente y antiestética, se puede tratar con láser colorante pulsado o electrocoagulación.

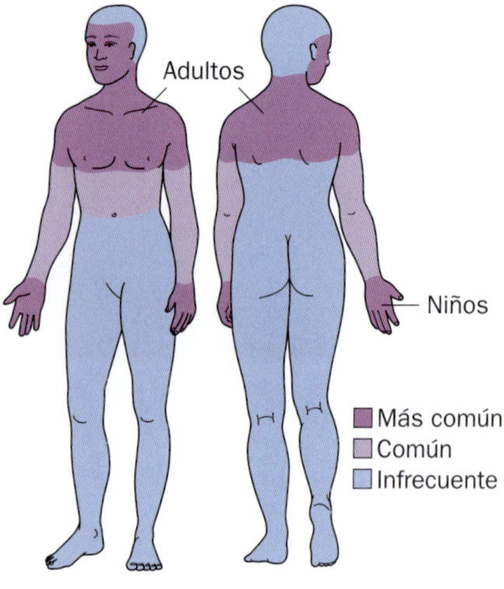

- El paciente debe saber que el tratamiento se hace con fines estéticos, que existe un ligero riesgo de alteración de la pigmentación y cicatrización, y que las lesiones pueden recidivar.
- Se debe considerar la consulta con un especialista en tratamiento láser.

Claves clínicas

- Se suele conceder una importancia excesiva a la relación entre angiomas vasculares y hepatopatía crónica.

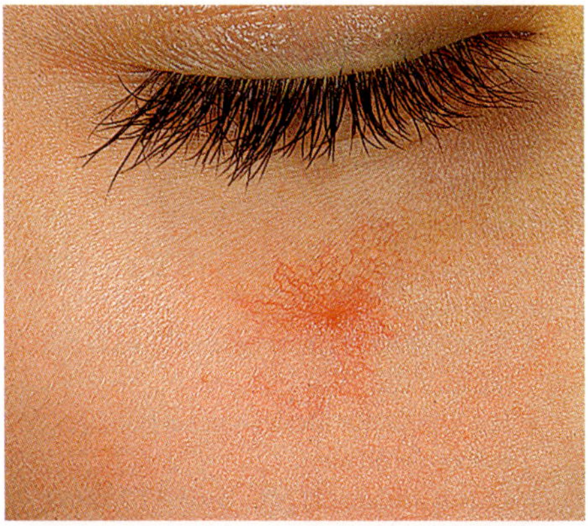

Existe un vaso central con vasos radiales más pequeños. La presión firme sobre el vaso central expulsa la sangre y blanquea la lesión.

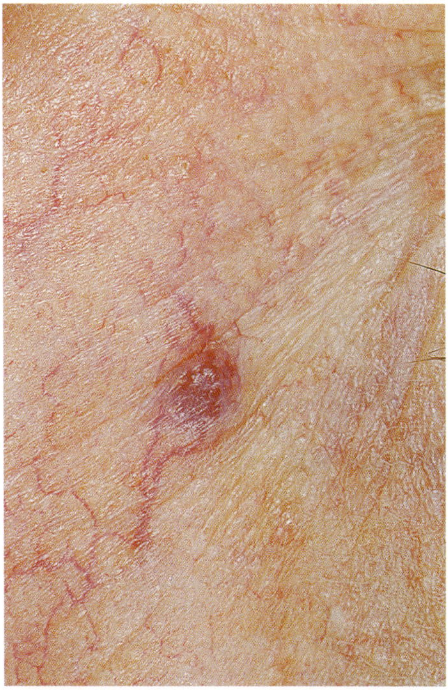

Los angiomas aracniformes se forman cuando las arteriolas (cuerpos de las arañas) se hacen más prominentes cerca de la superficie de la piel e irradian capilares (patas de las arañas). Se blanquean bajo presión firme. Son más comunes en las superficies expuestas de la cara y los brazos. Su número está aumentado en los pacientes con enfermedad hepática y durante el embarazo. Es probable que las lesiones sean estimuladas por las concentraciones de estrógenos superiores a las normales.

20 Enfermedades del pelo y las uñas

Alopecia androgénica (calvicie de patrón masculino)

Descripción

- La alopecia androgénica consiste en una pérdida prematura de pelo en el área central del cuero cabelludo.

Historia clínica

- La alopecia es una reacción fisiológica inducida por los andrógenos en hombres genéticamente predispuestos.
- El patrón de herencia es probablemente poligénico.
- La pérdida de pelo puede comenzar en cualquier momento después de la pubertad, y usualmente se ha expresado por completo cuando el paciente llega a la quinta década.

Hallazgos cutáneos

- Los folículos pilosos terminales se transforman en folículos similares a los del vello.
- El pelo terminal es sustituido por vello claro y fino, más corto y de diámetro reducido.
- Con el tiempo aumenta la atrofia, y el cuero cabelludo aparece brillante y liso. Los folículos desaparecen.
- La alopecia androgénica comienza con adelgazamiento bitemporal, que después progresa hasta una recesión en forma de M. Existe pérdida capilar focal en la corona del cuero cabelludo, que se extiende a calvicie total en la parte central.
- Existe crecimiento aumentado del vello sexual secundario (tórax, axilas, pubis, barba).

Evolución y pronóstico

- Hamilton ha propuesto una clasificación de la progresión y los varios patrones de pérdida capilar. La recesión frontotemporal triangular ocurre normalmente en la mayoría de los hombres (tipo I) y las mujeres jóvenes después de la pubertad. El primer signo de calvicie es el aumento de la recesión frontotemporal, acompañado de recesión frontal media (tipo II). Sigue pérdida de pelo en un área redonda del vértex, y la densidad de pelo disminuye, a veces con rapidez, sobre la parte superior del cuero cabelludo (tipos III-VII).

Tratamiento

- La solución tópica de minoxidil al 2 o al 5% se puede adquirir sin receta:
  - Se aplica en el cuero cabelludo seco dos veces al día.
  - Los candidatos ideales son los hombres de menos de 30 años.
  - La reaparición del pelo tarda 8-12 meses.
  - Puede ayudar a detener la pérdida, pero se debe usar continuamente para conservar el crecimiento.
- La finasterida 1 mg es un medicamento oral que se toma diariamente.
- El fármaco actúa mediante bloqueo de la 5α-reductasa en el cuero cabelludo.
- Se debe usar diariamente a largo plazo para estabilizar o recuperar la calvicie.
- Se producen disminución de la libido y disfunción eréctil en menos del 2% de los hombres que toman el fármaco.
- Está contraindicado en las mujeres.
- Los trasplantes de pelo se han usado con éxito durante años para restaurar el cabello de forma permanente.
- Los postizos capilares se han refinado mediante un proceso en el que se aplican hebras de pelo humano a un filamento de nailon fino, anclado en el cuero cabelludo con el pelo del propio paciente.
- Una escisión elíptica anteroposterior del vértex alopécico con cierre primario puede proporcionar un efecto instantáneo de recuperación del pelo.

Claves clínicas

- Tanto la finasterida como el minoxidil se deben usar durante toda la vida para obtener una eficacia continuada.
- Tanto la finasterida como el minoxidil son efectivos con más frecuencia si se empiezan a usar en cuanto se inicia la pérdida capilar.
- Los tratamientos médicos actuales tienen una eficacia limitada para combatir la pérdida de pelo. Aunque los riesgos de tales tratamientos son mínimos, el coste continuado puede superar a los beneficios.

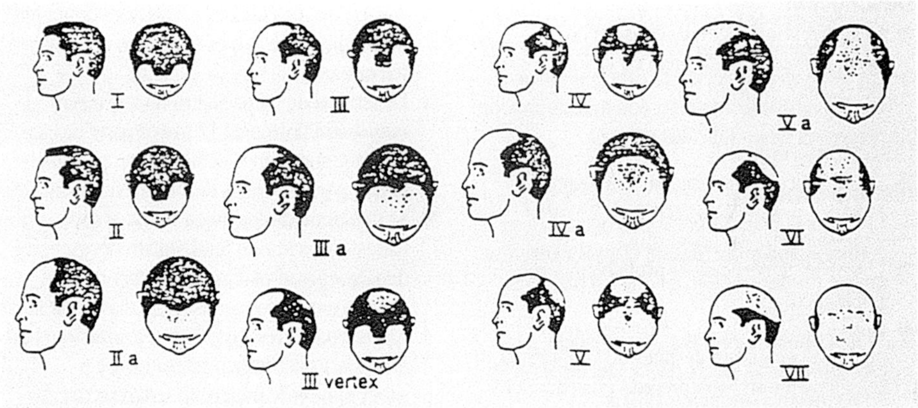

Hamilton ha clasificado la progresión y los varios patrones de pérdida capilar. La recesión frontotemporal triangular ocurre normalmente en la mayoría de los hombres jóvenes (tipo I) y las mujeres después de la pubertad. Los primeros signos de calvicie son aumento de la recesión frontotemporal acompañado de recesión frontal media (tipo II). Sigue pérdida de pelo en un área redonda del vértex, y la densidad del pelo disminuye, a veces con rapidez, en la parte superior del cuero cabelludo (tipos III-VII).

Alopecia androgenética en las mujeres (pérdida capilar de patrón femenino)

Descripción

- La alopecia androgenética en las mujeres se caracteriza por disminución difusa del pelo en la región central del cuero cabelludo; es una anomalía frecuente y de carácter hereditario que comienza a una edad relativamente temprana. El cuadro contrasta con la pérdida de pelo después de la menopausia, que comienza en las décadas sexta, séptima u octava de la vida.
- Los pelos afectos del cuero cabelludo tienen un ciclo anágeno acortado, con miniaturización progresiva de los folículos pilosos.

Historia clínica

- La herencia de la alopecia androgenética se conoce mal, aunque parece clara la existencia de una predisposición genética al patrón de pérdida capilar.
- Se desconoce la prevalencia verdadera, pero esta forma de alopecia puede afectar al 6-25% de las mujeres premenopáusicas.
- Las mujeres rara vez se quedan por completo calvas, a diferencia de los hombres.
- La pérdida capilar hereditaria comienza en las mujeres durante la adolescencia, o en las décadas tercera o cuarta, y se suele haber expresado por completo en la quinta década. Existen dos picos de frecuencia de comienzo: uno en la década tercera y otro en la quinta.
- La pérdida capilar es gradual, no brusca ni masiva.
- Las menstruaciones son normales y regulares. Las reglas intensas causan deficiencia de hierro y aumentan la pérdida de pelo. Los embarazos son normales y no existen infertilidad ni galactorrea.
- Ciertos fármacos causan pérdida de pelo, que vuelve a crecer cuando se suspende el tratamiento.

Hallazgos cutáneos

- La mayoría de las mujeres experimentan una pérdida gradual de pelo en la parte central del cuero cabelludo, con conservación de la línea del pelo normal (sin recesión frontotemporal), y el cuero cabelludo se hace más visible.
- Aumenta el espacio entre los pelos, con áreas frecuentes del tamaño de una goma de borrar de lápiz, carentes de pelos visibles.
- Existe una variedad de diámetros del pelo en la parte central del cuero cabelludo. Muchos pelos son miniaturas (finos y cortos). Los pelos situados en la línea frontal son normales.
- El diámetro de los pelos se hace cada vez menor con el paso del tiempo. La finura del pelo se aprecia cuando se recogen los cabellos en forma de cola de caballo.

Pruebas de laboratorio

- A veces se realiza una biopsia para descartar la forma difusa de alopecia areata o el efluvio telogénico.
- La mayoría de las pacientes no requieren evaluación hormonal. La mayor parte de ellas no presentan signos de hiperandrogenismo y tienen niveles séricos de andrógenos normales.
- Se deben medir los niveles séricos de testosterona libre o total, sulfato de dehidroepiandrosterona y prolactina si existen una o más de las anomalías siguientes: reglas irregulares, hirsutismo, virilización, acné quístico, galactorrea o infertilidad. Un subconjunto de mujeres pueden sufrir enfermedad ovárica poliquística y resistencia a la insulina.
- Se debe medir la cifra de hormona estimulante del tiroides para descartar una enfermedad tiroidea tratable.
- En las pacientes con reglas intensas se deben hacer las siguientes pruebas: hierro sérico, índice de saturación de transferrina y ferritina. Puede ser útil el suplemento de hierro.
- La biopsia del cuero cabelludo está indicada cuando se sospecha una alopecia cicatricial.

Tratamiento

- Se debe evitar el término «calvicie de patrón femenino». Cuando se habla con las pacientes, es preferible emplear el término «pérdida de pelo de patrón femenino».
- La solución tópica de minoxidil al 2% puede ser efectiva en algunas mujeres. Se aplica dos veces al día durante un período de ensayo de 6 meses. Si se aprecia eficacia, el tratamiento se debe continuar para mantener el efecto. Si no se obtiene respuesta, se puede ensayar la solución al 5% dos veces al día. La solución al 5% está aprobada para uso en los hombres.
- Las pacientes con datos de laboratorio anormales pueden derivarse al endocrinólogo o el ginecólogo.

- No son necesarias las restricciones en la frecuencia de lavado, peinado, tinte o permanente del pelo.
- Los estrógenos no se suelen emplear para tratar a las mujeres con alopecia androgénica.
- Aunque la finasterida es útil en los hombres, en las mujeres no resultó beneficiosa una dosis de 1 mg diario en un estudio durante 1 año sobre 137 pacientes menopáusicas.
- Las mujeres con alopecia androgenética que desean un anticonceptivo oral deben usar un progestágeno con poca actividad androgénica, como el norgestimato o el diacetato de etinodiol.

Claves clínicas

- La pérdida de pelo es una queja común en las mujeres y puede resultar emocionalmente devastadora.
- El aumento de la separación entre los pelos es con frecuencia el primer cambio apreciable. La pérdida de pelo suele ser más obvia en la porción frontal del cuero cabelludo.
- El patrón «en árbol de Navidad» se produce cuando la pérdida capilar es mayor en la región frontal que en el occipucio.

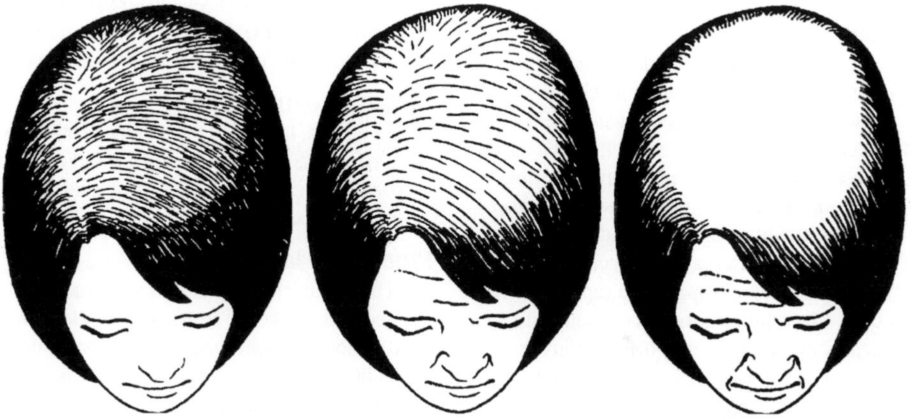

Evolución del tipo femenino de la alopecia androgenética. (De Montagna W, Parakkal PF (1974). *The Structure and Function of Skin*, 3.ª edición, New York: Academic Press.)

Efluvio telogénico

Descripción

- El efluvio telogénico es una pérdida capilar difusa, en los casos típicos con comienzo súbito 3-5 meses después de alguna sobrecarga sistémica, como parto, enfermedad médica grave, intervención quirúrgica, fiebre alta y, en ocasiones, tratamiento farmacológico.

Historia clínica

- El efluvio telogénico puede ser agudo o crónico. La forma aguda ocurre de forma brusca tras un desencadenante específico, y tiene una duración inferior a 12 meses.
- El efluvio telogénico crónico puede estar precedido o no por un estresor identificable; el comienzo puede ser rápido o lento, y la duración es superior a 12 meses.
- La pérdida capilar es notada muchas veces por el paciente, al encontrar mechones de pelo en la ducha o en el cepillo del pelo.
- La cantidad de pelo que se pierde cada día es muchas veces espectacular, muy apreciable y preocupante para el paciente; sin embargo, es posible que otras personas no detecten con facilidad tal pérdida a la inspección directa.
- En los casos típicos, la pérdida capilar ocurre unos 3 meses después del acontecimiento desencadenante, puesto que la pérdida se debe a que los pelos en anágeno (fase de crecimiento) cambian bruscamente a catagéno (fase de apoptosis) y después a telógeno (fase de reposo), momento en el que se cae el pelo.
- No todos los pelos en anágeno experimentan ese cambio de fase; el número de pelos que cambian de fase determina la intensidad de la pérdida.
- La forma más común de efluvio telogénico se debe a *conversión precoz de los pelos a la fase de telógeno*, por ejemplo en casos de estrés sistémico como intervención quirúrgica, enfermedad grave o dieta drástica. La pérdida de pelo ocurre 3 a 5 meses después del estrés grave.
- El efluvio telogénico también puede estar causado por *retraso de la liberación anagénica*, cuando los pelos afectados se retrasan en su conversión a pelos telógenos; este tipo de efluvio telogénico ocurre después del parto. Cuando se produce retraso de la liberación anagénica, los cabellos pasan a la fase de telógeno y se desprenden 3-5 meses más tarde.
- Se cree que el efluvio telogénico crónico está causado por un ciclo anagénico breve. Los pacientes afectos son típicamente mujeres de edad media, con pelo grueso antes del comienzo de la caída del cabello.
- Los lactantes experimentan pérdida de pelo entre el nacimiento y los 4 meses; en los casos típicos, el pelo vuelve a crecer hacia los 6 meses.

Hallazgos cutáneos

- Se afectan de forma primaria los pelos del cuero cabelludo; la densidad de cabellos disminuye de forma variable. Al principio, la reducción de la densidad del pelo puede ser indetectable por el clínico.
- La separación entre los pelos es similar en el occipucio y en la corona.
- La prueba de tracción es positiva: la tracción suave de grupos de pelos en múltiples regiones del cuero cabelludo arranca más de dos o tres pelos telógenos (en maza) por tirón.
- Se puede observar pérdida de pelo bitemporal.

Hallazgos extracutáneos

- Las uñas de las manos pueden mostrar surcos horizontales (líneas de Beau), que indican una parada del crecimiento similar, ocurrida varios meses antes.

Pruebas de laboratorio

- El arrancamiento de pelos es una prueba incómoda, en la que se arrancan por lo menos 10 pelos del cuero cabelludo. El examen de los bulbos capilares bajo el microscopio óptico mostrará aumento de la relación telógeno/anágeno superior a las cifras normales entre 1 y 10. Esa prueba rara vez es necesaria para el diagnóstico y resulta incómoda para el paciente.
- La biopsia no está indicada en los casos típicos si los signos y la historia clínica apoyan el diagnóstico. La biopsia muestra ausencia de inflamación y de miniaturización de los folículos pilosos, con aumento del número de folículos en las fases de telógeno y catágeno. Una biopsia mediante *punch* de 4 mm para sección horizontal debe mostrar entre 25 y 50 pelos. Más del 12-15% de los pelos deben estar en fase de telógeno.
- Evalúe la relación entre sideremia y el índice de saturación de transferrina. La ferritina puede estar baja en la anemia, en pacientes con dieta vegetariana o en mujeres con pérdida menstrual intensa.
- La anorexia, la dieta drástica o una pérdida de peso espectacular se pueden manifestar con cifras bajas de ferritina, albúmina y proteínas totales.

- Las pruebas de función tiroidea están indicadas si existen síntomas o signos de enfermedad tiroidea.

Evolución y pronóstico

- Esta forma de pérdida capilar no afecta a todos los pelos; por tanto, la calvicie nunca es total.
- El crecimiento capilar se recupera en un 95% hacia los 12 meses; no existen formación de tejido cicatricial ni calvicie permanente.
- A veces se produce recuperación del crecimiento al mismo tiempo que el paciente experimenta miniaturización de pelos, como sucede en la alopecia androgenética; en ese caso, la recuperación de la pérdida de pelo puede parecer incompleta.
- El curso del efluvio telogénico crónico es impredecible. Muchas veces se observan altibajos, y el trastorno puede durar meses o años.

Diagnóstico diferencial

- Alopecia androgenética.
- Forma difusa de alopecia areata (puede ser necesaria la biopsia).
- Síndrome de pelo anágeno suelto (la prueba de tracción debe proporcionar algunos pelos en fase de anágeno).

Tratamiento

- La recuperación espontánea es la regla.
- No es probable que ningún tratamiento acorte la evolución ni acelere la recuperación.
- Si el trastorno se debe a fármacos, deben suspenderse si es posible.
- El aspecto más importante del tratamiento es una relación de soporte emocional durante la evaluación, el diagnóstico y el seguimiento.
- La instrucción del paciente respecto a la dinámica del ciclo del pelo, la parada breve del crecimiento debida a un estresor específico y la probabilidad de recuperación del crecimiento son aspectos a discutir útiles y con efecto tranquilizador.
- La solución de minoxidil al 5% aplicada dos veces al día puede ser útil para el efluvio telogénico crónico.

Claves clínicas

- El conocimiento del ciclo del pelo es importante para comprender la dinámica del efluvio telogénico. La pérdida de pelo es traumática desde el punto de vista emocional. El paciente debe ser informado de que esta forma de pérdida capilar tiene un pronóstico excelente en cuanto a la recuperación completa.
- La recogida de pelos semanal también puede ser muy tranquilizadora, al demostrar que su pérdida disminuye con el tiempo.
- Pida al paciente que recoja los pelos caídos en la ducha, en la almohada y en el cepillo del cabello una vez a la semana por la mañana. Los pelos son colocados en una bolsa de plástico con etiqueta, y la cantidad se compara a lo largo del tiempo.
- Entre los fármacos que se pueden relacionar con efluvio telogénico se incluyen anfetaminas, captoprilo, dicumarínicos, carbamazepina, cimetidina, enalapril, etretinato, litio, metoprolol y propranolol.

Hechos sobre el pelo y dinámica del ciclo capilar

- El crecimiento del pelo humano es dinámico; el crecimiento de los pelos del cuero cabelludo se produce en mosaico (los pelos recorren un ciclo a través de las fases de anágeno, catágeno y telógeno; la fase del ciclo de crecimiento de los pelos individuales es variable).
- La fase de anágeno es la de crecimiento. El 85-90% de los pelos están en fase anagénica, y la fase dura alrededor de 3 años.
- La fase de catágeno es la de apoptosis transicional. Alrededor del 3-5% de los pelos están en catágeno, y la fase dura entre 1 y 2 semanas.
- La fase de telógeno es la de reposo y dura unos 3 meses para el 5-10% de los pelos.
- En el cuero cabelludo hay unos 100.000 pelos.
- La media de pelos caídos al día es 100-150.
- La relación normal entre anágeno y telógeno en un mechón de pelo arrancado es de 9 a 1.

Mecánica de la biopsia del cuero cabelludo

- La biopsia del cuero cabelludo por alopecia se debe tomar cerca del borde de la región afecta. La biopsia con *punch* se hace en un ángulo paralelo al del crecimiento del pelo. La biopsia con *punch* se puede enviar entera para sección transversal estándar. Una segunda biopsia, con un *punch* de 4, 5 o 6 mm, se puede cortar horizontalmente, alrededor de 1 mm por encima de la unión entre la dermis y el tejido subcutáneo. Cada trozo es después fijado y cortado, vuelto hacia abajo, por el anatomopatólogo. A continuación se pueden realizar cortes horizontales seriados; es preferible que los cortes sean leídos por un patólogo experto en la interpretación de biopsias horizontales del cuero cabelludo.

Alopecia areata

Descripción

- La alopecia areata es un tipo de alopecia no cicatricial de comienzo rápido y netamente definida (en los casos típicos) que, de modo habitual, afecta a un área redonda u oval.
- La pérdida puede ser difusa o focal, o adoptar la forma de una banda en los márgenes del cuero cabelludo.
- Se debe probablemente a un fenómeno inmunológico.

Historia clínica

- La alopecia areata es más común en los niños y los adultos jóvenes.
- Se producen con rapidez una o varias áreas de pérdida capilar, de tamaño entre 1 y 4 cm.
- Se pueden afectar las pestañas y la barba, y rara vez otras partes del cuerpo.
- La pérdida de todo el pelo del cuero cabelludo (alopecia total) se ve con más frecuencia en personas jóvenes; se puede acompañar de ciclos alternantes de crecimiento y pérdida.
- La pérdida de todo el pelo del cuerpo (alopecia universal) es muy rara.
- El estrés es citado con frecuencia como causa, pero existen pocas pruebas de que interprete algún papel.
- La recuperación comienza al cabo de 1-3 meses, y puede dar paso a pérdida en otras áreas.
- El pronóstico respecto a la recuperación total permanente es bueno en casos con afectación limitada, pero resulta más desfavorable en los pacientes con afectación extensa.

Hallazgos cutáneos

- Se aprecia un espectro amplio de afectación. El patrón más común es el focal. Otros patrones comprenden el ofiásico (una pérdida en forma de banda en los márgenes del cuero cabelludo) y el patrón de ofiasis inversa (respeta la periferia del cuero cabelludo y afecta a la corona).
- El patrón difuso es el menos común, y se caracteriza por disminución de la densidad del pelo en todo el cuero cabelludo.
- La piel es típicamente muy lisa, o puede presentar mechones de pelos cortos.
- El tallo capilar está mal formado y se rompe al llegar a la superficie. Los pelos «peládicos» que recuerdan a signos de admiración se ven mejor en el margen de un área alopécica.
- Los cabellos nuevos suelen ser del mismo color y la misma textura que los antiguos, pero también pueden ser finos y blancos.

Hallazgos extracutáneos

- Se pueden encontrar anomalías estructurales y funcionales del tiroides.
- Se puede hallar piqueteado difuso fino de las uñas en hasta el 30% de los casos.

Pruebas de laboratorio

- Se puede realizar una biopsia del cuero cabelludo afecto si el cuadro clínico no es típico. Los signos en la biopsia pueden incluir linfocitos peribulbares, folículos en miniatura, relación de vello telogénico de 1,5 a 1, y aumento de los folículos telogénicos y catagénicos. La presencia de eosinófilos en una biopsia proporciona un signo útil en casos difíciles de diagnosticar.
- La alopecia areata se puede asociar a enfermedad tiroidea, anemia perniciosa, enfermedad de Addison, vitíligo, lupus eritematoso, colitis ulcerosa, diabetes mellitus y síndrome de Down.
- Pueden estar indicadas las determinaciones de triyodotironina, tiroxina, hormona estimulante del tiroides, anticuerpos antitiroglobulina y anticuerpos antimicrosomales, sobre todo en los niños.

Diagnóstico diferencial

- Tricotilomanía.
- Tiña de la cabeza.
- Sífilis.
- Efluvio telogénico.
- Alopecia androgénica.

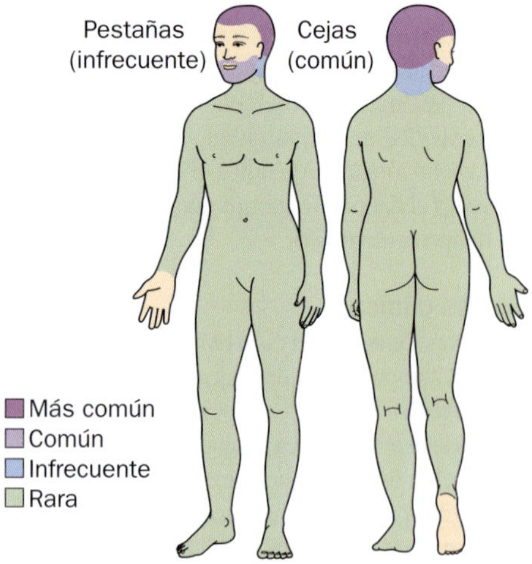

Tratamiento

- El cabello vuelve a crecer en la mayoría de las áreas y no requiere tratamiento.
- Los esteroides tópicos del grupo I administrados dos veces al día proporcionan una efectividad mínima. Se deben usar en ciclos, como 2 semanas con tratamiento y 1 semana sin tratamiento.
- La inyección intradérmica de acetónido de triamcinolona, 2,5-10 mg/ml, es efectiva:
  - Las inyecciones se pueden repetir a intervalos de 4 semanas.
  - La atrofia cutánea es el principal efecto secundario.
  - Este tratamiento se debe reservar para los pacientes con áreas pequeñas y poco numerosas de pérdida capilar.
- En ocasiones es efectiva la aplicación de antralina una vez al día, a concentraciones suficientemente altas (1, 0,5, 0,25 o 0,1%) para inducir dermatitis visible.
- Algunos especialistas emplean el éster dibutil del ácido escuárico; la sensibilización se obtiene en general con la aplicación de la concentración al 2% en un área de 4 cm; se esperan 2 semanas para que ocurra la sensibilización, seguida por aplicación de solución al 0,001% en los niños y al 0,01% en los adultos, tres o cuatro veces durante 1 semana en las áreas afectas. Sin embargo, la alergia de contacto puede ser grave.

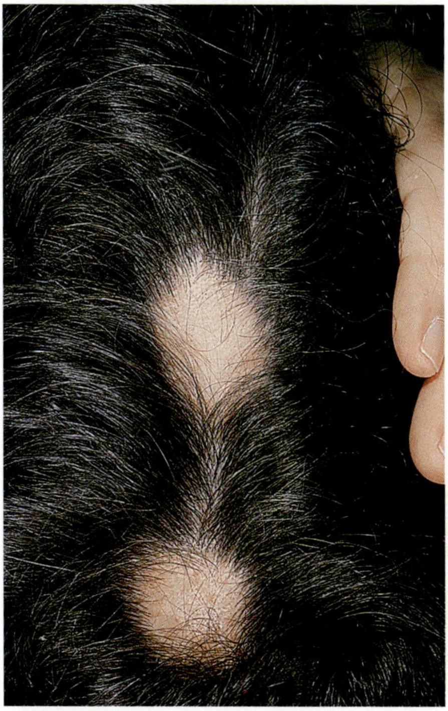

La alopecia areata se caracteriza por comienzo rápido de calvicie total en un área netamente definida, en general redonda. La duración y la extensión de la pérdida capilar son muy variables. La mayoría de los casos son asintomáticos, pero unos pocos pacientes se quejan de quemazón. La piel se palpa lisa.

- Un pulso intravenoso de metilprednisolona puede ser efectivo en pacientes con alopecia areata multifocal extensa y rápidamente progresiva.
- Los corticosteroides orales no evitan la progresión ni la recidiva de la alopecia areata intensa, y cuando se obtiene la recuperación rara vez se mantiene sin tratamiento.
- La prótesis de pelo se debe considerar para los pacientes con pérdida difusa si el sufrimiento emocional es alto.
- Se dispone de una red de grupos de soporte distribuidos por Estados Unidos para ayudar a que los pacientes afronten la situación: Alopecia Areata Foundation (http://www.alopeciaareata.com).

Claves clínicas

- Los pacientes con alopecia areata de patrón difuso se sienten aterrorizados por la caída difusa e intensa de pelo, que es rápida y progresiva. La tracción suave del pelo en esos casos revela más de 10 cabellos por tracción, consistentes en pelos anagénicos distróficos o pelos telogénicos.

Consideraciones pediátricas

- La pérdida de pelo a cualquier edad causa sufrimiento emocional, pero provoca una alteración particular en los niños. Es esencial el soporte emocional.
- La mayoría de los niños con alopecia areata localizada recuperan el pelo en las regiones afectas antes de 1 año.
- Si las inyecciones intralesionales se administran en los niños, deben hacerse en sólo áreas limitadas de pérdida, y con concentraciones bajas (2,5-5 mg/ml de triamcinolona intralesional). El anestésico tópico EMLA se puede aplicar 2 horas antes de la inyección del área afecta para disminuir el dolor de la inyección.

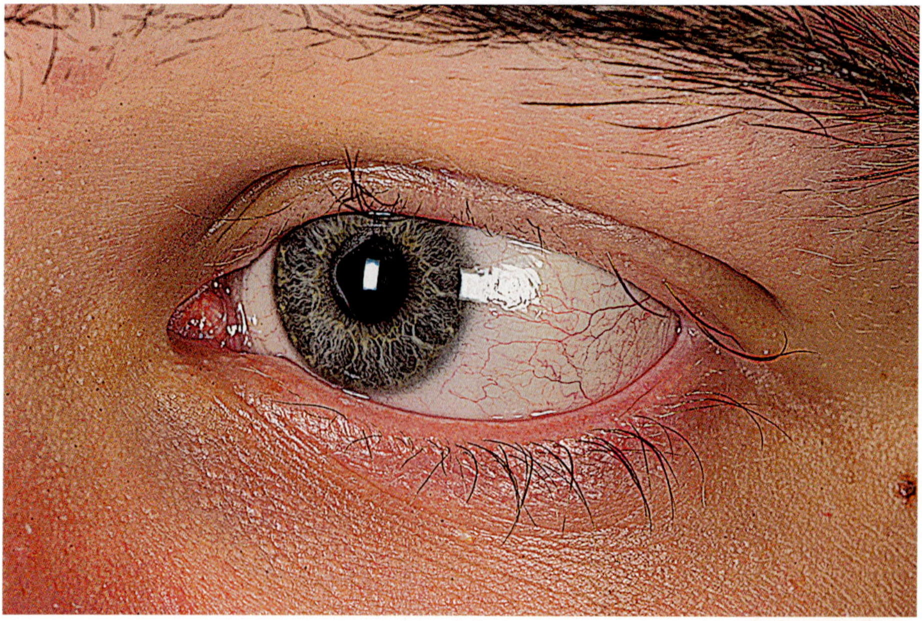

La alopecia areata puede afectar a las pestañas. Algunos pacientes se extraen manualmente las pestañas, lo que se conoce como tricotilomanía.

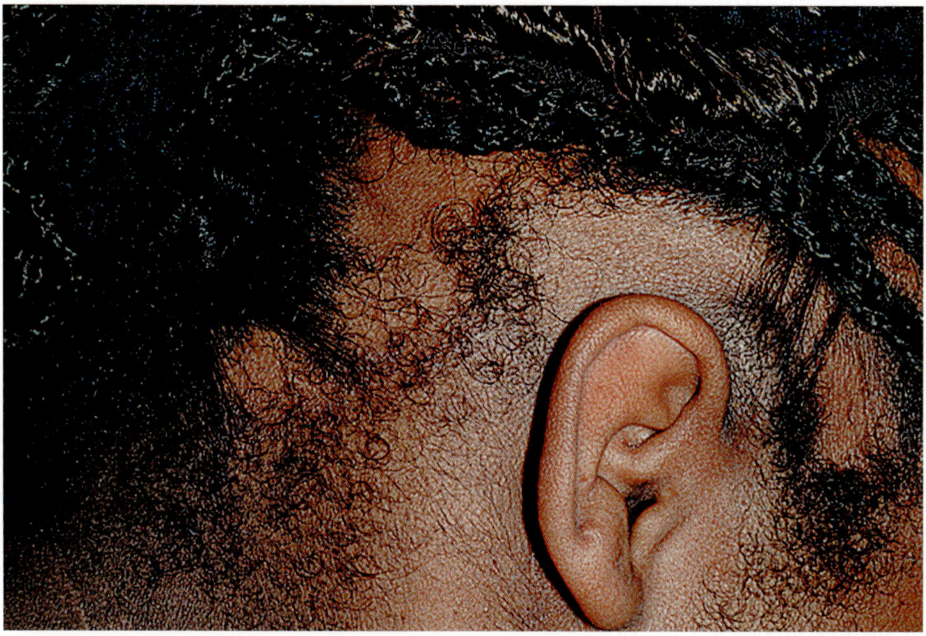

El patrón ofiásico se caracteriza por pérdida capilar en los lados y la parte posterior inferior del cuero cabelludo. Este patrón se asocia a poca probabilidad de recuperación. Otros indicadores de pronóstico desfavorable son el comienzo a una edad joven, la pérdida extensa, la historia familiar de alopecia areata y la distrofia ungueal.

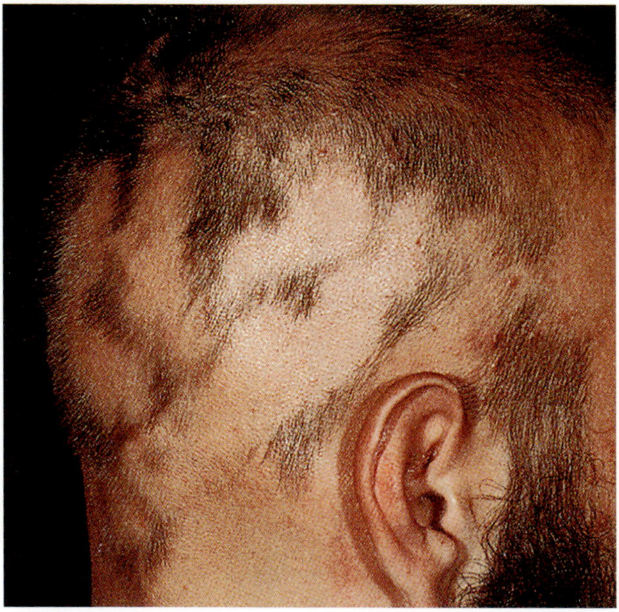

Alopecia areata. Se observa una gama amplia de afectación. La mayoría de los pacientes comunican una aparición súbita de una o varias áreas de 1-4 cm de pérdida capilar en el cuero cabelludo.

Tricotilomanía

Descripción
- La tricotilomanía es el hábito de arrancarse cabellos propios, lo que conduce a una pérdida capilar significativa. El impulso de arrancarse pelos es incontrolable; después de arrancarse pelos, la ansiedad mejora temporalmente.
- El individuo puede dedicar muchas horas diarias a arrancarse pelos, o a pensar que se los está arrancando.
- Muchas veces el sujeto no admite este hábito.

Historia clínica
- La tricotilomanía se encuentra con más frecuencia en niños pequeños.
- Muchas veces se ve también en adolescentes y adultos.
- La relación entre mujeres y hombres es de 2,5:1.
- El cabello es enroscado alrededor de un dedo, traccionado y frotado hasta que se rompe.
- Los sitios favoritos son áreas fáciles de alcanzar: región frontoparietal del cuero cabelludo, cejas y pestañas.
- Se manifiesta primero durante los períodos de inactividad, quizá mientras el sujeto ve la televisión o antes de conciliar el sueño.
- Los padres rara vez se dan cuenta del hábito.
- Muchas veces se asocia con ansiedad subyacente, depresión y autoestima baja.
- Puede ser un problema crónico y muchas veces se resuelve de forma espontánea.

Hallazgos cutáneos
- Existe un área de pérdida capilar con borde irregular angulado.
- La densidad de pelos está muy reducida; el área afecta no aparece por completa calva y tiene un aspecto liso, como en la alopecia areata.
- Los pelos rotos cortos de longitudes variables se encuentran distribuidos al azar por el área afecta.

Pruebas de laboratorio
- La prueba con hidróxido de potasio descarta la tiña de la cabeza no inflamatoria.
- Los pelos arrancados no muestran raíces telogénicas (100% en la fase de anágeno de crecimiento activo).
- La tracción suave del pelo no produce más pérdida capilar.
- La biopsia cutánea revela un aumento marcado de pelos en catágeno.

Diagnóstico diferencial
- Alopecia areata.
- Tiña de la cabeza.
- Sífilis.

Tratamiento
- El tratamiento se retrasa con frecuencia, o no se solicita, a causa de la turbación.
- La mejor respuesta se obtiene con tratamiento combinado a base de psicofármacos, psicoterapia y modificación conductual (como sustitución del hábito), en vez de con psicoterapia sola.
- La atención del niño se debe distraer cuando vaya a arrancarse el pelo.
- Los padres y el médico deben adoptar una actitud de aceptación y soporte, y no de juicio y castigo.

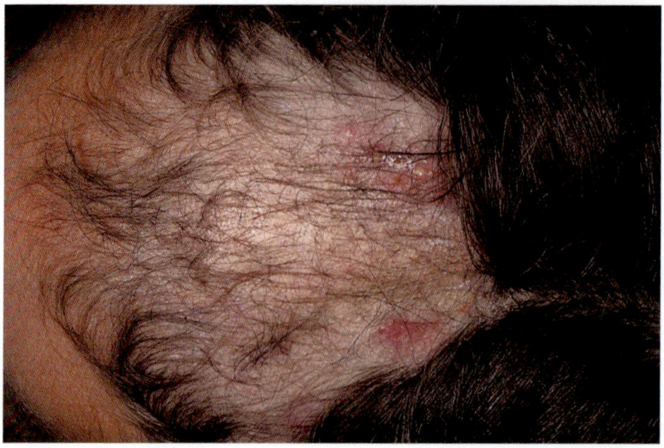

La localización favorita es la región frontoparietal, fácil de alcanzar, del cuero cabelludo, pero se pueden afectar cualquier zona del cuero cabelludo, las cejas y las pestañas.

- La afectación intensa o la persistencia requieren evaluación psiquiátrica. La psicoterapia puede ser útil.
- La tricotilomanía comparte características con el trastorno obsesivo compulsivo, entre ellas la respuesta a la medicación.
- Pueden ser efectivas la clomipramina, la fluoxetina y la pimozida; sin embargo, no todos los pacientes responden de forma completa a la psicofarmacología sola.

Claves clínicas

- El sitio favorito es la región frontoparietal del cuero cabelludo, fácil de alcanzar, pero se puede afectar cualquier área de las cejas y las pestañas.
- El área afecta tiene un borde angulado irregular, y la densidad de pelos está muy reducida, pero la zona no se queda nunca totalmente calva, como en la alopecia areata.
- Las visitas a múltiples especialistas en busca de una respuesta diagnóstica son típicas de este proceso; la biopsia puede ser útil y apoya el diagnóstico.

Consideraciones pediátricas

- Esta anomalía se encuentra con más frecuencia en los niños. Se aconseja una historia social cuidadosa para buscar causas de estrés o dificultades emocionales.
- La conversación con un médico experto o con los padres es la medida más útil para el niño afecto. La derivación para evaluación psiquiátrica y la consideración de terapia conductual y farmacológica pueden ser delicadas pero se consideran muy recomendables.

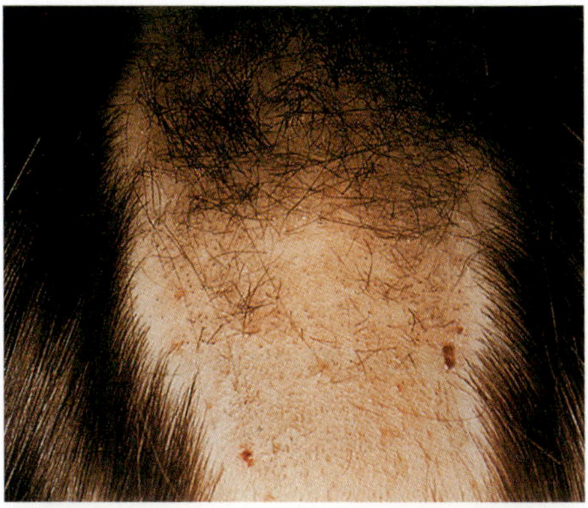

Las áreas afectas tienen un borde irregular angulado y la densidad de pelos está muy disminuida, pero la zona nunca aparece calva, como en la alopecia areata.

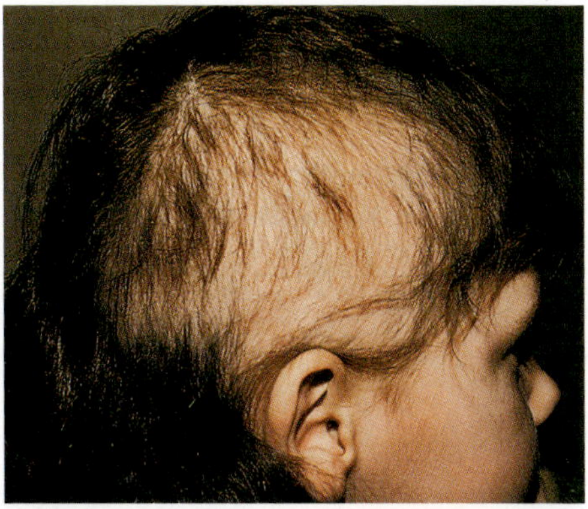

Varios pelos rotos cortos, de longitudes variables, están distribuidos al azar en la zona afecta. El pelo que crece más de 0,5-1 cm se puede sujetar con los dedos y ser arrancado.

Enfermedades de las uñas

Anatomía

- La placa ungueal está formada por queratina muerta, dura y translúcida.
- El pliegue ungueal comprende la piel alrededor de las porciones lateral y proximal de la placa ungueal. El pliegue ungueal proximal se superpone a la matriz. La placa de queratina se extiende en la placa ungueal proximal para formar la cutícula.
- La matriz sintetiza el 90% de la placa ungueal. La lúnula (semiluna blanca) visible a través de la placa ungueal es la porción distal de la matriz ungueal.
- El lecho ungueal se extiende desde la matriz ungueal distal hasta el hiponiquio. El lecho ungueal consiste en crestas longitudinales paralelas, con vasos sanguíneos pequeños en su base. La hemorragia inducida por traumatismo o enfermedad vascular se produce en las profundidades de esos surcos, y se manifiesta con el patrón de hemorragias en astilla.
- El hiponiquio es un segmento corto de piel que carece de cobertura ungueal; comienza en el lecho ungueal distal y termina en el surco distal.

Tasas de crecimiento

- Las uñas de las manos crecen entre 0,5 y 1,29 mm a la semana. Se requieren aproximadamente 5,5 meses para que una uña crezca desde la matriz hasta el borde libre.
- Las uñas de los pies tardan 12-18 meses en ser sustituidas.
- La tasa de división de las células de la matriz disminuye durante enfermedades sistémicas, como la escarlatina, que causan adelgazamiento de la placa ungueal (líneas de Beau).
- La tasa de crecimiento de la uña disminuye con la edad y la mala circulación.

Biopsia ungueal

- Las biopsias ungueales suelen ser realizadas por especialistas.
- Las biopsias ungueales se usan para el diagnóstico de tumores, enfermedades inflamatorias e infecciones.
- La biopsia ungueal ideal se realiza después del arrancamiento de la placa. Esto proporciona visualización clara de la matriz y el lecho.
- Se elige una técnica de biopsia con *punch* o por escisión, que proporcione una cantidad suficiente de tejido y produzca una cicatriz mínima.

Surcos y grietas

- La formación de surcos longitudinales es común en la vejez, y se ve a veces en personas jóvenes.
- Las grietas ocurren en todas las edades pero son más frecuentes en los ancianos. Dichas elevaciones cubren parte de la superficie de la placa y se disponen en forma longitudinal.
- Es posible que los pacientes se limen las uñas para alisar la superficie.

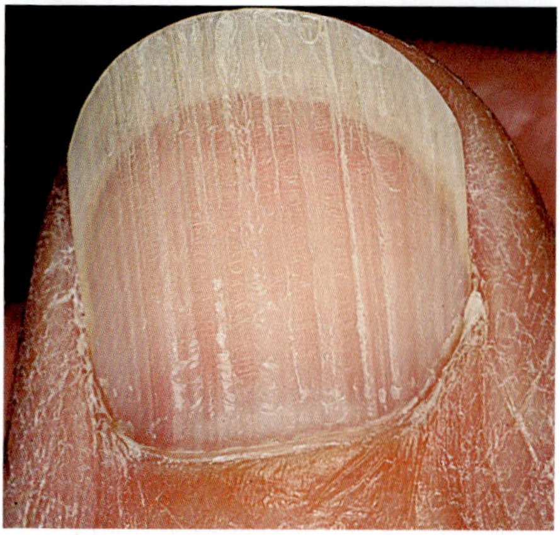

Los surcos longitudinales son un signo de envejecimiento. También se observan como una variante normal en pacientes jóvenes.

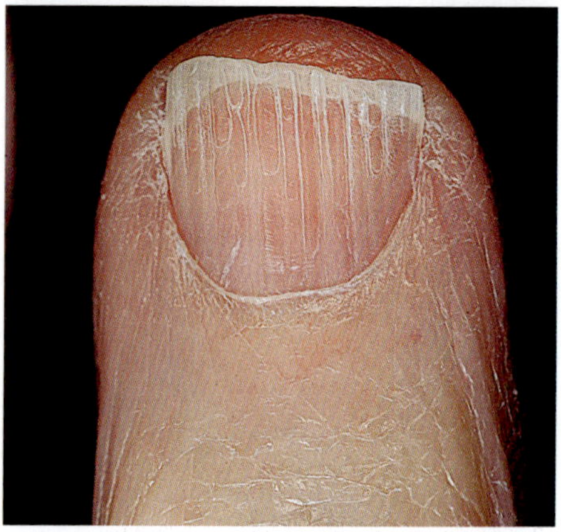

Los surcos y las grietas son signos de envejecimiento. Ambos tipos de anomalías se observan en esta uña.

Onicólisis

- La onicólisis es la separación de la uña desde el lecho ungueal. La limpieza vigorosa debajo de la uña acelera el proceso.
- La separación comienza en el extremo distal y progresa con lentitud en sentido proximal.
- La porción no adherida de la uña tiene un tono blanco, amarillo o verdoso.
- Las causas comprenden psoriasis, traumatismo de las uñas largas, infecciones por *Candida* o *Pseudomonas*, fármacos, contacto con sustancias químicas, maceración por inmersión prolongada y dermatitis alérgica de contacto (p. ej., endurecedores de uñas o adhesivos).
- En los pacientes con onicólisis inexplicada se deben buscar hipertiroidismo y enfermedad tiroidea asintomática.
- Para el tratamiento se corta la porción separada de la uña. Esa intervención favorece la sequedad y se opone a la infección. No empape las puntas de los dedos.
- Evite la exposición a los irritantes de contacto.
- Las levaduras crecen en el espacio entre la uña y el lecho ungueal. Use fármacos tópicos (p. ej., tintura de miconazol). Emplee el fluconazol oral para los casos resistentes. Quizá sea necesario repetir un ciclo breve de fluconazol (p. ej., 150 mg diarios durante 5-7 días) cuando crezca la uña.

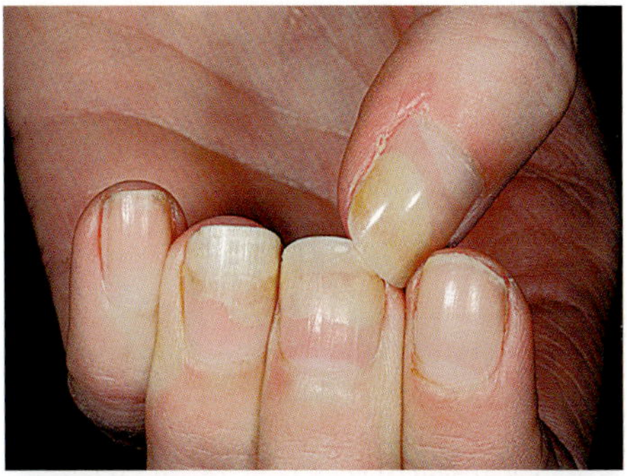

Onicólisis en una mujer con uñas largas. Las uñas separadas aparecen amarillas o blancas. Los pacientes suelen creer que tienen una infección micótica.

Deformidad por tic

- El morderse o pellizcarse una sección del pliegue ungueal proximal del pulgar con la uña del índice es un hábito común. Se pueden afectar otras uñas.
- Las bandas lineales de surcos horizontales se extienden por la superficie ungueal. La ondulación de la uña por eccema crónico del pliegue ungueal proximal causa un aspecto similar.
- En los pacientes que consiguen detener el hábito, acaba por producirse crecimiento de uñas normales.

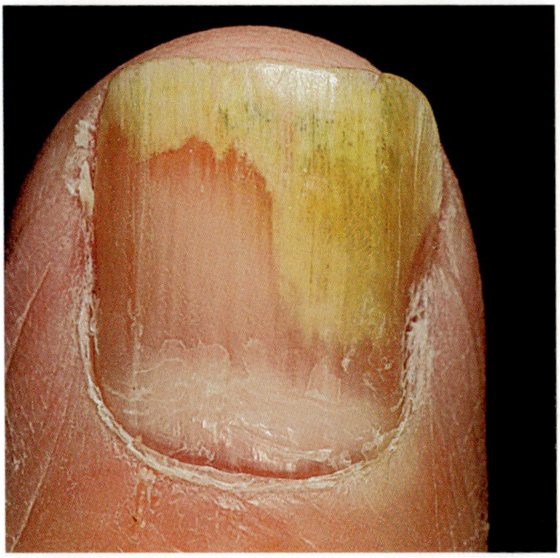

La onicólisis consiste en la separación de la placa ungueal respecto al lecho de la uña. Es común en mujeres con uñas largas. La presión repetida de bajo grado en la porción distal de la placa levanta la uña.

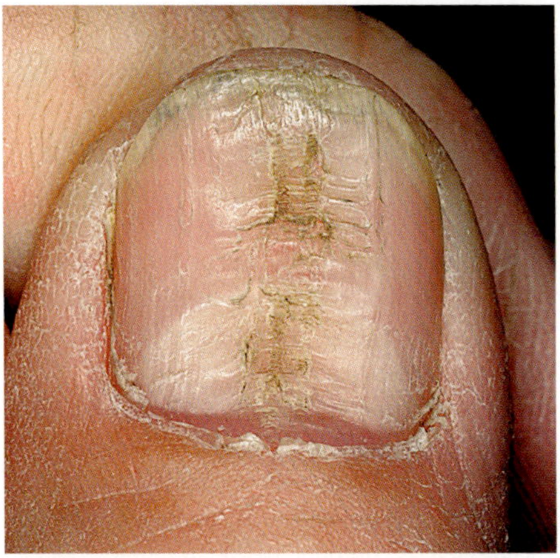

La deformidad por tic suele aparecer como una banda netamente definida de ondulado en el centro de la placa ungueal. En este caso la ondulación no es uniforme y se interpretó incorrectamente como una infección micótica.

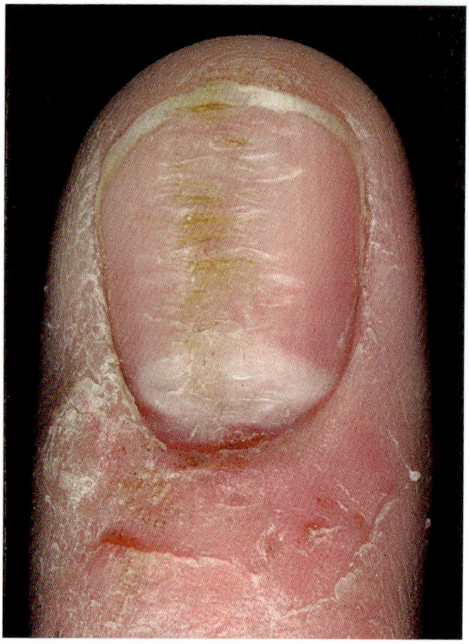

Deformidad por tic. El pellizcado habitual puede conducir a eritema, descamación e hipertrofia del pliegue ungueal proximal.

- La distorsión superficial de la placa ungueal ocurre cuando la psoriasis afecta a la matriz de la uña.
- Las lesiones «en mancha de aceite» son máculas pardo-amarillentas vistas a través de la superficie de la uña. La psoriasis del lecho ungueal causa acumulación de suero y restos de descamación debajo de la placa ungueal.
- El tratamiento de la enfermedad cutánea con fármacos sistémicos, como la ciclosporina, el metotrexato o la acitretina, mejora las uñas.
- Se han ensayado muchos fármacos tópicos (calcipotriol, tazaroteno y antralina), pero los resultados son desesperanzadores. Las inyecciones intralesionales a intervalos mensuales, en la matriz y los pliegues ungueales laterales, son efectivas pero dolorosas. El acetónido de triamcinolona, 2,5-5 mg/ml, se suministra con una aguja de calibre 30. El procedimiento es doloroso y la mayoría de los pacientes no continúan el tratamiento.

Psoriasis

- La incidencia de afectación ungueal en la psoriasis varía entre el 10 y el 50%.
- La afectación de las uñas puede constituir el único signo de psoriasis, pero es más frecuente que coexista con lesiones cutáneas. Se pueden afectar una o varias uñas.
- El dolor puede limitar las actividades.
- El *pitting* es el signo más común. Pueden existir pocos o muchos hoyuelos distribuidos al azar sobre la superficie.
- La onicólisis consiste en la separación de la uña respecto al lecho ungueal. La separación comienza en el surco distal o debajo de la placa ungueal, y puede afectar a varias uñas. La uña separada tiene coloración amarillenta y muchas veces se interpreta erróneamente como infección micótica.
- Se pueden acumular detritos escamosos subungueales debajo de la placa ungueal distal. Los detritos blancos-amarillentos elevan la porción distal de la uña. Este aspecto también se confunde frecuentemente con infección micótica ungueal.

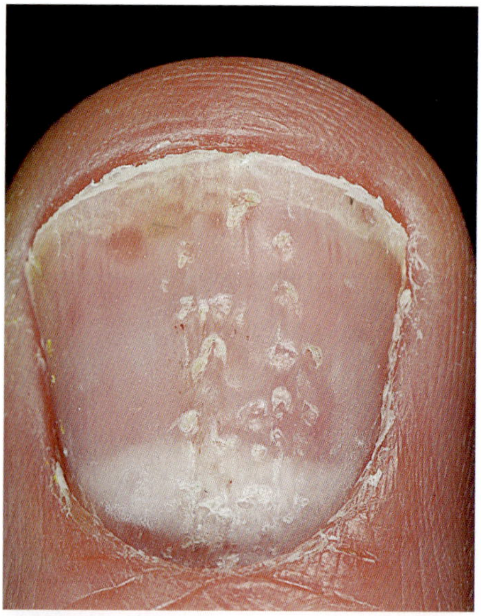

El *pitting* es el signo más característico de psoriasis de la placa ungueal. Examine todas las demás uñas en busca de signos de psoriasis. Algunos pacientes con psoriasis ungueal no presentan enfermedad cutánea.

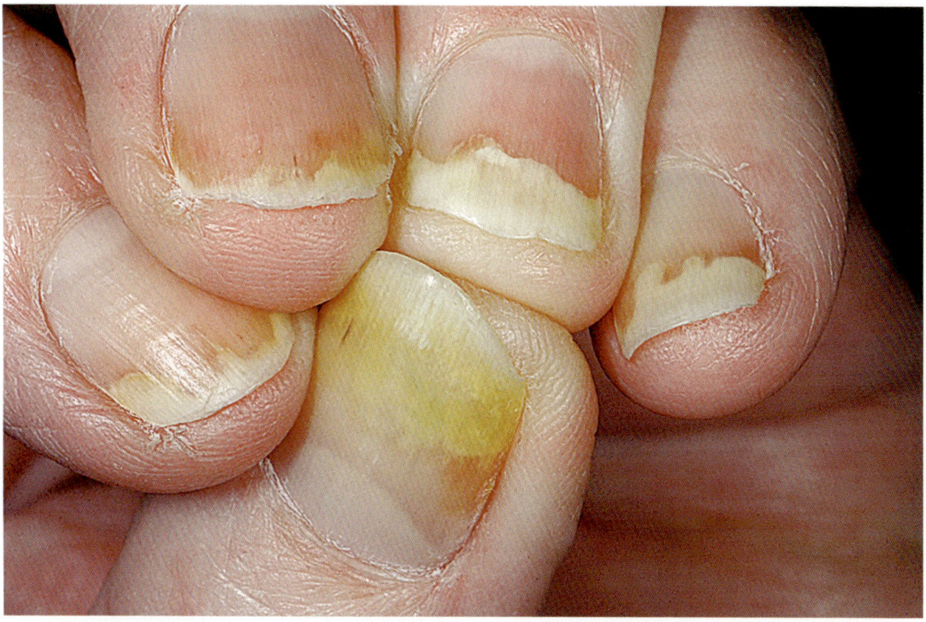

Psoriasis. La separación de la placa ungueal distal y la acumulación de detritos subungueales son signos comunes en la psoriasis de la unidad ungueal. Se pueden encontrar las mismas anomalías en la onicólisis inducida por traumatismo. Muchas veces se establece el diagnóstico incorrecto de tiña.

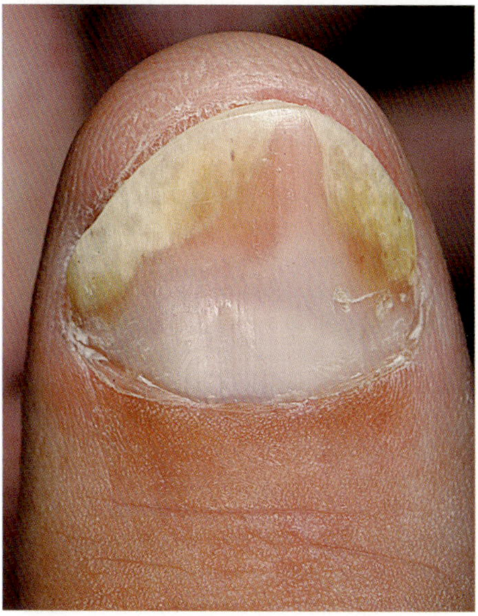

La psoriasis de la unidad ungueal puede producir un cuadro complejo. En este caso existen restos subungueales y separación entre la placa y el lecho de la uña. La acumulación de suero debajo del lecho ungueal crea una mancha de color pardo claro, conocida como «mancha de aceite».

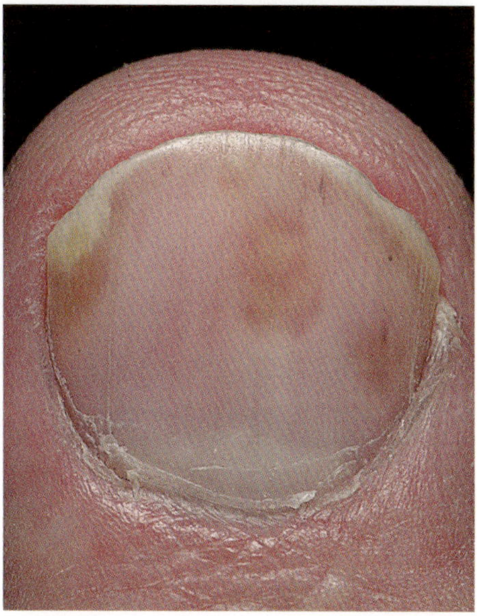

Psoriasis (lesión en mancha de aceite). La psoriasis del lecho debajo de la placa ungueal causa acumulación de suero. Esta tinción parda se puede ver a través de la placa ungueal y recuerda una mancha de aceite.

Paroniquia aguda

- La infección bacteriana de los pliegues proximal y laterales de la uña conduce a la aparición rápida de dolor y tumefacción.
- El traumatismo y la manipulación son las causas habituales, pero la paroniquia puede aparecer de forma espontánea.
- El pus se acumula detrás de la cutícula, o a más profundidad en los pliegues laterales de la uña.
- El pus se drena mediante inserción del extremo puntiagudo de un extractor de comedones o un instrumento similar entre el pliegue y la placa de la uña. El dolor se alivia inmediatamente.
- Las infecciones más profundas pueden requerir incisión para drenar los abscesos.
- Los abscesos pequeños bien delimitados pueden responder a sólo el drenaje. Los más grandes, con eritema adyacente, se tratan con antibióticos antiestafilocócicos.

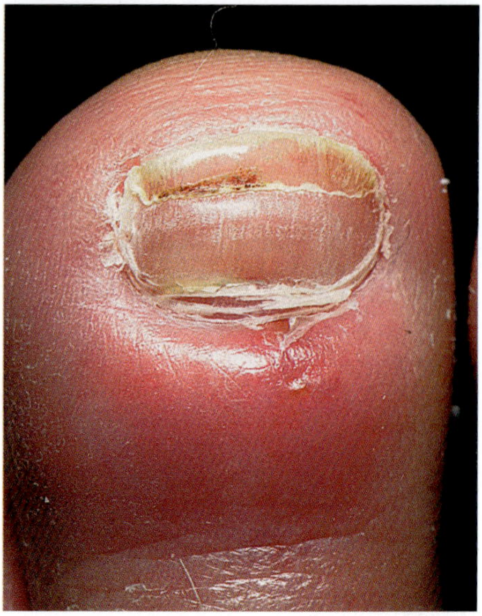

Paroniquia aguda. La manipulación de la cutícula provocó la aparición brusca de eritema y tumefacción.

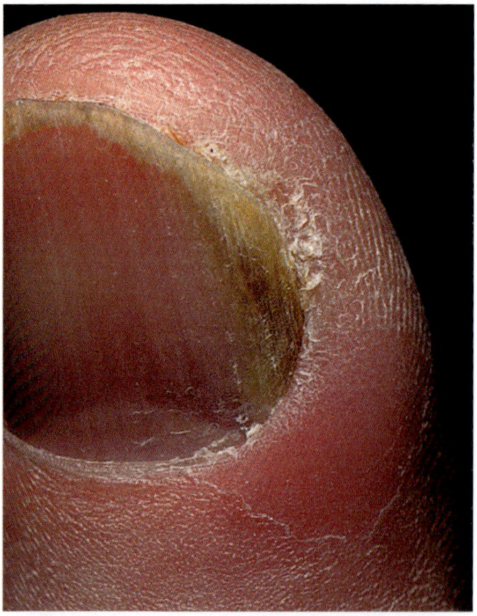

Paroniquia aguda. Aparecieron eritema intenso, tumefacción y dolor a lo largo de 24 horas. La inserción de un instrumento romo entre la uña y el pliegue ungueal proximal produjo drenaje de material purulento.

Paroniquia crónica

- El contacto con irritantes es la principal causa. Los panaderos, los lavaplatos, los cirujanos y los odontólogos experimentan un riesgo alto.
- Se pueden afectar muchos dedos o todos ellos. Existen hipersensibilidad al tacto, eritema y tumefacción leve alrededor de los pliegues ungueales proximal y laterales.
- La cutícula desaparece, con lo que el espacio entre el pliegue ungueal proximal y la placa ungueal queda expuesto a la infección. La manipulación de la cutícula acelera el proceso.
- Tanto las bacterias como las levaduras crecen en el espacio húmedo y cálido, debajo del pliegue ungueal proximal. Se puede exprimir una cantidad pequeña de pus desde debajo del pliegue ungueal proximal.
- La inflamación crónica hace que la placa ungueal se deforme pero no se infecta.
- La psoriasis puede provocar un aspecto idéntico.
- El tratamiento tiene como objetivos evitar la irritación y suprimir la inflamación y la infección.
- Los guantes de vinilo y el uso de unos guantes de algodón debajo de los de plástico ofrecen protección.

- La clave del tratamiento radica en los esteroides tópicos del grupo V y no en los antibióticos orales.
- La tintura de miconazol se aplica dos veces al día en el pliegue ungueal proximal, y se deja que fluya en el espacio creado por la cutícula ausente. Es posible que la cutícula no se vuelva a formar nunca en los pacientes con inflamación de larga evolución.
- La administración de fluconazol (150 mg/día) durante 1-2 semanas puede controlar los casos resistentes al tratamiento. Quizá sea necesario repetir ciclos breves de fluconazol si recidiva la infección.

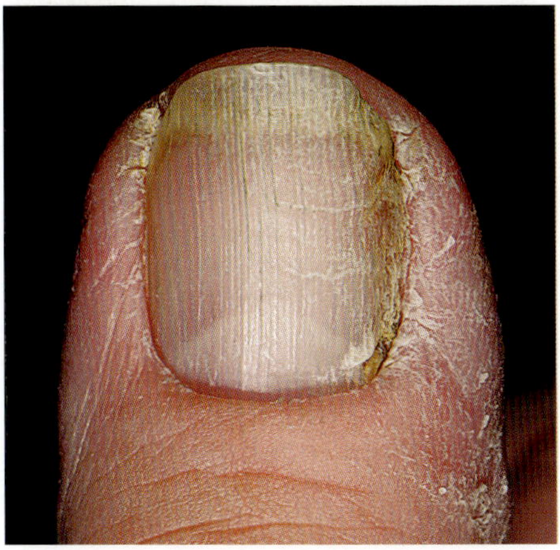

La inflamación crónica de los pliegues ungueales acaba por producir alteración de la coloración normal y fragmentación de la placa ungueal. Este caso parecía deberse a infección micótica, pero el examen con hidróxido potásico y la biopsia fueron negativos.

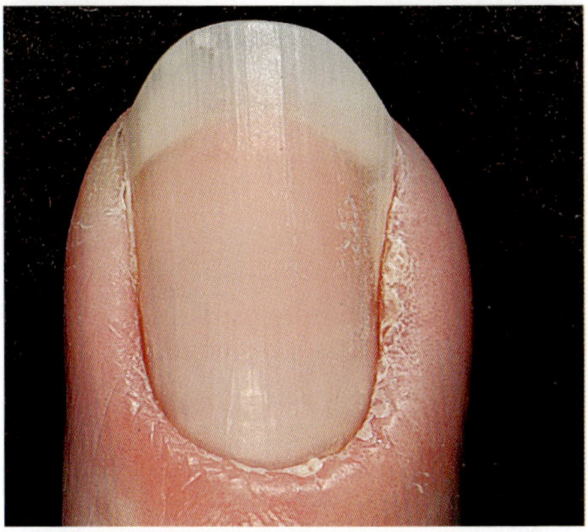

La paroniquia crónica se encuentra en personas que sumergen las manos repetidamente en agua. La cutícula desaparece y los pliegues laterales y proximal aparecen dolorosos y tumefactos.

Infección por *Pseudomonas*

- La separación de la placa ungueal (onicólisis) descubre un espacio húmedo, macerado, entre la placa y el lecho de la uña.
- *Pseudomonas* prolifera en ese espacio húmedo y cálido, y tiñe la superficie inferior de la placa ungueal con un color verde negruzco. Existen pocas molestias e inflamación, a diferencia del hematoma subungueal.
- Aplique unas pocas gotas de mezcla de lejía (una parte de blanqueador de cloro y cuatro partes de agua) debajo de la uña tres veces al día. También se puede usar vinagre (ácido acético).
- Corte la uña desprendida para eliminar el espacio húmedo bajo ella.

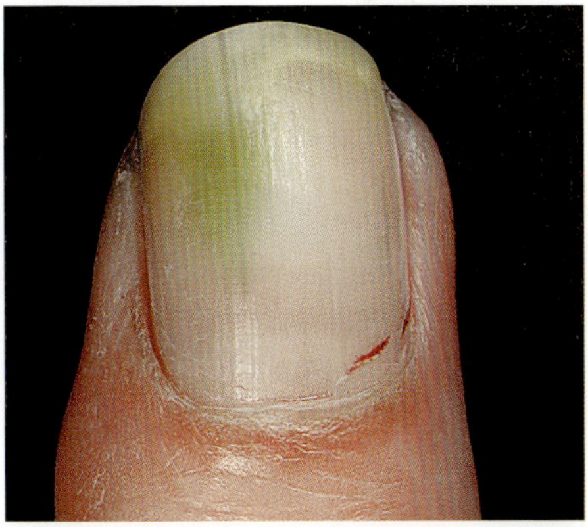

Pseudomonas con pigmentación verde han crecido en este espacio creado por separación de la uña desde la placa ungueal.

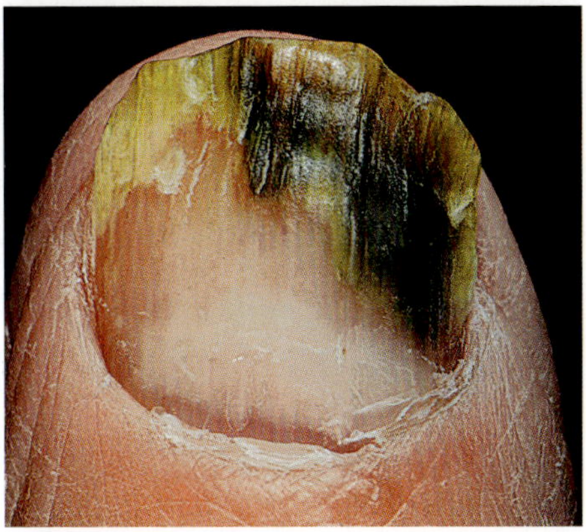

La infección crónica por *Pseudomonas* debajo de la placa ungueal ha causado una pigmentación verde intensa de todo el grosor de la placa ungueal.

Padrastro

- Se pueden separar tiras triangulares de piel desde los pliegues ungueales laterales, en particular durante los meses de invierno.
- Los intentos de eliminación pueden causar dolor y extensión del desgarro en la dermis.
- La piel separada se debe cortar antes de que ocurra la extensión. La lubricación constante de las yemas de los dedos con cremas cutáneas espesas y evitar las inmersiones repetidas de las manos en agua son medidas beneficiosas.

Uña encarnada

- La uña encarnada se debe a presión lateral por calzado mal ajustado, técnica incorrecta para recortar la placa ungueal lateral o traumatismo.
- Es más frecuente en el dedo gordo. Los primeros signos consisten en dolor y tumefacción.
- La uña perfora el pliegue ungueal lateral y entra en la dermis, donde actúa como un cuerpo extraño.
- El área de penetración se convierte en purulenta y edematosa, conforme el tejido de granulación crece a lo largo de la uña penetrante.
- El tratamiento conlleva eliminación de la uña penetrada con tijeras, y legrado del tejido de granulación. Las áreas pequeñas de tejido de granulación se pueden tratar simplemente con varillas de nitrato de plata.
- Puede ocurrir celulitis que requiera tratamiento con antibióticos orales.
- Los apósitos húmedos fríos suprimen la inflamación y alivian la tumefacción.
- Los podólogos tratan las uñas encarnadas recurrentes crónicas mediante destrucción de la matriz ungueal lateral con fenol.

Hematoma subungueal

- El traumatismo de la placa ungueal puede causar hemorragia y dolor inmediatos.
- La hemorragia puede provocar separación y más dolor.
- La punción de la superficie ungueal con una punta de clip al rojo vivo permite drenar la sangre.
- El traumatismo del pliegue ungueal proximal causa hemorragia, que puede no apreciarse durante días. La placa ungueal puede emerger desde el pliegue ungueal teñida por la sangre, e imitar al melanoma.

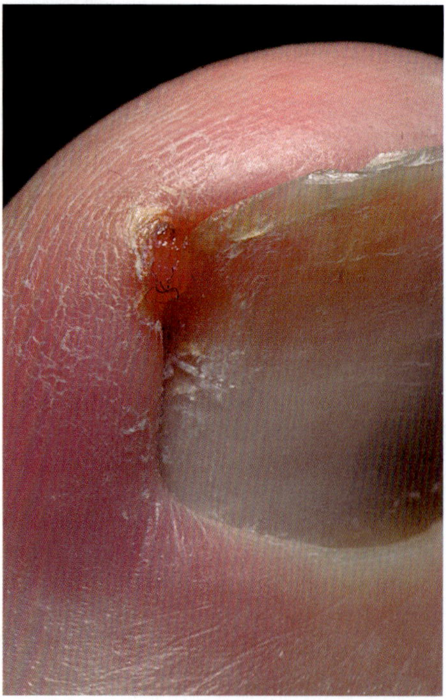

Uña encarnada. La placa ungueal ha penetrado en el pliegue lateral de la uña. Se produjeron eritema y tumefacción. Ha aparecido tejido de granulación en el pliegue lateral distal.

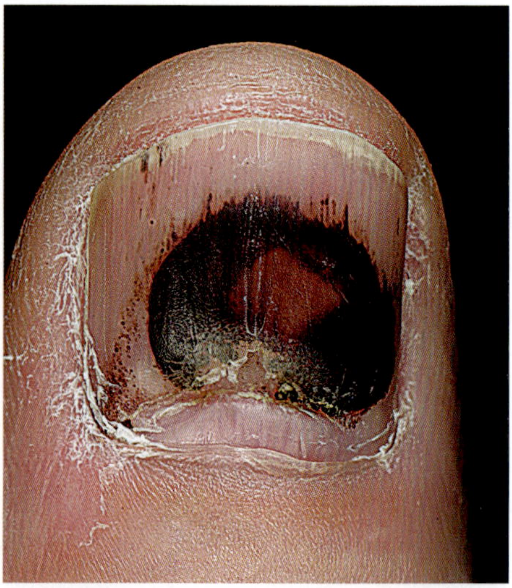

El traumatismo ungueal causa hemorragia en el espacio cerrado debajo de la uña. La sangre se convierte en parda oscura o negra, y tarda meses en desaparecer. El melanoma puede tener un aspecto similar. La anamnesis es importante.

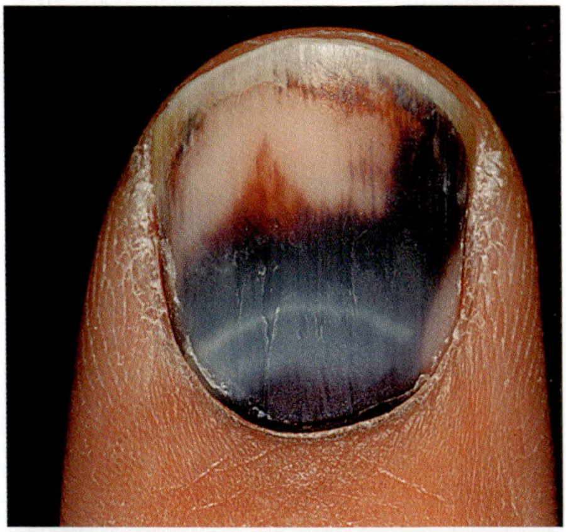

Se produce acumulación de sangre debajo de la placa ungueal después del traumatismo. En este paciente el traumatismo se había producido semanas antes. La sangre se ha descompuesto pero la tinción persistirá hasta que la uña crece.

Hipertrofia ungueal

- El engrosamiento grosero de la placa ungueal puede guardar relación con calzado estrecho u otras formas de traumatismo crónico. La presión de la uña por el calzado causa dolor con cada paso.
- Las uñas gruesas son diagnosticadas erróneamente con frecuencia como infección micótica.
- La placa ungueal puede reducirse con papel de lija o una lima, o la uña se puede eliminar y la matriz ungueal se puede destruir permanentemente con fenol para evitar que la uña vuelva a crecer.

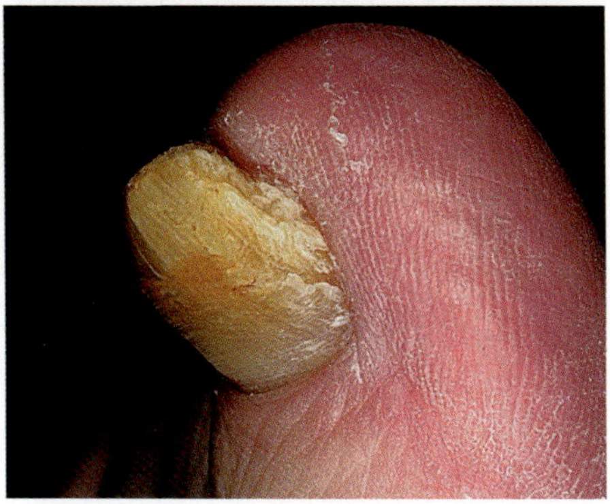

Onicomicosis. Las uñas se convierten en gruesas por presión constante o por infección micótica.

Manchas o bandas blancas

- Las manchas blancas en la placa ungueal son comunes y probablemente constituyan un resultado de traumatismo de grado bajo repetido.
- Las manchas o bandas acaban por desaparecer con el crecimiento de la uña.
- Es frecuente que los pacientes interpreten erróneamente esta anomalía como una infección micótica.

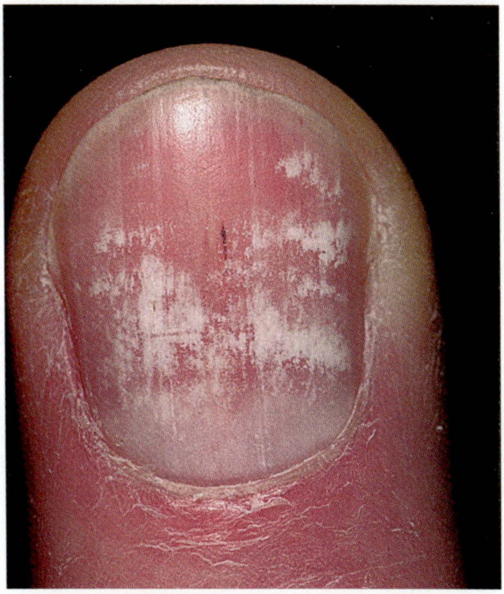

Las bandas blancas son un signo común, y están causadas probablemente por traumatismo de bajo grado en el pliegue ungueal proximal.

División de la placa distal

- Se encuentran uñas frágiles y partidas en el 20% de los adultos.
- La división en capas o el desprendimiento de la porción distal de la placa recuerdan a la descamación de la piel seca.
- Las uñas, como la piel, se secan en invierno. La inmersión repetida en agua favorece el proceso. Los guantes de vinilo protegen durante el trabajo con humedad.
- Rehidrate la uña enjuagándola con agua. Después aplique un lubricante espeso.
- La vitamina del complejo B biotina (2,5 mg/día) puede mejorar el grosor y la integridad de la placa ungueal.

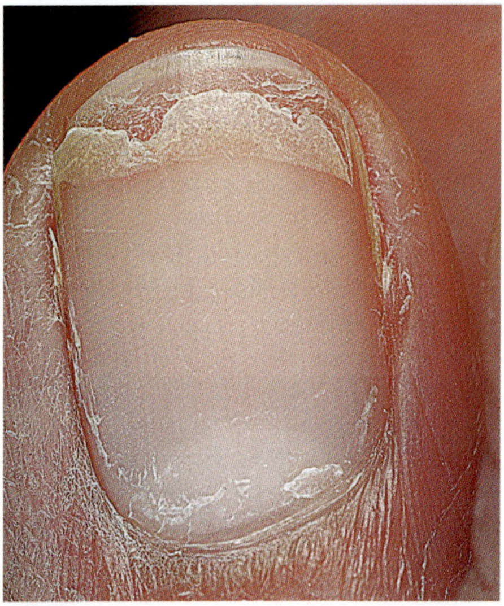

La división de la uña distal es análoga a la piel seca. La placa distal se separa en capas y se desprende. La humidificación repetida de la mano agrava el problema.

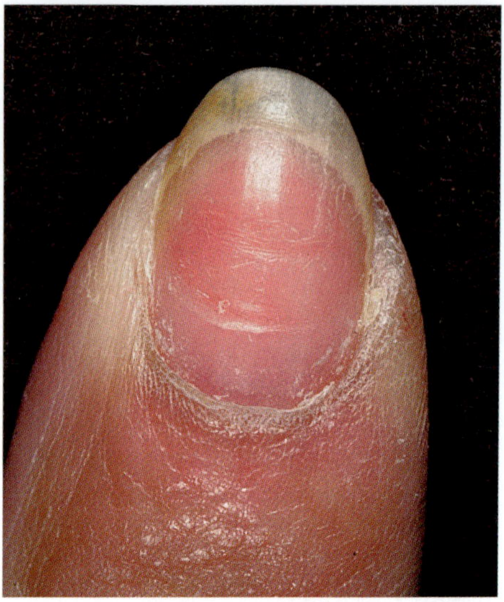

Las líneas de Beau son surcos transversales de la placa ungueal causadas por un cambio agudo en el crecimiento de la placa. Este paciente había recibido dos sesiones de tratamiento con un fármaco quimioterápico.

Líneas de Beau

- Las líneas de Beau son depresiones transversales o surcos de todas las uñas que aparecen en la base de la lúnula semanas después de un acontecimiento estresante con interrupción temporal de la formación de uña.
- Las líneas avanzan en sentido distal con el crecimiento normal de la uña y acaban por desaparecer en el borde libre.
- Aparecen en respuesta a fiebre alta, escarlatina, enfermedad de la mano-pie-boca, entre otras muchas enfermedades, y en los pacientes que toman fármacos quimioterápicos.

Quistes mucosos digitales

- Los quistes mucosos digitales son colecciones focales de mucina carentes de tapizado quístico.
- Las estructuras de color blanco rosado y forma de cúpula aparecen en la superficie dorsal de las falanges distales de personas de edad media y avanzada.
- Cuando se incide el quiste, drena una sustancia clara, viscosa, similar a la jalea.
- Los quistes en el pliegue ungueal proximal comprimen las células de la matriz e inducen un surco longitudinal en la uña.
- Las lesiones son con frecuencia dolorosas y se deben tratar. El método más fácil es incidir el quiste con un bisturí del número 11, y exprimir con firmeza el material viscoso claro. La intervención se puede repetir si el quiste reaparece.

- La criocirugía de la base puede ser efectiva. Elimine el techo del quiste con tijeras, y expulse el contenido gelatinoso. Aplique congelación conservadora en la base. El sitio tratado desarrolla edema y exudación, y en la mayoría de los casos se forma una ampolla. La curación se completa a las 4-6 semanas. Muchas veces es necesario repetir el tratamiento.
- La escisión quirúrgica, las inyecciones intralesionales de esteroides y la eliminación del techo del quiste seguida de electrocoagulación y legrado conducen a una alta tasa de recidiva.

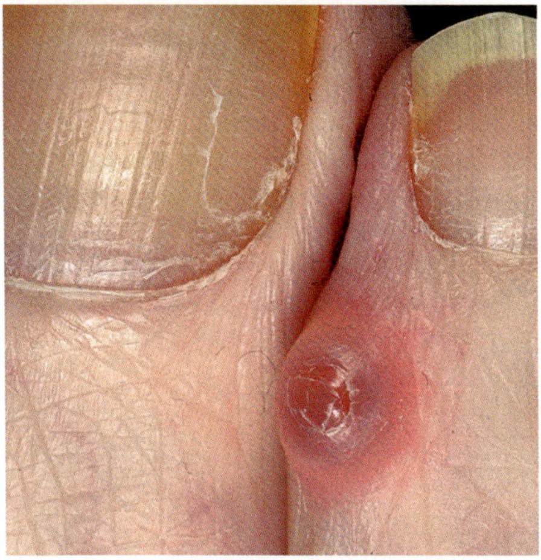

Los quistes mucosos ocurren en la porción distal dorsal de los dedos de las manos. Hacen que la placa ungueal presente una depresión si están localizados sobre la matriz ungueal.

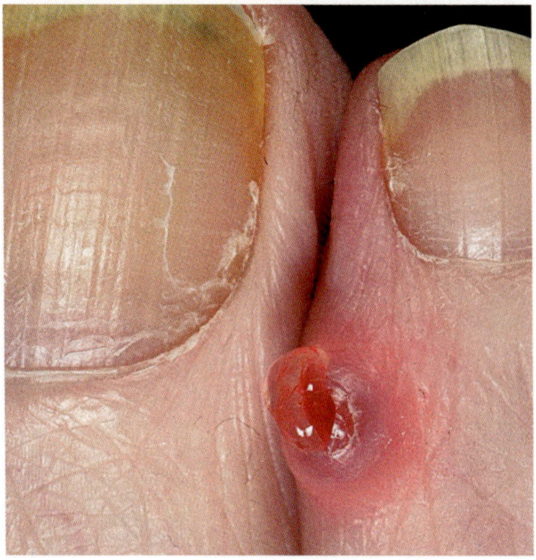

Quiste mucoso. Cuando la superficie es puncionada con un bisturí del número 11, sale una gran cantidad de material viscoso claro. Las lesiones pueden desaparecer después de ser puncionadas y drenadas repetidamente.

Nevus y melanomas

- Los nevus junturales pueden aparecer en la matriz ungueal y producir una banda pigmentada. Las bandas pigmentadas longitudinales son comunes en las personas de raza negra, pero raras en las de raza blanca.
- El melanoma ungueal puede aparecer en cualquier lugar alrededor o debajo de la uña.
- El melanoma de la uña es raro.
- La lesión puede aparecer como una banda pigmentada que aumenta de anchura.
- La aparición espontánea de tal banda preocupa a la mayoría de los médicos, que solicitan pronto una biopsia.
- Los nevus subungueales benignos son raros en los individuos de raza blanca, por lo que las lesiones névicas subungueales deben considerarse malignas hasta que se demuestre otra cosa.
- El signo de Hutchinson consiste en extensión periungueal de la pigmentación parda-negra, desde la melanoniquia longitudinal hasta los pliegues ungueales proximal y laterales. Constituye un indicador importante de melanoma subungueal.

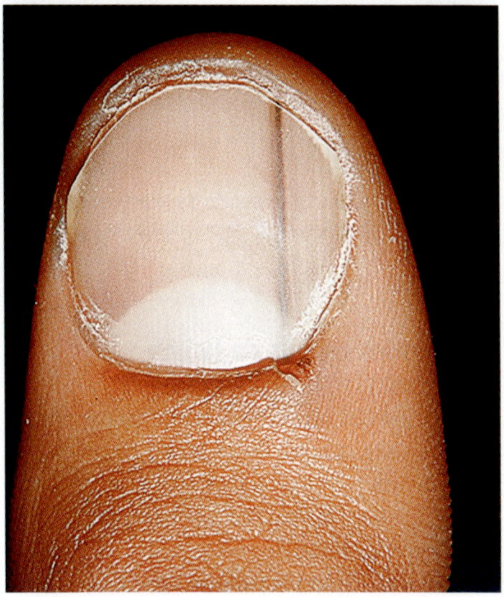

Apareció un nevus juntural en la matriz ungueal y produjo una banda longitudinal.

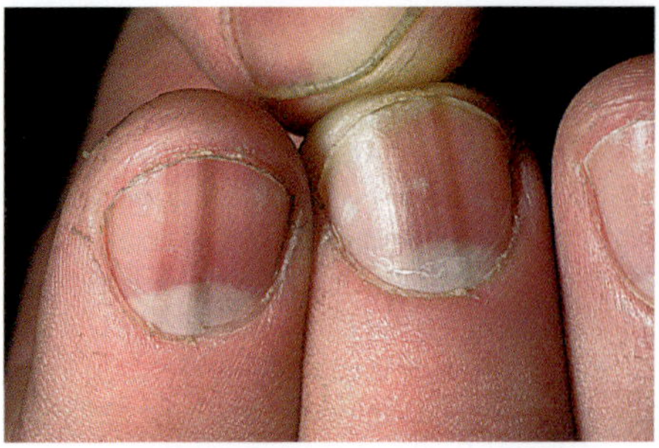

Las bandas ungueales pigmentadas aparecieron en varias uñas después del tratamiento a largo plazo con minociclina.

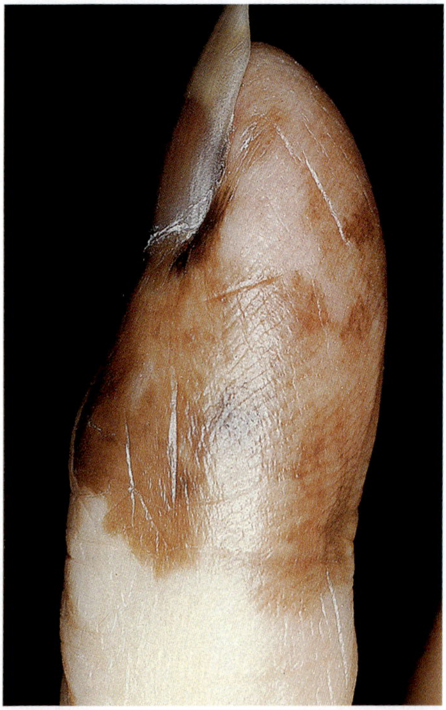

Signo de Hutchinson. La extensión de la pigmentación en los pliegues ungueales es un signo clásico de melanoma subungueal.

Infecciones mixtas de la uña

Descripción

- La tiña de las uñas es una infección micótica de la placa ungueal de los dedos de las manos o los pies.
- Puede estar causada por muchas especies distintas de hongos.
- Una vez establecida persiste. Causa inconveniencia social y dolor si la placa ungueal está distorsionada.

Historia clínica

- La incidencia de infecciones ungueales micóticas aumenta con la edad.
- Estas infecciones ocurren en el 15-20% de la población entre los 40 y 60 años de edad.
- Duran toda la vida; no existe remisión espontánea.
- El traumatismo por calzado demasiado apretado predispone a la infección.
- Una masa grande compuesta de la placa ungueal gruesa y detritos subyacentes puede causar molestias con el calzado.

Signos cutáneos

- Existen cuatro patrones distintos de infección ungueal. Pueden coexistir varios patrones simultáneamente en la placa ungueal.
- La onicomicosis subungueal distal es el patrón más común. Los hongos invaden el área distal del lecho ungueal. La placa distal se vuelve amarillenta o blanca cuando la acumulación de restos hiperqueratósicos hace que la uña se eleve y se separe del lecho subyacente.

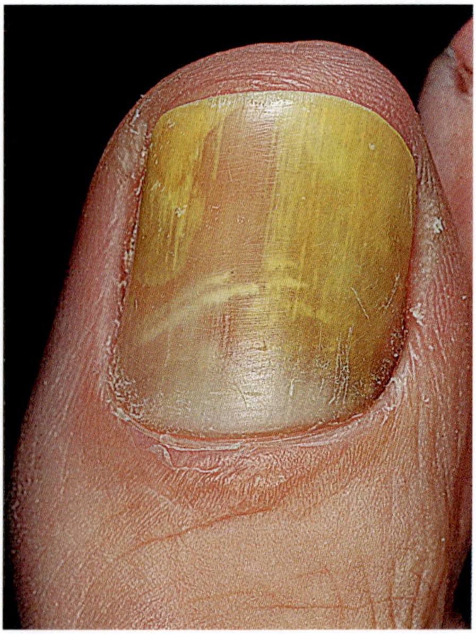

La onicomicosis subungueal distal ocurre cuando las hifas micóticas invaden debajo de la porción distal de la placa ungueal. Después se produce extensión proximal debajo y a través de la uña.

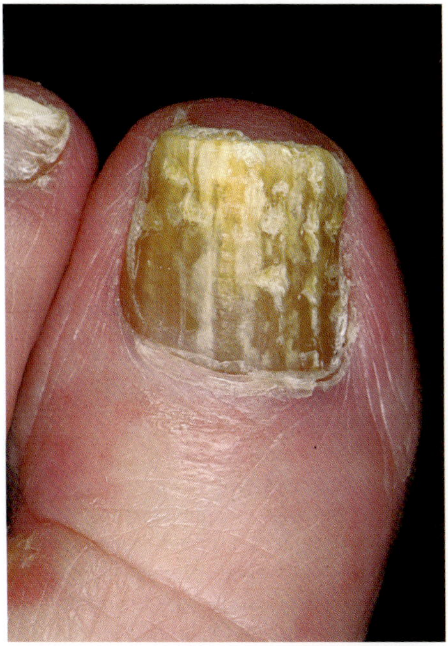

Onicomicosis subungueal distal. Las hifas micóticas entraron en la placa ungueal desde el surco distal, y han invadido toda la placa de la uña.

- La onicomicosis superficial blanca está causada por invasión superficial de la placa ungueal, la mayoría de las veces por *Trichophyton mentagrophytes*. La superficie de la uña es blanda, seca y pulverulenta, y se puede rascar con facilidad. La placa ungueal no está engrosada y permanece adherida al lecho.

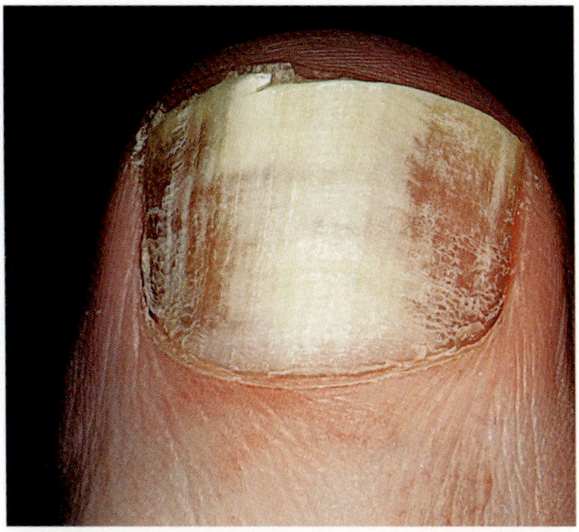

La onicomicosis superficial blanca ocurre cuando las hifas micóticas invaden la superficie de la placa ungueal.

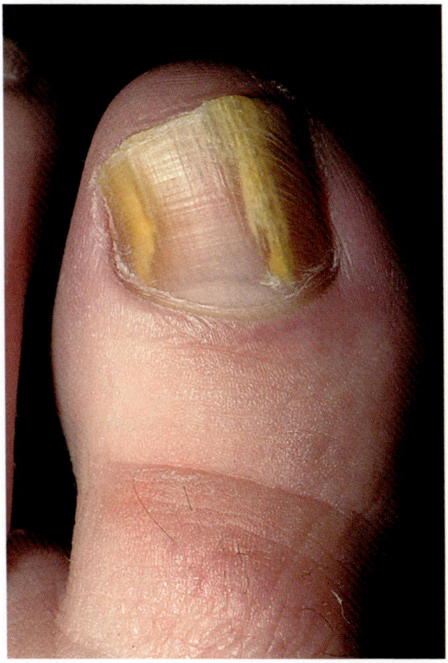

Onicomicosis subungueal distal. Es posible la invasión de la placa siguiendo canales longitudinales. Se trata de un signo característico de invasión de la placa ungueal distal.

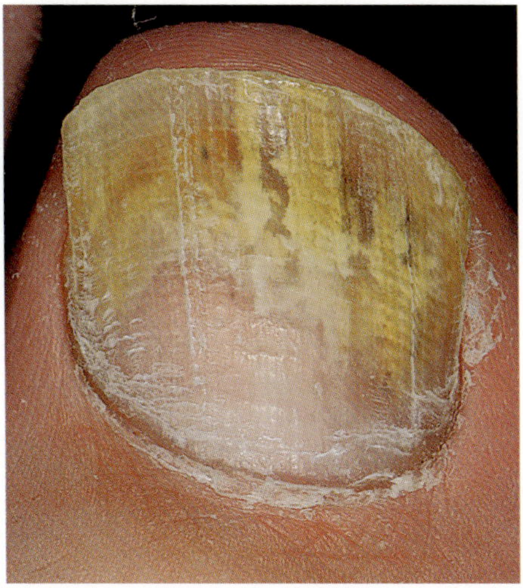

Onicomicosis subungueal distal. Se ven canales longitudinales amplios en el centro de la uña.

- En la onicomicosis subungueal proximal los microorganismos entran en el área de la cutícula del pliegue ungueal posterior e invaden la placa desde abajo. La superficie permanece intacta. Los restos hiperqueratósicos hacen que la uña se separe. *Trichophyton rubrum* es la causa más común. Éste es el patrón más habitual observado en pacientes con infección por el virus de la inmunodeficiencia humana.

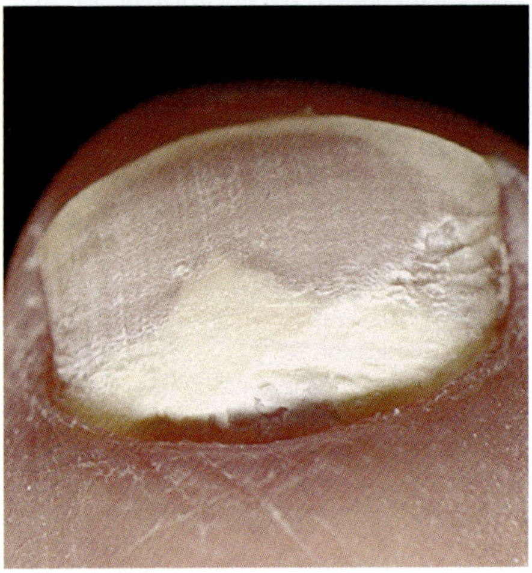

Onicomicosis subungueal proximal. La infección micótica de la placa proximal ocurre por invasión de las hifas debajo del pliegue ungueal proximal.

- En la onicomicosis candidiásica, la infección de la placa ungueal causada por *Candida albicans* se ve casi exclusivamente en la candidiasis mucocutánea crónica, una enfermedad rara. En general afecta a las uñas de todos los dedos de las manos. La placa ungueal aumenta de grosor y se vuelve parda-amarillenta.
- La infección ungueal puede coexistir con tiña de las manos o de los pies, o aparecer como una entidad aislada.
- Se examinan todas las uñas y la piel para descartar otras enfermedades que pueden imitar a la onicomicosis.

Etiología

- Los dermatófitos *T. rubrum* y *T. mentagrophytes* son responsables de la mayoría de las infecciones de las uñas de los dedos de las manos y los pies.
- Las especies *Aspergillus*, *Cephalosporium*, *Fusarium* y *Scopulariopsis*, consideradas contaminantes o no patógenas, también pueden infectar la placa ungueal.
- Pueden existir múltiples patógenos en una sola uña.

Pruebas de laboratorio

- Existe tendencia a interpretar cualquier proceso que afecte a la placa ungueal como una infección micótica, pero otras muchas enfermedades cutáneas también pueden cambiar la estructura de la uña. Alrededor del 50% de las uñas gruesas no están infectadas por hongos.
- En la preparación húmeda con hidróxido de potasio se examinan los restos subungueales y la placa en busca de hifas.
- Se identifica la especie del hongo antes de iniciar el tratamiento antimicótico oral. Se realiza un cultivo para establecer la presencia de dermatófitos —gérmenes susceptibles al itraconazol, la terbinafina y el fluconazol—.
- No existen guías claras para la vigilancia de los pacientes tratados con terbinafina, itraconazol o fluconazol. Una estrategia prudente sería ordenar hemograma completo y pruebas de función hepática antes y a las 6 semanas con tratamiento. La vigilancia de laboratorio no es necesaria en los pacientes tratados con dosis intermitentes de itraconazol.
- Se procede al estudio histológico de recortes de uñas si los resultados del examen de hidróxido de potasio y el cultivo son negativos pero la sospecha clínica es alta. Los resultados de las pruebas histológicas y la tinción con ácido peryódico-Schiff son altamente fiables para establecer el diagnóstico.

Diagnóstico diferencial

- La psoriasis se confunde muy frecuentemente con onicomicosis (las dos enfermedades pueden coexistir). La enfermedad ungueal psoriásica se puede presentar como un fenómeno aislado, sin otros signos cutáneos. La única característica distintiva de la psoriasis es el piqueteado de la superficie de la placa ungueal, que no se observa en la infección micótica.
- Leuconiquia (ocurrencia de manchas blancas o bandas que comienzan en la región proximal y progresan hacia delante con la uña, probablemente debida a traumatismo menor).
- Eccema o pellizcado habitual del pliegue ungueal proximal (la placa ungueal también se convierte en ondulada y con crestas).
- Onicólisis (muy común en mujeres con las uñas de las manos largas). Causada por separación de la placa respecto al lecho ungueal. El aspecto de la uña separada, amarilla u opaca, recuerda al de la tiña.

Tratamiento

- Las cremas antimicóticas tópicas tienen poco valor.
- El tratamiento oral proporciona la tasa más alta de éxitos en las infecciones de las uñas de las manos y de los pies de personas jóvenes.
- El uso prolongado de fármacos antimicóticos tópicos, después de la respuesta clínica de la onicomicosis a un medicamento oral puede prevenir la reinfección.
- El tratamiento sistémico tiene una efectividad del 50 a más del 80%. La tasa de recaídas es de aproximadamente del 15-20% al cabo de 1 año.
- Las indicaciones para el tratamiento comprenden dolor por uñas gruesas, limitaciones funcionales, infección bacteriana secundaria y aspecto antiestético.
- Se administra terbinafina, 250 mg/día durante 6 semanas, para la infección de las uñas de las manos, y durante 12 semanas para la de las uñas de los pies. La terbinafina puede proporcionar la tasa de curaciones más alta y la remisión más prolongada. No es efectiva contra algunas especies de cándidas.
- El itraconazol, 200 mg/día, también se administra durante 6 semanas para las infecciones de las uñas de las manos y durante 12 semanas para las de los pies. Las dosis pulsátiles de 200 mg dos veces al día durante 1 semana, seguida por 3 semanas de descanso, también son una opción. La infección de las uñas de las manos requiere dos o tres pulsos; la de los pies necesita tres o cuatro pulsos.
- La griseofulvina puede ser efectiva a dosis muy altas administradas durante muchos meses, pero los otros fármacos son superiores.
- Los pacientes son vigilados a las 6 semanas y al final del tratamiento oral. La placa ungueal infectada se desbrida en cada visita.
- En la mayoría de los casos, las uñas no aparecen claras a las 12 semanas. Los pacientes deben saber que el fármaco permanece en la placa ungueal durante meses, y continúa matando a los hongos.
- La solución tópica de ciclopirox al 0,8% se ha aprobado para el tratamiento tópico de las uñas de las manos y los pies sin afectación de la lúnula. La solución tópica puede aumentar la tasa de curación cuando se usa en combinación con fármacos antimicóticos sistémicos.
- Los cortaúñas con mangos de pinzas se pueden usar para eliminar cantidades sustanciales de restos duros y espesos. La punta puntiaguda del instrumento se introduce lo más posible entre la uña enferma y el lecho ungueal.
- La eliminación de la placa ungueal infecta proporciona la tasa de curaciones más alta y las remisiones más prolongadas.

21 Enfermedades neonatales

Eritema tóxico neonatal

Descripción
- El eritema tóxico neonatal es una erupción pustular transitoria benigna común observada en el período neonatal.

Historia clínica
- El eritema tóxico neonatal ocurre con más frecuencia en lactantes a término sanos que en los prematuros y los nacidos con peso bajo.
- La causa del eritema tóxico neonatal se desconoce.

Hallazgos cutáneos
- Las lesiones del eritema tóxico neonatal aparecen como máculas «manchadas», que se transforman en pápulas rosadas superficiales y pústulas, y adoptan un aspecto de «picaduras de pulgas».
- Las máculas pueden confluir para formar grandes manchas tachonadas con desde sólo unas pocas hasta cientos de pústulas.
- El eritema tóxico neonatal puede aparecer en cualquier lugar de la piel, aunque se afectan con más frecuencia la cara, los brazos, las nalgas y el torso. Las palmas de las manos y las plantas de los pies se afectan rara vez.
- En conjunto, el eritema tóxico neonatal puede experimentar altibajos, y las lesiones individuales aparecen en brotes. Cada lesión puede desaparecer en cuestión de horas o durar hasta 2 semanas.

Hallazgos extracutáneos
- No existen signos de enfermedad sistémica.

Pruebas de laboratorio y biopsia
- Una extensión del líquido de la pústula, teñida con el colorante de Wright o el de Giemsa, muestra abundantes eosinófilos y relativamente pocos neutrófilos.
- En los casos atípicos se puede hacer una biopsia cutánea, que mostrará pústulas subcórneas con eosinófilos.

Diagnóstico diferencial
- Infección bacteriana (*Staphylococcus aureus*, estreptococos del grupo B, *Pseudomonas aeruginosa*, *Listeria monocytogenes*, *Haemophilus influenzae*, *Klebsiella pneumoniae*).
- Infección micótica (*Candida*).
- Infecciones víricas (herpes simple, varicela).
- Melanosis pustular neonatal transitoria.
- Sarna.

Evolución y pronóstico
- El eritema tóxico neonatal se resuelve dentro de las 3 primeras semanas de vida, sin ninguna secuela adversa.

Tratamiento
- No requiere tratamiento.
- Los padres deben ser tranquilizados.

Miliaria

Descripción

- El término miliaria describe una erupción de pápulas entre claras y eritematosas (miliaria cristalina, miliaria rubra, miliaria profunda) causada por obstrucción del conducto sudoríparo ecrino.

Historia clínica

- La miliaria es muy común en los recién nacidos y los lactantes demasiado arropados o colocados en un medio excesivamente cálido.
- En los recién nacidos, la miliaria cristalina es el tipo más común, y se debe a obstrucción del conducto ecrino al nivel del estrato córneo. Las luces calientes y las fajas apretadas pueden producir miliaria cristalina.
- La miliaria rubra («exantema por calor») se debe a obstrucción del conducto ecrino intraepidérmico, que produce fuga de sudor alrededor del conducto, y liberación de mediadores inflamatorios locales. La miliaria rubra afecta a los lactantes de más de 1 semana de edad.
- La miliaria profunda se debe a obstrucción del conducto ecrino en la unión dermoepidérmica y rara vez se observa en los recién nacidos.
- La causa de la miliaria no se conoce, aunque un polisacárido producido por ciertas cepas de *Staphylococcus epidermidis* puede interpretar un papel en la obstrucción del conducto ecrino.

Hallazgos cutáneos

- La miliaria cristalina y la rubra producen afectación marcada de áreas intertriginosas como los pliegues del cuello. Otras localizaciones comunes comprenden la cara (en especial la frente) y el tronco.
- La miliaria cristalina se caracteriza por múltiples vesículas, como «gotas de rocío» sutiles. Estas vesículas son muy superficiales y se rompen fácilmente con la fricción suave.
- La miliaria rubra se caracteriza por pústulas y vesículas no foliculares.
- La miliaria profunda se caracteriza por pápulas y pústulas pequeñas no eritematosas que se presentan en el tronco y las extremidades.

Hallazgos extracutáneos

- Los lactantes con fiebre pueden desarrollar miliaria.

Pruebas de laboratorio y biopsia

- En general, la biopsia cutánea no es necesaria.

Diagnóstico diferencial

- Eritema tóxico neonatal.
- Candidiasis.
- Picaduras de insectos.

Evolución y pronóstico

- La miliaria dura desde horas hasta días.

Tratamiento

- No es necesario tratamiento, aparte de un baño frío y no fajar demasiado al bebé.

Cutis marmorata

Descripción

- El cutis marmorata es un moteado transitorio benigno de la piel que se resuelve con el calentamiento.

Historia clínica

- El cutis marmorata es una reacción vascular común y normal que se observa en lactantes tanto nacidos a término como prematuros.
- Los lactantes con síndrome de Down, trisomía 18, hipotiroidismo, lupus neonatal y shock séptico pueden desarrollar un moteado vascular, que no se resuelve con el calentamiento.
- Se cree que el cutis marmorata se debe a una respuesta vasomotora exagerada frente a la disminución de la temperatura corporal central.

Hallazgos cutáneos

- El cutis marmorata se manifiesta como blanqueamiento moteado o eritema en forma de encaje que se resuelve con calentamiento.
- Ocurre en el tronco y las extremidades.

Pruebas de laboratorio y biopsia

- No se necesitan pruebas de laboratorio ni biopsia.

Diagnóstico diferencial

- El cutis marmorata telangiectásico congénito es una malformación vascular rara caracterizada por un patrón vascular reticular con atrofia dérmica.
- La *livedo reticularis* es el patrón similar al cutis marmorata, observado en el lupus neonatal.

Tratamiento

- El calentamiento conduce a la resolución completa del eritema.
- Los padres deben ser tranquilizados.

22 Manifestaciones cutáneas de las enfermedades internas

Síndromes paraneoplásicos cutáneos adquiridos

Descripción

- Los síndromes paraneoplásicos cutáneos adquiridos se caracterizan por signos cutáneos atribuibles a neoplasias malignas internas.
- Algunos signos cutáneos son suficientemente específicos para justificar la búsqueda de una neoplasia oculta.
- En este capítulo se estudian el prurito, el signo de Leser-Trélat, la dermatomiositis, el síndrome de Sweet, el pénfigo paraneoplásico, el síndrome carcinoide y el eritema necrolítico migratorio.

Prurito

Historia clínica

- El prurito puede ser un síntoma de muchas dermatosis.
- En ausencia de signos cutáneos, el prurito puede indicar la presencia de una enfermedad maligna oculta.
- El prurito es más común en las neoplasias gastrointestinales y linforreticulares, sobre todo en la enfermedad de Hodgkin.

Hallazgos cutáneos

- El prurito es un síntoma inespecífico y a veces no se asocia con cambios cutáneos obvios.
- Los pacientes se pueden rascar durante la exploración o mostrar erosiones o excoriaciones lineales distribuidas por áreas del cuerpo fáciles de alcanzar.

Hallazgos extracutáneos

- La asociación de prurito con síntomas gastrointestinales, letargia, pérdida de peso, sudoración nocturna o anemia, puede justificar la búsqueda de una neoplasia maligna.

Pruebas de laboratorio y anatomía patológica

- Pueden ser útiles los análisis de sangre en busca de signos de enfermedad hepática, biliar, pancreática y renal. El hemograma completo y la velocidad de sedimentación globular pueden proporcionar indicios de un proceso sistémico.

Evolución y pronóstico

- El curso clínico y el pronóstico suelen depender de la enfermedad maligna asociada.

Diagnóstico diferencial

- El prurito puede tener numerosas causas. La dermatitis atópica, la sarna, la enfermedad renal, la enfermedad hepática y los procesos linfoproliferativos son algunos ejemplos.

Tratamiento

- En general, el prurito mejora con el tratamiento de la neoplasia asociada.
- Los antihistamínicos, los esteroides tópicos, los emolientes (vaselina) y las lociones antipruriginosas son útiles.
- La fototerapia (UVB/PUVA) puede ayudar.

Signo de Leser-Trélat

Historia clínica

- La aparición brusca de numerosas queratosis seborreicas puede indicar la presencia de enfermedad maligna interna.
- Esta entidad enormemente rara y ominosa se conoce como signo de Leser-Trélat.
- El adenocarcinoma del tracto gastrointestinal es la neoplasia asociada más común.

Hallazgos cutáneos

- El signo de Leser-Trélat consiste en la aparición de queratosis seborreicas generalizadas. Las lesiones son pequeñas, monomorfas y diseminadas.

Pruebas de laboratorio
- La histología de las queratosis seborreicas que constituyen el signo de Leser-Trélat es similar a la de otras queratosis seborreicas.

Evolución y pronóstico
- El curso clínico y el pronóstico suelen depender de la enfermedad maligna interna asociada.

Diagnóstico diferencial
- Queratosis seborreicas generalizadas no relacionadas con enfermedad maligna.

Tratamiento
- Se trata la neoplasia maligna subyacente.
- Las queratosis inflamadas se pueden eliminar mediante crioterapia o electrocoagulación ligera y legrado.

Dermatomiositis
Historia clínica
- La probabilidad de tener una neoplasia maligna interna es más alta en los adultos con dermatomiositis que en los controles de la misma edad.
- La prevalencia se ha estimado en entre el 5 y el 50%, y las cifras más altas se encuentran en los pacientes mayores.
- La prevalencia de enfermedad maligna oculta no parece estar aumentada en niños con dermatomiositis.
- Muchas enfermedades malignas se identifican después de diagnosticar la dermatomiositis.
- Las neoplasias malignas asociadas más comunes son los cánceres de mama, ovario, pulmón y tracto gastrointestinal.

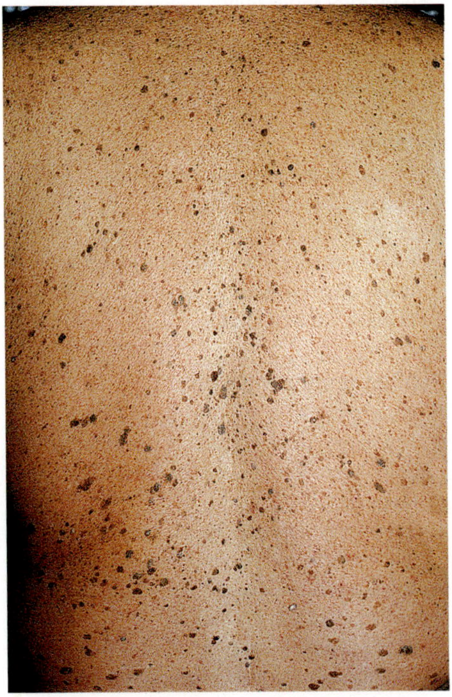

Signo de Leser-Trélat (queratosis seborreica eruptiva como un signo de enfermedad maligna interna). La aparición brusca o el aumento rápido del número y el tamaño de las queratosis seborreicas sobre la piel no inflamada, se ha descrito como una manifestación de enfermedad maligna interna.

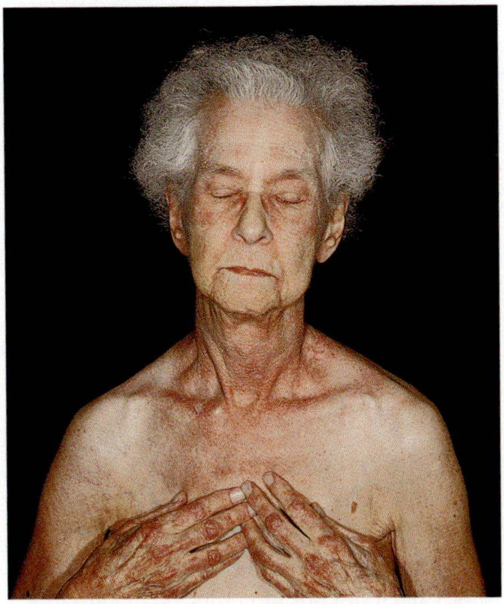

Dermatomiositis. Eritema en heliotropo de los párpados (heliotropo: violeta), pápulas de Gottron (pápulas de parte superior plana, de color entre eritematoso y violáceo, localizadas en los nudillos y a los lados de los dedos de las manos), y un *rash* violáceo que aparece en los nudillos y respeta la piel sobre las falanges, y en las áreas expuestas al sol de la cara, el cuello, la espalda y los brazos.

Hallazgos cutáneos

- Los signos de dermatomiositis comprenden pápulas de Gottron, coloración periorbitaria en heliotropo, erupción violácea con fotosensibilidad, poiquilodermia y telangiectasia periungueal.

Hallazgos extracutáneos

- La dermatomiositis se puede asociar con debilidad de los músculos proximales.

Pruebas de laboratorio

- La histología cutánea muestra una dermatitis de interfase con mucina dérmica aumentada.
- Los pacientes con signos cutáneos sugestivos de enfermedad maligna interna, sin una enfermedad de ese tipo conocida, requieren una evaluación cuidadosa.
- Tiene especial importancia la búsqueda de carcinoma de ovario y de mama en las mujeres.

Evolución y pronóstico

- La evolución clínica y el pronóstico suelen depender de la enfermedad maligna interna asociada.

Diagnóstico diferencial

- La dermatomiositis se confunde frecuentemente con el lupus y la erupción polimorfa lumínica.

Tratamiento

- El tratamiento se basa en el tipo de enfermedad maligna presente.
- Los pacientes con dermatomiositis requieren primero pruebas de cribado para enfermedad maligna en función de su edad.

Síndrome de Sweet

Historia clínica

- El síndrome de Sweet se conoce también como dermatosis neutrofílica febril aguda.
- Se caracteriza por una erupción dolorosa recurrente asociada a fiebre, leucocitosis y artralgias.
- Las mujeres se afectan con más frecuencia que los hombres.
- El síndrome de Sweet puede guardar relación con infecciones agudas o con enfermedad maligna hematológica, la mayoría de las veces leucemia mieloide aguda.

Hallazgos cutáneos

- Las lesiones del síndrome de Sweet son placas y pápulas confluentes, eritematosas, edematosas, seudovesiculosas y suculentas. Tienen un tamaño variable entre 0,5 y 5,0 cm, y pueden ser dolorosas a la palpación.

Hallazgos extracutáneos

- El síndrome de Sweet se puede asociar con una infección aguda, en cuyo caso suele existir un pródromo de fiebre y mialgias.

Pruebas de laboratorio

- La histología muestra neutrófilos abundantes sin vasculitis.
- Los pacientes con indicios cutáneos de enfermedad maligna interna, sin una enfermedad de ese tipo conocida, requieren una evaluación cuidadosa.

Evaluación y pronóstico

- El curso clínico y el pronóstico suelen depender de la enfermedad maligna interna asociada.

Diagnóstico diferencial

- Celulitis.
- Pioderma gangrenoso.
- Otras infecciones.

Tratamiento

- El tratamiento se basa en el tipo de enfermedad maligna presente.
- El síndrome de Sweet responde a los esteroides sistémicos. Antes de iniciar los esteroides, se deben descartar la enfermedad maligna y la infección.

Pénfigo paraneoplásico

Historia clínica

- El pénfigo paraneoplásico es una enfermedad ampollosa autoinmune que afecta a las mucosas.
- Representa un signo de enfermedad maligna interna, la mayoría de las veces un linfoma.
- La leucemia linfocítica crónica es la neoplasia maligna asociada más común.
- La mayoría de los pacientes fallecen por complicaciones del pénfigo paraneoplásico o la enfermedad maligna subyacente.

Hallazgos cutáneos

- El pénfigo paraneoplásico se manifiesta con inflamación ocular, erosiones orales, lesiones ampollosas similares al eritema multiforme generalizado, y áreas denudadas con costras.

Hallazgos extracutáneos

- El pénfigo paraneoplásico se asocia con frecuencia a neoplasias malignas hematológicas.

Pruebas de laboratorio

- La biopsia cutánea muestra acantólisis suprabasal similar a la del pénfigo vulgar.
- Se pueden encontrar anticuerpos dirigidos contra proteínas de los queratinocitos y de la unión dermoepidérmica en la piel (inmunofluorescencia directa) y en el suero (inmunofluorescencia indirecta).

Evolución y pronóstico

- El curso clínico y el pronóstico suelen depender de la enfermedad maligna interna asociada.

Diagnóstico diferencial

- El pénfigo paraneoplásico imita a otros trastornos ampollosos y a la mucositis causada por quimioterapia.

Tratamiento

- El tratamiento se basa en el tipo de enfermedad maligna presente.

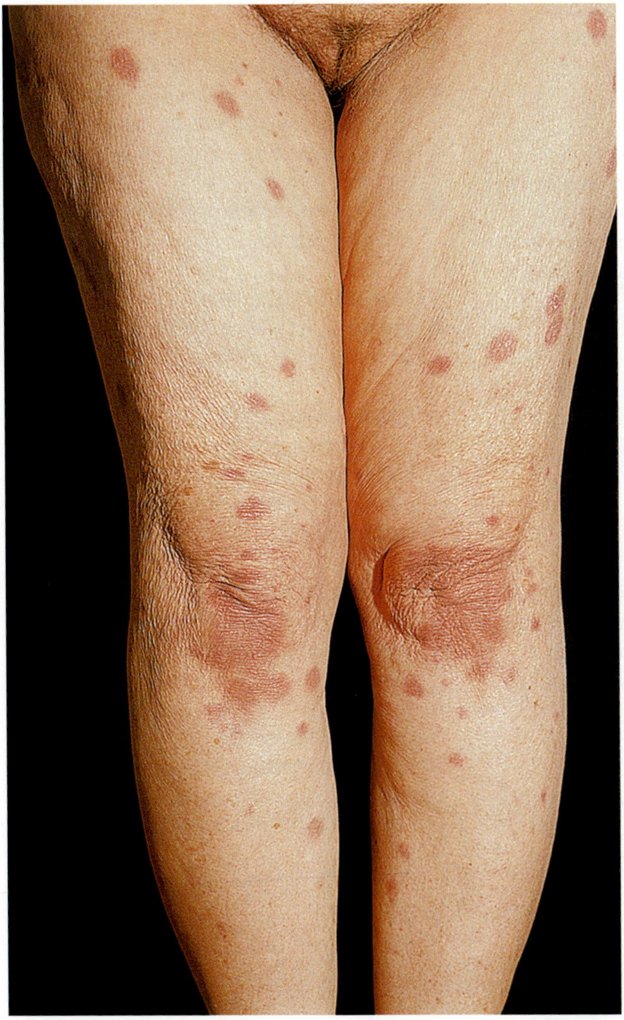

Síndrome de Sweet. Placas agudas, dolorosas y eritematosas, seudovesiculosas (en ocasiones vesículas), con un patrón anular o arciforme, en la cabeza, el cuello, las piernas, los brazos y, sobre todo, el dorso de las manos y los dedos. Está indicada una evaluación sistémica cuidadosa, sobre todo si las lesiones cutáneas son intensas o el estudio hematológico proporciona resultados anormales. Aproximadamente el 20% de los casos se asocian a enfermedad maligna.

Síndrome carcinoide

Historia clínica

- El síndrome carcinoide se caracteriza por enrojecimiento intenso y transitorio de la cara, el cuello y la parte superior del cuerpo.
- Está causado por liberación de mediadores vasoactivos desde tumores carcinoides hacia la circulación sistémica.
- La mayoría de los tumores carcinoides se originan en el intestino delgado, usualmente el apéndice.
- Los mediadores vasoactivos liberados por el tumor son inactivados en el hígado antes de alcanzar la circulación sistémica.
- Cuando los tumores carcinoides producen metástasis en el hígado, los mediadores tienen acceso a la circulación sistémica.
- Los tumores carcinoides pueden nacer también en el pulmón, y en ese caso los mediadores son liberados a la circulación sistémica.

Hallazgos cutáneos

- El síndrome carcinoide se presenta con enrojecimiento agudo de la cara, el cuello y el tórax, de una duración aproximada de 30 minutos. Los episodios de enrojecimiento se asocian muchas veces a disnea, retortijones abdominales y diarrea.

Hallazgos extracutáneos

- El síndrome carcinoide se puede asociar a un tumor carcinoide bronquial o a un tumor carcinoide del intestino delgado con metástasis hepáticas.

Pruebas de laboratorio

- Niveles aumentados de ácido 5-hidroxiindoleacético en la orina de 24 horas.
- Los pacientes con signos cutáneos sugestivos de enfermedad maligna interna, sin una enfermedad de ese tipo conocida, requieren una evaluación cuidadosa.

Evolución y pronóstico

- El curso clínico y el pronóstico suelen depender de la neoplasia maligna interna asociada.

Diagnóstico diferencial

- El síndrome carcinoide se puede confundir con la rosácea, la erisipela y la pelagra.

Tratamiento

- El tratamiento se basa en el tipo de enfermedad maligna presente.

Eritema necrolítico migratorio

Historia clínica

- Un síndrome raro, clínicamente peculiar, consistente en una erupción cutánea generalizada dinámica relacionada con un tumor de células α pancreáticas secretor de glucagón.

Hallazgos cutáneos

- La erupción se conoce como eritema necrolítico migratorio.
- La erupción es generalizada, pero predomina en las ingles, las nalgas y los muslos.
- El eritema dérmico brillante es policíclico, y se sigue de ampollas flácidas que se rompen para dejar áreas desnudas y collaretes de escamas.
- El proceso es dinámico, y cambia y se extiende cada día.

Hallazgos extracutáneos

- El eritema necrolítico migratorio se asocia a un tumor de las células α pancreáticas.

Pruebas de laboratorio

- En el eritema necrolítico migratorio, la histología muestra degeneración hidrópica característica de la epidermis superficial junto con edema intracelular.

Evolución y pronóstico

- La evolución clínica y el pronóstico suelen depender de la enfermedad maligna interna asociada.

Diagnóstico diferencial

- El eritema necrolítico migratorio puede recordar a la candidiasis o la acrodermatitis enteropática.

Tratamiento

- Los pacientes con signos cutáneos sugestivos de enfermedad maligna interna, pero sin una enfermedad de ese tipo conocida, requieren una evaluación cuidadosa.
- El tratamiento se basa en el tipo de enfermedad maligna presente.

Claves clínicas

- La importancia de reconocer los signos cutáneos asociados a enfermedades malignas internas radica en el hecho de que cuanto antes se detecta el tumor mejor suele ser el pronóstico.

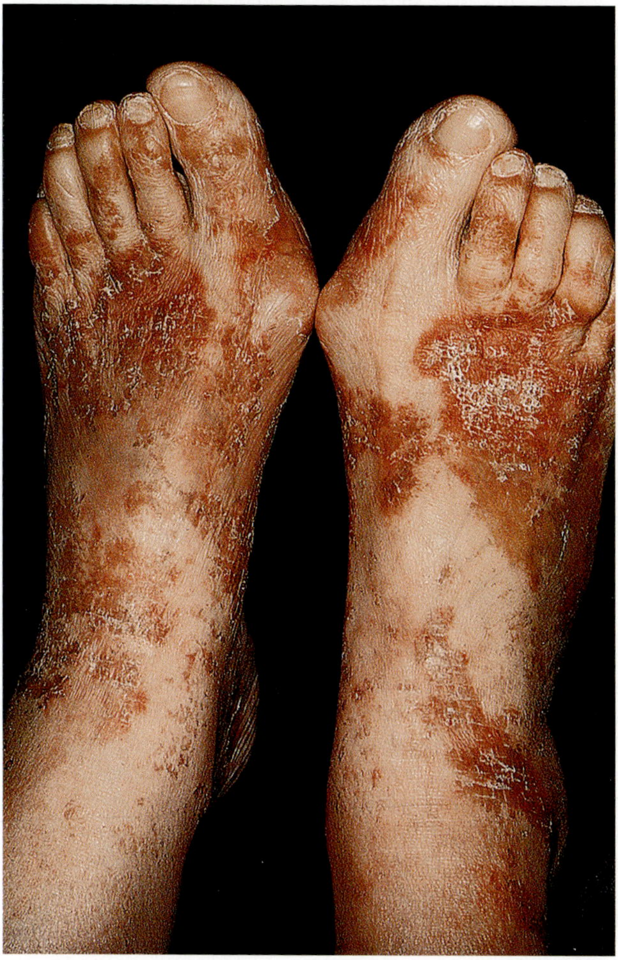

Eritema necrolítico migratorio. La dermatitis comienza como un área eritematosa, que progresa hasta la formación de vesículas superficiales y se extiende de forma gradual («migra») con una costra central; más adelante cura con hiperpigmentación residual, 7-14 días después del eritema inicial.

Síndromes paraneoplásicos cutáneos hereditarios

Descripción

- Los síndromes paraneoplásicos cutáneos hereditarios se caracterizan por manifestaciones cutáneas asociadas a procesos hereditarios o genéticamente relacionados que conllevan un riesgo aumentado de neoplasia maligna interna.
- En este capítulo se describen el síndrome de Cowden, el síndrome de Gardner y el síndrome de Muir-Torre.

Historia clínica

- Son varias las lesiones cutáneas que pueden guardar relación con neoplasias malignas internas.
- El reconocimiento de tales lesiones sólo tiene valor si conduce a prevención, detección precoz o tratamiento temprano de la enfermedad maligna subyacente.
- Varias genodermatosis conllevan un riesgo aumentado de enfermedad maligna.
- Los pacientes con tal trastorno hereditario se pueden beneficiar de una vigilancia aumentada.
- Las pruebas y el consejo genéticos pueden ser importantes para los pacientes y sus familias.

Síndrome de Cowden

Descripción

- El síndrome de Cowden, o síndrome de hamartomas múltiples, es un trastorno raro que afecta a múltiples sistemas orgánicos.
- Los individuos afectos desarrollan tumores benignos y malignos.
- Más del 30% de las mujeres con síndrome de Cowden desarrollan carcinoma ductal de mama. También es común el carcinoma de tiroides.

Hallazgos cutáneos

- Los pacientes con síndrome de Cowden desarrollan tipos característicos de pápulas faciales y orales durante la primera parte de la vida adulta.
- Las pápulas faciales (la mayoría de las veces triquilemomas) miden 1-3 mm, son lisas y de color rosado, y se concentran alrededor de los ojos, la nariz, las mejillas y la boca.
- La biopsia suele confirmar que la pápula es un triquilemoma, una lesión característica del síndrome de Cowden.
- Las pápulas de la mucosa oral miden alrededor de 1 mm, son lisas y blancas, y tienden a confluir para adoptar un patrón de empedrado en la lengua y la encía.
- En aproximadamente la mitad de los pacientes se encuentran queratosis puntiformes de las palmas de las manos y las plantas de los pies.

Hallazgos extracutáneos

- Se han descrito diversas neoplasias benignas y malignas en personas con síndrome de Cowden.
- Las mujeres experimentan un aumento significativo de riesgo del carcinoma ductal de mama.
- La macrocefalia también es frecuente en el síndrome de Cowden.

Pruebas de laboratorio y anatomía patológica

- La mayoría de las veces, la biopsia de las pápulas observadas en el síndrome de Cowden confirma que la lesión es un triquilemoma, un tumor anexial benigno.

Evolución y pronóstico

- El pronóstico depende de la neoplasia maligna, la fase en el momento del diagnóstico y el tratamiento.

Tratamiento

- El cribado de los miembros de la familia y el consejo genético están indicados para las genodermatosis con riesgo aumentado de enfermedad maligna.
- Cuando se sospecha síndrome de Cowden en una mujer, están indicadas la exploración periódica de las mamas, la mamografía y la vigilancia muy estrecha.
- Algunos autores han aconsejado la mastectomía bilateral profiláctica.

Síndrome de Gardner

Descripción

- El síndrome de Gardner es un trastorno que se hereda con carácter autosómico dominante, y se caracteriza por múltiples quistes epidérmicos, tumores fibrosos de la piel y el tejido subcutáneo, y poliposis intestinal asociada.
- Los pólipos intestinales se suelen limitar al colon.
- Se produce degeneración maligna de los pólipos en el 50% de los pacientes.
- Suelen existir antecedentes familiares de cáncer de colon.

SÍNDROMES FAMILIARES DE MÚLTIPLES CÁNCERES
SÍNDROMES AUTOSÓMICOS DOMINANTES DE CÁNCER FAMILIAR

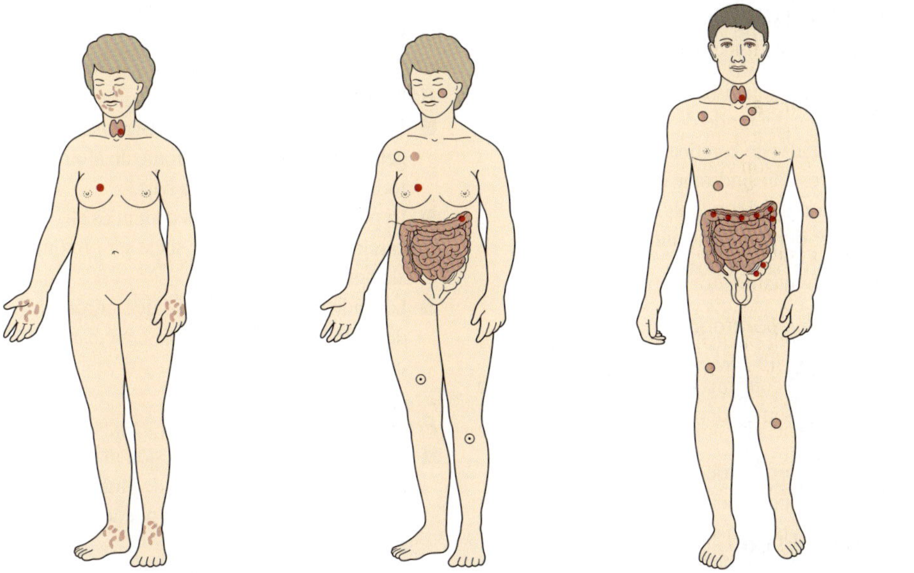

Enfermedad de Cowden
(síndrome de hamartomas múltilples)

Mujeres

Lesiones mucocutáneas
- Pápulas faciales
- Pápulas orales
- Queratosis de las manos

Lesiones mamarias
- Cáncer
- Fibroquística

Tiroides
- Bocio
- Carcinoma

Síndrome de Muir-Torre

Hombres = mujeres

Tumores cutáneos
- Glándula sebácea (por lo menos uno)

Queratoacantomas

Tumores internos
- Colorrectal
- Genitourinario
- Mama

• Tumores sólidos

Síndrome de Gardner
(poliposis adenomatosa familiar con manifestaciones extraintestinales)

Hombres = mujeres

Signos cutáneos
- Quistes epidérmicos

Osteomas (palpables)
- Cráneo
- Mandíbula

Lesiones pigmentadas del fondo ocular

Colon
- Pólipos > 100
- Adenocarcinoma

Carcinoma de tiroides

Hallazgos cutáneos

- Las personas con síndrome de Gardner desarrollan múltiples quistes epidérmicos, la mayoría de las veces en la cara y el cuero cabelludo.
- Los tumores fibrosos bien delimitados de la piel rara vez son sintomáticos.
- Los quistes pilares múltiples del cuero cabelludo no guardan relación con el síndrome de Gardner.

Hallazgos extracutáneos

- Las personas con síndrome de Gardner desarrollan osteomas de los huesos de la cabeza, que son visibles en las radiografías.
- El examen del fondo de ojo revela lesiones pigmentadas de la retina en el 90% de los pacientes con síndrome de Gardner.
- Las lesiones del fondo de ojo se suelen detectar durante la lactancia, y son útiles como prueba de cribado.

Pruebas de laboratorio

- En el síndrome de Gardner el estudio histológico confirma que los quistes del cuero cabelludo son epidérmicos y no pilares.

Evolución y pronóstico

- El pronóstico depende de la neoplasia maligna, la fase en el momento del diagnóstico y el tratamiento.

Tratamiento

- El cribado de los miembros de la familia y el consejo genético están indicados para las genodermatosis con riesgo aumentado de enfermedad maligna.
- Las personas sospechosas de síndrome de Gardner deben someterse a colonoscopia.
- Para los pacientes con síndrome de Gardner se suele recomendar la colectomía profiláctica.

Síndrome de Muir-Torre

Descripción

- El síndrome de Muir-Torre es un trastorno autosómico hereditario caracterizado por múltiples tumores sebáceos cutáneos benignos y pólipos del colon con riesgo aumentado de degeneración maligna.

Hallazgos cutáneos

- El síndrome de Muir-Torre viene sugerido por la presencia de múltiples tumores benignos de las glándulas sebáceas, entre ellos adenomas sebáceos y epiteliomas sebáceos, o de carcinomas sebáceos.
- Entre estos tumores el más específico del síndrome de Muir-Torre es el adenoma sebáceo.
- Los pacientes con síndrome de Muir-Torre desarrollan también queratoacantomas, con una diferenciación sebácea distintiva.
- La hiperplasia sebácea es una anomalía común en personas por lo demás sanas, y no se considera parte del síndrome de Muir-Torre.

Hallazgos extracutáneos

- Se han descrito varias neoplasias malignas genitourinarias en el síndrome de Muir-Torre, todas ellas con incidencia baja.
- La neoplasia maligna más común es el carcinoma de colon, que suele ser proximal al ángulo esplénico.
- Los individuos sospechosos de síndrome de Muir-Torre deben evaluarse mediante colonoscopia.

Pruebas de laboratorio

- El adenoma sebáceo es la lesión más característica del síndrome de Muir-Torre. La arquitectura de tal lesión puede recordar a la del queratoacantoma.

Evolución y pronóstico

- El pronóstico depende de la neoplasia maligna, la fase en el momento del diagnóstico y el tratamiento.

Tratamiento

- La colonoscopia está indicada cuando se sospecha síndrome de Muir-Torre.

Discusión

- El cribado de los miembros de la familia y el consejo genético están indicados para las genodermatosis con riesgo aumentado de neoplasias malignas.
- Los pacientes con genodermatosis pueden beneficiarse de la vigilancia aumentada para detectar posibles tumores cutáneos e internos.
- Los familiares de la persona afecta se pueden beneficiar del examen de cribado y el consejo genético.

Claves clínicas

- La presencia de triquilemomas múltiples debe plantear la sospecha de síndrome de Cowden.
- La presencia de múltiples quistes epidérmicos de la cara y el cuero cabelludo debe plantear la sospecha de síndrome de Gardner.
- La demostración en la biopsia cutánea de adenomas sebáceos o queratoacantomas con diferenciación sebácea debe sugerir síndrome de Muir-Torre.

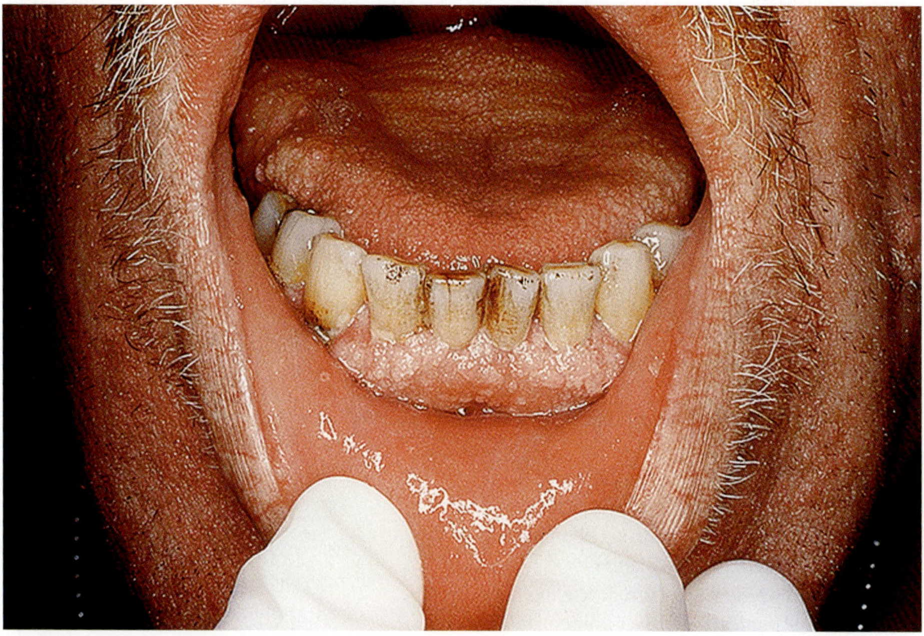

Síndrome de Cowden (síndrome de hamartomas múltiples). Trastorno autosómico dominante con expresión variable. En más del 90% de los casos existen hamartomas de la piel y las mucosas. Está aumentada la incidencia de cáncer de mama en las mujeres, y de cáncer de tiroides en los hombres y las mujeres. Se han descrito otras neoplasias malignas. La papilomatosis de la mucosa oral, presentada aquí, son pápulas blancas de superficie lisa y 1-3 mm. Se encuentran en las superficies gingival, labial y palatina de la boca. Las múltiples lesiones confluentes proporcionan un aspecto de empedrado. Se ven con frecuencia queratosis acrales y palmoplantares.

Acantosis nigricans

Descripción

- La acantosis nigricans es una hiperpigmentación gruesa y aterciopelada de la piel de las flexuras.
- La mayoría de las veces guarda relación con obesidad y diabetes.
- Las asociaciones menos comunes comprenden otras anomalías endocrinas, fármacos y neoplasia maligna oculta.

Historia clínica

- Los pacientes se suelen quejar del aspecto sucio, sin otros síntomas, de los pliegues cutáneos, que no se puede eliminar mediante un lavado vigoroso.
- El comienzo suele ser gradual cuando se asocia a diabetes y obesidad.
- La acantosis nigricans relacionada con enfermedad maligna comienza con mayor rapidez, de modo súbito.
- Los intentos de frotar, limpiar o eliminar los cambios cutáneos son inútiles.
- Pueden existir antecedentes familiares de una erupción similar.

Hallazgos cutáneos

- Engrosamiento pardo, aterciopelado y simétrico de la piel.
- La superficie es rugosa, verrugosa o papilomatosa.
- Las axilas y el cuello se afectan más frecuentemente.
- También se pueden afectar los pliegues crurales, la línea del cinturón, la superficie dorsal de los dedos de las manos, el ombligo, la boca y las areolas de las mamas.
- La gravedad puede variar entre leve e intensa.
- La acantosis nigricans suele ser asintomática.

Hallazgos extracutáneos

- La acantosis nigricans es un marcador cutáneo de resistencia tisular a la insulina.
- Los pacientes sin diabetes presentan niveles altos de insulina circulante o una respuesta alterada a la insulina exógena.
- La vulva se afecta comúnmente en las mujeres obesas, hirsutas, hiperandrogénicas o con resistencia a la insulina.
- El síndrome HAIR-AN consiste en **h**iper**a**ndrogenismo, **r**esistencia a la **i**nsulina (***i**nsulin **r**esistance*) y **a**cantosis **n**igricans.

Pruebas de laboratorio

- Los niveles de glucosa pueden estar elevados. No se suelen hacer otras pruebas.
- Existen niveles altos de insulina circulante.
- Está alterada la respuesta a la insulina exógena.

Discusión y tratamiento

- La acantosis nigricans puede estar causada por fármacos como los estrógenos y el ácido nicotínico.
- Entre las posibles etiologías se incluyen otros trastornos endocrinológicos, como los tumores de la glándula pineal.
- La erupción suele ser asintomática y no requiere tratamiento.
- La reducción de las lesiones gruesas en las áreas de maceración puede disminuir el olor y favorecer el confort.
- Se puede aplicar una crema de ácido láctico al 12% dos veces al día.
- Puede ser útil el ácido retinoico en forma de crema o gel, aplicado diariamente o con menos frecuencia si provoca irritación.
- No existe ningún tratamiento con efectividad uniforme para erradicar por completo las anomalías cutáneas.

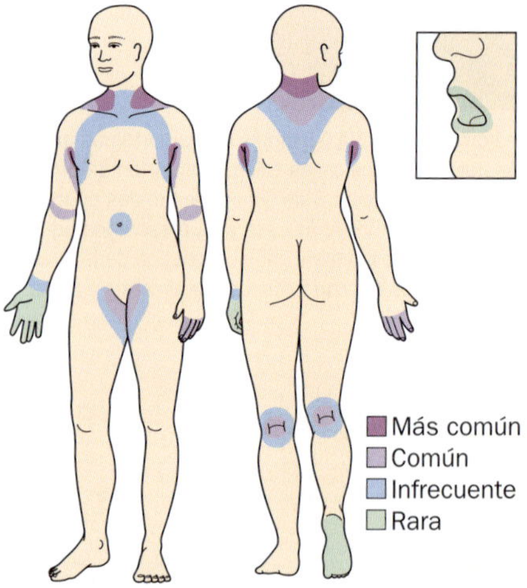

Claves clínicas

- Las áreas afectadas con más frecuencia son las axilas y el cuello.
- Los pacientes afectados durante la pubertad y en la vida adulta suelen presentar resistencia a la insulina.
- La acantosis nigricans de comienzo súbito y muy extensa justifica la búsqueda de neoplasias malignas internas, como el adenocarcinoma gástrico, o del comienzo de nuevos tratamientos, por ejemplo con ácido nicotínico.

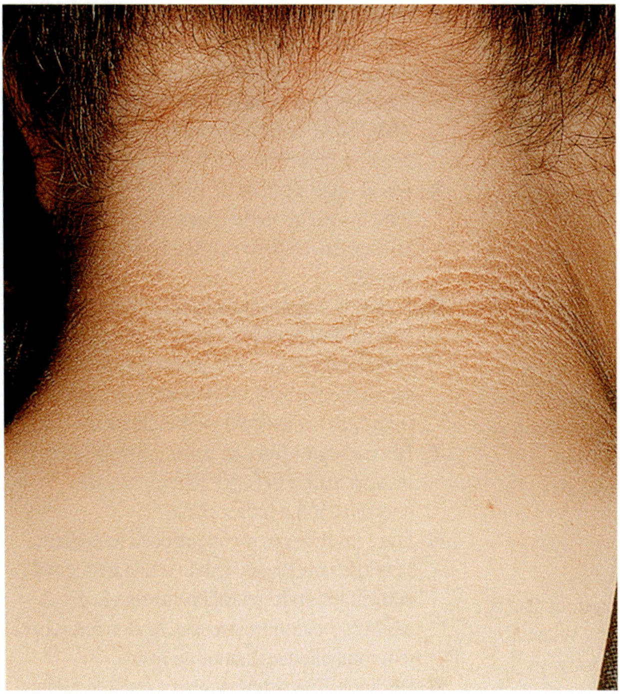

La localización más común es la axila, pero se pueden observar lesiones en las áreas de flexión del cuello y las ingles, en la línea del cinturón, sobre las superficies dorsales de los dedos de las manos, en la boca, y alrededor de las areolas de las mamas y el ombligo.

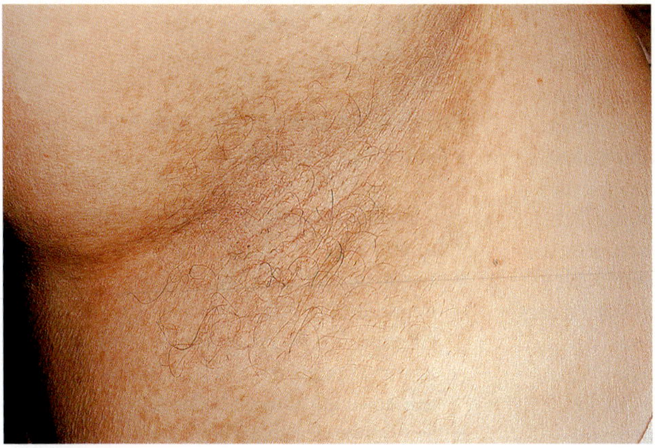

Engrosamiento pardo simétrico de la piel en las axilas. La piel puede aumentar de grosor cuando la lesión desarrolla una superficie correosa, verrugosa o papilomatosa.

Neurofibromatosis

Descripción

- La neurofibromatosis es un trastorno hereditario de la piel y el sistema nervioso central, del que existen por lo menos siete variantes clínicas.
- La neurofibromatosis tipo I es la variante más común.
- Se conoce también como enfermedad de von Recklinghausen.

Historia clínica

- La herencia es de tipo autosómico dominante; sin embargo, el 50% de los casos proceden de mutaciones nuevas.
- La incidencia se estima en 1:3.000. Afecta por igual a los hombres y a las mujeres.
- Se cree que la enfermedad guarda relación con un defecto en el gen de la neurofibromina.
- La neurofibromina es un supresor de productos de protooncogenes *ras*, y su pérdida conduce a progresión tumoral.
- La neurofibromatosis se caracteriza clínicamente por máculas café con leche, neurofibromas, efélides axilares e inguinales, nódulos de Lisch en el iris y defectos corporales.

Hallazgos cutáneos

- Los neurofibromas son pápulas pedunculadas, blandas, rosadas o de color carne, a veces dolorosas. El número varía entre pocas y cientos o miles.
- Los neurofibromas dérmicos y subcutáneos pueden aparecer hacia los 5 años de edad, pero típicamente lo hacen hacia la pubertad, y aumentan de número con la edad y durante el embarazo.
- Las manchas café con leche son máculas entre morenas y pardas, distribuidas al azar, que aumentan de número y tamaño durante los 5 primeros años de edad; más de seis máculas café con leche de más de 5 mm de diámetro sugieren la presencia de neurofibromatosis I.
- Las efélides axilares o inguinales (signo de Crowe) son específicas de la enfermedad.
- Los neurofibromas plexiformes aparecen a lo largo del curso de los nervios periféricos, y provocan grandes nódulos dolorosos o masas mal delimitadas, muchas veces con hiperpigmentación e hipertricosis sobreyacentes. Alrededor del 20% de los pacientes con neurofibromatosis tienen neurofibromas plexiformes. Cuando existen, estos tumores son altamente diagnósticos de neurofibromatosis.
- Se produce degeneración maligna de tumores neurales cutáneos en el 2% de los pacientes, pero tal complicación es rara antes de los 40 años de edad.

Hallazgos extracutáneos

- Los nódulos de Lisch son hamartomas del iris asintomáticos, y ocurren en más del 90% de los pacientes con neurofibromatosis y edad superior a los 6 años. La detección de los nódulos de Lisch requiere examen con lámpara de hendidura.
- Los gliomas ópticos ocurren en las dos terceras partes de los pacientes; suelen ser asintomáticos pero pueden conducir a ceguera.
- Entre los demás tumores del sistema nervioso central observados con una frecuencia aumentada se incluyen astrocitomas, meningiomas, schwannomas vestibulares (neuromas acústicos) y ependimomas.
- Los pacientes pueden sufrir convulsiones, incapacidades del aprendizaje, falta de coordinación e hidrocefalia.
- Entre los tumores no originados en el sistema nervioso central, que exhiben una frecuencia aumentada en la neurofibromatosis I, se incluyen neurofibrosarcoma, rabdomiosarcoma, feocromocitoma y tumor de Wilms.
- Las anomalías renovasculares pueden incluir estenosis arterial renal.
- Las alteraciones esqueléticas comprenden estatura baja, escoliosis, displasia del ala del esfenoides y macrocefalia.
- Las relaciones con los compañeros y el ajuste psicosocial plantean con frecuencia problemas importantes durante la adolescencia.

Pruebas de laboratorio, radiología y anatomía patológica

- La resonancia magnética (RM) del encéfalo y la médula espinal puede mostrar varios tumores del sistema nervioso central.
- Desde el punto de vista histológico, los neurofibromas son agregados bien circunscritos, no encapsulados, de fibras nerviosas pequeñas y células fusiformes, con núcleos ondulados en la dermis.
- Se dispone de prueba genética.

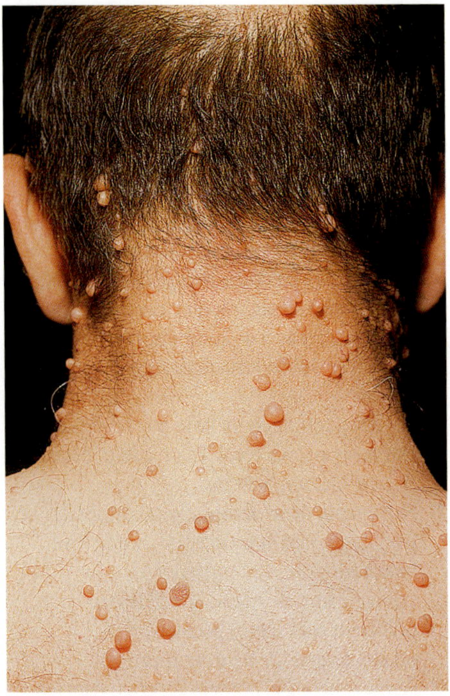

Los tumores no suelen existir en la niñez, pero comienzan a verse durante la pubertad. Aumentan de número y de tamaño conforme el paciente envejece.

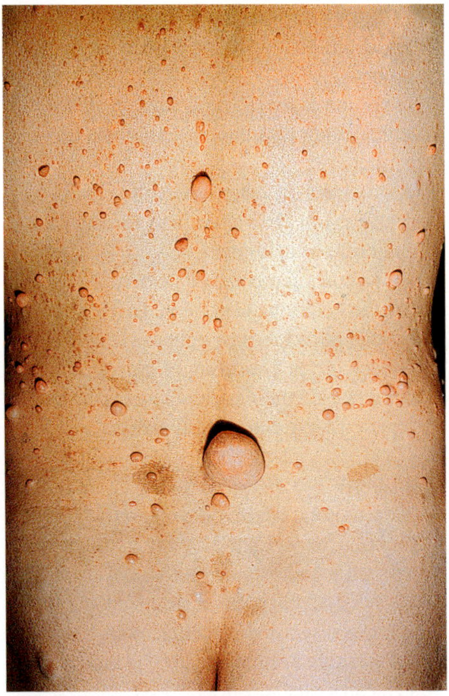

Tumores. La forma más común es la sésil o pedunculada. Los tumores precoces son pápulas o nódulos blandos con forma de cúpula que presentan un tono violáceo distintivo. La mayoría son benignos.

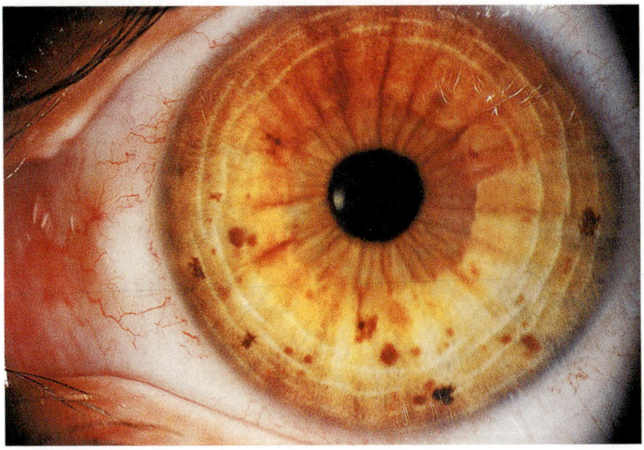

Los nódulos de Lisch son hamartomas melanocíticos pigmentados del iris. Aumentan de número con la edad y son asintomáticos. Todos los adultos (más de 21 años de edad) con neurofibromatosis tienen nódulos de Lisch. El examen con lámpara de hendidura es esencial para la diferenciación respecto a pecas o nevus.

Evolución y pronóstico

- Existe una gran variación en la intensidad del proceso.
- La visión y la función cognitiva pueden ser alteradas por los tumores del sistema nervioso central.
- Los tumores del sistema nervioso central no suelen existir en la niñez pero comienzan a aparecer en la pubertad.
- Los tumores aumentan de número y de tamaño conforme el paciente envejece.
- Las complicaciones en potencia letales pueden incluir convulsiones, hipertensión intracraneal, complicaciones vasculares de la hipertensión y enfermedad maligna.

Discusión

- El diagnóstico diferencial comprende síndrome de McCune-Albright, síndrome de Noonan y síndrome de Proteus.
- Los National Institutes of Health adoptaron criterios diagnósticos acordados en 1987. Estos criterios requieren dos o más de las siguientes características:
  - Seis o más máculas café con leche de 5 mm o más de diámetro mayor en niños prepuberales, y de más de 15 mm de diámetro mayor en individuos pospuberales.
  - Dos o más neurofibromas de cualquier tipo o un neurofibroma plexiforme.
  - Efélides en la región axilar o en la inguinal.
  - Glioma óptico.
  - Dos o más nódulos de Lisch.
  - Una lesión ósea distintiva, como displasia del esfenoides o adelgazamiento de la corteza de los huesos largos, con o sin seudoartrosis.
  - Un familiar de primer grado (padre o hermano) con neurofibromatosis I.
- Los nódulos de Lisch son raros en la población general, por lo que su presencia en individuos de más de 6 años de edad, en quienes se sospecha neurofibromatosis, es prácticamente diagnóstica.

Tratamiento

- El tratamiento se aplica mejor a través de un método multidisciplinario, con seguimiento regular por el médico de atención primaria, el oftalmólogo, el neurólogo y el dermatólogo.
- La circunferencia de la cabeza y la presión arterial se deben vigilar cuidadosamente en los niños.
- La hipertensión en un niño puede indicar estenosis arterial renal. En un adulto puede sugerir feocromocitoma.
- El paciente debe derivarse a un ortopeda, un psiquiatra o un neurocirujano, según esté indicado.
- Los familiares de primer grado deben evaluarse para signos cutáneos y oftalmológicos de neurofibromatosis.
- Se recomienda el consejo genético para los pacientes y sus familias.
- Existe una probabilidad de herencia del 50%, con penetrancia de casi el 100%. Los pacientes que heredan el gen muestran signos clínicos de NF-I.

Claves clínicas

- El oftalmólogo debe realizar examen con lámpara de hendidura para buscar nódulos de Lisch. Estas lesiones son muy específicas de neurofibromatosis I.
- Se aconsejará a los pacientes y sus familiares que se pongan en contacto con el grupo local de soporte para personas con neurofibromatosis. La *N*eurofibromatosis Foundation (http://www.nf.org) ofrece muchos recursos.

Consideraciones pediátricas

- El diagnóstico definitivo quizá no sea posible hasta la pubertad.
- Las máculas café con leche y los neurofibromas no son necesariamente diagnósticos de neurofibromatosis, a menos que se asocien a otros signos y cumplan los criterios establecidos.
- Se discute la necesidad de estudios neurorradiológicos en los pacientes asintomáticos con neurofibromatosis. Las convulsiones, la hipertensión y las alteraciones musculoesqueléticas pueden justificar la evaluación radiológica en fases tempranas del proceso patológico.
- En los niños con múltiples máculas café con leche, que no cumplen los criterios diagnósticos clínicos para neurofibromatosis I, se deben hacer las siguientes pruebas anuales:
  - Examen ocular en la primera década de la vida (en busca de gliomas ópticos).
  - Evaluación del desarrollo.
  - Monitorización para escoliosis.
  - Exploración neurológica completa.
  - Medición de la tensión arterial.

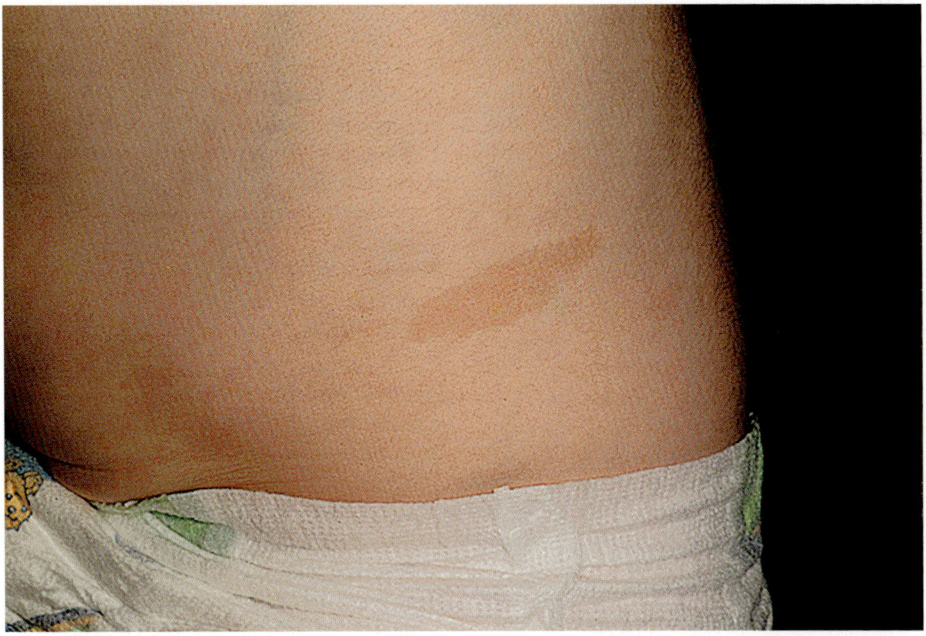

Las manchas café con leche son la primera manifestación de neurofibromatosis. Las máculas pardas pueden aparecer en la lactancia. Aumentan de tamaño después de los 2 años. Muestran una variación marcada del tamaño. El borde puede ser liso o irregular. Las lesiones pequeñas y numerosas localizadas en las axilas se suelen designar como efélides axilares. Constituyen un signo patognomónico de neurofibromatosis. Las machas café con leche se pueden encontrar como un signo aislado. También se hallan en la esclerosis tuberosa, la anemia de Fanconi y el síndrome de McCune-Albright.

Esclerosis tuberosa

Descripción

- La esclerosis tuberosa es una genodermatosis infrecuente con manifestaciones características en la piel y el sistema nervioso central, así como en otros muchos órganos.
- La esclerosis tuberosa se conoce también como enfermedad de Bourneville o epiloia.

Historia clínica

- Se estima una incidencia de 1:10.000, con la misma distribución entre hombres y mujeres.
- Las mutaciones espontáneas son responsables del 75% de los casos, y el otro 25% se debe a herencia autosómica dominante.
- Se han implicado dos genes separados.

Hallazgos cutáneos

- En los casos típicos, el trastorno se presenta al nacer o inmediatamente después.
- El primer signo consiste en las máculas hipopigmentadas «en hoja de fresno», que habitualmente se encuentran en el tronco o las extremidades.
- Las máculas hipopigmentadas se hablan también en el 0,2-0,3% de los recién nacidos normales, pero existen en al menos la mitad de aquellos con esclerosis tuberosa.
- También son comunes las máculas hipopigmentadas poligonales «en confeti», sobre todo en el área pretibial.
- El examen con luz de Wood facilita la identificación de las máculas «en hoja de fresno».
- Los angiofibromas faciales, también conocidos como adenomas sebáceos, aparecen en la niñez temprana y su número aumenta hasta la adolescencia. Estos hamartomas benignos son pápulas rosadas, lisas y firmes, que miden 1-5 mm y aparecen en los pliegues nasolabiales, las mejillas y el mentón.
- La *peau de chagrin* es un nevus de tejido conectivo observado en aproximadamente el 80% de los pacientes con esclerosis tuberosa. Localizada típicamente en el área lumbosacra, la *peau de chagrin* mide entre 1 y 5 cm, es de color entre blanco y amarillo, y tiene una superficie «empedrada».
- Los fibromas periungueales son proyecciones cónicas, rosadas y firmes, originadas en los pliegues ungueales posteriores de las manos y los pies. Aparecen hacia la época de la pubertad y persisten por tiempo indefinido. Desde el punto de vista histológico, son angiofibromas.
- A veces se observan placas bien delimitadas, fibrosas, de color rosado, en la frente. Cuando existen, se consideran prácticamente patognomónicas de esclerosis tuberosa.

Hallazgos extracutáneos

- Tuberosidades corticales compuestas de astrocitos y células gigantes, calcificación paraventricular, hamartomas subependimarios y astrocitomas, que se pueden ver en los estudios radiológicos de la cabeza.
- Se producen convulsiones en el 75% de los pacientes con lesiones del sistema nervioso central.
- Los espasmos infantiles y el retraso mental también forman parte del síndrome.
- El examen funduscópico puede revelar hamartomas retinianos (facomas).
- Se pueden encontrar angiomiolipomas y quistes múltiples en la ecografía renal.
- El rabdomioma cardíaco se puede visualizar mediante ecocardiografía.
- El examen cuidadoso de la cavidad oral puede revelar *pitting* del esmalte y fibromas gingivales.
- Las radiografías simples de las manos pueden mostrar quistes falángicos y engrosamiento perióstico.
- Se pueden ver quistes pulmonares en la radiografía de tórax, y a veces son responsables de un neumotórax espontáneo.

Pruebas de laboratorio y anatomía patológica

- La biopsia de una mácula en hoja de fresno demuestra la presencia de melanocitos, pero con disminución de la melanina, una situación diferente a la del vitíligo en la que están destruidos todos los melanocitos.
- La histología de una *peau de chagrin* muestra un número aumentado de fascículos de colágeno consistente con nevus del tejido conectivo.
- La ecografía a través de la fontanela, la tomografía computarizada y la imagen de resonancia magnética pueden demostrar lesiones del sistema nervioso central, tanto benignas como malignas.
- Un electroencefalograma puede revelar áreas de actividad convulsiva.
- El examen del fondo de ojo confirma la presencia de hamartomas retinianos.

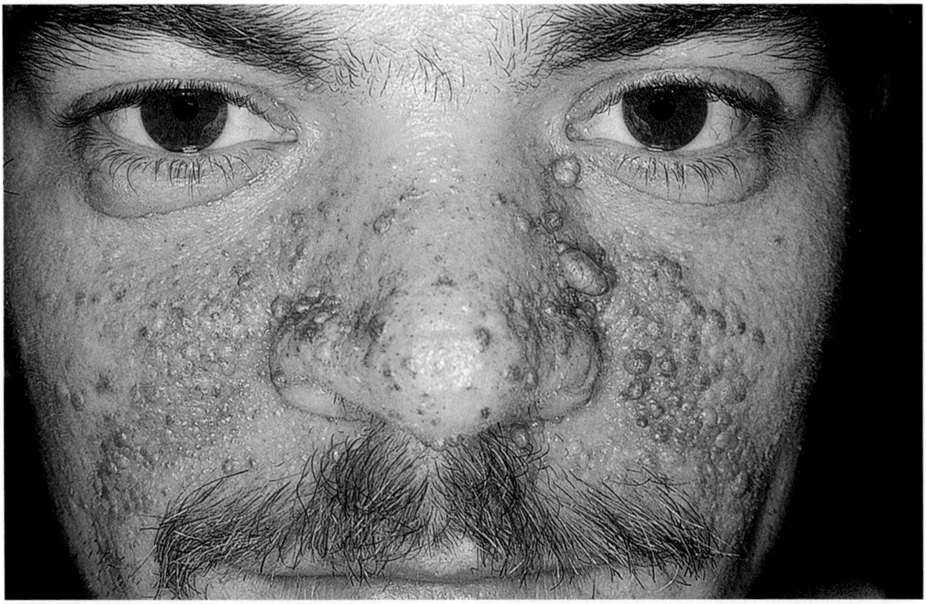

El adenoma sebáceo es la manifestación cutánea más común de esclerosis tuberosa. Las lesiones consisten en pápulas firmes, de 1-5 mm, amarillentas-rosadas, con telangiectasias finas.

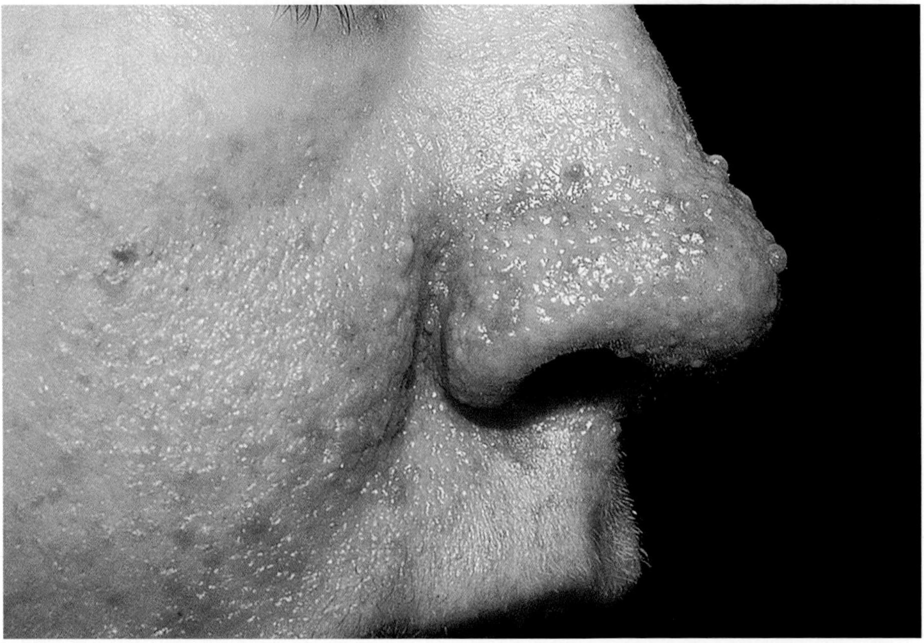

Adenoma sebáceo. Los angiofibromas están localizados en los pliegues nasolabiales, las mejillas, el mentón y, en ocasiones, la frente, el cuero cabelludo y el pabellón auricular. El número varía desde unas pocas lesiones poco apreciables hasta grupos densos de pápulas. Son raras al nacer, pero pueden aparecer hacia los 2-3 años y proliferar durante la pubertad.

- Cuando se sospecha el diagnóstico de esclerosis tuberosa en un recién nacido, se deben realizar ecografía renal y ecocardiograma.

Evolución y pronóstico

- Alrededor del 40% de las personas afectas tienen una inteligencia normal; el resto presentan un retraso mental sutil o ligero.
- Las manifestaciones cutáneas pueden no guardar relación con la capacidad mental.
- La muerte prematura es rara, y la mayoría de las veces se debe a estado epiléptico o tumor encefálico maligno.

Diagnóstico diferencial

- Máculas hipopigmentadas:
  - Nevus anémico.
  - Vitíligo.
  - Hipomelanosis de Ito.
  - Hipomelanosis guttata idiomática.
- *Peau de chagrin*:
  - Nevus congénito.
  - Hamartoma.
- Adenoma sebáceo:
  - Acné.
  - Síndrome de Cowden.
  - Neoplasia endocrina múltiple.
  - Tricoepiteliomas múltiples.
  - Síndrome de Birt-Hogg-Dube.

Tratamiento

- Exploración física completa con seguimiento habitual por el médico de atención primaria.
- Se deben realizar estudios radiológicos en busca de tumores cardíacos, renales y del sistema nervioso central.
- La derivación a un neurólogo pediátrico, incluyendo el seguimiento a largo plazo, se debe considerar en los pacientes con convulsiones.
- Se debe realizar una evaluación oftalmológica inicial.
- La ablación de angiofibromas faciales con láser de dióxido de carbono puede mejorar significativamente el aspecto estético y la imagen propia.
- Si son necesarios, los planes de educación especiales deben ayudar a que el paciente alcance su máximo potencial.
- Se aconsejan el examen cutáneo y general cuidadoso de los familiares de primer grado así como el consejo genético.

Consideraciones pediátricas

- Las lesiones de adenoma sebáceo o angiofibromas faciales son comunes en los pacientes con esclerosis tuberosa, y pueden diagnosticarse erróneamente como acné. Puede estar indicada la eliminación por razones estéticas.
- Las máculas hipomelanóticas representan el primer signo de esclerosis tuberosa, y pueden pasarse por alto a menos que se examinen con una lámpara de Wood.
- Se deben hacer estudios radiológicos del cráneo una vez que el diagnóstico se confirma, para buscar los nódulos subependimarios. Pueden ser difíciles de diferenciar de los astrocitomas.
- Los grupos de soporte locales y nacionales (p. ej., Tuberous Sclerosis Alliance; http://www.tsalliance.org) pueden constituir fuentes valiosas de información y confort para las familias afectadas.

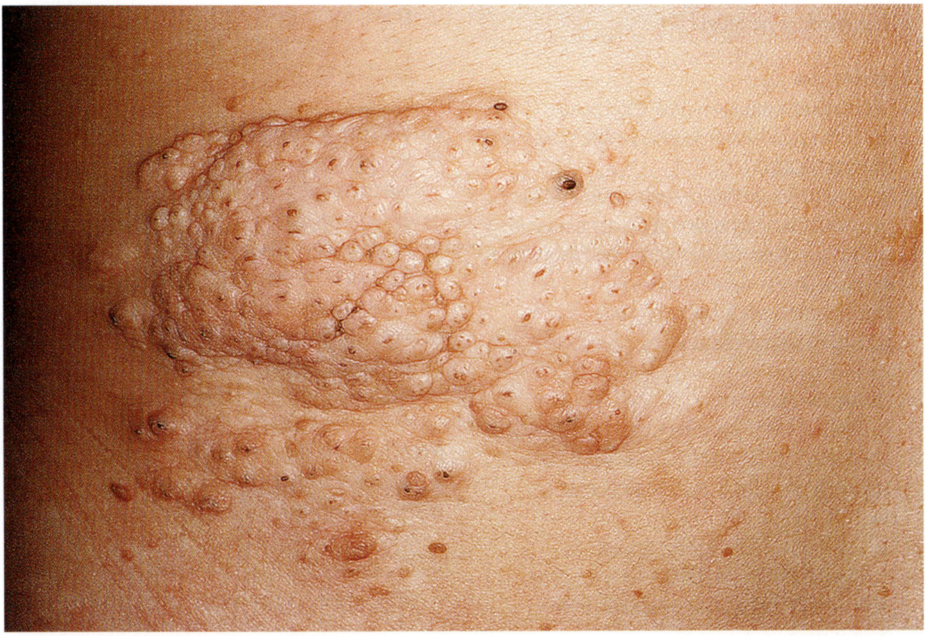

Peau de chagrin. Suele existir una lesión pero a veces se encuentran varias lesiones. Son placas blandas, de color rosado o amarillento, con superficie irregular, que se han comparado con la piel de cerdo. La lesión consiste en tejido conectivo dérmico, y aparece más comúnmente en la región lumbosacra.

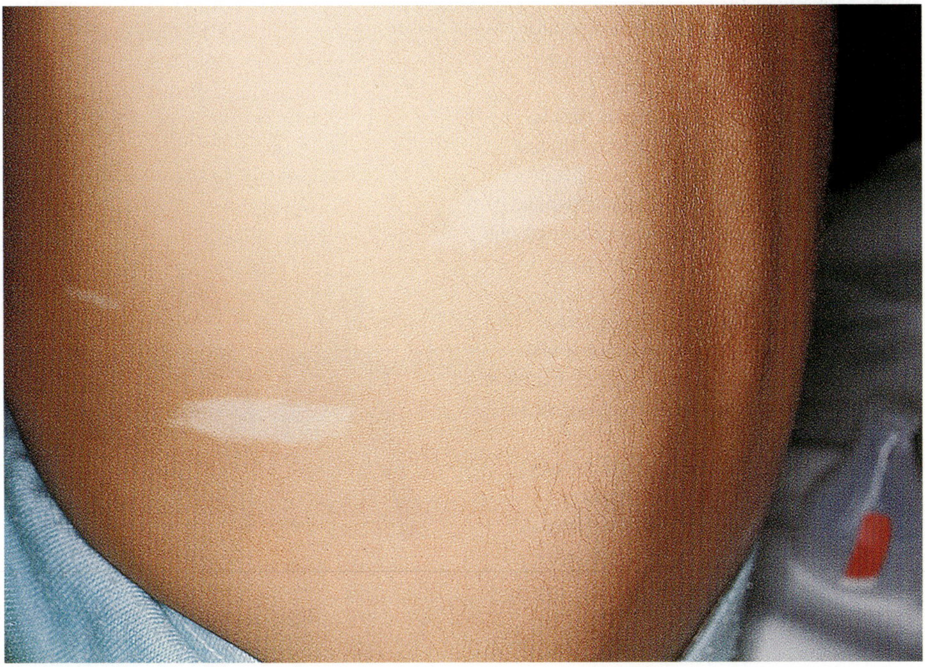

Las máculas hipomelanóticas (ovales o con forma de hoja de fresno, punteadas o con forma de confeti) están distribuidas al azar, con tendencia a la concentración en los brazos, las piernas y el tronco. Constituyen el signo más temprano de esclerosis tuberosa.

Granuloma anular

Descripción

- El granuloma anular es una enfermedad dérmica granulomatosa lentamente progresiva y autolimitada.
- Se caracteriza por placas redondas o anulares, que inicialmente pueden recordar a una tiña y acaban por desaparecer de forma espontánea después de un número de años.
- Existen un forma localizada y otra generalizada, más rara.

Historia clínica

- La relación entre mujeres y hombres es de 2:1.
- Alrededor del 70% de los pacientes tienen menos de 30 años, y el 40% menos de 15 años.
- La duración es altamente variable.
- El 50% no presentan lesiones a los 2 años, pero el 40% experimentan recidivas en el mismo sitio.
- Las lesiones tienden a ser asintomáticas.
- Los pacientes se preocupan cuando aparecen múltiples lesiones en varias zonas y aumentan de tamaño.

Hallazgos cutáneos

- La enfermedad comienza con una pápula asintomática de color rosado, que experimenta involución central.
- Después se desarrollan pequeñas pápulas firmes, de color rosado o violáceo, con una disposición en anillo.
- A lo largo de los meses, el anillo de pápulas confluye en una placa anular concéntrica, que aumenta lentamente de diámetro hasta 0,5 a 10 cm.
- La forma localizada, más común en las mujeres jóvenes, se suele encontrar en las superficies laterales o dorsales de las manos y los pies, y las superficies de extensión de los brazos y las piernas.
- Las lesiones individuales pueden persistir durante muchos años, desvanecerse y aparecer otra vez en épocas posteriores de la vida, en los mismos lugares o en otros diferentes.
- El granuloma anular diseminado o generalizado afecta a adultos y aparece con numerosas pápulas de color rosado o violáceas, algunas de las cuales forman anillos. Las pápulas pueden estar acentuadas en las áreas expuestas al sol. El curso es variable, pero las lesiones pueden persistir durante muchos años.

Hallazgos extracutáneos

- Existen comunicaciones conflictivas sobre la asociación del granuloma anular con la diabetes mellitus.
- La mayoría de los pacientes con la forma localizada no presentan signos clínicos ni analíticos de diabetes.
- Se ha demostrado la asociación entre granuloma anular diseminado y diabetes, pero se desconoce la frecuencia.

Pruebas de laboratorio y anatomía patológica

- La presentación clínica es característica, y puede no ser necesaria la biopsia.
- El estudio histológico muestra degeneración del colágeno, inflamación crónica y fibrosis.

Diagnóstico diferencial

- Tiña.
- Necrobiosis lipoídica.
- Eccema numular.

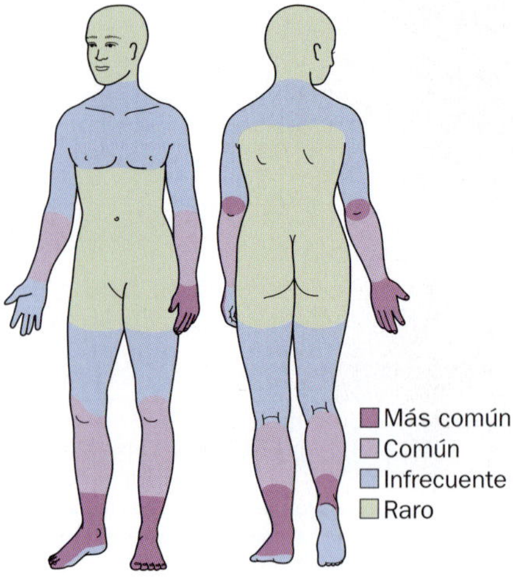

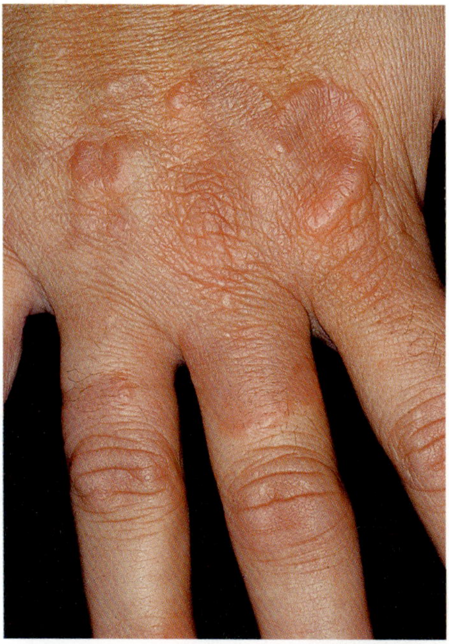

Los bordes son elevados con pápulas confluentes. Muchas veces el paciente cree que tiene micosis. La erupción se extiende en sentido periférico durante meses, y se suele resolver de forma espontánea en 2-3 años.

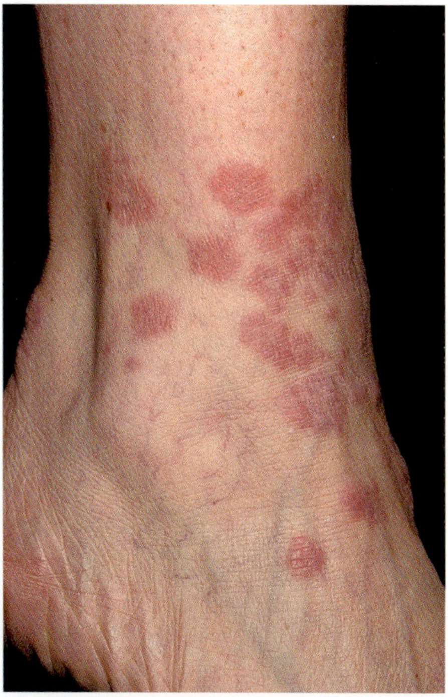

Granuloma anular. La enfermedad comienza con una pápula asintomática de color rosado, que experimenta involución central. El tobillo es una localización común.

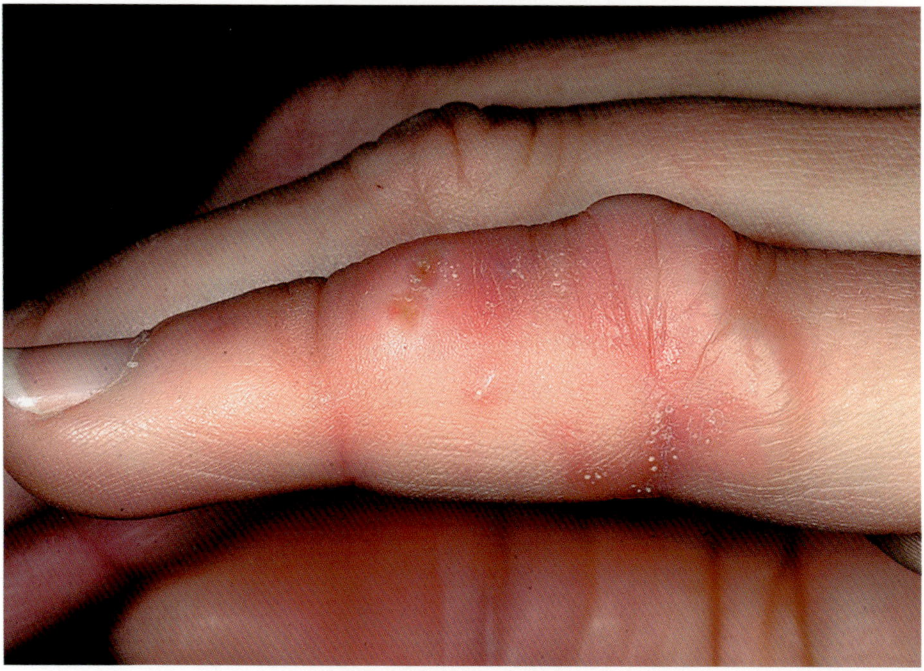

Esta lesión era suficientemente densa como para disminuir el arco de movimiento del dedo.

Tratamiento

- Las lesiones localizadas son asintomáticas y en general no se tratan.
- A veces son efectivos los esteroides tópicos superpotentes, administrados diariamente, en ciclos separados por intervalos de 2 o 3 semanas.
- Los esteroides tópicos de menor potencia se pueden utilizar bajo oclusión durante períodos de tiempo más breves.
- El acetónido de triamcinolona intralesional, 2,5-5 mg/ml, se debe inyectar sólo en el borde elevado. Tiene una efectividad predecible e induce largos períodos de remisión. La atrofia local es un posible efecto secundario.
- Se ha dicho que el granuloma anular diseminado responde en ocasiones a la dapsona, 100-200 mg diarios, la isotretinoína, la hidroxicloroquina y la niacinamida, 1,5 g diarios.

Claves clínicas

- El granuloma anular se confunde muchas veces con la tiña debido a la forma redonda de las lesiones. El borde del granuloma anular no tiene escamas, mientras que el de la tiña suele tenerlas.
- A diferencia de la necrobiosis lipoídica, el granula anular se asocia rara vez a diabetes.

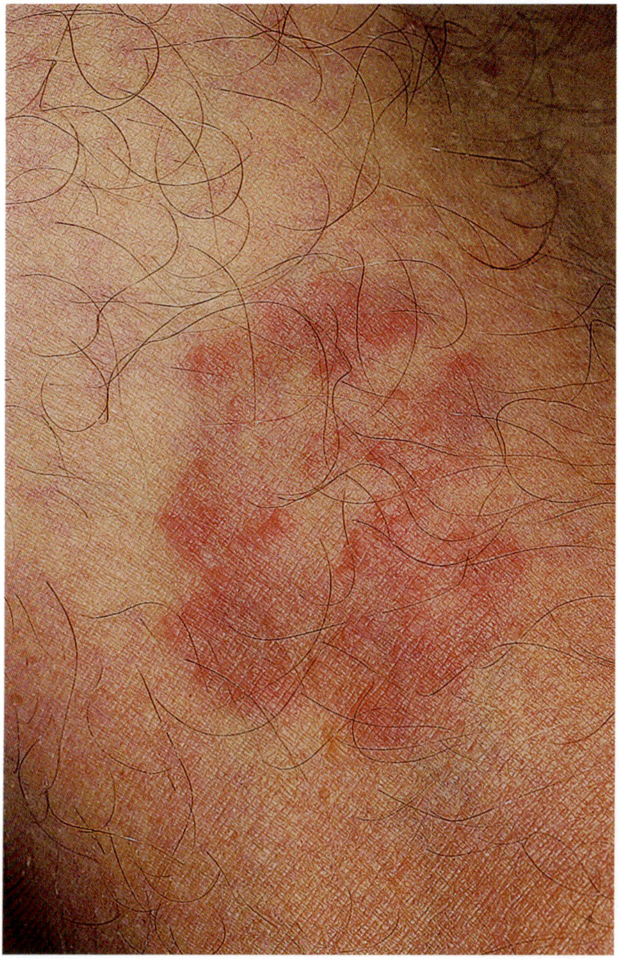

Esta placa ha estado presente durante meses. Los bordes no son elevados, y fue necesaria una biopsia para confirmar el diagnóstico de granuloma anular.

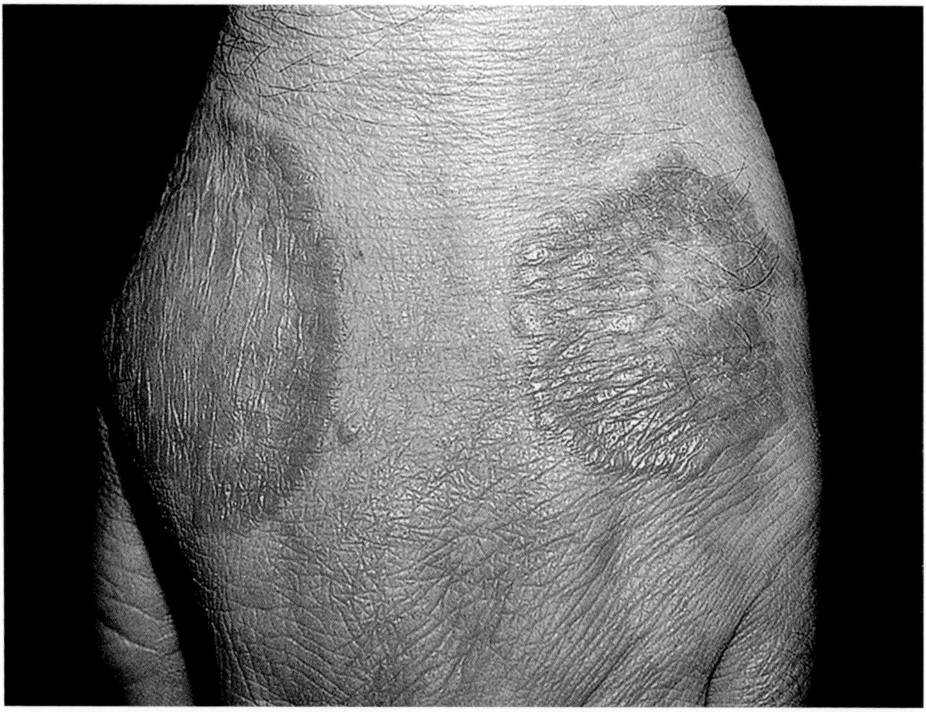

Granuloma anular. El granuloma anular se caracteriza por un anillo de pápulas pequeñas y firmes, de color rosado o rojizo.

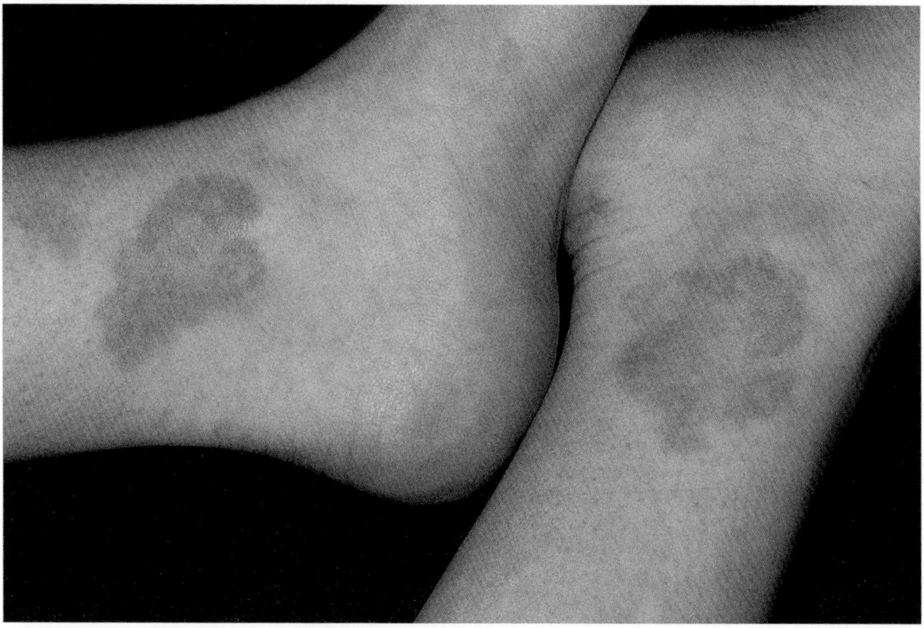

El tobillo es una localización común para el granuloma anular.

Necrobiosis lipoídica

Descripción

- La necrobiosis lipoídica es un proceso inflamatorio caracterizado por degeneración del colágeno.
- Se asocia muchas veces a diabetes; por tanto, se suele emplear la denominación de necrobiosis lipoídica de los diabéticos.
- Sin embargo, sólo el 1% de los pacientes con diabetes desarrollan necrobiosis lipoídica.

Historia clínica

- Más del 50% de los individuos con necrobiosis lipoídica tienen también diabetes dependiente de la insulina.
- Las lesiones pueden aparecer años antes del comienzo de la diabetes.
- Las lesiones suelen aparecer con lentitud y muchas veces son asintomáticas.
- La enfermedad puede comenzar a cualquier edad, pero es más común que lo haga en las décadas tercera y cuarta.
- Alrededor del 75% de los individuos afectos son mujeres.

Hallazgos cutáneos

- Las lesiones se suelen limitar a la región pretibial, pero se pueden ver en las pantorrillas, los muslos, los brazos, las manos, los pies y el cuero cabelludo.
- Comienzan como manchas violáceas redondeadas y se expanden lentamente.
- El borde de avance es eritematoso, y el área central adopta un tono característico entre naranja amarillento y pardo.
- El área central se atrofia y muestra una superficie brillante, cérea, con telangiectasias prominentes.
- Se puede producir ulceración, sobre todo después de un traumatismo, en alrededor del 15% de los casos. Las úlceras son muy dolorosas.

Hallazgos extracutáneos

- El término necrobiosis lipoídica diabética ha perdido favor, puesto que una minoría significativa de los individuos afectos no padecen diabetes.

Pruebas de laboratorio

- Las manifestaciones clínicas son con frecuencia tan características que la biopsia resulta innecesaria, aunque en algunos casos puede ser útil.
- Puesto que la necrobiosis lipoídica puede ser el signo de presentación de la diabetes, quizás esté justificada una prueba de tolerancia a la glucosa.

Evolución y pronóstico

- El número y la gravedad de las lesiones o la presencia de úlceras no guardan relación con el grado de control de la diabetes.
- El curso es impredecible.
- Las lesiones suelen curar con cicatrización atrófica o pueden ser crónicas y recurrentes.

Tratamiento

- Los esteroides tópicos e intralesionales detienen la inflamación pero aumentan la atrofia.
- Se pueden usar corticosteroides bajo oclusión, de potencia media o alta.
- A veces son útiles las inyecciones intralesionales; el acetónido de triamcinolona a una concentración de 10 mg/ml se debe diluir con solución salina o xilocaína, hasta 2,5 mg/ml, para evitar la atrofia.
- Se puede considerar un ciclo breve (5-6 semanas) de corticosteroides orales si la actividad y los síntomas de la enfermedad son graves, cosa que sucede rara vez.
- La pentoxifilina, 400 mg tres veces al día, es útil en algunos casos, y se ha empleado en combinación con dosis bajas de aspirina para la necrobiosis lipoídica ulcerada.
- El injerto cutáneo puede ser efectivo para la enfermedad extensa.

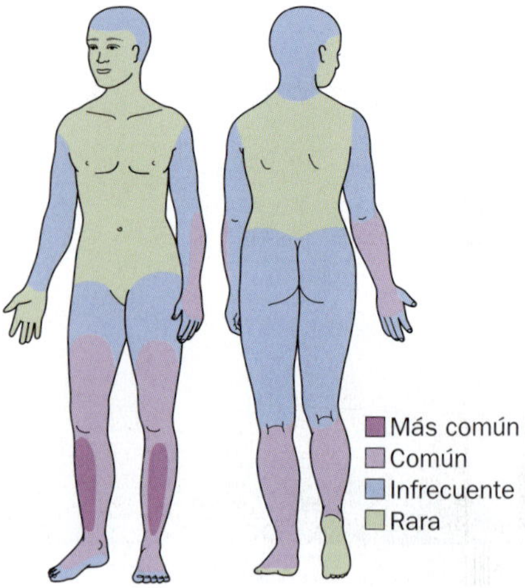

Claves clínicas

- En los pacientes con necrobiosis lipoídica sin diabetes franca se deben hacer evaluaciones periódicas para detectar el posible desarrollo de diabetes.

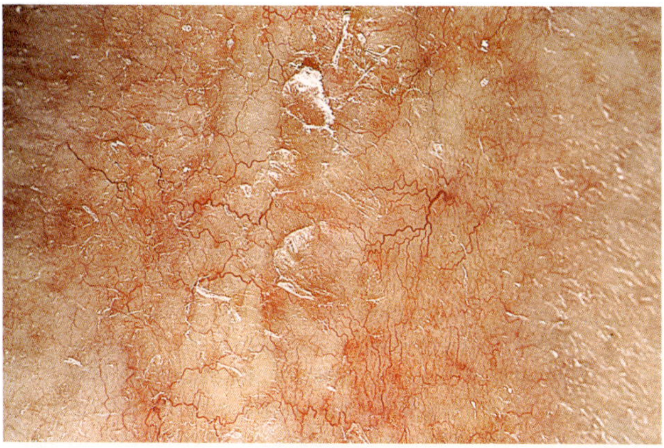

La erupción comienza como una mancha violácea oval que crece lentamente. El borde de avance es eritematoso y el área central se vuelve amarilla-parda. El área central se atrofia y muestra una superficie cérea. Las telangiectasias se convierten en prominentes.

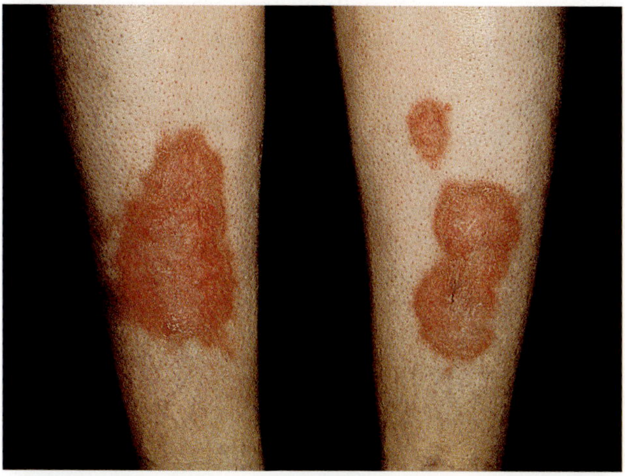

Más del 50% de los pacientes con esta anomalía sufren diabetes dependiente de la insulina. La mayor parte son mujeres, y en la mayoría de los casos las lesiones se limitan a las superficies anteriores de la región inferior de las piernas.

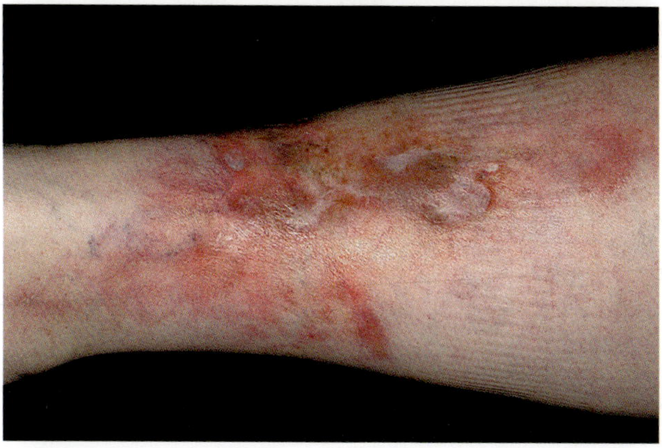

Inflamación crónica y ulceración cicatrizada con cicatrices adheridas. El tratamiento con corticosteroides intralesionales ayudó a controlar la actividad de la enfermedad.

Pioderma gangrenoso

Descripción

- El pioderma gangrenoso es una enfermedad cutánea inflamatoria necrosante no infecciosa caracterizada por una úlcera dolorosa que crece con rapidez de modo usual en las piernas.

Historia clínica

- Las lesiones pueden aparecer de novo o en la zona de un traumatismo.
- La mayoría de los casos ocurren en individuos de 25 a 55 años de edad.
- El pioderma gangrenoso es raro en los niños.
- La enfermedad se asocia muchas veces a enfermedad inflamatoria intestinal (enfermedad de Crohn, colitis ulcerosa) o artritis reumatoide.
- Es menos frecuente la asociación con hepatitis activa crónica, gammapatía monoclonal de IgG, mielodisplasia, paraproteinemia, leucemia mieloide, mieloma y varios tumores sólidos.
- La patergia (agrandamiento de la lesión con el traumatismo) es una característica del pioderma gangrenoso.
- El pioderma gangrenoso posquirúrgico se puede enmascarar como dehiscencia o infección de la herida.

Hallazgos cutáneos

- Las localizaciones más comunes corresponden a la porción inferior de las piernas, las nalgas y el abdomen. El pioderma gangrenoso de la cara es raro.
- La lesión comienza como una mácula, pápula, pústula, nódulo o ampolla dolorosa, de color rojo o pardo.
- La lesión inicial es descrita muchas veces como una pústula o un nódulo rojo inflamado, que se abre y forma una úlcera dolorosa, bien delimitada, con borde violáceo y una base purulenta.
- El borde de la úlcera es característicamente elevado (socavado) y violáceo, y puede mostrar pústulas diminutas a lo largo del borde.
- La expansión de la úlcera se puede producir con rapidez.
- La lesión ulcerada clásica, totalmente evolucionada, suele medir menos de 10 cm.
- Suelen existir múltiples lesiones.
- Las lesiones pueden acabar confluyendo en úlceras más grandes con orificios similares a cráteres y tractos fistulosos pequeños. Éste es un dato muy característico.
- Las lesiones curan de modo gradual, con cicatrización irregular, cribiforme o estrellada.
- Desde el punto de vista histórico, el pioderma gangrenoso se divide en cuatro variantes (pustuloso, ampolloso, ulcerado y vegetante), pero todos estos tipos pueden coexistir en el mismo paciente, y una misma lesión puede cambiar de una variante a otra.

Hallazgos extracutáneos

- El pioderma gangrenoso puede no estar precedido por enfermedad inflamatoria intestinal, pero ésta es la asociación más común, y los pacientes diagnosticados recientemente deben evaluarse aunque no tengan síntomas gastrointestinales.
- La artritis también puede acompañar a las úlceras del pioderma gangrenoso.
- La mayor parte de los casos de neoplasia maligna interna asociada a pioderma gangrenoso corresponden a un caso de cáncer conocido, pero se debe buscar una enfermedad maligna interna si no es evidente al principio.

Pruebas de laboratorio

- La histología del pioderma gangrenoso no siempre es diagnóstica.
- Existen cambios característicos, como hemorragia, necrosis, vasculitis y coagulación, en el borde de avance. Existe un infiltrado

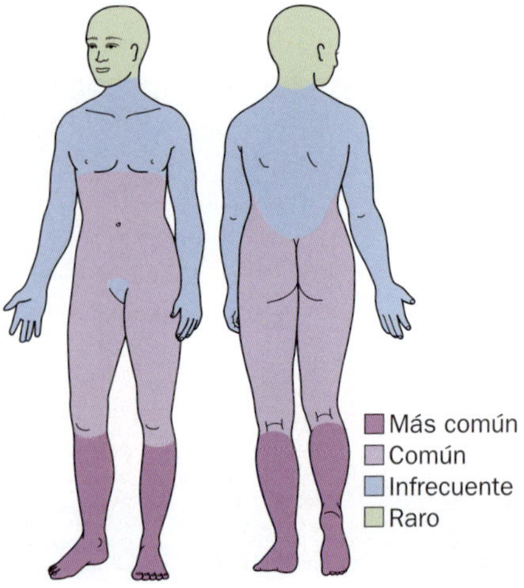

masivo de células inflamatorias con neutrófilos y otros tipos de células. Por tanto, el pioderma gangrenoso se considera una dermatosis neutrofílica.

- La electroforesis de las proteínas séricas puede descubrir una gammapatía subyacente.
- Se deben buscar enfermedades asociadas y excluir infecciones.

Diagnóstico diferencial

- Úlcera infectada (*Mycobacterium*, sífilis, micosis profunda, *Clostridium*).
- Síndrome de Sweet.
- Enfermedad de Behçet.
- Vasculitis sistémica (en especial, granulomatosis de Wegener).
- Picadura de araña.

Tratamiento

Tratamiento sistémico

- La hospitalización puede ser necesaria para los casos graves.
- Suele requerirse la analgesia.
- La mayoría de los pacientes necesitan tratamiento combinado con múltiples inmunosupresores para conseguir el control.
- Las dosis altas de esteroides por vía oral (1-3 mg/kg) o intravenosa (1 g/día) durante 3-10 días se deben ensayar inicialmente para suprimir con rapidez la respuesta inmune.
- La ciclosporina, 3-5 mg/kg, puede ser el mejor inmunosupresor no esteroideo para el pioderma gangrenoso, y se puede usar en combinación con los esteroides sistémicos para pacientes seleccionados.

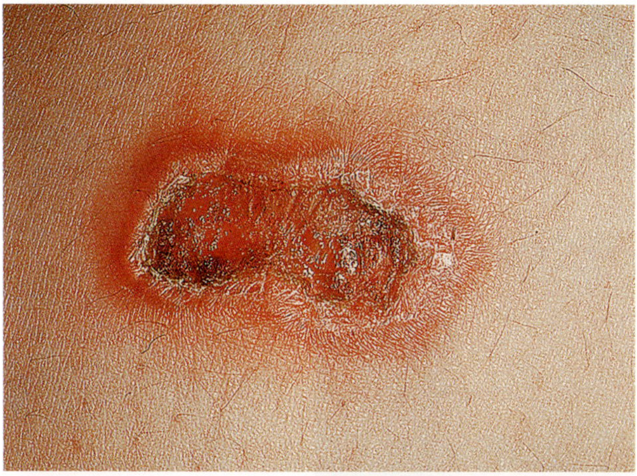

La lesión inicial consiste en pústulas bien delimitadas rodeadas por una areola inflamatoria. La lesión acaba transformándose en una úlcera.

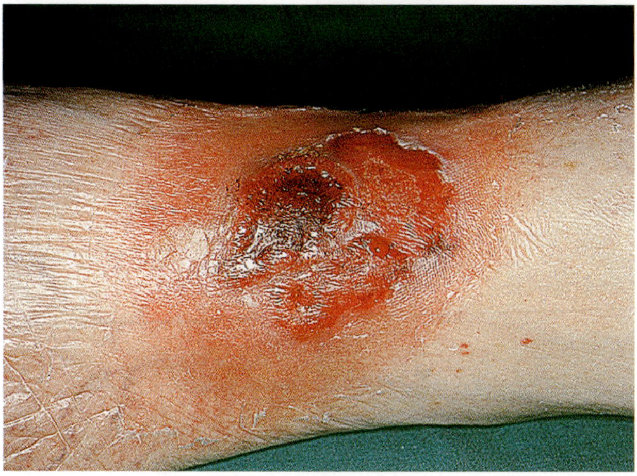

A veces es muy difícil la diferenciación respecto a otras enfermedades causantes de úlceras. Existen úlceras malignas con exactamente el mismo aspecto. Por tanto, está justificada la biopsia.

- La dapsona, la minociclina, la clofazimina y la talidomida se han administrado de forma anecdótica con resultados variables.
- La inmunoglobulina intravenosa también se ha usado para el pioderma gangrenoso; aunque se ha estudiado poco, ha proporcionado éxitos en algunos pacientes. El coste alto de este fármaco limita su uso.

Tratamiento tópico

- Los esteroides intralesionales, 10-40 mg/ml, se han utilizado para las lesiones pequeñas o únicas, pero se debe tener cuidado para no lesionar la piel.
- Apósitos humedecidos con solución de Burrow o nitrato de plata, dos o tres veces al día.
- Los esteroides tópicos superpotentes y la pomada de tacrolimus al 0,1% se han empleado con algún éxito.

Evolución y pronóstico

- En general, muchos pacientes con pioderma gangrenoso tienen un curso recidivante crónico, incluso con tratamiento adecuado.
- Aunque la erradicación de la enfermedad es el objetivo último del tratamiento, la mayoría de los regímenes están diseñados para reducir la dosis de esteroides o poder suprimirlos.

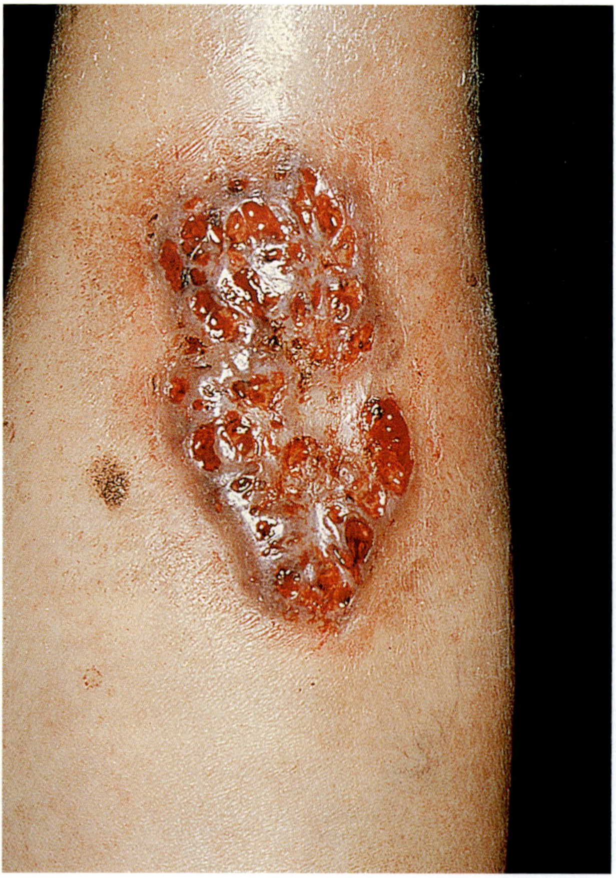

Las piernas son la localización más común. Se forman lesiones nuevas en lugares de traumatismo, un fenómeno conocido como «patergia». Las lesiones nuevas se convierten en mucho más grandes que la lesión creada por el traumatismo inicial.

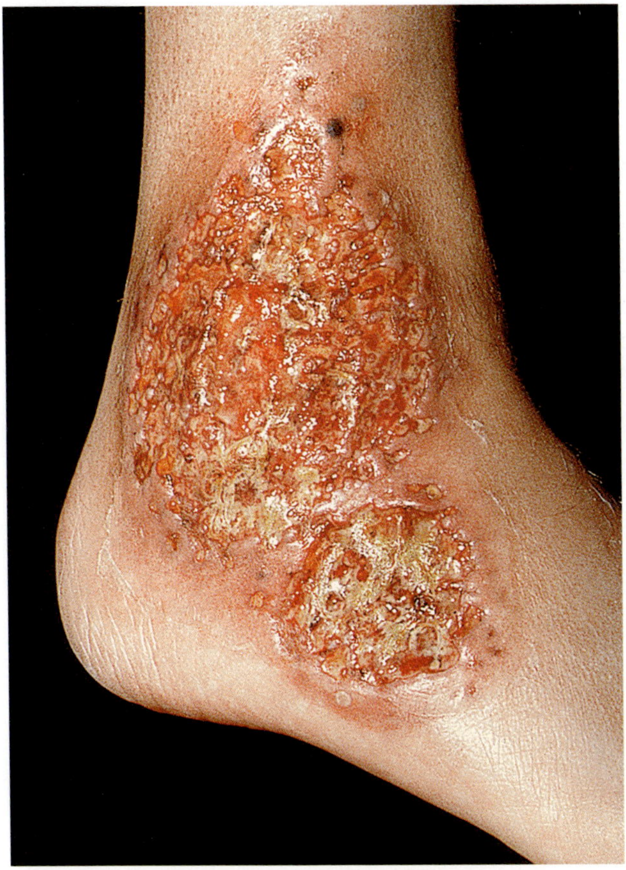

Acaba por formarse una lesión con múltiples úlceras, que presentan orificios similares a cráteres. Este dato es muy característico. Las lesiones contienen pequeños tractos fistulosos, desde los que se puede obtener pus si se aplica presión.

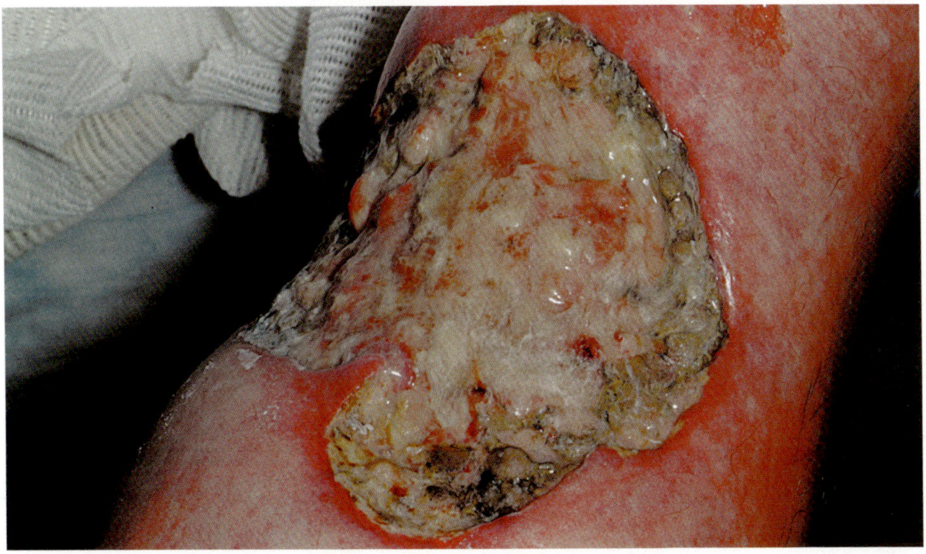

Úlcera enorme con borde violáceo característico. Las lesiones se encuentran con más frecuencia en las piernas, pero pueden aparecer en cualquier superficie cutánea.

A Bienestar de la piel

- El bienestar o la salud se puede definir como un estado de forma y función normales.
- La piel realiza muchas funciones, tanto simples como complejas, que se describen a continuación.
- Varios estados patológicos pueden alterar la forma de la piel, y muchas veces alteran también la función cutánea.
- La piel tiene una sorprendente capacidad para adaptarse y reparar las consecuencias de las agresiones y traumatismos.
- El tratamiento con éxito de la enfermedad cutánea exige la restauración de la forma y la función normales de la piel, y la vuelta a un estado de bienestar cutáneo.

La piel es una barrera física

- La capa epidérmica más externa, el estrato córneo, representa la fase final de queratinización.
- Los queratinocitos se originan a partir de las células de la capa basal, que maduran mientras migran hacia arriba.
- El estrato granuloso y el espinoso representan generaciones de queratinocitos en maduración y migración ascendente similares, que después de alcanzar la queratinización terminal formarán parte del estrato córneo.
- El estrato córneo se resiste a la pérdida de agua a través de una barrera física de queratinocitos cornificados, proteínas y lípidos intracelulares, y sebo superficial extruido.
- La alteración de esos componentes conduce a una pérdida de agua aumentada y mayor penetración de las sustancias aplicadas por vía tópica, entre ellas medicamentos y alérgenos potenciales.
- Tras una pérdida de estrato córneo, la piel se recupera al cabo de días o semanas.
- La lesión física repetida conduce a engrosamiento del estrato córneo y callosidades conforme la piel se adapta al estrés físico añadido.
- El estrato córneo se resiste a las agresiones químicas polares y no polares gracias a su naturaleza intrínsecamente doble: hidrofílica y lipofílica.
- El estrato córneo es capaz de amortiguar los cambios del pH dentro de una gama bastante amplia, aunque los ácidos y las bases suficientemente fuertes desnaturalizan y coagulan las proteínas superficiales, y provocan quemadura y necrosis químicas.
- De modo similar, la aplicación de calor excesivo causa quemadura y necrosis.
- La profundidad de la lesión determina el tiempo necesario para regenerar la epidermis.
- La pérdida del grosor total de la piel se recuperará si el área se mantiene limpia, húmeda y libre de infección, con pomadas de antibióticos tópicos y apósitos.
- El apósito asume el papel de la piel hasta que un número suficiente de células cutáneas migran hacia el defecto y reanudan su función.
- La lesión que se extiende en la dermis originará algún grado de cicatrización.

La piel es un termostato

- El estrato córneo contribuye a conservar el calor al resistirse a la pérdida de agua y la evaporación.
- Los plexos dérmicos superficial y profundo conservan el calor, al desviar sangre cálida desde los vasos superficiales más fríos hasta los tejidos más profundos.
- La grasa subcutánea proporciona un efecto aislante, así como un almohadillado.
- La exposición prolongada al frío provoca anoxia de los tejidos, entre ellos la piel, y es equivalente a una lesión por quemadura.
- Las glándulas ecrinas producen sudor que, cuando es liberado en la superficie de la piel, se evapora para eliminar el exceso de calor en tiempo cálido.
- Las telas transpirables ligeras facilitan la circulación del aire y el enfriamiento.
- La oclusión atrapa el sudor, lo que conduce a miliaria.

La piel es un parasol

- La melanina producida por los melanocitos es empacada en los melanosomas y distribuida hacia los queratinocitos adyacentes.
- Los melanosomas están dispuestos alrededor de los núcleos de las células para proteger al ADN de la exposición a la luz ultravioleta.
- La luz ultravioleta B afecta a la epidermis, y la luz ultravioleta A afecta a la dermis.
- La exposición excesiva a la luz ultravioleta B origina quemadura solar, y eritema dérmico doloroso con o sin formación de ampollas, y en último término provoca lentigos y adelgazamiento epidérmico.
- El exceso de luz ultravioleta A causa pérdida de elasticidad dérmica y arrugas.
- A pesar de la melanina, alguna luz ultravioleta interacciona con el ADN nuclear y provoca mutaciones.
- Las mutaciones inducidas por la luz ultravioleta suelen repararse con exactitud notable, pero no siempre de forma correcta.
- Durante una vida de exposición a la luz solar, las mutaciones se pueden acumular, lo que puede conducir a muerte o autonomía de las células, con formación de un cáncer cutáneo.
- El uso habitual de prendas protectoras contra el sol y la evitación de la exposición en las horas más soleadas del día, reducen mucho la exposición acumulada a la luz ultravioleta.
- Como línea de defensa final, un filtro solar de amplio espectro (eficaz contra la luz ultravioleta A y contra la B), con un factor de protección de 30 o superior, reduce la exposición incidental a la luz ultravioleta.
- Los filtros solares se deben aplicar en cantidades abundantes y con frecuencia durante las actividades al aire libre.
- El daño solar se puede frenar, y probablemente anular, con tretinoína tópica, alfa-hidroxiácidos y, posiblemente, coenzima q10.
- Se dispone de varios procedimientos estéticos para mejorar el aspecto de la piel, como cirugía láser, cirugía estética y descamación química.
- Es preferible revisar estas posibilidades en consulta con un dermatólogo experto.
- No existe sustituto para la prevención del envejecimiento cutáneo mediante protección solar.

La piel es una barrera inmune

- Los queratinocitos cutáneos producen péptidos antimicrobianos importantes para la inmunidad innata.
- En la piel normal residen células inmunes derivadas de la médula ósea, entre ellas linfocitos T y B, células plasmáticas, monocitos y células de Langerhans.
- Esos elementos celulares proporcionan un sistema de vigilancia inmune contra la infección, el cáncer y las toxinas.
- La luz ultravioleta disminuye mucho la efectividad de la vigilancia de las células inmunes.

La piel es un hábitat

- La piel alberga una variedad de bacterias y levaduras comensales.
- Tales especies colonizan la piel poco después del nacimiento y mantienen una población bastante estable.
- Esta flora normal puede proteger frente a la colonización por bacterias potencialmente peligrosas.
- El lavado elimina algunas bacterias superficiales, queratinocitos y detritos, aunque la flora cutánea se recupera con rapidez.
- La piel alterada o enferma está expuesta a la infección por bacterias perjudiciales.
- Los antibióticos causan algunos cambios en las poblaciones de la flora normal, y pueden anular la capacidad de la flora inocua para competir contra los invasores resistentes a los antibióticos (p. ej., candidiasis).

Promoción del bienestar cutáneo

- En términos generales, el lavado higiénico es aconsejable; el exceso de lavado es con frecuencia perjudicial para la piel.
- Los emolientes que potencian la función de barrera de la piel son útiles en climas secos y fríos.
- Se deben elegir prendas adecuadas, incluyendo guantes, sombreros y calzado, en función del clima, la estación y la actividad planeada.
- Los vestidos sueltos y transpirables facilitan el enfriamiento en un medio ambiente caliente y húmedo.
- Los vestidos que bloquean el viento, conservan el calor y eliminan la transpiración durante la actividad, son preferibles en climas más fríos.
- Las medidas destinadas a limitar la exposición a la luz ultravioleta previenen tanto las quemaduras solares actuales como el cáncer de piel futuro.

B Lesiones primarias, secundarias y especiales

Lesiones primarias

La mayoría de las enfermedades cutáneas comienzan con una lesión básica, conocida como lesión *primaria*. La identificación de la lesión primaria es la clave para la interpretación y la descripción exactas de las enfermedades cutáneas. Su presencia proporciona la orientación inicial y permite la formulación de un diagnóstico diferencial. A continuación se proporcionan definiciones de las lesiones primarias y sus diagnósticos diferenciales.

Lesiones secundarias

Las lesiones secundarias aparecen durante el proceso evolutivo de la enfermedad cutánea, o son creadas por el rascado o la infección. Pueden ser el único tipo de lesión presente, en cuyo caso se debe deducir el proceso patológico primario. A continuación se ofrece el diagnóstico diferencial de lesiones secundarias.

Lesiones especiales

Existe cierto número de estructuras y alteraciones únicas llamadas lesiones *especiales*. Siguen las lesiones y sus definiciones.

Lesiones cutáneas primarias

Mácula y mancha

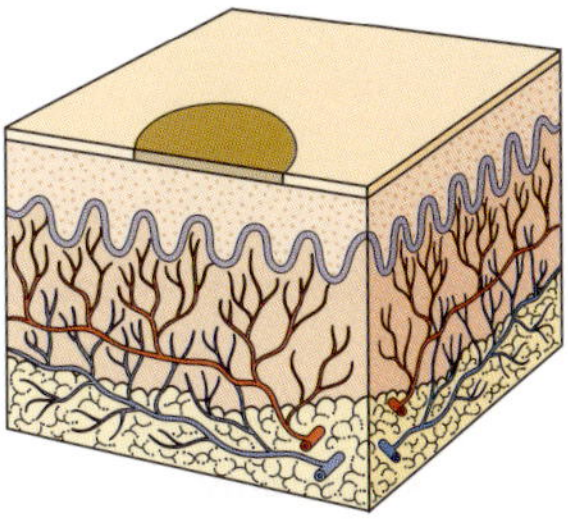

Un cambio de coloración circunscrito y plano. La mácula mide 0,5 cm o menos, y la mancha mide más de 0,5 cm. La coloración puede ser parda, azul, roja o hipopigmentada.

Parda

- Dermatitis de estasis
- Efélide
- Eritrasma
- Erupción fija medicamentosa
- Erupción fotoalérgica por fármacos
- Erupción fototóxica por fármacos
- Lentigo
- Lentigo maligno
- Mancha café con leche
- Melasma
- Nevus de Becker
- Nevus juntural
- Tiña negra palmar

Azul

- Máculas cerúleas (piojos)
- Mancha mongólica
- Tinta (tatuaje)

Roja

- Artritis reumatoide juvenil
- Exantemas víricos
- Fiebre reumática
- Sífilis secundaria
- Toxicodermia

Hipopigmentada

- Esclerosis tuberosa
- Hipomelanosis guttata idiopática
- Nevus anémico
- Piebaldismo
- Pitiriasis versicolor
- Psoriasis postinflamatoria
- Radiodermatitis
- Vitíligo

Pápula

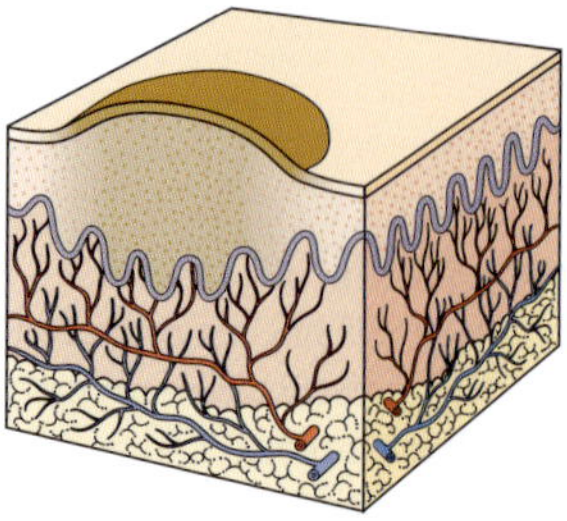

Lesión palpable de hasta 0,5 cm de diámetro. El color varía. Las pápulas pueden confluir y formar placas.

Color carne, amarilla o blanca

- Acrocordón (apéndice cutáneo)
- Acrocordones
- Adenoma sebáceo
- Comedón cerrado (acné)
- Epitelioma basocelular
- Granuloma anular
- Hiperplasia sebácea
- Liquen escleroso y atrófico
- Liquen nítido
- *Molluscum contagiosum*
- Neurofibroma
- Nevus (dérmico)
- Pápulas perladas del pene
- Quiste de *millium*
- Seudoxantoma elástico
- Siringoma
- Verrugas planas

Parda

- Dermatofibroma
- Melanoma
- Nevus
- Queratosis pilar
- Queratosis seborreica
- Urticaria pigmentosa
- Verrugas

Roja

- Acné
- Angioma en cereza
- Condrodermatitis del hélix
- Dermatitis atópica
- Eccema
- Enfermedad por arañazo de gato
- Erupción polimorfa lumínica
- Foliculitis
- Granuloma piógeno
- Miliaria
- Picaduras de insectos
- Psoriasis
- Queratosis pilar
- Sarna
- Urticaria
- Urticaria colinérgica
- Vasculitis leucocitoclástica

Azul o violácea

- Angioqueratoma
- Lago venoso
- Linfoma
- Liquen plano
- Melanoma
- Micosis fungoide
- Nevus azul
- Sarcoma de Kaposi

Placa

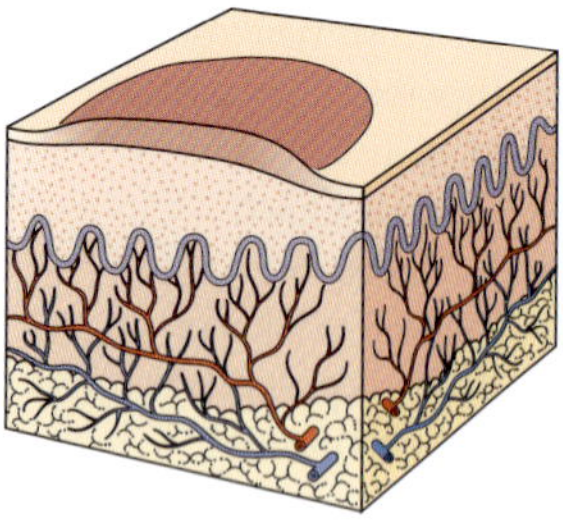

Una lesión sólida circunscrita palpable, de más de 0,5 cm de diámetro, muchas veces formada por confluencia de pápulas.

- Dermatitis seborreica
- Eccema
- Enfermedad de Paget
- Linfoma cutáneo de células T
- Liquen plano
- Lupus eritematoso discoide
- Papuloescamosa (lesiones papulares con descamación)
- Pitiriasis rosada
- Pitiriasis versicolor
- Psoriasis
- Sífilis (secundaria)
- Síndrome de Sweet
- Tiña del cuerpo

Nódulo

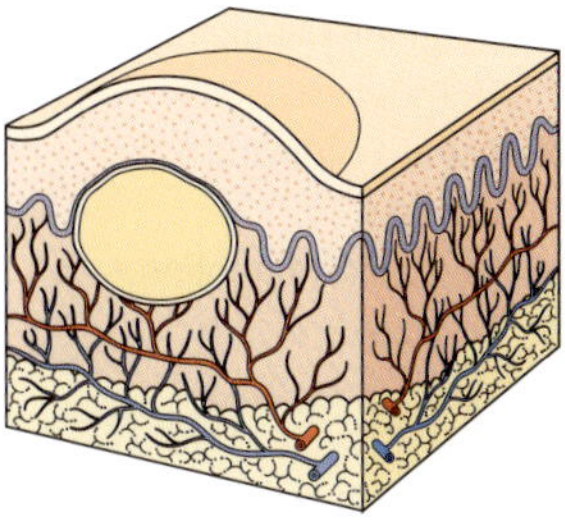

Lesión sólida circunscrita, muchas veces redonda, de más de 0,5 cm de diámetro. Un nódulo grande se conoce como *tumor*.

- Carcinoma basocelular
- Carcinoma espinocelular
- Carcinoma metastásico
- Eritema nudoso
- Esporotricosis
- Forúnculo
- Hemangioma
- Linfoma
- Linfoma cutáneo de células T
- Lipoma
- Melanoma
- Neurofibromatosis
- Prurigo nodular
- Queratoacantoma
- Sarcoma de Kaposi
- Verruga
- Xantoma

Pústula

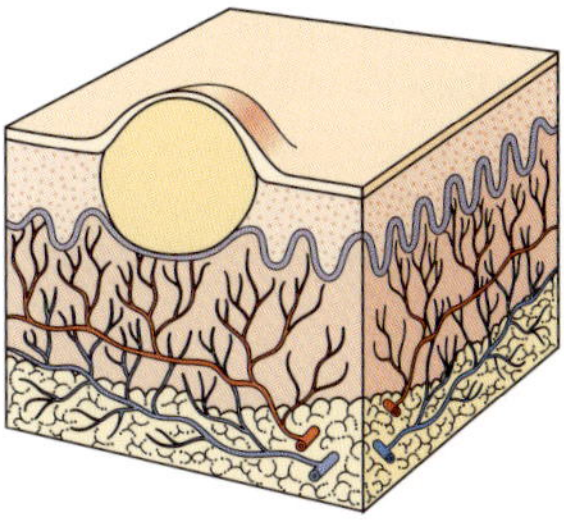

Una colección circunscrita de leucocitos y líquido libre de tamaño variable.

- Acné
- Candidiasis
- Dermatofitosis
- Dishidrosis
- Foliculitis
- Foliculitis por *Pseudomonas*
- Gonococemia
- Herpes simple
- Herpes zóster
- Hidradenitis supurativa
- Impétigo
- Infección por dermatófitos
- Pioderma gangrenoso
- Psoriasis
- Queratosis pilar
- Rosácea
- Sarna
- Varicela

Vesícula

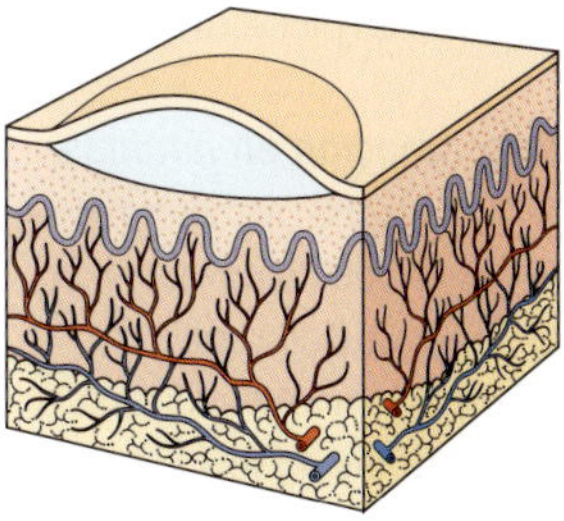

Una colección circunscrita de líquido libre de hasta 0,5 cm de diámetro.

- Dermatitis herpetiforme
- Eccema (agudo)
- Enfermedad por arañazo de gato
- Eritema multiforme
- Herpes simple
- Herpes zóster
- Impétigo
- Liquen plano
- Pénfigo benigno familiar
- Pénfigo foliáceo
- Porfiria cutánea tarda
- Sarna
- Varicela

Ampolla

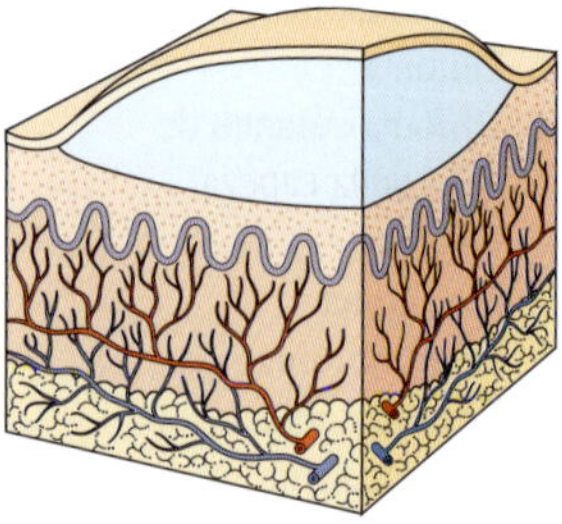

Una colección circunscrita de líquido libre de más de 0,5 cm de diámetro.

- Ampollas en los diabéticos
- Epidermólisis bullosa adquirida
- Erupción fija pigmentaria
- Herpes gestacional
- Lupus eritematoso
- Pénfigo
- Penfigoide ampolloso
- Penfigoide cicatricial

Habón

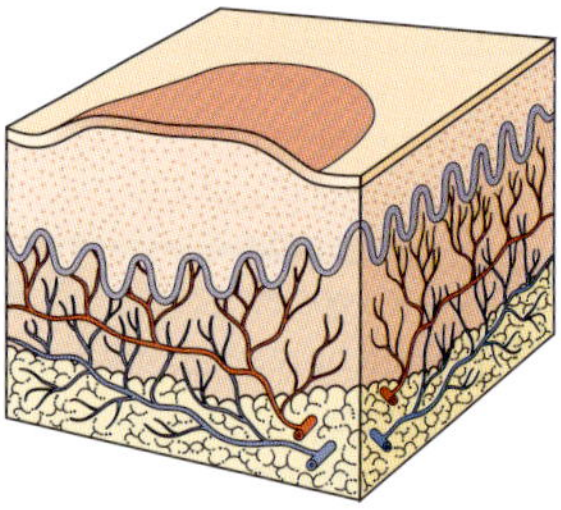

Pápula o placa edematosa firme debida a infiltración de la dermis por líquido. Los habones son transitorios y pueden durar sólo unas horas.

- Angioedema
- Dermografismo
- Urticaria
- Urticaria colinérgica
- Urticaria pigmentosa (mastocitosis)

Lesiones cutáneas secundarias

Escamas

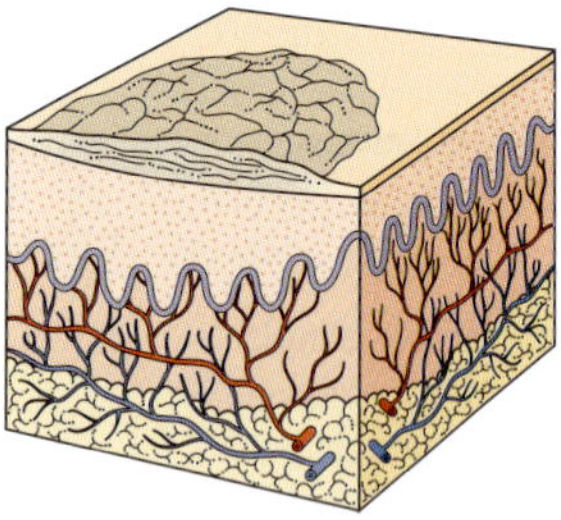

Exceso de células epidérmicas muertas producidas por queratinización anormal y desprendimiento.

Descamación fina o estratificada

- Dermatitis seborreica
- Eccema craquelé
- Escarlatina (fina; en el tronco)
- Ictiosis dominante (cuadrangular)
- Ictiosis ligada al cromosoma X (cuadrangular)
- Lupus eritematoso (clavos de moqueta)
- Pitiriasis rosada (collarete)
- Pitiriasis versicolor
- Psoriasis (plateada)
- Sífilis (secundaria)
- Tiña (dermatófitos)
- Xerosis (piel seca)

Descamación en láminas

- Escarlatina (manos y pies)
- Síndrome de Kawasaki
- Síndrome de la piel escaldada estafilocócico
- Síndrome de shock tóxico

Costra

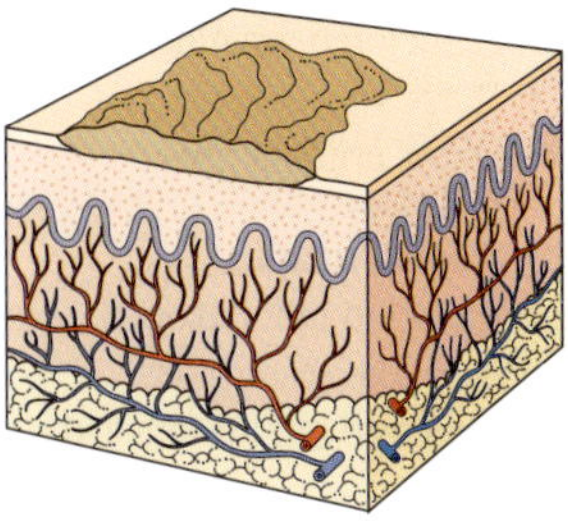

Una colección de suero seco y restos celulares; una postilla.

- Atópica (cara)
- Impétigo (color miel)
- Inflamación eccematosa aguda
- Pénfigo foliáceo
- Tiña de la cabeza

Erosión

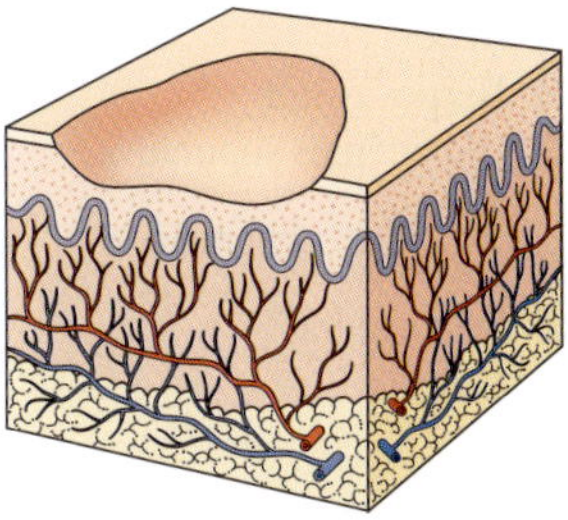

Pérdida focal de epidermis. Las erosiones no penetran debajo de la unión dermoepidérmica, y por tanto curan sin dejar cicatriz.

- Candidiasis
- Enfermedades eccematosas
- Enfermedades vesiculoampollosas
- Excoriaciones neuróticas
- Herpes simple
- Infección por dermatófitos
- Intertrigo
- Necrólisis epidérmica tóxica
- Piel senil
- Queilitis comisural (boqueras)

Úlcera

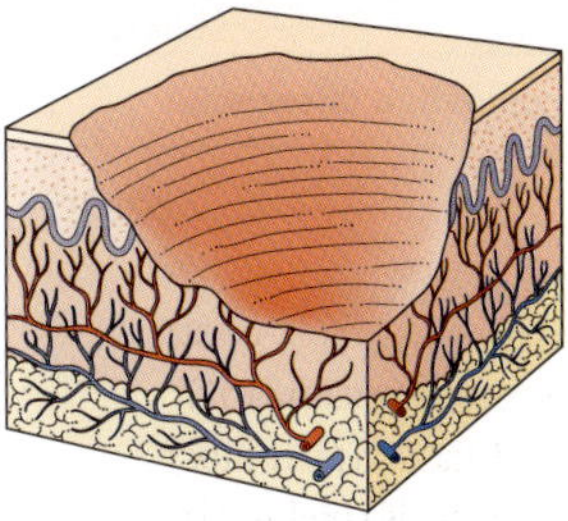

Pérdida focal de epidermis y dermis. Las úlceras curan con cicatrices.

- Aftas
- Chancroide
- Decúbito
- Necrobiosis lipoídica
- Neoplasias
- Pioderma gangrenoso
- Radiodermatitis
- Sífilis (chancro)
- Úlcera de estasis
- Úlcera facticia
- Úlcera isquémica

Fisura

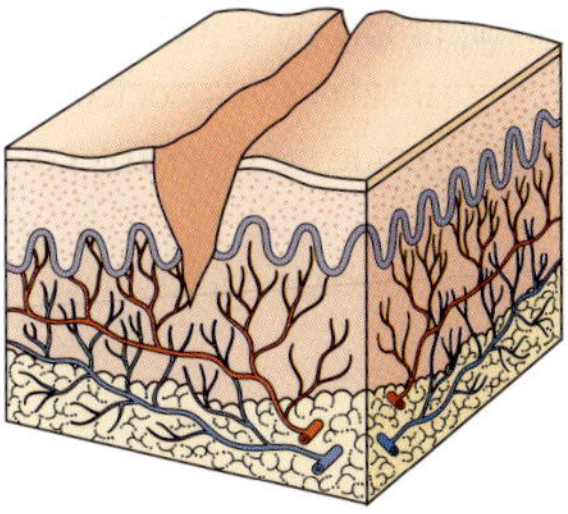

Pérdida lineal de epidermis y dermis con paredes netamente definidas, casi verticales.

- Agrietado (manos, pies)
- Eccema (yemas de los dedos)
- Intertrigo
- Queilitis comisural (boqueras)

Atrofia

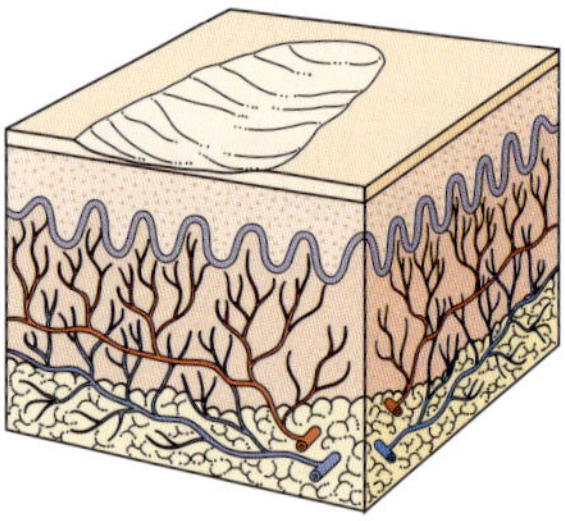

Una depresión en la piel originada por adelgazamiento de la epidermis o la dermis.

- Dermatomiositis
- Envejecimiento
- Estrías
- Liquen escleroso y atrófico
- Lupus eritematoso discoide
- Morfea
- Necrobiosis lipoídica diabética
- Radiodermatitis
- Reacción inducida por fármacos (esteroides tópicos e intralesionales)

Cicatriz

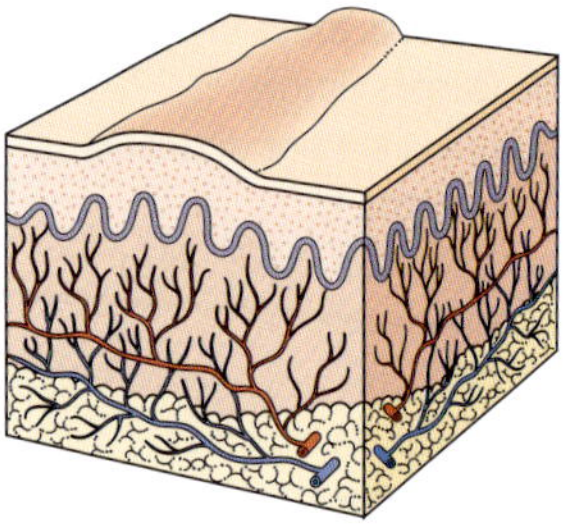

Formación anormal de tejido conectivo que implica daño dérmico. Después de la lesión o la cirugía las cicatrices son inicialmente gruesas y rosadas, pero con el tiempo se convierten en blancas y atróficas.

- Acné
- Herpes zóster
- Hidradenitis supurativa
- Porfiria
- Queloide
- Quemaduras
- Varicela

Lesiones cutáneas especiales	
Descripción	**Diagnóstico diferencial**
Excoriación Una erosión causada por rascado; las excoriaciones son con frecuencia lineales	Sarna Dermatitis atópica Prurito primario Dermatitis herpetiforme Prurigo Acné excoriado Piel seca
Comedón Un tapón de material sebáceo y queratinoso alojado en la abertura de un folículo capilar; el orificio folicular puede estar dilatado (espinilla) o estrechado (comedón cerrado)	Acné Quiste epidérmico Lupus eritematoso discoide Comedones solares
Quiste de *millium* Un pequeño quiste superficial de queratina sin abertura visible	Daño solar crónico Porfiria cutánea tarda Trastornos vesicantes hereditarios
Quiste Lesión circunscrita con pared y luz; la luz puede contener líquido o materia sólida	Epidérmico Pilar

Lesiones cutáneas especiales (*Cont.*)	
Descripción	**Diagnóstico diferencial**
Surco Canal tortuoso, elevado y estrecho producido por un parásito	Sarna Larva migratoria cutánea
Liquenificación Área de engrosamiento cutáneo inducido por rascado; las líneas de la piel están acentuadas de forma que la piel tiene el aspecto de una tabla de lavar	Dermatitis atópica Liquen simple crónico Dermatitis eccematosa crónica
Telangiectasia Vasos sanguíneos superficiales	Daño actínico de la piel Adenoma sebáceo Ataxia-telangiectasia Carcinoma basocelular Síndrome de Bloom Síndrome CREST Telangiectasia hemorrágica hereditaria Queloide Lupus eritematoso Necrobiosis lipoídica diabética Poiquilodermia Radiodermatitis Rosácea Esclerodermia Arañas vasculares Embarazo Cirrosis Xeroderma pigmentoso Del pliegue ungueal proximal: Dermatomiositis Lupus eritematoso Esclerodermia
Petequias Un depósito circunscrito de sangre de menos de 0,5 cm de diámetro	Gonococemia Vasculitis leucocitoclástica Meningococemia
Púrpura Un depósito circunscrito de sangre de diámetro superior a 0,5 cm	Anomalías de las plaquetas Púrpura pigmentaria progresiva Fiebre maculosa de las Montañas Rocosas Escorbuto Púrpura traumática senil Araña vascular

C Diagnóstico diferencial por región corporal

Se mencionan las enfermedades más comunes e importantes. Se enumeran por orden alfabético las regiones corporales y las enfermedades que las afectan. No se incluyen algunas enfermedades comunes, que resultan obvias para la mayoría de los clínicos.

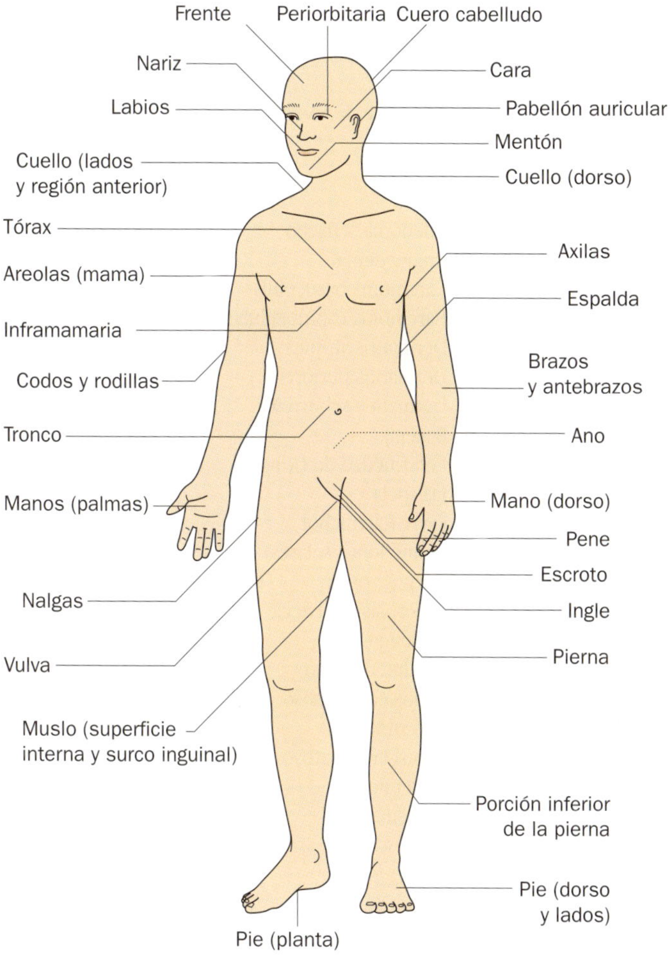

Ano
- Celulitis estreptocócica
- Hidradenitis supurativa
- Liquen escleroso y atrófico
- Liquen simple crónico
- Psoriasis (psoriasis invertida)
- Verruga
- Vitíligo

Área periorbitaria
- Acrocordones
- Angioedema
- Comedones seniles
- Dermatitis atópica
- Dermatitis de contacto
- Dermatitis seborreica
- Dermatomiositis
- *Molluscum contagiosum*
- Quistes de *millium*
- Siringoma
- Xantelasma

Areola (mama)
- Eccema
- Enfermedad de Paget
- Queratosis seborreica

Axilas
- Acantosis nigricans
- Acrocordones
- Candidiasis
- Dermatitis de contacto
- Efélides: signo de Crowe (enfermedad de von Recklinghausen)
- Enfermedad de Hailey-Hailey
- Eritrasma
- Forunculosis
- Hidradenitis supurativa
- Impétigo
- Pediculosis
- Tricomicosis axilar

Brazo y antebrazo
- Acné
- Carcinoma espinocelular
- Dermatitis atópica
- Dermatitis herpetiforme (codos)
- Dermatomiositis
- Eccema numular
- Eritema multiforme
- Erupción polimórfica lumínica
- Excoriaciones neuróticas
- Granuloma anular
- Liquen plano
- Picadura de insecto
- Pitiriasis alba («manchas blancas»)
- Prurigo nodular
- Pseudocicatrices estrelladas
- Púrpura (en la piel dañada por el sol)
- Queratoacantoma
- Queratosis pilar
- Queratosis seborreica (plana)
- Sarna
- Síndrome de Sweet
- Tiña

Cara
- Adenoma sebáceo
- Angioedema
- Carcinoma basocelular
- Carcinoma espinocelular
- Dermatitis atópica
- Dermatitis perioral
- Dermatitis seborreica
- Eccema
- Enfermedad de Cowden
- Erisipela
- Favre-Racouchot (comedones solares)
- Herpes zóster
- Hiperplasia sebácea
- Impétigo
- Lentigo maligno
- Lupus eritematoso (discoide)
- Lupus eritematoso (sistémico)
- Melasma
- *Molluscum contagiosum*
- Nevus de Spitz
- Nevus sebáceo
- Pitiriasis alba (manchas blancas)
- Psicosis de la barba (foliculitis de la barba)
- Psoriasis
- Queratosis actínica
- Queratosis seborreica
- Rosácea por esteroides
- Tiña
- Verruga (plana)

Codos y rodillas
- Dermatitis herpetiforme
- Liquen simple crónico
- Psoriasis

Cuello (dorso)
- Acantosis nigricans
- Acné
- Acné queloideo
- Excoriaciones neuróticas
- Foliculitis
- Forunculosis
- Liquen simple crónico
- Mancha salmón
- Quiste epidérmico
- Tiña

Cuello (lados y parte anterior)
- Acantosis nigricans
- Acné
- Acrocordón
- Dermatitis atópica
- Dermatitis de contacto
- Dermatitis por perfume
- Foliculitis
- Poiquilodermia de Civatte
- Psicosis de la barba (micótica, bacteriana)
- Quiste epidérmico
- Seudofoliculitis
- Seudoxantoma elástico
- Tiña
- Verruga

Cuero cabelludo
- Alopecia neoplásica (metástasis)
- Carcinoma basocelular
- Dermatitis de contacto
- Dermatitis seborreica
- Excoriaciones neuróticas
- Foliculitis
- Liquen plano pilar
- Lupus eritematoso (discoide)
- Nevus
- Nevus sebáceo
- Pediculosis de la cabeza

- Psoriasis
- Queratosis actínica
- Queratosis seborreica
- Querión (tiña inflamatoria)
- Quiste pilar
- Tiña

Escroto

- Angioqueratoma de Fordyce
- Condiloma
- Enfermedad de Paget extramamaria
- Liquen simple crónico
- Nevus
- Queratosis seborreica
- Quiste epidérmico
- Sarna

Espalda

- Acné
- Dermografismo
- Linfoma cutáneo de células T
- Melanoma
- Nevus anémico
- Nevus de Becker
- Pitiriasis versicolor
- Queloides (cicatrices de acné)
- Queratosis seborreica

Frente

- Carcinoma basocelular
- Dermatitis seborreica
- Herpes zóster
- Hiperplasia sebácea
- Psoriasis
- Queratosis actínica
- Queratosis seborreica
- Verrugas planas

Inframamaria

- Acrocordón
- Candidiasis
- Dermatitis de contacto
- Intertrigo
- Pitiriasis versicolor
- Psoriasis (sin escamas)
- Queratosis seborreica

Ingle

- Acrocordones
- Candidiasis
- Condiloma
- Enfermedad de Paget extramamaria
- Eritrasma
- Estrías (esteroides tópicos)
- Hidradenitis supurativa
- Intertrigo
- Liquen simple crónico
- *Molluscum contagiosum*
- Psoriasis (sin escamas)
- Queratosis seborreica
- Tiña

Labio

- Angioedema
- Carcinoma espinocelular
- Dermatitis alérgica de contacto
- Fordyce (labio superior)
- Granuloma piógeno
- Herpes simple
- Lago venoso
- Leucoplasia
- Mácula melanótica labial
- Queilitis actínica
- Queilosis comisural (boqueras)
- Quiste mucoso
- Úlcera aftosa
- Verruga

Mano (dorso)

- Carcinoma espinocelular
- Dermatitis atópica
- Dermatitis de contacto
- Enfermedad de Cowden
- Eritema multiforme
- Erupción polimorfa lumínica
- Granuloma anular
- Lentigo
- Paroniquia (aguda, crónica)
- Porfiria cutánea tarda
- Psoriasis
- Queratoacantoma
- Queratosis actínica
- Queratosis «en estuco»
- Queratosis seborreica
- «Reacción ide» vesicular
- Sarna
- Tiña

Mano (palma)

- Callos
- Dermatitis de contacto
- Eccema
- Eccema dishidrótico
- Enfermedad de Cowden
- Enfermedad de mano-pie-boca
- Enfermedad maculosa de las Montañas Rocosas
- Eritema multiforme
- Granuloma piógeno
- Ponfólix
- Psoriasis
- Queratólisis exfoliativa
- «Reacción ide» vesicular
- Sarna (lactantes)
- Sífilis (secundaria)
- Síndrome del nevus basocelular (*pits* palmares)
- Tiña
- Verruga

Mentón

- Acné
- Dermatitis atópica
- Dermatitis perioral
- Impétigo
- Verruga (plana)

Muslo (superficie interna y surco inguinal)

- Acrocordones
- Candidiasis
- Enfermedad de Paget extramamaria
- Eritrasma
- Fisuras
- Hidradenitis supurativa
- Intertrigo
- Linfoma cutáneo de células T
- Tiña

Nalgas

- Forunculosis
- Herpes simple (mujeres)
- Hidradenitis supurativa
- Linfoma cutáneo de células T
- Psoriasis
- Tiña

Nariz

- Acné
- Carcinoma basocelular

- Carcinoma espinocelular
- Dermatitis seborreica
- Herpes simple
- Impétigo
- Lupus eritematoso (discoide)
- Nevus
- Queratosis actínica
- Rinofima
- Rosácea
- Telangiectasia

Pabellón auricular

- Carcinoma basocelular
- Carcinoma espinocelular
- Celulitis
- Condrodermatitis nodular crónica del hélix
- Dermatitis seborreica
- Eccema (infectado)
- Lago venoso
- Lupus eritematoso (discoide)
- Psoriasis
- Queloides (lóbulo)
- Queratosis actínica
- Quistes epidérmicos
- Síndrome de Ramsay-Hunt (herpes zóster)

Pene

- Candidiasis (debajo del prepucio)
- Carcinoma espinocelular
- Chancroide
- Condiloma (verruga)
- Dermatitis de contacto (por preservativo)
- Eritroplasia de Queyrat (enfermedad de Bowen)
- Erupción fija medicamentosa
- Herpes simple
- Herpes zóster
- Linfangitis esclerosante (no venérea)
- Liquen escleroso y atrófico (balanitis xerótica obliterante)
- Liquen plano
- Melanosis del pene
- *Molluscum contagiosum*
- Nevus
- Pápulas perladas del pene
- Psoriasis
- Queratosis seborreica
- Sarna
- Sífilis (chancro)

Pie (dorso y lados)

- Dermatitis de contacto
- Enfermedad de mano-pie-boca
- Eritema multiforme
- Granuloma anular
- Larva migratoria cutánea
- Liquen simple crónico
- Queratosis «en estuco»
- Tiña

Pie (planta)

- Dermatosis plantar juvenil
- Eccema dishidrótico
- Enfermedad de mano-pie-boca
- Eritema multiforme
- Hiperqueratosis
- Larva migratoria cutánea
- Melanoma
- Nevus
- Psoriasis (pustulosa)
- Queratólisis *punctata*
- Sarna (lactantes)
- Sífilis (secundaria)
- Tiña
- Verruga

Pierna (muslo)

- Carcinoma basocelular
- Carcinoma espinocelular
- Eccema numular
- Enfermedad de Bowen
- Livedo reticular
- Melanoma
- Paniculitis
- Pioderma gangrenoso
- Sarcoma de Kaposi
- Xantomas eruptivos

Pierna (porción inferior)

- Ampollas diabéticas
- Celulitis
- Dermatitis de estasis
- Dermatofibroma
- Dermopatía diabética (manchas de las espinillas)
- Erisipela
- Eritema nudoso
- Foliculitis
- Granuloma anular
- Granuloma de Majocchi (tiña)
- Hipomelanosis *guttata* idiopática
- Ictiosis vulgar
- Liquen plano
- Liquen simple crónico
- Necrobiosis lipoídica
- Picaduras
- Prurigo nodular
- Púrpura de Henoch-Schönlein
- Púrpura de Schamberg
- Vasculitis (lesiones nodulares)
- Vasculitis leucocitoclástica
- Verrugas planas
- Xerosis

Tórax

- Acné
- Dermatitis acantolítica transitoria (enfermedad de Grover)
- Dermatitis seborreica
- Enfermedad de Darier
- Esteatocistoma múltiple
- Pitiriasis versicolor
- Queloides
- Queratosis actínica
- Siringomas eruptivos

Tronco (tórax, espalda, abdomen)

- Dermatitis atópica
- Dermatitis seborreica
- Dermatosis acantolítica transitoria (enfermedad de Grover)
- Erupción fija medicamentosa
- Esteatocistoma múltiple
- Exantema vírico
- Foliculitis (clásica y de baño caliente)
- Foliculitis por *Pityrosporum*

- Granuloma anular (generalizado)
- Halo nevus
- Hemangiomas capilares
- Herpes zóster
- Linfoma cutáneo de células T (micosis fungoide)
- Liquen escleroso y atrófico
- Liquen plano (generalizado)
- Lupus eritematoso (cutáneo subagudo)
- Mancha en hoja de fresno
- Miliaria
- Neurofibromatosis de von Recklinghausen
- Nevus anémico
- Pediculosis (piojos)
- Pénfigo foliáceo
- Pezón accesorio
- Pitiriasis rosada
- Pitiriasis versicolor
- Poiquilodermia vascular atrófica
- Psoriasis (*guttata*)
- Queloides
- Quiste epidérmico
- Sarna
- Sífilis (secundaria)
- Síndrome del nevus displásico familiar
- Tiña
- Toxicodermia (maculopapular)
- Urticaria pigmentosa
- Varicela

Vulva

- Angioqueratoma de Fordyce
- Candidiasis
- Chancroide
- Dermatitis alérgica de contacto
- Enfermedad de Paget extramamaria
- Eritrasma
- Forunculosis
- Hidradenitis supurativa
- Intertrigo
- Leucoplasia
- Liquen escleroso y atrófico
- Liquen plano
- Liquen simple crónico
- *Molluscum contagiosum*
- Nevus
- Pediculosis
- Pólipo fibroepitelial
- Psoriasis
- Quiste epidérmico
- Verruga

D Cantidad de crema que se debe aplicar y dispensar

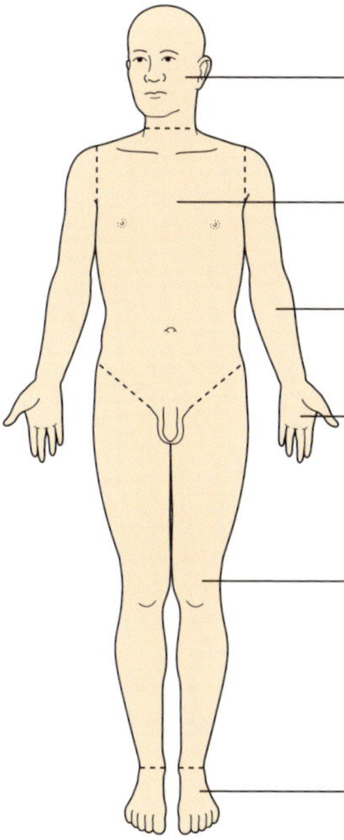

Unidades de punta de dedo necesarias para una aplicación	Peso de pomada necesario para una aplicación	Tamaño del tubo necesario para cobertura completa del área dos veces al día durante 10 días
Cara y cuello 2,5 UPD	1,25 g	30 g
Tronco (dorso o espalda) 7 UPD	3,5 g	60 g
Un brazo 3 UPD	1,5 g	30 g
Una mano (ambos lados) 1 UPD	0,5 g	15 g
Una pierna 6 UPD	3 g	60 g
Un pie 2 UPD	1 g	30 g

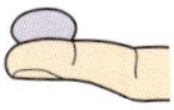

Unidad de punta de dedo (UPD)

Cantidad de pomada exprimida desde el tubo depositada en la punta del dedo

1 UPD pesa alrededor de 0,5 g

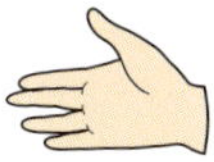

Unidad de mano (un lado de la mano)

1/2 UPD cubre 1 lado de la mano

1/2 UPD pesa 0,25 g

0,25 g × número de unidades de mano = peso de crema necesario para una aplicación

Modificado de Long CC, Finlay AY (1991). *Clinical and Experimental Dermatology* 16:444-447.

E Formulario dermatológico*

- Antialopécicos
- Antibióticos (orales)
- Antibióticos (tópicos)
- Anticandidiásicos vaginales
- Anticonceptivos (orales)
- Antifúngicos (orales)
- Antifúngicos (tópicos)
- Antihistamínicos
- Antineoplásicos (tópicos)
- Antitranspirantes
- Antiverrugas
- Antivíricos
- Corticoides (orales)
- Corticoides (tópicos)
- Cremas y lociones antipruriginosas
- Despigmentantes
- Escabicidas y pediculicidas
- Fármacos para el acné
- Fármacos para la psoriasis (orales)
- Fármacos para la psoriasis (tópicos)
- Fármacos para la rosácea (tópicos)
- Hidratantes
- Inmunomoduladores (tópicos)
- Pastillas de jabón no irritantes
- Productos para la higiene diaria que no contienen jabón
- Psoriasis y dermatitis seborreica (champús)

*Según la Farmacopea Española.

Antialopécicos

Nombre comercial	Principio activo	Presentación
	Minoxidilo solución	
Carexidil	2% para mujeres	60 ml
Regaxidil	5% para hombres	60 ml

Antibióticos (orales)

Principio activo	Nombre comercial	Presentación*	Dosis para adultos (en mg si no se especifica otra unidad)
Cefalosporinas			
Cefradina	Velocef	250, 500 mg	1-2 g/24 h bid o qid
Cefalexina	Kefloridina	125, 250 mg	250-1.000 qid
Cefradoxilo	Duracef	250-500 mg	1 g/24 h bid o una vez al día
2.ª generación			
Cefaclor	Ceclor	125, 250, 500 mg	250-500 tid
Cefuroxima	Zinnat	125, 250, 500 mg	250-500 bid
Cefprozilo	Brisoral	125, 250, 500 mg	250 bid o 500 una vez al día
Cefixima	Denvar	100, 200, 400 mg	200 bid o 400 una vez al día
Fluoroquinolonas			
Ofloxacino	Surnox	200 mg	200-400 cada 12 h
Ciprofloxacino	Baycip	250, 500, 750 mg	500-750 bid
Levofloxacino	Tavanic	500 mg	250-750 mg
Macrólidos			
Eritromicina	Pantomicina	250, 500, 1.000 mg	250-500 cada 6 h
Claritromicina	Bremon	125, 250, 500 mg	200-500 bid
Azitromicina	Zitromax	125, 250, 500 mg, 1 g	500 el primer día 250 una vez al día durante 3-4 días
Penicilinas			
Ampicilina	Gobemicina	250, 500, 1.000 mg	250-500 qid
Penicilina V	Penilevel oral	250 mg	250-500 qid
Cloxacilina	Anaclosil	500 mg	500 qid
Amoxicilina	Clamoxyl	100, 250, 500, 750 mg, 1 g	250-500 tid
Amoxicilina- ádico clavulánico	Augmentine	250, 500, 875 mg	250-500 cada 8 h u 875 bid

Antibióticos (orales) (*Cont.*)

Sulfamidas, sulfonas			
Trimetoprima-sulfametoxazol	Septrin	800/160 mg	1 comprimido bid
Dapsona	Sulfona	100 mg	50-300 qid
Clindamicina	Dalacin	150, 300 mg	150-300 cada 6 h
Tetraciclinas			
Demeclocilina	Ledermycin	150 mg	150 quid o 300 bid
Doxiciclina	Doxiclat	100 mg	100-200/24 h bid o qid
Minociclina	Minocin	100 mg	100-200/24 h bid o qid

*Muchas preparaciones disponibles en forma líquida.
bid: dos veces al día; qid: cuatro veces al día; tid: tres veces al día.

Antibióticos (tópicos)

Principio activo	Nombre comercial	Presentación*
Ácido fusídico	Fucidine	15, 30 g
Mupirocina 2%	Bactroban, Plasimine	15, 30 g
Gentamicina	Gevramycin	15 g
Sulfadiazina argéntica	Silvederma	50 g
Povidona yodada	Betadine	30 g
Polimixina, neomicina y bacitracina	Dermisone Tri Antibiotic/ Terramicina tópica	30 g/14,2, 4,7 g
Clortetraciclina	Dermosa Aureomicina	15 g

*Los antibióticos tópicos para el acné están en la sección de Fármacos para el acné.

Anticandidiásicos vaginales

Tratamiento tópico de la vaginitis aguda candidiásica		
Fármaco	**Formulación**	**Dosis**
Clotrimazol	Crema 2%	5 g/12 h 7 días
	Crema 10%	5 g aplicación única
	Comprimidos vaginales 100 mg	1/24 h 5-7 días
Miconazol	Crema 2%	1 aplic/24 h 7 días
Econazol	Óvulos 150 mg	1 aplic/24 h 3 días
Fenticonazol	Óvulos 200, 600 mg	600 mg: dosis única 200 mg/24 h 3 días
Tioconazol	Crema 6,5%	1 aplicación al acostarse
	Óvulos 300 mg	1 aplicación al acostarse
Nistatina	Comprimidos vaginales 1.000.000 U	2-4 aplic/24 h

Anticonceptivos (orales)

Nombre comercial	Progestágeno (µg)	Estrógeno (etinilestradiol) (µg)
Triagynon	Levonorgestrel 50/75/125*	30/40/30
Triciclor	Levonorgestrel 50/75/125	30/40/30
Tri Minulet	Gestodeno 50/70/100	30/40/30
Trigynovin	Gestodeno 50/70/100	30/40/30
Gracial	Desogestrel 30/125	40/25
Gynovin	Gestodeno 75	30
Harmonet	Gestodeno 75	20
Loette	Levonorgestrel 100	20
Meliane	Gestodeno 75	20
Microdiol	Desogestrel 150	30
Microgynon	Levonorgestrel 150	30
Minulet	Gestodeno 75	30
Ovoplex 30 150	Levonorgestrel 150	30
Suavuret	Desogestrel 150	20
Melodene 15	Gestodeno 60	15
Minesse	Gestodeno 60	15
Neogynona	Levonorgestrel 250	50
Ovoplex	Levonorgestrel 250	50

*La mayoría de anticonceptivos orales están disponibles en regímenes de 21 o 28 días. El efecto antiandrogénico total depende de la proporción entre los agentes estrogénicos y progestágenos. Los fármacos con baja androgenicidad están indicados para el acné, la alopecia y el hirsutismo. La respuesta individual a los anticonceptivos es variable. Algunas mujeres con acné mejoran con anticonceptivos de alta androgenicidad.

Antifúngicos (orales)

Nombre comercial	Principio activo	Presentación
Diflucan	Fluconazol	100, 150, 200 mg
Fulcin	Griseofulvina	125, 500 mg
Panfungol	Ketoconazol	200 mg
Lamisil	Terbinafina	250 mg
Hongoseril	Itraconazol	100 mg

Antifúngicos (tópicos)

Agentes tópicos activos frente a dermatófitos y *Candida*		
Nombre comercial	**Principio activo**	**Presentación**
Canesten	Clotrimazol	30 g, 30 ml solución
Ecotam	Econazol	40 g
Laurimic	Fenticonazol	30 g
Panfungol	Ketoconazol	30 g, 100 ml gel
Micetal	Flutrimazol	30, 60 g, 100 ml gel, 30 ml solución
Salongo	Oxiconazol	30, 60 g
Dermofix	Sertaconazol	30, 60 g, 100 g gel, 30 ml solución
Trosderm	Tiaconazol	30 g
Micosona	Naftifina	30, 60 g, 20 y 60 ml solución
Lamisil	Terbinafina	30 g, 30 ml solución y *spray*
Locetar, Odenil	Amorolfina	5 ml solución
Mycostatin	Nistatina	30 g
Ciclochem	Ciclopirox	30, 60 g, 30 ml solución
Daktarin	Miconazol	40 g
Tinaderm	Tolnaftato	30 g, 30 ml solución
Beta Micoter*	Clotrimazol y dipropionato de betametasona	30, 60 g

*Preparación que contiene un antifúngico y un corticoide tópico potente; es útil en casos de micosis inflamadas. Los corticoides tópicos potentes deberían usarse sólo durante ciclos cortos en áreas intertriginosas como la ingle. Cambie a un antifúngico tópico una vez la inflamación se haya controlado.

Agentes tópicos activos frente a *Candida*		
Nombre comercial	**Principio activo**	**Presentación**
Mycostatin	Nistatina	30 g, 60 ml suspensión
Miconazol	Daktarin	40 g
Milrosina Nistatina*	Succinato de hidrocortisona y nistatina	25 ml suspensión

*Preparación que contiene un agente anticandidiásico y un corticoide tópico; es útil para infecciones por levaduras inflamadas. Los corticoides tópicos potentes deberían usarse sólo durante ciclos cortos en áreas intertriginosas como la ingle. Cambie a un agente anticandidiásico una vez la inflamación se haya controlado.

Agentes efectivos para la pitiriasis versicolor			
Nombre comercial	**Principio activo**	**Presentación***	**Posología**
Piritigen	Piritiona de cinc	250 ml	Aplicar en el tronco, brazos y muslos durante 10 min; aclarar y repetir 14 días
Lamisil	Terbinafina	30 ml *spray*	Una vez al día 14 días
Ciclochem	Ciclopirox	30, 60 g crema	Una vez al día 14 días
Canesten	Clotrimazol	30 ml *spray*	Una vez al día 14 días
Fungisdin	Miconazol	50, 125 ml *spray*	Bid 3 semanas
Selegel	Disulfuro de selenio 2%	125 ml champú	Diario durante 10 min 7 días
Pevaryl	Econazol	30 ml *spray*	Una vez al día durante 14 días
Diflucan	Fluconazol	50, 100, 150, 200 mg	Dosis única de 300 mg
Panfungol	Ketoconazol	200 mg 20 g crema 100 ml gel	400 mg cada mes o 200 mg cada día durante 5 días
Sporanox	Itraconazol	100 mg	200 mg durante 7 días

*Están disponibles presentaciones en distintos tamaños. Generalmente, es más económico prescribir el envase de tamaño mayor, ya que se va a tratar un área grande.
bid: dos veces al día.

Antihistamínicos

Fármacos para la urticaria				
Fármaco	**Dosis inicial (adultos)**	**Dosis máxima (adultos)**	**Presentación líquida**	**Presentación en comprimidos**
Anti-H_1 No sedantes*				
Fexofenadina (Telfast)	180 mg al día	180 mg bid	–	120, 180 mg
Desloratadina (Aerius)	5 mg al día	10 mg	2,5 mg/5 ml	5 mg
Loratadina (Clarityne)	10 mg al día	20 mg bid	5 mg/5 ml	10 mg
Cetirizina (Zyrtec)	10 mg al día	10 mg bid	5 mg/5 ml	10 mg
Levocetirizina (Xazal)	5 mg al día	5 mg bid	–	5 mg
Sedantes				
Hidroxizina (Atarax)	25 mg bid	50 mg qid	10 mg/5 ml	25 mg
Polaramina (Dexclorfeniramina)	6 mg bid	6 mg qid	2 mg/5 ml	2 y 6 mg (repetabs)
Difenhidramina (Benadryl)	50 mg al día	50 mg qid	12,5 mg/5 ml	50 mg
Anti-H_2				
Cimetidina (Tagamet)	400 mg bid	800 mg bid	200 mg/2 ml	200, 400, 800 mg
Ranitidina (Zantac)	150 mg bid	300 mg bid	50 mg/5 ml	150, 300 mg
Famotidina (Pepcid)	20 mg bid	40 mg bid	–	10 mg
Anti-H_1 y H_2				
Doxepina (Sinequan)	25 mg qid	50 mg qid	–	25 mg
Corticoides				
Prednisona	20 mg a días alternos con descenso gradual	Otros esquemas terapéuticos	5 mg/5 ml	2,5, 5, 10, 20, 30 mg
Metilprednisolona (Urbason)	16 mg a días alternos con descenso gradual	Otros esquemas terapéuticos	Ampollas de 8, 20, 40, 250 mg	4, 16, 40 mg

Fármacos para la urticaria (*Cont.*)				
Fármaco	**Dosis inicial (adultos)**	**Dosis máxima (adultos)**	**Presentación líquida**	**Presentación en comprimidos**
Antagonistas de los leucotrienos				
Zafirlukast (Accolate)	20 mg bid	–	–	20 mg
Montelukast (Singulair)	10 mg al día	–	–	10 mg 4 mg, 5 mg masticable
Adrenalina inyectable				
	Adreject Adrenalina level			
Inmunosupresores				
Ciclosporina	2-3 mg/kg/24 h	4-6 mg/kg/24 h	250 mg/5 ml	25, 50, 100 mg
Metotrexato	2,5 mg v.o. 3 días a la semana	5 mg v.o. bid 3 días a la semana	25 mg/ml	2,5 mg

*Pueden ser necesarias dosis más altas que las recomendadas por el laboratorio farmacéutico para conseguir el máximo efecto terapéutico.
bid: dos veces al día; vo: vía oral; qid: cuatro veces al día.

Antineoplásicos (tópicos)

	Principio activo	**Presentación**
Aldara	Imiquimod 5%	Caja de 12 sobres
Efudix	5-fluorouracilo 5%	Tubo de 20 g (pomada)

Antitranspirantes

Nombre comercial	**Principio activo**	**Presentación**
Dry-Ses	Clorhidrato de aluminio	Solución 100 ml
Hiposudol	Clorhidrato de aluminio	Toallitas (10)
Spirial	Clorhidrato de aluminio	Crema 50 ml
Sudosin	Clorhidrato de aluminio	Polvo 50 g

Antiverrugas

Nitrato de plata		
Producto	**% nitrato de plata**	**Presentación**
Nitrato de plata	Formula magistral	Solución 10 ml
Argenpal	Varillas	50 mg (10)

Preparaciones con ácido salicílico para las verrugas, helomas y piel hiperqueratósica		
Nombre comercial	**% Ácido salicílico**	**Presentación**
Antiverrugas Isdin	16,7	20 ml solución
Nitroína	12	6 ml solución
Quocín	12	20 ml solución
Verrugo tópico	15	15 g solución
Verrufil	16,7	15 ml solución
Callicida Braun	63	10 ml solución
Callicida Kendu	50	10 g pomada
Callicida Rojo Escaned	12	15 g sol
Callix	15	15 g sol
Ungüento callicida Naion	30	10 g ungüento
Callicida Gras		16 g solución
Callicida Salve	28 mg/cm^2	Apósitos (10)
Callofin	1,9, 6,36 mg	Discos/parches
Ungüento Morry	50%	15 g
Urgocall		Apósitos (12)
Verrupatch	15 mg/12 mm, 3,75 mg/6 mm, 37,5 mg/20 mm	Parches (20)

Podofilotoxina		
Nombre comercial	**%**	**Presentación**
Wartec	0,15 crema 0,5 solución	5 g 3 ml

Interferón	
Marca comercial/principio activo	**Presentación**
Introna/Interferón alfa-2b	Pluma multidosis 18, 30, 60 MUI Viales 10, 18 MUI

Fomentos	
Genérico	**Compuesto activo**
Permanganato potásico	Solución acuosa 1/10.000 deja un color violáceo
Ácido acético	El vinagre es ácido acético al 5% (diluir en agua 4 partes a 1)
Agua de Burrow	Subacetato de aluminio
Nitrato de Plata	0,1-0,5%, deja la piel negra
Agua de Goulard	Subacetato de plomo
Agua de Alibour	Sulfato de cobre, sulfato de Zn

Antivíricos

Nombre comercial	Presentación
Zovirax (aciclovir)	Tubos de 2, 15 g
Vectavir (penciclovir)	Tubo de 2 g
Aciclovir	200, 800 mg
Famciclovir (Famvir)	125, 250, 750 mg
Valaciclovir (Valtrex)	500, 1.000 mg

Terapia tópica para la neuralgia postherpética	
Nombre comercial	**Preparación**
Capsicin (crema de capsaicina al 0,075%)	Tubo de 30 g

Corticoides (orales)

Principio activo	Nombre comercial	Presentación	Dosis equivalente (mg)
Betametasona	Celestone	0,5 mg, 0,5/ml	0,6
Cortisol	Hidroaltesona	20 mg	20
Dexametasona	Fortecortin oral	1 mg	0,75
Metilprednisolona	Urbason	4, 16, 40 mg	4
Prednisolona	Dacortin H	5 mg	5
Prednisona	Dacortin	2,5, 5, 30 mg	5
Deflazacort	Zamene	6, 30 mg, 22,75 mg/ml	7,5

Corticoides (tópicos)

Potencia	Nombre comercial	%	Principio activo	Tamaño del tubo (en g si no se especifica otra unidad)
Muy alta	Clovate	0,05	Clobetasol	15, 30
	Decloban pomada	0,05	Clobetasol	15, 30
	Murode	0,05	Diflorasona	15, 30
	Murode gel	0,05		15, 30
	Halog	0,1	Halcinónido	30
	Sicorten	0,05	Halometasona	30, 60
Alta	Menaderm	0,025	Beclometasona	30, 60
	Menaderm loción	0,025		60 ml
	Menaderm ungüento	0,025		30, 60
	Diproderm	0,05	Betametasona	30, 60
	Diproderm solución	0,05		30, 60 ml
	Diproderm ungüento	0,05		30, 60
	Demotest	0,025	Budesonida	30, 60
	Demotest pomada	0,025		30, 60
	Flubason	0,25	Desoximetasona	20
	Claral	0,1	Diflucortolona	30, 60
	Claral ungüento	0,1		30, 60
	Claral pomada	0,1		30, 60
	Cutanit	0,2	Fluclorolona acetónido	15, 30
	Novoter	0,05	Flucinónido	30, 60
	Ultralan M	0,2	Flucortolona	30, 60
	Ultralan M pomada	0,2		30, 60

Corticoides (tópicos) (*Cont.*)

Potencia	Nombre comercial	%	Principio activo	Tamaño del tubo (en g si no se especifica otra unidad)
Alta	Suniderma	0,127	Hidrocortisona aceponato	30, 60
	Suniderma pomada	0,127		30, 60
	Adventan	0,1	Metilprednisolona	30, 60
	Adventan solución	0,1		50 ml
	Adventan emulsión	0,1		50
	Adventan pomada	0,1		30, 60
	Adventan ungüento	0,1		30, 60
	Elocom	0,1	Mometasona	30, 60
	Elocom solución	0,1		60 ml
	Elocom ungüento	0,1		30, 60
	Peitel	0,25	Prednicarbato	30, 60
	Peitel solución	0,25		60 ml
	Peitel pomada	0,25		30, 60
	Peitel ungüento	0,25		30, 60
Intermedia	Emovate	0,05	Clobetasona	15, 30
	Dermaren	0,25	Diclorisona	30, 60
	Gelidina	0,025	Flucinolona acetónido	30, 60
	Flutenal	0,3	Flupamesona	30, 60
	Flutenal loción	0,3		60 ml
	Flutenal pomada	0,3		30, 60
	Isdinium	0,1	Hidrocortisona butirato	30, 60
	Isdinium pomada	0,1		30, 60
Baja	Vaspit	0,75	Flucortina	30, 60
	Vaspit pomada	0,75		30, 60
	Lactisona	1, 2,5	Hidrocortisona acetato	60 ml

Cremas y lociones antipruriginosas

Nombre comercial	Principio activo	Presentación
Prulit	Mentol 1%	Nebulizado 20 ml
After Bite	Amoniaco	Solución 14 ml
Lanacane	Benzocaína 3%	Crema 30 g
Talquistina	Calamina	Polvo 50 g
Pramox	Pramocaína 1%	Crema 50 g
Sartol	Mentol y alcanfor 5%	Loción 75, 150 ml

Despigmentantes

Nombre comercial	Principio activo	Fotoprotector	Presentación
Hidroquilaude	Hidroquinona 2%	Sí	30 g crema
Licostrata	Hidroquinona 2%	No	30 g gel
Melanasa	Hidroquinona 2%	No	15 g crema
Nadona	Hidroquinona 2%	No	30 g crema
Pigmentasa	Hidroquinona 4%	No	25 g crema
Novo Dermoquinona	Mequinol 10%, 20%	No	20 g pomada

Escabicidas y pediculicidas

Nombre comercial	Principio activo	Presentación
Sarcop	Permetrina	5% crema: 40, 70 g
Nix	Permetrina	1% crema: 59 ml
Permetrina 1,5% OTC	Permetrina	1,5% solución y crema: 125 ml
Euraxil	Crotamitón	10% crema: 20 g, 10% loción: 60 ml
Kife	Lindano	1% loción 100 ml, champú 100 ml
Filvit	Malatión	0,5% loción: 100, 160 ml

Fármacos para el acné

Retinoides			
Producto	**Excipiente**	**Concentración**	**Presentación**
Retirides (ácido retinoico)	Crema	0,0025% 0,05% 0,1%	30 g 30 g 30 g
Isotrex (isotretinoína)	Gel	0,05%	30 y 50 g
Zorac (tazaroteno)	Gel	0,05 % 0,1 %	15 y 60 g 15 y 60 g
Differine (adapaleno)	Gel	0,1%	30 g
Skinoren (ácido azelaico)	Crema	20%	30 g
Finacea (ácido azelaico)	Gel	15 %	30 g

Fármacos para el acné (*Cont.*)

Jabones limpiadores con peróxido de benzoílo		
Producto	**Formulación**	**Presentación**
Peroxiben limpiador	Gel 5% Gel 10%	150 g 150 g
Oxiderma	Wash gel 5%	100 g
Panoxyl Wash	Loción 10%	150 ml

Productos con peróxido de benzoílo		
Producto	**Excipiente**	**Presentación**
Benoxygel 2,5%	Gel	40 g
Benoxygel 5%	Gel	40 g
Benoxygel 10%	Gel	40 g
Oxiderma 5%	Gel	40 g
Oxiderma 10%	Gel	40 g
Panoxyl 5%	Gel	40 g
Panoxyl 10%	Gel	40 g
Peroxacne 5%	Gel	30 g
Peroxacne 10%	Gel	30 g
Peroxiben 2,5%	Gel	30 g
Peroxiben 5%	Gel	30, 60 g
Peroxiben 10%	Gel	30, 60 g
Solucel 4%	Crema	40 g

Antibióticos tópicos para el acné		
Producto	**Principio activo**	**Presentación**
Deripil	Eritromicina 2%	Gel 70 g, sol. 70 ml
Eridosis	Eritromicina 2%	Toall. (60)
Euskin	Eritromicina 2%	Sol. 70 ml
Lederpax	Eritromicina 2%	Toall. (60)
Loderm	Eritromicina 2%	Gel 70 g, sol. 70 ml
Pantodrin	Eritromicina 2%	Sol. 70 ml
Zineryt	Eritromicina 4% y acetato de Zn dihidratado	Sol. 30 y 70 ml
Clinwas tópico	Clindamicina 1%	Gel 30 g, sol. 30 ml
Dalacín tópico	Clindamicina 1%	Emuls. 30 ml, sol. 30 ml
Isotrex-Eritromicina	Eritromicina 2% e isotretinoína 0,05%	Gel 30 g
Loderm-Retinoico	Eritromicina 2% e isotretinoína 0,05%	Sol. 50 ml
Finacea	Ácido azelaico 15%	Gel 30 g

Fármacos para el acné (*Cont.*)

Antiinflamatorios tópicos para el acné		
Producto	**Principio activo**	**Presentación**
Niacex Gel	Nicotinamida 4%	30 ml

Jabones limpiadores para el acné		
Producto	**Compuesto activo**	**Presentación**
Bactopur	Pidolato de Zn, ácido undecilénico	Gel 200 ml
Gel limpiador Babé	Complejo seborregulador 1%, aseptizante 0,5%	Gel 250 ml
Lysanel gel	Ácido salicílico 2,2%, ácido azelaico 0,6%	Gel 125 ml
Sebumlaude gel limpiador	Ciclopiroxolamina 1%	Gel 125 ml
Effaclar gel	Pidolato de Zn	Gel 150 ml
Clarifex purificante	Clorhexidina 4%	Gel 200 ml
Keracnyl gel limpiador	Ácido glicólico 4%, salicilato de Zn 0,5%	Gel 125 ml
Hyfac Plus gel	Piroctone olamina 0,5%	Gel 150 ml
Bóreade crema lavante	Pidolato de Zn, capriloíl glicina	Crema 150 ml
Germisdin higiene facial	Ácido glicólico, acnacidol, bronopol, triclosán	Espuma 125 ml

Isotretinoína (Roacutan, Dercutane, Acnemin, Isdiben, Farmacne, Flexresan)	
Producto	**Presentación**
Cápsulas	10, 20 mg

Dosificación de la isotretinoína según peso corporal			
Peso corporal (kg)	**mg/día totales**		
	0,5 mg/kg	**1 mg/kg**	**2 mg/kg**
40	20	40	80
50	25	50	100
60	30	60	120
70	35	70	140
80	40	80	160
90	45	90	180
100	50	100	200

Fármacos para la psoriasis (orales)

Psoralenos		
Nombre comercial	**Principio activo**	**Presentación**
Oxsolaren	Metoxaleno	10 mg, envase de 25 cápsulas
Novo Melanidina	Psoraleno	5 mg, envase de 30

Dosis de metoxaleno recomendada según el peso		
Peso del paciente (kg)	**Dosis**	
	Baja	**Alta**
< 30	10	10
30-50	10	20
51-65	20	30
66-80	20	40
81-90	30	50
91-115	30	60
> 115	40	70

Acitretino (neotigason)	
Cápsulas	10, 25 mg

Metotrexato	
Comprimidos	2,5 mg
Viales, solución de 25 mg/ml	2, 20, 40, 200 ml

Fármacos para la psoriasis (tópicos)

Antralina (ditranol)			
Nombre comercial	**Concentración (%)**	**Excipiente**	**Presentación**
Micanol	1	Crema	Tubo de 50 g
Micanol	3	Crema	Tubo de 50 g
Psorantral	0,1	Crema	Tubo de 50 g

Retinoides tópicos		
	Zorac (tazaroteno)	
Gel	0,05, 0,1%	15, 60 g

Análogos de la vitamina D_3 tópicos		
Nombre comercial	**Principio activo**	**Presentación**
Daivonex crema	Calcipotriol 0,005	30, 100 g
Daivonex pomada		30, 100 g
Daivonex solución		30, 60 ml
Bonalfa pomada	Tacalcitol 0,0004	30, 50 g
Silkis pomada	Calcitriol 3 µg/g	30 g

Baños con alquitrán		
Nombre comercial	**%**	**Presentación**
Emolytar	25	500 ml
Jabón de brea PG		Pastilla de 100 g

Cremas y soluciones con alquitrán			
Nombre comercial	**Concentración**	**Otros componentes**	**Presentación**
Alfitar	Brea de hulla 0,066%	–	50 ml sol.
Bazalin	Brea de hulla 2%	Fluocinolona 0,025% Ác. salicílico 3%	60 g
Alphosyl	Brea de hulla 5%	Alantoína 2%	45 mg 250 ml loc.
Tar Isdin plus	Brea de hulla 6%	Ác. salicílico 3%	100 ml sol.

Fármacos para la rosácea (tópicos)

Nombre comercial	Principio activo	Presentación
Finacea	Ácido azelaico 15%	30 g gel
Metronidazol Viñas	Metronidazol 0,75%	30 g gel
Rozex	Metronidazol 0,75%	30 g crema, emuls., gel

Hidratantes

Emolientes
Los emolientes son agentes compuestos de muchos ingredientes. Están ordenados según el ingrediente principal.

Emolientes que contienen urea		
La urea promueve la hidratación y la eliminación del exceso de queratina		
Producto	**% Urea**	**Presentación**
Urealeti	20	50, 100 ml
Ureadin	20	50, 100 ml
Crema de manos E Carreras	10	50, 100 ml
Uremol 10	20	50 ml
Urea Babé	10	500 ml
Trofolastin hidratante	10	50 ml

Emolientes que contienen ácido láctico	
El ácido láctico promueve la hidratación y la eliminación del exceso de queratina	
Producto	**Presentación**
Xeralaude Lactato 6	250, 500 ml
Xeralaude lactato 12	250, 500 ml
Lactemol crema hidratante	50, 200 ml
Germisdin higiene íntima gel crema	250, 500 ml
Atopic piel crema	125 ml
Fem íntim pediátrico	250 ml

Ungüentos que contienen vaselina
Hydra bebé cuerpo mustela
Pre-Cream acuoso O/W
Pre-Cream oleoso W/O

Productos que eliminan el exceso de queratina		
Producto	**% Ácido salicílico**	**Presentación**
Salises Pan Dermatológico	2	100 g
Driosec	2	75 ml gel

Inmunomoduladores (tópicos)

Antiinflamatorios tópicos sin corticoides		
Elidel crema 1%	Pimecrolimus	30 mg
Protopic pomada 0,1%	Tacrolimus	30, 60 mg
Protopic pomada 0,03%	Tacrolimus	30, 60 mg

Pastillas de jabón no irritantes

Cetaphil pan	Pan limpiador al cold cream Avène	Oilatum jabón
Sebamed compacto	Dermopan al extracto de avena Rhealba	Provegol pan

Productos para la higiene diaria que no contienen jabón

A menudo usados para la higiene diaria en el manejo de la dermatitis atópica	
Nombre comercial	**Presentación**
Dermopan líquido sobregraso	500 ml
Nuvo Dermo oleum	200 ml
Sebamed emulsión sin jabón	200, 500, 1.000 ml
Emulbase avena	250 ml
Emulbase extrasuave	250 ml
Ictyane crema de ducha	200 ml

Psoriasis y dermatitis seborreica (champús)

Champús antimicrobianos antiseborreicos		
Nombre comercial	**Principio activo**	**Presentación**
Zincation	Piritiona de Zn 1%	125, 200, 300, 500 ml
Panfungol gel	Ketoconazol 2%	100 ml
Provicticiol	Urea 10%	200 ml
Sebiprox	Ciclopiroxolamina 1,5%	100 ml
Champú tratante anticaspa Ducray	Piritiona de Zn 1%	125 ml

Champús con sulfuro de selenio		
Nombre comercial	**%**	**Presentación**
Bioselenium champú	2,5	100 ml
Selegel champú antifúngico	1	125 ml

Champús con breas		
Nombre comercial	**%**	**Presentación**
Zincation plus	Coaltar 4	125, 200, 300, 500 ml
Tarisdin	Coaltar 6	200 ml
Alphosyl champú	Coaltar 5	125 ml
Piroxgel	Coaltar 6	300 ml
Tarmed	Coaltar 4	150 ml
Tejel	Coaltar 0,5	250 ml
Fonitar	Complejo alquitranado de brea de hulla 1	150 ml
Polytar plus	Complejo alquitranado de brea de hulla 1	250 ml
Cocase	Ictiol 1	150 ml
Provictiol	Ictiol 1	200 ml
Ionil champú	Coaltar 4,5, ác. salicílico 2	200 ml
Kertyol	Ictiol 1,5	125, 200 ml
Medichy champú anticaspa	Ictiol 1	150 ml
Champú anticaspa Babe	Aceite de enebro 1	250 ml
Psoriasdin	Coaltar 0,39	100 g gel

Psoriasis y dermatitis seborreica (champús) (*Cont.*)

Champús con azufre		
Nombre comercial	**%**	**Presentación**
Emulbase bioazure	2	250 ml
Genocutan champú bioazufre	2	250 ml
Desulpir azufrado	2	200 ml
Dermisdin capilar	2, Ác. salicílico 1	100 ml

Índice alfabético

F

I

T

X

Y

Z